现代护理理论与临床实践应用

主　编　张婷婷　李国丽　刘　玲　李　昂
　　　　刘秀萍　李延红　董红梅　牛永杰

中国海洋大学出版社
·青岛·

图书在版编目(CIP)数据

现代护理理论与临床实践应用 / 张婷婷等主编. 青岛 ：中国海洋大学出版社，2025. 5. -- ISBN 978-7-5670-4161-5

Ⅰ. R47

中国国家版本馆 CIP 数据核字第 2025394GX4 号

XIANDAI HULI LILUN YU LINCHUANG SHIJIAN YINGYONG

现代护理理论与临床实践应用

出版发行	中国海洋大学出版社		
社　　址	青岛市香港东路 23 号	**邮政编码**	266071
出 版 人	刘文菁		
网　　址	http://pub.ouc.edu.cn		
电子信箱	369839221@qq.com		
订购电话	0532-82032573(传真)		
责任编辑	王　慧　韩玉堂	**电　　话**	0532-85901092
印　　制	蓬莱利华印刷有限公司		
版　　次	2025 年 5 月第 1 版		
印　　次	2025 年 5 月第 1 次印刷		
成品尺寸	185 mm×260 mm		
印　　张	40.75		
字　　数	976 千		
印　　数	1～1000		
定　　价	218.00 元		

发现印装质量问题，请致电 0535-5651533，由印刷厂负责调换。

《现代护理理论与临床实践应用》编委会

主　编　张婷婷　山东省泰安市中心医院
李国丽　山东省枣庄市中医医院
刘　玲　山东省济南北城医院
李　昂　中国人民解放军总医院第八医学中心
刘秀萍　新疆伊犁哈萨克自治州友谊医院
李延红　山东省德州市德城区天衢街道卫生院
董红梅　中国人民解放军总医院第八医学中心
牛永杰　中国人民解放军总医院第八医学中心

副主编　马晓霞　新疆医科大学附属肿瘤医院
文　惠　海南省海口市人民医院
谢　伟　山东省东营市东营区中心医院
张艳博　中国人民解放军总医院第二医学中心
李佳怡　中国人民解放军总医院第五医学中心
会健军　中国人民解放军总医院第二医学中心
李子文　广东省中山市板芙医院
詹华玉　中国人民解放军联勤保障部队第九〇七医院
姚　红　中国人民解放军总医院第八医学中心
白丽芬　内蒙古自治区达拉特旗人民医院
陈　燕　新疆阿克苏地区温宿县克孜勒镇卫生院
庞尔平　中国人民解放军中部战区空军医院
解　珍　中国人民解放军中部战区空军医院
徐丽娟　中国人民解放军总医院第八医学中心
许　蕊　中国人民解放军总医院第二医学中心
马丽杰　中国人民解放军总医院第八医学中心
王丽芳　山西白求恩医院
同济山西医院
曹艳茹　湖北省襄阳市第一人民医院
湖北医药学院附属襄阳市第一人民医院
潘丽君　湖北省襄阳市第一人民医院
湖北医药学院附属襄阳市第一人民医院

黄光红　中国人民解放军总医院第八医学中心
李兴霞　新疆维吾尔自治区中医医院
　　　　新疆医科大学附属中医医院
李琳燕　中国人民解放军总医院第八医学中心
田平平　中国人民解放军总医院第八医学中心
候　丽　中国人民解放军总医院第五医学中心
马　莉　山西省国药同煤总医院
李红娜　中国人民解放军总医院京北医疗区北清路门诊部
魏　翠　中国人民解放军总医院第五医学中心
王　蕾　中国人民解放军总医院第五医学中心
李　雨　中国人民解放军总医院第八医学中心
黎　娇　湖北省襄阳市第一人民医院
　　　　湖北医药学院附属襄阳市第一人民医院
薛娟敏　中国人民解放军总医院第八医学中心
周慧敏　湖北省襄阳市第一人民医院
　　　　湖北医药学院附属襄阳市第一人民医院
杨　培　中国人民解放军总医院京西医疗区
付　宇　内蒙古医科大学第二附属医院
樊　萍　中国人民解放军总医院第八医学中心
孙海霞　山西省大同市第三人民医院
于沛弘　山东省烟台海港医院
刘红娥　山西省大同市第三人民医院
孙碧红　中国人民解放军总医院京西医疗区
徐秀云　广安门医院济南医院
　　　　济南市中医医院
李海宝　中国人民解放军总医院第五医学中心
李丽芳　北京市大兴区中西医结合医院

编　委　陈素清　山西白求恩医院
　　　　　　　　同济山西医院
　　　　刘　平　内蒙古自治区呼和浩特市第一医院
　　　　靳桂芝　内蒙古自治区鄂尔多斯市中心医院
　　　　史文艳　中国人民解放军总医院第七医学中心
　　　　吕　伟　中国人民解放军总医院第八医学中心
　　　　刘寒雪　中国人民解放军总医院第八医学中心

迟佳鑫　　中国人民解放军总医院第八医学中心
李卫华　　中国人民解放军总医院第八医学中心
张　帆　　湖北省襄阳市第一人民医院
　　　　　湖北医药学院附属襄阳市第一人民医院
韩一秋　　湖北文理学院附属襄阳市中心医院
刘金梅　　内蒙古包头市蒙医中医医院
仲凌云　　内蒙古自治区中医医院
田　宏　　内蒙古医科大学附属医院
李文娟　　山西省长治医学院附属和济医院
王晓芬　　山西省长治医学院附属和济医院

前　言

随着医学科学技术的迅速发展和医学模式的转变，临床护理的内涵和外延均在发生变化，护理工作在我国医疗卫生事业的发展中发挥着越来越重要的作用，广大护理人员在协助临床诊疗、救治生命、促进康复、减轻疼痛及增进医患关系和谐方面承担着大量工作，这就对护理人员的技术和综合素质要求越来越高。为此，我们结合自身较为丰富的临床实践经验并参考大量文献资料编写了此书。

本书内容丰富，不仅包含护理学基础，还包括临床常见疾病的相关护理思维与实践，针对各种疾病的不同特点，给出相应的护理建议。本书内容侧重于具体可操作的护理实践指导，条理清晰，重点突出，简洁实用，理论联系实际，增强了实用性和可读性，可作为医院各级护理人员的工作参考用书。

本书各章节内容编写设置如下：主编张婷婷编写了前言、第五章第一节至第九节，共 53.67 千字；主编李国丽编写了第十八章第十四节至第十八节，共 42.56 千字；主编刘玲编写了第十八章第八节至第十三节、第十八章第十九节、第十八章第二十四节至第二十六节、第十八章第三十一节至第三十三节，共 33.17 千字；主编李昂编写了第十八章第一节至第七节、第十八章第二十七节至第二十八节，共 32.77 千字；主编刘秀萍编写了第十二章第三节、第十四章第二节、第二十三章第三节至第六节，共 32.44 千字；主编李延红编写了第二十二章，共 31.56 千字；主编董红梅编写了第十四章第一节、第十四章第三节至第五节，共 22.34 千字；主编牛永杰编写了第三章第一节至第五节，共 21.42 千字；副主编马晓霞编写了第十九章，共 21.67 千字；副主编文惠编写了第十章第五节至第八节、第十章第十节，共 21.36 千字；副主编谢伟编写了第十三章，共 11.79 千字；副主编张艳博编写了第七章第四节至第五节，共 11.58 千字；副主编李佳怡编写了第十一章，共 105.67 千字；副主编会健军编写了第七章第六节至第七节，共 11.11 千字；副主编李子文编写了第十二章第五节至第二十一节，共 113.22 千字；副主编詹华玉编写了第六章第一节至第二节，共 11.21 千字；副主编姚红编写了第五章第十二节，共 6.97 千字；副主编白丽芬编写了第四章第三节，共 8.78 千字；副主编陈燕编写了第一章第一节，共5.67千字；副主编庞尔平编写了第二章第一节至第五节，共 32.34 千字；副主编解珍编写了第六章第五节，共 5.65 千字；副主编徐丽娟编写了第十八章第二十九节至第三十节，共 6.45 千字；副主编许蕊编写了第四章第一节至第二节，共 5.32 千字；副主编马丽杰编写了第十八章第二十节至第二十一节，共 5.34 千字；副主编王丽芳编写了第六章第四节，共 6.27 千字；副主编曹艳茹编写了第二十一章第一节，共 6.19 千字；副主编潘丽君编写了第五章第十三节，共 5.41 千字；副主编黄光红编写了第七章第一节，共 5.31 千字；副主编李兴霞编写了第十五章第二节，共 5.22 千字；副主编李琳燕编写了第二十一章第二节至第三节，共 6.23 千字；副主编田平平编写了第二十一章第四节至第五节，共 8.36 千字；副主编候丽编写了第十七章，共 8.67 千字；副主编马莉编写了第八章第一节至第十三节，共 52.61 千字；副主编李红娜编写了第二十三章第二节，共 5.34 千字；副主编魏翠编写了第十六章第三节至第四节，共 7.23 千字；副主编王蕾编写了第十六章第一节至第二节，共 6.21 千字；副主编李雨编写了第五章第十节，共 5.17 千字；副主编黎娇编写了第六章第六节，共 5.16 千字；副主编薛娟敏编写了第一章第三节，共 6.27 千字；副主编周慧敏编写了第六章第七节，共 6.19 千字；副主编杨培编写了第二十三章第一节，共 5.16 千字；副主编付宇编写了第十五章第三节，共5.12千字；副主编樊萍编写了第十二章第一节至第二节，共 6.22 千字；副主编孙海霞编写了第三章第七节至第八节，共 6.12 千字；副主编于沛弘编写了第十章第三节，共 6.13 千字；副主编刘红娥编写了第十章第一节至第二节，共 5.14 千字；副主编孙碧红编写了第十章第四节，共5.11千字；副主编徐秀云编写了第九章第二节至第三节，共 6.21 千字；副主编李海宝编写了第二十章第四节，共 7.44 千字；副主编李丽芳编写了第三章第六节，共 5.23 千字；编委陈素清编写了第十二章第四节，共 5.13 千字；编委刘平编写了第十五章第一节，共 3.33 千字；编委靳桂芝编写了第二章第六节，共 3.23 千字；编委史文艳编写了第七章第二节至第三节，共 9.54 千字；编委吕伟编写了第八章第十四节至第十五节，共 6.10 千字；编委刘寒雪编写了第十章第九节，共 5.11 千字；编委迟佳鑫编写了第五章第十一节，共 3.12 千字；编委李卫华编写了第十四章第六节，共 3.13 千字；编委张帆编写了第六章第三节，共 3.19 千字；编委韩一秋编写了第一章第二节，共5.42千字；编委刘金梅编写了第十八章第二十二节至第二十三节，共 3.67 千字；编委仲凌云编写了第四章第四节，共 3.27 千字；编委田宏编写了第九章第一节，共 6.19千字；编委李文娟编写了第二十章第一节至第二节，共 10.45 千字；编委王晓芬编写了第二十章第三节，共 3.22 千字。

在编写过程中，由于编者较多，写作方式和文笔风格不一，加之编者水平有限，书中难免存在疏漏和不足之处，诚望广大读者提出宝贵的意见和建议。

编　者

2025 年 2 月

目　录

第一章　呼吸内科疾病护理

第一节　慢性阻塞性肺疾病

慢性阻塞性肺疾病(chronic obstructive pulmonary disease，COPD)是一种具有气流受限特征的可以预防和治疗的疾病，气流受限不完全可逆，呈进行性发展，与肺部对香烟烟雾等有害气体或有害颗粒的异常炎症反应有关，主要累及肺脏，但也可引起全身(或称肺外)不良效应。

一、护理评估

(一)病因

流行病学研究资料显示，引起COPD的危险因素有遗传因素和环境因素。吸烟是引起COPD的主要危险因素。吸烟的年龄越早，诊断为COPD就越早；戒烟可以明显延缓肺功能的下降，降低COPD的患病率，使吸烟者的发病危险降低到近似于不吸烟者的水平。

1.吸烟

吸烟是重要的发病因素，吸烟者慢性支气管炎的患病率比不吸烟者高，烟龄越长，吸烟量越大，COPD的患病率越高。由于烟雾刺激副交感神经，引起支气管痉挛收缩，黏液分泌增加，黏膜水肿，巨噬细胞功能障碍，导致呼吸系统免疫功能下降，容易出现反复的呼吸道感染，形成慢性支气管炎。被动吸烟者因吸入尼古丁、气溶胶浓度较主动吸烟者多，其受到的危害更大。

2.职业性粉尘和化学物质

职业性粉尘和化学物质浓度过大或者与其接触时间过长，可导致与吸烟无关的COPD发病风险升高。接触某些特殊的物质、刺激性物质、有机粉尘及致敏原能使气道反应性增加。

(二)临床表现

1.症状

(1)慢性咳嗽多为首发症状，初期为间歇性咳嗽，晨起症状严重，以后逐渐进展为早晚均有咳嗽，但夜间咳嗽多不显著。

(2)咳痰：初期痰不多，多为晨起咳出少量白黏痰，合并感染者痰液增加，痰变为脓性，痰黏稠度增加。少数患者可无痰。

(3)气促或呼吸困难为标志性症状，最初表现为劳力性呼吸困难，休息后即可缓解，随疾病进展，气促日渐加重，可逐渐发展至日常活动受限，甚至休息时也感到气短。

(4)喘息、胸闷见于部分患者，多在劳累后发生。

2.体征

(1)肺部体征：肺气肿体征(桶状胸、触觉语颤减弱、叩诊过清音、呼吸音减弱、呼气延长)，在部分稳定期患者尤其是平素痰液较多的患者可闻及双肺底湿啰音，急性加重者可见到呼吸频率加快，甚至胸腹反常运动，辅助呼吸肌(如斜角肌及胸锁乳突肌等)参与呼吸运动，可闻及干、湿啰音。

(2)心脏体征:因肺气肿,心浊音界缩小,心音可遥远。并发肺源性心脏病时,早期第二心音亢进,可出现剑突下心尖冲动增强,三尖瓣区心音较心尖部明显增强,右心肥大导致三尖瓣关闭不全时可在三尖瓣区出现收缩期杂音。部分患者可出现心律失常,常见为期前收缩和房颤。

(三)辅助检查

1.血常规

可见红细胞、白细胞、血红蛋白增多,急性期可有白细胞总数和中性粒细胞百分比增多,部分喘息患者可有嗜酸性粒细胞增多。

2.胸部X线检查

胸部X线检查或者计算机断层扫描(CT)早期可基本正常,随病情进展,肺纹理增多、紊乱,或出现条索样变化,可出现肺气肿特征性表现(胸廓前后径增大、肺透亮度增加、肋骨走形变平、横膈位置低平、肺野外周纹理稀少且纤细),部分患者可见肺大疱,心影狭长,并发肺源性心脏病者可呈梨形心,右下肺静脉增宽,肺动脉段凸出,心腰部消失。

二、主要护理诊断/问题

(1)气体交换受损与小气道阻塞、呼吸面积减少、通气血流比例失调等有关。

(2)清理呼吸道无效与呼吸道炎症、阻塞,痰液过多而黏稠,咳痰无力等有关。

(3)活动无耐力与供氧不足、疲劳、呼吸困难有关。

(4)营养失调,低于机体需要量与疾病迁延、呼吸困难、疲劳等引起食欲下降、摄入不足、能量需求增加有关。

(5)焦虑与呼吸困难影响生活、工作和经济状况不良等因素有关。

(6)睡眠形态紊乱与呼吸困难、不能平卧、环境刺激有关。

(7)潜在并发症有自发性气胸、肺心病、呼吸衰竭、肺性脑病、心律失常等。

三、护理措施

(一)环境和休息

保持室内环境舒适,空气洁净。戒烟。患者采取舒适体位,如半卧位等。护理操作集中完成。

(二)饮食与活动

根据患者的喜好,选择高蛋白、高维生素、高热量、易消化的食物,清淡为主,避免辛辣食品,避免摄入容易引起腹胀及便秘的食物,少食多餐,必要时可静脉输入营养物质。适量饮水,稀释痰液。

根据病情制订有效的运动计划,方式多种多样,如散步、练太极拳等。鼓励病情较重者床上活动,活动以不感到疲劳为宜。

(三)病情观察

观察患者咳嗽、咳痰的情况,包括痰液的颜色、量及性状,咳痰是否顺畅,以及呼吸困难程度等;监测动脉血气分析和水、电解质、酸碱平衡状况;监测生命体征,重点观察患者的神志,出现表情淡漠、神志恍惚等肺性脑病征象时应立即通知医师,积极处理,做好抢救记录。

(四)用药护理

遵医嘱应用抗感染、止咳、祛痰、平喘等药物,注意观察疗效和不良反应。

(1)抗生素:可能导致过敏,甚至过敏性休克,产生耐药性或二重感染。

(2)止咳药:可待因具有麻醉性中枢镇咳作用,可致恶心、呕吐,甚至成瘾、抑制咳嗽而加重呼吸道阻塞。

(3)祛痰药:盐酸氨溴索的不良反应较轻;痰热清有清热、解毒、化痰功效,可能出现皮疹、高热、喉头水肿、胸闷、气促等症状。

(4)平喘药:茶碱滴速过快、药量过大可引起副作用,表现为胃肠道症状、心血管症状等,偶尔可兴奋呼吸中枢,严重者引起抽搐或死亡。

(5)糖皮质激素:可能引起口咽部念珠菌感染、声音嘶哑、向心性肥胖、骨质疏松、消化性溃疡等,宜在餐后服用,并遵医嘱服用,不能自行减药或停药。

(五)保持呼吸道通畅

遵医嘱每日行雾化吸入治疗。指导患者有效咳嗽排痰,胸部叩击振动排痰仪或咳痰机有利于分泌物排出,必要时机械吸痰。

(六)口腔护理

做好口腔护理,尤其每次咳痰后用温水漱口,有口咽部念珠菌感染者可用制霉菌素液漱口,每天3次。

(七)氧疗的护理

给予鼻导管持续低流量(1～2 L/min)、低浓度(25%～29%)氧气吸入,鼓励每天吸氧15 h以上。

(八)呼吸肌功能锻炼

目的是使浅而快的呼吸转变为深而慢的有效呼吸,加强胸、膈呼吸肌肌力和耐力,改善呼吸功能。呼吸功能锻炼包括腹式呼吸、缩唇呼吸等。

(1)腹式呼吸:指导患者取立位、坐位或平卧位,取平卧位者两膝半屈(或膝下垫一个软枕),使腹肌放松。两手掌分别放于前胸部与上腹部,用鼻缓慢吸气时,膈肌最大限度地下降,腹肌松弛,将腹部的手掌向上抬起,胸部的手掌原位不动,抑制胸廓运动;呼气时,腹肌收缩,腹部的手掌下降,帮助膈肌松弛,膈肌随胸腔内压增加而上抬,增加呼气量。同时可配合缩唇呼吸。因腹式呼吸增加能量消耗,指导患者只能在疾病恢复期进行。

(2)缩唇呼吸:指导患者闭嘴,用鼻吸气,将口唇缩小(呈吹口哨样),缓慢呼气,呼气时腹部内陷,胸部前倾,尽量将气呼出,以延长呼气时间,同时口腔压力增加,传至末梢气道,避免小气道过早关闭,提高肺泡有效通气量。吸气与呼气时间比为1∶2或1∶3,尽量深吸慢呼,每分钟7～8次,每次10～20 min,每天2次。

(九)心理护理

患者因长期患病、社交活动减少,易产生焦虑等情绪,应多与患者沟通,了解患者的心理、性格,增强患者战胜疾病的信心。

调动家庭支持系统,与患者和家属一起制订并实施康复计划,避免诱因,进行呼吸肌功能锻炼,有规律地合理用药,教会患者缓解焦虑的方法。

四、健康指导

(一)康复锻炼

使患者理解康复锻炼的意义,发挥其主观能动性,制订个体锻炼计划,加强体育锻炼,提高机体免疫能力。指导患者进行呼吸功能锻炼(缩唇、腹式呼吸等),以利于肺功能的恢复。教会患者及其家属判断呼吸困难的严重程度,合理安排工作、生活。

(二)坚持长期家庭氧疗

指导患者和家属了解氧疗的目的和注意事项,患者夜间应持续吸氧;宣传教育用氧安全(防火、防热、防油、防震);指导正确地给氧疗设备清洁、消毒。

(三)生活指导

劝导患者戒烟,避免吸入粉尘和刺激性气体,避免与呼吸道感染者接触,减少去公共场所的次数。关注气候变化,及时增减衣物,避免受凉、感冒及劳累等诱发因素。

(四)饮食指导

合理膳食,避免进刺激性食物和产气食物,如辣椒、洋葱、油炸食品、豆类、甜食、汽水、啤酒等。

(五)使用免疫调节剂及疫苗

免疫能力低下、无过敏史的患者,可接种流感疫苗(每年春秋 1～2 次)和(或)肺炎疫苗(每 3～5 年1 次);遵医嘱口服细菌溶解产物(泛福舒),皮下注射胸腺素或迈普新等免疫调节剂。

(六)定期随访

复查。

(陈　燕)

第二节　自发性气胸

自发性气胸系在没有创伤或人为因素的情况下,肺组织及脏层胸膜自发性破裂,空气进入胸膜腔,导致肺组织受压而引发的一系列综合征。自发性气胸是常见的急诊疾病之一,如果不及时诊断和抢救,则危及患者生命。因此,熟悉掌握气胸的类型及病因、并发症、急救措施、护理等方面的知识和技能是极其重要的。

一、护理评估

(一)病因

任何原因引起的肺或胸壁穿孔,破坏了胸膜腔的密闭性,导致气体进入胸膜腔内,均可形成气胸。

诱发气胸的因素为剧烈运动、咳嗽、提重物或上臂高举、举重运动和用力解大便等。当剧烈咳嗽或用力解大便时,肺泡内压力升高,致使原有病损或缺陷的肺组织破裂,引起气胸。使用人工呼吸器,若送气压力太高,就可能发生气胸。据统计,有 50%～60%的病例找不到明显诱因,有 6%左右的患者甚至会在卧床休息时发病。

(二)临床表现

在气胸同侧胸部突然发生胸痛,继以胸闷、气急、呼吸困难和刺激性咳嗽。

(三)分类

根据有无原发疾病,自发性气胸可分为原发性和继发性气胸。原发性气胸好发于青年人,特别是男性瘦高者,根据国外文献报道,原发性气胸占自发性气胸首位,而国内则以继发性气胸为主。根据气胸的性质可分为闭合性、开放性和张力性气胸。

1. 闭合性气胸

胸膜破口小,可随肺萎缩而自行闭合,不再有空气进入胸膜腔,胸膜腔内压升高,抽气后压力下降,不再复升,表明其破口已闭合。

2. 开放性气胸

破口较大或因两层胸膜间有粘连或牵拉,使其破口持续开启,吸气与呼气时,空气自由进入胸膜腔。

3. 张力性气胸

破口成活瓣样阻塞,吸气时开启,空气进入胸膜腔;呼气时关闭,使胸膜腔内空气越积越多,形成高压。由于肺脏明显萎缩,纵隔移位,静脉回流受阻,回心血量减少而引起急性心肺功能衰竭。此型胸膜腔内压明显升高,甚至高达 1.96 kPa(20 cmH_2O),抽气成负压后迅速转为正压,此型为内科急症,必须紧急抢救处理。

(四)诊断要点

1. X 线检查

X 线检查是诊断气胸可靠的方法,可显示肺萎陷的程度、肺部情况、无胸膜粘连、腔积液及纵隔移位等。少量气胸时,往往局限于胸腔上部,常被骨骼掩盖,此时嘱患者深呼气,使萎陷的肺更加缩小,密度增大,与外带积气透光区形成更鲜明的对比,从而显示气胸带;大量气胸时,患侧肺被压缩,聚集在肺门区,呈球形阴影,有些患者在胸部 X 线片上可以见到肺尖部肺大疱;根据 X 线影像,大致可计算气胸后肺脏受压缩的程度,这对临床处理气胸有一定指导意义。

2. 胸部 CT

扫描能清晰地显示胸腔积气的范围和积气量、肺被压缩的程度,有些患者可以见到肺尖部肺大疱的存在,同时胸部 CT 还能显示胸腔积液的多少,尤其是对含极少量气体的气胸和主要位于前中胸膜腔的局限性气胸。

(五)急救与治疗要点

1. 急救

(1)闭合性气胸:肺萎缩 30%以上,需做胸腔穿刺抽气,应用抗生素预防感染。

(2)开放性气胸:迅速用凡士林纱布加厚敷料,于呼气末封闭胸腔伤口。清创,闭式胸膜腔引流,抗休克,预防感染。

(3)张力性气胸:在伤侧锁骨中线第 2 肋间穿刺排气。闭式胸膜腔引流,抗休克,预防感染,必要时手术治疗。

2. 治疗

吸氧是治疗气胸的基本措施,通常氧流量为 3 L/min。单纯抽气:在腋前线第 4、5 肋间进行抽气，至不能抽出气体或发生突然咳嗽时停止。胸管闭式引流术：适用于经单纯抽气治疗失败的绝大部分患者，是目前治疗各种气胸常用的方法。手术治疗：剖胸或胸腔镜术。剖胸术间进行胸膜机械性摩擦或胸膜剥离，可降低术后的气胸复发率。手术适应证：持续漏气、复发性气胸、两侧自发性气胸、首次发生气胸。

二、主要护理诊断/问题

(1)体温过高：与肺部感染有关。

(2)清理呼吸道无效：与痰多、黏稠、咳痰无力有关。

(3)疼痛：胸痛与频繁咳嗽、炎症累及胸膜有关。

(4)潜在并发症：低氧血症、感染性休克与感染有关。

三、护理目标

(1)患者的体温降至正常范围。

(2)患者能掌握咳嗽、咳痰技巧，有效咳痰，保持呼吸顺畅。

(3)患者学会放松技巧，疼痛缓解，舒适感增强。

(4)患者无并发症，或能及时发现并发症的先兆，及时处理。

四、护理措施

(一)一般护理

选择高蛋白饮食，适量进粗纤维饮食；取半卧位，吸氧，氧流量一般在 3 L/min 以上；卧床休息。

(二)病情观察

观察患者胸痛、咳嗽、呼吸困难的程度，及时与医师联系，采取相应措施。根据病情准备胸腔穿刺术、胸腔闭式引流术的物品及药物，并及时配合医师进行有关处理。观察患者呼吸、脉搏、血压及面色变化。胸腔闭式引流术后应观察创口有无出血、漏气、皮下气肿及胸痛情况。

(三)胸腔闭式引流护理

1.常规护理

(1)如果术后患者血压平稳，应取半卧位，以利于体位引流和呼吸。给予吸氧，氧流量一般在3 L/min以上。

(2)水封瓶内的液面应低于胸腔 60 cm，以利于引流。

(3)将胸腔引流管接于引流瓶的水封管。连接时要用两把止血钳交叉夹紧胸腔引流管，给引流管连接口消毒，固定接口处，松钳。

(4)妥善固定胸腔引流管的位置，将引流管留出足够患者翻身活动的长度，不宜过长，以免扭曲。

(5)在搬动患者时需用两把止血钳将引流管夹紧，以免搬动过程中发生管道脱节、漏气或倒吸等意外情况。

(6)保持引流管通畅，引流管不扭曲、受压，各接口衔接良好。观察水封瓶内水柱波动情况，如果水封管内液面高于瓶内液面且随呼吸运动而波动，或水封管内有气泡溢出，表示引流良好。如果水封管内液面不动，可自上而下交替挤压引流管，防止血块阻塞。如果无效即通知医师。

(7)观察并记录胸腔引流液的量和颜色。如果每小时引流液在 100 mL 以上,呈血性,持续3 h,提示有活动性出血的可能,应与医师联系。

(8)引流期间应观察患者有无呼吸困难及发绀等情况。鼓励患者咳嗽及深呼吸,以利于肺的扩张。

(9)严格执行无菌操作,24 h 更换引流瓶。

(10)做好拔管时配合工作,拔管后 24 h 内应注意患者的呼吸情况及局部有无渗血、渗液或漏气,必要时通知医师。

2.负压吸引的护理

(1)负压引流装置应低于穿刺点 60 cm,放在易于观察且不易踢倒的地方。

(2)调节好负压,初设置为－1 kPa,然后根据病情的变化进行缓慢微调,一般不超过－2 kPa,告知患者及其家属不可自行调节负压,医护人员调节负压应遵医嘱并有记录。

(3)注意观察引流情况,负压吸引瓶中是否有气泡溢出,负压吸引最初阶段,气泡溢出较多,之后会逐渐减少。如果气泡溢出突然停止,应查找原因及时配合医师处理。

(4)注意询问患者的感受及观察病情变化,负压吸引最初阶段,若患者气促等症状改善,发绀减轻,呼吸音恢复,提示负压吸引有效。肺复张过程中过大的负压吸引,会促使肺微血管内液体外渗,造成复张性肺水肿。若患者出现呼吸困难缓解后再次出现胸闷,并伴有顽固性咳嗽,有肺部湿啰音,提示可能发生了复张性肺水肿,应暂停负压吸引,立即通知医师,积极配合处理。

(5)更换负压吸引时应先关闭负压调节开关,另加用两把止血钳反方向夹紧导管,再断开负压吸引,避免空气进入胸腔。同时要严格无菌操作,预防逆行性胸腔感染。

(6)负压吸引过程中,不要随意中断负压。无气泡溢出且患者的症状改善时,多表示肺组织已复张,可遵医嘱停止负压吸引。观察 24 h 症状未加重,复查 X 线或 B 超,证实肺已复张,方可拔除引流管。

3.固定法

(1)胸管的固定:要求双固定,一是用胶布在伤口敷料处固定;二是在距离伤口 2 cm 左右用纱带固定在对侧的胸廓上。

(2)带针胸管的固定:要求双固定,一是用胶布在伤口敷料处固定;二是在带针胸管的蓝色接口处一上一下系上纱带,根据蓝色接口的长度固定在对侧的胸腹部上。

(3)微管的固定:一是用 7 cm×8 cm 的 3 M 透明敷贴 2 张,一张贴于伤口处,另一张贴于微管的蝶翼处;二是用纱带固定在对侧的腹部。

(4)嘱患者离床活动时,防止引流管移位脱出,勿使引流瓶和连接管高于胸壁引流口水平,以防引流液逆流进入胸腔。

五、健康指导

(1)多高蛋白饮食,不挑食,不偏食,适当进粗纤维食物。

(2)气胸痊愈后,1 个月内避免剧烈运动,避免抬、举重物,避免屏气。

(3)保持大便通畅,2 d 以上未解大便,应采取有效措施。

(4)预防上呼吸道感染,避免剧烈咳嗽。

（韩一秋）

第三节 肺结核

肺结核是由结核分枝杆菌感染引起的肺部慢性传染性疾病。排菌患者为重要传染源，病原菌通过呼吸道传播感染，当机体抵抗力降低时发病。该病可累及全身多个脏器，以肺部感染最为常见。发病者以青壮年居多，男性患者多于女性患者。结核病为全球流行的传染病之一，在我国仍属于需要高度重视的公共卫生问题。

一、护理评估

(一)健康史

评估时，要仔细询问并了解患者的年龄、机体免疫情况、既往健康状况等，特别要注意询问接触史和预防接种史。原发性肺结核多见于儿童或边远山区、从农村初次进城的成人，而浸润性肺结核多见于成人。年老体弱、营养不良者，糖尿病、硅沉着病患者，有免疫缺陷或使用免疫抑制剂等使全身或局部抵抗力下降者易感染发病或引起原已稳定的病灶重新活动，应了解患者既往有无淋巴结炎、胸膜炎、咯血或肺结核病史；是否进行过正规的抗结核化学治疗，疗效如何；是否与确诊的肺结核患者特别是痰菌阳性患者接触，是否按常规接种过卡介苗等。

(二)身体评估

评估患者的生命体征，尤其是体温，有无午后发热、盗汗，有无食欲减退、体重下降，有无咳嗽、咯血，有无胸痛、呼吸困难等。

(三)实验室及其他检查

1.结核分枝杆菌检查

痰中找到结核分枝杆菌是确诊肺结核的主要依据，可直接涂片、厚涂片、荧光显微镜检查等，能快速找到结核分枝杆菌。必要时留取 24 h 痰做浓缩细菌检查，应连续多次送检。

痰菌阳性，说明病灶是开放性的，具有较强的传染性。如果临床上高度怀疑肺结核，而细菌涂片检查又连续多次为阴性，宜取痰液标本进行细菌培养，不但可以提高阳性率，还可以鉴定菌型，做药物敏感试验。聚合酶链式反应(PCR)法检查阳性率高，标本中有少量细菌即可获得阳性结果。

2.影像学检查

胸部 X 线检查不但可早期发现肺结核，而且对确定病灶部位、范围、性质，了解其演变过程及考察治疗效果都具有重要价值。胸部 CT 检查能发现微小或隐蔽性病变，有助于了解病变范围及组成，为早期诊断提供依据。

3.结核菌素试验

旧结核菌素(OT)是结核分枝杆菌的代谢产物，主要成分为结核蛋白，因抗原不纯可引起非特异性反应。目前多采用结核菌素纯蛋白衍生物(PPD)，通常取 1∶2 000 的结核菌素稀释液 0.1 mL(5 U)在前臂掌侧做皮内注射，注射后 48～72 h 测皮肤硬结直径，如果直径小于 5 mm为阴性(－)，直径5～9 mm为弱阳性(＋)，直径 10～19 mm 为阳性(＋＋)，直径 20 mm 以上或局部有水疱、坏死为强阳性(＋＋＋)。结核分枝杆菌素试验主要用于流行病学调查。我国城市中成年居民结核分枝杆菌感染率高，用 5 U 结核菌素进行试验，阳性仅表示有结核分枝杆菌感染；但如果用 1 U 结核菌素做试验，呈强阳性，则常提示体内有活动性结核病灶。

结核菌素试验对婴幼儿的诊断价值比对成人的诊断价值高，因年龄越小，自然感染率越低。结核菌素试验阴性除表明机体尚未感染结核分枝杆菌外，还可见于结核分枝杆菌感染尚未达到4周，应用糖皮质激素或免疫抑制剂者、营养不良及年老体弱者，严重结核病和危重患者。

4.其他检查

慢性重症肺结核的外周血象可有继发性贫血，活动性肺结核血患者沉增快，胸腔积液检查呈渗出性改变，必要时还可采用纤维支气管镜和浅表淋巴结活检做鉴别诊断。

(四)心理-社会状况

肺结核临床上多呈慢性经过，病程较长，同时因具有传染性，活动期需隔离治疗，导致患者较长时间不能与家人、朋友密切接触，情感交流受到影响，加上疾病带来的痛苦，因此患者常感到孤独、抑郁。因担心疾病传染给家人、同事或害怕家人和同事因自己感染肺结核而嫌弃自己，多数患者在患病期间十分关注亲友、同事对其的态度，对人际交往有自卑、紧张、恐惧心理。

当出现咯血或大咯血时，患者会感到焦虑、紧张、恐惧、无所适从，从而导致出血的加重。恢复期，由于症状改善，一般情况好转，患者有时会对自己的疾病掉以轻心，不注意休息，不遵守医嘱，从而引起疾病反复，变成慢性或加重病情。本病住院及抗结核化疗时间均较长，医疗费用较高，加上病后需较长时间的休养，需要一定的营养支持，给家庭带来一定的经济负担。

二、主要护理诊断/问题

1.知识缺乏

患者缺乏疾病预防及化疗方面的知识。

2.营养失调：低于机体需要量

其与长期低热、消耗增多及摄入不足有关。

3.活动无耐力

其与长期低热、咳嗽、体重逐渐下降有关。

4.有孤独危险

其与隔离性治疗有关。

5.舒适的改变

结核病患者常伴有全身症状，如低热、盗汗、疲倦等不舒适感觉。

6.体温过高

其与结核分枝杆菌所致毒血症有关。

三、护理目标

(1)减轻和消除发热、胸痛等带来的不适感觉。

(2)患者的感染得到控制，体温正常。

(3)患者的饮食种类符合营养需要，体重增加。

(4)患者能坚持治疗，表现为按时用药，咳嗽减轻，体重增加。

(5)患者能描述防治肺结核的基本知识。

(6)患者主诉无聊感减轻，情绪稳定。

(7)患者积极寻求健康帮助，增进信心、能力。

四、护理措施

(一)合理安排患者的休息和活动

(1)制订合理的休息和活动计划。护理人员应向患者及其家属解释乏力的原因、休息的重要性,以取得患者的合作,并根据患者的具体情况与患者及其家属共同制订休息和活动计划。

(2)督促患者严格执行休息与活动计划,并根据患者的体能恢复情况及时加以调整。患有活动性肺结核或患者咯血时,以卧床休息为主,可适当离床活动;大咯血患者应取患侧卧位,绝对卧床;恢复期可适当增加户外活动,如散步、打太极拳、做保健操等,加强体质锻炼,提高机体耐力和抗病能力。轻症患者在坚持化疗的同时,可进行正常工作和学习,但应避免劳累和重体力劳动。

(3)提供安静、整洁、舒适的病室环境,以利于患者的休息。了解患者的生活习惯,提供良好的生活护理,协助患者进餐、沐浴、如厕等。应鼓励长期卧床患者在床上缓慢活动肢体,以保持肌张力。

(二)制订合理的饮食计划,保证足够的营养

(1)评估患者全身的营养状况和进食情况,制订较全面的饮食营养摄入计划。向患者及其家属解释饮食营养与人体健康、疾病康复的关系,以取得患者和家属的合作。

(2)肺结核是一种慢性消耗性疾病,体内分解代谢加速及抗结核药的不良反应,常使患者食欲减退、胃肠吸收功能紊乱,最终导致机体营养代谢的失衡和抵抗力的下降。饮食计划首先要保证蛋白质的摄入,适当增加鱼、肉、蛋、牛奶、豆制品等,成人每日蛋白质总量为 90～120 g,以增加机体的抗病能力及修复能力。每天摄入一定量的新鲜蔬菜和水果,满足机体对维生素和矿物质的需要。注意食物的合理搭配,保证色、香、味俱全,以增加进食的兴趣和促进消化液的分泌。

(3)发热、盗汗导致机体代谢增加、体内水分消耗过多,应鼓励患者多饮水,成人每日饮水量为 1 500～2 000 mL。提供足够量的水分,既能保证机体代谢的需要,又有利于体内毒素的排泄。

(4)提供安静、整洁、舒适的就餐环境。每周测体重 1 次,评估患者的营养改善状况和进食情况,及时调整饮食营养摄入计划。

(三)保持呼吸道通畅

1.密切观察病情,及时发现咯血先兆

定时监测患者的生命体征,密切观察患者的病情变化,如果发现患者出现面色苍白、心悸、气急、大汗淋漓、烦躁不安等咯血先兆症状,应立即通知医师,并做好抢救准备。

2.心理护理

患者一旦出现咯血先兆,要做好心理护理,消除患者的紧张情绪。少量咯血经静卧休息、有效处理后大多能自行停止。必要时遵医嘱使用小剂量镇静剂、止咳剂。但年老体弱、肺功能不全者要慎用强止咳药,以免抑制咳嗽反射和呼吸中枢,使血块不能咳出而发生窒息。向患者解释咯血时绝对不能屏气,以免诱发喉头痉挛,血液引流不畅,形成血块,导致窒息。

3.大咯血的护理

(1)评估患者咯血的量、颜色、性质及出血的速度。

(2)嘱患者绝对卧床休息,协助患者取平卧位,头偏向一侧,尽量将血轻轻咯出,或取患侧

卧位，以减少患侧活动度，防止病灶向健侧扩散，同时有利于健侧肺的通气功能。

(3)大咯血时暂时禁食，咯血停止后宜进少量凉或温的流质饮食，多饮水，多食含纤维素的食物，以保持大便通畅，避免排便时腹压增大而引起再度咯血。遵医嘱使用止血药物，密切观察止血效果和药物不良反应。可将 5 U 垂体后叶激素加入 40 mL 50%的葡萄糖中，在15～20 min缓慢静脉注射；或将 10 U 垂体后叶激素加入 500 mL 5%的葡萄糖中，静脉滴注。垂体后叶激素的作用机制为收缩小动脉和毛细血管，降低肺循环血压，使肺血流减少而促进止血，但由于该药能同时收缩冠状动脉及子宫、肠道平滑肌，故原发性高血压、冠心病及哺乳期妇女禁用此药。如果滴速过快，会出现头痛、恶心、心悸、面色苍白、便意等不良反应，应加以注意。

(4)根据医嘱酌情输血，补充血容量，但速度不宜过快，以免肺循环压力升高，再次引起血管破裂而咯血。

4. 窒息的抢救配合

如果患者有窒息征象，应立即将患者置于头低脚高位，轻拍背部，以便血块排出，并尽快用吸引器吸出或用手指裹上纱布清除口、咽、鼻部血块。清除气管血块后，若患者自主呼吸仍未恢复，应立即进行人工呼吸，给高流量吸氧或按医嘱应用呼吸中枢兴奋剂。

(四)用药护理

(1)患者必须每日按时、按量有规律服药。不管患者有无症状或体征，社区护士都要督促患者严格按化疗方案用药，不遗漏、不中断，直至全程结束。加强访视宣传，取得患者合作。不规律服药是肺结核治疗失败的主要原因。只有全程治疗，才能尽可能杀灭顽固的结核分枝杆菌群，防止复发。

(2)用药剂量要适当。患者不能盲目加大药量，否则不但造成浪费，而且使不良反应增加，因为抗结核药物对肝、肾、胃肠道都有一定的不良反应，有的还会引起皮肤过敏性反应。

(3)注意不良反应，服药期间应向患者说明用药过程中可能出现的不良反应，如果发现巩膜黄染、肝区疼痛及胃肠道反应等异常情况，要及时向医师报告。

(4)服药期间每月做 1 次痰液涂片(有条件的医院可在第 2 个月、第 4 个月加痰液培养)，直至6 个月治疗结束。服药后每月做 1 次肝功能、血象及尿常规检查，以掌握药物的不良反应。治疗后每两个月拍 1 次胸片，以观察病灶变化情况，停药后半年、1 年均需拍片复查。

(五)健康指导

根据患者及其家属对结核病知识的认识程度及接受知识的能力，进行卫生宣传教育，帮助患者及其家属获得他们必须具备和掌握的与肺结核有关的知识。日常要做好以下几点肺结核预防工作。

(1)早期发现患者并进行登记管理，及时给予合理化疗和良好护理，以控制传染源。

(2)指导患者及其家属采取有效的消毒、隔离措施。①患者咳嗽、打喷嚏时要用手绢捂住口鼻，不大声喧哗，以免细菌扩散；有条件的患者在家中可单居一室，或用布帘隔开，分床睡；饮食用具、衣服、卧具、手绢等要分开用。②患者有痰时要吐在专用的有盖的能煮沸的容器内，可使用为痰量 2 倍的消毒液浸泡至少 2 h 再倒掉；痰量不多时，也可吐在纸内，将包有痰的纸放在塑料袋内焚烧；食具要单独使用、单独洗刷、消毒；将能煮沸的日用品煮沸消毒，不能煮沸的可用日光曝晒，每次 2 h 以上，连晒 2～5 d，并要经常翻动；室内保持良好通风，每日用紫外线照射消毒，或将 1～2 mL 1%的过氧乙酸加入空气清洁剂内，做空气喷雾消毒。

(3)接触者的检测预防。①家庭成员的检测及预防：肺结核病患者的家庭成员都应检查，儿童和少年是检查重点。15岁以下儿童都要做结核菌素试验，强阳性者需服抗结核药物预防；15岁以上少年及成人做X线透视或拍片检查，以期早发现患者。如果肺结核患者长期不愈，持续痰菌阳性，其家庭成员应每半年至1年做1次胸部透视，以便及时发现，早期治疗。②学校、幼儿园等集体机构如果发现结核病患者，应在患者班内或年级内对全体学生做结核菌素试验，对强阳性者也要用药预防。

(薛娟敏)

第二章　心内科疾病护理

第一节　心绞痛

心绞痛(angina pectoris)是冠状动脉供血不足导致心肌急剧的、暂时的缺血、缺氧而产生的以发作性胸痛或胸部不适为主要表现的临床综合征。

一、病因和发病机制

1.病因

最基本的病因是冠状动脉粥样硬化引起冠状动脉管腔狭窄和(或)痉挛。其他病因有中度主动脉瓣狭窄或关闭不全、肥厚型心肌病、先天性冠状动脉畸形、冠状动脉栓塞、严重贫血、休克、快速心律失常、心肌耗氧量增加等。

2.发病机制

当冠状动脉的供血不能满足心肌代谢的需要时，在缺血、缺氧的情况下，心肌内积聚过多的代谢产物(如乳酸、丙酮酸、磷酸等酸性物质或类似激肽类物质)，刺激心脏内自主神经的传入纤维末梢，经 $T_1 \sim T_5$ 交感神经节和相应的脊髓段，传入大脑，产生疼痛感觉。

3.临床分型

(1)稳定型心绞痛(stable angina pectoris)：是最常见的心绞痛，其特点是心绞痛发作的性质在1～3个月并无改变。

(2)不稳定型心绞痛：①初发型心绞痛，指过去未发作过心绞痛或心肌梗死，而现在发生的心绞痛，病程在1～2个月。②恶化型心绞痛，指原有稳定型心绞痛的患者，在3个月内疼痛的频率、程度、诱因经常变动，进行性恶化，硝酸甘油不易缓解。③卧位型心绞痛，休息、睡眠时发作，硝酸甘油不易缓解，发作时需立即坐起或站立甚至行走。④中间综合征，常在休息或睡觉时发生，发作时间可达30 min至1 h，但无心肌梗死的表现，常为心肌梗死的前奏。⑤梗死后心绞痛，为急性心肌梗死后不久或数周后发生的心绞痛。⑥混合性心绞痛。

(3)变异型心绞痛：常在夜间或清晨发作，发作时伴有心电图ST段抬高，发作时间较长，临床表现为不稳定型心绞痛。

二、护理评估

(一)健康史

评估有无心绞痛的危险因素，如肥胖、高血压、糖尿病、高脂血症等，询问有无过度疲劳、屏气用力、用力排便、受凉感冒、饱食、吸烟等诱发因素。

(二)临床表现

1.稳定型心绞痛

以发作性胸痛为主要临床表现。①部位：主要在胸骨体中段或上段之后，可波及心前区，有手掌大小范围甚至横贯前胸，界限不很清楚；常放射至左肩、左臂内侧达无名指和小指，或至颈、咽或下颌部。②性质：典型表现为压迫性或紧缩性、发闷，也可呈烧灼感，偶伴濒死的恐惧感；发作时，患者往往被迫停止正在进行的活动，直至症状缓解。③诱因：常由体力劳动或情绪激动（如愤怒、焦急、过度兴奋等）所激发，饱食、寒冷、阴雨天气、吸烟、心动过速、休克等亦可诱发。④持续时间：一般为 3～5 min，重者达 10～15 min，很少超过 30 min。⑤缓解方式：停止原来诱发的活动即可缓解，舌下含服硝酸甘油后 1～3 min 缓解。⑥体征：平时多无异常体征，心绞痛发作时可见面色苍白、表情焦虑、皮肤发冷或出汗、血压升高、心率增快，可出现第四或第三心音奔马律及一过性心尖部收缩期杂音。

2. 不稳定型心绞痛

(1)原为稳定型心绞痛，在 1 个月内疼痛发作频率增加，程度加重，时限延长，诱发因素变化，硝酸酯类药物缓解作用减弱。

(2)其为 1 个月内新发生的心绞痛，并为较轻的负荷所诱发。

(3)休息状态下发作心绞痛或轻微活动即可诱发。

(4)心绞痛发作时表现有 ST 段抬高。

3. 心理状态

心绞痛患者具有发作性胸痛的特点，发作时心功能及日常生活能力下降，严重影响患者的工作和生活，患者常出现焦虑、悲观、失望情绪。

（三）辅助检查

1. 心电图检查

诊断心绞痛最常用的方法。

(1)静息时心电图：大多数患者可在正常范围，也可能有陈旧性心肌梗死的改变或非特异性 ST 段和 T 波异常，有时出现房室或束支传导阻滞或室性期前收缩、房性期前收缩等心律失常。

(2)发作时心电图：绝大多数患者可出现暂时性心肌缺血引起的 ST 段压低达到或超过 0.1 mV，有时出现 T 波倒置。变异性心绞痛发作时出现 ST 段抬高。

(3)24 h 动态心电图：心绞痛发作时相应时间记录的心电图显示缺血性 ST-T 改变有助于心绞痛的诊断。

(4)心脏负荷试验：最常用的是运动负荷试验，运动可增加心脏负荷以激发心肌缺血。运动方式主要为平板运动或踏车运动，以前者较常用，以达到按年龄预计可达到的最大心率或亚极量心率（85%～90%的最大心率）为负荷目标，运动中持续监测心电图变化，进行心电图记录时应同步测量血压。阳性标准为心电图 ST 段水平型或下斜型压低达到或超过 0.1 mV，持续 2 min。

2. 影像学检查

(1)心脏 X 线检查：可无异常发现，如果伴发缺血性心肌病，可见心影增大、肺充血等。

(2)放射性核素检查：利用放射性核素 ^{201}Tl 或 ^{99m}Tc 显像所示灌注缺损提示心肌供血不足或消失区域，对心肌缺血诊断极有价值。

(3)其他检查：二维超声心动图可探测到缺血区心室壁的运动异常，心肌超声造影可了解心肌血流灌注。

此外，多排探测器螺旋 X 线计算机断层显像冠状动脉三维重建、冠状动脉磁共振成像等，也已用于冠状动脉病变的诊断。血管镜检查、冠状动脉内超声显像及多普勒超声检查有助于指导冠心病介入治疗时采取更恰当的治疗措施。

3. 冠状动脉造影

冠状动脉造影是公认的冠心病诊断“金标准”。通过造影，可以明确冠状动脉狭窄程度，病变部位、分支走向等。

除用于诊断外，冠状动脉造影可用于指导治疗，左心室造影用于测定左心室射血分数，评估左心功能，判断存活心肌，决定血运重建方式等。

(四)治疗要点

心绞痛的处理原则是改善冠状动脉的血供和减轻心肌的耗氧，同时治疗动脉粥样硬化。治疗方法除一般治疗外，包括药物治疗、介入治疗和手术治疗。

1. 一般治疗

注意避免心绞痛的诱因，治疗和预防冠心病的危险因素。

2. 药物治疗

(1)终止发作宜选用作用快、疗效高的硝酸酯制剂。这类药物能扩张冠状动脉，减轻心脏前、后负荷，从而缓解心绞痛。常用硝酸甘油(每次 0.3～0.6 mg)或硝酸异山梨酯(每次 5～10 mg，舌下含化)，可重复应用。

(2)缓解期的治疗如下。①硝酸酯制剂：口服硝酸异山梨酯，每次 5～20 mg，每日 3 次，服后 0.5 h 起作用，持续 3～5 h，缓释制剂药效可维持 12 h，每次 20 mg，每日 2 次；5-单硝酸异山梨酯，每次 20～40 mg，每日 2 次；戊四硝酯(长效硝酸甘油)制剂，片剂每 8 h 服 1 次，每次 2.5 mg，将 2%的硝酸甘油油膏或橡皮膏贴片(每次含 5～10 mg)涂或贴在胸前或上臂皮肤而缓慢吸收，适用于预防夜间心绞痛发作。②β 受体阻滞剂：减慢心率，降低血压，降低心肌收缩力和耗氧量，从而缓解心绞痛的发作。美托洛尔，每次25～50 mg，每日 2 次，缓释片每次 100～200 mg，每日 1 次；阿替洛尔，每次 12.5～25 mg，每日 1 次；纳多洛尔，每次 40～80mg，每日 1 次；比索洛尔，每次 2.5～5 mg，每日 1 次。本类药与硝酸酯类合用时有协同作用，用量应偏小，开始剂量尤其要减小，以免引起直立性低血压等不良反应；停用本类药时应逐步减量，如果突然停用，有诱发心肌梗死的可能；低血压、哮喘以及心动过缓、Ⅱ度或以上房室传导阻滞者不宜应用。③钙通道阻滞剂：适用于同时有高血压者。维拉帕米，每次 40～80 mg，每日 3 次，或缓释剂 240 mg/d，不良反应有头晕、恶心、呕吐、便秘、心动过速、PR 间期延长、血压下降等；硝苯地平，每次 20～40 mg，每日 2 次，不良反应有头痛、头晕、乏力、血压下降、心率增快等；硝苯地平控释剂，每次 30 mg，每日 1 次，不良反应较少；地尔硫䓬，每次 30～60 mg，每日 3 次，缓释剂每次 90 mg，每日 1 次，不良反应有头痛、头晕、失眠等。④其他：阿司匹林和有效降血脂治疗可促使粥样硬化斑块稳定，减少血栓形成，减少不稳定型心绞痛发展成为心肌梗死的可能性；中药可用复方丹参滴丸、速效救心丸等；亦可采用高压氧和体外反搏治疗。

3. 介入治疗

经皮腔内冠状动脉成形术(PTCA)或支架置入术。

4. 手术治疗

冠状动脉旁路移植术(CABG)，用于内科治疗效果不佳，无法行 PTCA 或介入治疗失败者。

三、主要护理问题

1.疼痛(胸痛)

胸痛与心肌缺血、缺氧有关。

2.活动无耐力

活动无耐力与活动时心肌需氧增加而冠状动脉供血不足有关。

3.焦虑

焦虑与心绞痛频繁发作有关。

4.知识缺乏

患者缺乏冠心病、心绞痛防治知识。

5.潜在并发症

潜在并发症有心律失常、急性心肌梗死等。

四、护理措施

1.一般护理

(1)休息和运动。保持适当的体力劳动,以不引起心绞痛为度,一般不需卧床休息。疼痛发作时应立即停止活动,卧床休息。协助患者采取舒适的体位,解开衣领,安慰患者,减轻其紧张不安感,尤其是不稳定型心绞痛者更应卧床休息。缓解期应根据患者的活动能力制订合理的活动计划,以提高患者的活动耐力,最大活动量以不发生心绞痛为度。但应避免竞赛活动和屏气用力动作——推、拉、抬、举、用力排便等;并防止精神过度紧张和长时间工作。

(2)饮食。饮食原则为低热量、低盐、低脂肪、高维生素、易消化饮食。①控制总热量:热量控制在5 021～6 270 kJ为宜,主食不超过500 g/d,避免过饱,晚餐宜少,限制含糖食物的摄入,少吃含糖高的糕点、糖果和含糖饮料,主食粗细搭配,以免热量过剩,体重增加。②低脂饮食:限制动物脂肪、蛋黄及动物内脏的摄入,胆固醇的含量控制在300 mg/d以内,以摄食植物油(豆油、菜油、玉米油等)为主,因动物脂肪中含较多的饱和脂肪酸,过多食用会使血中胆固醇浓度升高,而植物油含有较多的不饱和脂肪酸,有降低血中胆固醇浓度、防止动脉硬化形成和发展的作用。③低盐饮食:食盐量控制在5 g/d以下,如果有心功能不全,则应更少。④一日三餐有规律,避免暴饮暴食,戒烟、限酒。

2.心理护理

心绞痛发作时,护士应守护在患者身旁,安慰患者,针对患者焦虑的原因耐心解释病情,以稳定情绪,针对诱因制订教育计划,帮助患者建立良好的生活方式,必要时可遵医嘱给予镇静剂。

3.排便护理

便秘时,患者用力排便可增加心肌耗氧量,诱发心绞痛。指导患者养成按时排便的习惯,多饮水,多吃新鲜蔬菜、水果,增加维生素和纤维素的摄入量,增加活动量,防止发生便秘。

4.用药护理

①随身携带硝酸甘油,定期更换,防过期失效。②规律性发作的劳累性心绞痛,可预防性用药,在外出就餐、排便等活动前含服硝酸甘油。③心绞痛发作时,舌下含化硝酸甘油,告知患者舌下需保留一些唾液让药物完全溶解,不要急于咽下,含服硝酸甘油后1～2 min开始起作用,若3～5 min无效,可再含服一片,发作频繁或含服效果差的患者,可静脉滴注硝酸甘油;如

果疼痛持续 15～30 min 仍未好转，应警惕心肌梗死的发生，含服硝酸甘油后最好平卧，必要时吸氧。④静脉滴注硝酸甘油时，应监测患者血压和心率的变化，注意滴速的调节，防止低血压的发生，部分患者用药后可出现头痛、头昏、心动过速、颜面潮红、心悸等不适，用药前应告知患者，以解除顾虑。⑤青光眼患者及低血压时忌用。

5. 病情观察

心绞痛发作时，应观察胸痛的部位、性质、程度、缓解方式、持续时间及有无放射，询问发生前有无诱因。同时严密监测血压、心率、心律变化、脉搏、体温、心电图变化及有无面色改变、大汗、恶心、呕吐等，观察有无心律失常，警惕急性心肌梗死的发生。

五、健康教育

(1)摄入低热量、低盐、低脂肪、高维生素、高纤维素饮食，保持大便通畅，戒烟，限酒，避免饮过量咖啡、浓茶、可乐等饮料；肥胖者应控制体重。

(2)坚持按医嘱服药，自我监测药物不良反应。外出时随身携带硝酸甘油以应急，在家中应将硝酸甘油放在易取之处，用后放回原处，家人也应知道药物的位置，以便需要时能及时找到。此外，硝酸甘油见光易分解，应放在棕色瓶中，6 个月更换 1 次，以防药物受潮、变质而失效。

(3)自我保健指导 ①避免诱发因素，注意保暖，避免寒冷刺激。②洗澡时应告诉家属，且不宜在饱餐或饥饿时进行，水温不能过冷或过热，时间不宜过长，不要锁上浴室门，以防发生意外。③学会识别急性心肌梗死的先兆症状，若心绞痛发作频繁，程度加重，持续时间延长，服用硝酸甘油后疼痛持续 15 min 不缓解，应立即就诊。④定期进行心电图、血糖、血脂检查，积极治疗高血压、糖尿病、高脂血症。

(庞尔平)

第二节 急性心肌梗死

急性心肌梗死(acute myocardial infarction，AMI)是指在冠状动脉病变的基础上，发生冠状动脉血供急剧减少或中断，使相应的心肌严重而持久地急性缺血，导致心肌坏死，属于急性冠脉综合征的严重类型。临床表现为持续而剧烈的胸痛，可并发心律失常、心力衰竭或心源性休克，有特征性的心电图动态演变和心肌坏死标记物增多。男性患者多于女性患者，男、女性患者之比为(1～5)∶1。本病多发生于 40 岁以后；冬、春两季发病率较高，北方病例较南方多。

一、病因和发病机制

1. 病因

基本病因是冠状动脉粥样硬化，当一支或多支血管管腔狭窄和心肌血供不足，而侧支循环未充分建立时，一旦血供急剧减少或中断，使心肌严重而持久地急性缺血达 20～30 min，即可发生心肌梗死。

2. 发病机制

绝大多数急性心肌梗死是由于不稳定的粥样斑块破溃，继而出血和管腔内血栓形成而使管腔闭塞;少数情况下粥样斑块内或其下发生出血或血管持续痉挛,而使冠状动脉完全闭塞。促使斑块破裂出血及血栓形成的因素有如下几种。①晨起6时至12时交感神经活动增加,机体应激反应性增强,心肌收缩力、心率、血压升高,冠状动脉张力升高。②饱餐,特别是进大量脂肪后,血脂水平升高,血黏稠度增大。③重体力活动、情绪激动、血压剧升或用力排便时,左心室负荷明显加重。④休克、脱水、出血、外科手术或严重心律失常,致心排血量骤降,冠状动脉灌流量锐减。心肌梗死后发生的严重心律失常、休克或心力衰竭,可使冠状动脉灌流量进一步降低,使心肌坏死范围扩大。

二、护理评估

(一)健康史

评估有无心肌梗死的危险因素,如肥胖、高血压、糖尿病、高脂血症等。询问及有无过度疲劳、屏气用力动作、用力排便、受凉感冒、饱食、吸烟等诱发因素。

(二)临床表现

1.先兆表现

大多数患者在发病前数天至数周有乏力、胸部不适、活动时心悸、气急、烦躁、心绞痛等前驱症状。最常见而明显的是以往无心绞痛者新发生心绞痛或原有心绞痛加重,表现在发作频繁、程度加重、持续时间延长、硝酸甘油疗效差、诱发因素不明显等。

2.主要症状

(1)疼痛。这是最先出现和最突出的症状。疼痛部位和性质与心绞痛相似,但诱因多不明显。疼痛常发生于安静时,程度更剧烈,呈难以忍受的压榨、窒息或烧灼样,持续时间较长,可达数小时,休息和含服硝酸甘油多不能缓解。患者常有烦躁不安、出汗、恐惧或濒死感。部分患者的疼痛可向上腹部、下颌和颈部、背部放射。少数患者无疼痛,一开始就表现为休克或急性心力衰竭。

(2)心律失常。该症状见于75%~95%的患者,多发生在起病后1~2周,尤以24 h内最常见。以室性心律失常最多见,尤其是室性期前收缩,如室性期前收缩频发、成对出现或呈短阵室性心动过速、多源性室性期前收缩或R-on-T现象,常为心室颤动的先兆,心室颤动是急性心肌梗死早期的主要死因;前壁心肌梗死,如果发生房室传导阻滞表明梗死范围广泛,情况严重。

(3)低血压和休克。血压下降常见。休克多在起病后数小时至1周发生,见于20%的患者,主要是心源性休克,为心肌广泛坏死,心排血量急剧下降所致。主要表现为疼痛缓解而收缩压仍低于80 mmHg①,有烦躁不安、面色苍白、皮肤湿冷、脉细而快、大汗淋漓、尿量减少症状,反应迟钝,甚至晕厥。

(4)心力衰竭。主要是急性左心衰竭,可在起病最初几天内发生,或在疼痛、休克好转阶段出现,为梗死后心脏收缩力明显减弱或不协调所致。表现为呼吸困难、咳嗽、发绀、烦躁等症状,严重者可出现肺水肿,随后可发生颈静脉怒张、肝大、水肿等右心衰竭表现。

(5)其他表现。①全身症状:有发热、心动过速、白细胞增多和红细胞沉降率增快等,系坏死物质被吸收所引起。体温在38℃左右,很少超过39℃,持续约1周。②胃肠道症状:有频繁

① 临床习惯用毫米汞柱(mmHg)作为血压或压力单位,1 mmHg≈0.133 kPa,1 kPa=7.5 mmHg。

的恶心、呕吐和上腹胀痛，与迷走神经受坏死、心肌刺激和心排血量降低致组织灌注不足等有关，可伴有肠胀气、呃逆。

3.体征

(1)心脏体征：心脏浊音界可正常，或轻至中度增大；心率可增快或减慢；心尖部第一心音减弱，可出现第三心音奔马律或第四心音奔马律，部分患者在心前区可闻及收缩期杂音或喀喇音，为二尖瓣乳头肌功能失调或断裂所致，部分患者发病后2～3 d出现心包摩擦音。

(2)血压：除极早期血压可升高外，几乎所有患者都有血压降低。起病前有高血压者，血压可降至正常值；起病前无高血压者，血压可降至正常值以下，且可能不再恢复到起病前的水平。

(3)其他：可有心律失常、休克或心力衰竭有关的其他体征。

4.心理状态

心肌梗死患者心功能及日常生活能力日趋下降，严重影响工作和生活，常出现焦虑、悲观、失望情绪和抑郁、孤独心理。

(三)辅助检查

1.心电图

急性心肌梗死患者心电图可出现特征性和动态性改变。

(1)特征性改变。ST段抬高性心肌梗死患者的心电图特点：①ST段抬高呈弓背向上型，在面向坏死区周围心肌损伤区的导联上出现。②宽而深的Q波(病理Q波为心肌梗死最具特征性的表现)，在面向透壁心肌坏死区的导联上出现。③T波倒置，在面向损伤区周围心肌缺血区的导联上出现。在背向心肌梗死区的导联则出现相反的改变，即R波增高、ST段压低和T波直立并增高。

(2)动态性改变。ST段抬高性心肌梗死可出现以下改变。

①起病数小时内，可无异常或出现异常高大双肢不对称的T波。②数小时后，ST段明显抬高，弓背向上，与直立的T波形成单相曲线。数小时至2 d出现病理性Q波，同时R波降低，为急性期改变。70%～80%的Q波永久存在。③如早期不进行治疗干预，ST段抬高持续数天至2周，逐渐回到基线水平，T波则变为平坦或倒置，为亚急性期改变。④数周至数月后，T波呈V型倒置，两肢对称，波谷尖锐，为慢性期改变。T波倒置可永久存在，也可在数月内或数年内逐渐恢复。

(3)定位诊断。心肌梗死的定位可根据出现特征改变的导联数来判断。

2.实验室检查

(1)血液检查。起病24～48 h后白细胞可增至$(10～20)\times 10^9/L$，中性粒细胞增多，嗜酸性粒细胞减少或消失；红细胞沉降率增快；C反应蛋白(CRP)增多均可持续1～3周。起病数小时至2 d血中游离脂肪酸增多。

(2)测定血清心肌坏死标记物。

3.影像学检查

(1)放射性核素检查：静脉注射^{99m}Tc-焦磷酸盐或^{111}In-抗肌凝蛋白单克隆抗体，进行“热点”扫描或照相，静脉注射^{201}Tl或^{99m}Tc-甲氧基异丁基异腈(MIBI)放射性核素进行“冷点”扫描或照相，可显示心肌梗死的部位和范围。

(2)超声心动图检查：二维和多普勒超声心动图检查能发现区域性心室壁运动异常，能可靠地确定梗死部位、范围，左心室或右心室功能降低程度。

(四)治疗要点

1.监护和一般治疗

①休息:急性期卧床休息,保持环境安静。②监测:将患者安置于冠心病监护室(CCU)进行心电图、血压和呼吸等监测3～5 d,血流动力学改变者可用漂浮导管做肺毛细血管楔嵌压和静脉压监测,除颤器应随时处于备用状态。③吸氧:间断或持续吸氧2～3 d,重者可以面罩给氧。④建立静脉通路。⑤药物:无禁忌证者服阿司匹林,每次150～300 mg,每日1次,3 d后改为每次75～150 mg,每日1次,长期服用。

2.解除疼痛

尽快解除疼痛。常用药物:①哌替啶,每次50～100 mg,肌内注射;吗啡,每次5～10 mg,皮下注射,必要时1～2 h再注射1次,以后每4～6 h可重复应用,注意观察,防止呼吸抑制。②疼痛较轻者可用可待因或罂粟碱,每次0.03～0.06 g,肌内注射或口服。③使用硝酸甘油(每次0.3 mg)或硝酸异山梨酯(每次5～10 mg),舌下含服或静脉滴注,注意有无心率增快和血压降低。④严重者可行亚冬眠治疗。

3.溶栓疗法

在起病6 h内使用纤溶酶原激活剂溶解冠脉内的血栓,可静脉给药或冠状动脉内给药。常用药物:①尿激酶(UK),30 min静脉滴注(150～200)万单位。②链激酶(SK),60 min静脉滴注150万单位。③重组组织性纤维蛋白溶酶原激活剂(rt-PA),在90 min静脉给予100 mg,先静脉注入15 mg,继而30 min静脉滴注50 mg,60 min后再滴注35 mg。用rt-PA前先用肝素抗凝治疗;用SK时应注意寒战、发热等变态反应。

4.介入治疗

采用经皮腔内冠状动脉成形术(PTCA)或支架置入术。

5.消除心律失常

室性期前收缩或室性心动过速,立即静脉注射50～100 mg利多卡因,每5～10 min重复1次,直至消失或总量达300 mg后以1～3 mg/min静脉滴注维持,情况稳定后改口服;发生心室颤动,立即采用非同步直流电复律;室上性快速心律失常,选用维拉帕米、地尔硫䓬、美托洛尔、洋地黄类药物或胺碘酮,必要时可采用同步直流电复律;缓慢性心律失常,可肌内或静脉注射0.5～1 mg阿托品;严重房室传导阻滞,应尽早安装临时心脏起搏器。

6.控制休克

可采用补充血容量、应用升压药(如多巴胺、去甲肾上腺素、多巴酚丁胺等)、血管扩张剂(如硝普钠、硝酸甘油等)或纠正酸中毒等措施,避免脑缺血,保护肾功能,必要时应用洋地黄类药物。

7.治疗心力衰竭

以应用吗啡和利尿剂为主,也可选用血管扩张药(如口服硝酸异山梨酯或静脉滴注硝酸甘油或静脉滴注硝普钠等),以减轻心脏负荷,或应用多巴酚丁胺、血管紧张素转化酶抑制剂等进行治疗。急性心肌梗死24 h内宜尽量避免使用洋地黄类药物,以免诱发室性心律失常。

8.其他治疗

①抗凝疗法:药物如肝素、阿司匹林、氯吡格雷等,常在溶栓治疗后应用,可防止梗死范围扩大或再梗死,有出血倾向、严重肝和肾功能不全、高血压、消化性溃疡患者禁用。②血管紧张素转化酶抑制剂和血管紧张素受体阻滞剂:如卡托普利、依那普利、雷米普利、福辛普利或氯沙

坦等，起病早期应用，从小剂量开始，有助于改善心肌重塑，可减少心力衰竭的机会，从而降低死亡率。③β受体阻滞剂：如美托洛尔、阿替洛尔等，在起病早期若无禁忌证应尽早使用，尤其是前壁心肌梗死伴有交感神经功能亢进者，可防止梗死范围的扩大，改善预后。④钙通道阻滞剂：如地尔硫䓬等，具有与β受体阻滞剂类似的效果，可改善心肌顺应性和增加冠状动脉血流，适用于有β受体阻滞剂禁忌证者。⑤极化液：将1.5 g氯化钾、10 U胰岛素加入500 mL 10%的葡萄糖溶液中，静脉滴注，每日1～2次，7～14 d为1个疗程。可促进心肌摄取和代谢葡萄糖，使钾离子进入细胞内，恢复细胞膜的极化状态，以利于心脏正常收缩，减少心律失常，促使心电图上抬高的ST段回到等电位线。

三、主要护理问题

1.疼痛（胸痛）

胸痛与心肌缺血坏死有关。

2.活动无耐力

活动无耐力与心肌供氧和需氧失衡有关。

3.自理缺陷

自理缺陷与心肌性坏死和医源性限制有关。

4.恐惧

恐惧与剧烈胸痛引起濒死感有关。

5.潜在并发症

潜在并发症有心律失常、心力衰竭、心源性休克等。

四、护理措施

1.一般护理

（1）休息与活动。发作时应立即卧床休息。急性期卧床休息1～3 d，保持环境安静，限制探视，减少干扰，进食、排便、洗漱、翻身等活动由护士协助完成，以减少心肌耗氧量、防止病情加重。如果无并发症，24 h后做床上肢体活动，之后开始由床上坐起，逐渐过渡到坐在床边和椅子上，每次20 min，每日3～5次；第3天房内走动，第4～5天逐渐增加活动量，以不感到疲劳为限；有并发症者可适当延长卧床时间。在活动中，若患者主诉乏力、头晕、呼吸困难、恶心、心前区疼痛，应立即停止活动，卧床休息。两次活动间应安排充分的休息时间，若患者夜间睡眠不好，则次日白天的活动应适当减少。

（2）饮食指导。第1天可进流质饮食，随后用半流质饮食，2～3 d改为软食，宜进低盐、低脂肪、低胆固醇、高维生素、低热量、易消化食物，多吃蔬菜、水果，少食多餐，不宜过饱。禁烟、酒，避免浓茶、咖啡及过冷、过热、辛辣等刺激性食物。超重者应控制总热量，心功能不全者适当限制钠盐。

2.心理护理

心肌梗死的发生不仅使患者产生焦虑、抑郁、恐惧等心理反应，还会对整个家庭造成严重的影响，往往导致整个家庭处于危机状态，使家庭应对能力降低，不能发挥正常家庭功能。当患者胸痛剧烈时，应尽量保证有1名护理人员陪伴在旁，加强心理护理，允许患者表达对死亡的恐惧和接受患者的行为反应，耐心解释病情，说明实施抢救措施的目的，用亲切的语言、耐心的态度回答患者提出的问题,针对诱因制订教育计划,帮助患者建立良好的生活方式。

3.对症护理

①胸痛:遵照医嘱给予哌替啶或吗啡止痛,定时应用硝酸甘油或硝酸异山梨酯,及时询问患者疼痛的变化情况。应用吗啡止痛时,注意观察有无呼吸功能抑制,并密切观察血压、脉搏的变化。采用鼻导管或双腔氧气管法给予 2～4 L/min 持续氧气吸入,根据血氧饱和度监测结果调整氧流量。静脉滴注或用微量泵注射硝酸甘油时,严格控制速度,并注意观察血压、心率的变化。②便秘:急性心肌梗死患者由于卧床休息、进食少、使用吗啡等药物易便秘,用力排便易诱发心力衰竭、肺梗死甚至心搏骤停。因此,必须加强排便护理,保持大便通畅。指导患者养成定时排便的习惯,多吃蔬菜、水果等粗纤维食物,多饮水或服用蜂蜜水,每天腹部环形按摩,促进排便,也可每天常规给予缓泻剂,必要时给予甘油灌肠。

4.用药护理

溶栓治疗前,询问患者有无活动性出血、消化性溃疡、脑血管病、近期手术、外伤史、严重肝肾功能不全等溶栓禁忌证,检查血小板、出血时间、凝血时间和血型,配血;准确、迅速地配制并输注溶栓药物;注意观察用药后有无寒战、发热、皮疹等过敏反应,用药期间注意观察有无皮肤、黏膜及内脏出血,如果出血严重,立即停止治疗,并向医师报告和配合紧急处理。用药后,询问胸痛有无缓解,监测心肌酶、心电图及出血时间、凝血时间,以判断溶栓效果。胸痛消失、ST 段回降、肌酸磷酸激酶(CPK)峰值前移和出现再灌注心律失常是溶栓成功的指征。

5.病情观察

观察胸痛的部位、性质、程度、持续时间及伴随症状,用药的效果及不良反应,严密监测心电图、血压、呼吸、神志、液体出入量、末梢循环等情况 3～5 d,并进行血流动力学监测,定期抽血,监测血清心肌酶的变化,以便能及时观察到心律失常、休克、心力衰竭等并发症的早期症状。

6.康复护理

早期康复护理有利于疾病的预后和提高患者的生活质量,改善功能储备,增加运动量和肌力,改善精神、心理状态,减轻症状,减少心绞痛的发生,增强心肌血液灌注,减少心肌缺血,延缓动脉粥样硬化的进展,甚至使之逆转,减少长期卧床所致的血流缓慢、静脉栓塞等并发症。急性心肌梗死患者的康复可分为三个阶段。住院期(包括监护室抢救期和普通病房期):一般为 1～2 周,主要措施是指导患者进行低强度的体力活动,实施健康教育,提供心理-社会支持及制订出院计划。恢复期(即出院休养阶段):一般为 8～12 周,主要措施为鼓励患者逐步增加体力活动、继续接受健康教育,提供进一步的心理-社会支持。维持期(自发病后数月直至生命终止):主要措施为督促患者坚持进行冠心病的二级预防和适当的体育锻炼,以进一步恢复并保持体力与心功能,从而提高生活质量。

五、健康教育

1.指导正确的生活方式

创造良好的身心休养环境,进低盐、低热量、低脂肪、低胆固醇、高维生素、高纤维素饮食,以防止便秘,少食多餐,避免暴饮暴食,保持理想体重;戒烟,限酒,避免饮用过量咖啡、浓茶、可乐等饮料。合理安排休息与运动,应根据自身条件,进行适当有规律的运动,掌握运动强度,避免剧烈运动,防止疲劳。防止感冒受凉。

2. 避免危险因素

积极治疗梗死后心绞痛、高血压、糖尿病、高脂血症，控制危险因素，保持情绪稳定，避免精神紧张、激动，避免寒冷刺激，保持大便通畅，防止用力排便。

3. 指导自我保健

①随身携带药片，按医嘱服药，注意药物的疗效及不良反应，定期复查。②指导心肌梗死时的自救措施：立即就地休息，保持靠坐姿势，心情放松，保持环境安静而温暖；积极与急救站或医院联系，呼叫救护车或用担架将患者送往医院，切忌扶患者勉强步行；如果有条件，立即吸氧；舌下含服硝酸甘油、异山梨酯（消心痛），可连续服用多次，也可舌下含服速效救心丸、复方丹参滴丸等扩张冠状动脉的药物。

4. 预防指导

一级预防：预防动脉粥样硬化和冠心病。二级预防：已有冠心病及心肌梗死病史者，预防再梗死及其他心血管事件。二级预防（A、B、C、D、E）：A. aspirin 抗血小板聚集，antianginal 抗心绞痛，应用硝酸类制剂。B. beta blocker 预防心律失常、减轻心脏负荷等，blood pressure control，控制血压。C. cholesterol lowing，控制血脂水平，cigarettes quiting，戒烟。D. diet control，控制饮食，diabetes treatment，治疗糖尿病。E. education，普及有关冠心病的教育，教育对象包括患者及家属，exercise，鼓励进行有计划的、适当的运动锻炼。

（庞尔平）

第三节　心肌病

心肌病（cardiomyopathy）是指一组原因不明的伴有心肌功能障碍的心肌疾病。1995 年世界卫生组织和国际心脏病学会（WHO/ISFC）将心肌病分为四型：扩张型心肌病、肥厚型心肌病、限制型心肌病及致心律失常型右心室心肌病。扩张型心肌病发病率最高，其次为肥厚型心肌病。

扩张型心肌病（dilated cardiomyopathy，DCM）是以单侧或双侧心腔扩大，室壁变薄，心肌收缩功能减退为主要特征，伴或不伴有充血性心力衰竭的心肌病。常伴有心律失常，病死率较高。

我国发病率为（13～84）/100 000，男性发病率多于女性（2.5∶1）。肥厚型心肌病（hypertrophic cardiomyopathy，HCM）是以左心室和（或）右心室非对称性肥厚、心室腔变小为特征，以左心室血液充盈受阻、舒张期顺应性下降为基本病态的心肌病。常累及室间隔，根据左心室流出道有无梗阻又可分为梗阻性肥厚型心肌病和非梗阻性肥厚型心肌病。本病常为青年猝死的原因。晚期可出现心力衰竭。

一、病因和发病机制

1. 扩张型心肌病

病因未明，除家族遗传性、特发性外，近年来学者认为持续病毒感染可能是其重要发病原因，病毒感染可直接对心肌组织造成损伤，或通过细胞、体液免疫反应导致或诱发扩张型心肌病。此外,本型也可能与抗肿瘤药物、乙醇中毒、心肌能量代谢异常和神经激素受体异常等多种因素有关。病理变化以双侧心室扩张为主,左心室扩张尤其明显,室壁变薄、有纤维瘢痕形成,常伴有附壁血栓。

2.肥厚型心肌病

病因尚未完全清楚,目前被认为是常染色体显性遗传疾病,常有明显家族史(约占 1/3),肌节收缩蛋白基因突变是主要的致病因素。儿茶酚胺增多或心脏对儿茶酚胺过度敏感、高血压、高强度运动等,是本病发病的促进因素。主要病理改变是心肌肥厚,尤其是左心室流出道改变明显,其特征为不对称性的心室间隔肥厚、心室腔变小。

二、护理评估

(一)健康史

评估有无心肌病家族遗传史,询问有无发热等病毒感染症状和应用抗肿瘤药物、乙醇中毒、高血压、高强度运动等发病因素。

(二)临床表现

1.扩张型心肌病

①起病缓慢,早期多无明显症状,逐渐出现心悸、气急、胸闷、夜间阵发性呼吸困难,甚至出现端坐呼吸、水肿和肝大等心力衰竭表现。②常合并各种类型的心律失常,如期前收缩、心房颤动等,晚期患者甚至发生心室颤动。③可发生心、脑、肾等器官的栓塞或猝死。④主要体征为心脏浊音界向两侧扩大,常可听到第三心音或第四心音,心率快时可听到奔马律。

2.肥厚型心肌病

①可无自觉症状,因猝死或在体检中才被发现。②梗阻性肥厚型心肌病:有心悸、胸痛、劳力性呼吸困难,可在起立或运动时出现眩晕,甚至意识丧失等。③非梗阻性肥厚型心肌病:临床表现类似扩张型心肌病。④体征:心脏轻度增大,能听到第四心音;心尖部常闻及收缩期杂音,梗阻性者在胸骨左缘第 3～4 肋间可闻及较粗糙的喷射性收缩期杂音。

3.心理状态

由于病程长、治疗效果差,反复发生心悸、气急,患者易出现焦虑、恐惧,甚至悲观、绝望心理。

(三)辅助检查

1.心电图检查

①可见各种心律失常,如心房颤动、房室传导阻滞、期前收缩等。②左心室肥厚及 ST-T 异常等。③可在Ⅰ、aVL 或Ⅱ、Ⅲ、aVF、V4、V5 导联出现深而宽的病理性 Q 波。

2.影像学检查

①胸部 X 线检查:扩张型心肌病患者的心脏阴影常明显增大,心胸比大于 50%,常伴有肺淤血征象;肥厚型心肌病患者的心影增大多不明显,如果有心力衰竭,则心影明显增大。②超声心动图:扩张型心肌病患者的各心腔均扩大,以左心室扩大早而明显,左心室流出道增宽,心室壁活动减弱;肥厚型心肌病可显示出左心室及室间隔的非对称性肥厚,舒张期室间隔的厚度与后壁厚度之比达到或大于 1.3,室间隔运动功能低下。

3.其他检查

心导管检查和心血管造影、心内膜心肌活检、心脏放射性核素检查等,均有助于诊断。

(四)治疗要点

1.扩张型心肌病

无特殊的防治方法，主要是针对充血性心力衰竭和各种心律失常采取相应治疗措施。①心力衰竭：心力衰竭患者需限制体力活动，低盐饮食，应用利尿剂和血管紧张素转化酶抑制剂等，长期口服，以减轻心脏负荷。洋地黄类药物可增加心肌收缩力，但需注意本病较易发生洋地黄类药物中毒，故应减小剂量。②及时、有效地消除各种心律失常。③对长期严重心力衰竭内科治疗无效的病例，彻底的治疗方法是进行心脏移植术。

2.肥厚型心肌病

治疗原则为减轻左心室流出道狭窄程度，防止心动过速及维持正常窦性心律，缓解症状。

(1)常用β受体阻滞剂或钙通道阻滞剂(如普萘洛尔或维拉帕米等)，从小剂量开始逐渐增加。

(2)避免使用增加心肌收缩力和减轻心脏容量负荷的药物(如地高辛、硝酸甘油等)，以免加重左心室流出道梗阻。

(3)对重症梗阻性流出道狭窄，可采用介入或手术治疗，消融或切除肥厚的室间隔心肌。

三、主要护理问题

1.气体交换受损

气体交换受损与心力衰竭有关。

2.活动无耐力

活动无耐力与心肌病导致患者心功能下降有关。

3.体液过多

体液过多与心力衰竭引起水钠潴留有关。

4.焦虑

焦虑与病情逐渐加重、生活方式被迫改变有关。

5.潜在并发症

潜在并发症包括心律失常、栓塞、猝死等。

四、护理措施

1.一般护理

(1)保持病室清洁、安静，温度、湿度适宜，减少探视。出现心力衰竭时，应限制体力活动，避免剧烈运动、持重或屏气等，有晕厥史者避免独自外出活动，以免发生意外。

(2)给予高维生素、高蛋白质、富含纤维素的清淡饮食，鼓励患者多吃新鲜水果和蔬菜，保持大便通畅；少食多餐，避免过饱，戒烟、酒；心力衰竭时应低盐饮食，并限制水分的摄入。

2.心理护理

多与患者沟通，鼓励患者说出内心的想法，耐心解释病情，帮助其调整情绪，树立战胜疾病的信心。

3.对症护理

(1)避免劳累、突然屏气或站立、情绪激动、饱餐等，以免诱发胸痛。

(2)疼痛发作时立即停止活动，持续给氧，氧流量为2～4 L/min。

4.用药护理

(1)遵照医嘱用药,注意观察药物的疗效和不良反应,例如,β受体阻滞剂有心脏抑制作用,钙通道阻滞剂可出现低血压等。

(2)扩张型心肌病患者对洋地黄类药物耐受性差,应警惕发生中毒。

(3)输液时,严格控制输液量及速度,避免加重心力衰竭。

5.病情观察

密切观察病情变化,重点观察生命体征,必要时心电监护。观察胸痛部位、性质、程度、持续时间、诱因及缓解方式,有无乏力、颈动脉怒张、肝脏肿大、水肿等心力衰竭表现,有无严重心律失常的先兆。防止发生猝死,注意观察有无偏瘫、失语等动脉栓塞症状。对肥厚型心肌病患者应特别注意观察有无晕厥的发生。

五、健康教育

(1)保持室内空气流通、阳光充足,症状轻者可适当活动,但要避免过度劳累,症状严重者应绝对卧床休息,避免剧烈运动、持重物或屏气等,以减少猝死的发生。肥厚型心肌病患者体力活动后有晕厥和猝死的危险,故应避免剧烈活动,如跑步、球类比赛等。有晕厥病史者应避免独自外出活动,以免发作时无人在场而发生意外。

(2)给予高蛋白质、高维生素、富含纤维素的清淡饮食,以促进心肌代谢,增强机体抵抗力。心力衰竭时低盐饮食,不吃含钠量高的食物。

(3)阐明有关疾病知识,使患者能正确对待疾病,保持心态平和。告知药物的名称、剂量和使用方法,教会观察药物疗效及不良反应,强调坚持服药的重要性,以提高生活质量及存活年限。指导患者学会自我监测病情,症状加重时应及时就诊,以防病情进一步恶化。

(庞尔平)

第四节　病毒性心肌炎

心肌炎(myocarditis)是指心肌本身的炎症病变,可由多种病因引起。病毒性心肌炎是指由病毒感染引起心肌的弥漫性或局限性的急性、亚急性或慢性炎症。本病可见于各个年龄阶段,多见于儿童及青少年,是儿童及青少年猝死的主要原因之一,近年来发病率显著增多。

一、病因和发病机制

1.病因

各种病毒都可引起心肌炎,常见病毒有柯萨奇A、B组病毒,埃可病毒,脊髓灰质炎病毒等肠道病毒,尤其是柯萨奇B组病毒引起的心肌炎最常见,占30%～50%。此外,流感、风疹、单纯疱疹、肝炎病毒及人类免疫缺陷病毒(HIV)等都能引起心肌炎。

2.发病机制

急性病毒感染及持续病毒感染均可对心肌造成直接损害。免疫损伤主要是细胞免疫,以及一氧化氮和多种细胞因子等介导的心肌损害和微血管损伤,引起心肌细胞溶解、间质水肿、单核细胞浸润等炎症改变,影响心脏的结构和功能。

二、护理评估

(一)健康史

评估发病前 1～3 周有无上呼吸道感染，询问有无导致心肌炎发病的细菌感染、营养不良、剧烈运动、过度疲劳、寒冷、酗酒、妊娠和缺氧等诱发因素。

(二)临床表现

临床表现常取决于病变的严重程度，相差很大，轻者可完全没有症状，重者出现猝死。

1. 症状

发病前 1～3 周常有病毒感染前驱症状，如发热、全身乏力等“感冒”样症状或恶心、呕吐等消化道症状。随后出现头晕、心悸、胸痛、呼吸困难、水肿，甚至阿-斯综合征。

2. 体征

①出现与发热程度不相称的心动过速及各种心律失常。②心尖部第一心音明显减弱，可听到第三心音或杂音。③出现颈静脉怒张、肺部湿啰音、肝脏肿大等心力衰竭体征。④重症，可出现心源性休克。⑤慢性心肌炎患者有心脏扩大。

3. 心理状态

急性期心悸等症状明显，影响日常生活和工作，患者易产生焦虑、烦躁等情绪。

(二)辅助检查

1. 心肌损伤指标

心肌肌钙蛋白Ⅰ或肌钙蛋白 T、肌酸激酶同工酶(CK-MB)浓度明显升高，C 反应蛋白浓度升高，血沉加快，血清转氨酶浓度升高等。

2. 心电图检查

①各种心律失常：如窦性心动过速、房室传导阻滞、窦房传导阻滞、束支阻滞，多源、成对室性期前收缩、室上性心动过速、室性心动过速，心房或心室扑动或颤动等；以室性期前收缩和房室传导阻滞最常见。②ST-T 变化：ST 段呈水平型或下斜型，下移达到或超过 0.05 mV 或 ST 段异常抬高或出现 Q 波；T 波倒置或低平。

3. 影像学检查

①X 线检查：局灶性心肌炎无明显变化，弥漫性心肌炎或合并心包炎时，可有心影扩大，心搏减弱；心力衰竭时可见肺充血或肺水肿。②超声心动图：左心室舒张功能减退，节段性或弥漫性室壁运动减弱，左心室增大或附壁血栓等。

4. 病毒学检查

可在心内膜、心肌、心包或心包穿刺液中检测出病毒、病毒基因片段或病毒蛋白抗原，或进行病毒抗体检测或病毒特异性 IgM 检测，可获得阳性结果。

(四)治疗要点

1. 一般治疗

急性期应卧床休息，摄取富含维生素和蛋白质的易消化食物。

2. 对症治疗

①心力衰竭：使用利尿剂、血管扩张剂、血管紧张素转化酶抑制剂等，慎用洋地黄类药物。②心律失常：积极应用抗心律失常药物纠正频发期前收缩和快速心律失常；高度房室传导阻滞、快速室性心律失常或窦房结功能损害而出现晕厥或明显低血压时，应使用临时性心脏起搏

器。③难治性心力衰竭、房室传导阻滞、重症患者或有自身免疫时:慎用糖皮质激素。

3.中西医结合治疗

黄芪、牛磺酸、辅酶 Q_{10} 等有抗病毒、免疫调节和改善心脏功能等作用,用于治疗病毒性心肌炎有一定疗效。

三、主要护理问题

1.活动无耐力

活动无耐力与心肌受损、心律失常有关。

2.疼痛(胸痛)

疼痛与心肌炎有关。

3.焦虑

焦虑与病情加重担心疾病预后有关。

4.潜在并发症

潜在并发症有心力衰竭、心律失常等。

四、护理措施

1.一般护理

①休息:休息是病毒性心肌炎康复的关键措施,病室环境应安静、整洁,减少探视。急性期患者应卧床休息2～3个月,有心脏扩大并有心功能不全者,应严格控制活动,卧床休息半年以上,直至心肌病变停止发展,症状、体征消失,心脏形态恢复正常,才能逐步增加活动量。②饮食:选择高热量、高蛋白质、高维生素、低盐、易消化的饮食,多食新鲜蔬菜和水果,尤其是含维生素C多的食物,如山楂、苹果、橘子、西红柿等。少食多餐,不宜过饱。限制钠盐的摄入,摄入量在5 g/d以下,心力衰竭时控制在1～3 g/d,以减少液体的潴留。避免饮用浓茶和咖啡,戒烟、酒;长期卧床的患者易发生便秘,应多食富含纤维素的食物,适量饮水,并养成定时排便的习惯。

2.心理护理

关心患者,协助生活护理,帮助患者正确认识疾病的过程,鼓励患者讲出内心的感受,给予患者心理支持,向患者讲明本病的演变过程及预后,使患者安心休养,配合治疗。

3.用药护理

遵照医嘱用药,注意观察药物的疗效和不良反应。①利尿剂:容易引起电解质紊乱,要随时发现和纠正。②血管扩张药:可产生头痛、面红甚至直立性低血压,嘱患者服药后30 min内不要起床。③洋地黄类药物:心肌炎患者易出现洋地黄类药物中毒,应严格掌握用药剂量。④应用大剂量维生素C及能量合剂:注意保护血管,控制静脉滴注速度,防止因输液速度过快或输血量过多而诱发心力衰竭。

4.病情观察

加强床边巡视,密切观察体温、脉搏、呼吸、血压、意识状态、皮肤黏膜颜色,以及有无肺淤血和体循环淤血征象,以及时发现心力衰竭、严重心律失常等危重情况。一旦发现,立即向医师汇报,并配合急救处理。

五、健康教育

(1)阐明合理休息、适当活动的重要性,指出出院后应继续休息3～6个月,而后逐渐恢复轻体力工作和学习，适当锻炼身体以提高机体抵抗力。

(2)指导合理饮食，维持营养平衡，多吃维生素 C 丰富的蔬菜和水果，以促进心肌代谢与修复，戒烟、酒。

(3)告知患者，经积极治疗大多可痊愈，注意防寒、保暖，减少或避免呼吸道感染，避免诱发心力衰竭或心律失常。教会患者自我监测脉率和脉律，发现异常或有气短、心悸等不适时，应及时复诊。

（庞尔平）

第五节　原发性高血压

原发性高血压(primary hypertension)是指病因未明的、以血压升高为主要临床表现的综合征，可伴或不伴多种心血管危险因素。目前，我国采用世界卫生组织制定的高血压分类标准。约 5% 的患者血压升高是由某些确定的疾病或病因引起，如嗜铬细胞瘤、肾小球肾炎、肾素分泌瘤、肾动脉狭窄等，这种高血压称为继发性高血压。

一、病因和发病机制

1. 病因

原发性高血压的病因尚未完全阐明，目前学者认为高血压是在一定的遗传背景下机体受多种后天环境因素的作用，使正常血压调节机制失代偿所致。相关因素有如下几种。①遗传因素：高血压有明显的家族聚集性，约 60% 的患者有高血压家族史，主要是基因显性遗传和多基因关联遗传。②摄盐过多：摄盐越多，血压和患病率越高。③精神因素：长期从事紧张劳动者(如司机、会计等)的发病率较一般性体力劳动者高；长期生活在噪声环境中，患高血压的可能性也较大。④其他因素：超重或肥胖是血压升高的重要危险因素，口服避孕药可使妇女血压升高，其发生率及程度与服药时间长短有关，睡眠呼吸暂停低通气综合征也是高血压的易患因素。

2. 发病机制

从血流动力学角度看，血压主要取决于心排血量和外周血管的阻力，平均动脉血压＝心排血量×总外周血管阻力。目前学者认为高血压的发生与下列因素有关：①交感神经系统活性亢进，血浆儿茶酚胺浓度升高，使外周血管阻力升高和血压上升。②肾素-血管紧张素-醛固酮系统(RAAS)激活，血管壁、心脏、中枢神经、肾脏及肾上腺(尤其是血管壁)可分泌 RAAS 的各种组成成分，从而可引起上述组织中的小动脉收缩，同时刺激血管平滑肌细胞和心肌细胞增生、血管壁及心肌肥厚，进而使血管阻力增加，血压上升。③肾性水钠潴留，钠盐过量潴留使心排血量增加，血管平滑肌细胞内钠离子浓度升高又可导致细胞内钙离子浓度升高，使血管收缩反应增强，导致外周血管阻力升高，促进高血压形成。④细胞膜离子转运异常，细胞膜内钠、钙离子浓度升高，膜电位降低，使血管收缩反应性增强和平滑肌细胞增生与肥大，血管阻力升高。⑤胰岛素抵抗造成继发性高胰岛素血症，使肾脏对水、钠的重吸收增加，交感神经系统活性亢进，动脉弹性减退而使血压升高。

二、护理评估

(一)健康史

评估有无高血压病家族史,询问有无糖尿病、高脂血症、钠盐摄入过多、超重、肥胖、从事紧张工作等危险因素。

(二)临床表现

1.一般表现

大多数起病缓慢、渐进,早期多无症状。常因体检或出现心、脑、肾并发症时才发现血压升高,部分患者在精神紧张、情绪激动或劳累后有头晕、头痛、颈项板紧、疲劳、心悸等症状,症状轻重程度不一定与血压水平有关,多数症状可自行缓解,也可出现视力模糊、鼻出血等。早期血压仅暂时升高,随病程进展血压持久升高,并有脏器受损表现。血压随季节、昼夜、情绪等因素有较大波动,冬季血压较高、夏季较低,夜间血压较低、清晨起床活动后血压迅速升高。

2.恶性或急进型高血压

该型多见于中青年,病情急、进展快,血压显著升高,舒张压持续升高达到或超过130 mmHg,并有头痛、视力模糊、眼底出血、渗出和视盘水肿,肾脏损害突出,持续蛋白尿、血尿与管型尿。可迅速出现心力衰竭或高血压脑病,预后差,患者常死于肾衰竭、脑卒中或心力衰竭。

3.并发症

①高血压危象:指血压在短时间内急剧升高,并出现头痛、烦躁、眩晕、恶心、呕吐、心悸、气急及视力模糊等严重症状。②高血压脑病:指血压极度升高的同时,出现中枢神经系统功能障碍,以脑病的症状与体征为特点,表现为严重的头痛、呕吐、意识障碍、精神错乱,其至昏迷、局灶性或全身抽搐。③其他:长期高血压可引起心力衰竭、慢性肾衰竭及脑血管病等并发症。

4.高血压危险度分层

根据血压水平结合其他心血管危险因素、靶器官损害及并发症情况将高血压患者分为低危、中危、高危和极高危。①其他心血管危险因素:男性大于55岁,女性大于65岁;吸烟;血胆固醇浓度超过5.72 mmol/L;有糖尿病;有早发心血管疾病家族史。②靶器官损害:左心室肥厚;蛋白尿和(或)血肌酐浓度轻度升高,有动脉粥样斑块,视网膜动脉狭窄。③并发症:心脏疾病(心绞痛、心肌梗死等),脑血管疾病(脑出血、脑血栓形成等),肾脏疾病(糖尿病肾病等),血管疾病(主动脉夹层、外周血管病),重度高血压性视网膜病变(出血或渗出、视盘水肿)。

(三)辅助检查

1.实验室检查

血胆固醇、甘油三酯、低密度脂蛋白及血糖浓度可升高,高密度脂蛋白降低;后期可有肌酐、尿素氮浓度升高。

2.动态血压监测

动态血压监测记录24 h动态血压,可测定白昼和夜间各时间段血压的平均值(正常24 h平均血压小于130/80 mmHg,白昼平均血压小于135/85 mmHg,夜间平均血压小于125/75 mmHg,夜间血压均值比白昼降低达10%以上)。动态血压监测能敏感、客观地反映实际血压水平,从而有助于了解血压的变异性和昼夜节律,对指导治疗和判断预后都有一定的价值。

3. 心电图

心电图可有左心室肥大、缺血性改变或心律失常。

4. 影像学检查

①胸部X线片:主动脉增宽、延长和扭曲,左心室扩张、肥厚。②超声心动图:左心室肥厚、增大,舒缩功能障碍。

5. 眼底检查

眼底动脉变细、扭曲、反光增强、交叉压迫。视网膜出血、渗出,视盘水肿等。

(四)治疗要点

目前尚无根治方法,合理治疗可以减少高血压心、脑血管病的发生率和死亡率。治疗目标:血压降至理想水平,减少或延缓心、脑、肾脏并发症,降低病死率和病残率。

1. 改善生活行为

其适用于所有高血压患者,包括限制钠盐摄入、减少脂肪摄入、减轻体重、戒烟、限酒、补充钙盐和钾盐、适量运动和心理调适。

2. 降血压药物治疗

(1)对象:高血压2级及以上患者(血压达到或超过160/100 mmHg),高血压合并糖尿病或已有心、脑、肾靶器官损害或并发症者,以及血压持续几周经改善生活行为后血压仍未有效控制者,应采用药物降压;高血压危险度分层属于高危、极高危者,必须使用降压药强化治疗。

(2)目标:所有高血压患者的血压均应降至140/90 mmHg以下,糖尿病或慢性肾脏病合并高血压者的血压降至130/80 mmHg以下,老年收缩期高血压患者的收缩压控制在140～150 mmHg,舒张压应小于90 mmHg但不低于65 mmHg。

(3)方案:从小剂量开始,逐渐增加剂量;必要时采用联合两种或两种以上药物治疗,以减少药物不良反应,增加疗效;最好使用长效降压药物,每天给药1次;不要随意停止治疗或频繁改变治疗方案。

(4)常用降压药:利尿剂、β受体阻滞剂、钙通道阻滞剂(CCB)、血管紧张素转化酶抑制剂(ACEI)。

3. 高血压急症的治疗

高血压急症指短时期内(数小时或数天)血压急剧升高,舒张压大于130 mmHg和(或)收缩压200 mmHg,伴有重要器官(如心脏、脑、肾等)、眼底、大动脉的严重功能障碍或不可逆损害。及时、正确地处理高血压急症可在短时间内使病情缓解,预防进行性或不可逆性靶器官损害,降低死亡率。①迅速降低血压:硝普钠,能同时直接扩张动脉和静脉,降低前、后负荷,为高血压急症治疗的首选药物,开始以50 mg/500 mL的浓度、10～25 μg/min的速率静脉滴注,以后根据血压水平调节滴速。硝酸甘油,能扩张静脉和选择性扩张冠状动脉与大动脉,开始以5～10 μg/min的速率静脉滴注,然后可每5～10 min增加滴速,直至20～50 μg/min。②减轻脑水肿:有高血压脑病时,给予脱水剂(如甘露醇等)快速静脉滴注,或用快速利尿剂(如呋塞米等),静脉注射。③控制抽搐:有躁动不安、抽搐时,使用镇静剂,肌内或静脉注射。

三、主要护理问题

1. 疼痛(头痛)

疼痛与血压升高有关。

2. 有受伤的危险

受伤与血压升高致头晕、视力模糊或降压药致低血压有关。

3. 活动无耐力

活动无耐力与长期高血压致心功能减退有关。

4. 焦虑

焦虑与病程长及血压控制不满意有关。

5. 知识缺乏

患者缺乏防治高血压病的有关知识。

6. 潜在并发症

潜在并发症有高血压急症、脑卒中、心力衰竭、肾衰竭等。

四、护理措施

1. 一般护理

(1)休息与活动。①保持病室安静，减少环境中的声、光刺激，限制探视；血压较高、症状明显时应卧床休息，保证充分的睡眠时间；护理操作应集中进行，动作轻柔，防止过多的干扰。②病情稳定时可适当运动，运动有利于减轻体重和改善胰岛素抵抗，提高心血管适应能力，稳定血压水平。较好的运动方式是低或中等强度的等张运动，可根据年龄及身体状况选择慢跑或步行，一般每周 3～5 次，每次 30～60 min。

(2)合理饮食。①低盐、低脂肪饮食，控制食盐 6 g/d 以下，脂肪提供的热量应控制在总热量的 25%以下。②多食新鲜蔬菜，多饮牛奶，以补充钙盐和钾盐。③限制饮酒，饮酒量不超过 50 g/d。

2. 心理护理

劝慰患者保持心态平和，以免紧张、焦虑等负性情绪使血压升高，加重病情。指导患者学会自我调节，使用放松技术，如音乐治疗、深呼吸等，减轻精神压力。

3. 用药护理

①遵照医嘱给予降压药物，用药前、后测量血压以判断药物疗效，注意观察药物的不良反应，叮嘱患者不得自行增减和撤换药物，必须坚持长期用药，即使血压已降至正常，也应服用维持量。②降压药可导致直立性低血压，告知患者改变体位时动作要缓慢，以免发生意外，当出现头晕、眼花、恶心、眩晕时，应立即平卧，取头低脚高位，以增加回心血量，改善脑部血液供应。

4. 高血压急症的护理

①绝对卧床休息，抬高床头，避免不良刺激和不必要的活动，协助生活护理，安定患者的情绪，必要时使用镇静剂。②保持呼吸道通畅，吸氧。③进行心电监护，密切观察血压、呼吸、脉搏等。④迅速建立静脉通道，准确给予降压药物。首选硝普钠，使用过程中应避光，现配现用，并根据血压水平调整滴速。使用甘露醇时输液速度宜快，30 min 滴完 250 mL 甘露醇，以达到快速脱水作用。⑤对躁动者，进行护理约束，防止坠床，防止抽搐引起唇舌咬伤。

5. 病情观察

密切观察血压变化和用药后的降压反应；注意观察有无高血压急症和心、脑、肾等靶器官受损的征象，一旦出现，应立即向医师报告，并配合处理和护理。

五、健康教育

1. 疾病知识指导

(1)讲解高血压的病因、发病机制及并发症等知识，阐明正确治疗可制止或逆转高血压所造成的靶器官损害，推迟动脉粥样硬化的发生。

(2)保证充分休息和睡眠，选择合适的运动，如快步行走、打太极拳、做健身操等有氧运动。

(3)指导合理饮食，摄取低盐、低脂肪、低胆固醇饮食，多食新鲜蔬菜、水果，避免过饱，防止便秘，戒烟，限酒。

(4)保持情绪稳定，学会自我心理调节，家属也应给患者以理解、关心和支持。

2. 用药指导

告知患者应建立长期治疗的思想准备，正确用药，按时服药，不随意增减药量和中断用药，并注意观察药物的不良反应。

3. 自我监测病情

教会患者或家属测量血压，以便自我监测病情，并定期门诊随访复查，如果血压突然升高、心悸、剧烈头痛、视物模糊、恶心、呕吐、鼻出血、胸痛、水肿、肢体麻木、偏瘫、嗜睡、昏迷等，应及时就医。

（庞尔平）

第六节 慢性缩窄性心包炎

慢性心包炎(chronic pericarditis)以缩窄性心包炎(constrictive pericarditis)最常见，缩窄性心包炎是指心脏被致密厚实的纤维化或钙化心包所包围，使心室舒张期充盈受限而产生一系列循环障碍的病症。

一、病因和发病机制

1. 病因

结核性心包炎为最常见的病因，其他病因有急性非特异性心包炎、化脓性或创伤性心包炎，少数慢性心包炎与肿瘤性心包炎等有关，部分慢性心包炎病因不明。

2. 发病机制

发生急性心包炎后，随着渗液逐渐吸收可有纤维组织增生、心包增厚粘连、壁层与脏层融合钙化，使心脏及大血管根部受限。

心包增厚可为全面的，也可仅限于心包的局部，长期缩窄可致心肌萎缩，心室舒张期扩张受阻，充盈减少，使每搏输出量下降，从而产生循环障碍，上、下腔静脉回流也因心包缩窄而受阻，出现静脉压升高、肝大、下肢水肿等表现和心源性恶病质。

二、护理评估

(一)健康史

主要评估急性心包炎的治疗情况，以及有无结核、化脓、创伤、接触放射线等相关病史。

(二)临床表现

1.症状

起病缓慢,多为急性心包炎后1年内形成,少数可长达数年。常见症状为劳力性呼吸困难、疲乏、食欲缺乏、上腹胀满或疼痛等。

2.体征

①颈静脉怒张、肝大、腹水、下肢水肿、心率增快,可见库斯莫尔征(吸气时颈静脉怒张更明显)和触及奇脉。②心尖冲动不明显,心浊音界不增大,心音降低,通常无杂音,约半数患者可在胸骨左缘第3、4肋间听到心包叩击音。

3.心理状态

慢性缩窄性心包炎具有病程长,伴有呼吸困难、疲乏、食欲缺乏、上腹胀满或疼痛的特点。心功能及日常生活能力下降,影响患者的工作和生活,患者常出现焦虑、悲观、失望情绪。

(三)辅助检查

1.实验室检查

肝功能检查显示肝功能障碍,有时可有黄疸,主要是肝淤血所致。肝功能障碍、胃肠淤血和蛋白丢失性肠病可导致低蛋白血症。

2.影像学检查

(1)X线检查:心脏大小正常或缩小,偶尔有轻度增大。常见胸膜肥厚、胸腔积液,但肺野清晰,无肺淤血。心包钙化的出现率为50%~75%,心包钙化是心包缩窄的证据。病程为2年以上者心缘僵硬,正常弧度消失。心包钙化也可见于粘连性心包炎。

(2)超声心动图:可见心包增厚、钙化,可发现心室容量减少,心房扩大,尤其左心房扩大较多见。心室壁增厚,活动消失。室间隔在收缩期活动减弱,而在舒张期有异常的向后移动。有时可见少量、局限性心包积液。

3.其他检查

心电图:常见的异常QRS低电压、心动过速,70%的P波异常,可增宽和有切迹。T波平坦或倒置,尚有右心肥厚、电轴右偏、右束支传导阻滞,少数人出现Q波。

(四)治疗要点

积极进行病因治疗和早期施行心包切除术,以避免发展到心源性恶病质、严重肝功能不全、心肌萎缩等。通常在心包感染被控制、结核活动已静止时即应手术,并在术后继续用药1年。

三、主要护理问题

1.活动无耐力

活动无耐力与心室舒张期扩张受阻、充盈减少,每搏输出量下降有关。

2.体液过多

体液过多与上、下腔静脉回流受阻,体循环淤血有关。

四、护理措施

1.一般护理

①休息与活动:帮助患者采取半卧位或前倾坐位,减轻呼吸困难,提供床上小桌依靠,并保

持舒适。疼痛时卧床休息，减少活动，保持情绪稳定，勿用力咳嗽、深呼吸或突然改变体位，以免使疼痛加重。②饮食：给予高热量、高蛋白质、高维生素、易消化的半流质或软食，保证合理营养，适当限制钠盐的摄入量。③输液管理：严格控制输液速度，防止加重心脏负担。

2.用药护理

遵照医嘱给予解热镇痛剂，注意有无胃肠道反应、出血等不良反应；给予糖皮质激素及抗结核药、抗生素、抗肿瘤药等药物，注意观察药物不良反应；疼痛严重，可适量给予镇痛药。

3.病情观察

观察生命体征、意识状况、胸痛性质及呼吸困难程度，有无心包摩擦音和心脏压塞症状。

五、健康教育

教育患者应充分休息，加强营养，给予高热量、高蛋白质、高维生素的易消化饮食，限制钠盐的摄入。注意防寒保暖，防止呼吸道感染。强调按医嘱坚持用药，勿擅自停药，注意药物的疗效及不良反应，抗结核治疗时应定期检查肝、肾功能。指出早期行心包剥离术的重要性，使患者解除思想顾虑，尽早接受手术治疗。

（靳桂芝）

第三章　消化内科疾病护理

第一节　急性胃炎

急性胃炎是指由多种病因引起的急性胃黏膜炎症。主要包括以下几类：①幽门螺杆菌(Hp)感染引起的急性胃炎。②除幽门螺杆菌之外的病原体感染引起的急性胃炎。③急性糜烂出血性胃炎，是由各种病因引起的、以胃黏膜多发性糜烂为特征的急性胃黏膜病变，常伴有胃黏膜出血，可伴有一过性浅表溃疡形成，临床最常见，本节予以重点讨论。

一、病因

1. 药物

以非甾体抗炎药(NSAID)最常见。此外，某些抗肿瘤药、铁剂或氯化钾口服液等可引起胃黏膜上皮损伤。

2. 急性应激

各种严重的脏器病变、严重创伤、大面积烧伤、大手术、颅脑病变和休克，甚至精神心理因素等均可引起胃黏膜糜烂、出血，严重者发生急性溃疡，并可导致大量出血。

3. 乙醇

乙醇具有亲脂性和溶脂性能，可破坏黏膜屏障，引起上皮细胞损害、黏膜出血和糜烂。

二、临床表现

病因不同，临床表现也不相同。轻者大多无明显症状，或仅有上腹不适、腹胀、食欲减退等消化不良的表现，或症状被原发病掩盖。临床上，急性糜烂出血性胃炎患者多以突发的呕血和(或)黑便而就诊，占上消化道出血的10%～25%，是上消化道出血的常见病因之一。大量出血可引起晕厥或休克，伴贫血，体检时可有上腹部不同程度的压痛。

三、辅助检查

1. 粪便隐血试验

粪便隐血试验可判断胃黏膜有无出血。

2. 纤维胃镜检查

纤维胃镜检查有助于急性胃炎的确诊。一般在大出血后24～48 h进行，镜下可见胃黏膜多发性糜烂、出血灶和浅表溃疡，表面附有黏液和炎性渗出物。

四、治疗要点

针对病因和原发疾病采取防治措施。药物引起者须立即停止用药，并服用 H_2 受体拮抗剂、质子泵抑制剂以抑制胃酸分泌，或硫糖铝和米索前列醇等保护胃黏膜。处于急性应激状态者在积极治疗原发病的同时，应使用抑制胃酸分泌或具有黏膜保护作用的药物，以预防急性胃黏膜损害的发生。发生上消化道大出血时则应采取综合性措施进行抢救。

五、护理评估

1.健康史

评估患者的病程经过,询问发病的有关病因和诱因,询问患者的饮食、用药情况,是否服用非甾体抗炎药、某些抗肿瘤药、铁剂和氯化钾口服液等。有无烟酒嗜好,了解饮酒的量、种类,了解患者身心是否遭受创伤。

2.护理体检

观察患者有恶心、呕吐、嗳气、反酸等其他消化道症状。检查患者有无上腹部压痛。评估患者的营养状态及有无出血和出血量。

3.辅助检查

查阅患者纤维胃镜检查的结果及粪便隐血试验是否阳性等。

4.心理-社会状况

评估患者的心理反应,有无紧张不安、焦虑及恐惧心理。评估患者对自身健康状况的认识和重视程度等。

六、常见护理诊断/问题

1.潜在并发症

潜在并发症为上消化道大量出血。

2.营养失调:低于机体需要量

营养失调与消化不良、少量持续出血有关。

3.焦虑

焦虑与消化道出血及病情反复有关。

七、护理措施

1.生活护理

(1)休息与活动:患者应注意休息,减少活动,急性应激造成者应卧床休息。

(2)饮食:进食应定时、有规律,不可暴饮暴食,避免辛辣刺激食物。一般进少渣、温凉半流质饮食。如果有少量出血,可给予牛奶、米汤等流质食物以中和胃酸,有利于黏膜的修复。

2.病情观察

观察患者有无上腹不适、腹胀、食欲减退等消化不良的表现。密切观察上消化道出血的征象,如有无呕血和(或)黑便等。监测粪便隐血试验结果,以便及时发现病情变化。

3.用药护理

指导患者正确使用阿司匹林、吲哚美辛等对胃黏膜有刺激的药物,必要时应用制酸剂、胃黏膜保护剂预防疾病的发生。

4.心理护理

因为紧张、焦虑可使血管收缩,胃黏膜缺血,诱发或加重病情,所以应向患者耐心说明有关急性胃炎的基本知识,说明只要及时治疗和有效护理,均能获得满意疗效。同时帮助患者寻找并及时去除发病因素,控制病情进展,从而使其安心配合治疗,减轻紧张、焦虑心理,利于疾病康复。

八、健康教育

1. 疾病知识指导

向患者及其家属介绍急性胃炎的有关知识、预防方法和自我护理措施。

2. 生活指导

根据患者的病因、具体情况进行指导，如避免使用对胃黏膜有刺激的药物，必须使用时应同时服用制酸剂；进食要有规律，避免过冷、过热、辛辣等刺激性食物及浓茶、咖啡等饮料；嗜酒者应戒酒，防止乙醇损伤胃黏膜；注意饮食卫生，生活要有规律，保持轻松愉快的心情。

（牛永杰）

第二节　慢性胃炎

慢性胃炎是由各种病因引起的胃黏膜慢性炎症。慢性胃炎的分类方法很多，我国目前采用国际上新悉尼系统的分类方法，将慢性胃炎分为浅表性（非萎缩性）、萎缩性和特殊类型三大类。慢性萎缩性胃炎又可再分为多灶萎缩性胃炎和自身免疫性胃炎。特殊类型胃炎种类很多，由不同病因所致，临床上较少见，以下重点介绍前两大类胃炎。

一、病因

1. 幽门螺杆菌感染

目前学者认为幽门螺杆菌感染是慢性浅表性胃炎最主要的病因。

2. 饮食和环境因素

流行病学资料显示，长期高盐饮食和缺乏新鲜蔬菜、水果与慢性胃炎的发生密切相关。

3. 自身免疫

自身免疫性胃炎患者血液中存在壁细胞抗体和内因子抗体，可破坏壁细胞和内因子，使胃酸分泌减少乃至缺失，还可影响维生素 B_{12} 吸收，导致恶性贫血。

4. 物理及化学因素

长期饮浓茶、烈酒、咖啡，吃过热、过冷、过于粗糙的食物，可损伤胃黏膜；服用大量非甾体抗炎药可破坏黏膜屏障；各种原因引起十二指肠液反流，因其中的胆汁和胰液等会削弱胃黏膜的屏障功能，使胃黏膜易受胃酸或胃蛋白酶的损害。

二、临床表现

慢性胃炎病程迁延，进展缓慢，多无明显症状。部分患者有消化不良的表现，多数为上腹部隐痛或不适、反酸、食欲减退、上腹部饱胀、嗳气、恶心和呕吐等，少数患者有呕血与黑便。自身免疫性胃炎患者可出现明显畏食、贫血和体重减轻。体征多不明显，有时可有上腹轻压痛。

三、辅助检查

1. 胃镜及胃黏膜活组织检查（活检）

胃镜及胃黏膜活组织检查（活检）是最可靠的诊断方法。胃镜直视下可观察黏膜病损，活组织检查可明确病变类型，并可检测幽门螺杆菌。

2.血清学检查

发生自身免疫性胃炎时，抗壁细胞抗体和抗内因子抗体可呈阳性，血清促胃液素水平明显升高。发生多灶萎缩性胃炎时，血清促胃液素水平正常或偏低。

3.胃液分析

发生自身免疫性胃炎时，胃酸缺乏；发生多灶萎缩性胃炎时，胃酸分泌正常或偏低。

四、治疗要点

戒除烟、酒，停用非甾体抗炎药，应用抗生素根除幽门螺杆菌。对胆汁反流者，可给予促胃动力药以防止反流，也可用考来烯胺或氢氧化铝凝胶吸附。有恶性贫血者，可肌内注射维生素 B_{12} 加以纠正。定期随访，对已明确的重度异型增生者，可选择预防性内镜下胃黏膜切除术。

五、护理评估

1.健康史

详细询问患者有无恶性贫血，家庭成员中有无萎缩性胃炎、低酸或无酸、维生素 B_{12} 吸收不良患者。是否长期摄食粗糙或刺激性食物、酗酒、高盐饮食。是否经常服用非甾体抗炎药等药物，有无慢性右心衰竭、肝硬化、门静脉高压症等可引起胃黏膜淤血缺氧的疾病。

2.护理体检

检查患者有无上腹部压痛，有无贫血貌，评估患者的营养状况等。

3.辅助检查

查阅胃镜及胃黏膜活组织检查、幽门螺杆菌检测、胃液分析、血清学检查的结果。

4.心理-社会状况

评估患者对疾病的性质、过程、预后及防治知识的了解程度。评估患者是否因病程迁延、疗效不佳，产生烦躁、焦虑等不良情绪。是否因出现明显畏食、贫血、呕血、黑便、体重减轻及害怕“癌变”而出现恐惧心理。

六、常见护理诊断/问题

1.疼痛：腹痛

腹痛与胃黏膜炎性病变有关。

2.营养失调：低于机体需要量

营养失调与畏食、消化吸收不良等有关。

3.焦虑

焦虑与病情反复、病程迁延有关。

4.活动无耐力

活动无耐力与自身免疫性胃炎致恶性贫血有关。

七、护理措施

1.生活护理

(1)休息与活动：急性发作期，应卧床休息；恢复期，生活要有规律，避免过度劳累，注意劳逸结合，进行适当的锻炼，以增强机体抗病力。

(2)饮食:急性发作期患者可选择无渣、半流质的温热饮食,如果患者有少量出血,可喝牛奶、米汤等,以中和胃酸,利于黏膜的恢复。剧烈呕吐、呕血的患者应禁食,静脉输液以补充营养。恢复期摄入高热量、高蛋白、高维生素、易消化的饮食,避免摄入过咸、过甜、过辣的刺激性食物。定时进餐、少食多餐、细嚼慢咽,养成良好的饮食卫生习惯。胃酸低者可摄入刺激胃酸分泌的食物,如肉汤、鸡汤、山楂、食醋等;高胃酸者应避免进酸性、多脂肪食物。

2.病情观察

密切观察患者腹痛的部位、性质及呕吐物与大便的颜色、量及性状,观察用药后患者的症状是否改善,以便及时发现病情变化。

3.用药护理

遵医嘱用药,并应注意观察药物的疗效及不良反应。

(1)胶体铋剂:枸橼酸铋钾为常用制剂,宜在餐前半小时服用。服该药过程中齿、舌变黑,可用吸管直接吸入。部分患者服药后出现便秘和粪便变黑,停药后可自行消失。少数患者有恶心、一过性血清氨基转移酶浓度升高等,极少出现急性肾衰竭。

(2)抗菌药物:服用阿莫西林前应询问患者有无青霉素过敏史,应用过程中注意有无迟发性过敏反应的出现,如皮疹等。甲硝唑可引起恶心、呕吐等胃肠道反应,应在餐后半小时服用,并可遵医嘱服用甲氧氯普胺、维生素 B_{12} 等拮抗。

4.疼痛护理

可针灸内关、合谷、足三里等穴位以缓解疼痛;也可用热水袋热敷胃部,以解除胃痉挛,减轻腹痛。

5.心理护理

应注意安慰患者,使其精神放松,消除因症状反复发作而产生的焦虑、恐惧心理,保持情绪稳定,从而增强患者对疼痛的耐受性。告知患者慢性胃炎经过正规治疗是可以好转的。异型增生,经严密随访,即使有恶变,及时手术也可获得满意的疗效,帮助患者树立信心,配合治疗。

八、健康教育

1.疾病知识指导

向患者及其家属介绍慢性胃炎的有关病因,指导患者避免诱发因素。教育患者保持良好的心理状态,平时生活要有规律,合理安排工作和休息时间,注意劳逸结合,积极配合治疗。

2.饮食指导

指导患者加强饮食卫生和饮食营养,养成有规律的饮食习惯;避免过冷、过热、辛辣等刺激性食物及浓茶、咖啡等饮料;嗜酒者应戒酒,防止乙醇损伤胃黏膜;注意饮食卫生。

3.用药指导

根据患者的病因、具体情况进行指导,例如,避免使用对胃黏膜有刺激的药物,必须使用时应同时服用制酸剂或胃黏膜保护剂;介绍药物用法、疗程及不良反应,如果有异常,及时复诊,定期门诊复查。

(牛永杰)

第三节　消化性溃疡

消化性溃疡主要指发生于胃和十二指肠的慢性溃疡，即胃溃疡(GU)和十二指肠溃疡(DU)。临床上DU较GU多见，两者之比为3∶1。DU好发于青壮年，GU的发病年龄一般较DU约迟10年。男性患病较女性多。秋冬和冬春之交是消化性溃疡的好发季节。DU好发于球部，GU好发于胃角和胃窦小弯。

一、病因与发病机制

消化性溃疡是一种多因素疾病，其中幽门螺杆菌(Hp)感染和服用非甾体抗炎药(NSAID)是已知的主要病因。溃疡发生是黏膜侵袭因素和防御因素失平衡的结果，胃酸在溃疡形成中起关键作用。

二、临床表现

1.症状

(1)上腹部疼痛：是突出的症状，多为隐痛、胀痛或烧灼痛。GU疼痛多在剑突下正中或偏左，呈烧灼感或痉挛感，DU疼痛多在上腹正中或偏右，呈饥饿感或烧灼感。腹痛具有以下三大临床特点。①慢性过程：腹痛反复发作，病史可达数年至数十年。②周期性发作：多发生于秋冬或冬春之交，发作期和缓解期交替。③节律性疼痛：GU所致腹痛多于进食后0.5～1 h出现，持续至下次进餐前消失，呈进食—疼痛—缓解。DU所致腹痛多于进食后3～4 h出现，至下次餐后缓解，常有午夜疼痛，呈疼痛—进食—缓解。此外，部分患者可伴有嗳气、反酸、流涎、恶心、呕吐等消化不良的表现，疼痛的节律性消失提示可能发生并发症。

(2)全身症状：可表现为失眠、多汗、脉缓等自主神经功能紊乱的症状，也可有消瘦、贫血等。

2.体征

缓解期无明显体征，发作时可有剑突下固定而局限性轻度压痛。

3.并发症

并发症主要有出血、穿孔、幽门梗阻等。

三、辅助检查

1.胃镜和胃黏膜活组织检查

胃镜和胃黏膜活组织检查是确诊消化性溃疡的首选检查方法。胃镜检查可直接观察溃疡部位、病变大小、性质，并可在直视下取活组织，做病理检查和幽门螺杆菌检测。

2.X线钡餐检查

溃疡的直接X线征象是龛影，对溃疡诊断有确诊价值。

3.幽门螺杆菌检测

幽门螺杆菌检测是消化性溃疡的常规检查项目，其结果可作为选择根除幽门螺杆菌治疗方案的依据。

4.粪便隐血试验

粪便隐血试验阳性提示溃疡有活动，如果GU患者持续阳性，应怀疑有癌变的可能。

5.胃液分析

胃溃疡患者胃酸分泌正常或稍低于正常水平，十二指肠溃疡患者则常有胃酸分泌过多。

四、治疗要点

治疗的目的在于消除病因、控制症状、促进溃疡愈合、防止复发和避免并发症。

1.降低胃酸的药物

治疗常用药物包括抗酸药和抑制胃酸分泌药。前者与胃内盐酸作用形成盐和水，使胃内酸度降低，对缓解溃疡疼痛症状有较好效果，常用碱性抗酸药有氢氧化铝、铝碳酸镁及其复方制剂等。但长期和大量应用，其不良反应较大，故目前很少单一应用抗酸药来治疗溃疡。目前临床上常用的抑制胃酸分泌的药物有 H_2 受体拮抗剂（H_2RA）和质子泵抑制剂（PPI）两大类。

2.保护胃黏膜的治疗

常用的胃黏膜保护剂包括硫糖铝和枸橼酸铋钾。硫糖铝和枸橼酸铋钾能黏附覆盖在溃疡面上，形成一层保护膜，从而阻止胃酸和胃蛋白酶侵袭溃疡面；此外，还可促进内源性前列腺素合成和刺激表皮生长因子分泌，使上皮重建和增加黏液或碳酸氢盐分泌。硫糖铝的常用剂量是每次 1 g，每日 4 次；枸橼酸铋钾每次 120 mg，每日 4 次，一疗程 4 周。此外，前列腺素类药物米索前列醇亦具有增加胃黏膜防御能力的作用。

3.根除幽门螺杆菌的治疗

对于幽门螺杆菌阳性的消化性溃疡患者，应首先给予抗幽门螺杆菌治疗。目前推荐以PPI或胶体铋剂为基础加上两种抗生素的三联治疗方案。例如，奥美拉唑（40 mg/d）或枸橼酸铋钾（480 mg/d）加上克拉霉素（500～1 000 mg/d）和阿莫西林（2 000 mg/d）或甲硝唑（800 mg/d）。上述剂量分 2 次服，一疗程 7 d。

4.手术治疗

对于大量出血，经内科治疗无效或急性穿孔、瘢痕性幽门梗阻、胃溃疡疑有癌变及正规治疗无效的顽固性溃疡可选择手术治疗。

五、护理评估

1.健康史

询问患者发病的有关诱因和病因，例如，发病是否与天气变化、饮食不当或情绪激动等有关，有无暴饮暴食、喜食酸辣等刺激性食物的习惯。询问患者的病程经过，如首次疼痛发作的时间、疼痛与进食的关系等。询问此次发病与既往有无不同，是否伴有恶心、呕吐、嗳气、反酸等其他消化道症状，有无呕血、黑便、频繁呕吐等症状。

2.护理体检

观察患者有无痛苦表情，有无消瘦；测量生命体征是否正常；检查上腹部有无固定压痛点，全腹有无压痛、反跳痛，有无腹肌紧张；听诊有无肠鸣音减弱或消失等。

3.辅助检查

查阅血常规，有无红细胞计数、血红蛋白减少。粪便隐血试验、幽门螺杆菌检测是否为阳性等。

4.心理-社会状况

应注意评估患者及其家属对疾病的认识程度，评估患者有无焦虑或恐惧等心理，了解患者的家庭经济状况和社会支持情况如何，患者所能得到的社区保健资源和服务如何。

六、常见护理诊断/问题

1. 疼痛：腹痛

腹痛与胃酸刺激溃疡面，引起化学性炎症反应有关。

2. 营养失调：低于机体需要量

营养失调与疼痛致摄入量减少及消化吸收障碍有关。

3. 焦虑

焦虑与疾病反复发作，病程迁延有关。

4. 潜在并发症

潜在并发症有上消化道大量出血、穿孔、幽门梗阻、癌变。

七、护理措施

1. 生活护理

(1)休息与活动：处于溃疡活动期且症状较重者应卧床休息；病情较轻者可边工作边治疗，注意劳逸结合，避免过度劳累、紧张。

(2)饮食：嘱患者定时进餐，少食多餐。进餐时应细嚼慢咽，不宜过快、过饱，溃疡活动期患者每日可进餐 5～6 顿。以清淡、富有营养的饮食为主，应以面食为主食，或软饭、米粥。避免进机械性刺激强的食物(生、冷、硬、粗纤维多的蔬菜、水果，如洋葱、韭菜、芹菜等)和化学性刺激性强的食物(浓肉汤、咖啡、浓茶和辣椒、醋等调味品等)。两餐之间可适量摄取脱脂牛奶，但不宜多饮。

2. 病情观察

观察患者疼痛的特点，包括疼痛的部位、性质、程度、持续时间、诱发因素，疼痛与进食的关系，有无放射痛；有无恶心、呕吐、嗳气等伴随症状；有无呕血、黑便、频繁呕吐等并发症的征象。

3. 用药护理

遵医嘱用药，注意观察药物疗效及不良反应。

(1)抗酸药：能直接中和胃酸，减轻疼痛。饭后 1 h 和睡前服用氢氧化铝凝胶。服用片剂时应嚼服，使用乳剂，给药前应充分摇匀。避免与奶制品及酸性的食物和饮料同服。常见的不良反应有食欲减退、软弱无力、骨质疏松等。

(2)H_2RA：有片剂、胶囊和针剂。在餐中或餐后即刻服用口服药，也可在睡前服用一日的剂量。若同时服用抗酸药，两种药应间隔 1 h 以上。静脉给药注意控制速度，避免引起低血压和心律失常。不良反应有一过性肝损害和粒细胞缺乏、头痛、头晕、疲倦、腹泻及皮疹等，因药物可随母乳排出，哺乳期应停止用药。

(3)PPI：有片剂、胶囊和针剂。应在每日早晨空腹吞服口服药，不可咀嚼，不可倾出内容物。不良反应较少，偶尔有头痛、头晕、荨麻疹、皮疹、瘙痒和腹泻等。

(4)其他药物：例如，硫糖铝宜在进餐前 1 h 服用，可有便秘、口干、皮疹、眩晕、嗜睡等不良反应。不能与多酶片同服，以免降低两者的效价。

4. 腹痛的护理

协助患者认识和去除病因。对服用非甾体抗炎药者，若病情允许，应立即停药；对嗜烟、酒者，制订戒烟、酒计划。十二指肠溃疡患者出现空腹痛或夜间痛时，可进碱性食物如苏打饼干等，也可采用局部热敷或针灸止痛等方法。

5.心理护理

紧张、焦虑可增加胃酸分泌,诱发或加重溃疡。因此,要注意患者的心理变化,鼓励其说出心中的疑虑。向患者及其家属说明,经过正规治疗,溃疡是可以痊愈的,帮助患者树立治疗信心。指导患者采用转移注意力、听音乐等放松技术,使其保持良好心态,缓减焦虑、急躁情绪。

6.并发症防治

(1)穿孔:急性穿孔伴有休克者应平卧,禁食、禁饮、胃肠减压,以减少胃肠内容物继续流入腹腔。建立静脉通路、输液、应用抗生素,做好急诊手术前准备。

(2)出血:观察和记录呕血、便血、循环血量不足的表现。取平卧位,暂时禁食,输液、输血,按时应用止血药物。若经止血、输血而出血仍在继续者,应急诊手术。

(3)幽门梗阻:观察患者呕吐物的量、性质,准确记录液体出入量,并注意监测电解质、酸碱变化。持续胃肠减压,排空胃内潴留物,使胃恢复张力及正常大小。每晚用温盐水洗胃,解除痉挛,消除胃壁水肿及炎症。改善营养,纠正低蛋白血症,静脉补液,每日 2 000～3 000 mL。加强支持疗法,保证机体能量供给。瘢痕性幽门梗阻的患者,应立即采取手术治疗。

八、健康教育

1.疾病知识指导

告知患者导致消化性溃疡发病和病情加重的相关因素。指出保持情绪稳定,避免精神过度紧张,消除工作、家庭等方面的精神刺激等,有利于疾病的康复。告知患者消化性溃疡的常见并发症出血、穿孔、幽门梗阻、癌变等的迹象,叮嘱患者病程中上腹疼痛节律发生变化或加剧,或者出现呕血、黑便时,应立即就医。

2.生活指导

指导患者提高对环境的适应能力,避免与他人发生纠纷,创造宽松、和睦的家庭和社会环境,以及和谐的人际关系。帮助患者纠正不良的生活、饮食习惯,合理安排生活和工作,保证充足的睡眠和休息,避免过度劳累,建立合理的饮食习惯和结构,戒除烟、酒,避免摄入刺激性食物。

3.用药指导

教会患者药物的正确使用方法,介绍常用药物的疗程、不良反应及其预防,嘱患者按医嘱坚持治疗,忌用或慎用对胃黏膜有损害的药物,定期复诊。

(牛永杰)

第四节　肠结核和结核性腹膜炎

肠结核和结核性腹膜炎均由结核分枝杆菌感染所致。肠结核是由结核分枝杆菌侵犯肠道引起的慢性特异性感染,结核性腹膜炎则是由结核分枝杆菌侵犯腹膜引起的慢性弥漫性腹膜感染。过去我国肠结核和结核性腹膜炎均比较常见,近年的患病率均有逐渐下降趋势,但仍不少见。这两类疾病多见于中青年,多见于女性。

一、病因

1. 肠结核

肠结核主要由人型结核分枝杆菌感染引起，少数患者可感染牛型结核分枝杆菌而致病。其感染途径如下：①经口感染，是结核分枝杆菌侵犯肠道的主要途径。患者多有开放性肺结核或喉结核，或经常与开放性肺结核患者共餐，或饮用未经消毒的带菌牛奶和乳制品等而致病。②血行播散，肠外结核病灶经血行播散侵犯肠道，多见于血行播散型肺结核。③直接蔓延，腹腔内结核病灶（如女性生殖器结核等）直接蔓延而侵犯肠壁。

2. 结核性腹膜炎

大多数由腹腔脏器活动性结核病灶（如肠系膜淋巴结结核、肠结核、输卵管结核等）直接蔓延至腹膜引起。少数病例可由血行播散型肺结核及关节、骨、睾丸等部位结核经血行播散引起，可伴有结核性多发性浆膜炎。

二、临床表现

1. 肠结核

大多起病缓慢，病程较长。早期症状不明显，容易被忽视。

(1)症状：①腹痛、腹泻和便秘。②全身症状和肠外结核表现：溃疡型肠结核常有结核毒血症及肠外结核（特别是肺结核）的临床表现，严重时可出现维生素缺乏、脂肪肝、营养不良性水肿等表现；增生型肠结核患者的全身情况一般较好。

(2)体征：患者可呈慢性病容、消瘦、苍白。腹部肿块为增生型肠结核的主要体征，常位于右下腹，较固定，质地中等，伴有轻、中度压痛。若溃疡型肠结核并发局限性腹膜炎，局部病变肠管与周围组织粘连，或同时有肠系膜淋巴结结核，也可出现腹部肿块。

2. 结核性腹膜炎

由于病理类型不同，病变活动性及机体反应性不一，临床表现各异。多数起病缓慢，少数起病急骤，以急性腹痛、高热为主要表现。极少数患者起病隐匿，无明显症状，仅因其他原因腹部手术时偶然发现。

三、辅助检查

1. 实验室检查

红细胞沉降率明显增快，可作为评估结核病活动程度的指标之一。部分患者有轻至中度贫血，白细胞计数大多正常，干酪型结核性腹膜炎患者或腹腔结核病灶急性扩散时白细胞计数增多。溃疡型肠结核患者的粪便多为糊状，一般无肉眼黏液和脓血，但显微镜下可见少量脓细胞和红细胞。结核性腹膜炎患者的腹腔积液多为草黄色渗出液，少数为淡血色，偶尔见乳糜性。若腹腔积液腺苷脱氨酶活性增强，可能是结核性腹膜炎。结核菌素试验强阳性有辅助诊断的作用。

2. X线检查

(1)胃肠钡餐造影：对肠结核的诊断具有重要意义，主要表现为肠黏膜皱襞粗乱、增厚，溃疡形成。发现肠粘连、肠结核、肠瘘等征象，对结核性腹膜炎有辅助诊断的价值。

(2)腹部X线检查：见到钙化影，提示肠系膜淋巴结结核，对结核性腹膜炎有辅助诊断的价值。

3.结肠镜检查

结肠镜检查可直接观察全结肠和回肠末段,内镜下病变肠黏膜充血、水肿、溃疡形成,可伴有大小及形态各异的炎性息肉、肠腔狭窄等。如果活组织检查找到干酪样坏死性肉芽肿或结核分枝杆菌,则可确诊肠结核。

4.腹腔镜检查

结核性腹膜炎可见到腹膜、网膜、内脏表面有散在或聚集的灰白色结节,浆膜混浊粗糙。活组织检查可确诊结核性腹膜炎。

四、治疗要点

抗结核化学药物治疗是肠结核和结核性腹膜炎治疗的关键。抗结核化学药物治疗的原则是及早、规律、全程。

1.肠结核的治疗

腹痛者可用阿托品或其他抗胆碱能药物。严重腹泻或摄入不足者,应注意纠正水、电解质与酸碱平衡紊乱。对不完全性肠梗阻患者,须进行胃肠减压。

当肠结核并发完全性肠梗阻、急性穿孔、慢性穿孔致肠瘘形成、肠道大量出血经积极抢救不能止血者,需要手术治疗。

2.结核性腹膜炎的治疗

一般渗出型患者,因腹腔积液及症状消失得较快,常自行停药而导致复发,故应强调全程规律治疗。由于粘连型或干酪型患者大量纤维增生,药物不易进入病灶而达到治疗目的,须加强药物的联合应用,并适当延长疗程。对大量腹腔积液者,可适当排放腹腔积液以减轻症状。对经内科治疗未见好转的肠梗阻、肠穿孔及肠瘘均可行手术治疗。

五、护理评估

1.健康史

询问患者有无结核病史,有无与结核病患者密切接触史,询问喝牛奶的情况。了解腹痛的特点和大便的性状及有无结核中毒症状。

2.护理体检

观察患者是否有慢性病容,有无营养不良,是否消瘦、水肿、苍白、有舌炎、有口角炎等。检查患者腹部有无压痛与反跳痛及腹部包块和腹腔积液情况。

3.辅助检查

患者的X线检查、血常规、血沉与结核菌素试验、腹腔镜检查及腹腔积液检查结果等是否异常。

4.心理-社会状况

评估患者对所患疾病的认识及其家属对患者的关怀和支持程度;评估患者是否由于结核毒血症状及腹痛、腹泻、病程长、长期服药而产生焦虑、烦躁等不良情绪。评估患者居住地的初级卫生保健或社区保健设施等资源。

六、常见护理诊断/问题

1.疼痛:腹痛

腹痛与肠结核、腹膜炎症及伴有盆腔结核或肠梗阻有关。

2. 腹泻

腹泻与溃疡型肠结核、腹膜炎所致肠功能紊乱有关。

3. 营养失调:低于机体需要量

营养失调与结核分枝杆菌毒性作用、消化吸收功能障碍有关。

4. 体温过高

体温过高与结核毒血症有关。

5. 体液过多

体液过多与腹膜炎症致腹腔积液形成有关。

七、护理措施

1. 生活护理

(1)休息与活动:嘱患者卧床休息,减少活动,以降低代谢,减少毒素吸收。

(2)饮食:应给予高热量、高蛋白、高维生素、易消化的食物。与患者及其家属共同制订饮食计划,提供舒适的进餐环境,促进患者食欲,保证营养摄入。腹泻明显者应少食乳制品及富含脂肪和粗纤维的食物,以免加快肠蠕动。对于严重营养不良的患者,应协助医师进行静脉营养治疗,以满足其机体代谢需要。

2. 病情观察

监测患者的生命体征,每周为其测量体重,并监测有关营养指标,以评价其营养状况。监测患者的排便状况、伴随症状、全身情况及粪便的实验室检查结果,以便及时发现病情变化。严密观察腹痛的性质、部位及伴随症状,正确评估病程进展状况。如果患者的腹痛突然加重,压痛明显,或出现便血、肠鸣音亢进等,应考虑是否并发肠梗阻、肠穿孔或肠内出血等,及时协助医师采取抢救措施。

3. 用药护理

遵医嘱给予抗结核化学药物,嘱患者按时、按量服用药物,可帮助患者制订一个切实可行的用药计划,以免漏服。遵医嘱给予解痉、止痛药物,向患者解释药物的作用和可能出现的不良反应,例如,阿托品可出现口腔干燥,应嘱患者多饮水,以解除不适。

4. 疼痛的护理

可多与患者交流,分散其注意力,教会患者相应的心理防卫方法,以提高疼痛阈值,使疼痛感减轻。也可采用热敷、按摩、针灸等方法。对肠梗阻所致疼痛加重者,应行胃肠减压。

5. 心理护理

为患者提供多方位的心理支持。使患者开阔眼界,多读一些有关健康的书籍。增加其娱乐项目,如一些轻松的活动等。培养其多方面的兴趣爱好,分散其注意力,鼓励家人与其一起努力,共同战胜疾病。

八、健康教育

1. 疾病防治指导

告知肺结核患者不可吞咽痰液,提倡使用公筷用餐,实行分餐制,应将牛奶及乳制品灭菌后饮用;对肠结核患者的粪便要消毒处理,防止病原体传播。

指导患者坚持抗结核治疗,保证足够的剂量和疗程;定期复查;学会自我监测抗结核药物的作用和不良反应,如果有异常,及时复诊。

2.日常生活指导

保证充足的休息与营养，生活规律，劳逸结合，保持良好的心态，以增强机体抵抗力。

（牛永杰）

第五节　溃疡性结肠炎

溃疡性结肠炎（ulcerative colitis，UC）是一种病因不明的直肠和结肠慢性非特异性炎症性疾病。

病变主要位于大肠黏膜与黏膜下层。主要症状有腹泻、黏液脓血便和腹痛，病程漫长，病情轻重不一，常反复发作。本病多发生于青壮年，也可见于儿童或老年人，男、女性患者的发病率无明显差别。

一、病因

病因尚未完全明确，可能与环境、遗传、感染、精神因素和免疫机制异常有关。

二、临床表现

多数起病缓慢。感染、精神刺激、劳累、饮食失调多为溃疡性结肠炎的发作诱因。病程长，可迁延数年，常有发作与缓解相交替。

1.症状

(1)消化系统表现：主要表现为腹泻与腹痛。

腹泻：为最主要的症状，黏液脓血便是溃疡性结肠炎活动期的重要表现。轻者每日排便2～4次，重者可达10次以上，粪便呈黏液、脓血便，甚至血便，常有里急后重感觉。

腹痛：为轻、中度腹痛，常局限于左下腹或下腹部。排便后疼痛可减轻或缓解。若并发中毒性巨结肠或腹膜炎，则腹痛持续且剧烈。有疼痛—便意—便后缓解的规律，大多伴有里急后重，为直肠炎症刺激所致。

其他症状：可有腹胀、食欲减退、恶心、呕吐等。

(2)全身表现：发热，重症可有高热、衰弱、贫血、消瘦、低清蛋白血症、水和电解质平衡失调及营养不良等表现。部分患者可有口腔黏膜溃疡、结节性红斑、外周关节炎、坏疽性脓皮病、虹膜睫状体炎等。

2.体征

患者呈慢性病容，精神状态差，消瘦，呈贫血貌。轻者仅有左下腹轻压痛，重者常有明显腹部压痛和鼓肠。若有反跳痛、腹肌紧张、肠鸣音减弱等，应注意中毒性巨结肠和肠穿孔等并发症。

三、辅助检查

1.血液检查

血液检查可有红细胞和血红蛋白减少。活动期白细胞计数增多。血沉增快和C反应蛋白增多是活动期的标志。

2. 粪便检查

粪便检查常有黏液脓血便，镜下可见红细胞、白细胞。

3. 纤维结肠镜检查

纤维结肠镜检查是溃疡性结肠炎诊断的最重要手段，可直接观察病变肠黏膜并进行活检。内镜下可见病变黏膜充血和水肿，粗糙呈颗粒状，质脆，易出血。黏膜上有多发性浅溃疡，散在分布，亦可融合，表面附有脓性分泌物。也可见假息肉形成，结肠袋变钝或消失。

4. X线钡剂灌肠检查

应用气钡双重对比造影，对中、重度者的诊断有一定意义，当有息肉形成时，可见多发性充盈缺损。

四、治疗要点

急性发作期应卧床休息，保持心情平静。病情严重者应禁食，给予其完全胃肠外营养治疗，可给予轻、中度者流质饮食。轻度、中度或重度经糖皮质激素治疗已有缓解者，首选柳氮磺吡啶(简称SASP)，活动期4 g/d，分4次口服，连用3～4周；病情缓解后可减量再用3～4周，然后改为维持量2 g/d，分次口服，维持1～2年。重度活动期患者及急性暴发型患者，常选用肾上腺糖皮质激素，例如，氢化可的松200～300 mg/d，静脉滴注7～14 d，改为泼尼松60 mg/d，口服，病情好转后逐渐减量至停药。疗程应维持数月。对糖皮质激素治疗效果不佳或对糖皮质激素依赖的慢性活动性病例可用免疫抑制剂(如硫唑嘌呤或巯嘌呤等)。对药物治疗无效、有严重并发症者，应及时采用手术疗法。

五、护理评估

1. 健康史

询问患者腹泻发生的时间、起病原因或诱因、病程长短；粪便的性状、次数和量、气味和颜色；有无腹痛及疼痛的部位，有无里急后重、恶心呕吐、发热等伴随症状；有无口渴、疲乏无力等失水表现。

2. 护理体检

注意观察患者的生命体征、神志、尿量、皮肤弹性等，注意有无电解质紊乱、酸碱平衡失调、血容量减少。

慢性腹泻时应注意患者的营养状况，有无消瘦、贫血的体征。有无排便频繁及粪便刺激引起肛周皮肤糜烂等。

3. 辅助检查

查阅患者的检查结果，了解红细胞和血红蛋白有无减少，纤维结肠镜检查有无黏膜充血和水肿，X线钡剂灌肠检查有无黏膜粗乱或细颗粒改变等。

4. 心理-社会状况

评估患者的心理状态，有无焦虑、抑郁、易怒、悲观等情绪。评估患者及其家属对疾病的认识程度和态度、家庭经济情况和治愈的信心。

六、常见护理诊断/问题

1. 腹泻

腹泻与炎症导致肠黏膜对水、钠吸收障碍及结肠运动功能失常有关。

2.疼痛:腹痛

腹痛与肠道炎症、溃疡有关。

3.营养失调:低于机体需要量

营养失调与长期腹泻及吸收障碍有关。

4.有体液不足的危险

体液不足与肠道炎症致长期频繁腹泻有关。

5.潜在并发症

潜在并发症为中毒性巨结肠、直肠结肠癌变、大出血、肠梗阻。

七、护理措施

1.生活护理

(1)休息与活动:在急性发作期和重症患者须卧床休息,轻型患者应减少活动量,生活要有规律,防止劳累。

(2)饮食:给予高热量、富营养而少纤维、易消化的软食,禁食生、冷食物及含纤维素多的蔬菜、水果及其他刺激性食物,忌食牛乳和乳制品。急性发作期患者,应进流质或半流质饮食,病情严重者应禁食,按医嘱给予静脉高营养,以改善全身状况。

2.病情观察

注意监测患者的体温、脉搏、心率、血压的变化,同时观察患者的皮肤弹性,有无脱水表现。还应注意观察腹泻、腹部压痛及肠鸣音情况,如果出现鼓肠、肠鸣音消失、腹痛加剧等情况,要考虑中毒性巨结肠的发生,及时向医师报告,积极采取抢救措施。

3.用药护理

服用SASP者,可出现恶心、呕吐、皮疹、粒细胞减少及再生障碍性贫血等,应嘱患者餐后服药,定期复查血常规;应用糖皮质激素者,不可随意停药,防止反跳现象;应用硫唑嘌呤或巯嘌呤者可出现骨髓抑制的表现,应注意监测白细胞计数。

4.腹泻护理

由于急性发作期或重症患者腹泻次数较多,里急后重症状严重,应将患者安置在带卫生间或离卫生间近的病房,或室内留置便器。协助患者做好肛周皮肤的清洁护理,手纸要柔软,擦拭动作宜轻柔,便后用肥皂与温水清洗肛门及周围皮肤,清洗后轻轻拭干,必要时涂擦抗生素软膏以保护皮肤的完整性。同时,注意观察粪便的量和性状、排便次数。

5.心理护理

由于病程长,患者易出现抑郁或焦虑心理,应做好解释工作,使其自觉配合治疗。告知患者不良的心理状态不利于疾病的康复,从而使其树立战胜疾病的信心和勇气。

八、健康教育

1.疾病知识指导

向患者讲解溃疡性结肠炎发生、复发、症状控制等方面的知识。强调良好的自我护理是防止复发的关键。帮助患者识别压力源和减轻压力的方法,鼓励患者表达自己的感受。

2.生活指导

指导患者合理休息与活动。在急性发作期或病情严重时均应卧床休息,缓解期适当休息,注意劳逸结合。指导患者合理选择饮食。

3.用药指导

嘱患者坚持治疗，不要随意更换药物或停药。教会患者识别药物的不良反应，出现异常情况（如疲乏、头痛、发热、手脚发麻、排尿不畅等），要及时就诊，以免耽误病情。

（牛永杰）

第六节　肝硬化

肝硬化是一种由不同病因引起的慢性进行性弥漫性肝病。病理特点为广泛的肝细胞变性坏死、再生结节形成、结缔组织增生，正常肝小叶结构破坏和假小叶形成，致使肝内血循环紊乱，加重肝细胞营养障碍。临床主要表现为肝功能损害和门静脉高压，可有多系统受累，晚期出现消化道出血、肝性脑病、感染等严重并发症，死亡率高。本病多见于青壮年男性，男、女性患者比例为（3.6～8）∶1。

一、病因

肝硬化的病因很多，我国以病毒性肝炎最为常见，国外则以酒精中毒居多。

1.病毒性肝炎

主要为乙型、丙型或乙型加丁型重叠感染，甲型和戊型病毒性肝炎不发展为肝硬化。

2.慢性酒精中毒

长期大量饮酒，乙醇及其中间代谢产物（乙醛）的毒性作用，是引起酒精性肝炎、肝硬化的因素。

3.药物或化学毒物

长期反复接触磷、砷、四氯化碳等化学毒物，或长期服用双醋酚丁、甲基多巴等药物，可引起中毒性肝炎，最终演变为肝硬化。

4.胆汁淤积

持续存在肝外胆管阻塞或肝内胆汁淤积时，高浓度的胆酸和胆红素的毒性作用损害肝细胞，导致肝硬化。

5.循环障碍

慢性充血性心力衰竭、缩窄性心包炎、肝静脉或下腔静脉阻塞等致肝脏长期淤血，肝细胞缺氧、坏死和结缔组织增生，最后发展为肝硬化。

6.遗传和代谢性疾病

这类疾病如肝豆状核变性、血色病、半乳糖血症等。

7.营养失调

食物中长期缺乏蛋白质、维生素、胆碱等以及慢性炎症性肠病，可引起营养不良和吸收不良，降低肝细胞对致病因素的抵抗力，成为肝硬化的直接或间接病因。

8.其他

有免疫紊乱、血吸虫病等。

二、临床表现

肝硬化的病程发展通常比较缓慢，可潜伏 3～5 年。临床上分为肝功能代偿期和失代偿期，但两者的界限并不清晰。

1. 代偿期

早期症状轻，以乏力、食欲减退为主要表现，可伴有恶心、厌油腻、腹胀、上腹隐痛及腹泻等。症状常因劳累或伴发病而出现，经休息或治疗可缓解。患者营养状况一般或消瘦，肝轻度大，质地偏硬，可有轻度压痛，脾轻至中度大。肝功能多在正常范围或轻度异常。

2. 失代偿期

主要临床表现为肝功能减退和门静脉高压所致的全身多系统症状和体征。

三、辅助检查

1. 血常规检查

代偿期多正常，失代偿期可有贫血。脾功能亢进时白细胞和血小板计数减少。

2. 尿常规检查

黄疸时尿胆红素阳性，尿胆原增加。并发肝肾综合征时可有蛋白尿、血尿和管型尿。

3. 肝功能检查

代偿期可正常或轻度异常，失代偿期氨基转移酶浓度升高，以丙氨酸转氨酶(ALT)浓度升高较显著，但肝细胞严重坏死时天冬氨酸转氨酶(AST)活力常高于 ALT。血清总蛋白浓度正常、降低或升高，但白蛋白浓度降低，球蛋白浓度升高，白球比降低或倒置；凝血酶原时间有不同程度的延长。

4. 免疫功能检查

血清 IgG 显著增多；T 淋巴细胞数常低于正常值；可出现抗核抗体、抗平滑肌抗体等非特异性自身抗体；病毒性肝炎肝硬化者，乙型、丙型和丁型肝炎病毒标记可呈阳性反应。

5. 腹腔积液检查

腹腔积液一般为漏出液，并发自发性细菌性腹膜炎、结核性腹膜炎或癌变时腹腔积液性质发生相应变化。

6. 影像学检查

食管吞钡 X 线检查，可见食管下段或胃底静脉曲张；腹腔镜检查，可直接观察肝、脾情况，在直视下对病变明显处进行穿刺做活检，可确诊肝硬化。目前尚无特效治疗，应重视早期诊断，加强病因治疗及一般治疗。

四、治疗要点

治疗要点是缓解病情，延长代偿期和保持劳动力。肝硬化代偿期患者可服用抗纤维化的药物(如秋水仙碱等)及中药，不宜滥用护肝药物，避免应用对肝有损害的药物。失代偿期主要是对症治疗、改善肝功能和处理并发症，有手术适应证者慎重选择时机进行手术治疗。

手术治疗的各种分流、断流术和脾切除术等，包括近年来开展的以介入放射学方法进行的经颈静脉肝内门体分流术，目的是降低门脉系统压力和消除脾功能亢进。肝移植手术是治疗晚期肝硬化的新方法。

五、护理评估

1.健康史

询问患者有无肝炎或输血史、胆道疾病史，是否长期接触化学毒物、使用损肝药物或嗜酒。了解饮食及消化情况，有无食欲减退甚至畏食，有无恶心、呕吐、腹胀、腹痛，呕吐物和粪便的性质及颜色，以及日常休息及活动量、活动耐力。

2.护理体检

注意观察患者的精神状态，是否消瘦、皮下脂肪消失；有无水肿，有无肝病面容、皮肤干枯、出血点、蜘蛛痣、肝掌、腹壁静脉显露；观察呼吸的频率和节律，有无呼吸浅速、呼吸困难和发绀等；检查肝和脾大小、质地、表面情况及有无压痛。

3.辅助检查

查阅患者的检查结果，了解有无红细胞减少或全血细胞减少。肝功能有无异常，有无电解质和酸碱平衡紊乱，血氨浓度是否升高，有无氮质血症。腹腔积液的性质是漏出液还是渗出液，是否找到病原菌或恶性肿瘤细胞。钡餐造影检查有无食管胃底静脉曲张。

4.心理-社会状况

评估患者的心理状态，有无个性、行为的改变，有无焦虑、抑郁、易怒、悲观等情绪。有无嗜睡、兴奋、昼睡夜醒等神经精神症状。评估患者及其家属对疾病的认识程度及态度、家庭经济情况等。

六、常见护理诊断/问题

1.营养失调：低于机体需要量

营养失调与肝功能减退、门静脉高压引起食欲减退、消化和吸收障碍有关。

2.体液过多

体液过多与肝功能减退、门静脉高压引起水钠潴留有关。

3.活动无耐力

活动无耐力与肝功能减退、大量腹腔积液有关。

4.有皮肤完整性受损的危险

皮肤完整性受损与营养不良、水肿、皮肤干燥、瘙痒、长期卧床有关。

5.潜在并发症

潜在并发症为上消化道出血、肝性脑病。

七、护理措施

1.生活护理

(1)休息与活动：代偿期患者无明显的精神、体力减退，可参加轻度工作，避免过度疲劳。失代偿期患者以卧床休息为主，但过多的躺卧易引起消化不良、情绪不佳，故应视病情适量活动，活动量以不出现疲劳感和其他症状为度。卧床时尽量平卧，可适当抬高下肢以利于增加肝、肾血流量，改善肝细胞的营养，提高肾小球滤过率，以减轻水肿。阴囊水肿者可用托带托起阴囊，以利于水肿消退。

(2)饮食：给予高热量、高蛋白质、高维生素、易消化饮食。患者应忌酒，避免进粗糙、坚硬或刺激性食物。根据病情变化及时更改饮食，例如，肝功能损害显著或有肝性脑病先兆者、血氨偏高者应限制或禁食蛋白质，待病情好转后再逐渐增加摄入量，并应选择植物蛋白，如豆制品等。有腹腔积液时应给予低盐或无盐饮食，钠限制在 500～800 mg/d（氯化钠 1.2～2.0 g/d），进水量限制在 1 000 mL/d 左右。

2.病情观察

观察腹腔积液和下肢水肿的消长，准确记录出入量，测量腹围、体重，并教会患者正确的测量和记录方法。对进食量不足、呕吐、腹泻者，遵医嘱应用利尿剂、排放腹腔积液后密切观察。监测血清电解质和酸碱度的变化，以及时发现并纠正水、电解质、酸碱平衡失调，防止肝性脑病、功能性肾衰竭的发生。

3.用药护理

①避免应用一切损害肝、肾的药物。②应少量、间歇应用利尿剂，利尿忌过快、过猛，以每日体重减轻不超过 0.5 kg 为宜。通常应用保钾利尿剂（螺内酯、氨苯蝶啶）与排钾利尿剂（呋塞米、氢氯噻嗪）。原则上先用螺内酯，无效时加用呋塞米或氢氯噻嗪。腹腔积液逐渐消退者可将利尿剂逐渐减量。在用利尿剂治疗过程中，应记录 24 h 液体出入量，每日测量患者的体重、腹围，监测其电解质。③应用甘露醇时，应注意监测电解质和肾功能。

4.皮肤的护理

肝硬化患者因皮肤干燥、水肿、黄疸时出现皮肤瘙痒及长期卧床等因素，易发生皮肤破损和继发感染。沐浴时应注意避免水温过高，避免使用有刺激性的皂类和沐浴液，沐浴后可使用性质柔和的润肤品；给予皮肤瘙痒者止痒处理，嘱患者勿用手抓挠，以免皮肤破损。

5.腹腔积液的护理

（1）大量腹腔积液患者取半卧位，使横膈下降，增加肺活量，以减轻呼吸困难。避免使腹内压突然剧增的因素，如剧烈的咳嗽、打喷嚏、用力排便等，限制水、钠的摄入。遵医嘱应用利尿剂时应特别注意维持水、电解质和酸碱平衡，遵医嘱定期为患者输注血浆、新鲜血或白蛋白。

（2）对于难治性腹腔积液，可配合医师进行腹腔积液浓缩回输。

6.心理护理

向患者及其家属介绍治疗有效的病例，提供相关的医疗信息，以增加其治疗信心。告诉患者良好的护理、适当的治疗常可使病情缓解或延缓发展，甚至使重症转为代偿期，以此给予患者精神上的安慰和支持，使其消除悲观失望情绪，保持精神愉快，安心休息，积极配合治疗。家庭及社会也要给予患者理解和经济上的支持。

八、健康教育

1.疾病知识指导

肝硬化为慢性过程，应帮助患者及其家属掌握本病的有关知识和自我护理方法，分析和消除不利于个人和家庭应对的各种因素，把治疗计划落实到日常生活中。①心理调适：患者应十分注意情绪的调节和稳定，在安排好治疗、身体调理的同时，勿过多考虑病情，遇事豁达开朗，树立治病信心，保持愉快心情。②饮食调理：切实遵循饮食治疗原则和计划，禁酒。③预防感染：注意保暖和个人卫生。

2.用药指导

遵医嘱用药，加用药物须征得医师同意，以免服药不当而加重肝脏负担和肝功能损害。应向患者详细介绍所用药物的名称、剂量、给药时间和方法，教会其观察药物疗效和不良反应。

例如，服用利尿剂者应记录尿量，出现软弱无力、心悸等症状时，提示低钠血症、低钾血症，应及时就医。定期门诊随诊。

3. 照顾者指导

指导家属理解和关心患者，给予其精神支持和生活照顾。细心观察、及早识别病情变化，例如，当患者出现性格、行为改变(可能为肝性脑病的前驱症状)时，或出现消化道出血等其他并发症时，应及时就诊。

(李丽芳)

第七节　上消化道超声内镜检查护理

一、术前准备

(一)患者准备

(1)患者空腹 8 h 以上，年老体弱及行胃大部切除术后者应延长禁食、水时间。幽门梗阻者应禁食 2～3 d，必要时胃肠减压或催吐。

(2)询问患者过敏史、用药史及既往史。如果有活动义齿，嘱其取下。

(3)讲解检查过程及存在的风险，签署相关知情同意书，做好围术期心理护理。

(二)术前用药

1. 祛泡剂及咽部麻醉

检查前 15～30 min 口服祛泡剂及祛黏液剂，嘱患者检查时不要吞咽。若患者未行麻醉超声内镜检查术，通常对咽部进行局部表面麻醉。

2. 解痉剂与麻醉剂

检查前可使用解痉剂，减少胃肠道蠕动。使用前须排除青光眼及前列腺肥大等疾病。临床上推荐无痛苦检查，但须进行详细的术前评估，把握好适应证。

(三)器械准备

1. 超声内镜

把超声内镜连接好，确保各方面均正常后将内镜垂直悬挂后备用。

2. 超声内镜附件

超声内镜附件主要为活检钳。使用前检查其是否可以正常使用。

3. 注水泵

贮水瓶中装入适量无气水，避免剧烈晃动贮水瓶，以免产生气泡。水温要冷热适宜，在体外试验性注水，确保正常工作。

4. 水囊的安装和调试

安装前检查有无破损等现象，将囊置于专用推送器中，使大孔径一端橡皮圈翻折覆盖于推送器边缘，卡住其凹槽内，将推送器套在超声内镜前端，使翻折橡皮圈卡在超声内镜前端的大凹槽内，拔出推送器，将水囊小孔径一端橡皮圈卡到超声内镜前端小凹槽内。安装完毕，向水囊内注水，直径以 3 cm 为限，如果发现边缘渗水，可调整水囊位置；如果漏水，应更换；如果发现明显偏心状态，用指腹按压校正。同时，注意囊内有无气泡。若有气泡，将内镜头端部朝下，反复吸引、注水，将囊内气泡吸尽。

5.超声系统准备

检查超声系统线路，开启电源并启动超声，确保图像及探头正常。输入受检患者的一般资料。

6.其他物品准备

准备吸痰管、冲洗用水、冲洗注射器及心电监护仪等。常规配备急救物品与药品。

7.超声微探头连接与调试

(1)使用微探头，须用2.8 mm以上活检钳道胃镜。

(2)在活检钳道口安装微探头、专用注水接口及阀门。

(3)连接超声驱动装置。

(4)观察波形是否正常。如果前端有气泡，轻轻捏住前端，向下轻轻甩动，排除气泡。

二、术中配合

超声内镜检查时，以两名助手为宜，一名负责扶住患者头部及固定内镜口垫，同时观察患者的生命体征及患者的反应；一名负责注水、活检及超声主机面板操作。

(一)超声内镜插入配合

当插镜至咽喉部时，协助患者轻抬下颌，使咽部与食管呈一条直线，便于插入。可嘱患者做吞咽动作。

(二)浸泡法检查的配合

(1)发现病灶后，向受检部位注水，以超声探头与受检部位之间无空气为宜。

(2)为获得满意图像，必要时可变换体位，根据不同病变部位可采用不同体位，改变体位时应暂时停止注水。

(3)一次注水量不超过500 mL，避免患者恶心、呕吐后误吸入肺内，导致肺部感染。注意患者有无呛咳及不适，及时吸尽分泌物及呕吐物。

(4)检查完毕，提醒操作者尽量将水吸尽，以防术后注水过多而引起患者腹痛、腹胀。

(三)胆胰疾病检查配合

因患者对胆胰疾病检查反应大，恶心、呕吐明显，嘱患者做深呼吸，按压合谷穴以减轻症状。及时处理呕吐物，注意观察口垫有无脱落，防止患者咬损内镜。

(四)微型超声探头检查配合

微型超声探头检查适用于消化道病变直径<10 mm的微小隆起性病变。

(1)发现病变后，向病变部位注入水，使病变部位浸没于水中。

(2)助手手持超声内镜探头前端，递交给操作医师。

(五)操作超声主机面板

超声主机面板是重要部件，助手需要熟练掌握操作面板中按键的作用。采集并保存图像、打印照片或录像。

三、术后护理

(1)患者护理结束后取下口垫，清除口鼻分泌物，协助患者下床，并交代术后注意事项。无痛患者需在复苏室进行监护，待完全清醒后且有人陪伴下方能离开，以防意外。

(2)内镜处理检查结束后，应立即对内镜进行再处理，具体过程略。

(3)附件处理：术毕应将一次性物品毁形、丢弃。对其他物品应执行相关再处理流程。

(4)超声内镜及微型超声探头保管：诊查结束后，应将超声内镜及微型超声探头充分干燥后储存。

(孙海霞)

第八节 超声内镜引导下治疗护理

超声内镜引导下治疗主要有细针穿刺活检术、药物注射治疗(腹腔神经节阻滞术、瘤体内注射重组溶瘤病毒等)、肿瘤内植入术(植入金属标记物、放射性碘粒子)及胰腺囊肿穿刺置管引流等。

一、术前准备

(一)患者准备

患者术前准备与上消化道超声内镜检查术(EUS)的术前准备相同。

(二)术前用药

宜在全麻下进行。如果有麻醉禁忌，可在严密监视下静脉内注射镇静剂。

(三)器械准备

(1)选用活检钳 3.7 mm 超声内镜。术前检查内镜性能，安装水囊。

(2)选取合适规格的穿刺针，确保穿刺针各部件性能良好。抽取负压备用。

(3)支架有双头猪尾型塑料支架及双头蘑菇式金属支架。

(4)注射用阻滞剂有无水乙醇、丁哌卡因，肿瘤内注射用重组溶瘤病毒等。

(5)其他物品包括尺寸为 0.035 in(0.889 mm)的导丝、扩张探条、扩张水囊、囊肿切开刀、支架推送器等。

二、操作配合

具体操作护理配合如下。

(一)细针穿刺活检术

(1)操作者插镜至病变附近，超声内镜清楚地显示病灶。

(2)助手协助测量病灶大小，计算穿刺距离，选择规格适宜的穿刺针。

(3)协助取下活检阀门，缓慢地经活检钳道插入穿刺针，插入后将末端固定于内镜活检口处。

(4)开启多普勒超声仪，了解病灶周围血流分布情况。

(5)操作者选择穿刺路径，同时应避开血管。

(6)确定好穿刺路径后，助手将针芯向外退出 0.5 mm。

(7)操作者将靶组织调整至视野中央或稍靠近镜头前方，穿刺针与胃肠壁呈锐角进入为宜。

(8)穿刺时一般以直接接触法显示病灶即可。

(9)显示穿刺针头端,观察针道回声情况,并将穿刺点周围气体吸尽。

(10)探头贴紧穿刺部位,调整好穿刺针伸出的距离并固定,快速地将穿刺针刺入病灶。

(11)助手将针芯先往里推到底后拔出,并接上负压装置。也有学者主张不接负压装置,利用助手将针芯缓慢退出时产生的微负压来吸取病灶组织。

(12)将针芯来回在靶组织内做提插运动数次后关闭负压装置,针芯退回到鞘内后,取出穿刺针。

(13)助手负责处理标本。将组织条送病理学检查,将组织液送细胞学检查。

(14)观察患者的神态及生命体征,如果有异常,应及时通知操作者。

(二)药物注射治疗

该类治疗有超声内镜引导腹腔神经丛损毁术(EUS-CPN)及瘤体内注射重组溶瘤病毒等。

(1)准备好注射所需药物,并备生理盐水用于冲洗针道。

(2)超声探查后,确定穿刺部位。行 CPN,要确定腹腔神经节位置,瘤体内注射溶瘤病毒须确定要注射的肿瘤体。

(3)助手协助测量穿刺的深度,选择规格适宜的穿刺针。

(4)助手取下活检阀门,将穿刺针缓慢插入,完全插入后将末端固定于内镜活检口处。

(5)协助开启多普勒超声仪,了解靶器官周围血流分布及病变情况。

(6)操作者选择合适的穿刺路径,同时应避开血管。

(7)穿刺过程与细针穿刺活检术相同。

(8)穿刺至靶器官后,助手将针芯先往里推到底后拔出,连接并打开负压装置,确认未穿刺于血管内后关闭并取下负压装置。

(9)助手缓慢推注抽取好的药物,观察患者的反应。

(10)将药物完全推注完毕,继续推注适量生理盐水以确保所有药物均已进入靶组织。退出穿刺针,结束操作。

(11)术后,护士应密切观察患者的生命体征。

(三)肿瘤内植入术

肿瘤内植入术主要为放射性碘粒子植入术和金属标记物植入术,因两者从操作上来讲完全一致,故合并阐述。

(1)因碘粒子具有放射性,在操作前需穿戴防辐射装备。

(2)操作者经过超声探查确定穿刺部位。

(3)协助测量穿刺的深度,选择 19 G 以上规格穿刺针。

(4)取下内镜活检阀门,并将穿刺针缓慢插入,待完全插入后将末端固定于内镜活检口处。

(5)协助开启多普勒超声仪,了解靶器官周围血流分布情况。

(6)操作者选择合适的穿刺路径,同时应避开血管。

(7)穿刺过程与细针穿刺活检术相同。

(8)穿刺至肿瘤组织后,助手将针芯先往里推到底后拔出,连接并打开负压装置,确认未穿刺于血管内后关闭并取下负压装置。

(9)一名助手负责将金属标记物或碘粒子释放至针道内,另一名助手用针芯将金属标记物或碘粒子推送至肿瘤内后，退出针芯，等待下一颗植入，周而复始直至将所有金属标记物或碘粒子植入。

（10）术后，护士应密切观察患者的生命体征。

（四）胰腺假性囊肿穿刺置管引流

（1）除准备 19 G 穿刺针外，另需备 0.035 in（0.889 mm）导丝、扩张水囊、囊肿切开刀、支架推送器等。

（2）可在 X 线辅助下进行操作。

（3）超声探查到囊肿后，确定穿刺部位。

（4）协助取下内镜活检阀门，并将穿刺针缓慢插入，待完全插入后将末端固定于内镜活检口处。

（5）协助开启多普勒超声仪，了解囊肿周围血流分布及病变情况。

（6）操作者选择合适的穿刺路径，同时应避开血管。

（7）操作者刺入囊肿后，退出针芯并连接负压装置，负压注射器内瞬间可见大量液体被吸出即证明穿刺成功。关闭负压装置并取下。

（8）沿穿刺针置入导丝，导丝盘圈于囊肿内，以盘 3 圈为宜。

（9）将穿刺针退回至针鞘内，退出穿刺针，保留导丝。

（10）沿导丝插入囊肿切开刀，切开胃壁及囊肿壁，建立隧道。保留导丝，退出囊肿切开刀。

（11）为防止患者反流误吸，应随时吸尽胃腔内囊液。

（12）如果植入双蘑菇头支架，使支架两端分别位于囊腔和胃腔内，缓慢释放，防止移位，完全释放完毕后退出导丝及推送器。如果植入双猪尾塑料支架，先行水囊扩张，扩张完毕，将支架及推送器沿导丝插入，推送器内芯进入囊肿内后，松开内芯和推送管旋钮，将支架推入囊肿内，放置适当后拔出导丝及推送器。

三、术后护理

术后予以静脉输液、吸氧，同时监测患者的生命体征，观察患者有无腹痛、腹胀等症状。交代注意事项，嘱患者卧床休息，禁食、禁水 24 h 以上，待患者完全清醒、生命体征平稳后将患者送入病房。

（孙海霞）

第四章　肾内科疾病护理

第一节　尿路感染

尿路感染(urinary tractin fection,UTI)简称尿感,是各种病原微生物感染而引起的尿路急性、慢性炎症,多见于育龄女性、老年人、尿路畸形及免疫功能低下者。根据感染发生的部位,可分为上尿路感染和下尿路感染。上尿路感染主要是肾盂肾炎,下尿路感染主要是膀胱炎。

一、护理评估

(一)一般评估

1.生命体征

感染严重时患者的体温一般会升高,脉搏、呼吸会偏快,血压正常或偏低。

2.患者主诉

有无尿频、尿急、尿痛、腰痛等症状。

3.相关记录

查看尿量、尿液性状、饮食、皮肤等记录。

(二)身体评估

1.视诊

面容是否为急性、痛苦面容。

2.触诊

腹部、膀胱区有无触痛或压痛。

3.叩诊

肾区、输尿管有无压痛、叩击痛。

(三)心理-社会评估

评估患者在疾病治疗过程中的心理反应与需求,家庭及社会支持情况,引导患者正确配合疾病的治疗与护理。

(四)辅助检查结果评估

1.尿常规

尿中白细胞计数是否减少,有无白细胞管型。

2.尿细菌学检查

真性菌尿有助于疾病的诊断。清洁中段尿细菌定量培养菌落数$\geqslant 10^5$/mL,则为真性细菌尿,如果菌落计数$<10^4$/mL,为污染。膀胱穿刺尿定性培养有细菌生长也提示真性细菌尿。

(五)尿路感染治疗常用药效果的评估

(1)一般用抗生素 72 h 可显效,若无效则应根据药物敏感试验更改药物,必要时联合用药。

(2)口服磺胺类药物要注意有无磺胺结晶形成。

(3)观察服用解热镇痛药后体温的变化,注意体温过低或出汗过多引起虚脱。

二、主要护理诊断/问题

1. 排尿障碍

排尿障碍与尿路感染所致的尿路刺激征有关。

2. 体温过高

体温过高与急性肾盂肾炎有关。

3. 焦虑

焦虑与病程长、病情反复发作有关。

4. 潜在并发症

潜在并发症有肾乳头坏死、肾周脓肿等。

5. 知识缺乏

患者缺乏预防尿路感染的知识。

三、护理目标

(1)患者尿路刺激征减轻或消失。

(2)患者的体温恢复正常。

四、护理措施

(一)适当休息

为患者提供安静、舒适环境,增加休息与睡眠时间。肾区疼痛明显时应卧床休息,嘱患者少站立或弯腰,必要时遵医嘱给予镇痛药。高热患者应卧床休息,体温超过 39 ℃时可采用冰敷、酒精擦浴等措施进行物理降温,必要时行药物降温。

(二)合理饮食

给予高蛋白、高维生素和易消化的清淡饮食。鼓励患者多饮水,每日饮水量不少于 2 000 mL,增加尿量,以冲洗膀胱、尿道,促进细菌和炎性分泌物排出,减轻尿路刺激症状。

(三)用药护理

1. 合理用药

遵医嘱合理选用抗生素,注意观察药物疗效及不良反应。停服抗生素 7 d 后,需进行尿细菌定量培养,结果阴性表示急性细菌性膀胱炎已治愈;如果仍有真性细菌尿,应继续给予 2 周抗生素治疗。

2. 磺胺类药物

口服磺胺类药物可引起恶心、呕吐、厌食等胃肠道反应,经肾脏排泄时易析出结晶,还可引起粒细胞计数减少等,服用时应多饮水并口服碳酸氢钠以碱化尿液,以减少磺胺结晶的形成和减轻尿路刺激征。

(四)心理护理

应向患者解释本病的特点及规律,说明紧张情绪不利于尿路刺激征的缓解。指导患者放松心态、转移注意力，消除紧张情绪及恐惧心理，积极配合治疗。

(五)健康教育

(1)指导患者保持良好的生活习惯，学会正确清洁外阴的方法，保持外阴清洁、干燥，穿宽松合体的衣服，尽量不穿紧身内衣。

(2)多喝水，勤排尿，勿憋尿。

(3)按时、按量、按疗程坚持用药，勿随意停药，并定期随访，一旦出现尿路感染的症状，应尽快诊治。

（许　蕊）

第二节　急性肾小球肾炎

急性肾小球肾炎(acute glomerulonephritis，AGN)简称急性肾炎，是一组起病急，以血尿、蛋白尿、水肿和高血压为特征的肾脏疾病，可伴有一过性肾损害。本病多见于链球菌感染后。

一、护理评估

(一)一般评估

1.生命体征

感染未控制时可有发热；水钠潴留致血容量增加，可有血压升高、心率、呼吸加快。

2.患者主诉

发病前有无上呼吸道感染或皮肤感染；有无尿量减少、肉眼血尿；了解水肿发生的部位，有无腹胀等。

3.相关记录

记录身高、体重、饮食、睡眠及排便情况等。

(二)身体评估

1.视诊

皮肤是否完好，有无感染病灶；了解水肿的部位及程度等。

2.触诊

(1)测量腹围：观察有无腹腔积液征象。

(2)观察颜面及全身水肿情况：根据每天水肿的部位记录情况与患者尿量情况做动态的综合分析，判断水肿是否减轻，治疗是否有效。

3.叩诊

腹部有无移动性浊音，有无胸腔积液，心界是否扩大。

4.听诊

两肺有无湿啰音和哮鸣音。

(三)心理-社会评估

了解患者对疾病的认识程度，有无疾病导致的焦虑、恐惧等不良情绪。评估患者家庭及社会的支持情况。

(四)辅助检查结果评估

1.抗链球菌溶血素O试验(ASO test)

ASO滴度高低与链球菌感染有关,滴度明显升高说明近期有链球菌感染。早期用青霉素后,滴度可不高。

2.补体测定

血清补体的动态变化是急性链球菌感染后急性肾炎的重要特征,发病初期补体C_3浓度明显下降,8周内逐渐恢复正常。

(五)主要用药的评估

(1)用利尿剂治疗时,尤其注意有无电解质紊乱,有无嗜睡、精神萎靡、呕吐、厌食、心音低钝、肌张力低或惊厥等症状。

(2)应用抗生素时注意有无肾毒性。

二、主要护理诊断/问题

1.体液过多

体液过多与肾小球滤过率下降导致水钠潴留有关。

2.有皮肤完整性受损的危险

其与皮肤水肿有关。

三、护理目标

(1)患者肉眼血尿消失,血压恢复正常,水肿减轻或消退。

(2)患者有效预防高血压脑病及严重循环充血,活动耐力增加。

(3)患者掌握预防本病的知识。

四、护理措施

(一)休息与活动

急性期要绝对卧床休息,待血压恢复正常、水肿消退、肉眼血尿消失后方可逐步增加活动量。

(二)病情观察

观察水肿的部位、特点、程度及消长情况,定期测量胸围、腹围、体重的变化,有利于评估治疗效果及判断有无胸腔积液和腹腔积液等,或作为调整输入量和速度、饮水量及利尿剂用量的依据。记录24 h液体出入量,监测尿量变化,监测生命体征,尤其是血压。观察有无心力衰竭、高血压脑病的表现,密切监测实验室检查结果。

(三)饮食护理

急性期的患者严格限制钠的摄入以减轻水肿和心脏负荷。每天食盐量为1~2 g,水肿消退、血压下降、病情好转后可逐渐恢复正常饮食。有氮质血症时限制蛋白质摄入量,给予足量的热量和维生素。尿量减少时注意控制水和钾的摄入。

(四)皮肤护理

保持皮肤清洁,防止皮肤破溃与感染。清洁皮肤勿用力过大,避免擦伤皮肤。对重度水肿者避免肌内注射,应采取静脉途径保证药物准确、及时地输入。静脉穿刺时严格给皮肤消毒,各层组织中穿刺点不在同一部位。定期观察水肿部位和皮肤情况，注意有无破溃、发红现象，及时处理异常情况。

（五）预防感染

保持环境清洁，定期给空调消毒，定时开门、窗通风换气，保持室内温度和湿度合适。尽量减少病区探访人次，限制上呼吸道感染者探访。病区的地板、桌子要用消毒水清洁。

（六）用药护理

注意观察利尿的疗效和不良反应。

（七）心理护理

多关心体贴患者，及时解答患者及其家属的各种疑问，指导患者保持乐观心态及稳定的情绪。

（八）健康教育

1.预防上呼吸道感染

解释本病与感染的关系，嘱患者加强个人卫生、注意保暖，预防呼吸道等各种感染。

2.休息和活动

患病期间加强休息，病情稳定后可从事轻体力活动，痊愈后可参加体育活动，增强体质，1～2 年应避免重体力活动和劳累。

3.自我监测

指导患者自我监测血压，观察尿量、血尿、蛋白尿等，定时随访。

（许　蕊）

第三节　血液透析治疗技术与护理

一、护理评估

（一）透析前评估

血液透析前对患者进行必要的评估，是防止透析中并发症的最重要的要素。透析前评估包括体重、血压和脉搏，对于静脉置管的患者还包括体温。

（1）水负荷状况：查看患者前次透析记录，讨论以前透析中出现的问题，评估目前的水负荷状况并做出恰当的判断。需要记录患者的水肿、高血压、体重、中心静脉压、病史、尿量、液体入量等情况。

（2）血管通路：应认真评估、检查通路有无感染和肿胀。

（3）感染征象：检查穿刺部位有无感染及局部敷料清洁度等。如果有感染征象，应做拭子培养；如果发生感染，应进行静脉血培养。更换敷料时必须执行无菌操作。

（二）透析后评估

（1）根据透析后体重、透析前体重和干体重来确定预定的超滤量是否实现，并调整干体重。

（2）通过观察患者的全身情况和血压评估患者对超滤量的耐受情况。

（3）如果实际超滤量与预定的超滤量不符，最可能的原因有体重下降值计算错误、超滤控制错误、患者在透析过程中额外丢失液体、透析过程中静脉补液或进食物和水、透析前后称体重时的着装不一致及体重秤故障等。

二、血液透析技术规范

(一)超滤

1.确定超滤

确定超滤必须考虑超滤率和患者的生理状况及心血管并发症。耐受性差、透析期间容量增加较多的患者和血管再充盈差的患者,需个体化的超滤曲线。透析时体液的清除率可以是阶梯式或恒定式。

2.钠曲线

钠曲线即为调钠血液透析,指透析液钠浓度从血液透析开始至结束呈从高到低或从低到高,或高低反复变化,而透析后血钠浓度恢复正常的透析方法。它可以帮助达到超滤目标,但应注意钠超负荷的风险。

3.血容量监测

利用透析机的血容量监测设备,计算出相对血容量,防止超滤过多、过快引起有效血容量减少,引发不良反应。协助医务人员为患者设定理想的干体重。

(二)透析液离子浓度的选择

应根据不同患者的个体差异或同一患者的病情变化选择合适的透析液成分。

(三)透析器的选择

(1)对慢性肾衰竭患者,透析器的选择应参考溶质分子清除、超滤率、透析时间、生物相容性、患者体重和是否血液滤过。

(2)对急性肾衰竭患者,应根据患者的生化指标和体液平衡情况选择透析器。

(四)血液透析机及管路的准备

(1)在治疗前彻底预冲透析器(按照不同透析器厂家说明进行预冲处理),必须将透析器中所有的空气排出,以避免治疗开始后回路中形成泡沫。

(2)预冲完毕,透析机即进入重复循环模式。

(3)在透析机上设定好目标脱水量、治疗时间、肝素剂量及任何需修改的治疗内容。

(五)开始透析

(1)连接动脉管路和静脉管路,开启血泵至 100 mL/min;或只连接动脉管,开启血泵至 100 mL/min,当血流到静脉端时接通管路。

(2)逐渐增加泵速到预定速度。

(3)患者进入透析治疗阶段后应确保以下几点:①动脉和静脉管路安全;②患者舒适;③机器处于透析状态;④抗凝已经启动;⑤悬挂 500 mL 生理盐水,与血管通路连接以备急需;⑥已经按照程序设定脱水量;⑦完成护理记录;⑧已经丢掉用过的敷料;⑨如果看不到护士,患者伸手即可触及呼叫器。

(4)在整个透析过程中,应巡视、观察、记录患者的一般情况、血压、脉搏、静脉压、动脉压、超滤量、超滤率、肝素剂量等,应监护首次透析和急诊透析的患者。

(5)透析时工作人员应时刻注意个人卫生和无菌操作,每次进行操作前都应先洗手、保持手套和工作服清洁、戴防血液或化学物质的面罩,对高危患者采取针对性预防措施等。

(六)结束透析

(1)透析结束时,透析机将发出听觉或视觉信号,提醒程序设定的治疗时间已经达到。为避免延迟下机,之前就应准备好下机所需物品,确定至少有500 mL的生理盐水可用于回输血液。

(2)血泵速度为150 mL/min时,要用100～300 mL的生理盐水才能使体外循环的血液回到患者的循环中。

(3)测量患者的血压,如果血压无异常,当静脉管中的颜色呈现亮粉色时,即可以停止回输血液。因为有空气栓塞的风险,不推荐用空气回血。

(4)动静脉内瘘和人工血管瘘患者下机处理:①在患者带瘘上肢下垫一块治疗巾作为无菌区,暂停血泵。②拔除动脉针,封闭动脉管。③以无菌操作将动脉管与回水管连接,开启血泵,回输血液。④当血液完全回输到患者体内后,关闭血泵。⑤拔除针头,以纱布给穿刺点加压止血。

(5)静脉置管患者下机处理:①在患者的置管上肢下垫一块治疗巾作为无菌区,戴无菌手套,采用非接触技术断开血管通路。②提前给导管接头消毒,断开后用至少10 mL生理盐水冲洗导管,肝素封管(1 000～5 000 U/mL,用量恰好充满而不溢出管腔),立即接上无菌帽。

(七)抗凝方法

(1)抗凝方法应个体化并且经常回顾性分析。其方法和剂量应参考活化凝血时间、通路情况及透析后透析器和管路的清洁程度等。

(2)肝素是最常使用的抗凝剂,可以采取初始注射剂量、初始注射剂量＋维持量、仅给维持量、间断给药等方式给药。还可以选择低分子量肝素、局部用枸橼酸盐或无肝素透析。

(3)急性肾衰竭患者肝素的用法应该参照患者的整体状况和每次透析情况而定。

(4)尿毒症患者可能有血小板功能异常和活动性出血,合并有创操作的患者应使用小剂量肝素或无肝素透析。

(5)在无肝素透析时,应保持较高血流速,每隔15～30 min用盐水冲洗管路和透析器以防止血栓形成。应在超滤量中去除冲洗盐水的量。但目前很少使用无肝素透析,因为血栓形成将会引起整个管路血液损失。

(八)血标本采集方法

1.透析前

进针后立即从瘘管针采血样本,不要预冲针,如果预冲瘘管针或通过留置导管透析,先抽出10 mL血,再收集样本,以免污染。

2.透析后

考虑到电解质的反跳,样本再循环或回血生理盐水污染等,应在透析结束时,将超滤量设置为零,减慢血流速至50～100 mL/min。等待约10 s,从动脉瘘管处采血,留取标本。通常电解质反跳发生在透析结束后2～30 min。

三、透析机报警原因及处理

(一)血路部分

1.动脉压(血泵前)

通常动脉压(血泵前)为－26.7～－10.7 kPa(－200～－80 mmHg),超过－33.3 kPa

(－250 mmHg)将发生溶血。如果血管通路无法提供足够的血流，动脉负压会增大，进而报警，关闭血泵。血泵关闭后，动脉负压缓解，报警消除，血泵恢复运转直到再次产生负压报警，如此反复循环。

(1)负压过大的原因：①动脉针位置不当(针不在血管内或紧贴血管壁)；②患者血压降低(累及通路血流)；③通路血管痉挛(仅见于动静脉内瘘)；④吻合口(动静脉内瘘吻合口或移植血管动脉吻合口)狭窄；⑤动脉针或通路凝血；⑥动脉管道打结；⑦抬高手臂后通路塌陷(如果怀疑，可让患者坐起，使通路低于心脏水平)；⑧穿刺针口径太小，血流量太大。

(2)处理：①减少血流量，动脉负压降低，使报警消除；②确认动脉针或通路无凝血，动脉管道无打结；③测定患者血压，如果降低，补液，减少超滤率；④如果压力不降低，则松开动脉针胶布，稍做前后移动或转动；⑤提高血流量到原先水平，如果动脉压仍低，重复前一步骤；⑥若仍未改善，在低血流量下继续透析，延长透析时间，或另外打开动脉针透析(保留原针，用肝素盐水冲洗，透析结束时才拔除)。如果血流量需要大于350 mL/min，一般需用15 G针；⑦如果换针后动脉低负压仍持续存在，则血管通路可能有狭窄。用两手指短暂加压，阻断动脉针和静脉针之间的血流，如果泵前负压明显加大，说明动脉血流部分来自下游，而上游通道的血流量不足；⑧检查深静脉导管是否扭结；改变颈或臂位置，或稍微移动导管；转换导管口。如果无效，注射尿激酶或组织血浆酶原激活剂；放射学检查导管位置。

2. 静脉压监测

通常压力为6.7～33.3 kPa(50～250 mmHg)，随针的大小、血流量和血细胞比容变化。

(1)静脉压升高的原因：①移植血管的静脉压可高达26.7 kPa(200 mmHg)，因移植血管的高动脉压会传到静脉血管；②使用小静脉针(16 G)，血流量高；③静脉血路上的滤器凝血，这是肝素化不充分的最早表现，也是透析器早期凝血的表现；④血管通路静脉端狭窄(或痉挛)；⑤静脉针位置不当或静脉血路扭结；⑥静脉针或血管通路静脉端凝血。

(2)静脉压升高的处理：①用生理盐水冲洗透析器和静脉滤器。如果静脉滤器凝血，而透析器无凝血(冲洗时透析器纤维干净)，立即更换凝血的静脉管道，调整肝素剂量后重新开始透析；②静脉针或血管通路静脉端是否阻塞，可以采用关闭血泵，迅速夹闭静脉血路，与静脉针断开，将生理盐水注入静脉针，观察阻力大小的方法判定；③用两手指轻轻加压，阻断动脉针和静脉针之间的血流，如果下流狭窄引起静脉流出道梗阻，静脉压会因上流受阻而进一步升高。

3. 空气探测

最容易发生空气进入血液循环的部位在动脉针和血泵之间，因为这部分为负压。常见于动脉针周围(特别是负压很大时)、管道连接处、泵段、血管破裂处以及输液管。透析结束时用空气回血操作不当也会引起空气进入体内。许多空气栓塞是在因假报警而关闭空气探测器后发生的，应注意避免。

4. 血管路扭结和溶血

血泵和透析器之间的血管路扭结会造成严重溶血，这一段的高压通常测不出，因为动脉压监测器通常设在泵前，即使泵后有动脉压力监测器，如果扭结发生在探测器之前，此处的高压也无法被测出。

(二)透析液路

1. 电导度

电导度升高最常见的原因是净化水进入透析机的管道扭结或低水压造成供水不足。电导度降低最常见的原因是浓缩液桶空。比例泵故障也可导致电导度升高或降低。当电导度异常时，将透析液旁路阀打开，使异常透析液不经过透析器而直接排出。

2.温度

温度异常通常是由加热器故障引起的，但旁路阀可以对患者进行保护。

3.漏血

气泡、黄疸患者的胆红素或污物进入透析液均会引起假漏血报警。当透析液可能不出现肉眼可见的颜色改变时，需用测定血红蛋白尿的试纸检测流出透析器的透析液来判断漏血报警的真伪。如果确定漏血，透析液室压力应设置在 6.6 kPa 以下，以免细菌或细菌产物从透析液侧进入血液。空心纤维型透析器轻微漏血有时会自行封闭，可继续透析，但一般情况下应回血，更换透析器或停止透析。

预防：①预冲时进行透析器漏血检测；②透析中避免跨膜压过高，如果有凝血、静脉回路管弯曲打折等，立即处理；③透析中跨膜压不能超过透析器的承受力。

四、血液透析治疗常见急性并发症及处理

（一）低血压

低血压最常见，发生率可达 50%～70%。

1.原因

原因包括有效血容量减少、血管收缩力降低、心源性及透析膜生物相容性差、严重贫血及感染等。

2.临床表现

典型症状为出冷汗、恶心、呕吐，重者表现为面色苍白、呼吸困难、心率加快、一过性意识丧失，甚至昏迷。

3.处理

取头低足高位，停止超滤，给予吸氧，必要时快速补充生理盐水 100～200 mL 或葡萄糖溶液 20 mL，输血浆和清蛋白，并结合病因，及时处理。

4.预防

①用容量控制的透析机，使用血容量监测器；②教育指导患者限制盐的摄入，控制饮水量；③避免过度超滤；④透析前停用降压药，对症治疗，纠正贫血；⑤改变透析方法，如采用碳酸氢盐透析、血液透析滤过、钠曲线和超滤曲线、低温透析等；⑥有低血压倾向的患者避免透析期间进食。

（二）失衡综合征

失衡综合征的发生率为 3.4%～20%。

1.原因

血液透析时血液中的毒素浓度迅速下降，血浆渗透压下降，而血脑屏障使脑脊液中的尿素等溶质浓度下降较慢，以至脑脊液的渗透压大于血液渗透压，水分由血液进入脑脊液，形成脑水肿。这也与透析后脑脊液与血液之间的 pH 梯度增大，即脑脊液中的 pH 相对较低有关。

2.临床表现

轻者头痛、恶心、呕吐、困倦、烦躁不安、肌肉痉挛、视力模糊、血压升高；重者表现为癫痫发作、惊厥、木僵甚至昏迷。

3.处理

轻者不必处理；重者可减慢透析血流量，以降低溶质清除率和改变 pH，但透析有时需终止。可静脉推注 10mL 50%的葡萄糖溶液或 3%的氯化钠，或静脉滴注白蛋白，必要时给予镇静剂及其他对症治疗。

(1)开始血液透析时采用诱导透析方法，透析强度不能过大，避免使用大面积高效透析器，逐步增加透析时间，避免过快清除溶质。

(2)长期透析患者则适当提高透析液钠浓度。

(三)肌肉痉挛

肌肉痉挛的发生率为 10%～15%，主要部位为腓肠肌和足部。

1.原因

肌肉痉挛常与低血压同时发生，可能与透析时超滤过多、过快，低钠透析等有关。

2.临床表现

肌肉痉挛多发生在透析的中后期，多见于老年人，以肌肉痉挛性疼痛为主，一般持续约 10 min。

3.处理

减慢超滤速度，静脉输注 100～200 mL 生理盐水、高渗糖水或高渗盐水。

4.预防

(1)避免过度超滤。

(2)改变透析方法，如采用钠曲线和超滤曲线等。

(3)服用维生素 E 或奎宁，睡前口服。

(4)透析后静脉注射左旋卡尼汀。

(四)发热

发热常发生在透析中或透析后。

1.原因

原因是感染、致热原反应及输血反应等。

2.临床表现

若为致热原反应，通常发生在透析后 1 h，主要症状有寒战、高热、肌痛、恶心、呕吐、痉挛和低血压。

3.处理

静脉注射 5 mg 地塞米松，通常症状在几小时内自然消失，24 h 内完全恢复；若有感染，应及时与医师沟通，应用抗生素。

4.预防

严格执行无菌操作。严格给水处理设备和管道消毒。

(五)空气栓塞

1.原因

血液透析过程中，各管路连接不紧密，血液管路破裂，透析器膜破损，透析液内空气弥散入血，回血时不慎等。

2.临床表现

少量空气栓塞无反应，如果血液内进入 5mL 以上空气，可出现呼吸困难、咳嗽、发绀、胸部紧迫感、烦躁、痉挛、意识丧失甚至死亡。

3.处理

一旦发生空气栓塞，应立即夹闭静脉通路，并关闭血泵。患者取头低左侧位，通过面罩或气管吸入100%的氧气，必要时做右心房穿刺抽气，同时注射地塞米松，要立即送严重者进入高压氧舱治疗。

4.预防

①透析前严格检查管道有无破损，连接是否紧密；②回血时注意力集中，气体近静脉端时要及时停止血泵转动；③避免在血液回路上输液，尤其是泵前负压部分；④定期检修透析机，确保空气探测器工作正常。

(六)溶血

1.原因

透析液低渗，温度过高；透析用水中的氧化剂和还原剂(氯胺、酮、硝酸盐)含量过高；消毒剂残留；血泵和管道内红细胞机械损伤及血液透析中异型输血等。

2.临床表现

急性溶血时，患者有胸部紧迫感、心悸、心绞痛、腹背痛、气急、烦躁，可伴畏寒、血压下降、血红蛋白尿甚至昏迷；大量溶血时患者可出现高钾血症，静脉回路血液呈淡红色。

3.处理

立即关闭血泵，停止透析，丢弃体外循环血液；给予高流量吸氧，明确溶血原因后应尽快开始透析；贫血严重者应输入新鲜全血。

4.预防

①透析中防止凝血；②保证透析液质量；③定期检修透析机和水处理设备；④患者输血时，认真执行查对制度，严格遵守操作流程。

五、透析器首次使用综合征

在透析时因使用新的透析器发生的临床综合征，称为首次使用综合征。分为A型首次使用综合征和B型首次使用综合征。

(一)A型首次使用综合征

A型首次使用综合征又称超敏反应型，多发生于血液透析开始后5～30 min。主要表现为呼吸困难、全身发热感、皮肤瘙痒、麻疹、咳嗽、打喷嚏，严重者可发生心搏骤停甚至死亡。

(1)原因：主要是患者对环氧乙烷、甲醛等消毒液过敏，或透析器膜的生物相容性差，或患者对透析器的黏合剂过敏等，使补体系统激活和白细胞介素释放。

(2)处理原则：①立即停止透析，勿将透析器内血液回输体内；②按抗变态反应常规处理，如应用肾上腺素、抗组胺药和激素等。

(3)预防措施：①透析前将透析器充分冲洗(不同的透析器有不同的冲洗要求)，使用新透析器前要仔细阅读操作说明书；②认真查看透析器环氧乙烷消毒日期；③部分透析器反应与合并应用血管紧张素转化酶抑制剂(ACEI)有关，应停用。

(二)B型首次使用综合征

B型首次使用综合征又称非特异型，多发生于透析开始后数分钟至11 h，主要表现为胸痛，伴有或不伴有背部疼痛。

(1)原因:目前尚不清楚。

(2)处理原则:①加强观察,症状不明显者可继续透析;②症状明显者可吸氧和对症治疗。

(3)预防措施:①试用不同的透析器;②充分冲洗透析器。

(白丽芬)

第四节　血浆置换治疗技术与护理

一、概述

(一)血浆置换(plasma exchange,PE)

血浆置换是一种用来清除血液中大分子物质的体外血液净化疗法,指将患者的血液引到体外,经离心法或膜分离法分离血浆和细胞成分,迅速地、选择性地从循环血液中去除病理血浆或血浆中的病理成分(如自身抗体、免疫复合物、副蛋白、高黏度物质和蛋白质结合的毒物等),而将细胞成分及补充的等量的平衡液、血浆、白蛋白溶液回输入体内,达到清除致病物质的目的。此方法可治疗一般疗法无效的多种疾病。

(二)每次血浆交换量

每次血浆交换量尚未标准化。一般每次交换 2~4 L。一般来说,若该物质仅分布于血管内,则置换第 1 个血浆容量可清除总量的 55%,如继续置换第 2 个血浆容量,却只能使其浓度再下降 15%。因此每次血浆置换通常仅需要置换 1 个血浆容量,最多不超过 2 个。

(三)置换频率

要根据基础疾病和临床反应来决定置换频率。每次血浆置换后,未置换的蛋白浓度重新升高,通过从血管外返回血管内和再合成这两个途径。

血浆置换后血管内外蛋白浓度达到平衡需 1~2 d。因此,绝大多数血浆置换疗法的频率是间隔 1~2 d,连续 3~5 次。

(四)置换液

为了保持机体内环境的稳定,需要维持有效血容量和胶体渗透压。

(1)置换液种类如下:①晶体液,如生理盐水、葡萄糖生理盐水、林格液,用于补充血浆中丢失的各种电解质。②胶体液,如血浆代用品,主要有中分子右旋糖酐、右旋糖酐-40、羟乙基淀粉,三者均为多糖,能短时有效地扩充和维持血容量;血浆制品,最常用的有 5%的白蛋白、新鲜冰冻血浆,后者是唯一含枸橼酸盐的置换液。

(2)置换液的补充原则:①等量置换;②保持血浆胶体渗透压正常;③维持水、电解质平衡;④适当补充凝血因子和免疫球蛋白;⑤减少病毒污染机会;⑥无毒性,没有组织蓄积。

二、血浆置换的并发症及应对

(一)变态反应

1.原因

在血浆置换治疗过程中,由于弃去了含有致病因子的血浆,为了保持血浆渗透压稳定和防止发生威胁生命的体液平衡紊乱，在分离血浆后要补充等容量液体。新鲜冰冻血浆含有凝血因子、补体和白蛋白，其成分复杂，常可诱发变态反应。据文献报道，变态反应的发生率低于12%。

2.预防

在应用血浆前静脉给予地塞米松5～10 mg或10%的葡萄糖酸钙20 mL；应用血浆时减慢置换速度，逐渐增加置换量。同时应选择合适的置换液。

3.护理措施

治疗过程中要严密观察患者的状况，如果出现皮肤瘙痒、皮疹、寒战、高热，不可让患者随意搔抓皮肤，应及时给予激素、抗组胺药或钙剂，可为患者摩擦皮肤以缓解瘙痒。另外，治疗前认真执行"三查七对"，核对血型，血浆输注速度不宜过快。

（二）低血压

1.原因

置换与滤出速度不一，滤出过快，置换液补充过缓；体外循环血量多，有效血容量减少；疾病引起，例如，应用血制品引起变态反应；补充晶体液时，血渗透压下降。

2.预防

血浆置换术中血浆交换应等量，即血浆出量应与置换液入量保持平衡。当患者血压下降时可先置入胶体，血压稳定时再置入晶体，避免血容量的波动。要维持水、电解质的平衡，保持血浆胶体渗透压稳定。

3.护理措施

密切观察患者的生命体征，每30 min监测1次生命体征。出现头晕、出汗、恶心、脉速、血压下降时，立即补充白蛋白，加快输液速度，减慢血浆出量，延长血浆置换时间。一般血流量应控制在50～80 mL/min，血浆流速为25～40 mL/min，平均置换血浆1 000～1 500 mL/h，血浆出量与输入血浆和液体量平衡。

（三）低钙血症

1.原因

新鲜血浆含有枸橼酸钠，输入新鲜血过多、过快容易导致低钙血症，患者出现口麻、腿麻及小腿肌肉抽搐等低钙血症表现，严重时发生心律失常。

2.预防

治疗中常规静脉注射10 mL10%的葡萄糖酸钙。

3.护理措施

严密观察患者有无低钙血症表现及血液生化改变，如果出现低钙血症表现，可给予热敷、按摩或补充钙剂等对症处理。

（四）出血

1.原因

血浆置换过程中血小板破坏、抗凝剂输入过多以及疾病本身导致出血。

2.预防

治疗前常规检测患者的凝血功能，根据情况确定抗凝剂的剂量及用法。

3.护理措施

治疗中严密观察皮肤及黏膜有无出血点；进行医疗护理操作时，动作轻柔、娴熟，熟练掌握静脉穿刺技巧，尽量避免反复穿刺；一旦发生出血，立即通知医师采取措施，治疗结束时用鱼精蛋白中和肝素，用无菌纱布加压包扎穿刺点，术后 6 h 注意观察穿刺部位有无渗血。

(五)感染

1. 原因

置换液含有致热原。血管通路感染。有疾病原因引起的感染。

2. 预防

严格无菌操作。

3. 护理措施

血浆置换是一种特殊的血液净化疗法，必须严格无菌操作；必须将患者置于单间进行治疗，要求治疗室清洁，操作前紫外线照射 30 min，家属及无关人员不得进入治疗场所；操作人员必须认真洗手，戴口罩和帽子，配置置换液时需认真核对、检查、消毒，同时做到现配现用。

(六)破膜

血浆分离的滤器因为制作工艺特殊而受到血流量及跨膜压的限制，置换时血流量过大或置换量增大，往往会导致破膜，故血流量应为 100～150 mL/min，每小时分离血浆 1 000 mL 左右，跨膜压控制于 50.0 kPa(375 mmHg)。预冲分离器时注意不要用血管钳敲打排气，防止破膜的发生。

（仲凌云）

第五章 神经内科疾病护理

第一节 脑血栓形成

脑血栓形成是脑梗死最常见的类型，是脑动脉主干或皮质支动脉粥样硬化导致血管增厚、管腔狭窄闭塞和血栓形成，引起脑局部血流减少或供血中断，使脑组织缺血、缺氧而表现出局灶性神经系统症状和体征。

一、护理评估

(一)病因

(1)血管病变：最重要而常见的血管病变是动脉粥样硬化，其次是高血压伴发的脑小动脉硬化。其他还有血管发育异常，如先天性动脉瘤和脑血管畸形等；脉管炎，如感染性风湿热、结核病、钩端螺旋体病、梅毒等所致的动脉内膜炎；一些非感染性的脉管炎，如血栓闭塞性脉管炎、结节性多动脉炎，动脉壁创伤(损伤、手术、导管、穿刺等)所致脉管炎等；少见的主动脉、颈动脉的夹层动脉瘤等。

(2)血液成分的改变：血管病变处的内膜粗糙，使血液中的血小板易于附着、积聚以及释放更多的5-羟色胺(5-HT)等化学物质。血液成分中脂蛋白、胆固醇、纤维蛋白原含量的增加，可使血液黏度增加，致使血流速度减慢。此外，还有血液病、红细胞增多症和各种导致血液凝固性增强的因素，均使脑血栓易于发生。

(3)血流动力学改变：脑血流量的调节，受到多种因素的影响。血压的改变是影响脑局部血量的重要因素，当平均动脉压低于9.5 kPa(71 mmHg)和高于24 kPa(180 mmHg)时，由于血管本身存在的病变，管腔狭窄，自动调节功能失效，局部脑组织的供血即可发生障碍。

(4)高血压病史：收缩压升高、体重指数和高密度脂蛋白减少，是影响脑血栓形成的主要因素。体育锻炼可减少脑血栓形成的发生。

(二)临床表现

脑血栓形成多发生于中老年人，他们多有高血压、动脉粥样硬化史。突然起病，不少患者在睡眠中发病，在清晨醒来时发现偏瘫或单瘫或失语等。常在数分钟至数小时，甚至1～2 d达高峰，亦有白天工作时发病的。部分患者病前有短暂性脑缺血发作的病史。起病时可有缺血侧头部轻度疼痛，多数患者意识清醒。脑血栓引起的症状、体征取决于受累的血管。

1.颈内动脉系统

①颈内动脉：一般多出现眼交叉性偏瘫，于病灶侧出现一过性或永久性单眼视力减退或失明，对侧偏瘫，病灶同侧可有霍纳征，部分患者颈部可听到杂音，颈动脉搏动减弱或消失。②大脑前动脉：下肢瘫痪重于上肢瘫痪，有时可有排尿障碍或精神障碍。③大脑中动脉：最常见，例如，起源于主干完全闭塞时，出现病变对侧偏瘫、偏身感觉障碍及对侧同向偏盲，优势半球病变时尚有失语。非优势半球病变可见偏瘫失认症。

2.椎基底动脉系统

其共同特点是脑干和小脑受累,出现交叉性瘫痪、交叉性感觉障碍、多发性脑神经麻痹和共济失调等症状。①椎基底动脑系统供血不足:最常见的为眩晕,可见肢体轻瘫、感觉异常、吞咽困难和猝倒。②延髓背外侧综合征:又称为小脑后下动脉血栓形成(瓦伦贝格综合征)。延髓背外侧部梗死,出现眩晕、恶心、呕吐及眼球震颤,病侧小脑共济失调及霍纳征;病侧面部和对侧肢体痛觉减退和消失。

(三)辅助检查

脑脊液检查多数正常,可有少量红细胞。CT检查示阻塞血管分布区低密度病变区,通常在发病后的24～48 h出现。经颅多普勒超声(TCD)可发现脑各部血流改变。对小的梗死灶,尤其是脑干的梗死灶,往往在CT片上不能发现,但数字减影血管造影(DSA)磁共振图像上可清晰地见到,T_1加权像上低信号改变,T_2加权像上呈高信号变化。磁共振血管造影(MRA)检查可显示病变的血管,明确闭塞血管、侧支供血情况。区域性脑血流量(rCBF)发现在相应的梗死区脑血流量减少。

(四)诊断要点

动脉硬化性脑梗死的诊断要点如下。

(1)可能有前驱的短暂脑缺血发作史。

(2)安静休息时发病较多,常在晨间睡醒后发现症状。

(3)症状常在数小时或较长时间内逐渐加重,呈恶化型卒中。

(4)意识常保持清晰,而偏瘫、失语等局灶性神经功能缺失比较明显。

(5)发病年龄较高,患者常有脑动脉粥样硬化和其他器官的动脉硬化。

(6)常伴有高血压、高血脂、糖尿病等。

(7)脑脊液清晰,压力不高,CT或磁共振成像(MRI)显示脑梗死病灶。

(五)治疗原则

1.急性期治疗

(1)治疗原则:①超早期治疗。首先使人们提高脑卒中的急症和急救意识,了解超早期治疗的重要性和必要性,发病后立即就诊,力争在3～6 h治疗时间窗内进行溶栓治疗,以降低脑代谢、控制脑水肿及保护脑细胞,挽救缺血半暗带。②个体化治疗。根据患者的年龄、缺血性卒中类型、病情程度和基础疾病等采取最适当的治疗。③防治并发症,如感染、脑心综合征、下丘脑损伤、卒中后焦虑或抑郁症、抗利尿激素分泌异常综合征和多器官衰竭等。④整体化治疗。采取支持疗法、对症治疗和早期康复治疗;对卒中危险因素(如高血压、糖尿病和心脏病等)及时采取干预措施,减少复发率和降低病残率。

(2)超早期治疗:①维持生命功能和处理并发症。缺血性卒中后血压升高,通常不需要紧急处理,病后24～48 h收缩压高于220 mmHg、舒张压高于120 mmHg或平均动脉压高于130 mmHg时可用降压药,切忌过度降压,使脑灌注压降低,导致脑缺血加剧;保持呼吸道的通畅、吸氧和防治肺炎,加强皮肤、泌尿系统管理,预防尿路感染和压力性溃疡等;预防肺栓塞和深静脉血栓形成;发病3 d内进行心电监护,预防致死性心律失常和猝死,必要时可给予钙通道阻滞药、β受体拮抗剂治疗;血糖水平宜控制在6～9 mmol/L,过高或过低均会加重缺血性脑损伤,并注意维持水、电解质平衡;及时控制癫痫发作,处理患者卒中后抑郁或焦虑障碍。②急性期多伴有缺氧,故在起病或最初数天内,患者应卧床休息,将床头抬高15°～30°,将肢体放于功能位。对意识不清的患者，在 24～48 h 禁食，静脉补液，输液量应根据具体情况而定。病情稳定后给予适当活动。

(3)溶栓、抗凝治疗：①在脑缺血组织出现不可逆损害前，溶解血栓，使动脉再通，可能减轻缺血损害。静脉溶栓与动脉溶栓，应严格掌握溶栓标准。②抗血小板治疗。最常见的为阿司匹林和盐酸噻氯匹定类。使用阿司匹林以小剂量为宜，一般以 50～100 mg/d 为宜。因阿司匹林起效快，用于急性卒中可能有效。

(4)改善微循环：①右旋糖酐-40，有改善微循环、增加血容量、降低血液黏滞度和防止红细胞聚集的作用，对治疗中、后期脑血栓形成以及预防脑血栓的发展有较好的效果。心、肾功能不全者慎用，个别患者可见过敏反应，可用 500 mL 静脉滴注，每天 1 次，10～20 次为 1 个疗程。②川芎嗪注射液，川芎有改善脑和外周微循环，减轻脑水肿，使聚集的血小板、红细胞解聚，促使神经细胞功能恢复等作用。使用方法：20％的川芎嗪注射液，肌内注射 4 mL，每天 2 次。对高血压患者可每 6 h 1 次，15 d 为 1 个疗程，根据病情可重复使用。或将30 mL10％的川芎嗪注射液加入 250 mL5％的葡萄糖溶液中，静脉滴注，每天 1 次，15 d 为 1 个疗程。③冠心舒：每次20～30 mg，每天 3 次，应连服 3～6 个月。

(5)手术治疗：①对颅外血管(如颈总动脉、颈内动脉等)狭窄、血栓形成，经造影确诊后可行动脉内膜剥脱术、血栓切除术、人造血管手术，以免进一步缺血、缺氧，以及新栓子落入脑血管而造成脑梗死。②对广泛脑软化、脑疝形成的患者，可考虑做大骨瓣减压及清除坏死组织术，以抢救患者的生命。

2. 恢复期治疗

(1)康复治疗：多数脑血栓形成的患者都留下不同程度的后遗症，其主要症状有偏瘫、失语、吞咽困难、痴呆等。为促进神经功能的恢复，还要继续应用急性期的口服药物，并且选用体针、高压氧治疗，同时进行言语训练、肢体主动与被动活动、按摩、理疗、体疗等。

(2)病因治疗：对查明原因者(如糖尿病、红细胞增多症、原发性血小板增多症或颈动脉、椎动脉狭窄、高脂血症者等)，应针对原因治疗。有效地控制诱因，防止复发。

二、主要护理诊断/问题

(1)躯体活动障碍与偏瘫或平衡能力下降有关。

(2)吞咽障碍与意识障碍或延髓麻痹有关。

(3)语言沟通障碍与大脑语言中枢功能受损有关。

(4)有废用综合征的危险与意识障碍、偏瘫所致长期卧床有关。

三、护理措施

1. 生活护理

(1)选择卧位(强调急性期平卧，头高足低位，头部抬高 15°～30°)，进行皮肤护理、压力性损伤预防、个人卫生处置等。

(2)患者需要安静、舒适的环境，保持平和、稳定的情绪，避免各种不良情绪影响。改变不良的生活方式，如熬夜、赌博等。适当运动，合理休息和娱乐，多参加有益的社会活动，做力所能及的工作及家务。

(3)患者起床、起坐、低头等体位变化时动作要缓慢，转头不宜过猛、过急，洗澡时间不能过长，外出时有人陪伴，防止意外发生。

(4)气候变化时注意保暖,防止感冒。

(5)戒烟,限酒。

2.安全护理

病房安装护栏、扶手、呼叫器等设施;床、地面、运动场所尽量创造无障碍环境;患者使用安全性高的手杖,穿合适的衣服、鞋;制订合理的运动计划,注意安全,避免疲劳。

3.饮食护理

(1)合理进食,选择高蛋白、低盐、低脂、低热的清淡食物,改变不良的饮食习惯,如不吃油炸食品、烧烤等,多食新鲜蔬菜、水果,避免粗糙、干硬、辛辣等刺激性食物,避免过度食用动物内脏、动物油类,每日食盐量不超过 6 g。

(2)对洼田饮水试验 2～3 分者,可将头偏向一侧,喂食速度慢,避免交谈,防止呛咳、窒息的发生;对洼田饮水试验 4～5 分者,遵医嘱给予鼻饲饮食,密切防止食物反流而引起窒息。

(3)增加粗纤维食物的摄入,如芹菜、韭菜等,适当增加进水量,顺时针按摩腹部,减少便秘发生。患者数天未排便或排便不畅,可使用缓泻剂,诱导排便。

(4)根据护理经验,建议对脑梗死患者尽量保证每日 6～8 瓶(3 000～4 000 mL)的进水量,可有效地帮助改善循环,补充血容量,防止脱水。

4.用药护理

(1)脱水药:保证用药的时间、剂量、速度准确,注意观察患者的反应及皮肤颜色、弹性的变化,保证充足的水分摄入,准确记录 24 h 液体出入量,注意监测肾功能。

(2)溶栓抗凝药:严格遵医嘱剂量给药,监测生命体征,观察有无皮肤及消化道出血倾向,观察有无颅内出血和栓子脱落引起的小栓塞。应用扩血管药尤其是尼莫地平等钙通道阻滞剂时,滴速应慢,同时监测血压变化。使用低分子右旋糖酐改善微循环治疗时,可能出现发热、皮疹甚至过敏性休克,应密切观察,目前临床上不常用。

(3)按时服用口服药,不要根据自己的感受减药、加药,忘记服药或在下次服药时补上忘记的药量会导致病情波动;不能擅自停药,需按照医嘱(口服药手册)进行减量或停药。

(4)静脉输液的过程中不要随意调节滴速,如果有疑惑,需询问护士。

5.心理护理

重视患者精神情绪的变化,提高对抑郁、焦虑状态的认识,及时发现患者的心理问题,进行针对性护理(解释、安慰、鼓励、保证等),以消除患者的思想顾虑,稳定情绪,增强战胜疾病的信心。

6.康复护理

(1)一般在患者意识清楚、生命体征平稳、病情不再发展后 48 h 即可开始康复治疗。

(2)康复护理的具体内容如下,要请专业的康复医师进行训练。

躯体康复:早期康复干预重视患侧刺激,保持良好的肢体位置,注意体位变换、床上运动训练(Bobath 握手、桥式运动、关节被动运动、起坐训练)。

恢复期功能训练如下。

综合康复治疗:合理选用针灸、理疗、按摩等辅助治疗。

语言训练:提问简单的问题,借助卡片、笔、本、图片、表情或手势沟通,提供安静的语言交流环境,关心、体贴患者。

语言康复训练:肌群运动、发音、复述、命名训练等,遵循由少到多、由易到难、由简单到复杂的原则,循序渐进。

(3)康复训练所需时间较长,需要循序渐进,树立信心,持之以恒,不要急功近利和半途而废。家属要关心、体贴患者,给予生活上的照顾和精神支持,鼓励患者坚持锻炼。康复过程中加强安全防范,防止意外发生。

(4)康复过程中有疑问,要询问医师或康复师。

7.预防复发

(1)遵医嘱正确用药,如降压、降脂、降糖、抗凝药物等。

(2)出现头晕、头痛、一侧肢体麻木无力、口齿不清或进食呛咳、发热、外伤等症状时及时就诊。

(3)定期复诊,动态了解血压、血脂、血糖及功能,预防并发症和复发。

(张婷婷)

第二节 脑栓塞

脑栓塞指脑血管被血流带进颅内的固体、液体或气体栓子阻塞,引起相应供血区脑组织缺血性坏死与脑功能障碍。脑栓塞占全部缺血性脑卒中的15%~20%,但45岁以下者的发病率更高。我国6个城市调查结果显示,脑栓塞的患病率为13/10万。只要产生栓子的病因不消除,脑栓塞就有反复发病的可能。2/3的复发发生在第一次发病后的1年之内。临床上最常见的为心脏并发症。

一、护理评估

(一)病因

(1)心源性病因:占脑栓塞的60%~75%,常见非瓣膜性心房颤动(45%)和急性心肌梗死(15%)。

(2)非心源性病因:指气栓、附壁血栓、脂肪栓、癌栓、羊水栓塞等。

(3)来源不明性病因:30%的患者不能明确原因。

(二)临床表现

80%以上的脑栓塞发生在颈内动脉系统,大脑前动脉占7%,出现偏瘫、偏身感觉障碍、失语或局灶性癫痫发作。椎基底动脉占10%,表现为眩晕、复视、交叉性瘫痪或四肢瘫痪、共济失调、饮水呛咳、吞咽困难及构音障碍等。对以下卒中表现者应高度警惕栓塞性卒中。

(1)可发生于任何年龄,但以青壮年多见。活动中突然发病,常无前驱症状,瞬间即达高峰,多呈完全性卒中。

(2)大多数患者意识清楚或仅有轻度意识模糊,主干的大面积脑栓塞病情危重,可发生严重的脑水肿,颅内压增高甚至脑疝和昏迷。椎基底动脉系统常发生昏迷。

(3)有全身系统栓塞表现。大多数患者有栓子来源的原发疾病。部分病例有脑外多处栓塞证据。

(4)病史或检查中发现1个以上的血管供血区受累。局限性神经缺失症状与栓塞动脉供血区的功能相对应。

(三)诊断

(1)骤然起病,数秒至数分钟出现偏瘫、失语、一过性意识障碍、抽搐发作等局灶性症状。

(2)有心脏病史或发现栓子来源。

(3)同时发生其他脏器栓塞。

(4)心电图可见原发心脏病变。脑CT可见低密度病变区。MRI缺血病灶较早出现低信息。TCD检查可发现脑各部血流改变。

(四)治疗原则

1.一般治疗

治疗方法与脑血栓形成的治疗方法相同。

2.病因治疗

(1)心源性栓塞:进行心脏病的治疗,例如,抗心律失常,应用血管扩张药。

(2)针对栓子的处理:①处理气栓时患者应取头低左侧卧位,若为减压病,应尽快行高压氧治疗,减少气栓,增加脑含氧量,气栓常引起癫痫发作,应严密观察并进行抗癫痫治疗;②脂肪栓的处理可静脉滴注扩容药、血管扩张药;③对感染性栓塞需选用足量有效的抗生素治疗。

二、主要护理诊断/问题

(1)躯体活动障碍:与运动中枢损害致肢体瘫痪有关。

(2)语言沟通障碍:与语言中枢损害有关。

(3)吞咽障碍与意识障碍:与延髓麻痹有关。

三、护理措施

1.基础护理

保持床单位清洁、干燥、平整;患者需在床上大小便时为其提供隐蔽、方便的环境,指导患者学会和配合使用便器;协助定时翻身、叩背;每天温水擦浴1~2次,及时为大小便失禁者擦洗,保持会阴部清洁;鼓励患者摄取充足的水分和均衡的饮食,对饮水呛咳或吞咽困难者遵医嘱予以鼻饲;保持口腔清洁,协助鼻饲或生活不能自理者做口腔护理;养成定时排便的习惯,便秘者可适当运动或按摩下腹部,必要时遵医嘱使用缓泻药;协助患者洗漱、进食、沐浴和穿脱衣服等。患者卧床时上好床挡,走廊、厕所要装扶手,方便患者坐起、扶行;保持地面平整,防湿、防滑;将呼叫器和经常使用的物品置于床头患者伸手可及处;患者穿防滑软底鞋,衣着宽松;步态不稳者须有专人陪伴,可选用三角手杖等辅助工具。告知患者不要自行使用热水瓶或用热水袋取暖。

2.疾病护理

观察患者意识、瞳孔、生命体征的变化;有无头痛、眩晕、恶心、呕吐等症状以及偏瘫、失语等神经系统体征的变化;有无癫痫发作,记录发作的部位、形式、持续时间;有无呕血或黑便。正确摆放患者的良肢位,并协助体位变换以抑制患侧痉挛;加强患侧刺激,所有护理工作及操作均在其患侧进行,将床头柜置于患侧,与患者交谈时在其患侧进行,引导患者将头转向患侧;根据病情指导患者进行床上运动训练,如Bobath握手、桥式运动、关节被动运动、坐起训练等;恢复期可指导患者进行转移动作训练、坐位训练、站立训练、步行训练、平衡共济训练、日常生活活动训练等;患者吞咽困难、不能进食时遵医嘱鼻饲流食,并做好胃管的护理;饮水呛咳的患者选择半流质或糊状食物,进食时保持坐位或半坐位,进餐时避免分散患者的注意力;如果患者出现呛咳、误吸或呕吐,立即让患者取头侧位,及时清除口鼻分泌物和呕吐物,预防窒息和吸入性肺炎。

应鼓励失语或构音障碍的患者采取不同方式向医护人员或家属表达自己的需要,可借助卡片、笔、本、图片、表情或手势等进行简单、有效的交流;对运动性失语者,尽量提一些简单的问题让患者回答"是""否"或点头、摇头表示,与患者交流时语速要慢;与感觉性失语的患者与交流时应减少外来干扰,避免患者精神分散;可利用实物或图片与听力障碍的患者交流;有一定文化、无书写障碍的患者可通过文字书写法进行交流;护士可以配合语言治疗师指导患者进行语言训练。

加强用药护理:使用溶栓抗凝药物时应严格把握药物剂量,密切观察意识和血压变化,定期进行神经功能评估,监测出血时间、凝血时间、凝血酶原时间,观察有无皮肤及消化道出血倾向,有无头痛、急性血压升高、恶心、呕吐和颅内出血的症状;有无栓子脱落引起的小栓塞,例如,肠系膜上动脉栓塞可引起腹痛,下肢静脉栓塞可出现皮肤肿胀、发红及肢体疼痛、功能障碍等;使用钙通道阻滞药时,因能产生明显的扩血管作用,可导致患者头部胀痛、颜面部发红、血压降低等,应监测血压变化,控制输液滴速,一般小于每分钟 30 滴,告知患者和家属不要自行调节输液速度;使用低分子右旋糖酐时应密切观察有无发热、皮疹甚至过敏性休克的发生。

大脑左前半球受损可以导致抑郁,加之由于沟通障碍,肢体功能恢复的过程长,日常生活依赖他人照顾,如果缺少家庭和社会支持,患者可能产生焦虑或抑郁,而焦虑和抑郁情绪会阻碍患者的有效康复,从而严重影响患者的生活质量。因此应重视对精神情绪变化的监控,提高对抑郁、焦虑状态的认识,及时发现患者的心理问题,进行针对性心理治疗(解释、安慰、鼓励、保证等),以消除患者的思想顾虑,稳定情绪,增强战胜疾病的信心。

四、健康指导

(1)疾病知识和康复指导:指导患者和家属了解本病的基本病因、主要危险因素和危害,告知本病的早期症状和就诊时机,掌握本病的康复治疗知识与自我护理方法,帮助分析和消除不利于疾病康复的因素,落实康复计划;鼓励患者树立信心,克服急于求成心理,循序渐进,坚持锻炼,增强自我照顾的能力;鼓励家属关心、体贴患者,给予精神支持和生活上的照顾,但要避免养成患者的依赖心理。

(2)合理饮食:进高蛋白、低盐、低脂、低热量的清淡饮食,多吃新鲜蔬菜、水果、谷类、鱼类和豆类,戒烟,限酒。

(3)日常生活指导:适当运动,如慢跑、散步等,每天 30 min 以上,合理休息和娱乐;日常生活不要依赖他人,尽量做力所能及的家务;患者起床、坐起或低头系鞋带等体位变换时动作宜缓慢,转头不宜过猛、过急,洗澡时间不宜过长,平时外出时有人陪伴,防止跌倒;气候变化时注意保暖,防止感冒。

(4)预防复发:遵医嘱正确服用降压、降糖和降脂药物;定期门诊检查,了解血压、血糖、血脂和心功能情况,预防并发症和脑卒中复发。当患者出现头晕、头痛、一侧肢体麻木无力、讲话吐词不清或进食呛咳、发热、外伤时应及时就诊。

(张婷婷)

第三节　脑出血

脑出血(ICH)为非创伤性脑实质内出血，占全部脑卒中的10%～30%。脑出血可来源于脑内动脉、静脉或毛细血管的坏死、破裂，但以动脉出血最为多见而重要。80%的脑出血发生于大脑半球，其余20%发生于脑干和小脑。患病率为112/10万，年发病率为81/10万，ICH是神经内外科常见的难治性疾病之一。ICH患者1个月病死率高达35%～52%，6个月末仍有80%左右的存活患者遗留残疾，ICH是中国居民死亡和残疾的主要原因之一。

一、护理评估

(一)病因

(1)高血压脑出血的常见部位是豆状核、丘脑、小脑和脑桥；急性期极为短暂，出血持续数分钟；有高血压病史；有外伤、淀粉样血管病等其他出血证据。

(2)脑淀粉样血管病：可见老年患者或家族性脑出血的年轻患者，出血局限于脑叶，无高血压病史，有反复发作的脑出血病史，确诊靠组织学检查。

(3)抗凝药导致的脑出血：长期或大量使用抗凝药，出血持续数小时，脑叶出血。

(4)溶栓药导致的脑出血：有使用溶栓药史，出血部位位于脑叶或原有的脑梗死病灶附近。

(5)脑肿瘤出血：有肿瘤或全身肿瘤病史，出血前有较长时间的神经系统局灶症状，出血部位位于高血压脑出血的非典型部位，有多发病灶，影像学上可早期出现周围水肿和异常增强。

(6)毒品或药物滥用导致的脑出血：有毒品滥用病史，血管造影示血管呈串珠样改变，脑膜活检可提供组织学证据，使用免疫抑制剂有效。

(7)动静脉畸形出血：发病早，常有遗传性的血管畸形史；影像学发现血管异常影像；确诊依据脑血管造影。

(二)临床表现

本病多见于50岁以上中老年人，男性患者略多，冬、春季易发病，常在活动、用力、激动时突然起病。50%的患者出现剧烈头痛，呕吐物可呈咖啡样，血压升高。数分钟或数小时达高峰，严重者出现意识障碍、昏迷、脑疝、脑膜刺激征。临床症状、体征因出血部位及出血量不同而异。脑出血的简易计算法：出血量＝0.5×最大面积长轴(cm)×最大短轴×层面数。

1.基底核区出血

壳核和背侧丘脑是出血最为常见的两个部位，它们被内囊后肢分为外侧(壳核)和内侧(背侧丘脑)。其主要症状有对侧三偏综合征(偏瘫、偏身感觉障碍和同向偏盲)，病灶在优势半球者有失语、双眼凝视病灶侧症状。临床特点：发病急，突然感到头痛，随即频繁呕吐，可吐出咖啡样液体。

(1)壳核出血：是最常见的脑出血，占50%～60%，主要是豆纹动脉外侧支破裂所致。通常引起较严重运动功能缺损，对侧三偏综合征(突发的病灶对侧偏瘫、偏身感觉障碍和同向偏盲)，病灶在优势半球者有失语，双眼球向病灶侧凝视。出血量大，可有意识障碍；出血量较小，可仅表现出纯运动、纯感觉障碍，不伴头痛、呕吐，与腔隙性梗死不易区分。

(2)背侧丘脑出血：丘脑膝状动脉和背侧丘脑穿通动脉破裂，该部位出血往往出现偏身深浅感觉障碍，瘫痪轻，双眼球向下凝视，意识障碍多见且较重，可有特征性眼征，如上视障碍或凝视鼻尖、眼球偏斜或分离性斜视、眼球会聚障碍和无反应性小瞳孔等；意识障碍，有瞳孔缩小、去皮质强直等中线症状。

(3)尾状核头出血：临床表现与蛛网膜下腔出血颇相似，如头痛、呕吐及轻度脑膜刺激征等，无明显瘫痪，轻度颈项强直，凯尔尼格征阳性，可有对侧中枢性面舌瘫；或仅有头痛而在CT检查时偶然发现，临床上容易被忽略。

2.脑桥出血

脑桥出血约占脑出血的10%，多由基底动脉脑桥支破裂所致，出血灶位于脑桥基底与被盖部之间。临床上轻者可无意识障碍，可出现交叉性瘫痪，出血侧脑神经、对侧上下肢瘫痪。重者可迅即深昏迷，有眼球浮动、针尖样瞳孔、四肢瘫、中枢性呼吸困难、中枢性高热、呕吐咖啡样胃内容物、去皮质强直等表现，多在48 h内死亡。

3.小脑出血

小脑出血约占脑出血的10%，大多由小脑齿状核动脉破裂所致。小脑出血可出现严重眩晕和频繁呕吐，瞳孔常缩小，无明显瘫痪，枕部剧烈头痛，颈项强直，可有眼球震颤、共济失调等表现。出血量大者，病情迅速进展，12～24 h出现昏迷及脑干受压征象，如两眼凝视病灶对侧、肢体瘫痪及出现病理反射等，最终因发生脑疝而死亡。

4.脑室出血

脑室出血占脑出血的3%～5%，是脑室内脉络丛动脉或室管膜下动脉破裂出血所致。多数病例是小量脑室出血，常有头痛、呕吐、脑膜刺激征，一般无意识障碍及局灶性神经缺损症状，可有血性脑脊液，酷似蛛网膜下腔出血，小量脑室出血可完全恢复，预后良好。大量脑室出血常起病急骤，迅速出现昏迷、频繁呕吐、针尖样瞳孔、眼球分离斜视或浮动、四肢弛缓性瘫痪及去皮质强直发作等，病情危急，患者多在短时间内迅速死亡。

5.脑叶出血

脑叶出血又称为脑白质或皮质下出血，约占高血压脑出血的1/10。常由脑动静脉畸形、烟雾病(Moyamoya disease)、血管淀粉样变和肿瘤等所致。出血部位以顶叶最常见，其次为颞叶、枕叶、额叶，也可有多发脑叶出血。临床表现多种多样，程度轻重不等，主要取决于出血的部位和血肿的大小。不少患者表现酷似蛛网膜下腔出血，可仅有头痛、呕吐、颈项强直及凯尔尼格征阳性，且脑脊液呈血性。

(三)诊断

(1)中老年突然起病，体力活动或情绪激动时发病。

(2)有高血压史。

(3)有颅内高压症，反复呕吐、头痛和血压升高。局灶性神经体征：意识障碍、偏瘫、大小便失禁等神经系统症状和体征。

(4)CT显示边界清楚，呈圆形、卵圆形、菱形或不规则的均匀高密度区。急性期MRI呈低信号。腰椎穿刺显示脑脊液呈血性和脑脊液压力升高。

(四)治疗原则

1.脑出血急性期的治疗

尽快减轻并控制脑水肿，消除血肿，减少对周围组织的压迫，避免继发脑干损伤、脑室出血、丘脑下部损伤及脑疝的形成，维持生命体征，从而降低病死率；保护出血周围脑组织损伤，减轻脑水肿及缺血性损伤。

(1)外科治疗：外科治疗 ICH 在国际上尚无公认的结论，我国目前外科治疗的主要目标在于及时清除血肿、解除脑压迫、缓解严重颅内高压及脑疝、挽救患者的生命，并尽可能降低由血肿压迫导致的继发性脑损伤和残疾。手术宜在超早期(发病后 6～24 h)进行。

手术适应证：①颅内压增高伴脑干受压体征，意识水平下降，格拉斯哥昏迷评分(GCS)≥5 分，呈浅昏迷至中度昏迷，处于脑疝早期；②小脑出血≥10 mL(血肿直径≥3 cm)，小脑半球血肿＞15 mL，蚓部血肿＞6 mL；③脑室出血致梗阻性脑积水，幕上出血≥30 mL，出血部位表浅；④因血管畸形或动脉瘤所致的脑内出血，年轻患者脑叶出血，壳核中至大量出血(多于 40 mL)。

手术禁忌证：①出血后病情进展迅猛，短时间内陷入深度昏迷；②发病后血压持续升高，不低于 200/120 mmHg；③伴有严重的心、肝、肺、肾疾病及凝血功能障碍。

常用手术方法：小脑减压术、开颅血肿消除术、钻孔扩大骨窗血肿消除术、钻孔微创颅内血肿消除术和脑室出血脑室引流术。

(2)内科治疗。

安静卧床：抬高床头约 30°，头位于中线上，以增加颈静脉回流，降低颅内压。严密观察体温、呼吸、脉搏、血压、意识、瞳孔，保持呼吸道通畅，及时清理呼吸道分泌物，根据病情给予吸氧，加强护理，保持肢体功能位。有意识障碍、消化道出血者宜禁食 24～48 h。

降低颅内压和控制脑水肿：高血压脑出血急性期患者的死亡原因，主要是脑水肿引起脑疝。一般 ICH 发病 6 h 可发生脑水肿，24 h 开始明显，24 h 至 5 d 为水肿高峰期，完全消失需 4～6 周。气管插管、过度换气和渗透疗法是降低 ICP 和逆转即将发生脑疝最快的方法。目前，甘露醇仍是渗透疗法中最为常用的药物，急救时可短期应用，每次剂量为0.2～0.5 g/kg，应用时间不超过 5 d。适当延长甘露醇的治疗时间，可提高脑出血的治疗效果，疗程以 1 个月左右为宜，个别病例的疗程可能更长，但必须密切观察肾功能。复方甘油注射液作用较甘露醇弱，但反跳较轻，不增加肾的负担，且可进入三羧酸循环而提供能量，不升高血糖浓度，与甘露醇合用可以维持恒定的降颅压作用和减少甘露醇的用量。但其进入体内过快可引起溶血，产生血红蛋白尿。

控制血压：脑出血后的血压升高是一种保护性反应，通常在数天内会降至平时的水平。急性 ICH 的治疗仍应遵循不超过 20%的降压幅度，尼卡地平、拉贝洛尔静脉制剂或血管紧张素转化酶抑制剂是目前可供选择的药物。目前医师认为收缩压(SBP)＜180 mmHg 和舒张压(DBP)＜105 mmHg 不必降压，而拉贝洛尔对颅内压(ICP)或局部脑血流量(rCBF)的自动调节机制几乎无影响，它是治疗中等血压升高的首选药物。

钙通道阻滞剂治疗：脑血肿周围同样存在缺血半暗带，是由其神经细胞内钙离子的聚集而引起的脑损害，也是引起血肿周围水肿的原因之一。研究证实，钙通道阻滞剂可减轻实验性脑缺血及继发性脑损害，例如，尼莫地平治疗高血压脑出血可显著改善脑出血的预后，一般在出血后 10～15 d 使用。而氟桂利嗪可改善微循环，促进血液的吸收，预防脑水肿。

2.恢复期治疗

康复治疗最佳介入时机为 0.5～1.0 个月，既能取得满意疗效，同时又不增加再出血的危险性，一般按照脑梗死进行治疗。严格控制血压与患者的预后关系密切。康复训练，及早使用神经保护、营养剂、中药活血化瘀药和针刺可促进神经功能的恢复和肢体功能的改善。早期大剂量应用纳洛酮能有效保护脑神经功能，同时降低颅内压、减轻脑水肿、促进意识恢复。

二、主要护理诊断/问题

1. 排尿异常

尿失禁或尿潴留与意识障碍、中枢神经紊乱有关。

2. 便秘

其与意识障碍、中枢神经紊乱、活动减少、摄入纤维不足有关。

3. 体温过高

其与脑出血吸收有关。

4. 营养失调:低于机体需要量

摄入的营养低于机体需要量与意识障碍、吞咽困难有关。

5. 躯体移动障碍

其与偏瘫有关。

6. 有脑疝的危险

其与颅内压增高有关。

三、护理措施

(一)基础护理

1. 休息与体位

急性期绝对卧床休息 2～4 周,抬高床头 15°～30°,以减轻脑水肿。

2. 环境与安全

保持环境安静、安全,严格限制探视,避免各种刺激,各项治疗护理应集中进行。有条件者可住单人间。对谵妄、躁动患者,应加保护性床挡,必要时用约束带适当约束。

3. 生活护理

①做好口腔清洁,每天协助口腔护理 2～3 次。②做好皮肤护理,预防压力性溃疡,每天床上擦浴 1～2 次;每 2～3 h 协助更换体位 1 次,注意在发病后 24～48 h 变换体位时应尽量减小头部的摆动幅度,以防加重出血;保持床单位整洁、干燥,有条件者可使用气垫床或自动减压床。③协助患者在床上大小便,对尿失禁者做好接尿处理。④对肢体瘫痪者,协助其做好良肢位的摆放,并指导和协助进行肢体主动、被动运动,预防关节僵硬和肢体挛缩畸形。

4. 饮食护理

对出血量少、意识清醒的患者,给予高蛋白、高维生素的清淡饮食。对昏迷或有吞咽障碍者,遵医嘱予留置胃管鼻饲流食。

5. 心理护理

对意识清楚的患者,讲解疾病有关知识,消除其不良心理,避免情绪激动及过度紧张,注意保持情绪稳定。

(二)疾病护理

1. 对症护理

主要是及早发现脑疝先兆与急救处理。

(1)评估有无脑疝的先兆表现:严密观察患者意识、瞳孔的变化,定时测量生命体征,注意患者有无剧烈头痛、喷射性呕吐、烦躁不安、血压升高、脉搏减慢、呼吸不规则、一侧瞳孔散大、意识障碍加重等脑疝的先兆表现，一旦出现，应立即向医师报告。

(2)急救处理：①立即建立静脉通路，遵医嘱给予快速脱水、降颅内压药物，例如，在15～30 min滴完 250 mL20％的甘露醇。②保持呼吸道通畅，及时清除呕吐物和口鼻腔分泌物，防止舌后坠和窒息。③吸入氧气。④心电监护，监测生命体征、血氧饱和度的变化。⑤备好气管插管用品、气管切开用品、呼吸机、抢救药物和脑室穿刺引流包等。

(3)用药观察：使用脱水降颅内压药物时，注意监测尿量和电解质的变化，防止低钾血症和肾功能受损。

2. 并发症的护理

脑出血常见的并发症有肺部及泌尿系统感染、上消化道出血、中枢性高热、电解质紊乱、下肢深静脉血栓形成、癫痫发作等。最常见的并发症是上消化道出血，主要是因为病变导致下丘脑功能紊乱，继而引起胃肠黏膜血流量减少，胃、十二指肠黏膜出血性糜烂和急性溃疡。

(1)病情监测：①注意观察患者有无呃逆、上腹部饱胀不适、胃痛、呕血、便血、尿量减少等症状和体征。②对留置胃管鼻饲的患者，注意回抽胃液，观察胃液的颜色，如果发现为血色或咖啡色，应立即向医师汇报。③观察有无黑便，并及时留取标本，做粪便隐血试验。④如果发现患者出现呕血或从胃管内抽出咖啡色胃液，解柏油样大便，同时伴有面色苍白、口唇发绀、呼吸急促、皮肤湿冷、烦躁不安、血压下降、尿少等，应考虑上消化道出血和出血性休克，要立即向医师报告，积极止血、抗休克处理。

(2)饮食护理：遵医嘱禁食或给予清淡、易消化、无刺激性、营养丰富的流质饮食，注意少食多餐和温度适宜，防止损伤胃黏膜。

(3)用药护理：遵医嘱给予保护胃黏膜和止血药物，如巴曲酶、氢氧化铝凝胶等，注意观察用药后的反应。

四、健康指导

1. 避免诱因

应避免各种使血压骤然升高的各种因素，指导患者应注意以下几点：①保持情绪稳定和心态平衡，避免过分喜悦、愤怒、焦虑、恐惧、悲伤等和惊吓等刺激；②建立健康的生活方式，保证充足睡眠；③适当运动，避免体力或脑力的过度劳累和突然用力过猛；④养成定时排便的习惯，保持大便通畅，避免用力排便；⑤戒烟、酒。

2. 控制高血压

遵医嘱正确服用降压药，定时监测血压，维持血压稳定，减少血压波动对血管的损害。

（张婷婷）

第四节 短暂性脑缺血发作

短暂性脑缺血发作(TIA)是指颈动脉或椎基底动脉系统短暂性供血不足，引起的短暂性、局限性、反复发作的脑功能缺损或视网膜功能障碍。临床症状多在 1 h 内缓解，最长不超过24 h，影像学检查无责任病灶。

一、护理评估

(一)病因

TIA 发生的主要原因有动脉粥样硬化、血流动力学改变及血液成分改变等。心源性栓子、动脉粥样硬化的斑块脱落,在血流中形成微栓子,随血流到小动脉而堵塞血管,出现脑局部供血不足,而随着斑块的破裂或溶解,症状缓解。此型 TIA 发作频度低,但症状多样,每次发作持续时间长,可持续 2 h。还有脑动脉完全狭窄或闭塞,当某些原因使血压急剧波动时,侧支循环短时间内无法建立,则会发生该处脑组织的供血不足。还有一些血液系统疾病,如血小板增多、严重贫血以及各种原因导致的血液的高凝状态等,也可导致 TIA 的发病。

(二)临床表现

1.颈动脉系统的 TIA

该类型较椎基底动脉系统 TIA 发作较少,但持续时间较久,且易引起完全性卒中。最常见的症状为单瘫、偏瘫、偏身感觉障碍、失语、单眼视力障碍等,亦可出现同向偏盲及昏厥等。

2.椎基底动脉系统 TIA

该类型较颈动脉系统 TIA 多见,且发作次数也多,但时间较短。主要表现为脑干、小脑、枕叶、颞叶及脊髓近端缺血。神经缺损症状,常见眩晕、眼震、站立或步态不稳、视物模糊或变形、视野缺损、复视、恶心或呕吐、听力下降、延髓麻痹、交叉性瘫痪、轻偏瘫和双侧轻度瘫痪等。少数患者可有意识障碍或猝倒发作。

(三)治疗

消除病因,减少及预防复发,保护脑功能,防止脑梗死发生。对于偶尔发作一次者,不论何种病因,都应看作永久性卒中的重要危险因素,它是脑卒中的一个先兆和警报,应进行适当的药物治疗。对于频繁发作者,应视作神经科急诊处理,治疗原则是尽早、尽快地控制其发作和进展。

1.病因治疗

病因明确者,应针对病因进行积极治疗。有动脉粥样硬化、高血压、高脂血症、糖尿病、心脏病等,需消除微栓子来源和血流动力学障碍。注意防止颈部活动过度等诱因。

2.药物治疗

(1)抗血小板凝集剂:能减少微栓子的发生,目前对预防有肯定疗效。①阿司匹林 50～100 mg/d,晚餐后服用。②氯吡格雷,可单独应用或与阿司匹林联合应用。

(2)抗凝治疗:对频发的 TIA,或发作持续时间长、每次发作症状逐渐加重,同时又无明显的抗凝治疗禁忌者,应早期进行抗凝治疗,如应用肝素、华法林等,目前低分子量肝素的不良反应较小,临床上多用。

(3)钙通道阻滞剂:可扩张血管,防止脑血管痉挛,抑制血小板聚集。常用药物有氟桂利嗪、尼莫地平等,但不宜长期使用。

(4)其他:静脉滴注低分子右旋糖酐,可扩充血容量,改善微循环。

二、主要护理诊断/问题

1.知识缺乏

患者缺乏疾病相关知识。

2. 有跌倒的危险

有跌倒的危险与突发的一过性失明、跌倒发作及眩晕有关。

3. 潜在并发症

潜在并发症为脑卒中。

三、护理措施

1. 疾病知识指导

向患者讲解疾病的病因、常见临床症状、诱因、治疗方法及自我护理知识。通过耐心地讲解，帮助患者了解疾病的相关用药知识及疾病的预后，让患者既不过分担忧疾病，又不放松对疾病的警惕。帮助患者寻找和去除自身的危险因素，积极治疗相关疾病，改变不良生活方式，建立良好的生活习惯。

2. 饮食指导

让患者了解肥胖、吸烟、酗酒及饮食因素与脑血管疾病的关系。指导患者进低糖、低盐、低脂、低胆固醇和富含饱和脂肪酸、蛋白质、纤维素的食物，多食含钾丰富的食物，多吃水果、蔬菜，戒烟，限酒，规律饮食，避免过饥、过饱。

3. 用药指导

指导患者遵从医嘱正确服药，并注意观察药物的不良反应。抗凝治疗时应密切观察有无牙龈出血、皮下出血、黏膜出血等表现，是否出现血尿，同时应定期检查血象；告知患者使用降压药物时，血压降至理想水平后应继续就医，遵医嘱服用维持量，以保持血压的相对稳定；对无症状的患者更应该强调用药的重要性，使其认识到不遵医行为将导致的严重危害。

4. 安全指导

向患者讲解疾病的发作特点，尤其是频繁发作的患者，应避免重体力劳动，避免单独外出、如厕、沐浴。改变体位时、转头时速度宜慢，幅度宜小，防止诱发 TIA。

四、健康指导

(一)疾病知识指导

(1)TIA 是指各种脑血管病变引起的短暂性、局限性、反复发作的脑功能缺损或视网膜功能障碍。临床症状多在 1 h 内可缓解，最长不超过 24 h，影像学检查无责任病灶。

(2)TIA 发生的主要原因有动脉粥样硬化、血流动力学改变及血液成分改变等。心源性栓子、动脉粥样硬化的斑块脱落，在血流中形成微栓子，随血流到小动脉而堵塞血管，出现脑局部供血不足，而随着斑块的破裂或溶解，症状缓解。此型 TIA 发作频度低，但症状多样，每次发作持续时间长，可持续 2 h。还有脑动脉完全狭窄或闭塞，当某些原因使血压急剧波动时，侧支循环短时间内无法建立，则会发生该处脑组织的供血不足。还有一些血液系统疾病(如血小板增多、严重贫血以及各种原因导致的血液的高凝状态等)也可导致 TIA 的发病。

(3)TIA 的特点是急性发病，每次发作时间短，最长不超过 24 h，反复发作，且每次发作症状相似，不遗留视网膜或脑神经功能障碍。根据其缺血部位不同，临床症状多样，表现为肢体的偏瘫、偏身感觉障碍、失语、双下肢无力、视力障碍、眩晕、复视、跌倒等。

(4)TIA 主要的辅助检查有 CT 或 MRI，但结果大多正常，血常规、凝血象、生化检查也是必要的。

(5)TIA确诊后需针对病因治疗,治疗心律失常、控制血压、糖尿病、高脂血症、血液系统疾病等。日常活动中要防止颈部活动过度等诱发因素。药物治疗可选择抗血小板凝集药物,对预防复发有一定的作用。对于发作时间较长、频繁发作且逐渐加重,同时无明显的抗凝治疗禁忌证者进行抗凝治疗,主要药物有肝素、低分子量肝素、华法林等。

(二)饮食指导

(1)每日食盐摄入量应在6 g以下,高血压患者则控制在3 g以下,防止食盐摄入过多导致血压升高。

(2)以清淡饮食为主,多食用豆类、植物油、粗粮、蔬菜、水果等,适量进瘦肉、牛奶,对于体重超标的患者,建议其减肥,并控制体重。

(3)糖尿病患者忌食糖及含糖较多的糕点、水果、罐头等,严格控制血糖,因为糖尿病可以导致脑动脉硬化提前发生。

(4)调整饮食,降低胆固醇的摄入量,每日不超过三个蛋黄,少食动物内脏。

(5)戒烟,限酒,烟、酒可以导致高血压或使血压升高,但戒烟、限酒需要一个过程,防止突然戒断导致不良反应的发生。

(三)日常活动指导

(1)适当的户外活动,如快走、慢跑、散步等,每次30～40 min,以不感到疲劳和紧张为原则。

(2)打太极拳、垂钓、登山等,可以缓解头晕、头痛的症状,同时也可以促进血液循环。

(3)每日静坐冥思1～2次,每次30 min左右,排除杂念,放松身心,有助于缓解神经性头痛,降低血压。

(四)日常生活指导

(1)出现头晕、头痛、复视及恶心、呕吐症状的患者要及时就医,以卧床休息为主,注意枕头不宜太高,以免影响头部的血液供应。在仰头或头部转动时动作缓慢,幅度不可过大,防止颈部活动过度或过急导致TIA发作而跌伤。变换体位时动作要轻慢,以免诱发眩晕而增加呕吐次数。尽量避免患者单独活动,以免发生意外伤害。

(2)心烦、耳鸣、急躁易怒、失眠多梦的患者要多注意休息,睡前避免服用一些易导致兴奋的饮料,如咖啡、浓茶等。

(3)记忆力减退,注意力不集中,常发生健忘的患者,身边应常备纸、笔以便随时记录一些重要事情,以免再次发生遗忘。

(4)TIA频繁发作的患者应避免重体力劳动,要重视疾病的危险性。必要时在如厕、洗浴及外出活动时均要有家属陪伴,以免发生意外。

(5)出院后定期门诊随访,动态了解血压、血脂、血糖和心脏功能,预防并发症和TIA的复发。

(五)用药指导

(1)遵医嘱正确服药,不可以随意更改药品的种类、剂量、时间、用法,甚至终止服药。

(2)因抗凝治疗会导致皮肤有出血点,个别患者还会有消化道出血,所以在用药时要严密观察有无出血倾向。

(3)在使用阿司匹林或奥扎格雷等抗血小板凝集药物治疗时,可出现食欲缺乏、皮疹或白细胞减少等不良反应，所以一定要严格遵医嘱用药。

(六)保持心态平衡

(1)积极调整心态，稳定情绪，培养自己的兴趣爱好。

(2)建议患者多参加一些文体活动以陶冶情操，丰富个人生活。

(3)增强脑的思维活动，但要做到劳逸结合。

(七)预防复发

(1)遵医嘱正确用药。

(2)定期复诊，监测血压、血脂等，保持情绪稳定，避免生气、激动、紧张。适当进行体育活动，如散步、打太极拳等。

(张婷婷)

第五节 蛛网膜下腔出血

蛛网膜下腔出血(SAH)系指脑底部或脑表面的血管破裂，血液直接流入蛛网膜下腔，又称自发性蛛网膜下腔出血，以先天性脑动脉瘤为多见。由脑实质内或脑外伤出血破入脑室系统或蛛网膜下腔者，称继发性蛛网膜下腔出血。故本病为多种病因引起的临床综合征。

一、护理评估

(一)病因

蛛网膜下腔出血最常见的病因为先天性动脉瘤，其次为动静脉畸形和脑动脉硬化性动脉瘤，再次为各种感染所引起的脑动脉炎、脑肿瘤、血液病、胶原系统疾病、抗凝治疗并发症等。部分病例病因未明。颅内动脉瘤多为单发。好发于脑基底动脉环交叉处。脑血管畸形多见于天幕上脑凸面或中深部，脑动脉硬化性动脉瘤则多见于脑底部。动脉瘤破裂处脑实质破坏并继发脑血肿、脑水肿。镜下可见动脉变性、纤维增生和坏死。

(二)临床表现

在活动状态下急性起病，任何年龄组均可发病，以青壮年居多，其临床特点如下。

1.头痛

动脉瘤性 SAH 的典型表现是突发异常剧烈全头痛，头痛不能缓解或呈进行性加重。多伴发一过性意识障碍和恶心、呕吐。约 1/3 的动脉瘤性 SAH 患者发病前数日或数周有轻微头痛的表现，可持续数日不变，2 周后逐渐减轻，如果头痛再次加重，常提示动脉瘤再次出血。但动静脉畸形破裂所致 SAH 头痛常不严重。局部头痛常可提示破裂动脉瘤的部位。

2.脑膜刺激征

患者出现颈强直、克尼格征和布鲁津斯基征等脑膜刺激征，以颈强直最多见，而老年、衰弱患者或小量出血者，可无明显脑膜刺激征。脑膜刺激征常于发病后数小时出现，3～4 周消失。

3.眼部症状

20%的患者眼底可见玻璃体下片状出血，发病 1 h 内即可出现，是急性颅内压增高和眼静脉回流受阻所致，对诊断具有提示作用。此外，眼球活动障碍也可提示动脉瘤所在的位置。

4.精神症状

约25%的患者可出现精神症状,如谵妄和幻觉等,常于起病后2～3周自行消失。

5.其他症状

部分患者可出现脑心综合征、消化道出血、急性肺水肿和局限性神经功能缺损症状等。

(三)辅助检查

1.腰椎穿刺

出血后2 h,脑脊液压力升高,外观呈均匀血性且不凝固,此检查具诊断价值。3～4 d出现胆红素,使脑脊液黄变,一般持续3～4周。

2.心电图

心电图可有心肌缺血缺氧性损伤、房室传导阻滞、房颤等改变。

3.脑血管造影或数字减影

脑血管造影或数字减影以显示有无脑动脉瘤或血管畸形,并进一步了解动脉瘤的部位,大小或血管畸形的供血情况,以利于手术治疗。

4.CT扫描

CT平扫时可见出血部位、血肿大小及积血范围(脑基底池、外侧裂池、脑穹隆面、脑室等)。增强扫描可发现动脉瘤或血管畸形。

5.经颅多普勒超声检查

此检查可对脑血流状况做出诊断,并对手术适应证提供客观指标。

(四)诊断与鉴别诊断

(1)病史:各年龄组均可发病,多见于青壮年。青少年多为先天性动脉瘤,中老年多为动脉硬化性动脉瘤出血。既往可有头痛史及有关原发病病史。

(2)诱因:可有用力排便、咳嗽、情绪激动、过劳、兴奋紧张等诱因。

(3)临床征象:急性起病,剧烈头痛,呕吐,脑膜刺激征阳性,绝大部分患者无偏瘫,腰椎穿刺为血性脑脊液即可确诊。但对脑动脉瘤和脑血管畸形主要靠脑血管造影或数字减影来判断病变部位、性质及范围大小。

(五)治疗

总的治疗原则为控制脑水肿,预防再出血及脑血管痉挛、脑室积水的产生,同时积极进行病因治疗。急性期首先以内科治疗为主。

(1)保持安静,头部冷敷,绝对卧床4～6周,烦躁时可选用镇静剂。保持大便通畅,避免用力排便、咳嗽、情绪激动等引起颅内压增高的因素。

(2)减轻脑水肿,降低颅内压,仍是治疗急性出血性脑血管病的关键。发病2～4 h脑水肿可达高峰,严重者导致脑疝而死亡。

(3)止血剂对蛛网膜下腔出血有一定帮助。①6-氨基己酸(EACA):将18～24 g该药加入500～1 000 mL 5%～10%的葡萄糖溶液内,静脉滴注,每日1～2次,连续使用7～14 d或口服6～8 g/d,3周为一个疗程。但肾功能障碍者应慎用。②抗血纤溶芳酸(PAMBA):可控制纤维蛋白酶的形成。每次500～1 000 mg,溶于500 mL 5%～10%的葡萄糖溶液内,静脉滴注,每日1～2次,维持2～3周,停药采取渐减的方式。③其他止血剂:酌情适当相应选用,如氨甲环酸(AMCHA)、仙鹤草素溶液、卡巴克洛(安络血)、酚磺乙胺(止血敏)及云南白药等。

(4)防治继发性脑血管痉挛:在出血后96 h左右开始应用钙通道阻滞剂尼莫地平,首次剂量 0.35 mg/kg,以后按 0.3 mg/kg,每 4 h 1 次,口服,维持 21 d,疗效颇佳。还可试用前列环素、纳洛酮、血栓素等。

(5)预防再出血:一般首次出血后 2 周内为再出血高峰,第 3 周后渐少。临床上出血后 4 周被视为再出血的危险期,故需绝对安静卧床,避免激动、用力咳嗽或打喷嚏,并低盐、少渣饮食,保持大便通畅。

(6)手术治疗:一旦明确动脉瘤,应争取早期手术根除治疗,可选用瘤壁加固术、瘤颈夹闭术、用微导管血管内瘤体填塞等手术,以防瘤体再次破裂出血。动静脉畸形部位浅表,而不影响神经功能障碍,也可用电凝治疗或手术切除。如果出现脑积水,可采用侧脑室分流术。

二、主要护理诊断/问题

1. 疼痛

疼痛与颅内压增高、血液刺激脑膜或继发性脑血管痉挛有关。

2. 恐惧

恐惧与剧烈疼痛、担心再次出血有关。

3. 潜在并发症

潜在并发症为再出血、脑疝。

三、护理措施

1. 心理护理

指导患者了解疾病的过程与预后,头痛是因为出血、脑水肿致颅内压增高,血液刺激脑膜或脑血管痉挛,随着出血停止、血肿吸收,头痛会慢慢缓解。必要时给予止痛和脱水降颅压药物。

2. 用药护理

遵医嘱使用甘露醇时应快速静脉滴注,必要时记录 24 h 尿量,定期查肾功能;使用排钾利尿药时要注意防止离子紊乱,可静脉补钾或口服补钾;使用尼莫地平等缓解脑血管痉挛的药物时可能出现皮肤发红、多汗、心动过缓或过速、胃肠不适等反应,应适当控制输液速度,密切观察是否发生不良反应。

3. 活动与休息

绝对卧床休息 4～6 周,向患者和家属讲解绝对卧床的重要性,为患者提供安静、安全、舒适的休养环境,控制探视时间,避免不良的声、光刺激,治疗护理活动也应集中进行。如果经一个月左右治疗,患者好转,经头部 CT 检查证实血液基本吸收,可遵医嘱逐渐抬高床头、床上采用坐位、下床站立和适当活动。

4. 避免再出血诱因

告诉患者和家属容易诱发再出血的各种因素。指导患者与医护人员密切配合,避免精神紧张、情绪波动、用力排便、屏气、剧烈咳嗽及血压过高等。

5. 病情监测

蛛网膜下腔出血的再发率较高,以 5～11 d 为高峰,81%发生在首次出血后 1 个月内。表现为首次出血后病情好转的情况下,突然再次出现剧烈头痛、恶心、呕吐、意识障碍加重、原有症状和体征重新出现等。

四、健康指导

(一)疾病知识指导

蛛网膜下腔出血指脑底部或脑表面的病变血管破裂,血液直接流入蛛网膜下腔引起的一种临床综合征,约占急性脑卒中的10%左右。

1.形成的主要原因

其最常见的病因为颅内动脉瘤,占50%～80%,其次是动静脉畸形和高血压性动脉粥样硬化,还可见于烟雾病、颅内肿瘤、血液系统疾病、颅内静脉系统血栓和抗凝治疗并发症等。

2.主要症状

出现异常剧烈的全头痛,伴一过性意识障碍和恶心、呕吐;发病数小时后出现脑膜刺激征(颈项强直、克尼格征和布鲁津斯基征);25%的患者可出现精神症状。

3.常用检查项目

首选CT检查,其次是脑脊液检查、脑血管影像学检查、TCD检查。

4.治疗

一般治疗与高血压脑出血相同:安静休息;脱水降颅压;防止再出血,常用氨甲苯酸注射液;预防血管痉挛,常用尼莫地平注射液;用放脑脊液疗法;外科手术治疗。

5.预后

预后与病因、出血部位、出血量、有无并发症及是否得到适当的治疗有关。动脉瘤性SAH病死率高;未经外科治疗者约20%死于再出血;90%的颅内动静脉畸形(AVM)破裂患者可以恢复,再出血风险较小。

(二)饮食指导

给予高蛋白、高维生素、清淡、易消化、营养丰富的流食或半流食。指导患者多进新鲜的水果和蔬菜,如芹菜、韭菜、香蕉等,保证水分摄入,少食多餐,防止便秘。

(三)避免诱因

向患者普及保健知识,提高其自我管理理念,嘱其定期体检,及时发现颅内血管异常,立即就医;已发病的患者应将血压控制在理想范围,避免情绪激动,保持大便通畅,必要时遵医嘱使用镇静剂和缓泻剂等药物。

(四)检查指导

SAH患者一般在首次出血3周后进行DSA检查。应告知脑血管造影的相关知识,指导患者积极配合,以明确病因,尽早手术,解除隐患和危险。

(五)照顾者指导

家属应关心、体贴患者,为其创造良好的休养环境,督促其尽早检查和手术,发现再出血征象时及时就诊。

(张婷婷)

第六节 癫 痫

癫痫是一组由不同病因所引起，脑部神经元过度同步化，且常具有自限性的异常放电所导致的综合征，以发作性、短暂性、重复性及通常为刻板性的中枢神经系统功能失常为特征。

一、护理评估

（一）病因

癫痫的病因复杂，是获得性和遗传性因素等多因素共同作用的结果。目前根据病因分为三类，即症状性、特发性（遗传性）和隐源性。病因与年龄有明显的关系。在新生儿期病因主要为感染、代谢异常（如维生素 B_6 依赖、低血糖、低钙血症等）、出生时缺氧、颅内出血、脑部发育异常；婴儿或年龄小的儿童的病因主要为热性惊厥、遗传代谢性或发育异常性疾病、原发性/遗传性综合征、感染、发育异常、退行性变化；儿童和青春期青少年主要病因为海马硬化、原发性/遗传性综合征、退行性疾病、发育异常、创伤、肿瘤；成年人最常见的病因为创伤、肿瘤、脑血管病、先天性代谢病、酒精/药物、海马硬化、感染、多发性硬化、退行性疾病；老年人的主要病因为脑血管病、药物/酒精、肿瘤、创伤、退行性变化（如痴呆病）。

（二）临床表现

癫痫发作的共同特征为发作性、短暂性、重复性、刻板性。不同类型癫痫发作的特点不同。发作起始时的临床表现和脑电图均提示发作起源于大脑皮质的局灶性放电，根据有无意识改变和继发全身性发作又分为以下几类。

1.单纯部分性发作

起病于任何年龄，发作时患者的意识始终存在，异常放电限于局部皮质内，发作时的临床表现取决于异常放电的部位。分为以下四类。

（1）部分运动性发作：皮质运动区病灶诱发的局灶性运动性癫痫表现为身体相应部位的强直和阵挛。痫性放电按人体运动区的分布顺序扩展时称杰克逊发作，多起始于拇指和示指、口角或趾和足。阵挛从起始部位逐渐扩大，可以扩展至一侧肢体或半身，但不扩展至全身。神志始终清楚。发作过后可有一过性发作的肢体瘫痪，称托德瘫痪，可持续数分钟至数日。病灶位于辅助运动区时，发作表现为头或躯体转向病灶的对侧，一侧上肢外展伴双眼注视外展的上肢。

（2）部分感觉性（体觉性发作或特殊感觉）发作：不同感觉中枢的痫性病灶可诱发相应的临床表现，如针刺感、麻木感、视幻觉、听幻觉、嗅幻觉、眩晕、异味觉等。

（3）自主神经性发作：包括上腹部不适感、呕吐、面色苍白、竖毛、瞳孔散大、尿失禁等。

（4）精神性发作：表现为情感障碍、错觉、结构性幻觉、识别障碍、记忆障碍等。

2.复杂部分性发作

起病于任何年龄，但多见于青少年。痫性放电通常起源于颞叶内侧或额叶，也可起源于其他部位。发作时有意识障碍，发作期脑电图有单侧或双侧不同步的病灶。常见以下类型：①单纯部分性发作开始，继而意识障碍。②自动症：系在癫痫发作过程中或发作后意识蒙眬状态下出现的协调的、相适应的不自主动作，事后往往不能回忆。自动症可表现为进食样自动症、模仿样自动症、手势样自动症、词语性自动症、走动性自动症、假自主运动性自动症和性自动症等。③仅有意识障碍。④意识障碍伴有自动症：发作后常有疲惫、头昏、嗜睡，甚至定向力不全等。

3.部分性发作进展为继发全面性发作

可表现为全身强直-阵挛、强直或阵挛，发作时脑电图为部分性发作迅速泛化成为两侧半球全面性发放。单纯部分性发作可发展为复杂部分性发作，单纯或复杂部分性发作也可进展为全面性发作。

4.全面性发作

全面性发作的临床表现和脑电图都提示双侧大脑半球同时受累，临床表现多样，多伴有意识障碍并且意识障碍可能是首发症状。全面性发作分为以下几类。

(1)全面性强直-阵挛发作是常见的发作类型之一，以意识丧失和全身对称性抽搐为特征，伴自主神经功能障碍。大多数发作前无先兆，部分患者可有历时极短、含糊不清或难以描述的先兆。其后进入强直期。①强直期，患者突然出现肌肉的强直性收缩，影响到呼吸肌时发生喘鸣，尖叫，面色青紫，可出现舌咬伤、尿失禁，持续 10～30 s 进入阵挛期。②阵挛期，表现为一张一弛的阵挛惊厥性运动，呼吸深而慢，口吐白沫，全身大汗淋漓，持续 30 s 至数分钟。③阵挛后期，阵挛期之末出现深呼吸，所有肌肉松弛。整个发作过程持续 5～10 min，部分患者进入深睡状态。清醒后常感到头昏、头痛和疲乏无力。发作间期半数以上脑电图有多棘慢复合波、棘慢复合波或尖慢复合波。发作前瞬间脑电活动表现为波幅下降，呈抑制状态，强直期呈双侧性高波幅棘波爆发，阵挛期为双侧性棘波爆发与慢波交替出现，发作后为低波幅不规则慢波。

(2)强直性发作：多见于弥漫性脑损害的儿童，睡眠中发作较多。表现为全身或部分肌肉的强直性收缩，往往使肢体固定于某种紧张的位置，伴意识丧失、面部青紫、呼吸暂停、瞳孔散大等。发作持续数秒至数十秒。发作间期脑电图可有多棘慢复合波或棘慢复合波，发作时有广泛性快活动或 10～25 Hz 棘波，其前后可有尖慢复合波。

(3)阵挛性发作：几乎都发生于婴幼儿，以重复性阵挛性抽动伴意识丧失为特征，持续 1 min至数分钟。发作间期脑电图可有多棘慢复合波或棘慢复合波，发作时有 10～15 Hz 棘波或棘慢复合波。

(4)肌阵挛发作：发生于任何年龄。表现为突发短促的震颤样肌收缩，可对称性累及全身，可突然倒地，也可能限于某个肌群，轻者仅表现为头突然前倾。单独或成簇出现，刚入睡或清晨欲醒时发作频繁。发作间期脑电图呈现双侧同步的 3～4 Hz 多棘慢复合波或棘慢复合波，发作时可见广泛性棘波或多棘慢复合波。

(三)诊断思路

1.确定是否为癫痫

(1)病史：癫痫有两个重要特征，即发作性和重复性。发作性是指突然发生，突然停止；重复性是指在一次发作后，间隔一定时间后会有第二次乃至更多次相同的发作。癫痫患者就诊时间多在发作间歇期，体格检查多正常，因此诊断主要根据病史。但患者发作时常有意识丧失，难以自述病情，只能依靠目睹患者发作的亲属及其他在场人员描述，经常不够准确。医师如能目睹患者的发作，对诊断有决定性的作用。

(2)脑电图检查：脑电图的痫性放电是癫痫的一个重要特征，也是诊断癫痫的主要证据之一。某些形式的电活动对癫痫的诊断具有特殊的意义。与任何其他检查一样，脑电图检查也有其局限性，对临床表现为痫性发作的患者，脑电图检查正常不能排除癫痫，脑电图出现癫痫波形，而临床无癫痫发作的患者也不能诊断癫痫，只能说明其存在危险因素。目前脑电图检查主要有常规脑电图检查、携带式脑电图检查及视频脑电图监测。视频脑电图监测的临床应用，提高了癫痫诊断的阳性率。

2.明确癫痫发作的类型或癫痫综合征

不同类型的癫痫治疗方法不同，对发作类型诊断错误可能导致药物治疗的失败。

3.确定病因

脑部 MRI、CT 检查可确定脑结构性异常或损害。

(四)治疗

首先明确癫痫诊断，然后根据脑电图(EEG)，做神经影像学检查进一步确诊、确定发作类型及可能属于哪种癫痫综合征，最后确定病因，尤其对首次发作者。应注意已知的与癫痫相关的可逆性代谢异常状态，如低钠血症、高钠血症、低血糖症、高血糖症、低血钙等；某些疾病，如高血压脑病、脑炎、颅内占位等；药物(如酒精、巴比妥类等)撤退或中毒。

一般情况下，首次发作后暂不进行药物治疗，通常推荐有计划的随诊。有多次(两次或两次以上)发作，其发作间隔≥24 h，应开始有规律运用抗癫痫药物治疗。用药前应向患者及其家属说明癫痫治疗的长期性、药物的副作用和生活中的注意事项。依从性是应用抗癫痫药物成败的关键因素之一。

二、主要护理诊断/问题

1.清理呼吸道无效

其与癫痫发作时意识丧失有关。

2.生活自理缺陷

其与癫痫发作时意识丧失有关。

3.知识缺乏

患者缺乏长期正确服药的知识。

4.有受伤的危险

其与癫痫发作时意识突然丧失、全身抽搐有关。

5.有窒息的危险

其与癫痫发作时喉头痉挛、意识丧失、气道分泌物增多而误入气管有关。

6.潜在并发症

潜在并发症为脑水肿、酸中毒或水、电解质失衡。

三、护理措施

1.一般护理

保持环境安静，避免过劳、便秘、睡眠不足、感情冲动及强光刺激等；适当参加体力和脑力活动，劳逸结合，做力所能及的工作，间歇期可下床活动，出现先兆即刻卧床休息；癫痫发作时应有专人护理，并加以防护，以免坠床及碰伤。切勿用力按压患者的肢体以免骨折。

2.饮食护理

清淡饮食，避免过饱，戒烟、酒。对因发作频繁不能进食者给予鼻饲流质。

3. 症状护理

当患者正处在意识丧失和全身抽搐时，首先应采取保护性措施，防止发生意外，而不是先给药。

(1)防止外伤：迅速使患者就地躺下，将厚纱布包裹的压舌板或筷子、纱布、手绢等置于上、下臼齿间以防咬伤舌头及颊部；癫痫发作时切勿用力按压抽搐的肢体，以免造成骨折及脱臼；抽搐停止前，护理人员应守护在床边，观察患者是否恢复意识，有无疲乏、头痛等。

(2)防止窒息：应给患者取头低侧卧位，使其下颌稍向前，解开衣领和腰带，取下活动性假牙，及时吸出痰液。必要时托起下颌，将舌用舌钳拉出，以防舌后坠而引起呼吸道阻塞。不可强行喂食、喂水，以免误入气管引起窒息或致肺内感染。

4. 用药护理

根据癫痫发作的类型遵医嘱用药，切不可突然停药、间断、不规则服药，注意观察用药疗效和不良反应。

5. 癫痫持续状态护理

严密观察病情变化，一旦发生癫痫持续状态，应立即采取相应的抢救措施。

(1)立即按医嘱缓慢静脉推注 10～20 mg 地西泮，每分钟不超过 2 mg，用药过程中密切观察呼吸、心律、血压的变化，如果出现呼吸变浅、昏迷加深、血压下降，应暂停注射。

(2)保持病室环境安静，避免外界各种刺激，应设专人守护，床周加设床挡以使患者免受外伤。护理人员的所有操作动作要轻柔，尽量集中。

(3)严密观察病情变化，做好生命体征、意识、瞳孔等方面的监测，及时发现并处理高热、周围循环衰竭、脑水肿等严重并发症。

(4)连续抽搐者应控制入液量，按医嘱快速静脉滴注脱水剂，并给氧气吸入，以防缺氧所致脑水肿。

(5)保持呼吸道通畅和口腔清洁，防止继发感染。

6. 心理护理

癫痫患者常因反复发作、长期服药而精神负担加重，感到生气、焦虑、无能为力。护理人员应了解患者的心理状态，有针对性地提供帮助。避免采取强制性措施等损害患者自尊心的行为。鼓励患者正确认识疾病，克服自卑心理，努力消除诱发因素，以乐观心态接受治疗。鼓励家属、亲友向患者表达不嫌弃和关爱的情感，解除患者的精神负担，增强其自信心。

四、健康指导

(1)避免诱发因素：向患者及其家属介绍本病的基本知识及发作时家庭紧急护理方法。避免诱发因素，如过度疲劳、睡眠不足、便秘、感情冲动、受凉感冒、饥饿过饱等，反射性癫痫患者还应避免突然的声光刺激、惊吓、外耳道刺激等因素。

(2)合理饮食：保持良好的饮食习惯，以清淡且营养丰富的饮食为宜，饮食不宜辛辣、过咸，避免饥饿或过饱，戒烟、酒。

(3)适当活动：鼓励患者参加有益的社交活动，适当参与体力和脑力活动，做力所能及的工作，注意劳逸结合，保持乐观情绪。

(4)注意安全：避免单独行动，禁止参与危险性的工作和活动，如攀高、游泳、驾驶车辆、带电作业等；随身携带简要病情诊疗卡，注明姓名、地址、病史、联系电话等，以备发作时取得联系，便于抢救。

(5)用药指导：应向患者及其家属说明遵守用药原则的事要性，要坚持长期、规律服药，不得突然停药、减药、漏服药等。注意药物不良反应，一旦发现，立即就医。

（张婷婷）

第七节 帕金森病

帕金森病(PD)旧称震颤麻痹，是发生于中年以上的中枢神经系统慢性进行性变性疾病，病因至今不明。多缓慢起病，逐渐加重。病变主要在黑质和纹状体。其他疾病累及锥体外系统也可引起同样的临床表现者，则称为震颤麻痹综合征或帕金森综合征。帕金森病由 James Parkinson(1817 年)首先描述。65 岁以上人群患病率为 1 000/100 000，随年龄增长，男性患者稍多于女性患者。

一、护理评估

(一)临床表现

1.震颤

肢体和头面部不自主地抖动，这种抖动在精神紧张时和安静时尤为明显，病情严重时抖动呈持续性，只有在入睡后才消失。

2.肌肉僵直，肌张力增大

表现手指伸直、掌指关节屈曲、拇指内收、腕关节伸直、头前倾、躯干俯屈、髋关节和膝关节屈曲等特殊姿势。

3.运动障碍

运动减少，动作缓慢，写字越写越小，不能完成精细动作，开步困难，呈慌张步态，走路前冲，呈碎步，面部缺乏表情。

4.其他症状

其他症状有多汗、便秘、油脂脸、直立性低血压、精神抑郁症状等，部分患者伴有智力减退。

(二)体格检查

1.震颤

检查可发现静止性、姿势性震颤，手部可有搓丸样动作。

2.肌强直

患肢肌张力增大，可因均匀的阻力而出现铅管样强直，如果伴有震颤，则似齿轮样转动，称为齿轮样强直。四肢、躯干、颈部和面部肌肉受累，出现僵直，患者出现特殊姿态。

3.运动障碍

出现平衡反射、姿势反射和翻正反射等障碍以及肌强直导致的一系列运动障碍，写字过小症以及慌张步态等。

4.自主神经系统体征

仅限于震颤一侧的大量出汗和皮脂腺分泌增加等体征，食管、胃及小肠的功能障碍导致吞咽困难和食管反流，以及顽固性便秘等。

（三）辅助检查

1. MRI

唯一的改变为在 T_2 相上呈低信号的红核和黑质网状带间的间隔变窄。

2. 正电子发射体层摄影(PET)

可检出纹状体摄取功能下降，其中又以壳核明显，尾状核相对较轻，即使症状仅见于单侧的患者也可查出双侧纹状体摄取功能降低。患者尚无明确症状，若 PET 检出纹状体的摄取功能轻度下降或处于正常下界，患者以后均发病。

（四）治疗

1. 一般治疗

因本病的临床表现为震颤、强直、运动障碍、便秘和生活不能自理，故家属及医务人员应鼓励 PD 早期患者多做主动运动，尽量继续工作，培养业余爱好，多吃蔬菜、水果或蜂蜜，防止摔跤，避免刺激性食物和烟、酒。晚期卧床患者，应勤翻身，多在床上做被动运动，以防发生关节固定、压力性溃疡及坠积性肺炎。

2. 药物治疗

对 PD 宜首选内科治疗，多数患者可通过内科药物治疗缓解症状。各种药物治疗虽能使患者的症状在一定时期内获得一定程度的好转，但不能阻止本病的自然发展。必须长期坚持药物治疗，而长期服药，则药效减退，不良反应难以避免。虽然有相当一部分患者通过药物治疗获得改善，但即使是目前被认为效果较好的左旋多巴或复方多巴，也对 15%左右的患者根本无效。现今最常用者为抗胆碱能药和多巴胺替代疗法。

(1)抗胆碱能药物：该类药物最早用于 PD 的治疗，常用者为苯海索 2 mg，每日口服 3 次，可酌情增加；东莨菪碱 0.2 mg，每日口服 3～4 次；甲磺酸苯扎托品 2～4 mg，每日口服 1～3 次。因甲磺酸苯扎托品对周围副交感神经有阻滞作用，不良反应多，应用越来越少。

(2)多巴胺替代疗法：此类药物主要补充多巴胺的不足，使乙酰胆碱-多巴胺系统重获平衡而改善症状。最早使用的是左旋多巴，但其可刺激外周多巴胺受体，引起多方面的外周不良反应，如恶心、呕吐、厌食等消化道症状和血压降低、心律失常等心血管症状。目前不主张单用左旋多巴治疗，用它与苄丝肼或卡比多巴的复合制剂。常用的药物有美多芭、息宁或帕金宁。

3. 外科手术治疗

(1)脑内核团毁损。①第一次手术适应证：长期服药治疗无效或药物治疗不良反应严重；疾病进行性缓慢发展已超过 3 年；年龄在 70 岁以下；工作能力和生活能力受到明显限制(按 Hoehn-Yahr 分级为Ⅱ～Ⅳ级)；术后短期复发，同侧靶点再手术。②第二次对侧靶点毁损手术适应证：第一次手术效果好，术后震颤僵直基本消失，无任何并发症；手术近期疗效满意并保持在 12 个月以上；年龄在 70 岁以下；两次手术间隔时间 1 年；目前无明显自主神经功能紊乱症状或严重精神症状，病情仍维持在Ⅱ～Ⅳ级。禁忌证：症状很轻，仍在工作；年老体弱；出现严重关节挛缩或有明显精神障碍；有严重的心、肝、肾功能不全，高血压脑动脉硬化或有其他手术禁忌。

(2)脑深部慢性电刺激(DBS)：目前 DBS 最常用的神经核团为丘脑腹中间核(VIM)、丘脑底核(STN)和苍白球腹后部(PVP)。

慢性刺激术控制震颤的效果优于丘脑腹外侧核毁损术，后者发生并发症也常影响手术的成功。通过改变刺激参数可减少不必要的不良反应，远期疗效可靠。该法尚可用于非帕金森性震颤，如多发硬化和创伤后震颤等。

丘脑底核（STN）也是刺激术时选用的靶点。有学者（1994年）报道应用此方法治疗一例运动不能的PD患者。靶点定位方法为脑室造影，并参照立体定向脑图谱，同时根据慢性电极刺激和电生理记录进行调整。发现神经元活动自发增多的区域位于AC-PC平面下2～4 mm，AC-PC线中点旁10 mm。对该处进行130 Hz的刺激，可立即缓解运动不能症状（主要在对侧肢体），但不诱发半身舞蹈症等运动障碍。上述观察表明，对STN进行慢性电刺激可用于治疗运动严重障碍的PD患者。

二、主要护理诊断/问题

1.肢体运动障碍

其与黑质病变、锥体外系功能障碍所致的静止性震颤、肌张力增大、动作迟缓有关。

2.心理障碍

其与震颤、流涎、表情肌僵直等身体形象改变，语言障碍，生活依赖他人有关。

3.知识缺乏

患者缺乏本病相关知识及治疗药物的知识。

4.营养不良

营养不良与吞咽困难、饮食减少后摄入不足有关。

5.便秘

便秘与自主神经功能障碍有关。

三、护理措施

（一）一般护理

1.饮食护理

给予高热量、高维生素、低盐、低脂、适量蛋白质的易消化饮食，根据病情变化及时调整饮食和补充各种营养素。因高蛋白质饮食会降低左旋多巴类药物的疗效，故不宜盲目给予过多的蛋白质。主食以五谷为主，多选粗粮，多食新鲜蔬菜、水果，多喝水。因槟榔为抗胆碱能食物，应避免食用。进食或饮水时应抬高床头，保持坐位或半卧位，集中注意力，不催促与打扰患者。流涎过多的患者可使用吸管吸食流质；对于咀嚼能力和消化功能减退的患者应给予易消化、易咀嚼的软食或半流质饮食；对吞咽障碍者应指导患者分次吞咽，避免吃坚硬、滑溜及圆形食物；对饮水呛咳者要遵医嘱插胃管鼻饲。

2.生活与安全护理

加强巡视，采取有效的沟通方式，主动了解患者的需要，指导和鼓励患者自我护理，协助患者洗漱、进食、沐浴和大小便。做好安全防护，增进患者的舒适感，预防并发症。上肢震颤未能控制、日常生活动作不便的患者避免烧伤、烫伤等。对有幻觉、错觉、欣快、抑郁或精神错乱的患者应特别强调专人陪护。

（二）病情观察

服药期间要仔细观察震颤、肌强直和其他运动功能、语言功能、日常生活自理能力的改善程度。

(三)运动护理

应与患者及其家属共同制订切实可行的锻炼计划。疾病早期,患者多表现为震颤,应指导患者维持和增加业余爱好,坚持适当锻炼,注意保持身体和各关节的活动强度与最大活动范围。疾病中期,患者已经出现某些功能障碍或起坐困难,告诉患者知难而退或简单的家属包办只会加速其功能衰退,指导患者练习起坐、行走、转身等基本动作。疾病晚期,患者出现显著的运动障碍而卧床不起,应预防压力性溃疡、感染及外伤等各种并发症。

(四)用药护理

注意观察药物的不良反应,例如,左旋多巴制剂早期会有食欲减退、恶心、呕吐、腹痛、直立性低血压、失眠等不良反应,可在进食时服用或减少剂量;抗胆碱能药物常见的不良反应为口干、眼花、少汗、便秘、排尿困难等,前列腺肥大及青光眼患者忌用;金刚烷胺的不良反应有口渴、失眠、食欲缺乏、头晕、视力障碍、足踝水肿、心悸、精神症状等;多巴胺受体激动剂可引起恶心、呕吐、头晕、乏力、皮肤瘙痒、便秘等常见不良反应,剂量过大时可有精神症状、直立性低血压等。使用药物一般从小剂量开始,逐步缓慢加量直至有效维持。尽量避免使用维生素 B_6、利血平、氯丙嗪、奋乃静等药物,以免降低药物疗效或导致直立性低血压。

(五)心理护理

对于抑郁寡言的患者,应鼓励其说出自己的感受。帮助患者寻找有兴趣的活动,鼓励自己安排娱乐活动,培养生活乐趣,多与他人交往,不要孤立自己。指导家属关心、体贴患者,为患者营造良好的家庭氛围,减轻患者的心理压力。嘱患者注意保持个人卫生和着装整洁,尽量维持自我形象。

四、健康教育

1.疾病知识指导

指导患者及其家属了解本病为进行性加重疾病,后期患者常死于压力性溃疡、感染、外伤等并发症,应积极预防并发症,例如,勤洗、勤换衣服,保持皮肤卫生,为中晚期行动困难患者勤翻身、勤擦洗,预防压力性溃疡;患者避免登高和操作高速运转机器,避免快速坐起或下床活动,防止跌倒外伤;吞咽困难患者小口进食,必要时给予管饲,防治误吸和感染。

2.生活指导

指导患者注意休息,劳逸结合,生活要有规律,做力所能及的运动、工作,饮食注意营养平衡,增强体质,提高抵抗力。天气变化时,要及时增减衣物,注意保暖,防止感染。不要自行增减药物,如果出现病情变化,应及时就诊。

(张婷婷)

第八节 阿尔茨海默病

阿尔茨海默病(AD)是老年人最常见的脑变性疾病,以老年斑和神经元纤维缠结为特征性病理改变,1907 年由 Alzheimer 首先描述而得名。AD 常发生于 60 岁以上老年人,女性患者的发病率高于男性患者,发病率随年龄增加而升高。其病因和发病机制目前尚不完全清楚,可能与遗传和环境因素有关。脑皮质和海马中胆碱乙酰转移酶(ChAT)和乙酰胆碱(Ach)明显减少是导致记忆和认知功能障碍的原因之一;部分患者有明确的家族史,为常染色体显性遗传;此外,有研究提示免疫机制异常和环境因素的影响在AD患者的发病机制中亦起一定作用。AD患者有颞叶、顶叶及前额叶萎缩,其临床表现主要为记忆障碍、认知障碍以及心理障碍。AD的病程一般为5年以上。随着疾病的进展,患者多死于营养低下、肺部感染和压疮等并发症。

一、护理评估

1.评估起病的形式

询问患者起病时间,了解患者是否为逐渐起病。多数AD起病隐匿,患者及其家属均不能说清楚起病的具体时间,记忆障碍是逐渐发生和加重的,早期易被忽略。

2.评估有无智能减退

①询问患者的病情,与患者进行交谈,了解患者有无记忆力下降。遗忘及记忆力逐渐减退是AD早期最突出的症状,表现为不能记住一些小事,不记得刚刚做过的事或说过的话,记不起来熟悉的人名,词汇减少等。②有无认知障碍。认知障碍是AD特征性的临床表现,患者反应迟钝,有语言功能障碍,学习、工作、社交能力逐渐下降;随着病程的进展,患者的计算力、定向力减退,出现视空间障碍,常算错账,付错钱,穿外套时手伸不进衣袖,外出时迷路,不能回家等。③有无情感障碍和人格衰退。情感障碍是AD患者就诊的常见原因,常表现为抑郁、情感淡漠、焦躁不安、欣快兴奋;部分患者出现妄想、幻觉,甚至攻击倾向;多数患者有失眠和夜间谵妄。

3.了解既往史和用药史

询问患者既往身体健康状况,了解有无脑外伤史,脑外伤是AD发病的危险因素之一;询问患者服药情况,了解患者既往用药史,是否靠镇静药维持睡眠。长期大量服用巴比妥、溴化物、副醛及其他镇静药物有引起痴呆的可能。

4.了解患者的生活方式

①询问患者的职业、工种,了解有无重金属接触史。长期接触铅、汞、锰、砷等及有机溶剂可引起中毒性脑病而发病。②询问饮食习惯,了解有无酗酒、吸烟嗜好。酗酒可致慢性乙醇中毒而引起脑变性疾病。

5.了解患者的家族史

询问患者的祖父母、父母及兄弟姐妹中是否有人患病,了解患者是否有家族史。约10%的AD与遗传因素有关。

6.了解实验室及其他检查

(1)脑脊液(CSF)检查:CSF中tau蛋白比正常人增多,而多巴胺、去甲肾上腺素、5-羟色胺均减少。

(2)脑电图检查:EEG呈α节律变慢,可有弥漫性慢波。

(3)影像学检查:脑CT和MRI检查均可显示脑沟增宽,脑室扩大,脑萎缩。

(4)神经心理学检查:常用韦氏成年人智力表(WAISRC)、简易精神状态检查量表(MMSE)、临床痴呆评定量表(CDR)、Blessed行为量表(BBS)及Hachinski缺血积分(HIS)等量表对患者的精神状态、情感、行为、认知等方面进行测评,有助于痴呆的诊断。

二、治疗原则

目前没有特效治疗方法。药物治疗可用毒扁豆碱、他克林、安理申等胆碱酯酶抑制剂，其中安理申被认为对改善AD认知障碍有明显作用；神经保护性治疗可以延缓AD进展。另外，应注意指导和帮助患者尽量参加一些社会生活活动和日常生活活动，如绘画、跳舞、参加朋友聚会、自行沐浴、洗漱、穿衣等，尽可能维持生活能力。

三、主要护理诊断/问题

①生活自理缺陷；②情感障碍：抑郁/焦虑；③语言沟通障碍；④潜在并发症：肺部感染。

四、护理措施

1.一般护理

鼓励和引导患者参加朋友聚会等社交活动，适当进行散步等体育锻炼，有意识地进行下棋、游戏等文娱活动以及日常生活活动；晚期精神智能障碍明显时，应专人看护、照顾其生活起居，尽量避免单独外出。

2.饮食护理

给予易消化、营养丰富且患者喜欢的食品。进食时尽量保持环境安静，以免患者分心，造成呛咳、窒息；患者不能自行进食时，注意喂饭速度不宜过快，应给予患者足够的咀嚼时间；若患者拒绝进食，不要勉强或强行喂食，可设法转移其注意力，使其平静后再缓慢进食；必要时可酌情鼻饲流质，并按鼻饲患者护理。

3.症状护理

(1)有记忆障碍的患者日常生活自理能力下降，不要说有损患者自尊的话，避免大声训斥患者，耐心倾听和解释患者的疑问，细心协助患者完成洗脸、个人修饰、洗澡、如厕等生活护理。

(2)对有语言障碍的患者，应同情和理解患者的痛苦，增加他们的信心，注意交谈内容要正面、直接、简单，说话声音温和，语速缓慢，一次只说一件事，必要时可借用手势或图片、文字等其他方式进行有效沟通。

(3)对有精神、智能障碍的患者，应注意患者的安全，防止自伤和伤人。当患者有被害妄想时，千万不要与患者争论，可先转移其注意力，安慰患者，使其保持情绪稳定，然后再进行解释。认知障碍的患者生活自理能力差，注意尽量按患者过去的生活习惯安排生活，嘱其尽可能多做些力所能及的家务劳动(如叠被、洗碗、扫地等)，进行日常生活自理能力的训练(如自行穿衣、洗漱、修饰、如厕、淋浴等)，并注意防止患者因倒开水烫伤、走路跌倒等。

(4)对有情感障碍的患者，应安慰、同情患者，避免伤害患者自尊的言行激怒患者。取得患者的信任，建立良好的护患关系。可以开展一些适宜的有趣的游艺活动，如阅读图书和报刊、下棋、玩牌等，以转移其注意力，消除忧郁、焦虑情绪和孤独感。

4.用药护理

告知药物作用、用法与用药注意事项，注意观察药物不良反应。

(1)他克林能抑制老年斑形成，改善患者的认知功能，一般服药半年左右才有效，且有恶心、呕吐、消化不良等胃肠道反应以及严重的肝脏毒性作用，应注意观察有无上述不适，并每2周检测肝功能1次，以观察有无肝功能受损。

(2)安理申可选择性与乙酰胆碱酯酶(AchE)结合，抑制其活性，一般服药3个月以后起效，对肝脏的副作用较小，应督促患者坚持每日服药。

5.心理护理

爱护、关心患者，使患者避免焦虑、抑郁、绝望等不良心理，保持平和的心态，减少情绪变化，树立信心，积极配合治疗，争取达到最佳康复水平。

6.出院指导

(1)选择高蛋白、高维生素、易消化的食物，多吃新鲜水果、蔬菜和补脑益智的食物，保持均衡营养。

(2)患者多参加适宜的社交活动。引导或协助患者保持生活自理，维持现有功能，延缓功能衰退。

(3)按医嘱正确服药。

(4)定期门诊复查血压、血糖、血脂及检测肝、肾功能等。

(5)可充分利用社区服务机构、临时托老站、老年人福利院等社会支持系统更好地照顾患者，提高患者的生活质量。

(6)平时随身携带患者卡片或系病情手圈(有患者姓名、住址、联系电话等)，外出时有人陪伴，防止意外。

(张婷婷)

第九节　血管性痴呆

血管性痴呆(VD)是指脑血管疾病所致的认知功能障碍临床综合征，多发于60岁以上的老年人。其发病率仅次于AD，VD患者占痴呆患者总数的15%～20%。主要病因是动脉粥样硬化、动脉狭窄和脑梗死。当梗死的脑组织容积>80 mL或血管的病变导致与记忆智能有关的结构受损或破坏，与记忆有关的神经递质(如乙酰胆碱、5-羟色胺、去甲肾上腺素)减少时，临床即可出现痴呆的表现。血管性痴呆常分为多发梗死性痴呆(MID)、大面积脑梗死性痴呆、关键部位梗死的痴呆、低灌注性痴呆、小血管病变引起的痴呆及出血性痴呆6种类型，其中以多发梗死性痴呆最为常见，占VD的39.4%，患者有多次缺血性卒中发作史，具有脑梗死的局灶性定位体征、不同程度的认知功能障碍和精神活动障碍。VD预后相对其他类型痴呆好，治疗的途径也比较多。

一、护理评估

1.评估起病形式

询问患者起病时间、发病形式。与AD相比，MID多起病较急，病程呈阶段性进展或阶梯式恶化。

2.观察有无智能损害症状

①询问患者的病情，了解有无记忆障碍。VD患者大多有记忆力减退的表现，应注意观察记忆力减退的程度与类型，对缓慢发病者，近记忆减退常为首发症状。②了解有无理解力、定向力、计算力障碍。VD的患者常因理解力、定向力、计算力降低而不能胜任过去熟悉的工作

和进行正常的交往，甚至外出时迷路，不能单独回家，生活自理能力低下。③了解有无情绪不稳、焦虑、抑郁、强哭、强笑、幻觉、妄想等情感障碍和精神症状。不同部位的血管病变可引发相应的神经精神症状，例如，大脑前动脉闭塞常累及额叶，出现表情淡漠、僵硬，经常性自言自语；大脑后动脉病变导致颞叶和枕叶受损，可出现幻觉、被害妄想、偏盲、视空间障碍等。

3. 检查有无神经功能受损

询问患者身体感觉如何，四肢能否自主活动。MID 患者卒中反复发作后病变累及双侧半球，常出现偏瘫、偏身感觉障碍、中枢性面舌瘫、假性延髓性麻痹、肌张力增大、锥体束征等。

4. 心理(症状)状况和社会方面

(1)心理(症状)评估：①认知功能障碍。VD 的早期核心症状是近事记忆障碍。早期患者虽然出现记忆障碍，但在相当长的时间内，自知力保持良好，智能损害只涉及某些局限的认知功能，如计算、命名等困难，而一般推理、判断能力长时间保持正常，人格也相对完整，日常生活自理能力保持良好状态，又称，局限性痴呆、网眼样痴呆。但随着病情的加重，认知功能损害加剧，情绪不稳或失禁更为突出，易激惹。此外还可出现定向障碍、语言障碍等。②出现行为精神症状。部分患者可有精神病性症状，如幻觉、妄想等；在行为及人格方面也逐渐地发生相应的改变，如变得自私、吝啬、收集废物、无目的地徘徊等。病情进展具有波动性、阶梯样恶化的特点。③社会功能减退。在痴呆的发展过程中，生活自理能力逐渐下降，到晚期生活完全不能自理，不知饥饱，外出走失，大小便失禁，不认识亲人，达到全面痴呆。

(2)社会方面评估：患者亲属与患者的关系如何，负责照顾的家人是否觉得负担太重且不能得到放松；家人是否热心照顾患者。

二、常见护理问题

(1)营养失调(低于机体需要量)与患者咀嚼或吞咽困难、情绪抑郁及老年人缺齿和味觉改变等有关。

(2)吞咽障碍与神经肌肉受损、面部麻痹有关。

(3)排便异常与长期卧床、使用精神科药物及神经肌肉功能障碍等有关。

(4)睡眠形态紊乱与脑部病变导致缺氧、环境改变及焦虑、恐惧、抑郁等不良情绪有关。

(5)躯体移动障碍与神经、肌肉受损、肌肉无力等有关。

(6)语言沟通障碍与认知能力下降、神经系统病变有关。

(7)定向障碍与记忆力下降有关。

(8)思维过程改变与认知能力下降有关。

(9)社交能力受损与思维过程改变、认知功能下降等有关。

(10)生活自理能力缺陷与认知功能、神经功能、肌肉功能障碍等有关。

(11)有暴力行为的危险与幻觉、妄想等有关。

(12)有自杀的危险与抑郁情绪有关。

(13)有皮肤完整性受损的危险与大小便失禁、长期卧床有关。

(14)有受伤的危险与智能下降、感觉减退、定向力障碍等有关。

三、护理措施

1. 饮食护理

合理的膳食可延缓血管性痴呆进展。应结合患者的健康状况，给予易消化、营养丰富、低脂肪、低糖、充足蛋白质及维生素饮食，以增加患者的抵抗力。可鼓励轻、中度痴呆患者自行进食，进食速度要慢，不可催促，以防噎食。对重度痴呆患者应喂食，喂食时注意喂食速度和进食姿势，尽量取坐位或半坐卧位，以免发生呛咳。进食后指导患者保持坐位 30 min 以上。若患者拒食，则不应勉强，可先让患者做些别的活动，转移注意力后再劝其进食。对失语及吞咽困难的患者应及早进行吞咽功能训练，对严重吞咽困难的患者，可给予静脉输液或鼻饲，以补充能量。

2. 排泄护理

鼓励患者多饮水、多运动，多食蔬菜、水果及粗纤维丰富的食物，养成良好的饮食及定时排泄习惯等，均可有效预防便秘。腹部按摩能改善肠胃功能、增强肠蠕动，可在每日清晨饮水后 30 min 及餐后 30 min 顺着肠的蠕动方向顺时针按摩，以利于缓解便秘。一旦发生便秘，及时给予通便药或缓泻药。另外，大部分痴呆患者都会间断出现大、小便失禁，因此要定时提醒患者如厕，并且及时更换被大小便污染的衣物。

3. 睡眠护理

血管性痴呆患者大多有睡眠障碍，认知障碍严重时，常白天休息，夜间吵闹。对于这种情况，首先要为患者创造良好的入睡条件，尽量减少或消除影响患者睡眠形态的相关因素，周围环境要安静、舒适；入睡前用温水泡脚；不要进行刺激性谈话或观看刺激性电视节目等；老人不要饮浓茶或咖啡、吸烟，以免影响睡眠质量；对严重失眠者可给予药物辅助入睡。每日应保证有 6～8 h 的睡眠。如果昼夜颠倒的患者病情许可，白天要让其有适度的活动，尽量不让患者在白天睡觉，增加活动，保持兴奋，以使他们能在夜间休息，保证患者足够的休息和睡眠。

4. 生活护理

痴呆患者认知能力下降、精神行为异常、定向力障碍导致生活能力下降，护理时应根据不同患者的不同病情采取个性化的护理措施。对于轻、中度的痴呆患者，除了给予适度的生活照顾外，应尽量指导其日常生活自理和保持良好的卫生习惯，采取适当措施制止患者的不卫生行为，并根据天气变化及时建议患者添减衣服，经常为病房开窗换气。要定期为长期卧床的患者翻身、拍背。对大小便失禁的患者，要及时协助处理大小便，保持皮肤、床铺的整洁、干燥，以减少发生感染、皮肤病及压疮的危险。

5. 安全护理

血管性痴呆患者往往伴有思维混乱、记忆力减退、感觉迟钝、肢体功能运动障碍等，这些均为安全问题的危险因素。

(1)防跌倒：对每一位住院痴呆患者均需做好防跌倒风险评估，对跌倒高风险患者，切实落实防跌倒措施。例如，注意环境设施的安全，为患者提供安全的休养环境，地面要防滑，保持干燥，特别是浴室要装扶手，便于患者如厕及行走，选择坐式的便器，高度适宜；患者衣着大小应适宜，若裤脚过长，应及时协助其卷起，鞋底应防滑等。

(2)防自杀：在血管性痴呆的早期，患者的认知能力损害较轻，具有完好的自知力。当患者意识到自己的记忆力、工作和学习能力日渐下降，引起一系列的心理反应，如焦虑、抑郁等。患者在这种不良情绪或幻觉、妄想等支配下可能会发生自我伤害，因此，护理人员必须做好防自杀风险评估，加强高风险自杀患者管理，有效落实防自杀护理措施，如加强巡视，严密观察病情变化，加强危险品、药品管理等。

(3)防暴力：患者在幻觉、妄想支配下可能会出现暴力行为。护理人员应做好防暴力风险评估,密切观察有暴力倾向的患者,及时发现暴力行为先兆,进行有效护理干预,尽量把暴力行为消灭在初期。一旦患者出现暴力行为,应保持镇定,设法转移患者的注意力,迅速控制局面,及时找出暴力的原因,针对不同原因采取相应措施,避免类似事件发生。

(4)防出走:血管性痴呆患者伴有记忆障碍、定向障碍,离开病区时必须由护理人员或家属陪伴,避免发生走失或其他意外事件。

6.用药护理

对于吞咽困难的痴呆老人,可将药片掰成小粒或研碎后溶于水中给其服用;对于不能吞咽或昏迷的患者,应由胃管注入药物;对于有拒药、藏药行为的患者,应及时了解拒药、藏药原因,做好解释工作,并且严格执行发药规范,确保患者将药物服下。用药过程中密切观察药物疗效与不良反应,若有异常,及时通知医师处理。

7.认知功能障碍的护理

(1)记忆训练:临床对痴呆患者进行记忆锻炼的方法有瞬时记忆法(念一串不按顺序的数字,从三位数起,每次增加一位数,念完立即让患者复述,直至不能复述为止),短时记忆法(给患者看几件物品,让患者回忆刚才看过的东西),长时记忆法(回忆最近探望过的家人、朋友,看过的电视内容等)。进行记忆训练时可根据患者记忆损害的程度采取不同的锻炼方式和内容,每次时间不宜过长,循序渐进,并经常给予鼓励。

(2)语言功能训练:痴呆患者均有不同程度的语言功能障碍,进行语言功能训练时护理人员要有足够的耐心,利用一切护理、治疗的机会,主动与患者交流。交流时注意力要集中,目光亲切,态度温和。说话自然,语调适中,吐字清晰,语言尽量简单通俗。早期可用单词或短语加视觉信号来进行训练,如卡片、图片等。

(3)定向力训练:临床常用现实定向治疗,即护理人员反复向患者提供关于目前的信息,如当前日期、时间、地点、个人身份等,使患者逐渐恢复时间、地点、人物等定向力。

(4)思维障碍的护理:加强病情的观察,从患者的言行中,及时了解幻觉、妄想发生的时间、内容、频率等,耐心倾听患者对幻觉内容的感受,给予安慰,使患者感到被关心、理解,千万不要与患者争辩。有些患者出现幻觉有规律性,可在其幻觉出现时鼓励患者参加感兴趣的活动,转移其注意力。对有妄想的患者,护理人员应态度和蔼亲切,语言恰当,注意谈话技巧,不可贸然触及患者的妄想内容。

8.肢体功能障碍的护理

应尽早进行偏瘫肢体的被动运动、主动运动等,防止肌肉萎缩,促进瘫痪肢体功能恢复,降低致残率,并预防各种并发症。

四、健康教育

对血管性痴呆,重在早期预防。因此必须积极防治高血压病、高脂血症、糖尿病、脑卒中等;养成良好的生活习惯,生活有规律,适当运动,戒烟、酒,注意劳逸结合;合理饮食,少食动物脂肪及胆固醇高的食物,多食蔬菜、水果,保持大便通畅。照护血管性痴呆老人是一个漫长的过程,由于家属缺乏照护知识,特别是缺乏护理技能,压力很大。所以,应加强对家属血管性痴呆常识的宣教及护理技能的指导,使他们能够正确对待患者,掌握疾病知识和发展规律,增强战胜疾病的信心,提高照料能力,以提高中晚期血管性痴呆患者的生活质量,延缓病情发展。

(张婷婷)

第十节　病毒性脑膜炎

病毒性脑膜炎是一组由各种病毒感染引起的脑膜急性炎症性疾病。多为急性起病，出现病毒感染的全身中毒症状（如发热、头痛、畏光、恶心、呕吐、肌痛、食欲减退、腹泻和全身乏力等），并伴有脑膜刺激征。通常儿童病程超过 1 周，成人可持续 2 周或更久。本病大多呈良性过程。

一、护理评估

（一）病因

任何细菌感染均能引起脑膜炎，其病原菌与患者的年龄存在一定关系。肺炎链球菌是 20 岁以上成年脑膜炎患者最常见的病原体，约占报道病例数的 50%。许多因素可以导致患肺炎链球菌性脑膜炎的危险性增加，其中最重要的是肺炎链球菌性肺炎。其他危险因素包括急性或慢性鼻窦炎或中耳炎、酗酒、糖尿病、脾切除、低免疫球蛋白血症、补体缺乏及伴有颅底骨折及脑脊液鼻瘘的脑外伤等。

单核细胞增多性李斯特菌逐渐成为新生儿、孕妇、60 岁以上及存在免疫力低下人群脑膜炎的主要病因。该类感染系摄入李斯特菌污染的食物所致。这类李斯特菌可以污染凉拌菜、牛奶、软奶酪及各种即食食品（包括肉类熟食及未加工的热狗）。另外，颅脑手术后脑膜炎患者常见病原体包括克雷伯菌、葡萄球菌、不动杆菌和铜绿假单胞菌。

（二）临床表现

本病多急性起病，早期先出现畏寒、发热等全身症状，并迅速出现头痛、呕吐、畏光等，随后出现颈项强直、意识障碍。其中临床经典的三联征包括发热、头痛、颈项强直，另外意识障碍是成年患者常见的表现之一；而年幼儿童则常表现为易激惹、淡漠、囟门凸出、进食差、发绀、眼睛瞪视及癫痫发作等。Van 等报道了急性细菌性脑膜炎患者中颈项强直、发热、意识障碍的出现率，在 696 例成年人化脓性脑膜炎患者中，44%的患者同时出现这三种表现，如果三种表现均不存在，则可基本排除化脓性脑膜炎的诊断，其敏感性达 99%。

所有患者中 15%～30%出现神经系统局灶性体征或癫痫发作，但这些表现也可见于结核性或隐球菌性脑膜炎。10%～15%的细菌性脑膜炎患者可出现皮肤瘀点或者紫癜。大多数皮疹与脑膜炎球菌感染有关，仅有少部分患者的皮疹见于肺炎球菌、葡萄球菌或流感嗜血杆菌感染时。部分患者特别是脑膜炎球菌感染的患者可出现感染后关节炎。细菌性脑膜炎可伴多种颅内并发症，如婴幼儿的慢性硬膜下积液、成年人的硬膜下脓肿，以及脑脓肿、脑梗死等。

（三）辅助检查

1. 常规检查

急性期患者血液中白细胞增多，以中性粒细胞为主，可达 80%～90%，血沉加快。病变初期未经治疗时的血涂片可见病原菌，血培养大多可查到阳性结果。

2. 脑脊液检查

细菌性脑膜炎患者的脑脊液检查具有白细胞增多、葡萄糖减少和蛋白质增多等特点。腰椎穿刺可发现颅内压增高，脑脊液外观混浊或呈脓性，常规检查白细胞增多，一般在 $(250\sim10\ 000)\times10^6$/L，以中性粒细胞为主；蛋白质增多，通常超过 1 g/L，而糖和氯化物浓度降低;脑脊液 pH 降低,乳酸、LDH、溶菌酶含量以及免疫球蛋白 IgG、IgM 含量均明显升高。脑脊液培养是确诊的"金标准"。脑脊液培养发现病原菌的概率较高,发生社区获得性细菌性脑膜炎,做需氧培养,而发生神经外科术后脑膜炎时厌氧培养显得尤为重要。

一项 875 例细菌性脑膜炎的研究中,在给予抗生素治疗前脑脊液培养的阳性率达 85%,其中流感嗜血杆菌性脑膜炎阳性率为 96%,肺炎球菌性脑膜炎阳性率为 87%,脑膜炎球菌性脑膜炎阳性率为 80%;但腰椎穿刺前已经给予抗生素治疗的患者,脑脊液培养阳性率则降低到 62%。另一项来自巴西 3 973 例细菌性脑膜炎的报道则显示,应用抗生素前脑脊液培养的阳性率仅为 67%。尽管脑脊液培养阳性率高且意义重大,但培养并鉴定致病菌常需 48 h,故仍需其他快速的检测方法。

脑脊液革兰氏染色可以快速鉴定怀疑细菌性脑膜炎患者的致病菌,社区获得性脑膜炎患者检查致病菌的阳性率为 60%~90%,特异性大于 97%,但针对不同病原菌其阳性率差别很大。肺炎链球菌阳性率为 90%,流感嗜血杆菌阳性率为 86%,脑膜炎球菌阳性率为 75%,革兰氏阴性杆菌阳性率为 50%,单核细胞增多性李斯特菌阳性率约为 33%。

3.病原菌抗原检查

采用特异性病原菌抗原的测定更有利于确诊。对流免疫电泳法检测抗原对流脑 A、C 族,肺炎链球菌和流感嗜血杆菌脑膜炎患者脑脊液中多糖抗原的阳性检出率达 80%以上。乳胶颗粒凝集试验可用于测定肺炎链球菌型脑膜炎和流脑患者脑脊液中多糖抗原,但检查前给予抗生素治疗会导致阳性率明显降低。

4.头颅 CT 检查

对于急性细菌性脑膜炎的诊断,CT 提供的特异性信息极少。在病变早期多无阳性发现,病变进展期患者可以出现基底池、脉络膜丛、半球沟裂等部位密度增大。合并脑炎时可见脑实质内局限性或弥散性低密度灶,以额叶常见。增强扫描可见脑膜呈带状或脑回状强化。后期由于蛛网膜粘连,出现继发性脑室扩大和阻塞性脑积水,并发硬膜下积液,于颅骨内板下呈新月形低密度灶。

5.头颅 MRI 检查

MRI 在发现病变、明确病变范围及受累程度明显优于 CT 检查。正常脑膜 MRI 表现为非连续的、薄的短线状低信号结构,MR 平扫对脑膜显示不敏感,增强后硬脑膜因缺乏血-脑屏障可被强化,表现为薄而不连续的线状强化。细菌性脑膜炎所致脑膜强化与脑膜炎感染方式和程度有关。

血源性感染主要表现软脑膜—蛛网膜下腔强化,而外伤或术后导致的脑膜炎则主要表现为硬脑膜—蛛网膜下腔强化,与硬膜外炎症直接累及有关。另外 MRI 可表现为脑实质的长 T_1、长 T_2 改变,与炎性渗出刺激血管导致血管痉挛或者血栓形成有关。脑皮质的梗死引起脑膜结构的破坏,加速脑炎和脓肿在软脑膜下皮质和邻近脑白质形成,表现为局限性脑组织水肿和占位效应。

(四)治疗

一旦怀疑为细菌性脑膜炎,应尽可能快地给予抗菌治疗。首先要选择敏感抗生素,给予足量足疗程治疗,另外治疗感染性休克、维持血压和电解质平衡、防止脑疝等对症支持治疗同样重要。发现脑膜炎球菌感染,应及时上报传染病,并及时将患者转入传染科或传染病院治疗。

二、主要护理诊断/问题

1. 急性疼痛

疼痛与脑膜刺激征有关。

2. 潜在并发症

潜在并发症为脑疝，脑疝与脑水肿导致颅内压增高有关。

3. 体温过高

体温过高与病毒感染有关。

4. 有体液不足的危险

其与反复呕吐、腹泻导致失水有关。

三、护理措施

1. 一般护理

(1)为患者提供安静、温度和湿度适宜的环境，避免声、光刺激，以免加重患者的烦躁不安、头痛及精神方面的不适感。

(2)衣着舒适，患者内衣以棉制品为宜，勤洗勤换，且不易过紧；保持床单清洁、干燥、无渣屑。

(3)做好基础护理，给予口腔护理，减少高热、呕吐引起的不适感，并防止感染；加强皮肤护理，防止降温后大量出汗带来的不适。

2. 饮食指导

(1)给予高蛋白、高热量、高维生素等营养丰富的食物，如鸡蛋、牛奶、豆制品、瘦肉等，有利于增强抵抗力。

(2)长期卧床易引起便秘，用力屏气排便、过多的水钠潴留都易引起颅内压增高。为保证大便通畅，患者应多食粗纤维食物，如芹菜、韭菜等。

(3)应用甘露醇、呋塞米等脱水剂期间，患者应多食含钾高的食物(如香蕉、橘子等)，并要保证水分的摄入。

(4)对不能经口进食者，遵医嘱给予鼻饲，制订鼻饲饮食计划表。

3. 用药指导

(1)脱水药：保证药物滴注时间、剂量准确，注意观察患者的反应及患者皮肤颜色、弹性的变化，记录 24 h 液体出入量，注意监测肾功能。

(2)抗病毒药：应用阿昔洛韦时注意观察患者有无谵妄、皮疹、震颤及血清转氨酶浓度暂时升高等不良反应。

4. 日常生活指导

(1)保持室内环境安静、舒适、光线柔和。

(2)体温上升阶段：寒战时注意保暖。

(3)发热持续阶段：给予物理降温，必要时遵医嘱使用退热药，并且注意补充水分。

(4)退热阶段：要及时更换汗湿衣服，防止受凉。

(5)腰椎穿刺术后患者取去枕平卧位 4～6 h，以防止低颅压性头痛的发生。

5. 病情观察及护理

(1)严密观察患者的意识、瞳孔及生命体征的变化，及时、准确地向医师报告。积极配合医师治疗,给予降低颅内压的药物,减轻脑水肿引起的头痛、恶心、呕吐等,防止脑疝的发生。保持呼吸道通畅,及时清除呼吸道分泌物,定时叩背、吸痰,预防肺部感染。

(2)发热患者应减少活动,以减少氧耗量,缓解头痛、肌痛等症状。发热时可采用物理方法降温,可用温水擦浴、冰袋和冷毛巾外敷等措施物理降温。必要时遵医嘱使用药物降温,使用时注意药物的剂量,尤其对年老体弱及伴有心血管疾病者应防止出现虚脱或休克现象;监测体温应在行降温措施 30 min 后进行。

(3)评估患者头痛的性质、程度及规律,恶心、呕吐等症状是否加重。患者头痛时指导其卧床休息,改变体位时动作要缓慢。讲解减轻头痛的方法,如深呼吸、倾听音乐、引导式想象、生物反馈治疗等。

(4)给予意识障碍患者侧卧位,备好吸引器,及时清理口腔,防止呕吐物误入气管而引起窒息。观察患者呕吐的特点,记录呕吐的次数,呕吐物的性质、量、颜色、气味,遵医嘱给予止吐药,帮助患者逐步恢复正常饮食和体力。指导患者少量多次饮水,以免引起恶心、呕吐;剧烈呕吐不能进食或严重水、电解质失衡时,给予外周静脉营养,准确记录 24 h 液体出入量,观察患者有无失水征象,依失水程度不同,患者可出现软弱无力、口渴、皮肤黏膜干燥和弹性降低、尿量减少、尿比重升高等表现。

(5)抽搐的护理:抽搐发作时,应立即松开衣领和裤带,取下活动性义齿,及时清除口、鼻腔分泌物,保持呼吸道通畅;将压舌板放置于上、下臼齿之间,防止舌咬伤,必要时用舌钳将舌拉出,防止舌后坠阻塞呼吸道;谵妄躁动时用约束带约束,勿强行按压肢体,以免造成肢体骨折或脱臼。

6.循证护理

病毒性脑膜炎是由各种病毒引起的中枢神经系统炎症性疾病,其发病机制可能与病毒感染和感染后的免疫反应有关。而症状性癫痫是由脑损伤或全身性疾病引起脑代谢失常引发的癫痫,病毒性脑膜炎是引起癫痫发作的因素之一。针对病毒性脑膜炎并发症状性癫痫患者的临床特点,有学者研究得出病毒性脑炎并发症状性癫痫患者的护理重点是做好精神异常、癫痫发作、腰椎穿刺术和用药的观察及护理。

使用头孢菌素类和硝基咪唑类抗生素后服用含有乙醇类的液体或食物时会引发双硫仑样反应。双硫仑样反应表现为面部潮红、头痛、眩晕、恶心、呕吐、低血压、心率加快、呼吸困难,严重者可致急性充血性心力衰竭、呼吸抑制、意识丧失、肌肉震颤等。据报道,对一名高压电烧伤者,术后给予头孢哌酮抗感染,用 75%的乙醇处理创面,反复出现双硫仑样反应。说明应用上述药物的患者接触任何含乙醇的制品都有导致双硫仑样反应的可能,医护人员应提高警惕,并将有关注意事项告知患者。

(李 雨)

第十一节 急性脊髓炎

急性脊髓炎是指急性非特异性的局限于数个节段的横贯性脊髓炎症,多于感染后或疫苗接种后发病。病因未明,大部分可能是病毒感染或疫苗接种后引起的自身免疫反应。

一、护理评估

(一)流行病学

本病可见于任何年龄,但多见于青壮年,有10～19岁和30～39岁两个发病高峰。其年发病率为(1～4)/1 000 000。男、女性发病率无明显差异。各行业从业人员均可发病,以农民多见。全年散在发病,冬春及秋冬相交时发病较多。

(二)临床表现

急性起病,起病时可有低热、病变部位神经根痛、肢体麻木乏力和病变节段束带感,亦可无其他任何症状而直接发生瘫痪。大多在数小时或数天内出现受累平面以下运动障碍、感觉缺失及膀胱、直肠括约肌功能障碍,运动障碍早期为脊髓休克表现,一般持续2～4周,肌张力逐渐升高,腱反射活跃,出现病理反射。

(三)治疗

应用类固醇皮质激素、免疫球蛋白、B族维生素。

(四)康复

急性瘫痪期时要保持瘫痪的肢体功能位,并对瘫痪的肢体进行按摩及被动的功能练习,改善患者的肢体血液循环,防止肢体挛缩、强直。当患者的肢体功能逐渐恢复时,鼓励患者进行主动的功能运动,早日康复。

二、主要护理诊断/问题

1.感知改变

其与感觉缺失有关。

2.自理能力缺陷

其与肢体活动障碍、神经肌肉损伤有关。

3.视力下降

其与视神经受累有关。

4.疼痛

其与感觉异常有关。

5.尿潴留

其与自主神经功能障碍有关。

6.排便异常

其与自主神经功能障碍有关。

三、护理措施

(一)一般护理

患者肢体运动、感觉障碍及疼痛期间卧床休息,定时更换体位,在易受压部位加用皮肤保护贴以防皮肤受损或压力性溃疡发生。做好患者安全评估及自理能力评估,保证患者的安全。

(二)饮食指导

(1)选择高蛋白、高维生素、易消化的饮食,多吃蔬菜和水果,以刺激肠蠕动,减轻腹胀和便秘。

(2)鼓励患者多饮水,每天摄入量应在 1 500 mL 以上,预防或减少泌尿系统感染。

(3)在应用类固醇皮质激素治疗期间,多吃高钾低盐食物,同时注意含钙食物的摄取及维生素 D 的补充。

(三)用药护理

(1)类固醇皮质激素:急性期可用大剂量甲泼尼龙短程冲击疗法,控制病情进展,但临床症状明显改善通常出现在 3 个月后;或静脉滴注地塞米松,之后 1～2 个月随病情好转逐步减量停药。

(2)大剂量静脉注射免疫球蛋白(intravenous immunoglobulin,IVIg):近年来国内外采用 IVIg 治疗多种自身免疫病,取得良好疗效。对本病可试用此法,或在类固醇皮质激素治疗无效时试用,临床疗效有待系统研究评价。

(3)可酌情选用抗病毒药物,如阿昔洛韦、泛昔洛韦及伐昔洛韦等,重症患者或合并细菌感染者需要加用抗生素。

(4)胞磷胆碱、腺苷三磷酸、B 族维生素及血管扩张剂(如烟酸、地巴唑等),对促进恢复可能有益。

(5)中药治疗:以清热解毒、活血通络为主。

(6)密切观察药物疗效及不良反应。应用类固醇皮质激素治疗时应随病情好转遵医嘱减量,注意观察有无消化道出血倾向,观察大便的颜色,定期复查,做粪便隐血试验。定期复查血钾,防止出现低钾血症。观察患者有无恶心、呕吐等胃肠道刺激症状。

(四)并发症护理

1. 排尿功能障碍的护理

尿潴留患者应留置导尿管,定期更换导尿管和尿袋,定时松导尿管以训练膀胱的舒缩功能,保持会阴部清洁,预防尿路感染。

2. 躯体功能障碍的护理

协助患者生活护理,尽早进行康复训练,维持肢体正常运动功能,保持肢体功能位置,防止关节变形和肌肉萎缩。应对长期卧床患者加强皮肤护理,保持床单位整洁、干燥,预防压力性溃疡的发生。

3. 感觉功能障碍的护理

受累平面以下忌用热水袋或其他保温用具,防止烫伤。每天用温水擦洗,以促进血液循环和感觉恢复。

(五)病情观察

(1)急性期重症患者或上升性脊髓炎患者,特别是病变损害节段达到上胸段或颈段时易出现呼吸肌麻痹,呼吸肌麻痹是本病重症患者死亡的重要原因。严密观察患者呼吸频率、深度的变化,评估患者运动和感觉障碍的平面是否上升。保持患者的呼吸道通畅,指导患者进行有效咳痰,必要时予以吸痰。

(2)急性脊髓炎患者会出现排尿功能障碍。急性期尿潴留时,患者无膀胱充盈感,尿意丧失,逼尿肌麻痹,自主排尿不能,呈无张力性神经源性膀胱。注意观察排尿有无异常,必要时留置导尿管,每 4～6 h 定时开放。当膀胱功能逐渐恢复,残余尿＜100 mL 时,应拔出导尿管,恢复自行排尿。

(3)观察用药后的不良反应,如消化道出血、肌无力等。

四、健康指导

(1)疾病知识指导:指导患者及其家属掌握疾病康复知识和自我护理方法,鼓励患者克服紧张焦虑的情绪,树立战胜疾病的信心。

(2)饮食指导:加强营养,多食高蛋白、高纤维素的食物,保持大便通畅。

(3)生活与康复指导:患者卧床期间应定时翻身,预防压力性溃疡;肌力开始恢复后应加强肢体功能训练,指导家属在患者进行功能锻炼时给予保护,防止患者跌倒受伤。

(4)指导患者自我评估及监测病情,掌握护理方法,必要时定时复查。

(迟佳鑫)

第十二节　多发性硬化

多发性硬化(MS)是临床最常见的炎性脱髓鞘疾病。中枢神经系统(CNS)白质出现多灶性和反复发作的炎性脱髓鞘病灶,病理和神经免疫组化显示带有明显的自身免疫反应的特征,临床上则表现出多发性神经功能障碍,并且有反复发作与缓解的病程。

一、护理评估

(一)病因

MS 的病因尚未完全清楚。疾病发作期,细胞免疫和体液免疫明显异常,出现了针对 CNS 髓鞘抗原组分异常的免疫攻击。病灶内小血管周围淋巴细胞浸润,存在多种针对不同髓鞘抗原组分的抗体分泌细胞,也可见多种活化的 T 细胞,分泌干扰素-γ(IFN-γ)、白细胞介素-2(IL-2)、肿瘤坏死因子-α(TNF-α)等促炎性细胞因子。此外,主要组织相容性抗原-Ⅱ(MHC-Ⅱ)分子对抗原的提呈作用、黏附分子对活化 T 细胞进入病灶区的促进作用也是自身免疫炎症的促发因素。MS 的炎症病灶是多种细胞免疫、体液免疫因素共同作用导致的结果,而这种异常免疫反应的诱导因素和过程尚不清楚,可能与下列因素有关。

1. 病毒感染

麻疹、腮腺炎、风疹,单孢病毒、EB 病毒等,可能与 MS 有关。

2. 遗传

部分 MS 发病有家族聚集倾向,纯合子双生子发病率大大高于杂合子双生子和一般人群。

3. 环境

高纬度地区发病明显增多,其他因素(如环境毒素、饮食等)也可能有影响。常见的受累部位为大脑半球白质(脑室周围)、脑干、视神经、胼胝体、小脑、脊髓,可出现萎缩,切面上的白质散在大小不一的灰色病灶;镜下病灶表现为白质脱髓鞘、血管周围淋巴细胞浸润,慢性病灶髓鞘脱失程度不一,轴索肿胀,可有断裂等少量轴索病变,伴星形细胞增生。

(二)临床表现

发病年龄为 15～50 岁,偶尔见小于 10 岁或超过 60 岁者。症状、体征因病变部位和病程演变的差异而呈多样性表现。

1. 发作方式

多为急性、亚急性起病，前者数日内、后者在数周至1～2个月达到高峰。70%为复发-缓解病程，其余表现为进展性，部分复发-缓解病例可逐步转化为进展性病程，分型如下。

2. 复发-缓解型

有明确的缓解、复发病史，每次发作不少于24 h，缓解期则长短不一。

3. 原发进展型

首次发病后无明显缓解，呈缓慢进行性单相病程。

4. 继发进展型

由复发-缓解型MS逐步演变为进展性病程。

5. 进展复发型

总病程表现为逐步进展，间或有不同程度的复发。

个别表现为急性发作，迅速进展，在数月内严重致残或死亡。有学者称之为急性(恶性)型(属于原发进展型)。

(三)辅助检查

1. 脑脊液

压力一般正常，白细胞、蛋白轻度增多，IgC可增多，急性期多出现IgG鞘内合成增多(IgG指数或IgC合成率)，80%以上患者寡克隆区带(OB)阳性。

2. 免疫指标异常

急性期或活动期，血及CSF中免疫炎性活性因子增加，如IFN-γ、TNF-α、IL-2和IL-2R，IL-6R等。外周血CD^{4+}细胞增加，CD^{8+}细胞减少，CD^{4+}与CD^{8+}比值增加；急性期MBP抗体增多。

3. 视、听、体感诱发电位

其常用于发现无症状体征的亚临床病灶。视觉诱发电位(VEP)：潜伏期延长，波形异常者可达80%。听觉诱发电位(BAEP)：约1/3的患者可出现BAEP异常(以潜伏期延长为主)。体感诱发电位(SEP)：表现为传导阻滞、潜伏期延长，见于60%的患者。

4. CT

多发白质低密度病灶，急性期可出现强化。

5. MRI

MRI对于发现大脑半球、脑干、小脑、脊髓病灶有决定性意义，可用以确定病灶部位、大小、数量、形态和活动性，有的为长T_1、长T_2信号，有的为等T_1、长T_2信号，活动性病灶强化明显。

(四)诊断

诊断基于临床症状、体征和多种实验室检查，明确在时间与空间上存在多发性。一般应考虑，10～50岁发病，CNS内同时存在两个或两个以上病灶，有缓解复发病史(每次发作持续24 h以上)，缓慢进展半年以上。同时应排除其他性质病变造成神经系统症状、体征的可能(Schumacher诊断标准)。

(五)治疗要点

MS的治疗分为免疫治疗与一般治疗，前者主要应用皮质类固醇激素、β-干扰素及其他免疫抑制剂，是主要针对CNS急性免疫性炎症采用的治疗措施。目的是抑制炎症、减轻水肿、减少脱髓鞘、减慢疾病进展。一般治疗主要是对症,减少症状发作,减轻痛苦,提高生存质量。

二、主要护理诊断/问题

1.生活自理缺陷

生活自理缺陷与肢体无力、共济失调或视觉、触觉障碍等有关。

2.尿潴留/尿失禁

尿潴留/尿失禁与膀胱反射功能障碍有关。

3.排便异常

排便异常与自主神经功能障碍有关。

4.有感染的危险

感染与免疫功能低下、机体抵抗力降低有关。

5.预感性悲哀

预感性悲哀与疾病多次缓解复发、神经功能缺损有关。

6.知识缺乏

患者缺乏本病的相关知识。

三、护理措施

1.一般护理

(1)环境:病室环境安静、舒适,光线明暗适宜,物品摆放合理,将呼叫器置于伸手可及处,餐具、便器、纸巾等可随时取用;床铺设有床挡;地面平整、无障碍物,防湿、防滑;走廊、卫生间等设置扶手;必要时配备轮椅等辅助器具。

(2)活动与休息:协助患者取舒适体位,给予自行变换体位困难者定时翻身,并注意保暖;肢体运动障碍的患者,应保持肢体的功能位,指导患者进行主动运动或被动运动。活动时注意劳逸结合,避免活动过度。

(3)生活护理:鼓励患者做力所能及的事情,协助患者洗漱、进食、穿脱衣物和如厕,做好安全防护。有感觉障碍的患者,避免高温和过冷刺激,防止烫伤、冻伤的发生。

(4)饮食护理:保证患者每日的热量摄入,给予高蛋白、低糖、低脂、易消化吸收的清淡食物。食物富含纤维素,以促进肠蠕动,达到预防或缓解便秘的作用。对吞咽障碍的患者可给予半流食或流食,必要时给予鼻饲饮食或肠外高营养,并做好相关护理。

2.用药护理

指导患者了解常用药物及用法、不良反应及注意事项等。

(1)皮质类固醇:是急性发作时的首选药物,目的是抗感染和免疫调节,常用药物有甲泼尼龙和泼尼松。

采用大剂量短程疗法时,监测血钾、血钠、血钙,防止电解质紊乱,长期应用不能预防复发,且不良反应严重。

(2)β-干扰素:具有免疫调节作用。常见不良反应为流感样症状,使用部分药物时可出现注射部位红肿及疼痛,严重时出现肝功能损害、过敏反应等。注意观察注射部位有无红肿、疼痛等不良反应。

(3)免疫球蛋白:降低复发率。常见的不良反应有发热、面红,偶尔有肾衰竭、无菌性脑膜炎等不良反应发生。

(4)免疫抑制剂:多用于继发进展型多发性硬化,主要不良反应有血白细胞减少、胃肠道反应、皮疹等。

3.心理护理

因疾病反复发作,且进行性加重,患者易出现焦虑、抑郁、恐惧等心理障碍,护士应加强与患者的沟通,了解其心理状态,取得信赖,帮助患者树立战胜疾病的信心。

4.对症护理

(1)感染:患者出现高热、肺炎等并发症时,严密监测病情变化,采取降温措施。注意休息,保证足够的热量和液体摄入,必要时吸氧。

(2)排泄功能:保持患者大小便通畅。指导便秘患者进富含纤维素的食物,适量增加饮水量,顺时针按摩腹部,促进肠蠕动,必要时遵医嘱给予缓泻剂或灌肠。评估患者有无排尿异常,对尿失禁患者可遵医嘱留置导尿管,尿潴留患者可采用听流水声、按摩腹部、热敷等方法促进排尿,若效果不佳,可遵医嘱留置导尿管,观察并记录尿液的颜色、性质和量,严格无菌操作,加强会阴护理,预防感染。

(3)压疮:做好皮肤护理,保持皮肤清洁、干燥,定时协助患者更换体位,加强患者的全身营养。

(4)视力障碍:提供安静、方便的病室环境,灯光强度适宜,减少眼部刺激;将生活用品放置于随手可及处。

四、健康指导

(一)日常生活指导

鼓励患者做力所能及的事情,适当进行体育锻炼,通过良好的膳食增进营养,避免疲劳、感冒、感染、发热、妊娠、分娩、拔牙、冷热刺激等因素引起复发。

(二)饮食指导

(1)改变不良的饮食习惯,进高蛋白、低糖、低脂、易消化吸收的清淡食物,保障液体的摄入。多食新鲜的蔬菜、水果及富含维生素的食物,促进肠蠕动,预防便秘的发生。

(2)给予吞咽障碍的患者半流食或流食,预防呛咳及窒息的发生,必要时遵医嘱留置胃管,保障营养的摄入,并做好相关护理。

(三)用药指导

(1)应用皮质类固醇药物时显效较快,常见的不良反应有电解质紊乱、向心性肥胖、胃肠道不适、骨质疏松等。定期测量血压,监测血糖、离子变化,做好皮肤及口腔护理。

应用免疫抑制剂时,常见血白细胞减少、胃肠道反应、肝和肾功能损害、出血性膀胱炎等不良反应。

(2)按时服用口服药,应用皮质类固醇药物时不能突然减药、加药、擅自停药,防止“反跳现象”的发生,引起病情波动。

(3)静脉输液时根据病情和药物性质调节滴速,密切观察患者的病情变化,如果有异常,及时向医师报告,并做好相关记录。

(四)照顾者指导

与家属做好沟通,因患者的病情反复发作,容易出现焦虑、抑郁、厌世等情绪,家属应配合医务人员,共同给予关爱和支持。

(五)预防复发

(1)避免感冒、疲劳、手术、感染、体温升高、拔牙等诱因。

(2)遵医嘱正确用药,定期复诊。

(3)生活规律,适当进行体育锻炼,注意营养均衡,增强抵抗力。

(4)女性患者首次发作后 2 年内避免妊娠。

(姚 红)

第十三节 癫痫持续状态

癫痫持续状态(status epilepticus,SE)是发作的一种特殊情况,而并非特殊的发作类型。SE 是一种以持续癫痫发作为特征的病理状况,其发生反映了终止发作的内源性机制发生了障碍。随着人们对其认识的不断深入,SE 的定义标准也在变化。

一、护理评估

(一)分类

从临床治疗实际出发,近年来人为地将全面惊厥性 SE 分成三个阶段:早期的 SE、确定的 SE 和微小发作的 SE;并且强调,当患者进入"确定的 SE"阶段时,神经细胞已受损且抗药性已形成,所以在临床工作中,在早期就应该开始积极治疗。

1. 早期的 SE(early or impending SE)

定义:历时超过 5 min 的连续发作,或反复发作超过 5 min,且发作间期意识未能完全恢复。早期的 SE 并非真正意义上的 SE。该定义反映了人们已经认识到,早期就应通过静脉应用大剂量的抗惊厥药物,否则很容易发展成 SE。当然,并不是所有患者都发展成 SE。有研究显示,在发作持续时间达 10～29 min 的患者中,有 40%患者的发作会在未治疗情况下自行停止,总的病死率为 2.6%,而持续时间超过 30 min 的患者病死率为 19%($P<0.001$)。

以 5 min 作为定义早期 SE 的时间标准是有一定道理的。在成人全面惊厥性发作中,临床发作的平均持续时间为 52.9～62.2 s(标准差为 14),脑电发作平均持续时间为 59.9 s(标准差为 12),均不超过 2 min。所以,采用早期 SE 发作的时间标准(5 min),这要比孤立性一次发作持续时间长 18～20 个标准差,这足以表明早期 SE 与孤立一次发作是明显不同的两种情况,很可能提示发作在加重。这一定义也与临床实际情况一致,一般对超过 5 min 的发作都会像对待 SE 一样进行治疗。另外,就时间上而言,早期 SE 可能与 SE 动物实验中的药物敏感阶段相对应,而确定的 SE 则可能与药物抵抗阶段有部分对应。

2. 确定的 SE(established SE)

定义:临床或脑电图的发作持续超过 30 min,或出现两次以上的癫痫发作,而在发作间期意识未完全恢复。可以看出,该定义与我们既往普遍采用的 SE 相一致。实际上,早期 SE 与确定的 SE 是一个连续过程。以 30 min 作为时间标准也有其临床和动物实验结果的支持:在动物中,这是形成自我维持发作能力所需时间,也是抗药性的形成时间,同时也是发作能够引起明显脑损伤的所需时间;根据一项研究结果,在发作后 30 min 这一时间点,有 60%的发作仍未自行停止而进入持续发作状态。另外,将30 min定义为SE的时间标准,也早已被临床工作实际及动物实验所接受和采用。应注意,该标准以往仅仅用于成人或超过5岁儿童的全面惊厥性发作。

3. 微小发作的SE(subtle SE)

微小发作的SE表现为昏迷及与发作性脑电图异常放电,伴有或不伴有轻微的运动性发作,如面、手、足的节律性小幅度颤搐或眼球震颤、强直性眼球偏斜等。由于惊厥表现不突出,实际上代表了一种非惊厥性SE。有研究提示,在接受SE治疗的患者中,超过10%患者的临床发作已停止或仅有一些轻微症状,但脑电异常活动仍持续存在。目前尚不清楚,这种持续电活动对人体是否有害。但动物实验提示,持续的放电可损伤神经细胞,提示可能有必要对持续的脑电活动进行控制。微小发作的SE所蕴含的预后及治疗方面的意义可能与惊厥性持续状态是一样的。

(二)临床表现

1. 全面惊厥性SE(GCSE)

这是临床上最易辨认、最常见的SE。表现全面强直性或阵挛性抽搐,伴意识完全丧失,可出现尿失禁和舌咬伤,常伴有瞳孔散大、对光反射消失、角膜反射消失,可出现病理反射。可产生体温调节、心血管及代谢等多系统的功能紊乱,严重时可致死,死因常为呼吸循环衰竭、脑水肿或高热等。临床症状常随着发作持续时间延长而变得不明显。有学者通过对脑电图和临床观察,动态分析了GCSE的演变,发现神经系统的表现越来越轻微,例如,仅表现眼球偏斜、细小眼震或下颏、唇、手指、眼睑等的轻微抽动,最后可发展为无临床症状而只表现为脑电的异常。

2. Kojewnikow型持续局灶性发作

表现为某一组肌群的持续阵挛或肌阵挛性抽动,常见部位为一侧口角、眼睑、面部、拇指(趾)、手、脚或前臂、下肢等,可持续数小时、数天甚至数月。该型常见于拉斯马森综合征患者。

3. 非惊厥性SE(NCSE)

NCSE是指持续至少30 min的连续或基本连续的脑电图发作,但不伴有临床惊厥发作表现的一种SE。

4. 肌阵挛性SE

肌阵挛性SE是指由于严重神经系统损伤(缺氧、中毒、代谢性病因)而导致的多部位或局限性持续肌阵挛性发作(肌阵挛性发作是一种短暂的突发电击样肌肉收缩)。多无意识障碍,少数患者可伴意识障碍。

发作可持续数小时或数日,也可出现在进行性神经系统性疾病过程中。目前尚不清楚肌阵挛性SE是否代表了一种真正意义上的SE,抑或仅仅是病损脑的一种终末期反应。治疗效果一般不好,预后通常不佳。

(三)治疗

本节所涉及的SE处理主要是针对GCSE而言。GCSE是一种有着较高病死率和病残率的急危重症。早期治疗至关重要,发作持续时间越长,控制越难,并发症越多,预后越差,病死率也越高。因此,只要患者出现持续发作,均应尽早开始治疗,争取在发作初期就终止发作。

所有医护人员必须认识到处理SE的紧迫性。在开始应用抗惊厥药物治疗之前,首要任务是保持呼吸道通畅和血压稳定。然后,应先行抗惊厥药物治疗。在控制发作的同时,应进行仔细的病因学诊断以及积极处理并发症。普遍认可的处理原则如下。

1.尽快终止发作

早期静脉应用抗惊厥药物是成功治疗的关键，一般临床上惊厥持续5 min以上，就要考虑给予有效抗惊厥药物。

静脉给药为最适合的途径，对静脉给药困难者，可考虑直肠灌注药物或肌内注射药物。选用的药物应起效迅速、应用方便。

2.维持生命功能，预防和控制并发症

保证呼吸道畅通，维持生命功能，吸氧等。纠正各种代谢紊乱，特别应注意纠正脑水肿、严重酸中毒、高热、低血糖、呼吸循环衰竭等。

3.针对发作病因及诱因的处理

在控制发作的同时，进行仔细的病因诊断很必要，可帮助判断预后，且针对病因的治疗往往更为有效。

4.防止复发

发作控制后继续密切观察随访，根据病史、病因、脑电图、体格检查及实验室资料等综合评估，确定是否给予长期抗癫痫药物治疗。

二、主要护理诊断/问题

1.清理呼吸道无效

其与癫痫发作时意识丧失有关。

2.生活自理缺陷

其与癫痫发作时意识丧失有关。

3.知识缺乏

患者缺乏长期正确服药的知识。

4.有受伤的危险

其与癫痫发作时意识突然丧失、全身抽搐有关。

5.有窒息的危险

其与癫痫发作时喉头痉挛、意识丧失、气道分泌物增多而误入气管有关。

6.潜在并发症

潜在并发症为脑水肿、酸中毒或水、电解质失衡。

三、护理措施

1.建立静脉通路，遵医嘱正确使用抗癫痫药物

注意观察用药效果和有无呼吸抑制、肾脏损害等不良反应。监测患者德巴金等抗癫痫药物血药浓度、血常规及血生化检验指标，及时向医师汇报，并尽早处理可能的药物不良反应。

2.保持气道通畅，给氧

SE发作时，将患者的头偏于一侧，解开患者的上衣领口，将缠绕纱布的压舌板置于一侧口角上、下牙齿间，及时取出活动性义齿；迅速轻柔地吸除患者口鼻内分泌物及呕吐的消化道内容物；积极纠正可能存在的脑缺血，给予面罩或鼻导管高流量氧气(5 L/min)吸入；必要时行气管插管或气管切开，解除气道痉挛导致的呼吸道梗阻，同时密切监测血气分析结果和血氧饱和度，及时调整呼吸支持参数；排除地西泮等药物对心肺功能的中枢性抑制。

3.病情观察

密切观察患者的生命体征、脉搏氧饱和度及意识、瞳孔的变化，注意发作过程中有无心率增快、血压升高、呼吸减慢或暂停、瞳孔散大、牙关紧闭、大小便失禁等；观察并记录发作的类型、发作频率与发作起始和持续时间；观察发作停止后患者意识完全恢复的时间，有无头痛、疲乏及行为异常。

4.减轻脑水肿

在保证高流量吸氧前提下，将床头抬高30°，可常规给予脱水剂甘露醇、呋塞米等，加强巡视，观察患者的生命体征，积极防治可能危及生命的脑疝。

5.安全护理

(1)发作期安全护理：立即让患者平卧，采取保护措施，避免意外受伤；活动状态时发作，应立即将患者缓慢置于平卧位，防止外伤，切忌用力按压患者抽搐的肢体，以防骨折和脱臼；用棉垫或软垫对跌倒时易擦伤的关节加以保护；SE、极度躁动或发作停止后意识恢复过程中有短时躁动的患者，应由专人守护，使用保护性床挡，必要时予以保护性约束。

(2)发作间歇期安全护理：给患者创造安全、安静的休养环境，保持室内光线柔和、无刺激；床两侧加放床挡，必要时给床挡加保护套。

6.有效干预患者高热症状

发热可使脑组织的基础代谢率升高，脑组织需氧量增加，导致脑水肿加重，降温是减轻脑水肿、保护脑组织的必要措施。依据不同发热程度，采取药物降温、温水擦浴、冰帽等，同时密切关注患者可能的寒战症状。

(潘丽君)

第六章 肿瘤科疾病护理

第一节 肿瘤放射介入治疗护理

一、介入化疗前护理

(1)术前护士要全面了解患者的病情及心理状况,解释手术的目的、过程、需配合的环节和注意事项。尤其是对缺乏信心或有绝望心理的患者,护士要以和蔼的态度、通俗易懂的语言指导患者,解除其心理压力,增强其手术信心。

(2)术前 1 d 要做好碘过敏试验。对穿刺部位做好常规皮肤准备,根据插管部位而定备皮范围。经腋动脉进路,需将左侧腋窝备皮。经股动脉穿刺的备皮范围是脐下至大腿上1/3 处,并注意穿刺部位有无皮肤病、皮损或感染。必要时检查穿刺点远端动脉搏动情况,便于手术后对照。

(3)术前训练在床上解大小便,以利于术后肢体制动时在床上排便顺利及穿刺部位免受污染。

(4)术前 1 d 要让患者充分休息,必要时应用镇静剂,利于患者手术时保持良好心理状态和充沛体力。

(5)手术日早晨禁食,但可适量饮水。必要时给予静脉补液。

(6)按医嘱准备好术中所需药品,主要有化疗药物、止吐剂、镇痛剂、造影剂、2%的利多卡因、肝素、生理盐水等;如果需行动脉栓塞,需准备栓塞剂,如碘油、吸收性明胶海绵等。

二、介入化疗中护理

(1)热情地接待患者,消除其紧张情绪及恐惧心理,取得患者的信任。要讲明手术中可能出现的感觉及简单的手术操作步骤,例如,注射造影剂时有温热感,栓塞时可能出现疼痛、恶心等反应,使患者感到轻松、放心,有安全感。

(2)了解患者是否患有高血压、心脑血管疾病,有无出血倾向等。对病情较重者应建立静脉通道并保持通畅,确保有意外时用药物抢救。

(3)给患者摆放正确体位,协助医师暴露手术野并配合皮肤消毒。术前、术后注意手术侧足背动脉搏动变化情况。

(4)调节室内温度,以防止患者术中受凉。

(5)护士在术中应严密观察生命体征的变化,如果出现消化道反应(恶心、呕吐),应及时在医师指导下给予抗呕吐药物。

(6)密切观察穿刺肢体动脉搏动情况,肢体的温度、皮肤颜色是否改变,及时发现、及时处理。如果出现较严重的并发症,如变态反应、心律失常、心力衰竭、休克等,应立即停止灌注药物治疗,配合医师进行抢救。

(7)在术中注射造影剂时应密切观察患者有无变态反应征象。一旦发生反应,立即停止注射并现场实施抢救,根据变态反应情况及时给予地塞米松、异丙嗪等药物,以及氧气吸入等。

(8)导管治疗结束后,迅速拔管、局部加压止血十分重要。一般用手压迫穿刺点 15～20 min。在压迫止血后应加压包扎 12～24 h 或用 1 kg 的沙袋加压 8 h,嘱患者回病房后平卧12 h,严密观察穿刺点有无出血和血肿,患侧肢体温度和足背动脉搏动是否正常,监测生命体征,留意其他术后注意事项。

三、介入化疗后护理

(1)术后 4～6 h 密切观察生命体征的变化,观察穿刺部位有无血肿,了解术侧肢体血供、皮温情况及颜色的变化。

(2)患者返回病房后,嘱患者绝对卧床休息 24 h,肢体制动 8～12 h,伤口处用 1 kg 沙袋加压 8 h 或加压包扎 12～24 h,防止渗血导致皮下淤血。术后 72 h 内避免剧烈活动,以防止穿刺部位出血。

(3)密切观察下肢末梢血运情况是及早发现股动脉栓塞及明确栓塞程度的重要依据。每 30 min 巡视患者 1 次,观察足背动脉搏动是否减弱或消失,皮肤颜色是否苍白,皮肤温度是否下降,毛细血管充盈时间是否延长,穿刺侧下肢有无疼痛和感觉障。如果趾端苍白,小腿疼痛剧烈,皮温下降,感觉迟钝,则提示有股动脉栓塞。

(4)在介入治疗 24 h 后要解除加压包扎。如有肢体血液循环障碍,应加强肢体功能锻炼,可采取按摩促进肢体血液循环,用热水袋热敷以保持肢体温度。注意观察护理效果,症状是否改善好转,及时根据病情改善治疗及护理措施。

(5)介入操作引起的并发症的观察和护理如下。①局部出血及血肿:手术一般采用 12～16 号粗针头进行经皮股动脉穿刺,因此术后穿刺点局部压迫不及时或压迫物重量过轻,以及时间过短,就可造成局部穿刺部位出血或血肿形成,严重者出现血压下降,脉搏增快,甚至休克。护理时要在术前了解患者是否患有高血压或有出血倾向及凝血机制障碍,对这类患者要特别注意。密切观察肢体血液循环,防止压迫过紧阻碍血流,观察足背动脉搏动,了解下肢皮肤颜色及皮温。如形成血肿,除观察肢体功能外,还应观察局部肿块内有无动脉搏动,防止假性动脉瘤形成。②脊髓损伤:这是少见但严重的并发症,主要见于食管癌、肺癌的患者治疗时,由于脊髓供血有 90%来自肋间动脉等节段性动脉,且吻合支少,尤其是胸 4 段及腰 1 段为相对缺血区域,做介入治疗时,导管或药物刺激及抗癌药物的毒性作用可致血管痉挛,导致脊髓损伤。重者可发展为横断性脊髓炎、截瘫。因此在食管癌、肺癌患者进行介入性化疗时应观察四肢感觉、运动功能及肢体皮肤颜色改变。如果出现脊髓损伤的临床表现,应及早使用脱水剂(如甘露醇),减轻局部水肿,同时用激素以减轻局部炎症或经腰椎穿刺注射 10 mL 生理盐水置换等量脑脊液。加强抗感染治疗。对发生脊髓损伤引起截瘫的患者还应预防压力性损伤,定时为其翻身,做好皮肤护理及截瘫患者的护理。

(6)化疗药物引起的不良反应的观察和护理如下。①术后患者一般有不同程度的恶心、呕吐、食欲缺乏,此反应主要是因为大剂量化学药物作用。患者大量呕吐,可造成体内酸碱平衡失调,由于剧烈恶心、呕吐亦可引起胃出血,一般术后患者出现恶心、呕吐时,给予止吐药,直至呕吐停止。恶心、呕吐较轻者可口服吗丁啉。对呕吐严重者酌情补液。护士应对呕吐物的性质、量、颜色进行观察并做记录,对剧烈呕吐者需注意有无消化道出血,同时鼓励患者多进高蛋白质、高维生素饮食,术后 1～2 d 一般给予半流质饮食。②急性肾功能不全:有些抗癌药物

(如顺铂等)对肾脏有较强的毒性。大量应用造影剂对肾脏也有毒性作用,加之肿瘤患者多数为老年人,因此常导致肾脏不同程度的损害,严重者可引起肾功能衰竭。所以护理人员要向患者做好解释工作,鼓励患者多饮水,使尿液稀释,加速药物从肾脏排泄,减轻毒性作用。除每日常规补液 2 500 mL 外,必要时可给利尿剂。准确记录 24 h 液体出入量,同时观察尿量、颜色及性质的变化,每日尿量少于 500 mL 或尿色改变时应留尿送检。③心律失常:在使用多柔比星等化疗药物时,由于药物可抑制心肌细胞 Na^{+}-K^{+} 泵交换,而引起心律失常或出现充血性心力衰竭,表现出闷气、发绀、脉搏减弱。严重呕吐也可造成体内电解质平衡失调而出现心律失常。因此,介入治疗后要严密观察脉率、心律、呼吸压的变化,出现异常时立即给氧,急查心电图,必要时做心电监护。同时要做好心理安慰工作,消除患者的恐惧、紧张情绪。④高热:手术将大剂量抗癌药物注入体内,常因药物毒性作用或局部肿瘤组织坏死,液化吸收而引起高热。高热时间一般为术后 1～4 d,但体温一般在 38.5 ℃左右。术后高热患者首先选用解热止痛药。体温超过 39 ℃时,可做物理降温。如果有寒战或高热持续不退,要注意是否因导管插入,无菌消毒不严格引起感染甚至败血症,可做血培养。⑤腹部疼痛:肝癌患者术后可因肝肿瘤组织坏死,引起肿块破裂,而出现肝区剧烈疼痛。护士要密切观察肝癌患者手术后有无腹部症状,出现腹上区疼痛时,切忌乱用止痛药,弄清疼痛性质后再处理。注意观察有无内出血现象,及时向患者解释原因,消除其顾虑。

(詹华玉)

第二节 鼻咽癌

一、病因

鼻咽癌的病因主要包括 EB 病毒感染、遗传因素和接触化学致癌物。

(1)EB 病毒:为 DNA 病毒类型。自 1966 年 OLD 首先从鼻咽癌患者血清中检测到 EB 病毒抗体以来,大量血清流行病学研究已证明 EB 病毒与鼻咽癌密切相关。诱发鼻咽癌除了病毒感染之外,还有机体的生理和免疫因素作用。EB 病毒导致鼻咽癌一般需要 20～30 年。

(2)遗传因素:鼻咽癌患者有种族及家族聚集现象。10%的鼻咽癌患者有家族史,其中父母、兄弟、姐妹患鼻咽癌者明显多于对照组(无家族史)。侨居国外的华人鼻咽癌的患病率亦高于当地人,其后代仍保持着高的鼻咽癌发病率。

(3)环境与饮食:在广东,调查发现鼻咽癌高发区的大米和水中微量元素镍含量较低发区高。在鼻咽癌患者的头发中镍含量亦高。有报道称食用咸鱼及腌制食物是中国南方鼻咽癌的高危因素,这与咸鱼及腌制品中高浓度的亚硝胺化合物有关。动物实验表明,镍能促进亚硝胺诱发鼻咽癌,提示镍可能是促癌因素。

二、临床表现

鼻咽癌发生部位隐蔽,与眼、耳、鼻、咽喉、颅底骨和脑神经等重要组织器官相邻,具有易于在黏膜下向邻近器官直接浸润或淋巴结转移的生物学行为,所以症状多变或不明显。

(1)出血:由于鼻咽腔内肿瘤血管比较脆,肿瘤外表常没有黏膜覆盖,故易有血涕症状。最常发生在早晨起床后吸鼻后痰中带血或擤鼻后涕中带血。一般为血丝或陈旧性小血块，量较少，时有时无。大出血是晚期鼻咽癌患者死亡的主要原因之一。

(2)鼻部症状：鼻咽癌好发于鼻咽顶前壁，易侵犯鼻腔后部，出现不同程度的鼻塞。

(3)耳部症状：鼻咽癌发生在鼻咽侧壁、侧窝或咽骨管开口上唇时，肿瘤压迫咽骨管可发生单侧性耳鸣或听力下降，还可发生卡他性中耳炎。

(4)头痛：常为一侧性偏头痛，位于额部、颞部或枕部。轻者头痛无须治疗，重者需服止痛药，甚至打止痛针。头痛的原因很多，脑神经损害或颅底骨破坏常是头痛的原因之一，晚期鼻咽癌的头痛可能是三叉神经第一支末梢神经在硬脑膜处受刺激反射引起。

(5)眼部症状：鼻咽癌直接侵犯眼眶或侵犯压迫脑神经时可出现复视，向内斜视，眼睑下垂，眼球固定，视力减退或消失。

(6)颈淋巴结肿大：最常见的颈淋巴结转移部位为颈深上组淋巴结。据复旦大学附属肿瘤医院资料，511 例鼻咽癌患者中，384 例有颈淋巴结转移。40%的患者以颈部肿块为首发症状，60%～80%的患者初诊时即可触及颈部肿块。

(7)其他：面麻，指面部皮肤麻木感，临床检查为痛觉和触觉减退或消退；舌肌萎缩和伸舌偏斜；迷走神经、舌咽神经受损，声哑和吞咽困难；停经，作为鼻咽癌首发症状罕见，与鼻咽癌侵犯蝶窦和脑垂体有关。

三、诊断

(一)体格检查

仔细检查头颈部，区域淋巴结有无肿大，脑神经有无损伤等。

(二)鼻咽镜检查

1.间接鼻咽镜检查

间接鼻咽镜检查是一种简便、快捷、有效的检查方法，作为体检的常规方法，能早期检查出鼻咽部肿瘤。了解鼻咽黏膜有无充血、粗糙、出血、浸润、溃疡、新生物等。

2.鼻咽纤维镜检查

配备摄像、电视、录像等现代装置，鼻咽纤维镜检查可有效地提高图像分辨能力。

(三)血清学检查

EB 病毒血清学检查包括 VCA-IgA、EA-IgA、EBV-DNA 酶三项，能辅助诊断鼻咽癌，对早期诊断鼻咽癌有一定的帮助。

(四)影像学检查

鼻咽部 CT 检查，在鼻咽癌诊断中能准确评价鼻咽部肿瘤的范围，对鼻咽癌的 TNM 分期、放射治疗照射野设计和预后评估起着重要的作用。鼻咽部 MRI 检查可清楚地显示鼻咽部的正常结构的层次和分辨肿瘤的范围，同时可显示局部骨小梁尚未破坏时肿瘤对骨牙腔的浸润，对诊断鼻咽癌分期更准确。对鉴别鼻咽癌复发还是纤维化更有优势，对评价颅内病变，特别是放射性脑病及脊髓病变更准确。

(五)鼻咽活检病理学检查

鼻咽癌最后确诊的依据是病理学诊断，虽然临床症状、体征、X 线、CT 和血清学诊断提示为鼻咽癌，但仍须有病理学明确诊断。在间接鼻咽镜检查或鼻咽纤维镜检查时，如果发现鼻咽部有可疑病灶或肿瘤，均需做活体组织检查。

四、治疗

鼻咽的解剖位置特殊，周围有许多重要的器官和结构。鼻咽癌呈浸润性生长，难以完全切除，目前还没有理想的化疗药物和化疗方案可以根治鼻咽癌，放射治疗是治疗鼻咽癌的基本方法。对于治疗前未发生远处转移的病例，治疗的效果取决于肿瘤对放射治疗的内在敏感性、对肿瘤浸润范围给予的剂量，以及对正常器官组织的保护。

（一）外照射治疗

对鼻咽癌原发灶采用^{60}Co γ线或4～15 MeV高能X线治疗。颈部淋巴结可先用^{60}Co γ线或4～6 MeV高能X线治疗，再加电子线或深部X线混合照射。照射靶区包括原发灶、亚临床病灶和肿大淋巴结。

传统常用照射野：耳前野、面颈联合野、鼻前野、耳后野、眶下野、颅底野、颈部切线野、上颈侧垂直野。

（二）近距离放射治疗

近距离放射治疗（简称放疗）是目前对鼻咽癌残留病灶最常用的治疗手段，具有不良反应小、疗效较好、操作简单的特点，适合早期、中期及部分晚期的患者，作为外照射的补充手段。

1. 腔内后装放疗

该方法适用于浅表性的病灶，病灶的厚度不应超过10 mm。

2. 组织间插植放射治疗

组织间插植放射治疗包括鼻咽旁区插植、蝶窦及筛窦插植、经鼻腔鼻咽顶壁插植、鼻咽放射性颗粒种植、颈部淋巴结插植等技术。

五、护理措施

（一）放疗前护理

放疗前洁齿，治疗口腔炎症，填补浅度龋齿，拔除龋齿及残根，去除金属冠等，待伤口愈合（10～14 d），开始放疗，避免放疗引起放射性骨髓炎。积极治疗上呼吸道和鼻旁窦炎症。妊娠妇女最好先做人工流产或引产，哺乳期应停止哺乳。

（二）放疗期间的护理

（1）注意口腔卫生：①保持口腔清洁，督促患者每次饭后及睡前用软毛牙刷、含氟牙膏刷牙，刷牙后用漱口水漱口。②保持口腔湿润，多饮水（每日饮水量要大于2 500 mL），每30 min用生理盐水或温开水漱口，以缓解口干，减轻黏膜反应。③评估口腔黏膜情况，选择适合的漱口水。常用有复方氯己定含漱液、双氯芬酸含漱液、生理盐水或5%的碳酸氢钠溶液漱口。④口咽反应严重者可根据医嘱局部涂药（如锡类散、贝复剂等）以促进溃疡愈合或用喷雾法（庆大霉素＋地塞米松等）以缓解黏膜反应。⑤有口腔黏膜溃疡和疼痛时，可用0.5%的普鲁卡因液含漱或饭前用1%的丁卡因喷喉止痛。出现吞咽困难、咽喉炎时，可给予超声雾化喷喉，辅以清热解毒药物，如一清胶囊、银黄含片等，必要时给予口服或静脉注射抗生素。

（2）加强营养：进清淡、易消化、高蛋白质、低脂肪及含丰富维生素的食物，劝告患者戒烟、酒，避免吃煎炸及过热、过硬、过酸或过甜的刺激性食物，以减少对口腔黏膜的刺激。

（3）每周测体重1次，每日放疗前测体温1次，对发热者，应补充水分和注意电解质平衡。

（4）放疗期间每周查白细胞计数1次，白细胞低于3×10^9/L并连续3 d复查确认者，应暂停放疗。按医嘱给予升白细胞药物，嘱患者减少外出，减少探视，注意保暖，预防感冒。对病房空气每日消毒两次。

(5)安排规律的作息时间，保证充足的睡眠，避免疲劳和情绪波动，可根据病情需要进行一些有利于身心健康的音乐治疗或采用气功疗法。

(6)放射野局部反应及护理如下。

腮腺急性反应：在刚接受放疗后的2～6 h即可发生，患者自觉当日放射侧腮腺区肿胀、疼痛、张口受限、局部压痛。这是由于放疗后受照射侧腮腺局部急性充血、水肿，阻塞腮腺导管，涎液淤积。注意口腔卫生，进清淡饮食，一般不需特殊的处理，待放疗3～4次可自行消失。

口干：是3对主要唾液腺受到射线的作用，功能抑制所致。以后随着放疗的继续进行，口干的程度可逐渐加重。出现口干症状后应嘱患者随时带饮用水，养成随时少量多次饮水的习惯。必要时，可饮用泡有西洋参、金银花、菊花的茶水，起到滋阴生津去火的作用。

口腔黏膜反应及护理：一般在放疗开始后第2～3周出现，首先表现为充血样改变，随着放疗剂量的增加，黏膜表面出现白斑，继而出现糜烂，溃疡性改变。①轻度，口腔黏膜红肿、红斑、充血、唾液分泌减少、口干、稍痛、进食少。保持口腔清洁，饭后用软毛刷、含氟牙膏刷牙，用漱口水含漱。②中度，口咽部明显充血水肿，出现斑点状白膜，溃疡形成，咽痛明显，进食困难。可向口腔喷药(西瓜霜、溃疡合剂等)，进食前可用利多卡因喷雾或含漱止痛。③重度，口腔黏膜极度充血、糜烂、出血、融合成片状白膜，溃疡加重，有脓性分泌物，剧痛不能进食并偶有发热。静脉滴注抗生素，补充高营养液、氨基酸、白蛋白，促进溃疡愈合。

(7)鼻咽腔的护理如下。

鼻咽冲洗：鼻咽腔冲洗起到清洁鼻腔和增强放射敏感性作用。鼻咽癌患者须终身冲洗，每日冲洗1～2次。为患者准备一套冲洗瓶，嘱患者解开衣领，上身向前弯曲，双腿分开，站在洗脸池前，冲洗瓶挂的高度距头顶50 cm，冲洗时水温38 ℃～40 ℃，每次冲洗水量为1 000 mL，从阻塞较重侧开始冲洗，将冲洗器放入鼻腔内1～1.5 cm，水从鼻腔入，从口腔或鼻腔出。注意冲洗后是否出血，如出血，禁止冲洗。

鼻腔干燥时用薄荷油滴鼻，平时通过水蒸气熏、湿毛巾敷，保持鼻腔的湿润，鼻黏膜水肿时以呋麻液滴鼻以缓解鼻塞不适。

嘱患者勿用手挖鼻或用力擤鼻，预防感冒，打喷嚏时勿过于用力。避免进煎炸、辛辣和热性食物(如羊肉、狗肉等)而引起鼻黏膜充血。

(8)鼻咽癌出血的护理：肿瘤或黏膜的反复感染、溃疡、坏死，坏死组织脱落，放疗中黏膜充血、水肿或放疗后黏膜萎缩等，可导致鼻咽出血，出血量可多可少，大出血，几分钟内失血量达1 000～2 000 mL，致使患者死亡。因此，对鼻咽癌患者必须密切观察，警惕大出血的出现，尤其对菜花型及溃疡型，以及有出血先兆和凝血机制差的患者，须更加注意，并随时备好急救物品，做好大出血抢救的准备工作。

一般护理：①加强卫生宣教工作，嘱患者勿用手挖鼻，打喷嚏时，不要过于用力。教育患者勿吃煎炸、辛辣和过热的食物，以免引起鼻咽黏膜充血。②注意休息，避免疲劳和情绪波动，预防感冒，如果咳嗽，应及时治疗。多补充维生素C，保持大便通畅。③鼻腔干燥者用清鱼肝油滴鼻，有涕血时，暂停鼻咽冲洗。

一般出血护理：少量出血用3%的麻黄素滴鼻或用3%的麻黄素棉塞填塞鼻腔。出血较多可用凡士林纱条填塞鼻腔，并使用止血药。

鼻咽大出血的护理：成人 24 h 内，鼻腔出血量超过 500 mL 为鼻腔大出血。鼻咽部大出血死亡的鼻咽癌患者中有 67%～80%是死于大出血引起急性呼吸道梗阻，因此保持呼吸道通畅为重点。①立即通知医师，助患者将头偏向一侧，去枕平卧，用双手压迫颈外动脉，以减少出血量，嘱患者勿将血吞下，要吐在脸盆里，以便观察出血量，安慰患者，稳定患者的情绪，消除其紧张、恐惧心理，必要时按医嘱给予镇静剂。②迅速备齐急救物品，包括止血气囊、膨化止血海绵、凡士林纱条、后鼻孔填塞包、吸引器、张口器、消毒剪刀、手套、手电筒，必要时备气管切开包。③配合医师吸净血液，尽快行后鼻孔填塞。④配血、输液，按医嘱使用止血药。⑤前后鼻孔填塞后的护理：将患者床头抬高 30°～60°，成半坐卧位，以减轻头部充血。密切观察患者的前后鼻孔是否继续出血。密切观察血压、脉搏、呼吸、体温，注意呼吸情况，如果有窒息，应尽快行气管切开。⑥生命体征平稳后取半卧位。加强口腔清洁，可用 1%的过氧化氢溶液和 1/2 000的薄荷生理盐水或朵贝液交替含漱，每日 4 次。用氯霉素眼药水滴眼，防止感染。⑦经前后鼻孔填塞处理后仍未止血，可行颈外动脉结扎进行止血。

(三)放疗后护理

1.按医嘱服药

出院以后，可能仍然需要服用一些辅助抗癌或减轻化疗、放疗反应的药物，要遵照医师的指示用药。

2.定期复查

放疗之后，患者要定期返院复查，第 1 年是放疗后第 1、第 3、第 6、第 12 个月各复查 1 次；第 2 年开始到第 5 年为每半年复查 1 次；5 年后可 1 年复查 1 次。

3.养成合理正确的饮食习惯

进高蛋白质、高糖、高维生素的食物，少吃高胆固醇、高脂肪食物。除了油炸、熏烤、腌制品，以及辛辣刺激、燥热的食物应避免外，其他日常的食物都可食用。食物应以质软、易消化的为主，如鲜乳、豆浆、鸡蛋、鱼、肉等。

4.注意口腔卫生，保护牙齿

放疗造成多数患者永久性的口干，减轻了口腔的自洁功能，容易引起口腔溃疡及龋齿的发生，因此，加强口腔清洁仍然是非常重要的。最好用含氟的牙膏，用软毛的牙刷来刷牙，有条件的话最好能做到三餐后都刷牙，保持口腔卫生。要坚持漱口 2～3 个月，每日 4～5 次，可以用自配的淡盐水，也可用特制的漱口水。出院后 3 年内勿拔牙，防止放射性骨髓炎的发生。

5.保护鼻腔和鼻咽黏膜

由于鼻咽及部分鼻腔黏膜受照射后充血肿胀，患者常有鼻黏膜干燥，鼻塞，鼻腔分泌物增多、黏稠，严重者可影响休息和睡眠。可用清鱼肝油或复方薄荷油滴鼻，每日 3～4 次，以保护鼻咽、鼻腔黏膜。

6.保护好放射野皮肤

放射野皮肤的红斑或色素沉着等，大多会随着时间的延长而逐渐恢复，通常半年内可基本复原。要保持放射野皮肤的清洁、干燥，注意不宜用碱性过强的肥皂及其他洗涤液清洗放射野皮肤，不宜用粗毛巾和过热的水擦洗。外出时避免阳光直接照射。脱皮时，切勿用手撕剥、抓痒。

(詹华玉)

第三节　口腔癌

口腔癌是一组病，主要是指发生在口腔黏膜的上皮癌，为头颈部较为常见的恶性肿瘤之一。在我国，口腔癌占全身恶性肿瘤的1.9%～3.5%，占头颈部恶性肿瘤的4.7%～20.3%，居头颈部恶性肿瘤的第二位。男性患者多于女性患者，男、女性患者发病率之比为(3～4)∶1。在我国40～60岁人群为高发人群，特别是吸烟或酗酒的50～60岁男性。口腔癌包括唇癌、舌癌、口底癌、牙龈癌、颊黏膜癌和硬腭癌。

一、病因

根据流行病学调查，目前公认口腔癌的发病可能与以下因素有关。

1.烟、酒刺激

烟草中的致癌因素主要是化学物质3,4-苯并芘。酒是致癌源之一，饮酒与吸烟具有协同的致癌作用，乙醇可以诱导口腔癌的发生。

2.慢性刺激与损伤

不良的义齿或齿列不整的牙齿对口腔黏膜长期机械性磨损，加上口腔卫生条件差，伴有慢性炎症，可能成为促癌因素。

3.嚼槟榔

槟榔嚼块以槟榔果为主要成分，以槟榔叶、花、藤和石灰作为配料。槟榔果中的槟榔碱和槟榔次碱这两种成分具有潜在的致癌作用。配料中除叶可能不具致癌性外，其他配料(花、藤)皆含有致癌性化学物质，因此极易诱发口腔癌。

4.口腔黏膜白斑与红斑

有报道称口腔黏膜白斑与增生性红斑常是癌前病变，因此需长期随访以便早期发现癌变。

5.紫外线和电离辐射

唇癌多见于户外工作、长期暴露于日光者，特别是农民、渔民或牧民。显然唇癌的发生与日光中的紫外线有关。电离辐射主要是唇癌的医源性致癌源。

6.其他

有报道认为口腔癌与基因相关的疾病有关，如范科尼综合征、共济失调-毛细血管扩张症、着色性干皮病、人类免疫缺陷病毒(HIV)感染等；也有报道认为，维生素A缺乏可升高口腔癌的发病率，高维生素饮食和抗氧化剂可使这种危险性降低。

二、临床表现

(一)口腔癌的共同症状和体征

(1)疼痛：早期无疼痛或疼痛感较轻，局部有异物摩擦感，出现溃破或肿瘤进一步侵犯附近神经时可引发疼痛，表现为耳痛和咽喉痛。

(2)溃疡：唇或口腔黏膜局部变硬，边缘隆起，中央凹凸不平，甚至糜烂出血。

(3)口腔黏膜出现白斑或红斑。

(4)肿块：唇或口腔内部有肿块，常以局部侵犯为主。在口腔癌中，舌癌最易出现颈部淋巴结转移。

（二）口腔内不同部位的癌变具有不同的临床表现

1. 唇癌

唇癌多见于下唇的中外 1/3 部位。病变可表现为增生、疣等外生型或溃疡型。病变表面常出现血痂及炎性渗出。下唇癌患者由于唇闭合功能受影响，可伴有严重的唾液外溢。

2. 舌癌

舌癌在口腔癌中最常见，多为鳞状细胞癌，85％以上发生在舌体。早期表现为溃疡、外生与浸润三种类型。舌癌晚期由于舌活动严重受限、固定，唾液增多、外溢，进食、吞咽、说话均困难，且疼痛剧烈。舌癌的淋巴结转移率高。

3. 口底癌

口底癌多发生在舌系带两侧的前口底。局部出现肿块和溃疡，可逐步发生疼痛、流涎、舌活动受限、吞咽困难和语言障碍。口底癌极易发生双侧淋巴结转移。

4. 颊黏膜癌

颊黏膜癌多为鳞状细胞癌，好发于上下牙咬合线相对颊黏膜处，靠近口角处臼齿后区。颊癌可呈溃疡型或外生型，早期病变多表现为黏膜粗糙，随着病情发展，可引起颊部溃疡，出现明显疼痛，严重者可致张口受限，直至牙关紧闭。颊癌常转移至颌下淋巴结。

5. 牙龈癌

牙龈癌仅次于舌癌，居口腔癌第二位。多为分化程度高的鳞状细胞癌，下牙龈癌比上牙龈癌多见。牙龈癌表现为溃疡型或外生型，以溃疡型多见。早期向牙槽突及颌骨浸润，引起牙齿松动、疼痛；向后发展到磨牙区及咽部时，可引起张口困难。牙龈癌以淋巴结转移多见。

6. 硬腭癌

硬腭癌以腺癌多见。硬腭癌多为外生型，边缘外翻，易渗出和形成血痂，触之易出血，有时也呈溃疡型。早期易侵犯骨质，晚期可出现牙齿松动或脱落。硬腭癌主要侵及颌下淋巴结。

三、辅助检查

辅助检查包括望诊、触诊、X 线片检查、MRI 检查、CT 检查、超声检查、脱落法细胞学检查和病理学检查。

四、治疗

口腔癌的治疗方法以手术、放疗、化疗为主，同时辅以免疫治疗和生物治疗。由于根治性的外科手术对功能及美容有影响，应根据患者的具体情况决定治疗方式，目前主要治疗手段为手术和放疗。中晚期病例采取放疗与手术为主的综合治疗方案或同步放、化疗方案。对于无法手术的晚期病变，可采用单纯放疗或放疗联合应用化疗予以姑息减症治疗。

（一）手术治疗

早期如果没有造成残疾、影响容貌和功能的危险，均应首选外科手术治疗，或采用以外科手术治疗为主的综合疗法。主要采用原发灶手术切除＋颈淋巴结清扫术。

（二）放疗

对早期、未分化癌及低分化的口腔癌应首选放疗，对于已累及骨质、颈淋巴结转移的晚期肿瘤，行单纯的放疗难以根治，常需要进行综合治疗。综合治疗时，可根据病情在手术前后进行放疗。

(三)化疗

除晚期患者采取化疗行姑息治疗外,目前临床最多见的是手术与放疗以外进行辅助化疗。在口腔癌的治疗中,主要于术前进行辅助化疗,又称诱导化疗,一方面可以缩小肿瘤,为手术创造条件;另一方面可以提高患者的远期疗效。

(四)免疫疗法及生物治疗

免疫疗法及生物治疗可用作其他治疗的辅助治疗。

五、护理措施

1.饮食指导

由于口腔的正常功能被破坏,有时会侵及会厌、舌和喉返神经,导致经口进食时食物易误入气管引起呛咳,使患者进食受到影响。此时应指导患者进行吞咽动作的训练,进食时采用坐位或半卧位,并根据宜少食多餐,进高蛋白、高热量、高维生素(B族维生素)、易消化、清淡的食物,忌食煎炒、辛辣刺激性、过硬、过热的食物的原则,帮助患者制定食谱,并指导其合理进食。如果疼痛严重,影响进食,可给予 250 mL 生理盐水+40 mL 2%的利多卡因,于饭前10～30 min漱口,疼痛减轻后再进食,必要时给予静脉营养支持。因呛咳严重或吞咽困难不能进食者可留置胃管,进行鼻饲,同时给予鼻饲饮食指导,必要时给予静脉营养支持,以促进组织的修复和神经功能恢复。

2.口腔护理

口腔癌患者口腔分泌物较多,要及时清理,并保持口腔清洁、舒适,减少局部刺激,预防口腔黏膜损伤。每日行口腔护理2～3次,也可根据病情采用口腔冲洗和口腔擦洗方法。对于口腔内有较大创口、糜烂、张口受限的患者,可先采用 20 mL 注射器抽吸漱口水进行冲洗或含漱,然后再用生理盐水漱口,每日漱口次数不少于6次。教会患者掌握正确的漱口方法:喝一口漱口水,通过鼓腮一吸一吮的动作使水分与口腔的每一部分充分接触,达到治疗效果;也可根据口腔情况采用常规方法行口腔护理,保持口腔卫生。可根据口腔内的 pH 选用不同的漱口液,常用甲硝唑溶液、复方硼砂溶液、1∶5 000 的呋喃西林溶液、西吡氯铵漱口液和1%～3%的过氧化氢溶液等。

3.心理护理

责任护士要多与患者交流,倾听患者的诉说,及时掌握患者心理变化,理解患者的感受。当患者出现呛咳、吞咽困难等不适症状,表现出焦虑、害怕、愤怒、自卑等一些不良情绪时,护士应多与患者沟通,耐心地与患者交流,陪伴患者,尊重患者,与其建立良好的护患关系。

(张　帆)

第四节　食管癌

食管癌是人类常见的恶性肿瘤之一,我国是食管癌的高发国家,每年新发病例超过15万人,占世界各国食管癌新发病例总数的一半以上。我国食管癌死亡率为15.23/10万,每年约19万人死于食管癌。食管癌的发病率和死亡率有明显的地域性和性别差异。

食管癌是发生于食管黏膜交界部位鳞状上皮的恶性肿瘤，以进行性吞咽困难为其最典型的临床症状。在我国，90%的食管癌为鳞癌，腺癌约占7%，少见的病理分型为小细胞癌、平滑肌肉瘤、未分化癌等。食管癌在食管上、中、下三段均可发生，以中段最多见，下段次之，上段、较上段和颈段较少。

一、病因

食管癌的确切病因尚未完全明确，其发病因素极为复杂，流行病学调查表明，食管癌多发生在经济状况较差、较贫困的人群中。国内外大量调查研究发现，食管癌与饮食习惯、物理化学因素、局部黏膜损伤、环境及遗传因素有关。

1. 亚硝胺类

亚硝胺类化合物是一类公认的致癌性很强的化学物质，其前体包括硝酸盐、亚硝酸盐、二级或三级胺等，腌制和发霉的食物均含有亚硝胺类化合物。河南林州市是食管癌的高发区，该地区居民喜食腌制酸菜，这种酸菜中即含有亚硝酸盐，大量调查研究发现食用酸菜量和食管癌发病率成正比。

2. 食管慢性损伤

长期进食、过快及进食过热、过粗、过硬和辛辣刺激性食物可引起食管黏膜损伤，导致增生性病变，也可能是致癌因素之一。吸烟、饮烈性酒与食管癌的发病有一定关系。各种长期不愈的食管炎可能是食管癌的癌前病变。

3. 真菌致癌因素

各种霉变食物均能产生致癌物质，食管真菌病可能是食管癌的癌前病变之一。用霉变食品可以诱发小鼠食管和胃的癌前病变或鳞状上皮癌，这类霉菌与亚硝胺促癌有协同作用。

4. 营养因素

大量研究表明，食管癌的发生与当地居民的膳食营养状况有密切关系，动物蛋白摄入量不足和维生素A、B族维生素、维生素C缺乏是食管癌高发区居民饮食的共同特点。食管癌高发区人群血清、头发、尿中钼的含量都低于正常值。钼的缺乏可使土壤及植物中的硝酸盐增多，进而使植物中的硝酸盐积聚，在一定条件下会促进亚硝胺致癌物的生成。

5. 遗传因素

人群的易感性与遗传和环境条件有关。根据对食管癌高发区的调查，食管癌的发病率常表现出家族性聚集现象。

二、临床表现

（一）早期症状

症状多为非特异性，时隐时现，多数患者未重视。

1. 吞咽食物哽噎感

这种症状最多见，占51%～63%。

2. 胸骨后疼痛

主要为胸背部沉闷痛、烧灼痛或针刺痛。

3. 食物通过食管缓慢或有滞留感

进食时，感觉食物下行缓慢或滞留，饮水时也有同样的感觉。

4.胸骨后不适或闷胀感

不适或闷胀感与食管癌早期的黏膜糜烂和浅溃疡有关。

5.食管内异物感

有异物贴附在食管壁上的感觉。

6.咽部干燥及紧缩感

部分患者常诉咽部干燥发紧,吞咽食物不顺。

7.剑突下疼痛

多为烧灼样刺痛,轻重不等。下段食管癌还可引起剑突下或腹上区不适、呃逆、嗳气。

(二)中晚期症状

1.进行性吞咽困难

进行性吞咽困难是食管癌最常见的典型临床症状。

2.呕吐与反流

因食管梗阻,患者进食后常发生呕吐。大量黏液样痰积存于食管内引起反流、呛咳甚至吸入性肺炎。

3.上消化道出血

常有呕血或黑便等临床表现。长期少量出血可致贫血;大量出血是因为肿瘤侵犯大血管特别是胸主动脉,可引起致死性出血。

4.食管呼吸道瘘

最常见于食管胸中段癌,可引起咳嗽、发热、呼吸困难、咯血及肺部感染等症状。

5.神经侵犯

肿瘤直接侵犯淋巴结或转移至淋巴结,压迫喉返神经,可致声音嘶哑;侵犯或压迫肋间神经,可引起胸背部持续性疼痛;侵犯膈神经,可引起呃逆及膈麻痹症状。

6.消瘦

进食困难、营养不良等因素导致体重减轻。

(三)终末期表现

1.广泛转移

肝、腹腔转移可引起肝区不适、食欲缺乏、腹腔积液、黄疸等症状;颈部及上纵隔淋巴结转移可引起上腔静脉阻塞综合征。

2.恶病质

恶病质主要是食管梗阻导致重度营养不良及全身消耗所致,常伴有电解质紊乱。

三、辅助检查

1.X线检查

食管X线钡餐检查是诊断食管癌特别是中、晚期食管癌既简便又实用的一种常规检查方法。主要表现为黏膜皱襞增粗、中断迂曲,管腔充盈缺损或狭窄,管腔舒张度变小,管壁僵硬,钡剂通过障碍及有软组织肿块等,此检查可观察自颈部食管向下的全部食管。

2.CT检查

CT检查可作为X线钡餐造影的补充,有助于准确判断病变范围、制订正确的治疗方案。CT检查食管癌时应重点观察食管壁的厚度、肿瘤外侵的范围及程度等。食管癌CT扫描能在横截面上显示肿瘤的最大左右径和前后径、肿瘤与食管管腔的关系，以及肿瘤的最大浸润深度，特别是三维重建技术可清楚地显示病变段食管肿瘤与食管腔间的关系，以及肿瘤的大小和走向。

3. 食管内镜检查

电子纤维内镜已经广泛应用于食管癌的诊断。该检查可以直接观察肿瘤的大小、形态和部位，为临床医师提供治疗的依据，同时也可在直视下于病变部位做活检或镜刷检查，以确定诊断。对早期食管癌的检出率可达 95%。

4. 食管内镜超声检查

超声内镜具备内镜及超声的双重功能，既能够直接观察食管腔内的病变，并钳取病变组织做病理检查，又能够精确地测定病变对食管壁的浸润深度，还可检出食管壁外异常肿大的淋巴结，明确肿瘤对周围器官的浸润情况。超声内镜检查对肿瘤分期、治疗方案的选择，以及预后判断有重要意义。

5. 其他检查

其他检查有 PET-CT、B 超、食管脱落法、细胞学检查等。

四、治疗

食管癌治疗方法的选择要综合考虑病期、病灶部位和患者的全身情况。食管癌早期的治疗可以采用手术、综合治疗(放疗＋手术、放疗＋化疗＋手术、化疗＋手术)、中医药治疗等多种治疗方式。早期食管癌手术治疗和放疗的疗效相仿。因此，选择手术或放疗均可。由于手术治疗的创伤大、并发症多，对颈段和上胸段食管癌应首选放疗。食管癌放疗的适应证范围较宽，除了食管穿孔，形成食管瘘，远处转移，明显恶病质，严重的心、肺、肝等疾病患者外，均可行放疗。但临床所见多为中、晚期患者，单一治疗疗效令人失望。目前临床大多选择综合治疗。

1. 放疗与手术的综合

术前放疗可杀灭亚临床灶，降低癌细胞活力，使病灶和周围组织的癌性粘连转变为纤维组织粘连，缩小肿瘤体积，有利于手术彻底切除，减少转移和局部复发的机会，且不会明显增加手术困难和术后并发症。术前放疗主要适用于肿瘤已有外侵，单纯手术切除有困难，但肿瘤部分退缩后可切除的食管癌。术前放疗分为常规术前放疗和快速术前照射。常规术前放疗是术前照射 40～50 Gy，休息 3～4 周再手术。快速术前照射是术前 3～7 d 照射20～25 Gy，休息 1 周左右手术。快速术前照射法的主要优点是疗程短；缺点是肿瘤退缩不充分，对于已明显外侵的病例，难以有效提高切除率。

该方法主要适用于术前估计可以切除的病例。下列情况应术后放疗：仅行探查术或姑息性切除后癌残留；切缘有浸润癌残留；切缘不够，疑有亚临床灶残留；术后病理检查证实有纵隔淋巴结转移且残留。

2. 放疗与化疗的综合

由于单一治疗均未能在中、晚期食管癌的治疗中取得较理想的疗效，故综合治疗逐渐成为食管癌的治疗中相当重要的一个部分。对于不能手术的食管癌患者，同期放、化疗局部控制效果明显优于单纯放疗，且远处转移率降低，并能延长患者的生存期。目前对于 N_1 和 $T_{3\sim4}$ 患者，采用术前同期放、化疗或根治性同期放、化疗已成为一个趋势。

五、护理措施

1.饮食护理

(1)鼓励患者摄入营养丰富的高维生素、高蛋白及高热量的饮食,进营养价值高,所含必需氨基酸较齐全、配伍比例好的蛋白质类食物,如蛋类、乳类、鱼类、动物的瘦肉,以及新鲜蔬菜和水果、大豆及其制品、花生、香菇、西红柿、柑橘等。对不能进食或严重梗阻的患者,应先行胃造瘘手术,以维持必需营养。

(2)出现哽噎感时,不要强行吞咽,否则会刺激局部癌组织,引起出血、扩散、转移和疼痛。

(3)为避免食物残渣阻塞食管,建议饮食以软烂的半流质饮食为主,餐前饮少量温开水润滑食管,注意细嚼慢咽,少食多餐;每日进5～6餐,可选择粥、面条、馄饨、鸡蛋羹、肉末、菜末、豆腐等,避免吃糯米团等黏性食物,以免其黏滞在食管表面形成梗阻。

(4)食物以微温为宜,避免进冷流食。因为食管狭窄的部位对冷食刺激十分敏感,容易发生痉挛,引起恶心、呕吐,以及疼痛和胀麻等感觉。

(5)忌食辛辣刺激性食物,因为这些食物同样能引起食管痉挛,产生不适。

(6)避免进致癌食物。腌制食物中含有致癌的亚硝酸盐,发霉的米、面、花生等食物中含有致癌的黄曲霉毒素,熏烤的鱼、肉、香肠等食物中含有致癌的烟焦油,腐烂的蔬菜和水果中也含有致癌物质,要避免吃这些食物。

(7)进食或喝水时,身体坐直,头稍微前倾。进食后要坐或者站至少30 min以利于消化。

(8)对吞咽困难者,可嘱其进食后饮温水或淡盐水冲洗食管,以减轻炎症、黏膜水肿和吞咽困难等症状。

(9)吞咽疼痛严重者,饭前服局部麻醉剂止痛以便于进食。

(10)对完全不能进食的食管癌患者,应采取静脉营养治疗,以维持患者机体的需要。

2.放疗的护理

(1)放疗前向患者介绍治疗中的注意事项及有可能出现的不良反应,让患者做好心理准备,积极配合治疗,顺利完成治疗。

(2)饮食以软烂的半流质饮食为主。保持口腔清洁,每次进食后,饮少量温开水冲洗食管,减少食物滞留管腔,以减轻食管炎症和水肿反应。

(3)进微温、清淡的流质或半流质饮食。食物宜细、碎、软,避免进多渣、过大、过硬、过热、辛辣刺激性食物。进食应细嚼慢咽,避免狼吞虎咽,以防对食管黏膜造成损伤。

(4)如果出现咽喉严重疼痛,不能进食,可通过输液、饭前口服局部麻醉剂,甚至暂停放疗等方法缓解症状。

(5)对吞咽困难严重、进食后呕吐者,要密切观察呕吐物的性质、颜色,及时向医师报告并处理。

(6)密切观察病情,观察有无转移或穿孔的症状,如胸背部疼痛加重、呛咳、发热、心率快、咯血、呕血等。发生穿孔可能是放疗中肿瘤的消退速度与正常组织修复速度不均衡所致。要做好心理护理,讲明原因,消除患者的顾虑,提高其战胜疾病的信心。

(7)放射性食管炎:大部分患者在放疗开始后1～2周(20～30 Gy/10～15次)会出现轻重不一的放射性食管炎,主要表现为吞咽疼痛,进食困难的症状加重。或术后放疗患者出现吞咽梗阻的症状。主要原因是食管黏膜充血、水肿、渗出及糜烂。患者因为进食痛、胸骨痛及烧灼感等而不愿进食。这是一个反应过程，一般多为暂时现象，并非病情加重。随着肿瘤的消退和放疗的结束，反应会减轻或消退。首先应向患者解释这是放疗的常见反应，放疗3周后疼痛会缓解或消失，通过耐心交谈、印发书面材料和宣传页等多种形式，使患者掌握放疗过程中的有关知识。运用心理学知识，及时解除患者的焦虑、紧张和抑郁情绪；鼓励患者进高热量、高蛋白、高维生素、低脂肪的半流质饮食来增加营养，少食多餐，饮食温度在 40 ℃左右。嘱患者进餐后散步或坐 30 min 后再平卧休息，以减少食物反流。忌烟、酒，忌过咸、过硬、油炸、辛辣刺激性食物，防止骨头、鱼刺等损伤食管黏膜，多喝蜂蜜、绿豆水、红菇汤、香菇汤、水果汁等有利于组织的修复。对于吞咽疼痛剧烈不能进食者，饭前口服由 250 mL 生理盐水、15 mL 2%的利多卡因、20 mL16 万 U 庆大霉素、10 mg 地塞米松组成的混合液，以减轻吞咽疼痛，利于进食。对疼痛剧烈者，除给予上述处理外，可给予吲哚美辛或布洛芬，伴有恶心、呕吐者，给予甲氧氯普胺(胃复安)等止呕。

(8)若食物梗阻于食管狭窄处，应及时向医师报告并处理。

(9)皮肤反应：放疗开始 2 周后，就会出现皮肤反应。皮肤反应分为干性反应和湿性反应。出现干性反应时，无须特殊治疗，穿柔软、宽大、吸水性强的棉质衣服或丝织衣服，保持局部皮肤清洁、干燥。照射部位发痒时，勿用手抓挠，以免造成皮肤损伤。禁用肥皂和对皮肤刺激性强的外用药物，外出时应局部遮挡，防止日光直接照射。若出现奇痒，局部可外用赛肤润、比亚芬、疮疡灵膏等。若出现湿性反应，局部可外用美诺佳(0.9%的 NaCl 凝胶)、龙血竭、贯新克(复方维生素 B_{12}溶液)等，以减轻局部炎症反应，促进皮肤愈合。用药后应充分暴露反应区皮肤，切勿覆盖或包扎。若出现皮肤色素沉着，不必做特别处理，放疗结束后皮肤会逐渐恢复。

(10)气管反应：多表现为刺激性干咳或者伴有血痰或血性泡沫，痰液不易咳出。首先应防止交叉感染，保证室内空气的清洁和流通，并定期进行消毒。按时开窗通风，保持室内空气新鲜。嘱患者注意保暖，避免同时开启门窗，使空气对流。轻者无须处理，或对症治疗，例如，静脉给予盐酸氨溴索化痰或行雾化吸入。鼓励患者多饮水，对多痰患者，应及时吸痰，需要时可遵医嘱使用止咳药物，适当使用抗生素和支气管扩张剂。

(王丽芳)

第五节 胃 癌

胃癌是我国常见的恶性肿瘤之一。据 Parkin 等报道，2002 年全世界有近 10 万例胃癌新发病例，死亡病例近 7 万例。胃癌的流行病学有明显的地域差别，日本、中国、智利、欧洲为高发地区，而美国、澳大利亚、丹麦和新西兰发病率低。在我国，西北地区和东南沿海地区发病率较高，广西、广东、贵州发病率低。

一、病因

(1)亚硝基化合物：亚硝酸盐主要来自食物中的硝酸盐，特别是在大量使用氮肥后的蔬菜中，硝酸盐的含量极高。硝酸盐进入胃中，被硝酸盐还原酶阳性菌还原成亚硝酸盐。亚硝酸盐的含量与胃内硝酸盐还原酶阳性菌的数量呈正相关。据报道，低胃酸患者胃癌的发生率比胃酸正常者高,这与胃内亚硝胺类化合物合成增多有关。

(2)幽门螺杆菌:幽门螺杆菌为带有鞭毛的革兰氏阴性菌,在胃黏膜中生长。在发达国家人群中幽门螺杆菌感染率低于发展中国家30%~40%,在儿童期即可受到感染,例如,我国广东1~5岁儿童中,最高感染率可达31%。幽门螺杆菌是胃黏膜肠上皮化生和异型性增生及癌变前期的主要危险因素。在正常胃黏膜中很少分离到幽门螺杆菌,而随胃黏膜病变加重,幽门螺杆菌感染率升高。

(3)遗传因素:胃癌在少数家族中有聚集性。在对胃癌患者的调查中发现,一级亲属患胃癌比例明显高于二级、三级亲属。血型与胃癌存在一定关系,A型血人群患胃癌的比例高于一般人群。

(4)饮食因素:高浓度食盐可使胃黏膜屏障损伤,造成胃黏膜细胞水肿,腺体丢失。摄入亚硝基化合物的同时摄入高浓度食盐可增加胃癌的诱发率,诱发时间也较短。新鲜蔬菜、水果有预防胃癌的作用,尤其是含有巯基类的新鲜蔬菜,如大蒜、大葱、韭菜、洋葱和蒜苗等。

(5)其他因素:吸烟为胃癌的危险因素,吸烟量越大,患胃癌的危险性越高。烟雾中含有多种致癌物质,可溶于唾液,进入胃内。此外,吸烟者口腔中硫氰酸含量升高,可使经血液进入口腔的硝酸盐还原成亚硝酸盐。

(6)慢性疾病:胃腺瘤样息肉、慢性萎缩性胃炎、肠化生等以胃黏膜腺体萎缩、减少为主要特征,常伴有不同程度的肠上皮化生。

二、临床表现

(一)症状

早期胃癌无特异性症状,甚至毫无症状。随着肿瘤的进展,影响胃的功能时才出现较明显的症状,但这种症状也并非胃癌所特有,常与胃炎、溃疡病等慢性胃部疾病的症状相似。常见症状如下。

(1)胃部疼痛:胃部疼痛是胃癌最常见的症状,即使是早期胃癌患者,除了少部分无症状的患者外,大部分有胃部疼痛的症状。起初仅感到腹上区不适,或有胀痛、沉重感,常被认为是胃炎、胃溃疡等,给予相应的治疗,症状也可暂时缓解。胃窦部胃癌可引起十二指肠功能改变,出现节律性疼痛,易被忽视,直至疼痛加重甚至出现黑便才引起重视,此时往往已是疾病的中、晚期,治疗效果不佳。

(2)食欲减退、消瘦、乏力:这也是一组常见又不特异的胃恶性肿瘤症状,有可能是胃癌的首发症状。很多患者在饱餐后出现饱胀、嗳气而自动限制饮食,体重逐渐减轻。

(3)恶心、呕吐:早期可仅有进食后饱胀和轻度恶心感,常为肿瘤引起梗阻或胃功能紊乱所致。贲门部肿瘤患者开始可出现进食不顺利感,以后随病情进展而发生吞咽困难及食物反流。胃窦部癌引起幽门梗阻可呕吐有腐败气味的隔夜饮食。

(4)出血和黑便:早期胃癌有出血、黑便者约占20%。少量出血时仅粪便隐血试验呈阳性,当出血量较大时可有呕血及黑便。凡无胃病史的老年人出现黑便时必须警惕胃癌的可能。

(5)其他:患者可因为胃酸缺乏、胃排空加快而出现腹泻或便秘及耻区不适。胃癌血行转移多发生于晚期,以转移至肝、肺最为多见。

(二)体征

一般胃癌尤其是早期胃癌常无明显体征,可有腹上区深压痛,有时伴有轻度肌抵触感。腹上区肿块、直肠前触及肿物、脐部肿块、锁骨上淋巴结肿大等均是胃癌晚期或已出现转移的体征。

三、治疗

(一)胃癌的治疗原则

术前行分期性检查,包括纤维内镜、腹部CT(女性患者盆腔CT)、B超、胸部X线检查等,根据检查结果,可考虑如下治疗原则。

1.无远处转移的患者

临床评价为可手术切除的,首选手术治疗。有高危因素,如低分化腺癌、脉管瘤栓、年轻(小于35岁)等,应行术后含5-氟尿嘧啶(5-FU)方案的化疗或同步放、化疗。任何有淋巴结转移及局部晚期的患者,均应在术后进行放、化疗。

临床评价为不可手术切除的,可行放疗同时行5-FU增敏。治疗结束后评价疗效,如果肿瘤完全或大部分缓解,可观察,对合适的患者行手术切除;如果肿瘤残存或出现远处转移,考虑全身化疗,不能耐受化疗的,给予最好的支持治疗。

2.有远处转移的患者

考虑以全身化疗为主,或参加临床试验。不能耐受化疗的,给予最好的支持治疗。

(二)外科手术

手术方式分为内镜下黏膜切除术、腹腔镜下胃改良切除术、胃癌的根治性切除术、联合脏器切除术、姑息性手术。

(三)化疗

迄今为止,胃癌的治疗仍以手术治疗为主,但是多数患者仅通过手术难以治愈。化疗在胃癌的治疗中占有重要地位,分为以下几种。

1.术后辅助化疗

由于单纯的手术治疗疗效欠佳,且不少有效的化疗药物或联合化疗方案对胃癌的有效率常可达40%以上,因此,可以应用术后辅助化疗处理根治术后可能存在的转移灶,以达到防止复发、提高疗效的目的。有效的化疗药物仍以5-FU(或卡培他滨)+亚叶酸钙(LV)为主。

2.术前新辅助化疗

术前新辅助化疗一般用于局部分期较晚的病例,该类患者不论能否手术切除,都有较高的局部复发率。术前化疗的目的是降低期别,便于切除及减少术后复发。常用的联合化疗方案有FUP方案(5-FU+顺铂)、PDF方案(紫杉醇+顺铂+5-FU)、FOX4方案(奥沙利铂+顺铂+亚叶酸钙)。

3.晚期或转移性胃癌的化疗

晚期胃癌不可治愈,但是化疗对有症状的患者有姑息性治疗效果。有几种单药对晚期胃癌有肯定的疗效,这些药物包括5-FU、丝裂霉素、依托泊苷和顺铂。有几种新药及其联合方案对胃癌有治疗活性,包括紫杉醇、多西他赛、伊立替康、表柔比星、奥沙利铂注射剂,以及口服依托泊苷和优福定(尿嘧啶和替加氟的复合物)。近年来常用的化疗方案有FAM(5-FU、多柔比星、丝裂霉素)、ECF(表柔比星、顺铂、5-FU)、ECF(表柔比星、顺铂、5-FU)等。

4.腹腔内化疗

绝大多数胃癌手术失败的病例均因腹膜或区域淋巴结等的腹腔内复发,现已知在浆膜有浸润的胃癌病例常可在腹腔内找到游离的癌细胞,甚至有报道称浸润性胃癌病例腹腔内游离的癌细胞阳性率可达 75%。对病期较晚且已切除的胃癌病例,在术中进行腹腔温热灌注化疗,有可能提高疗效。

(四)放疗

放疗包括术前、术后或姑息性放疗,是胃癌治疗中的一部分。外照射与 5-FU 联合应用于局部无法切除的胃癌的姑息性治疗时,可以提高生存率。使用三维适形放疗和非常规放射野照射,可以精确地对高危靶区进行照射且剂量分布更加均匀。

(五)最佳支持治疗

目的是预防和减轻患者的痛苦并改善其生活质量。最佳支持治疗是晚期及转移性胃癌患者完整治疗中的一部分。缓解晚期胃癌患者症状的治疗包括内镜下放置自扩性金属支架(SEMS)缓解食管梗阻症状,手术、外照射、内镜治疗可能对出血患者有效。疼痛控制可使用放疗或镇痛剂。

胃癌的预后取决于诊断时的肿瘤分期情况。国内胃癌根治术的 5 年生存率为 30%。约 50%的胃癌在诊断时胃癌已经超过了局部范围,70%～80%的胃癌切除标本中可以发现局部淋巴结转移。因此,晚期胃癌在临床更为常见。局部晚期和转移性胃食管癌的不良预后因素包括体力状况(PS)评分不良(≥2)、肝转移、腹腔转移和碱性磷酸酶≥100 U/L。

四、护理措施

(一)放疗前的护理

(1)告知患者在模拟定位和治疗前 3 h 不要饱食。可使用口服或静脉注射造影剂进行 CT 模拟定位。

(2)胃的周围有对射线敏感的肾、肝、脾、小肠等器官,放疗前,技术人员应精确摆位,最好使用固定装置,以保证摆位的可重复性。指导患者采用仰卧位进行模拟定位和治疗。

(3)放疗中使用定制的挡块来减少对正常组织和器官不必要的照射剂量,包括肝脏(60%的肝脏低于30 Gy),肾脏(至少一侧肾脏低于 20 Gy),脊髓(低于 45 Gy),心脏(低于 50 Gy,尽量降低肺和左心室的剂量,并使左心室的剂量降到最低)。指导患者稳定体位,以避免射线对周围组织和器官的损伤。放疗中需要暴露受照部位,需注意为患者肩部及上肢保暖,防止受凉。

(二)饮食护理

饮食以软烂的半流质或流质为主,如各种粥、面条、馄饨、鸡蛋羹、肉末、菜末、豆腐等,每日进 5～6 顿或 7～8 顿,注意细嚼慢咽。多食新鲜蔬菜、水果,食物多样,粗细搭配。吃适量的鱼、禽、蛋和瘦肉,注意饮食卫生。少食油炸、熏烤、腌制、辛辣刺激的食物,多饮水,每天 2 000～3 000 mL。禁忌吸烟,禁忌吃加工肉制品和霉变食物,禁忌偏食和暴饮暴食,禁忌狼吞虎咽,禁忌吃不洁瓜果。鼓励患者进富含维生素 B_{12} 和铁、钙的食物。放疗后 1～2 h,患者可能会出现恶心、呕吐等不良反应,告知患者这是射线致使胃黏膜充血、水肿所致。指导患者放疗前避免进食,以减轻可能发生的消化道反应。

(三)皮肤护理

(1)保持放射野皮肤清洁、干燥,禁湿敷、热敷及涂抹有刺激性的药膏,避免暴晒和过冷;衣服要柔软,避免粗糙衣物摩擦;可用温水和柔软毛巾轻轻洗放射野皮肤,禁用肥皂擦洗或热水浸浴,避免冷热刺激;勤剪指甲,禁忌搔抓,避免外伤;皮肤脱屑时,切忌用手撕剥;可用电动剃须刀刮照射区皮肤的毛发,防止损伤皮肤而造成感染;保持放射野标记清晰,如果模糊,应及时找医师描画。

(2)皮肤干性反应的处理:无须特殊治疗,穿宽大、柔软的衣服,保持局部清洁、干燥,勿用手抓挠,以免造成皮肤损伤。若出现奇痒,局部可使用冰片、疮疡灵膏等。

(3)皮肤湿性反应的处理:局部外用富林蜜凝胶、美诺佳、贯新克(复方维生素 B_{12} 溶液)等,可减轻局部炎症反应,促进皮肤愈合。用药后应充分暴露反应区皮肤,切勿覆盖或包扎。出现皮肤色素沉着,不必做特别处理,放疗结束后皮肤会逐渐恢复。

(四)放疗并发症的护理

1.放射性胃炎的护理

遵医嘱预防性使用止吐剂和保护胃黏膜的药物。食欲减退、恶心、呕吐及腹痛常发生于放疗后数日,对症处理即可缓解,一般患者可以耐受,不影响放疗进行。

2.放射性小肠炎的护理

放射性小肠炎多发生于放疗中或放疗后,可表现为高位不完全性肠梗阻。由于肠黏膜细胞早期更新受到抑制,小动脉壁肿胀、闭塞,引起肠壁缺血、黏膜糜烂。晚期肠壁纤维化,肠腔狭窄或穿孔,腹腔内形成脓肿、瘘管和肠粘连等。主要护理措施为遵医嘱给予解痉剂及止痛剂,给予清淡、易消化饮食。

3.其他并发症的护理

胃癌放疗还可出现穿孔、出血与放射性胰腺炎,放疗期间应注意观察有无剧烈腹痛、腹胀、恶心、呕吐、呕血等表现。

(五)血常规监测

(1)放疗期间每周查一次血常规。

(2)当白细胞低于 $3\times10^9/L$、血小板低于 $70\times10^9/L$ 时,暂停放疗,同时应用升白细胞和升血小板药物,注意观察用药后反应。

(3)合理调整饮食,多吃一些动物肝脏、动物脊髓、瘦肉、豆制品、菠菜等。

(4)白细胞减少时,抵抗力随之下降,容易感染,应减少探视,患者避免去公共场所,避免接触传染病患者,避免接触动物及其排泄物,室内禁止养花。

(5)经常开窗通风,保持室内空气清新。

(解 珍)

第六节 大肠癌

大肠癌包括直肠癌和结肠癌,是我国常见的恶性肿瘤。从世界范围看,我国为大肠癌的低发地区,但大肠癌在我国的发病率呈上升趋势,尤其是结肠癌。大肠癌 5 年生存率为 27% 左右。

一、病因

大肠癌的流行病学研究显示,社会发展、生活方式改变及膳食结构与大肠癌有密切的关系。

1.饮食因素

高脂肪、高蛋白、低纤维素饮食使患大肠癌的概率升高。大肠癌高发的美国人饮食中脂肪含量占总热量的41.8%，以饱和脂肪酸为主；日本人大肠癌发病率是美国人的1/2左右，其饮食中脂肪含量占总热量的12.2%，以不饱和脂肪酸为主。大量的流行病学分析表明，过多地摄入脂肪与能量可明显增加患大肠癌的危险性。煎炸食品中可能含有作用于结肠的致癌物，腌渍食品在制作过程中产生的致癌物使患大肠癌的危险性升高。

2.遗传因素

遗传性家族性息肉病和大肠癌的发病密切相关。有大肠癌家族史者，死于大肠癌的风险比正常人高。

3.疾病因素

患慢性溃疡性结肠炎超过10年者，发生大肠癌的危险性较一般人群高。出血性溃疡性结、直肠炎突变风险更大，病程超过10年者，有50%发展为癌。

4.其他因素

胆囊切除后的患者，大肠癌特别是右半结肠癌发生率明显增加。输尿管乙状结肠吻合术后，患者大肠癌的发生率比一般人群高，多数发生于手术后20年左右，肿瘤多生长在吻合口附近。

二、临床表现

1.肿瘤出血引起的症状

(1)便血：肿瘤表面与粪便摩擦后出血。低位大肠癌患者的粪便干结，故便血较为常见。直肠癌患者便血最为多见；左半结肠癌患者其次；右半结肠癌患者的粪便尚处于半流动状态，故出血量相对较少，混于粪便后色泽改变，有时呈果酱状。

(2)贫血：长期失血超过机体代偿功能时可发生贫血。

2.肿瘤阻塞引起的症状

因肿瘤部位肠蠕动增加而引起腹痛，肠管狭窄时可出现肠鸣、腹痛、腹胀、便秘、排便困难等。直肠病灶可引起粪便变细、变形，进一步发展可导致部分甚至完全性肠梗阻。左半结肠癌患者肠腔相对较狭窄，以肠梗阻症状多见；右半结肠癌的临床特点是贫血、腹部包块、消瘦乏力，肠梗阻症状不明显。

3.肿瘤继发炎症引起的症状

肿瘤本身可分泌黏液，当肿瘤继发炎症时，不仅粪便中黏液增加，还可出现排便次数增多及腹痛，肿瘤部位越低，症状越明显。

4.其他症状

40%的结肠癌患者在确诊时已可触及肿块。当腹部肿块伴有腹痛时，尤其是肿块压痛明显时，可能为肿瘤穿破肠壁全层引起肠周继发感染，或者穿孔后引起局限性脓肿或急腹症。直肠癌侵及肛管时可出现肛门疼痛，排便时加剧，易被误认为肛裂。

5.肿瘤转移引起的症状

直肠癌广泛浸润盆腔时，可引起腰骶部坠胀感、坐骨神经痛、阴道出血或血尿等症状。癌肿侵及浆膜层，癌细胞可脱落进入腹腔，种植于腹膜面、膀胱直肠窝等部位，直肠指诊可触及种植结节。左锁骨上淋巴结转移为肿瘤晚期表现。

6.肿瘤穿孔

肿瘤穿孔后,肠腔与腹腔相通,可引起弥漫性腹膜炎。肿瘤穿透邻近空腔脏器可形成肠瘘。例如,横结肠癌穿透胃、小肠,引起高位小肠结肠瘘,呕吐物可出现粪便样物;直肠癌或乙状结肠癌穿透膀胱,可引起直肠膀胱瘘、直肠阴道瘘。

三、诊断

(一)直肠指诊

直肠指诊是诊断直肠癌最主要和最直接的方法,简单易行,可发现距肛门 7~8 cm 的直肠肿物,如果嘱患者屏气增加腹压,则可触及更高的部位。

检查时先用示指按住肛门后壁,使肛门括约肌松弛,然后嘱患者做深呼吸,同时缓慢推进示指,了解肛门有无狭窄,有肿块时注意肿块的部位、大小、活动度、硬度,黏膜是否光滑,有无溃疡,有无压痛,是否固定于骶骨或盆骨。

(二)内镜检查

凡有便血或大便习惯改变,经直肠指诊无异常者,应常规进行乙状结肠镜或纤维结肠镜检查。乙状结肠镜可检查距肛缘 25 cm 以内的全部直肠及部分乙状结肠。对于距离肛缘 25 cm 以上的结肠癌,纤维结肠镜为最可靠的检查方法。可观察病灶的部位、大小、形态、肠腔狭窄的程度等,并可在直视下取活组织进行病理学检查。

纤维结肠镜检查是对大肠内病变诊断最有效、最安全、最可靠的检查方法,绝大部分早期大肠癌可由内镜检查发现。

(三)实验室检查

1.粪便隐血试验

该试验可作为高危人群的初筛方法及普查手段,持续阳性者应进一步检查。

2.癌胚抗原(CEA)测定

该检查不具有特异性的诊断价值,具有一定的假阳性和假阴性,因此不适合用于普查或早期诊断,但对估计预后、监测疗效和复发有帮助。

3.血红蛋白测定

凡原因不明的贫血,血红蛋白低于 100 g/L 者,建议做钡剂灌肠检查或纤维结肠镜检查。

(四)双重对比造影

相对于传统钡剂灌肠 X 线检查,气钡双重对比造影技术大大提高了早期大肠癌和微小腺瘤的发现率和诊断准确率。

(五)CT 诊断

由于粪便的存在和大肠的不完全性扩张,CT 难以发现结肠黏膜表面异常和面积小于 1 cm^2 的病灶,因此不能作为早期诊断的方法。CT 对诊断结肠癌的分期有重要意义。

(六)超声检查

相比常规超声,肠内超声能更正确地诊断出肿瘤侵犯的部位及范围。

(七)磁共振检查

磁共振对结直肠癌术后发现盆腔肿块有很高的敏感性,但缺乏特异性。

四、治疗

(一)手术切除

手术切除是治疗大肠癌的主要方法,同时辅以化疗、放疗等进行综合治疗。

(二)非手术治疗

1.放疗

(1)直肠癌的放疗:主要用于直肠癌的综合治疗,按进行的先后顺序可分为术前、术中、术后放疗。①术前放疗,对于局部晚期直肠癌能缩小肿瘤体积,减轻肠壁及周围组织的肿瘤浸润,使原来手术困难的直肠癌降期为可能切除,从而提高手术切除率;术前放疗既可杀灭已转移至淋巴结内的癌灶,又可通过降低肿瘤细胞活性和闭塞癌组织周围脉管而达到降低淋巴结转移率、降低局部复发率的目的;术前放疗最重要的进展是低位直肠癌术前放疗+保肛手术,可以提高患者的生存质量。②术中放疗,为了提高肿瘤组织的照射剂量和减少正常组织的照射不良反应,手术中暴露肿瘤及受累组织,保护小肠等敏感器官,根据照射组织的厚度选择能量适当的电子线,一次性照射(10～25 Gy)肿瘤残留灶及瘤床。③术后放疗,直肠癌的术后局部复发率取决于肠壁浸润深度、直肠周围组织及盆腔淋巴结受累的程度等因素,术后放疗可减少直肠癌的局部复发率。

(2)结肠癌的放疗:①放射剂量为45～50 Gy,分25～28次照射。②对于距离切缘较近或切缘阳性者追加剂量。③小肠的照射剂量应限制在45 Gy之内。④以5-FU为基础的化疗与放疗同步进行可进一步提高疗效。

2.化疗

化疗是大肠癌综合治疗的重要手段之一。可分为晚期大肠癌的化疗、新辅助化疗和术后辅助化疗。

(1)晚期大肠癌的化疗:①单药化疗。卡培他滨,又称希罗达。卡培他滨作为一种高选择性的口服氟尿嘧啶药物,无静脉注射带来的不便,又有较高的抗肿瘤活性和良好的耐受性,有可能逐渐取代5-FU用于单药或联合化疗之中。主要限制性毒性是腹泻和中性粒细胞减少及手足综合征。②持续静脉输注5-FU,5-FU是治疗结直肠癌最主要的药物。过去40年来,5-FU单独用药有效率在20%。5-FU长时间静脉输注可使毒性下降,药物剂量得以增加,持续输注5-FU的疗效要显著高于一次性推注5-FU。③5-FU与亚叶酸钙(CF),CF可以促进5-FU的活性代谢产物(5-氟尿嘧啶脱氧核苷酸)与胸苷酸合成酶共价形成三元复合物,从而加强5-FU的抗癌作用。④伊立替康、奥沙利铂也是晚期大肠癌常用的单用化疗药物。

联合化疗:尽管目前出现许多新的对结、直肠癌有效的化疗药物,但是单药治疗的效果仍不尽如人意,为了提高疗效,常联合应用多种细胞毒性药物。5-FU+CF+伊立替康(CPT-11)方案已被美国食品药品监督管理局(FDA)批准用于晚期大肠癌的一线治疗;其他常用方案还有卡培他滨+CPT-11、5-FU+CF+奥沙利铂(L-OHP)。

联合应用化疗药物与单克隆抗体:①贝伐单抗,是一种重组的人类单克隆抗体 IgG_1 抗体,通过抑制人类血管内皮生长因子(VEGF)的生物学活性而起作用。②西妥昔单抗,是针对表皮生长因子受体(EGFR)的单克隆抗体,与其具有高度的亲和力。上述两种靶向治疗药物主要与化疗联合应用治疗晚期大肠癌,可明显提高化疗的效果。

(2)以奥沙利铂和伊立替康为主的新辅助化疗药物可提高根治性肝转移切除患者的生存

率，术前化疗有效可增加手术成功的机会。

(3)大肠癌的术后辅助化疗有 5-FU＋LV，FOLFOX 系列的双周方案，卡培他滨口服 14 d、休 7 d 的 3 周方案。

大肠癌患者术后总的 5 年生存率为 50%左右。病变限于黏膜下层，根治术后 5 年生存率可达 90%，如果有淋巴结转移，则 5 年生存率为 30%以下。术前 CEA 测定提示患者预后，CEA 浓度升高者复发率高，预后较 CEA 浓度不升高者差。术前 CEA 浓度升高者，根治术后 1～4 个月应恢复正常，仍居高不下者可能残存肿瘤。95%肝转移者 CEA 浓度升高。

五、护理措施

1. 心理护理

放疗前做好患者的思想工作，讲解有关放疗的知识，介绍治疗期间可能出现的全身或局部反应及注意事项，消除患者的顾虑，增强患者对治疗的信心。

2. 饮食护理

鼓励患者摄入营养丰富的高维生素、高蛋白及高热量饮食，进营养价值高的食物，如蛋类、乳类、鱼类、动物的瘦肉，以及新鲜蔬菜和水果、大豆及其制品、花生、香菇、西红柿、柑橘等。

3. 放疗的护理

(1)放射性直肠炎的护理：早期为放射性黏膜炎，表现为大便次数增加、腹痛、腹泻，严重者可有血便。遵医嘱给予止泻剂，指导患者进无刺激性、易消化的饮食。后期可有肠纤维化、肠粘连、肠营养吸收不良，较严重的会出现肠穿孔。

(2)放射性膀胱炎的护理：放射性膀胱炎表现为尿频、尿急、尿痛等膀胱刺激征，指导患者多饮水，并告诉患者膀胱功能在放疗结束后可以恢复正常。

(3)指导盆腔放疗后骨盆疼痛者遵医嘱检查骨质密度。如果放疗后发生骨盆疼痛，指导患者活动时避免骨盆承重，动作缓慢，以防止发生病理性骨折。

(4)盆腔放疗者可能出现勃起障碍和性交痛，应做好配偶的思想工作，如果症状不能缓解，则请泌尿科或妇产科医师会诊。

（黎　娇）

第七节　宫颈癌

宫颈癌是最常见的妇科恶性肿瘤，严重威胁妇女的生命及生活质量。原位癌高发年龄为 30～35 岁，浸润癌高发年龄为 50～55 岁。近 40 年来由于宫颈细胞学筛查的普遍应用，宫颈癌和癌前病变得以早期发现和治疗，宫颈癌的发病率和死亡率明显下降。

一、病因

目前学者认为高危型人乳头瘤病毒（human papilloma virus，HPV）感染是宫颈癌的主要致病因素。另外，性活跃、初次性生活年龄＜16 岁、早育、多产等与宫颈癌的发生密切相关；与有阴茎癌、前列腺癌或其性伴侣曾患宫颈癌的高危男子性接触的妇女也易患宫颈癌。此外，宫颈癌发病率还与经济状况、种族、环境地理因素等有关。

子宫颈癌的好发部位为宫颈外口的转化区，也称为移行带区，即宫颈鳞状上皮与柱状上皮交接部。宫颈转化区上皮化生过度活跃，容易在致癌因素作用下形成宫颈上皮内瘤变(cervical intraepithelial neoplasia，CIN)。宫颈上皮内瘤变是与宫颈浸润癌密切相关的一组癌前病变。宫颈上皮内瘤变形成后继续发展，突破上皮下基膜浸润间质，形成宫颈浸润癌。从宫颈癌前病变到宫颈浸润癌时间不等。

二、临床表现

早期可无症状，仅在妇科普查时发现。性接触出血及白带增多常为宫颈癌的最早症状。晚期明显症状为阴道流血、排液、疼痛、排便困难。

(一)阴道流血

当肿瘤侵入间质内血管时开始流血。早期表现为性交后或双合诊检查后有少量出血，称为接触性出血。以后可有不规则出血，晚期出血量增多，肿瘤侵蚀较大血管或大块肿瘤坏死脱落时可致大出血。

(二)阴道排液

阴道排液多发生在阴道流血之后，最初量不多，无味，随着癌组织破溃可产生浆液性分泌物；晚期癌组织坏死继发感染时，则出现大量脓性或米汤样恶臭白带。

(三)疼痛

此为晚期症状，表示宫颈癌已有周围脏器浸润。由于病变累及盆壁、闭孔神经、腰骶神经等，可出现严重持续性腰骶部或坐骨神经痛。当盆腔病变广泛时，可因静脉淋巴回流受阻，导致下肢肿痛，累及膀胱尿道时出现尿痛、排尿困难，累及直肠时出现排便困难、血便及下腹痛。

三、辅助检查

1. 宫颈细胞学检查

宫颈细胞学检查是发现宫颈癌前病变及早期宫颈癌的主要方法。应在宫颈转化区取材，但有一定的漏诊率及误诊率。

过去国内采用巴氏5级分类法：Ⅰ级为正常，Ⅱ级为炎症，Ⅲ级为可疑癌，Ⅳ级为高度可疑癌，Ⅴ级为癌，有40%～50%的假阴性率。目前国外普遍采用TBS分类系统及液基薄层细胞涂片法，提高了诊断率及涂片质量。

2. 阴道镜检查

宫颈刮片细胞学检查巴氏Ⅲ级及TBS分类为鳞状上皮内瘤变，均应做阴道镜检查。阴道镜将宫颈阴道部黏膜放大10～40倍，借以观察肉眼看不到的宫颈表面层较微小的病变，因此阴道镜可用于发现子宫颈部与癌有关的异型上皮、异型血管及早期癌变的所在，以便准确地选择可疑部位做活检，对子宫颈癌及癌前病变的早期发现、早期诊断很有价值。

3. 宫颈和宫颈管活检

宫颈和宫颈管活检是确诊宫颈癌前病变及癌的最可靠方法。对细胞学检查有异常者，在阴道镜指导下活检可提高确诊率。应对细胞学涂片阳性而活检阴性的患者行宫颈管搔刮术。

4. 宫颈锥切术

宫颈锥切术适用于宫颈细胞学检查多次阳性而宫颈活检阴性者，或宫颈活检为原位癌需确诊者。可采用冷刀切除、环形电圈切除(LEEP)，应连续做病理切片检查以发现病变。

四、诊断

根据病史、临床表现，尤其是有接触性出血，应想到宫颈癌的可能，结合妇科检查，并根据不同情况行细胞学或活组织检查以协助诊断。

(一)宫颈细胞学检查

液基细胞学检测(LCT)或液基薄层细胞学检测(TCT)是用于宫颈癌筛查的主要方法，明显优于以往常用的巴氏涂片，能及时发现宫颈细胞学异常。伯塞斯达系统宫颈细胞学分类(TBS)中有上皮细胞异常时，应行阴道镜下宫颈活组织检查。

(二)阴道镜检查

对 TBS 报告为鳞状上皮内病变者应在阴道镜检查下观察宫颈表面病变情况，选择可疑部位做活检，提高诊断准确率。

(三)宫颈和宫颈管组织活检

宫颈和宫颈管组织活检是确诊宫颈癌前病变及癌的最可靠方法。直接肉眼活检有一定盲目性，在阴道镜指导下活检可提高确诊率。但也不能发现宫颈管内病灶，因此应对细胞学阳性而活检阴性的患者行宫颈管搔刮术，对刮出物做病检。

(四)宫颈锥切术

宫颈细胞学检查多次阳性而宫颈活检阴性，或活检为原位癌，需排除早期浸润癌者，均应做宫颈锥切，做病理组织学检查。宫颈锥切可采用冷刀锥切或宫颈环形电圈切除术(LEEP)，宫颈组织应做连续病理切片(24～36 张)检查。

五、治疗

应根据临床分期、患者年龄、全身情况、医院设备及医护技术水平等综合分析后确定治疗方案。常用治疗方法有手术、放疗、化疗，多采用综合治疗。子宫颈癌在发生浸润前几乎可以全部治愈，因此在全面评估基础上，争取早期发现，早期诊断、早期治疗是提高患者 5 年存活率的关键。

(一)手术治疗

手术治疗适用于Ⅱa 期以前的患者。Ⅰa_1 期选用子宫全切术，对要求保留生育功能的年轻患者可行宫颈锥切术(即完整的移行带切除)。Ⅰa_2 期选用改良根治性子宫切除术及盆腔淋巴结清扫术。Ⅰb～Ⅱa 期，采用根治性子宫切除术及盆腔淋巴结清扫术。有生育要求的Ⅰa_2 或Ⅰb_1 期病变直径＜2 cm，可行根治性宫颈切除术加盆腔淋巴结清扫术。由于宫颈癌转移到卵巢的机会较少，如果年轻患者卵巢无病变，可保留。

(二)放疗

放疗适用于各期宫颈癌。目前的放疗主张以腔内照射为主，体外照射为辅。中晚期患者以放疗为主，有的肿瘤体巨大的Ⅰb～Ⅱa 期患者先行放疗使其瘤体缩小，再行手术。或手术后证实淋巴结或宫旁组织有转移者，将放疗作为术后的补充治疗。放疗的优点是疗效高，危险少，缺点是对放疗不敏感的肿瘤疗效差，并能引起放射性直肠炎、膀胱炎等并发症。

(三)化疗

1. 新辅助化疗

新辅助化疗是指对宫颈癌患者先行数个疗程化疗后再行手术或放疗，以期提高疗效。目的是减小肿瘤体积，使手术易于施行，并控制亚临床转移，适宜于Ⅰb_2、Ⅱa期(巨块型)、Ⅱb期较年轻的患者。

2.同步放化疗

同步放化疗又称同期放化疗，即盆腔外照射加腔内近距离照射，同时应用以铂类为基础的化疗。

六、护理措施

(一)心理护理

宫颈癌患者在经受躯体上的痛苦之外，还经受着巨大的精神创伤，应加强与患者及其家属的沟通，注重将健康教育和心理护理相结合。评估患者目前的身心状况及接受诊治方案的反应，利用挂图、电视、电脑、实物、宣传资料等向患者介绍有关宫颈癌的医学常识；介绍各种诊治过程可能出现的不适及有效的应对措施，介绍宫颈癌的预后，使患者能以积极的态度接受诊治过程。使之采取乐观的态度配合治疗，为患者提供舒适的环境，鼓励患者提问交流，耐心解释，解除其疑虑，缓解其焦虑、不安的情绪，以最大限度地减少治疗对患者及其家属心理的影响，使患者能乐观开朗地面对疾病，增强治疗信心，提高生活质量。

(二)营养护理

鼓励患者摄入足够的营养，评估患者对摄入足够营养的认知水平、目前的营养状况及患者摄入营养物质的习惯。注意纠正患者的不良饮食习惯，兼顾患者的嗜好，进高蛋白、易消化的食物，尽量减少酸辣刺激性食物，少食多餐以满足其需要，维持体重不继续下降。术前的营养会直接影响术后康复。特别是对严重体弱的患者应指导其摄取高蛋白、高能量、高维生素、低脂肪、足量碳水化合物的低渣饮食。必要时静脉输入白蛋白、脂肪乳、氨基酸等。贫血者可输新鲜血液，及时和患者共同协商，调整饮食结构，安排合理的食谱，以保证术前机体处于最佳营养状态。

(三)术前护理

(1)肠道准备：理想的肠道准备有利于手术野的暴露及手术的顺利进行，同时也可避免手术中可能因肠道损伤而污染手术创面。故肠道准备要认真彻底，术前3 d少吃多渣饮食，术前2 d宜进半流质饮食，术前1 d进全流质饮食，口服泻药及肠道消毒剂。术前10 h禁食、水，术前晚和手术日早晨清洁灌肠各一次，保证肠道清洁。

(2)阴道准备：子宫颈癌的患者，阴道流液、出血，宫颈组织较脆。术前3 d应每日用0.05%的聚维酮碘行阴道擦洗，每日2次，阴道用甲硝唑片，每次2片，每日2次。擦洗时动作应轻柔，以免损伤子宫颈病灶组织，引起大出血。出血较多者可在阴道堵塞无菌纱布，以压迫止血，24 h后取出并观察。手术日早晨用0.05%的聚维酮碘再次擦洗阴道。阴道堵塞无菌长纱条，纱条尾端暴露于阴道外，防止术中阴道分泌物污染手术野，并有利于暴露手术野及手术操作。

(3)术前1 d腹部外阴备皮，手术当天需置导尿管。

(四)术后护理

1.协助术后康复

宫颈癌根治术涉及范围广，患者术后反应也较一般腹部手术大。为此，每个护理人员要精心护理，连续24 h心电监护，每0.5～1 h观察记录一次生命体征、血氧饱和度，注意输液速度、出入量。

2.加强导尿管及引流管的护理

因宫颈癌根治术手术致盆腔创面大，渗液多，术后一般在盆腔腹膜后持续负压引流。应准确记录尿量及盆腔引流液的颜色、性质及量，保证通畅，防止扭曲、阻塞。留置导尿管期间每日用0.05%的聚维酮碘消毒液擦洗尿道口及外阴 2 次，保持清洁、无血渍。通常按医嘱于术后48～72 h取出引流管，术后 7～14 d 拔除导尿管。由于盆腔手术范围大，支配膀胱及输尿管下段的血管神经容易受损而发生尿潴留，故拔除导尿管前 3 d 开始夹管，定时开放导尿管以训练膀胱功能，恢复正常排尿功能。拔除导尿管后嘱患者多饮水，每 1～2 h 排尿一次，如果未自解小便，应及时处理。必要时重新留置导尿管，拔管后一般 12 h 内测残余尿，残余尿少于100 mL为正常，如超过 100 mL 则需继续留置导尿管。可口服溴吡斯的明，做膀胱区微波理疗，针灸，多饮水等，3 d后再拔管，测残余尿。

3.手术切口的观察

注意手术切口有无渗出，观察渗出液量及颜色，变换体位时防止导尿管及阴道引流管脱落，并观察术后出血情况，一旦发生，需手术止血治疗。因妇女腹部脂肪较厚，加之手术时间长，创面大，反复牵拉易致脂肪液化。术后第 2 天开始给腹部切口换药，并以红外线照射切口，每日一次，每次 20 min，以促进切口愈合。

4.化疗时的护理

化疗患者大多有不同程度的胃肠道反应，应根据患者反应的差别，采取相应的护理措施，首先做好患者的心理护理，消除紧张情绪。鼓励患者少食多餐，进高营养、富含维生素、清淡、易消化的食物。轻度胃肠道反应，给予一般的止吐药物，例如，肌内注射 10 mg 甲氧氯普胺。中重度胃肠道反应，化疗前静推 8 mg 昂丹司琼。

（五）出院指导

护士要鼓励患者及其家属积极参与出院康复计划的制订过程，以保证计划的可行性。对出院患者认真随访。治疗最初 3 个月每月一次，之后 9 个月每 3 个月一次。一年后每半年一次，第 3 年开始每年一次。有症状时随诊。护士注意帮助患者调整自我，重新评价自我能力，根据患者的具体状况提供有关术后生活方式指导。性生活的恢复需依术后复查结果而定，护士应认真听取患者对性问题的看法和疑虑，提供针对性指导。伴有绝经症状的年轻患者可用雌激素替代治疗，以保持阴道弹性，稳定情绪，提高生活质量。为了提高生活质量，术后半年可在检查无复发征象后使用激素替代疗法及过性生活。必要时行放、化疗提高存活率。

（周慧敏）

第七章　老年病护理

第一节　老年人肺炎

老年人肺炎是指发生于老年人的终末气道、肺泡和间质的炎症。由于老年人免疫功能下降和呼吸系统退行性变，其肺炎的发病率和死亡率远高于中青年，且随年龄增长几乎呈直线上升。

一、护理评估

（一）健康史及相关因素

1.病因与分类

最常见的病因为感染，如细菌、病毒、支原体、衣原体感染等。

(1)解剖分类：肺炎按解剖特点分为以下几类。①大叶性(肺泡性)肺炎：病变累及整个肺叶，也可侵犯到肺段而形成节段性肺炎，细菌是此型肺炎的主要病因。主要表现为肺实质炎症，而支气管不累及。②小叶性(支气管性)肺炎：病原体通过支气管侵入，引起细支气管、终末细支气管及其远端肺泡的炎症。病原体为肺炎链球菌、金黄色葡萄球菌、病毒、肺炎支原体、军团菌等，以肺下叶受累较常见，无肺实变征象。③间质性肺炎：以肺间质炎症为主，主要累及支气管壁、支气管周围间质组织及肺泡壁。可由细菌、支原体、衣原体、病毒或卡氏肺囊虫等引起，呼吸道症状和体征较轻，多并发小儿麻疹和成人慢性支气管炎。

(2)病因分类：分为细菌性肺炎、病毒性肺炎、非典型病原体(如军团菌、支原体和衣原体等)所致肺炎、真菌性肺炎、理化因素所致肺炎等。其中细菌感染是最常见的病因，约占肺炎的80%。

(3)患病环境分类：①社区获得性肺炎，又称为院外肺炎，是指在医院外罹患的感染性肺实质炎症，包括有明显潜伏期的病原体感染、入院后在平均潜伏期内发病的肺炎。常见病原体有肺炎链球菌、肺炎支原体、流感嗜血杆菌等。②医院获得性肺炎，简称医院内肺炎，是指在患者入院时既不存在，也不处于潜伏期，而是在住院 48 h 后发生的肺炎。无感染高危因素患者常见的病原体依次为肺炎链球菌、流感嗜血杆菌、金黄色葡萄球菌、大肠埃希菌和肺炎克雷伯菌等；有感染高危因素者的病原体为金黄色葡萄球菌、铜绿假单胞菌、肠杆菌属、肺炎克雷伯菌等。引起医院获得性肺炎的主要原因包括吸入性因素、免疫功能受损、昏迷、人工气道的建立和机械通气、院内交互感染、胸腹手术等。

2.病理生理

肺炎链球菌为正常人体上呼吸道的正常菌群，当健康人受到上呼吸道感染或淋雨、疲劳、醉酒、精神刺激等因素影响时，免疫力降低，呼吸道防御功能受损时才致病。发病多在冬季和初春，多见于青壮年。葡萄球菌是需氧和兼性厌氧革兰氏阳性球菌，可分为金黄色葡萄球菌和表皮葡萄球菌。

金黄色葡萄球菌的致病力最强，是化脓性感染的主要原因。葡萄球菌的致病物质主要是毒素和酶，具有溶血、杀灭粒细胞和致血管痉挛作用，并可使细菌不被吞噬。革兰氏阴性杆菌肺炎的主要感染途径是细菌经呼吸道吸入肺内，也可由机体其他部位的感染灶通过血源性播散至呼吸道，主要来源于泌尿系统、胃肠道及腹腔的感染所致的菌血症。革兰氏阴性杆菌感染的共同特点是肺实变或病变融合，易形成多发性脓肿，双侧肺下叶均可受累，可引起胸腔积液或脓胸。

（二）临床表现

细菌性肺炎变化较大，可轻可重，取决于病原体和宿主的状态。常见症状为咳嗽、咳痰或原有呼吸道症状加重，伴或不伴有胸痛。肺炎病变范围大者，可有呼吸困难、呼吸窘迫。患者大多会发热。早期肺部体征无明显异常，重症者可有呼吸频率加快、发绀。肺实变时有典型的体征，如语颤增强等。叩诊浊音，听诊呼吸音减弱、支气管呼吸音等。并发胸腔积液时，患侧胸部叩诊浊音，语颤减弱，呼吸音减弱。

1.肺炎链球菌性肺炎

(1)全身症状：多数突然起病，以寒战、高热为首发症状，体温迅速上升，达 40 ℃左右。常呈稽留热，与脉率平行。患者感到头痛，伴周身酸痛，少数患者出现恶心、呕吐、腹泻、烦躁不安、谵妄、昏迷等。

(2)呼吸系统症状：典型者初期为干咳，逐渐有少量黏液痰，以后咳脓性痰，典型者咳出铁锈色痰或痰中带血。大多数患者出现呼吸急促、患侧胸部刺痛，呼吸咳嗽时加剧，可放射到肩部或上腹部。

(3)体征：呈急性病容，呼吸浅快，鼻翼扇动，口唇微绀，唇周有单纯疱疹，皮肤干燥。患侧呼吸运动减弱，语颤增强，叩诊浊音，听诊呼吸音减弱、支气管呼吸音等，有肺实变体征和湿啰音。累及胸膜时，可闻及胸膜摩擦音。

(4)感染性休克：肺炎患者出现感染性休克时称休克性肺炎。表现为烦躁不安、意识模糊、嗜睡、出冷汗、尿少或无尿；面色苍白，皮肤黏膜发绀或出现皮肤花斑，四肢厥冷，血压下降到 80/50 mmHg，脉搏快而微弱，呼吸浅快，少数患者出现皮肤瘀点、瘀斑。

2.葡萄球菌肺炎

多数起病急剧，打寒战，咳嗽，咳脓性痰且量多，可带血性，病情严重者早期即出现周围循环衰竭。患者可有急性病容，发绀，可有血压下降或休克。肺部体征早期不明显，与临床严重中毒症状、呼吸道症状不相称。其后出现两肺散在湿啰音和肺实变体征。发生脓气胸和气胸时有相应体征。

3.革兰氏阴性杆菌肺炎

临床表现有发热、咳嗽、咳痰、胸痛、气急、发绀、心悸等症状，严重者可出现休克和呼吸衰竭。痰液特征有助于病原学判断，例如，克雷伯菌感染，痰液呈砖红色胶冻样；铜绿假单胞菌感染，痰液呈绿色脓性；嗜肺军团菌感染，痰液呈带少量血丝的黏痰或血痰等。同时存在原有基础疾病的体征及肺炎的体征。

（三）辅助检查

1.血常规检查

细菌性肺炎患者可见血白细胞总数及中性粒细胞总数显著增多，并有核左移现象，细胞内可见中毒颗粒。

2. 痰涂片及培养

可确定致病菌，观察药敏试验的结果。

3. 胸部X线检查

胸部X线检查可表现为肺纹理改变、肺部炎症阴影和胸腔积液征象等。

4. 免疫学检查

免疫学检查对支原体肺炎和病毒性肺炎的诊断有重要作用。

(四)心理-社会状况

老年患者会因病程长而产生烦躁或抑郁等情绪反应，同时要注意评估家属有无对患者病情和预后的担忧，评估家庭的照顾和经济能力。

二、主要护理诊断/问题

(一)体温过高

其与病原体引起肺部炎症有关。

(二)气体交换障碍

其与肺部炎症导致呼吸面积减少和气道内分泌物增多有关。

(三)清理呼吸道无效

其与分泌物增多、痰液黏稠有关。

(四)疼痛(胸痛)

其与肺部炎症累及胸膜有关。

(五)潜在并发症

潜在并发症为感染性休克。

三、护理目标

(1)患者体温下降，舒适度增加。

(2)患者能进行有效气体交换，无呼吸困难。

(3)患者能将痰液咳出。

(4)患者胸痛减轻或消失。

(5)患者未出现感染性休克，或出现感染性休克时，护士可以及时处理。

四、护理措施

(一)生活护理

1. 饮食护理

给予患者高热量、高蛋白、高维生素、易消化的清淡流质或半流质饮食。对有意识障碍者应鼻饲。

患者宜少食多餐，避免过饱影响呼吸。鼓励患者多饮水，每日摄水量应在2 000 mL以上，以保证足够的入量并有利于稀释痰液。

2. 休息与运动

患者需保证足够的休息，必要时(如高热等)应卧床休息。协助患者取半卧位，以增加通气量、减轻呼吸困难。合理安排患者的活动。

3. 生活环境

保持病室环境清洁、整齐、安静和舒适，并限制探视。室内应阳光充足、空气新鲜；每天应通风两次，每次 15～30 min，但要注意避免患者受凉。对病室环境及用具按规定消毒，室温应保持在18 ℃～20 ℃，湿度以 55 %～60 %为宜，以防止空气过于干燥而降低气管纤毛运动的功能，从而导致排痰不畅。

(二)疾病护理

1. 打寒战、高热时的护理

打寒战时要注意保暖，适当增加被褥。高热时可采用温水擦浴、冰袋或冰帽等物理降温措施，必要时遵医嘱使用退热药。对出汗较多者，应协助擦拭或更换衣物，避免受凉，并及时补充液体以防虚脱。患者退热时，出汗较多，应勤换床单、衣服，保持其皮肤干燥、清洁。高热时，水分消耗过多及胃肠道消化吸收障碍导致体液不足。唾液分泌减少，引起口腔黏膜干燥、口唇干裂，出现疱疹、炎症甚至口腔溃疡，因此要保持口腔的清洁。在清晨、餐后及睡前协助患者漱口，口唇干裂，可涂润滑油保护。

2. 保持呼吸道通畅，纠正缺氧

观察患者咳嗽和咳痰的程度、痰液的性质等病情变化。鼓励患者咳嗽，协助患者翻身、叩背及做深呼吸运动均可促进排痰。对于有呼吸困难、发绀者给予半卧位，及时吸氧。

3. 缓解疼痛

患者应取患侧卧位，在咳嗽时用枕头等物夹紧患侧胸部；必要时用宽胶布固定患侧胸部以减小患侧胸廓的活动度，减轻疼痛。对频繁咳嗽者可遵医嘱使用镇咳剂。

4. 病情观察监测

记录患者的生命体征，尤其要注意体温的变化，观察呼吸困难、发绀、咳嗽、咳痰等症状缓解情况；观察患者的神志改变，尤其是年老体弱及有基础疾病者，警惕并发感染性休克。

5. 用药护理

督促患者按时服药，注意观察抗菌药物的疗效和副作用。使用头孢类，可出现发热、皮疹、过敏性休克，使用喹诺酮类，偶尔见皮疹、恶心等，大环内酯类有胃肠道反应，氨基糖苷类有耳毒性、肾毒性，故老年人或肾功能减退者应特别注意耳鸣、头晕、唇舌麻木等不良反应。

6. 并发症的预防与护理

密切观察患者的生命体征和病情变化，当出现高热骤降至正常体温以下、脉搏细速、脉压变小、呼吸浅快、烦躁不安、面色苍白、肢冷出汗、尿量减少等早期休克征象时，应注意并发感染性休克，及时通知医师、准备药品、配合抢救。

(三)心理护理

老年肺炎患者多伴有其他疾病，情绪低落，精神紧张，要重视心理护理，给予安慰和鼓励，使其积极配合治疗。

(四)自我护理指导

1. 自我保健

(1)老年人应尽量避免淋雨受寒、疲劳、醉酒、精神刺激、病毒感染等诱发因素。

(2)天气变化时，添减衣物要适当，尽量避免到公共场所，必要时可戴口罩。家中其他成员患急性呼吸道感染时，室内可用醋熏蒸等。

(3)平时加强锻炼，增强体质，减少危险因素(如吸烟、酗酒等)。对长期卧床的老年人要定时帮助其翻身、叩背,防止坠积性肺炎的发生。

(4)对于老弱体衰和免疫功能低下及患有其他疾病者,应积极治疗其他疾病。采取有效措施提高老年人的免疫功能,也可注射肺炎疫苗进行预防。

2. 自我监测

急性期每 3～5 d 复诊 1 次,恢复期每隔 1～2 周复诊 1 次;高热不退、气急加重、口唇发绀等,要随时到医院进行复诊。经常改变体位,翻身叩背,咳出气道内的痰液。有感染征象时及时就诊。遵医嘱按时服药,不能自行停药或减量。定期随访。

(黄光红)

第二节　老年吞咽障碍

吞咽障碍(dysphagia)又称为吞咽困难、吞咽异常或者吞咽紊乱,是指食物或液体(包括唾液)从口腔到胃的运送过程发生障碍,常伴有咽部、胸骨后或食管部位的梗阻感和停滞感。正常的吞咽过程常分为四个阶段:准备阶段、自主阶段、咽阶段和食管阶段。准备阶段是咀嚼食物,形成可吞咽的食团;自主阶段是指将可吞咽的食团从口腔前部向口腔后部推送,直至咽部;咽阶段是指食物通过咽部的过程;食管阶段是指食物通过食管进入胃的过程。

吞咽障碍一般发生在前三个阶段,即食物入口到进入食管的过程。吞咽障碍可发生在任何年龄阶段,但 65 岁以上老年人的发生率较高。老年患者有吞咽障碍,可以发生噎呛、误吸、吸入性肺炎、营养不良、脱水,甚至窒息、死亡等不良后果。噎食是噎呛的一种,指食物误入气管或卡在食管狭窄处,压迫呼吸道,常常有咳嗽等反应;严重者引起呼吸困难,甚至窒息,是老年人猝死的常见原因之一。误吸是异物(食物或液体,包括口腔分泌物)通过声带进入气道。50%的误吸没有任何症状,临床上称为隐形误吸。吞咽障碍严重威胁老年人的身体健康和生命安全。关注老年人的吞咽障碍,切实做到早预防、早发现、早治疗,对于降低老年患者的医疗负担,提高老年患者的生活质量至关重要。

一、护理评估

护理人员、首诊医师初步筛查,通过对患者进行吞咽障碍的筛查和评估做出诊断。对有问题或者可疑吞咽障碍者,语言治疗师或者经过专门培训的医护人员、放射科医师等进一步评估。

(一)基本的吞咽筛选

(1)观察患者的意识水平。

(2)观察患者控制姿势的能力,能否维持坐位 15 min。

(3)如果患者能参与并配合坐位,可进一步进行吞咽功能评估。

(二)吞咽障碍的进一步评估

1. 饮水试验

吞咽障碍的研究及临床实践中常使用饮水试验,包括洼田饮水试验、3 盎司饮水试验等。筛选实验敏感度高,特异性低,无法对误吸做出明确诊断,但可初步筛选出误吸高危人群,为进一步诊断缩小范围。

2. 饮水试验与临床体检相结合

标准吞咽功能评估(standardized swallowing assessment，SSA)，"Any Two"试验等将饮水试验与临床体检(认知、体位保持能力、构音、发音、咽反射和自主咳嗽能力、饮水后咳嗽和饮水后声音改变)相互结合。

3. 进食试验

语言治疗师通过吞服试验或者护士在患者入院后首次进餐时观察患者吞咽的反应，其敏感度和特异度分别为50%和80%。

4. 仪器及影像学评估

由影像学、内镜医师进行的视频内镜吞咽检查、改良吞咽检查，可以精确评估吞咽障碍的发生部位及性质，敏感性和特异性分别为90%和71%，是确定有无吞咽障碍及严重程度的"金标准"，但存在无法床旁及时检查、反复检查，对有认知障碍或者体弱、无法保持体位、不配合的老年患者无法实施的问题。

5. 自我吞咽障碍筛查量表

患者可通过自我吞咽障碍筛查量表进行筛查，仅用于认知正常的患者。

6. 其他

还有反复唾液吞咽试验、颈部听诊法、血氧定量法、枸橼酸超声雾化吸入试验、P物质检测、声学分析等，但它们受较多因素影响，目前仅作为患者吞咽障碍、误吸的预测辅助方法。

(三)病因

1. 衰老

随着年龄增长，吞咽功能异常的发生率上升，吞咽的速度变慢。有研究提示，老年人口腔、咽、喉及食管等部位的黏膜、肌肉发生退行性改变或神经通路障碍，协调功能不良，使老年人张口反射下降、咳嗽反射减弱、胃肠蠕动减弱、胃排空延迟，致胃潴留、贲门括约肌阀门作用下降、体位调节能力丧失、抵御咽喉部分泌物及胃内容物反流入呼吸道的能力下降，因而出现吞咽功能失调、呛咳、误吸甚至窒息。

2. 疾病

多数研究认为脑卒中、痴呆是引起老年人吞咽障碍的重要疾病，但也有研究提出冠心病、脑血管意外(脑梗死、脑出血)、呼吸系统疾病(COPD、慢性呼吸衰竭、肺部感染)、消化系统疾病(胃炎、胃癌)和泌尿系统疾病(前列腺肥大、肾癌等)是引起患者误吸的前五位的疾病。

3. 镇静、安眠药物等

精神药物都会抑制中枢神经系统，其不良反应中可能有锥体外系反应，出现肌张力障碍而导致说话和吞咽功能失调。服药时间越长，剂量越大，症状出现得越早、越重，另外，一些药物(如茶碱类、钙通道阻滞剂、多巴胺等)使食管下段括约肌松弛，引起误吸。

4. 进食相关因素

吞咽功能障碍可能与老年人进食注意力不集中、食物种类不适当有关，但有关进食速度的研究缺乏，进食体位的研究结果有争议。

5. 其他相关因素

有研究提示，患者的吞咽功能障碍可能与自理能力下降、建立人工气道、患者及家属缺乏相关知识等有关。

(四)治疗

1.生物反馈

根据吞咽功能障碍的性质、患者治疗愿望和认知状态评估选择合适的对象进行生物反馈治疗。

2.吞咽康复训练

吞咽困难患者应该做口咽部的吞咽康复训练,包括恢复性练习、补偿技术(姿势和动作改变)等。

(五)并发症的干预

1.营养不良和脱水

(1)口服营养补充剂,筛查出有营养不良和营养不良的风险的老人,由营养师指导并且给予口服营养补充处方。

(2)评估完全不能、部分不能经口腔进食者,选择适当营养、液体补充方式。

(3)患者不能吞咽,对液体和食物有噎呛,可以通过鼻胃管(NG)、经皮内镜下胃造瘘/空肠造瘘(PEG/PEJ)供给营养。短期吞咽困难,推荐 NG 喂养;长期吞咽困难(超过 4 周),推荐 PEG/PEJ 喂养。

2.噎呛、误吸、窒息、吸入性肺炎

(1)帮助、教育患者保持良好的口腔和牙齿(包括义齿)卫生。

(2)选择有利于吞咽的食物或药物,将管饲患者的饲管置于适当位置。

(3)进行多学科团队支持的健康教育。

(4)进食过程中发生呛咳频繁或呛咳严重的患者,应立刻停止进食。

(5)对有饮食呛咳风险的患者,床边应备吸引装置,当发生呛咳时,及时吸出口腔、鼻腔、咽喉部的分泌物、食物残渣和异物,保持呼吸道通畅;对意外噎呛者,力争在最短时间内发现异常情况并争分夺秒地抢救;对生命体征稳定者可进行体位引流,将气管或支气管中的误吸物引出;对心跳、呼吸骤停者可借助气管插管或支气管镜吸出误吸物,在疏通气道的同时立即进行心、肺、脑复苏。

二、护理诊断

(一)吞咽障碍

其与吞食过快、进食过快、食物过硬或过黏及脑梗死、痴呆、谵妄等疾病有关。

(二)焦虑/恐惧

其与害怕窒息、治疗或护理的不适有关。

(三)潜在并发症

潜在并发症为噎呛、误吸、吸入性肺炎、营养不良和脱水等。

三、护理目标

(1)患者生命体征平稳,无电解质紊乱和酸碱平衡失调。

(2)能保证机体所需热量、水分、电解质的摄入。

(3)无误吸及窒息发生,无吸入性肺炎发生的患者营养状况良好。

四、护理措施

1. 病情观察

肺癌、食管癌、甲状腺手术后患者及高龄者易发生吞咽障碍，护理此类患者时应注意观察病情，注意吞咽障碍的筛查，警惕误吸的发生，以免误吸诱发其他并发症。对服药量大、药物反应明显、吞咽困难的老年患者要重点观察。力争在最短时间内发现异常情况，并争分夺秒地抢救。

2. 心理护理

当患者脱离危险后，应及时给予心理支持和疏导，安慰患者，减轻或消除患者的恐惧感。

3. 呼吸道护理

(1)慢性支气管炎、肺部感染患者应采取半卧位、侧卧位。

(2)进食后 30 min 内不进行吸痰等容易诱发恶心、呕吐、反胃的操作。

(3)定时帮助患者翻身、拍背，并指导患者有效咳嗽、排痰，以保持呼吸道通畅，从而防止坠积性肺炎的发生。

4. 吞咽功能锻炼

对有吞咽功能障碍的老年人，进行吞咽功能锻炼指导。

（史文艳）

第三节 老年营养与饮食护理

一、老年人的营养需求

(一)老年人所需营养要素

1. 热量

人体生命活动的维持需要热量。老年人活动量逐渐减少，脂肪组织增加，肌肉萎缩，脏器功能减退，能量消耗降低，热量的摄入应随年龄的增长而逐渐减少。一般 60 岁以后热量摄入较青年时期减少 20%，70 岁以后减少 30%。热量的摄入量以按标准体重计算维持机体需要摄入的食物热量为标准，以免导致肥胖或消瘦。

老年人的标准体重可按以下公式计算：老年人标准体重(kg)＝身高(cm)－105。提供热量的营养素包括糖类、蛋白质和脂肪。根据我国的膳食结构和习惯，每日糖类提供的热量占总热量的 60%～70%，蛋白质提供的热量占总热量的 10%～15%，脂肪提供的热量占总热量的 20%～25%。

2. 蛋白质

蛋白质是构成人体组织细胞、血红蛋白、激素、酶类和抗体等的重要成分，是老年人所需的基本的营养素之一。由于老年人体内代谢过程以分解代谢为主，蛋白质的合成能力差，加上对蛋白质的吸收、利用率低，所以老年人低蛋白血症的发生率较高，易出现负氮平衡。因此，老年人需要摄入富含优质蛋白质的饮食，每日摄入蛋白质以 1～1.2 g/kg 为宜。

老年人肝、肾功能下降，过多的蛋白质会增加肝、肾的负担，应注意选择机体利用率高的优质蛋白质，如奶、蛋、鱼、瘦肉等，大豆及其制品对动脉硬化有保护作用，还可降低胆固醇浓度，可多食用。

3.脂肪

由于老年人胆汁酸减少，酯酶活性降低，对脂肪的消化功能下降，老年人体内的脂肪组织逐渐增加，可引起肥胖、高脂血症、动脉硬化及冠心病等。因此，老年人脂肪的摄入不宜过多，应选择一些含不饱和脂肪酸多的油脂，如豆油、花生油等植物性油脂，不宜多食动物性脂肪，如猪油、奶油等，并应限制摄入脑、肝、肾、蛋黄及鱼子等含胆固醇高的食物。

4.糖类

糖类易于消化、吸收，是人体最主要的热量来源，但在吸收过程中部分转化为甘油三脂，容易导致高脂血症和冠心病，加上老年人调解血糖的能力减弱，易导致糖尿病，因此，老年人应减少糖类的摄入，以摄入果糖较为适宜，因为果糖易于吸收，且能较迅速地转化为氨基酸而较少转化为脂肪。有些老年人为了防治肥胖和高脂血症，往往重视限制脂肪的摄入而忽视了糖类的摄入，结果加重肥胖，甚至引起糖尿病。

5.膳食纤维

膳食纤维不易被人体分解吸收，但可促进肠道蠕动，能防治老年性便秘，降低血脂、血糖浓度，预防动脉硬化、冠心病等，并有预防胆石症和肠癌的功效，是膳食中不可缺少的成分。因此，老年人应注意摄入足够的膳食纤维(以 30 g 为宜)，如选择薯类、谷类、玉米、豆类、蔬菜、水果等。

6.维生素

维生素作为机体某些辅酶的主要成分，在维持身体健康、促进生长发育、调节生理功能和推迟衰老过程中起着极其重要的作用。老年人由于进食减少，容易出现维生素摄入不足，加上许多老年病导致继发性维生素缺乏，因此，老年人每天必须有足够的维生素供给，才能满足机体代谢的需要，促进机体代谢平衡，增强抗病能力。

7.无机盐和微量元素

(1)无机盐：缺钙可致骨质疏松，缺铁可引起贫血，缺镁易引起心肌损害，缺钾可致肌无力、心律失常、低血压及诱发洋地黄中毒等，应注意从食物中摄取补充。食盐摄入过多，长期血钠过高可使机体水钠潴留而水肿，也易诱发高血压心脏病，故老年人应限制食盐的摄入。

(2)微量元素：微量元素与人的代谢、生育、疾病及衰老有关。锌有抗氧化、抗衰老的作用，缺锌可出现食欲缺乏、味觉异常、溃疡难愈合及易患食管癌等情况；硒具有抗氧化作用，可减少心肌和血管的损害，长期缺硒易患癌症和心脏病；铬、锰缺乏可引起脂类和糖代谢紊乱，并导致胆固醇浓度升高和动脉硬化，易引发冠心病。但补充微量元素过多可出现不良反应，甚至引起中毒，应加以注意。

8.水

水具有维持血液循环、调节体温、参与物质代谢和排泄废物等重要作用。老年人体内水分减少，每日保持饮水量在 2 000 mL 左右，以补足水分，但也不宜过度饮水，以防心、肾负荷过重。

(二)老年人的平衡膳食

老年人除了要通过食物调配提供机体需要的热量和各种营养素外，还要有合理的膳食制度和合理的烹调方法，三者兼顾才能达到合理营养的目的。平衡膳食是合理营养的核心，又称为合理膳食，即根据用膳者对热量与营养素的需要而提供各种比例适中、配合恰当的营养素。

二、老年人营养摄入的影响因素

（一）生理因素

老年人的味觉功能下降，特别是对苦味和咸味的感觉显著丧失，同时多伴有嗅觉功能低下，不易感受到饮食的香味，所以老年人嗜好味道重的菜肴；多数老年人握力下降，同时关节病变和脑血管障碍等引起关节挛缩、变形，加上肢体的麻痹、震颤而加重老年人自行进食的困难；牙齿缺失及咀嚼肌群的肌力低下影响了老年人的咀嚼功能，严重限制了其饮食摄取量；老年人吞咽反射能力下降，进食过程中易发生吸入性肺炎或窒息性死亡；对食物的消化、吸收功能下降，导致老年人所摄取的食物不能有效地被机体利用，特别是摄取大量的蛋白质和脂肪时，容易引起腹泻；老年人易发生便秘，而便秘又可引起腹部饱胀感、食欲缺乏等，对其饮食摄取造成影响。除此之外，疾病也是影响食物消化吸收的重要因素，特别是消化性溃疡、癌症、动脉硬化、高血压、心脏病、肾病、糖尿病和骨质疏松等疾病。控制疾病的发展，防止疾病恶化可有效改善老年人的营养状况。

（二）心理因素

饮食摄入异常多见于以下老年人：厌世或孤独者，入住养老院或医院而感到不适应者，精神状态异常者等；排泄功能异常而不能自理的老年人，因怕给照顾者带来麻烦，往往自己控制饮食的摄入量；对于痴呆老年人，如果照顾者不控制其进食量将会导致过食，有时痴呆的老年人还会出现吃石子、钉子，甚至自己的粪便等异常的饮食现象。

（三）社会因素

老年人的社会地位、经济实力、生活环境及价值观等对其饮食影响很大。生活困难导致可选择的饮食种类、数量减少；而营养学知识的欠缺可引起偏食或反复吃同一种食物，导致营养失衡；独居老人或者高龄者，即使没有经济方面的困难，在食物的采购或烹饪上也可能会出现问题；价值观对饮食的影响也同样重要，人们对饮食的观念及要求有着许多不同之处，有“不劳动者不得食”信念的老年人，由于自己丧失了劳动能力，在饮食上因极度地限制着自己的需求而影响健康。

三、老年人的饮食原则

老年人饮食应讲究膳食结构科学、营养素均衡、食量分配合理、烹调合理、注意个体差异的原则，充分满足老年人的营养需要，同时有利于促进健康和延缓衰老。

（一）膳食结构

根据老年人的营养代谢特点和营养的需要，其膳食结构大致如下。

（1）主食以米、面、薯类为主，摄入量为 300 g/d 左右；食糖（包括蜂蜜）＜25 g/d。

（2）蛋白质类食物以动物蛋白为主，例如，瘦肉（畜、禽肉）75 g/d，鱼类（鱼、虾、贝）75 g/d，两者交替食用。其他包括蛋类 50 g/d、鲜奶 225 g/d、豆制品 100 g/d。

（3）脂肪类食物，植物油＜25 g/d。

（4）维生素及食物纤维类食物，蔬菜 250～300 g/d，水果 100～150 g/d。

（5）食盐（包括酱油、腌制品中的盐）＜8 g/d。

上述建议的膳食结构中，营养基本满足老年人的每日需要量，可根据不同的年龄、性别和劳动强度适当增减。

（二）营养素均衡

在保证适当的糖类、蛋白质、脂肪摄入量的同时，应注意水分的适量摄入、各类维生素的供给和膳食纤维的保证。不吃烟熏、烧焦、腌制、发霉或过烫的食物，以预防消化道疾病，如食管癌、胃癌等；适当补充含纤维素多的食物，预防便秘、结肠癌等疾病。

（三）食量合理

老年人保持理想的体重很重要，故应适当限制热量的摄入。食量分配，提倡“早晨吃好，中午吃饱，晚上吃少”的原则。根据老年人的生理特点，少食多餐较为适宜，避免暴饮暴食或过度饥饿，膳食内容的改变也不宜过快，要照顾到个人口味。由于老年人肝脏中储存肝糖原的能力变差，对低血糖的耐受能力不强，容易饥饿，所以在两餐之间适当增加点心是必要的。夜间的热量消耗较少，如果多吃富含热量而又较难以消化的蛋白质和脂肪会影响睡眠。晚餐可吃些蔬菜和含糖类较多而又易于消化的食物。

（四）烹调合理

老年人牙齿松动和脱落导致咀嚼能力减退，消化功能下降，食料的选择应既方便老年人咀嚼又便于消化、吸收，食物应细、软、松，烹调宜采取烩、蒸、煮、炖、煨等方式，同时注意色、香、味，既易消化又促进食欲。老年人消化道对食物的温度较为敏感，饮食宜温偏热。

（五）注意个体差异

老年人由于饮食习惯、劳动强度、遗传因素、患病状况、宗教及个人健康等多方面影响，在饮食习惯上存在个体差异。在饮食种类的选择上既要满足个人的嗜好和习惯，又要满足老年人活动消耗量，还要更多地考虑饮食是否有利于身体的健康。

四、老年人饮食护理

（一）烹饪时的护理

1. 咀嚼、消化、吸收功能低下者

要把蔬菜切细，最好将肉类制成肉末，烹制方法可采用煮或炖，尽量使食物变软而易于消化。但由于易咀嚼的食物对肠道的刺激作用减少，往往很容易引起便秘，因此，应多选用富含纤维素的蔬菜，如绿叶蔬菜、根茎类食物等。

2. 吞咽功能低下者

老年人吞咽功能减退，进食时易发生呛食或噎食，对有吞咽功能障碍的老年人更应该注意，例如，进液体类食物（酸奶、汤面等）应防止噎食。老年人应选择黏稠度较高的食物。

3. 味觉、嗅觉等感觉功能低下者

饮食的色、香、味能够刺激感官、增加食欲，因此味觉、嗅觉等感觉功能低下的老年人嗜好味道重的饮食，而食用盐和糖过多对健康不利，对这类老年人应格外注意，烹调时可用醋、姜、蒜等调料来增进食欲。

（二）进餐时的护理

1. 一般护理

进餐时，室内空气要新鲜，必要时通风换气，排除异味；老年人单独进餐食欲不佳时，协助其与其他老年人一起进餐以增加进食量；鼓励老年人自行进餐，对卧床者要根据其病情采取相应的措施，例如，帮助其坐在床上并使用特制的餐具进餐；在老年人不能自行进餐，或因自己单独进餐而摄取量少并有疲劳感时，照顾者可协助喂饭，并注意尊重其生活习惯，掌握适当的速度。

2.上肢功能障碍者

老年人患有麻痹，挛缩、变形、肌力低下、震颤等上肢障碍时，摄入食物困难，但对愿意自行进餐者可以自制或提供各种特殊的餐具。使用筷子的精细动作对大脑是一种良性刺激，因此应尽量维持老年人的这种能力，可用弹性绳子将两根筷子连在一起以防脱落。

3.视力障碍者

对于视力障碍的老年人，做好单独进餐的护理非常重要。照顾者首先要向老年人说明餐桌上食物的种类和位置，并帮助其用手触摸以便确认。注意保证老年人安全，要提醒其注意热汤、茶水等易引起烫伤的食物，要将鱼刺等剔除干净。视力障碍的老年人可能因看不清食物而食欲减退，因此，食物的口感和香味更加重要，或者让老年人与家属或其他老人一起进餐，制造良好的进餐气氛以增进食欲。

4.吞咽功能低下者

由于存在会厌反应功能低下、会厌关闭不全或声门闭锁不全等情况，吞咽功能低下的老年人很容易将食物误咽入气管。尤其是卧床老年人，其舌控制食物的能力减弱，更易引起呛食，因此进餐时老年人的体位非常重要。一般采取坐位或半坐位比较安全，偏瘫的老年人可采取侧卧位，最好是卧于健侧。进食过程中应有照顾者在旁边观察，以防发生事故。随着年龄的增长，老年人的唾液分泌也相对减少，口腔黏膜的润滑作用减弱，因此，进餐前应先喝水湿润口腔，脑血管障碍及神经失调的老年人更应如此。对不能或不宜经口进食者，可通过鼻饲、肠道高营养及全肠道外营养等方法，为老年人供给营养和水分。

（史文艳）

第四节　老年安全用药护理

一、老年人用药原则

目前老年人多药合用十分普遍，老年人药物不良反应（ADR）的发生率居高不下，是成年人的3倍以上。老年人因ADR致死者占死亡人数的一半，成为ADR的主要受害者。如何做到老年人合理用药是一个亟待解决的临床问题。据有关资料统计，在41～50岁的患者中，ADR的发生率是12%，80岁以上的患者ADR的发生率上升到25%。老年人用药原则可作为临床合理用药的指南，具体内容如下。

（一）受益原则

受益原则首先要求老年人用药有明确的适应证，同时要求用药的受益风险比大于1。有用药适应证而用药受益风险比小于1者，则不考虑使用此药，可选择疗效确切而副作用小的其他同类药物。如果有高血压的脑梗死老年患者行非溶栓治疗时，若用肝素抗凝治疗并发出血危险约为10%，而未采用抗凝治疗发生脑卒中者出血危险仅为0.6%。对这类老年患者抗凝治疗后不良反应风险明显大于未抗凝患者，因此此类老年患者不需要抗凝治疗。例如，经常失眠的老年患者，采用避免睡前产生兴奋的因素（包括抽烟、喝浓茶）、减少白天的睡眠等非药物措施来改善失眠状态，与出现失眠即使用镇静催眠药的老年患者比较，前者避免了药物不良反应。又如，对于老年人的心律失常，如果既无器质性心脏病又无血流动力学障碍，长期用抗心律失常药可使死亡率增加，应尽可能不用或少用抗心律失常药。

选择药物时要考虑到既往疾病及各器官的功能情况，对有些病症可以不用药物治疗就能观察病情的，不要急于用药。例如，便秘的老年人，可通过腹部按摩、多喝水、增加粗纤维食物的摄取或喝蜂蜜等措施促进排便。

（二）五种药物原则

老年人大多是多病共存，常多药合用治疗。过多地使用药物不仅增加经济负担，减少依从性，还增加药物间相互作用，增加药物的协同作用或出现拮抗反应，使用药效果叠加或减弱，甚至发生严重不良反应。当多药联用时，药物间相互作用（不良反应）的概率相应增加，用药越多，则药物不良反应的发生率越高。据统计，同时使用 5 种以下药物者 ADR 的发生率为 4%，同时使用 6～10 种，ADR 的发生率为 10%，同时使用 11～15 种，ADR 的发生率为 25%，同时使用 16～20 种，ADR 的发生率为 54%，所以老年人同时用药不能超过 5 种。治疗时分轻重缓急，抓主要矛盾，选主要药物治疗；选用具有兼顾治疗作用的药物，例如，高血压合并心绞痛者可选用 β 受体阻滞剂及钙通道阻滞剂；高血压合并前列腺肥大者，可用 α 受体阻滞剂；重视非药物治疗，减少和控制服用补药；治疗过程中若病情好转、治愈或达到疗程时应及时减量或停药。

另外，要重视非药物疗法，这仍然是有效的基础治疗手段。例如，早期糖尿病患者可采用饮食疗法，轻型高血压患者可通过限钠、运动、减肥等方法控制血压。老年人便秘，可多吃粗纤维食物、加强腹部按摩等，病情可能得到控制而无须用药。临床上药物相互作用引起的不良反应有高血压危象、心律失常、严重低血压、出血、呼吸麻痹和肾功能损害等，这些后果对衰老机体的危害更大。例如，普萘洛尔与苯乙双胍合用可加重低血糖反应，地高辛与利血平合用可导致严重的心动过缓且易发生异位心律。由于老年患者的生理、生化功能改变，药物相互作用更易发生，故在执行医嘱或给药时要特别谨慎。

（三）小剂量原则

老年人的肝脏代谢能力下降，肾脏排泄能力下降，除维生素、微量元素和消化酶类等药物可以用成年人剂量外，其他药物剂量都应低于成年人剂量。《中华人民共和国药典》（简称《中国药典》）规定：老年人用药量为成人剂量的 3/4；一般开始用成人剂量的 1/4～1/3，然后根据临床反应调整剂量，逐渐达到成人剂量的 2/3 或 3/4，直到出现满意疗效且无不良反应为止。只有把药量控制在最低有效量，才是老年人的最佳用药剂量。

（四）择时原则

择时原则是根据时间生物学和时间药理学的原理，选择最合适的用药时间进行治疗，以提高疗效和减少不良反应。由于许多疾病的发作、加重与缓解具有昼夜节律的变化（例如，急性心肌梗死和脑出血的发病高峰在上午，变异型心绞痛、脑血栓、哮喘常在夜间或凌晨发作，类风湿性关节炎患者常在清晨出现关节僵硬等），因此，进行择时治疗时，注意根据疾病的发作、药代动力学和药效学的昼夜节律变化，选择最佳用药时间。例如，变异型心绞痛多在零点到六点发作，因此主张睡前用长效钙通道阻滞剂，也可在睡前或半夜用短效钙通道阻滞剂；劳力性心绞痛多在上午六点到十二点发作,应在晚上用长效硝酸盐、β受体阻滞剂及钙通道阻滞剂;降糖药格列本脲、格列喹酮应在饭前半小时用药,二甲双胍应在饭后用药,拜糖平与食物同服。

(五)暂停用药原则

老年人用药期间应密切观察病情变化,一旦出现新的症状,应考虑为药物的不良反应或病情加重。前者应停药,后者则应加药。对于服药的老年人出现新的症状,停药受益可能多于加药受益。因此,暂停用药是现代老年病学中简单、有效的干预措施之一。剂量个体化也是药物治疗的一项重要原则,对老年患者尤为重要。虽然老年人的生理功能都有减退,但个体间存在一定差异,即使年龄相同,功能衰减程度也不一致,故对药物的反应也不一样。因此,老年人用药应从小量开始,逐渐达到个体最适量。一般主张用常量的 1/2 或 3/4,同时需注意药物的相互作用。

二、老年人给药途径

(一)给药途径

老年人常用的给药途径有口服、舌下含服、吸入、皮肤黏膜用药、直肠等局部给药及注射(皮内、皮下、肌内、静脉注射)等。除静脉注射药液直接进入血液循环外,其他给药途径均有一个药物吸收过程,各途径吸收到血液的快慢顺序依次为吸入＞舌下含服＞直肠给药＞肌内注射＞皮下注射＞口服＞外敷。老年人因体质较差,以口服、静脉注射效果较好。肌内注射、皮下注射比较容易操作,但因局部循环欠佳、药物释放缓慢,有时不易达到有效药量致使效果较差。当患者不能口服(如处于昏迷、呕吐状态等)、不易口服或在进行抢救的情况下,可采用注射法,其特点是作用快、剂量准,尤以静脉注射作用最快。由于老年人血流量减少,局部血液循环不如成年人,因此药物吸收速率和起效时间也受到影响。老年人大都脾胃虚弱,一般较能耐受颗粒剂(冲剂)或液体制剂,如口服液、糖浆、合剂等,给药途径以口服最为简便、安全,一般情况下尽量采用口服。

(二)给药的注意事项

1.服药姿势

口服给药时应采取立位或坐位,这时食管处于垂直位,有利于药片下行入胃。若情况不允许,亦应坐直身体,吞下药片后约 1 min 再躺下。若躺着服药或服后取卧位,会使有刺激性的药片粘于食管壁上,不易及时进入胃内,可导致食管炎症甚至形成溃疡,还可因药物的吸收延缓而使药效降低。若服法不当时,还可引起食管损伤。

2.严格掌握用量

老年人服药剂量(包括药水)要准确,不可随意减少或加大药物剂量。用量不足,不仅治不好病,还会产生耐药性,给治愈带来困难。若超过规定用量,因老年人药物代谢或排泄减少,可出现并加重药物中毒反应,甚至导致生命危险。

3.给药时间

药物在体内的作用可表现出一定的昼夜节律性,故对同一药物在不同时间给药,其体内过程和药效可能不同。

4.服药禁忌

服药宜用温开水。老年人服用片剂或胶囊要用足量温开水送服,至少饮水 100 mL。若服药时饮水量过少,药片易滞留于食管壁上,既刺激食管,又延误疗效;送服液体不可用牛奶、豆浆、茶水、咖啡、可乐等饮料，因为这些饮料中的一些成分可能与药物发生反应，影响疗效。服药后亦不宜立即饮茶，尤其是浓茶。最好服药后间隔 2 h 再饮茶或牛奶等，因浓茶含有鞣酸等物质，与药同服产生化学反应，破坏药物中某些成分，降低药物效果。

服用某些特殊药物时应特别注意，例如，服乳酶生忌用热水冲服，服润喉片、止咳糖浆后不要马上饮水等。此外，服用有些药物要忌食辛辣食物或不要与酒同服；有些药物不能一起服用，如胃蛋白酶和碱性药物；有的食物会影响某些药物的吸收和作用；服用抗生素一周内禁饮酒等。

5.根据剂型服药

对有些药物不能压碎或打开胶囊服用，例如，压碎缓释片或拆开缓释胶囊服用可以短时间升高药物浓度，但很快被机体代谢，药物不能维持较长时间的有效浓度，影响治疗效果；有些药片不可磨碎或分半，除咀嚼片剂外，一般应整个吞下，否则可增加药物毒性或影响血药浓度和药效，甚至发生生命危险。临床上应避免老年人因缺乏口服药物的服用知识，或因片剂较大或胶囊过长难以下咽而打碎片剂或拆开胶囊服用的现象。不可将肠溶剂嚼碎或磨粉，也不宜与抗酸药同服，服用抗酸药后，胃中 pH 会上升，使得肠溶剂受破坏，在胃中崩解，一方面刺激胃，另一方面也失去设计的剂型。有些药物外层增加了一层肠衣，使药物不被胃液消化，减少对胃刺激。

三、老年人安全用药护理

随着年龄的增长，老年人记忆力减退，学习新事物的能力下降，对药物的治疗目的、服药时间、服药方法常不能正确理解，影响用药安全和药物治疗的效果。由于老年人营养状况、衰老程度、基础疾病等方面的差异，药物代谢过程的个体差异较年轻人更为显著。因此，老年人安全用药护理十分重要。

(一)给药前评估

1.用药史

详细评估老年人的用药史，建立完整的用药记录，包括既往和现在的用药记录、药物的过敏史、引起不良反应的药物，以及老年人对药物的了解情况。

2.当前的身体情况

评估当前老年人视力、听力、理解能力、记忆力、吞咽能力、获取药物的能力、发现不良反应的能力，以及各脏器的功能情况，如肝功能、肾功能等。

3.心理-社会状况

给药前应先了解老年人的文化程度、饮食习惯、作息时间、家庭经济状况，对当前治疗方案和护理计划的了解程度、认知程度和满意度，家庭的支持情况，对药物有无依赖、期望、恐惧等心理。

(二)指导老年人安全用药

1.指导用药前准备

服用药物以前应检查药物是否过期、变质等。若老年人的理解能力正常，应向老年人简单、明了地讲解药物的作用及服药后可能出现的不良反应。服药期间应多关心老年人，并经常与其沟通，了解老年人服药的疗效和不良反应。一旦出现异常症状，应立即停止用药，保存好残片，到医院就诊。

2. 指导安全用药

(1)口服药时应采取立位或坐位。

(2)不可将肠溶制剂嚼碎或磨碎，除咀嚼剂外，一般应该整个吞下。不要压碎药片或打开胶囊。服药宜用温开水，服用片剂或胶囊剂要用足量水送服，不可用牛奶、豆浆、咖啡、可乐等送服。

(3)老年人吞咽片剂或胶囊有困难，宜多选用液体剂型或冲剂、口服液，必要时改为注射给药，老年人用缓释剂型应慎重，因为老年人的胃肠功能减弱，影响药物的吸收，或胃排空变慢、肠蠕动减弱可使药物释放时间延长，吸收量增加，而使药物浓度增大，产生不良反应。

(4)给药时间的选择要正确，例如，给糖尿病患者皮下注射胰岛素宜在饭前半小时。

3. 按医嘱规定用药

由于部分老年人孤独生活，缺乏关爱与护理，文化水平有差异，他们对医嘱的理解不同；患不同程度的阿尔兹海默病者，记忆力、理解力、听力、视力均减退，可能忘服、误服、不按规定服用药物；或经济条件不同，承受药物费用的能力有限等导致部分患者不能按医嘱合理用药。因此，老年人家属或养老机构的工作人员应担负起监护老年人用药的责任，将每日 3 次、每日 2 次或每日 1 次的药物用不同的颜色分包，并放在不同的位置，以免老年人忘服或多服。

4. 服药技巧

若老年人每次服用药物种类过多或者老年人的自理能力差，可将药物从包装盒里取出，把药物的名称、药效、用量、服用时间(饭前、饭后、睡前等)为老年人详尽地讲解，配好每次服用的药物量，并用老年人能看清楚的大字做好标志，或放置在有明显标志的药盒中。将药物放在固定、易看到的位置，可通过电话追踪或闹钟提醒老年人按时服药，防止漏服或重复服药，并养成服药前、中、后检查的习惯。

5. 药品保管

定期检查药物是否过期。过期药物的疗效不仅降低，甚至对人体有害，必须丢弃。对生活不能自理、有精神障碍、长期卧床的老年人，应把药物放在其接触不到的位置，以防误服或出现意外。

(三)观察和预防药物不良反应

1. 观察药物的不良反应

药物的不良反应是指与治疗目的无关的药物作用，注意观察老年人用药后可能出现的不良反应，及时处理。对使用降压药的老年患者，要注意提醒其直立、起床时动作缓慢，避免直立性低血压。镇静药、抗抑郁药、血管扩张药、降压药和利尿药均可引起直立性低血压反应。降压药利血平可引起老年人中枢神经系统症状，如抑郁甚至导致自杀，大剂量的利血平可引起帕金森病，含有利血平的复方制剂包括复方降压片、北京降压 0 号、降压灵等，使用时注意避免以上情况发生。

青霉素由肾排泄，由于老年人排泄减慢，易出现中枢神经的毒性反应，可诱发癫痫及昏迷。胃酸分泌减少致含铁剂药物吸收量不足，疗效差，宜同服稀盐酸、维生素 C 或增加剂量。吩噻嗪类药物致永久性震颤性麻痹的发生率较高，尽可能避免长期应用。复方降压片、北京降压 0 号、降压灵等复方制剂均含少量吩噻嗪类。

2. 观察药物的毒性反应

药物的毒性反应是指药物用量达到中毒剂量出现的不良反应。

常见的不良反应有以下几种。

(1)胃肠道反应:恶心、呕吐、腹痛、腹泻、黄疸等。

(2)中枢神经系统反应:头晕、耳鸣、听力下降等。

(3)心血管反应:血压下降、心动过速或过缓、心律不齐等。

3.观察变态反应

变态反应常见的症状有发热、心慌、气短、大汗、口唇麻木、荨麻疹、血管神经性水肿等,严重者可发生过敏性休克。

4.观察药物矛盾反应

老年人在用药后容易出现药物矛盾反应,即用药后出现与用药治疗效果相反的特殊不良反应。例如,用硝苯地平治疗心绞痛反而加重心绞痛,甚至诱发心律失常。所以用药后要细心观察,一旦出现不良反应,宜及时停药、就诊,根据医嘱改服其他药物,保留剩余药物。

(四)老年人用药心理护理

医务工作者要了解老年人,不仅要了解老年人的病情变化、用药情况,还要善于察言观色,与老年人沟通,分析其思想动态及心理活动。鼓励老年人倾诉服药的感受,若出现老年人对药物治疗有错误认识或害怕药物的不良反应等情况,应做好心理疏导,解除老年人的心理障碍,以便配合用药。要同情老年人,协助他们以坚强的毅力、乐观的情绪调动自身免疫力,使其重新获得健康和快乐。

(五)老年人用药健康教育

1.鼓励老年人首选非药物性措施

指导老年人如果能以其他方式缓解症状的,暂时不要用药,例如,失眠、便秘、疼痛等,应采用非药物性措施解决问题,将药物中毒的危险性降至最低。

2.介绍药物知识

以老年人能够接受的方式,向其解释药物的种类、名称、用药方式、药物剂量、药物作用、不良反应和期限等,必要时在药袋上用醒目的颜色标明用药的注意事项。此外,要反复强调正确服药的方法和意义。

3.指导老年人避免盲目购买或使用广告药物或保健品

一般健康老年人不需要服用滋补药、保健药、抗衰老药和维生素等,只要注意调节日常饮食,加强营养,科学地安排生活,保持平衡的心态。体弱多病的老年人应在医师的指导下辨证施治,适当服用滋补药物,防止进入盲目、不科学的预防和保健误区。

4.指导家属用药

对老年人进行健康指导的同时,还要对其家属(包括不能生活自理的老年人家属)进行有关安全用药知识的教育,使他们学会正确协助和督促老年人用药,防止发生用药不当造成的意外。家属要多关心、体贴老年人,帮助其建立恢复健康的自信,提高自我管理能力和用药的依从性。

(张艳博)

第五节　老年皮肤护理与衣着卫生

皮肤是人体最大的器官，有着特殊的生理功能，如保护、感觉、调节体温、分泌和排泄、吸收、代谢、免疫等。经过几十年的外界刺激，老年人的皮肤逐渐老化，生理功能和抵抗力降低，皮肤疾病逐渐增多。皮肤老化和皮肤病给老年人的日常生活带来烦恼。因此，做好皮肤护理，保持皮肤清洁，衣物卫生舒适，增强皮肤抵抗力，是老年人日常生活护理必不可少的内容，对长期卧床的老年人更具有特殊意义。

一、老年人皮肤清洁

（一）老年人皮肤特点

人到老年，皮肤逐渐老化，尤其是位于暴露部位的头、面、颈及四肢，皮肤松弛、变薄，出现皱纹，下眼睑出现眼袋，皮肤变得干燥、多屑和粗糙，头发稀疏、脱落，皮脂腺萎缩、功能减弱，皮肤触觉、痛觉、温度觉等浅感觉功能也减弱，皮肤表面的反应性降低，对不良刺激的防御能力减弱，免疫系统的损害也伴随老化而来，导致皮肤抵抗力全面降低。

（二）老年人皮肤护理要点

根据老年人皮肤的特点，通常护理要点包括以下几方面。

(1)协助老年人保持皮肤卫生，尤其是皱褶部位，如腋下、肛门、外阴和乳房下等皮肤，经常用温水洗净且保持干燥。

(2)协助老年人保持头发的清洁卫生，定期洗头。

皮脂分泌较多者可用温水及中性皂液洗头；头发干燥或头屑较多者则清洁次数不宜过多，可用多脂皂清洗，待发干后可涂以少许湿润油。

(3)避免碱性肥皂的刺激，保持皮肤酸碱度（即 pH）在 5.5 左右。

(4)需使用药效化妆品，首先应观察老年人皮肤能否耐受、是否过敏。要以不产生变态反应为前提，其次再考虑治疗效果。对于敏感的皮肤，要慎用含香料的化妆品。

(5)避免让老年人生活在高温或寒冷环境。夏季注意防暑，冬天注意保暖。由于老年人在高温环境下耐受温度上升的能力较差，故 60 岁以上老年人易发生热射病。冬天老年人最适宜的温度为 24 ℃～27 ℃。

(6)老年人贴身的衣服要柔软，以本色全棉为宜。

二、老年人皮肤瘙痒症的护理

临床上将只有皮肤瘙痒而无原发性皮肤损害称为瘙痒症。

皮肤瘙痒症是临床上常见症状之一，可分为全身性和局限性皮肤瘙痒症，前者多见于老年人，以躯干部位最痒；后者发生于身体的某一部位，常见的有肛门瘙痒症、阴囊瘙痒症、外阴瘙痒症、头部瘙痒症等。老年人因体内组织细胞中的水分逐渐减少，出现慢性生理性失水，引起皮肤干燥、皱纹增多，皮肤易受周围环境冷热变化的刺激而诱发瘙痒。大腿发痒最先出现，逐渐蔓延到小腿，甚至全身。老年人皮肤瘙痒症还与生活习惯有关。老年人因皮肤感觉减退，喜欢用温度较高的热水洗澡，再加上使用碱性大的肥皂，使本来就干燥的皮肤失去了皮脂的滋润，继而引发皮肤瘙痒。在冬季由于寒冷，老年人皮肤瘙痒症易诱发，晚间加重，常在脱衣服睡觉时感觉大腿股骨前内侧、小腿等部位剧烈瘙痒，且越抓越痒，直至局部出血，然后全身各处皆有瘙痒的感觉，但不是全身同时发痒，往往由一处转移到另一处。瘙痒的程度不尽相同，部分患者可忍受瘙痒，部分患者感到全身奇痒，采用刷子刷皮肤或用热水洗烫，直至皮肤出血伴有疼痛时痒感才暂时减轻。患者可因发痒而失眠，由于剧烈瘙痒不断挠抓，瘙痒部位皮肤出现抓痕或血痂，有时有湿疹样、苔藓样改变或色素沉着，可感染而发生疖肿或毛囊炎。对老年人皮肤瘙痒症的护理，应注意以下事项。

(1)洗澡卫生：老年人洗澡不宜过于频繁，夏天每天一次，冬天 3～4 d 一次；洗澡水温以 35 ℃～40 ℃为宜；洗澡时间不宜过长，以 15～20 min 最好；洗澡时不宜用碱性肥皂，因为这种肥皂去脂效力太大，会增加皮肤干燥度，故宜用中性肥皂或不用肥皂。

(2)护肤：老年人油脂分泌少，皮肤干燥，故需要经常涂抹护肤用品，如护肤膏、护肤霜、护肤油等，使皮肤保持一定的湿度和滋润度，有利于防止皮肤瘙痒。

(3)合理饮食：老年人平日营养要充分，膳食调配要适当，饮食宜清淡，少吃或不吃辛辣等刺激性食物，多吃新鲜的黄绿色及高纤维蔬菜，保持大便通畅。禁饮酒，少饮或不饮浓茶和浓咖啡。

(4)规律生活：皮肤瘙痒症可因生活规律紊乱、睡眠不佳、疲劳、不良情绪而加重，故老年人必须注意保持规律生活，劳逸适度。

三、老年人衣服的选择

由于老年人皮肤的特点，衣着与健康的关系越来越受到老年护理工作者的关注。老年人的服装设计，除考虑美观外，实用则更为重要。服装的实用，最主要指有利于人体的健康。有些面料(如毛织品、化纤织品)，穿起来轻松、柔软，因此常受到老年人的喜爱。然而，这些面料对皮肤有一定的刺激性，如果用来制作贴身的内衣，就有可能引起皮肤瘙痒、疼痛、红肿或起水疱。尤其是化纤织物，其中有些成分很可能成为变应原，一旦接触皮肤，很容易引起过敏性皮炎。这类织物带有静电，容易吸附空气中的灰尘，引起支气管哮喘。纯棉织物的透气性和吸水性优于化纤织物，因此，在选面料时，内衣以纯棉织物为佳，外套可选用毛料、化纤织物等。

对老年人衣服的选择，应注意以下事项：①在尊重老年人习惯的基础上，注意衣服的款式要适合老年人，容易穿脱，不妨碍活动，宽松，便于变换体位。②选择质地优良的衣料，一般选择柔软、有吸水性、不刺激皮肤、可调节体温、耐洗的布料，以棉制物为首选。③衣着色彩柔和且不变色。④衣服大小要适中，过小影响血液循环，过大、过长又容易使老年人行动不便。

(张艳博)

第六节　老年人跌倒的护理

跌倒是指突发、不自主、非故意的体位改变，倒在地上或更低的平面上。按照国际疾病分类(ICD-10)对跌倒的分类，跌倒包括两类：①从一个平面至另一个平面的跌落；②同一平面的跌倒。老年人跌倒的发生率高，后果严重。中国疾病监测系统的数据显示，跌倒已经成为我国 65 岁以上老年人因伤致死的首要原因，老年人发生创伤性骨折的主要原因也是跌倒。据报道，美国每年约有30%的65岁以上老年人发生跌倒，跌倒发生的比例随着年龄增长而增加，80岁以上老年人跌倒的发生率高达50%。大部分老年人的跌倒发生在其家中。

跌倒可导致骨折、软组织损伤，造成肢体功能受限，使患者的生活质量下降，医疗费用增加，也可引发老年人的心理问题，例如，跌倒恐惧严重影响老年人的身心健康。同时，跌倒也给家庭和社会带来了巨大的负担。然而跌倒是可以预防的，及时对老年人进行跌倒风险的评估，有助于降低老年人跌倒的发生率，减轻老年人跌倒的损伤程度。

一、护理评估

跌倒后应尽早进行评估，评估的内容包括跌倒的原因、跌倒的伤害程度。

(一)健康史

1. 一般资料

了解老年人的年龄、性别及文化程度、生活方式等。

2. 既往史

了解老年人的跌倒史、疾病史、用药史、过敏史等。

3. 跌倒原因

跌倒是多种因素互相作用的结果，包括内在因素和外在因素。内在因素包括生理因素、病理因素、药物因素和心理因素。外在因素包括环境因素、个人因素、社会因素等。

(1)内在危险因素如下。

生理因素：①运动系统，随着年龄的增长，运动系统功能减退，造成步态协调性下降，平衡能力降低，肌肉力量减弱。②感官，老年人视觉、听觉、前庭功能、触觉下降，判断外界环境的能力减弱，增加了跌倒的风险。③神经系统，中枢和周围神经系统的蜕变，导致对比感觉降低，躯体感觉减弱，反应时间延长，平衡功能受损，增加跌倒的危险性。④性别，女性的跌倒发生率高于男性。

病理因素：①骨骼和肌肉，如骨质疏松症、类风湿关节炎和关节畸形。②感官疾病，如白内障、青光眼、偏盲、黄斑变性等。③神经系统疾病，脑卒中、帕金森病、颈椎病、小脑疾病、前庭疾病、癫痫等。④心血管系统疾病，椎基底动脉供血不足、高血压、直立性低血压、心脏病。⑤泌尿系统疾病：如尿频、尿急、尿不尽、尿失禁等，老年人常常夜间匆忙起床如厕，容易导致跌倒。⑥其他：身体虚弱、贫血和糖尿病、足部疾病、电解质紊乱等。

药物因素：药物因素是导致老年人跌倒的重要因素。是否服药、药物的剂量，以及复方药都可能引起跌倒。很多药物可影响人的神志、精神、视觉、步态、平衡而引发跌倒。①精神类药物：如抗抑郁药、抗焦虑药、镇静安眠药、抗惊厥药，降低机体的敏感性，损害判断力，影响神经肌肉功能，发生直立性低血压而跌倒。②利尿药：引起嗜睡、血容量不足、电解质紊乱、匆忙如厕而跌倒。③降压药：并发直立性低血压而跌倒。④其他药物：降糖药、非甾体抗炎药、镇痛剂、多巴胺类药物和抗帕金森药物。

心理因素：信心和跌倒时的情绪是影响老年人跌倒的重要因素，沮丧、焦虑可能会削弱老年人的注意力，导致老年人对周围环境危险因素的感知力减弱，反应能力下降，增加跌倒的机会。跌倒可反复发生，既往跌倒史大大增加了老年人的恐惧心理。

(2)外在危险因素如下。

环境因素：①室内环境因素，如居住环境发生改变，灯光昏暗，地面潮湿、不平，有障碍物，家具摆放位置不合适，高度不适宜，楼梯台阶、栏杆、把手等安全措施缺失都会增加跌倒的危险。②室外环境因素，台阶和人行道不平整、有障碍物、雨雪天气、人潮拥挤都可能引发老年人跌倒。

个人因素：鞋子尺寸不合适、裤腿过长、饮酒、使用辅助工具等都会增加跌倒的风险。

社会因素：老年人的文化程度、收入水平、卫生保健水平、独居、与社会的交往程度等都会影响其跌倒的发生。

(二)跌倒后的伤情评估

1.跌倒现场状况

其主要包括跌倒环境、跌倒性质、跌倒时着地部位、跌倒后能否独立站起、现场诊疗情况以及现场其他人员看到的跌倒相关情况等。

2.跌倒后患者的身体状况

主要检查有无与跌倒相关的受伤。老年人跌倒后容易并发多种损伤，如软组织损伤、骨折等，需重点检查着地部位、受伤部位，对老年人进行全面、细致的体格检查。检查外伤及骨折的严重程度，同时进行头部、胸腹部、四肢等全面检查；观察患者的意识状况、生命体征、面容、姿势等；检查患者的听觉、视觉、神经功能等。

(三)辅助检查

为了明确跌倒对身体造成的损伤，可根据需要做影像学检查、实验室检查等。

(四)心理社会评估

除了解老年人一般心理和社会状况外，要特别关注有跌倒史的老年人有无跌倒后恐惧心理，有跌倒恐惧心理的老年人往往会因为害怕跌倒而减少外出和活动，导致身体活动能力降低、活动范围缩小、人际交往减少，既增加了再跌倒的危险，又会对老年人的身心产生负面的影响，使老年人的生活质量下降。

二、主要护理诊断/问题

(1)有受伤的危险与跌倒有关。

(2)急性疼痛与跌倒后损伤有关。

(3)恐惧与害怕再次跌倒有关。

(4)躯体活动障碍与跌倒后损伤有关。

(5)生活自理能力下降与跌倒后损伤有关。

三、护理措施

总体护理计划：①正确地进行跌倒后的处理；②积极治疗原发病，预防跌倒再次发生。治疗和护理的具体目标：①患者在跌倒后能得到正确、有效的处理和护理；②患者的基本生活需求得到满足；③患者及照护者能够识别跌倒的危险因素，能够主动进行跌倒的防护；④患者对跌倒的恐惧心理好转或消除。

(一)跌倒后的应急护理

老年人跌倒后，不要急于扶起，要分情况进行处理。

1.现场确认伤情

①询问老年人跌倒情况及对跌倒过程是否有记忆，如果不能记起，提示可能为晕厥或脑血

管意外,需要立即将其送至医院进行 CT、MRI 等检查确认;②询问有无剧烈头痛、手脚无力,观察有无口角歪斜、言语不利等,若有,提示可能为脑卒中,若立即扶起老年人可能加重脑出血或脑缺血,应立即拨打急救电话,避免加重患者的脑部损伤;③检查有无骨折,查看患者肢体有无疼痛、畸形、关节异常、肢体位置异常、感觉异常或大小便失禁等,以确认骨折情形。

2. 意识不清楚老年人的处理

①立即拨打急救电话;②若有外伤、出血,立即进行包扎、止血;③如果发生呕吐,应将老年人的头偏向一侧,清理口、鼻腔的呕吐物,保持呼吸道通畅;④将抽搐者移至平整地面或在其身下垫软物,防止碰、擦伤,必要时使用牙垫等,防止舌咬伤,注意保护抽搐肢体,防止肌肉、骨骼损伤;⑤如果呼吸、心跳停止,立即采取胸外心脏按压、口对口人工呼吸等紧急措施。

3. 正确搬运老年人

如果情况许可,可协助跌倒者缓慢站立,取坐位或卧位,确认无障碍后方可放手,并继续观察。如果需搬运,尽量保持平卧姿势。

4. 查找跌倒危险因素

评估跌倒风险,制订防治措施及方案。

(二)一般处理

1. 病情观察

观察患者的神志、心率、血压、呼吸等,警惕内出血及休克征象,严密观察生命体征、意识、瞳孔大小及对光反射。

2. 跌倒后的长期护理

大多数老年人跌倒后伴有不同程度的身体损伤,往往引发长期卧床。对于此类患者需要提供长期护理:①评估患者目前的日常生活活动能力,提供相应的基础护理,满足老年人的日常生活需求;②预防长期卧床引发的并发症,如压力性溃疡、肺部感染、尿路感染等;③指导老年人进行功能锻炼,预防废用综合征,促使老年人早日恢复健康。

(三)心理调适

针对老年人跌倒后的恐惧心理,帮助老年人分析跌倒的影响因素,进行早期危险因素识别,使老年人认识到跌倒是可以预防的。提高老年人对跌倒的认知能力,科学、有效地预防跌倒的发生,以减轻或消除老年人的恐惧心理。

四、健康指导

跌倒的健康指导,着重于预防再次跌倒。积极开展老年人跌倒的预防指导,将有助于减少跌倒的发生,减轻老年人跌倒的严重程度。

1. 评估危险因素,提出针对性的指导措施

正确评估老年人的活动能力,对存在跌倒危险因素的老年人,帮助其分析目前可能诱发跌倒的因素,提出预防措施。

加强跌倒知识和技能的宣教,提高老年人及其家属预防跌倒的意识,指导老年人在跌倒时如何寻求帮助。

2. 运动锻炼

指导老年人参加体育锻炼,根据自身身体状况选择合适的活动,如八段锦、打太极拳、快走、慢跑等有氧运动,以增强老年人的肌肉力量、柔韧性、协调性和稳定性,减少跌倒的发生。

3.正确用药

指导老年人按医嘱正确服药,不得自行增减剂量、更改药物,了解药物的不良反应,注意用药后反应。

4.选择适当的辅助工具

指导老年人使用安全、方便的助步器,将拐杖、助步器等放在老年人触手可及的位置,有视觉、听觉及其他感觉障碍的老年人,应佩戴视力补偿装置、助听器等。

5.创造安全的环境

①室内光线充足,通风良好,地面干燥、整洁;②室内设施应简单、便捷,将家具靠墙摆放,便于老年人活动;卫生间安装坐便器、扶手、防滑垫等;③老年人衣裤舒适、合身,避免穿过紧或过长的衣裤,以防走路时绊倒,不穿拖鞋、鞋底过软的鞋、过大的鞋、高跟鞋及易滑倒的鞋;④设置防跌倒警示牌,提醒患者及照护人员,共同维护老年人的安全。

6.调整生活方式

①上、下楼梯应缓慢,尽可能使用扶手;转身、转头动作缓慢;②步态平稳,尽量慢走,避免携带沉重物品;③避免去人多拥挤的地方,乘坐交通工具要等车辆停稳以后再上、下车;④避免长时间下蹲,站起要慢,预防直立性低血压;⑤起床遵循"3 个 30 s"原则,即醒后 30 s 再坐起,坐起 30 s 后再站立,站立 30 s 后再行走;⑥睡前避免饮大量水,排空膀胱,可在床旁放置便器;⑦避免在他人看不到的地方独自活动。

7.保证良好的睡眠质量

夜间睡眠质量不好导致老年人思维和判断力下降,容易跌倒。指导老年人早睡早起,午睡控制在 1 h 内,入睡前可喝热牛奶、用热水泡脚、按摩等以促进睡眠。

8.预防骨质疏松

为减轻跌倒后损伤,指导老年人增强膳食营养,保持饮食均衡。补充维生素 D 和钙,鼓励老年人适当晒太阳促进机体对钙的吸收。

(会健军)

第七节　老年人压力性溃疡的护理

压力性溃疡又称压疮,是指局部组织长期受压,血液循环障碍,造成皮肤及皮下组织持续缺血、缺氧、营养不良,导致的软组织溃疡和坏死。我国一项多中心的临床调查显示,医院住院患者压力性溃疡的患病率为 1.58%,发病率为 0.63%。

一、护理评估

(一)健康史

1.一般情况

了解压力性溃疡患者的年龄、性别、家庭结构、生活方式等。

2.既往史

了解老年人的压力性溃疡发生史、疾病史、用药史。

3. 压力性溃疡发生的原因

压力性溃疡是由多种因素共同作用而引发的，主要分为外在危险因素和内在危险因素。

(1)外在危险因素：主要产生于压迫组织的机械力，主要包括压力、剪切力、摩擦力及相关部位潮湿。①压力：长期卧床或长期坐轮椅时，局部组织长时间受压，超过毛细血管的正常压力，局部组织受压，产生压力性溃疡。由于老年人皮下脂肪减少，因此在同等压力和受压时间下，老年人比年轻人更容易发生压力性溃疡。②剪切力：当把床头抬高 30°或采用半坐卧位时，皮肤与床出现平行的摩擦力，再加上垂直的压力，导致剪切力的产生。研究表明，剪切力持续存在 30 min 以上，就会造成深部组织的不可逆损害。③摩擦力：在床上活动或坐轮椅时皮肤受到衣物、床单、椅垫表面的阻力摩擦。摩擦力作用于皮肤，可使皮肤局部温度升高，破坏皮肤角质层，引起压力性溃疡的发生。④潮湿：如大小便失禁、大汗或伤口大量渗液等，过度潮湿造成皮肤异常脆弱。

(2)内在危险因素：主要包括年龄、营养、活动度等。①年龄：随着年龄的增加，皮肤的保护功能和感觉功能、温度调节功能都逐渐下降，皮下脂肪减少，皮肤修复能力减弱，使老年人成为压力性溃疡发生的高危人群。②营养：极度消瘦、营养不良、贫血和恶病质的患者，皮下脂肪减少，肌肉萎缩，脂肪组织菲薄处受压，更容易发生血液循环障碍，增加压力性溃疡的危险。③活动度：当老年人无法自主改变体位时(身体活动度下降)，身体局部组织长期受压，压力性溃疡的发生率增加。

(二)压力性溃疡的危险因素评估

常用的压力性溃疡评估工具包括 Braden 量表、Norton 量表、Waterlow 量表。

1. Braden 量表

主要从 6 个方面，即感觉、移动、活动能力、营养状况、摩擦力、剪切力方面进行评估。总分为 6～23 分，得分越低，压力性溃疡的危险性就越高。Braden 量表是目前最简单、最可靠的研究工具，可信度高，具有足够的灵敏性，目前在各国得到广泛的应用。

2. Norton 量表

Norton 量表是临床上广泛使用的压力性溃疡评估工具。它从身体状况、精神状况、活动力、移动力、失禁情况等方面采用 Likert 4 级评分，用以评估患者的压力性溃疡风险程度。Norton 量表可应用于包括老年患者在内的所有住院患者，但对于脊髓损伤并截瘫患者，其预警作用并不明显。

3. Waterlow 量表

该量表包括如下临床指标：体重指数、皮肤、性别、年龄、营养不良筛查、控便能力、活动能力、组织营养不良、神经功能缺陷、大手术或创伤，具有评分简单、预测效果好等特点。

(三)压力性溃疡的分期

根据创面的严重程度，可将压力性溃疡分为以下四期。

1. Ⅰ期(淤血红润期)

皮肤完整，受压部位出现暂时性的血液循环障碍，表现为红、肿、热、痛。解除压力 30 min 后，皮肤颜色不能恢复正常。

2. Ⅱ期(炎性浸润期)

如果皮肤继续受压，表皮和部分真皮缺损，表现为完整或破溃的血清型水疱，也可表现为开放的浅表粉红色创面。皮肤颜色转为紫红色，压之不褪色。

3. Ⅲ期（浅度溃疡期）

水疱破溃，可显露出潮湿红润的创面，有黄色渗出液流出；感染后表面覆盖脓液，致使浅表组织坏死，溃疡形成，疼痛加剧。

4. Ⅳ期（坏死溃疡期）

坏死组织发黑，脓性分泌物增多，有臭味。感染向周围及深部组织扩展，浸入真皮下层，可深达骨骼，严重者可引发脓毒血症，危及患者的生命。

（四）压力性溃疡的好发部位

1. 仰卧位

好发于枕骨隆凸、肩胛骨、肘部、骶尾部、足跟，尤其好发于骶尾部。

2. 侧卧位

好发于耳廓、肩峰、肋骨、肘部、髋骨、股骨大转子、膝关节内外侧、内外踝侧。

3. 俯卧位

好发于面颊部、耳廓、肩峰、女性乳房、肋缘突出部、男性生殖器、髂前上棘、膝部、足趾部。

4. 坐位

好发于坐骨结节、肩胛骨、足跟部。

（五）心理社会评估

压力性溃疡造成的皮肤完整性受损和引发的疼痛感、身体异味，会影响患者的自我形象，产生焦虑、抑郁等负性情绪。因此要针对患者的心理社会状况，及时评估有无社交障碍等问题。

二、主要护理诊断/问题

（1）皮肤完整性受损：与压力性溃疡有关。

（2）焦虑：与担心压力性溃疡预后有关。

（3）患者缺乏预防压力性溃疡的知识。

三、护理措施

（一）伤口处理

首先处理压力性溃疡后形成的创面，保持创面周围无菌状态，清除界限明显的坏死组织。研究表明，潮湿的条件可以使创面形成局部低氧的环境，不仅能加速纤维细胞及毛细血管的形成，而且可加速坏死组织的溶解，也可减少创面的感染，减轻创面的疼痛。

1. Ⅰ期

皮肤完整，需及时去除压力，防止压力性溃疡进一步发展。可在皮肤发红部位粘贴透明敷贴、水胶体或泡沫辅料，可减少摩擦力和压力。在为患者翻身和移动时，不可拖拉，辅料如果卷边，应及时更换。

2. Ⅱ期

可进行热湿敷、红外线或紫外线照射。未破溃的小水疱可自行吸收，要避免摩擦，防止破裂。在无菌状态下，用无菌注射器抽出大水疱内液体，早期保留疱皮，外层粘贴透明敷料，直至大水疱完全吸收后将敷料揭除。对于部分浅层受损的创面，根据伤口基底部情况选择合适的敷料。创面渗液少时可采用水胶体敷料，渗液较多时可选用藻酸盐敷料。根据伤口渗液情况决定换药间隔，一般为 3～5 d。

3. Ⅲ期和Ⅳ期

采取湿性疗法，根据各阶段的治疗目标选择不同的敷料，促进伤口愈合。当伤口有坏死组织，坏死量较小、渗液较少时，可使用水凝胶类，溶解、软化坏死组织，达到自溶、清创的作用。若坏死量较大，需选择外科清创。若机体无愈合能力，则不考虑清创。当伤口出现红、肿、热、痛，渗液增多，有异味等情况时，可进行细菌培养和药敏试验，遵医嘱使用抗生素治疗，同时使用银离子或纳米银抗菌敷料，既可抗菌，又可提供湿性愈合的环境。对创面较大且深的伤口，可进行外科手术治疗。有窦道形成，渗出液多者用藻酸盐填充，外敷高吸收性敷料或纱布。

(二)一般护理

1. 全身治疗

加强营养补充，尤其是蛋白质、维生素和微量元素的补充，对伤口的愈合有重要的作用。患者要多吃新鲜蔬菜、水果。鼓励患者多进食，必要时少食多餐，有利于消化吸收。

2. 皮肤护理

密切观察皮肤情况，尤其是容易发生压力性溃疡的部位。保持皮肤清洁，及时擦去汗液、尿液、粪便，减少对皮肤的刺激。保持皮肤干湿度适宜，必要时涂润肤霜，避免对发红的皮肤进行按摩。

3. 缓解压力、摩擦力和剪切力

定时翻身、变换体位是最基本的缓解压力的方法，长期卧床患者要定时翻身，每 2 h 变换一次体位。在骨隆凸出使用软垫、软枕支持身体。保持床单清洁、平整、无皱褶、无碎屑，减轻对局部皮肤的摩擦。床头抬高不超过 30°，不超过半小时，以减少剪切力对组织的损伤。

4. 促进局部血液循环

对长期卧床的患者，每日检查受压部位，进行按摩以促进血液循环，但对于已经压红的软组织，不主张按摩。

5. 治疗原发病

患者的原发病会影响到压力性溃疡的治疗与愈合，例如，若糖尿病患者的血糖控制不佳会严重影响压力性溃疡的愈合，水肿、营养不良等都会影响压力性溃疡愈合，因此在治疗压力性溃疡的同时，要积极治疗原发病。

(三)心理调适

患者由于身体自理能力下降、有异味、担心预后，常存在焦虑、恐惧心理，因此要针对患者目前存在的问题，耐心地宣教，减轻患者的负性情绪，增加患者战胜疾病的信心。

四、健康指导

1. 家庭护理

指导患者家属参与到压力性溃疡的预防和治疗中，积极参与家庭护理，例如，学会完成患者的翻身动作，学会观察患者皮肤的变化，保持皮肤和床单位的清洁。

2. 皮肤清洁方法

当皮肤出汗或被大小便污染时，应及时使用温水清洁皮肤，避免使用肥皂水、乙醇等刺激性溶液；清洁的时候不要用力揉搓皮肤，动作要轻柔，清洗后及时涂抹润肤霜保护皮肤。

（会健军）

第八章　产科疾病护理

第一节　正常分娩护理

分娩是整个生育过程中最关键的时期。分娩的全过程称为总产程，是临产开始到胎儿胎盘完全娩出为止的全部过程。临床上按不同阶段的特点，将其分为三个产程，并对三个产程进行了速度和时限规定。随着产科学和助产学的发展，大量的观察和研究发现，这些规定并不科学，且在不同程度上干扰了分娩的自然进程。助产士应在临床实践中建立正确的分娩理念，相信孕妇和胎儿的本能，帮助孕妇建立自然分娩的信心，为促进母婴安全，获得良好的分娩结局提供高水平、高质量、有效的人性化助产护理。明确产程中对母儿情况的观察、评估，减少医疗干预，加强人文关怀更为重要。

一、第一产程妇女的护理

第一产程又称宫颈扩张期，指临产开始直至宫口完全扩张即宫口开全(10 cm)为止。第一产程起点的确定关键在于临产的诊断。临产开始的标志为规律且逐渐增强的子宫收缩，持续30 s或以上，间歇5～6 min，同时伴随进行性宫颈管消失、宫口扩张和胎先露下降。由于第一产程时间长，可发生各种异常，需严密观察胎心、宫缩，通过阴道检查判断宫口扩张与先露下降及胎方位、产道等有无异常。

(一)护理评估

1.快速评估

评估生命体征、胎心、宫缩、胎位、阴道流血情况。

2.基本情况评估

(1)一般情况评估：包括年龄、身高、体重、步态、营养状况及皮肤弹性等。

(2)历次检查记录：预产期、孕周、本次妊娠经过、梅毒快速血浆反应素试验(PRP test)/血色素检查结果/破伤风免疫状况/HIV检查情况。重温或制订分娩计划或与产妇讨论分娩相关事宜，如陪产、延迟结扎脐带、新生儿肌肤接触与母乳喂养等。

(3)既往妊娠史：妊娠次数/分娩次数、既往剖宫产、产钳或胎吸史，或其他并发症，如产后出血、会阴三度裂伤等。

3.专科情况评估

评估包括宫缩开始的时间、频率和强度；有无破水，若已破水，则询问并记录破水的时间，羊水量、性状、颜色和气味；有无阴道流血，若有流血，则询问并记录流血的时间、量、色与性状及伴随症状。同时，要评估胎动情况和产妇最关心的问题。

(1)胎心：正常胎心率为每分钟110～160次。监测方法有听诊和电子胎心监护。听诊：潜伏期60 min听诊1次，活跃期30 min听诊1次，在宫缩后听诊胎心并计数1 min，早期发现胎心晚期减速。胎儿电子监护：能连续评估胎心率变化及其与宫缩和胎动的关系，但不主张在产程中持续监护。

(2)宫缩：观察宫缩时孕产妇的面部表情、呼吸、呻吟、紧张、屏气用力等。腹部触诊：了解宫缩持续时间、间隔时间和强度。胎儿电子监护：了解胎儿宫内储备能力。

(3)产程进展：观察会阴膨隆、阴道血性分泌物、流血或流液的量及性状。阴道检查：宫颈管位置、长度、软硬度、容受度，宫口扩张程度以及宫颈是否水肿等，胎头下降程度及胎方位，胎头与骨盆适应度，是否存在脐带先露或脱垂，胎膜完整性等。

(4)疼痛：观察面部表情及其他应对行为。可以选择不同的疼痛评估工具，如数字评分法、文字描述评定法、面部表情疼痛评定法等。

(5)心理社会支持：通过与孕产妇交流，观察有无焦虑不安、恐惧等不良情绪，同时观察孕妇身体姿势是放松还是紧张，睡眠与饮食有无改变，呻吟、尖叫或沉默等。用心理评估工具，如状态-特质焦虑量表等。

(二)护理诊断

(1)焦虑：与知识缺乏，担心分娩是否顺利有关。

(2)疼痛：与逐渐加强的宫缩有关。

(三)护理措施

1. 一般护理

(1)生命体征监测：每 4 h 监测 1 次。若发现血压升高或高危人群，应遵医嘱增加测量次数并给予相应的处理。

(2)饮食指导：不限制饮食，应鼓励产妇在宫缩间歇期少量多次进高热量、易消化、清淡的食物。

(3)卫生指导：保持会阴部清洁。

(4)排尿：及时排空膀胱，每 2～4 h 提醒排尿 1 次。

(5)活动与休息：待产过程中不限制体位，采用自由体位，提高产妇舒适度。鼓励产妇离床活动，不要长时间仰卧在床上，可以采用站、蹲、走等多种方式，更利于产程进展。产妇需要休息和睡眠时，保持环境安静、暗光、温暖及私密。

(6)心理社会支持：提倡陪伴分娩，不能让产妇独处一室。在待产过程中，助产士或家属让产妇感受到爱和安全。

2. 专科护理

(1)胎心：胎心率低于每分钟 110 次或高于每分钟 160 次，指导产妇采用左侧卧位或变换体位、吸氧，动态监测胎心变化，必要时寻求帮助。

(2)宫缩：应每 2～4 h 观察 1 次，活跃期每 1～2 h 观察 1 次，一般需要连续观察至少 3 次宫缩。发现宫缩乏力或过强，分析原因并对症处理。减少环境干扰，让产妇变换体位、休息，若出现病理缩复环，应及时通知医师处理。

(3)观察宫颈扩张和胎头下降程度：通过阴道检查判断宫口扩张程度及胎头下降程度。研究表明，在有效的外阴消毒条件下，产程中规范的阴道检查未必增加感染概率。

(4)疼痛：鼓励采用非药物镇痛法减轻分娩疼痛，如陪伴、呼吸、按摩、热敷、热水淋浴或池浴、催眠、经皮神经电刺激(TENS)、针灸等。必要时，根据情况采用药物或麻醉镇痛。

(5)体位：鼓励产妇采取自觉舒适的体位，提供必要的支持工具，如床挡、分娩椅或分娩球、软垫等。待产过程中，可以根据胎位、胎先露下降情况、孕妇自感舒适度等采取不同的体位，在自由体位中，丈夫可以起到很重要的作用，让产妇感受到爱和安全等。

(6)胎膜：不主张产程中常规人工破膜，一旦胎膜破裂，应立即听诊胎心，并观察羊水性状和流出量，同时记录。当胎膜早破超过 12 h 未分娩，应给予抗生素预防感染。

二、第二产程妇女的护理

第二产程又称胎儿娩出期，指从宫口开全至胎儿娩出的全过程。初产妇需 1～2 h；经产妇通常数分钟即可完成，也有长达 1 h 者，但不应超过 1 h。对于严格限制第二产程时限，一直存在争议。本章强调产程中对母儿情况的观察和评估。

子宫收缩增强，宫缩的频率和强度达高峰，宫缩持续 1 min 或以上，间歇仅 1～2 min。胎儿下降至骨盆出口压迫骨盆组织时，产妇有排便感，不自主地向下屏气。随着产程进展，会阴逐渐膨隆变薄，肛门括约肌松弛，胎头出现拔露和着冠，胎头枕骨于耻骨弓下露出，出现仰伸、复位和外旋转，前肩和后肩相继娩出，胎体很快顺利娩出，羊水随之涌出。

（一）护理评估

1. 快速评估

快速评估生命体征、胎心、宫缩、阴道流血、急危征象。

2. 专科情况评估

(1)胎心：正常胎心率为每分钟 110～160 次。

(2)宫缩：评估持续时间、间隔时间和强度及自主用力情况。

(3)产程进展：观察会阴膨隆程度及胎头拔露情况，阴道流血的量及性状。阴道检查：胎头下降程度及胎方位，胎头与骨盆适应度。

(4)评估会阴体长度、弹性、有无瘢痕，有无水肿、炎症。

(5)心理疏导，了解孕妇有无强烈的无助和恐惧感。

（二）护理诊断

(1)有受伤的风险：与会阴裂伤和婴儿产伤有关。

(2)疼痛：与宫缩和伤口有关。

（三）护理措施

1. 一般护理

(1)生命体征：必要时持续监测血压、血氧及心率。

(2)饮食：不限制饮食，鼓励适量摄入流质和半流质食物或液体。

(3)排尿：及时排空膀胱，必要时导尿。

(4)体位与休息：不主张第二产程产妇一直躺在产床上，不限制体位，提供支持工具，提高产妇的舒适度。常用体位有站立位、蹲位、半坐位、卧位、手膝位。目前许多学者提出应采用舒适的自由体位接产，充分发挥产妇的主观能动性，为开展产时个性化护理服务方面的研究奠定基础。在产妇需要休息时保持环境安静、温暖及私密。

(5)心理社会支持：持续陪伴，不能让产妇独处一室。

2. 专科护理

(1)胎心：每 5 min 听诊 1 次，在宫缩后听诊，胎心率低于每分钟 110 次或高于每分钟 160 次，嘱产妇采用左侧卧位或变换体位、吸氧，动态监测胎心变化，遵医嘱积极给予对症处理。

(2)宫缩:密切观察,发现宫缩乏力或过强,及时处理。

(3)产程进展:若宫口开全后 2 h,经产妇第二产程超过 1 h 仍未分娩,寻找原因,对症处理。对于实施硬膜外分娩镇痛者,初产妇超过 4 h,经产妇超过 3 h 诊断为第二产程延长。

(4)情感支持:使用鼓励性语言,避免用负面性词汇,让产妇感受到支持与关爱。

(5)指导用力:宫缩时允许孕妇向下用力(自发性)。如果自发用力 30 min,会阴仍未开始变薄,应做阴道检查,评估宫口是否开全,若未开全则等待,指导孕妇呼吸,勿向下用力。当产妇用力不当、胎头下降缓慢时,要积极寻找可能的原因,鼓励产妇改变体位,切不可操之过急。

3. 接产

(1)体位:避免仰卧膀胱截石位,鼓励产妇选择感觉舒适的体位分娩,如侧卧、俯卧、半坐卧位或站位、蹲位、坐位等。鼓励家属陪伴。

(2)适度保护会阴助产,正确全面评估产妇及胎儿情况,根据胎心、产妇状态、会阴条件、是否需要助产等因素,协助胎儿娩出。

(3)将新生儿放在产妇腹部进行肌肤接触,实施晚扎脐带(待脐带停止搏动或胎儿娩出后 1～3 min),并注意保暖,不要急于称体重、戴腕带、盖足印等而中断肌肤接触。

(4)防止会阴严重裂伤:适时适度保护会阴,充分评估产妇的会阴情况、胎儿大小及胎头下降速度后,决定开始保护会阴的时间和力度;控制胎头娩出速度,在宫缩间歇期轻轻适度用力,缓慢娩出胎头;不要急于娩肩,等待下一次宫缩时自然娩出;避免外力腹部加压。

(5)预防产后出血:于胎儿前肩娩出后给产妇肌内注射 10 U 缩宫素。

(6)新生儿护理:清理呼吸道后新生儿大声啼哭表示呼吸道已通畅,即可处理脐带。最佳时机一直是争议的话题,但应推迟钳夹脐带 30～60 s,尤其对早产儿,在出生 1～3 min 断脐为宜。

三、第三产程妇女的护理

第三产程又称胎盘娩出期,从胎儿娩出后开始,至胎盘胎膜娩出,需 5～15 min,不应超过 30 min。新生儿娩出后,应正确处理,并进行阿普加评分,胎盘娩出后应仔细检查是否完整,分娩结束后应检查软产道有无损伤,正常分娩的出血量一般不超过 300 mL,积极预防产后出血。

(一)护理评估

1. 快速评估

快速评估生命体征、阴道流血、宫缩、心理和情感状态、急危征象。

2. 专科情况评估

(1)宫缩:触诊子宫收缩强度。

(2)阴道出血:正确评估出血量及有无凝血块。

(3)计时:第三产程从新生儿娩出开始计时。

(4)胎盘剥离征象:宫体变硬,呈球形,下段扩张,宫体呈狭长形,被推向上,宫底升高达脐上;剥离的子宫下段,阴道口外露的一段脐带自行延长,接产者用手掌尺侧在产妇耻骨联合上方轻压子宫下段时,宫体上升而外露的脐带不再回缩;阴道少量流血。

(二)护理诊断

1. 潜在并发症风险

潜在并发症风险包括新生儿窒息、产后出血。

2.母子依恋关系改变风险

母子依恋关系改变风险与疲乏、会阴疼痛等有关。

(三)护理措施

1.协助胎盘娩出

正确处理,向下牵拉脐带,若发现胎膜部分断裂,用血管钳夹住断裂上端的胎膜,再继续向原方向旋转,直至胎膜完全排出,检查胎盘、胎膜的完整性。胎儿娩出 30 min 后,在排空膀胱后使用宫缩剂仍不能使胎盘娩出的前提下或阴道出血多于 200 mL 时,应行人工剥离胎盘术。

2.正确处理胎盘娩出

该措施能够减少产后出血的发生。遇产后出血高危因素,可在胎儿前肩娩出时静脉滴注缩宫素。若胎盘、胎膜排出后,出血较多时,可经下腹部直接在宫体肌壁内或肌内注射缩宫素。其他促进子宫收缩药有卡贝缩宫素(巧特欣)、卡前列素氨丁三醇(欣母沛)和卡前列甲酯栓(卡孕栓)等。当出血量大于 250 mL,按《产后出血预防与处理指南》处理。

3.预防产后出血

观察子宫收缩及阴道流血,胎盘娩出前后,了解子宫收缩的强度、频率。胎盘娩出后,子宫迅速收缩,宫底下降至与脐平,经短暂间歇后,子宫再次收缩成球形,宫底上升。准确评估阴道流血量,注意流血的时间、颜色和有无血凝块。常用的评估出血量方法有称重法、容积法、面积法和休克指数法。

4.检查软产道

胎盘娩出后,应仔细检查有无会阴阴道裂伤及裂伤程度,必要时检查有无宫颈裂伤,按组织解剖关系进行缝合修复。

四、第四产程妇女的护理

第四产程是指胎盘娩出后的 2 h。观察内容包括产妇血压、脉搏、氧饱和度、子宫底高度、阴道流血量、膀胱充盈程度及会阴伤口情况、新生儿皮肤颜色、哭声、呼吸、早吸吮等,并及时记录。

(一)护理评估

(1)快速评估生命体征。

(2)评估子宫收缩。

(二)护理诊断

(1)潜在并发症风险:产后出血。

(2)母子依恋关系改变风险:与疲乏、会阴疼痛等有关。

(三)护理措施

1.一般护理

(1)生命体征监测:每 15 min 测量呼吸、脉搏、血压 1 次,注意保暖,维持体温。

(2)饮食指导:给予清淡、易消化食物。

(3)清洁与休息:保持清洁,提高产妇舒适度,调暗产房灯光,尽量让产妇休息。

(4)心理社会支持:持续陪伴,不能让产妇和新生儿独处一室。

2.专科护理

(1)观察子宫收缩和阴道流血情况。

(2)观察有无会阴及阴道血肿。

(3)防止尿潴留,及时排空膀胱。

(4)母乳喂养:持续母婴皮肤接触,完成第一次母乳喂养。

(5)关注产妇的情绪。

（马　莉）

第二节　产力异常

产力是分娩的动力,产力中以子宫收缩力为主,子宫收缩力贯穿于分娩的全过程。在分娩过程中,子宫收缩失去节律性、对称性、极性和正常强度及频率,称为子宫收缩力异常,简称产力异常。产力异常主要是指子宫收缩力异常。子宫收缩力异常临床分为子宫收缩乏力(简称宫缩乏力)和子宫收缩过强(简称宫缩过强),每类又分为协调性和不协调性。

一、子宫收缩乏力

(一)原因

(1)头盆不称或胎位异常。

(2)有子宫因素。

(3)有精神因素。

(4)内分泌失调。

(5)药物影响。

(二)临床表现

1. 协调性子宫收缩乏力

表现为子宫收缩具有正常的节律性、对称性和极性,但收缩力弱,宫腔压力低,持续时间短,间歇期长而不规则。当子宫收缩达极期时,子宫体不隆起而变硬,用手指压宫底部肌壁仍可出现凹陷,产程延长或停滞。

2. 不协调性子宫收缩乏力

表现为子宫收缩的极性倒置,宫缩不是起自两侧子宫角,宫缩的兴奋点来自子宫的一处或多处,节律不协调,宫缩时,宫底部收缩不强,而是中段或下段收缩强,宫缩间歇期子宫壁不能完全松弛,表现为子宫收缩不协调,这种宫缩不能使宫口扩张,胎先露下降,属于无效宫缩。

3. 产程图曲线异常

(1)潜伏期延长:规律宫缩至宫颈口扩张 4～6 cm 为潜伏期。初产妇潜伏期＞20 h,经产妇潜伏期＞14 h 称潜伏期延长。

(2)活跃期停滞:破膜子宫颈口扩张≥6 cm 后,宫缩正常,子宫颈口停止扩张≥4 h;宫缩欠佳,子宫颈口停止扩张≥6 h 称活跃期延长。

(3)第二产程延长:第二产程无进展,初产妇第二产程＞3 h,经产妇第二产程＞2 h(硬膜外麻醉)尚未分娩,称第二产程延长。

(4)胎头下降延缓:第二产程时,胎头下降得最快,初产妇胎头下降＜1 cm/h,经产妇胎头下降<2 cm/h，应当重新评估。

(5)胎头下降停滞：第二产程时，胎头下降停止超过 1 h。

(6)滞产：总产程超过 24 h。

(三)对母儿的影响

1. 对产妇的影响

疲乏无力、肠胀气、排尿困难等，严重时可引起脱水、酸中毒、低血钾症、生殖道瘘、产后出血与感染。

2. 对胎儿的影响

发生胎儿窘迫、新生儿产伤、窒息。

(四)护理评估

1. 病史

认真阅读产前检查情况记录，了解有无妊娠合并症。

2. 身体评估

(1)产力方面：评估子宫收缩的节律性、极性。对使用催产素的产妇，注意产妇对催产素的反应。

(2)胎儿方面：评估胎儿的胎产式、胎先露、胎方位及胎儿的大小。

(3)产道方面：肛查或阴道检查，了解宫颈容受度和扩张情况及尾骨活动度，了解是否存在骨盆狭窄情况。

(五)护理诊断

(1)焦虑：与担心自身及胎儿安全有关。

(2)疲乏：与产程延长、孕妇体力消耗有关。

(3)有感染的危险：与产程延长、胎膜破裂时间长及多次阴道检查有关。

(六)护理目标

(1)产妇焦虑减轻。

(2)产妇能在产程中保持良好的体力。

(3)产妇不发生感染等并发症。

(七)护理措施

1. 协调性子宫收缩乏力

首先应寻找原因，如果发现头盆不称，估计不能从阴道分娩，应及时行剖宫产术，如果判断无头盆不称和胎位异常，估计能从阴道分娩，则应考虑实施加强宫缩的措施。

(1)一般处理：鼓励产妇多进食，对不能进食者可静脉补充营养。伴有酸中毒时应补充 5%的碳酸氢钠。产妇过度疲劳，可缓慢静脉注射 10 mg 地西泮或肌内注射 100 mg 哌替啶。心理支持，提倡一对一导乐陪伴分娩，加强沟通，消除产妇对分娩的顾虑和紧张情绪，增加对分娩的信心。

(2)加强子宫收缩：对宫口扩张 3 cm 或以上、无头盆不称、胎头已衔接者，可行人工破膜。静脉滴注缩宫素适用于协调性子宫收缩乏力、宫口扩张 3 cm 以上、胎心良好、胎位正常、头盆相称者。将 2.5 U 缩宫素加入 500 mL0.9%的生理盐水内，从每分钟4～5 滴开始静脉滴注并观察反应，根据宫缩的强弱进行调节，通常不超过每分钟 60 滴。维持宫缩时宫腔内压力达

50～60 mmHg,宫缩间歇 2～3 min,持续 30～60 s。

静脉滴注缩宫素过程中,要观察胎心、血压、宫缩、宫口扩张及胎先露下降情况。若出现 10 min 内宫缩超过5 次、宫缩持续 1 min 以上或胎心率有变化,应立即停止滴注。如果发现血压升高,应减慢滴速。

(3)有明显头盆不称,或经上述处理,试产 2～4 h 产程仍无进展或出现胎儿窘迫征象,产妇体力衰竭等,应做好剖宫产准备。

2.不协调性子宫收缩乏力

调节子宫收缩,恢复子宫收缩极性。助产士应关心、安慰、鼓励产妇,耐心、细致地向产妇解释疼痛原因,帮助产妇分散注意力,指导产妇使用呼吸、按摩等放松技巧。若宫缩仍不协调,可根据医嘱给予镇静剂,使产妇充分休息,必要时也应做好手术及抢救新生儿的准备。

3.社会心理指导

主要评估产妇的精神状态及其影响因素,了解产妇是否对分娩高度焦虑、恐惧;以前是否有过异常分娩史;了解家人和产妇的生育理念及对新生儿的看法;了解产妇对分娩相关知识的掌握程度;是否有良好的支持系统等。加强产前及产时健康教育,增强产妇对分娩的正确认知和信心;开展陪伴分娩,提供心理支持、信息支持,减少焦虑,根据产妇的舒适度实施适当的自由体位分娩;及时排空大小便。

二、子宫收缩过强

(一)原因

(1)急产。

(2)缩宫素使用不当。

(3)胎盘早剥。

(4)过度疲劳、精神紧张等。

(5)阴道内操作过多或不当。

(二)临床表现

1.协调性子宫收缩过强

表现为子宫收缩的节律性、对称性和极性均正常,仅子宫收缩过强、过频。宫腔内压力高于 60 mmHg。若产道无阻力,宫口在短时间内迅速开全,分娩在短时间内结束,总产程不足 3 h称为急产。产妇往往有痛苦面容,大声喊叫。若伴头盆不称、胎位异常或瘢痕子宫有可能发生子宫破裂。

2.不协调性子宫收缩过强有两种表现

(1)强直性子宫收缩:并非由于子宫肌组织功能异常,而是由于外界因素作用宫颈内口以上部分子宫肌层出现强直性痉挛性收缩。产妇持续性腹痛,拒按腹部,烦躁不安。胎位触诊不清,胎心音听不清。有时可在脐下或平脐处见一个环状凹陷,即病理性缩复环。

(2)子宫痉挛性狭窄环:子宫壁局部肌肉呈痉挛性不协调性收缩所形成的环状狭窄,持续不放松。狭窄环可发生在宫颈、宫体的任何部位,多在子宫上、下段交界处,也可在胎体某一狭窄部。

孕妇持续性腹痛、烦躁,宫颈扩张缓慢,胎先露下降停滞,胎心率不规则,阴道检查可触及狭窄环。此环特点是不随宫缩上升。

(三)对母儿影响

1. 对产妇的影响

宫缩过强、过频,产程过快,可致初产妇宫颈、阴道及会阴撕裂;胎先露下降受阻可发生子宫破裂;接产时来不及消毒可致产褥感染;胎儿娩出后子宫肌纤维缩复不良,易发生胎盘滞留或产后出血。

2. 对胎儿及新生儿的影响

宫缩过强、过频影响子宫胎盘的血液循环,胎儿在宫内缺氧,易发生胎儿窘迫、新生儿窒息或死亡。胎儿娩出过快,胎头在产道内受到的压力突然解除,可致新生儿颅内出血。无准备分娩,接生来不及消毒,使新生儿易发生感染、坠地并导致骨折、外伤。

(四)护理措施

1. 协调性子宫收缩过强

(1)有急产史的产妇,在预产期前 1～2 周不宜外出远走,以免发生意外,有条件应提前住院待产。临产后不应灌肠,提前做好接生及抢救新生儿窒息的准备工作。

(2)对产程进展过快的产妇,可指导产妇于每次宫缩时张嘴哈气,不要向下屏气,减缓分娩速度,为消毒会阴、做好接生准备赢得时间。如果分娩无法避免,护理人员可采取紧急接生的方法。

(3)若急产来不及消毒及新生儿坠地,对新生儿应肌内注射 10 mg 维生素 K_1,预防颅内出血,并尽早肌内注射 1 500 U 破伤风抗毒素和抗生素以预防感染。产后仔细检查宫颈、阴道、外阴,若有撕裂,应及时缝合,并给予抗生素预防感染。

2. 不协调性宫缩过强

(1)强直性子宫收缩:应及时给予宫缩抑制剂。若属于梗阻性原因,应立即行剖宫产术。

(2)子宫痉挛性狭窄环:应寻找原因,及时纠正。停止一切刺激。若无胎儿窘迫征象,可给予镇静剂,一般可消除异常宫缩。当子宫收缩恢复正常时,可行阴道助产或等待自然分娩。若经上述处理,子宫痉挛性狭窄环不能缓解,宫口未开全,胎先露高,或伴有胎儿窘迫征象,均应行剖宫产术。

(马　莉)

第三节　妊娠剧吐

妊娠剧吐(hyperemesis gravidarum,HG)是发生于妊娠早期至妊娠 16 周,以频繁恶心、呕吐为主要症状的一组综合征,严重时可以导致脱水、代谢性酸中毒及电解质紊乱,甚至肝肾衰竭而死亡。

妊娠剧吐的原因尚不明确,目前学者普遍认为其与孕妇的精神心理、神经、内分泌等多种因素有关。

妊娠剧吐的发生严重影响孕妇的身心健康,实施有针对性的护理措施,能够有效改善孕妇的生活质量,提升孕妇继续妊娠的信心。

一、护理评估

1. 健康史

(1)一般情况：孕产妇的年龄、体重、孕产次。

(2)营养状况：初步评估营养状况、饮食习惯等。

(3)既往史：孕产史，有无并发症及全身性疾病等。

2. 身体状况

(1)生命体征：体温、脉搏、呼吸、血压等情况。

(2)皮肤：皮肤黏膜是否完整及有无黄疸，皮肤弹性如何，有无脱水等。

(3)神经系统症状：有无意识模糊及昏睡等。

(4)其他：观察有无鼻出血、视网膜出血等。了解有无眼球震颤、步态不稳、记忆力下降等。

(5)辅助检查：血常规、血液黏稠度、血生化、二氧化碳结合力、尿常规、肝肾功、心电图、超声、MRI及眼底检查等。

3. 心理-社会状况

(1)了解孕妇及其家属对疾病的心理反应及应对方式。

(2)评估孕妇的焦虑抑郁等心理状况。

二、护理诊断/问题

(1)体液不足：与长期呕吐有关。

(2)焦虑：与担心自身和胎儿健康等因素有关。

(3)生活自理能力缺陷：与呕吐严重、静脉补液有关。

(4)潜在并发症：韦尼克综合征与剧吐导致维生素 B_1 缺乏有关。

三、护理措施

1. 病情观察

(1)重视孕妇的生命体征，严密监测体温、脉搏、血压等，如果有异常，及时通知医师。

(2)及时采集化验标本并送检，了解各项检查化验结果，密切了解患者病情的变化。

(3)评估皮肤弹性及脱水程度，做好皮肤护理，避免继发感染。

(4)准确记录24 h液体出入量，注意观察呕吐物的颜色、性质及量。

2. 饮食指导

一般先禁食2～3 d，待精神好转，略有食欲后，给予流食，呕吐停止后改为半流食，宜进高蛋白、高纤维素、清淡、易消化的食物，避免油腻食物、甜品及刺激性食物，避免有气味的食物，鼓励少食多餐，避免过饱。

3. 心理护理

了解孕妇的心理状态，向孕妇及其家属说明本病的相关知识，使患者了解妊娠剧吐经过治疗和护理是可以预防和治愈的，消除不必要的思想顾虑，克服妊娠剧吐带来的不适，树立妊娠的信心，提高心理舒适度，配合治疗。

4. 用药护理

(1)补液及纠正电解质紊乱：对于病情严重至脱水、酸中毒、电解质紊乱者需补液治疗及营养支持。根据尿量补液，每日静脉滴注葡萄糖、林格液共3 000 mL左右，维持每日尿量≥1 000 mL。对低钾者，静脉补充钾离子，一般补钾 3～4 g/d；对代谢性酸中毒者，适当补充碳酸氢钠，常用量为每次 125～250 mL；对营养不良者，可给予必需氨基酸及脂肪乳等营养液。

(2)止吐治疗：①应用维生素 B_6 或维生素 B_6-多西拉敏复合制剂，研究证实，早孕期妊娠剧吐应用安全、有效，但我国尚无多西拉敏。②已有大样本研究证实甲氧氯普胺在早孕期使用的安全性，但其可能导致锥体外系反应等不良反应，建议将其作为二线用药。③尽管昂丹司琼可能对胎儿有致畸性，但目前证据多表明其在孕早期使用是安全的，或其绝对风险很低。需注意的是，其有使心脏 QT 间期延长，引发尖端扭转型室性心动过速的潜在风险，故建议单次剂量不超过 16 mg。④异丙嗪是吩噻嗪类的经典药物。研究认为，其治疗妊娠剧吐是安全、有效的。使用时需注意其锥体外系反应等不良反应，一旦出现，需立即停药。此外，在妊娠晚期持续使用该药可致新生儿发生戒断反应和锥体外系反应。⑤应用糖皮质激素。研究表明，甲泼尼龙可缓解妊娠剧吐的症状，但孕早期应用该药与胎儿的唇裂相关，仅可作为顽固性妊娠剧吐患者的最后止吐方案。

5.并发韦尼克综合征护理

出现眼球运动障碍的患者，可采取遮盖一侧眼睛的方法，以消除复视现象；对于共济失调的患者，可提供行走时辅助设备，如拐杖等；末梢神经功能减退者防止烫伤，不穿过紧的鞋袜；对出现意识障碍或昏迷的患者，做好生活护理，采取保护措施。遵医嘱给予维生素 B_1。

6.并发甲状腺功能亢进的护理

60%～70%的妊娠剧吐孕妇可出现短暂的甲状腺功能亢进(甲亢)，表现为促甲状腺激素(TSH)水平下降或游离甲状腺素(T_4)水平升高，原因在于 β-HCG 的 β 亚单位结构与 TSH 化学结构相似，妊娠后 β-HCG 水平升高，刺激甲状腺分泌甲状腺激素，继而反馈性抑制 TSH 水平。常为暂时性，多数并不严重，一般无须使用抗甲状腺药物。妊娠剧吐孕妇没有甲亢的临床表现(如甲状腺肿大等)或甲状腺抗体，应在孕 20 周复查甲状腺功能，甲状腺激素水平通常会恢复正常。

7.健康教育

(1)保持病室安静、舒适、空气新鲜，避免异味刺激。

(2)呕吐后立即清洁床单及环境，及时漱口，保持口腔卫生。

(3)保证休息及充足睡眠。呕吐严重者，需卧床休息。

(4)指导孕妇少食多餐，宜进高蛋白、高纤维素、清淡、易消化的饮食。

(5)保持情绪稳定，心情愉悦，避免急躁和激动。

(6)出现恶心情况，指导孕妇进行放松训练(深呼吸、听音乐等)以转移注意力。

(马　莉)

第四节　妊娠期高血压疾病

妊娠期高血压疾病(hypertensive disorders of pregnancy，HDP)是妊娠期特有的疾病，包括妊娠期高血压、子痫前期、子痫、高血压并发子痫前期以及妊娠合并高血压。发病率为

5%～12%。本病严重影响母胎健康，是孕产妇和围产儿病死率升高的主要原因之一。本病的基本病理生理变化是全身小血管痉挛和血管内皮损伤。表现为血压上升、蛋白尿、水肿和血液浓缩等。全身各组织器官因缺血、缺氧而受到不同程度损害，严重时可导致抽搐、昏迷等。

一、护理评估

1.健康史

(1)详细询问患者孕前及妊娠 20 周前有无高血压、蛋白尿和(或)水肿及抽搐等征象。

(2)是否存在妊娠期高血压疾病的诱发因素，既往病史中有无原发性高血压、慢性肾炎及糖尿病等，有无家族史。

(3)了解此次妊娠经过，出现异常现象的时间及经过，特别应注意有无头痛、视力改变、上腹部不适等症状。

2.身体状况

(1)血压：同一手臂至少测量 2 次，收缩压≥140 mmHg 和(或)舒张压≥90 mmHg 定义为高血压。对首次发现血压升高者，应间隔 4 h 或以上复测血压。对于收缩压≥160 mmHg 和(或)舒张压≥110 mmHg 的严重高血压，应严密观察血压，测血压时应注意与基础血压比较。

(2)尿蛋白：高危孕妇每次产检都应检测尿蛋白，取清洁中段尿，对可疑子痫前期的孕妇应测 24 h 尿蛋白定量。

(3)水肿：水肿的轻重并不一定反映病情的严重程度，水肿不明显者也可迅速发展为子痫。此外还应注意 1 周内体重增长超过 0.5 kg 的隐性水肿。

(4)自觉症状：孕妇出现头晕、眼花、胸闷、恶心、呕吐等提示病情进一步发展，护士应高度重视。

(5)抽搐和昏迷：护士应特别注意发作状态、频率、持续时间、间隔时间，观察神志情况以及有无唇舌咬伤、摔伤甚至骨折、窒息或吸入性肺炎等。

3.心理-社会状况

(1)了解孕产妇及其家属对疾病的心理反应及应对方式，对疾病的防治态度等。

(2)评估孕产妇的恐惧、担忧、焦虑、抑郁等心理状态。

4.相关辅助检查

(1)血常规：明确是否贫血及血小板减少，有助于早期发现隐匿性胎盘早剥。

(2)凝血功能：子痫前期患者会出现凝血功能障碍及易栓症。

(3)尿蛋白及尿蛋白定量：尿蛋白是肾脏受累及的表现之一，与肾脏系统的受累和孕妇的基础疾病有关。

(4)检测肝和肾功能、心肌酶谱、肌钙蛋白。

(5)做胎儿超声和胎心监护。

二、护理诊断/问题

(1)知识缺乏：孕妇缺乏对本病的正确认识。

(2)体液过多：与下腔静脉受压使血液回流受阻或营养不良性低蛋白血症有关。

(3)有受伤的危险：与发生抽搐有关。

(4)潜在并发症：胎盘早期剥离。

三、护理措施

1.专科护理

妊娠期高血压和子痫前期患者可经门诊治疗，重度子痫前期患者应住院治疗。

(1)观察血压情况：密切观察患者的血压，遵医嘱每日 4 次监测血压，给予相应降压药物治疗。

(2)保证休息：保证充足的睡眠，每日睡眠不少于 10 h，以左侧卧位为宜，可改善胎盘的血供。必要时可睡前口服 2.5～5 mg 地西泮。子痫前期时应设立专人护理，床旁加床挡。

(3)调整饮食：保证充足的蛋白质和热量，补充维生素、铁和钙剂，不建议限制食盐的摄入。但全身水肿的孕妇应适当限制食盐的摄入量。

(4)预防抽搐。

积极治疗原发病，遵医嘱正确及时使用硫酸镁。

减少光、声、触动等刺激诱发抽搐，室内关大灯，开小灯，用帘幔遮光，必要时使用耳塞及眼罩，保持室内环境和空气流通。

治疗及护理操作尽量轻柔，相对集中，减少干扰，适当限制探视，减少来访人次。

床旁备子痫抢救盘，内设开口器、圆头舌钳、牙垫、压舌板。

(5)密切监护母胎状态，预防胎盘早剥。

严密监测胎心、胎动，必要时行胎心监护，随时询问孕妇是否出现头痛、视力改变、上腹部不适、阴道流血、宫缩等症状。

每日测量体重及血压。

每日或隔日复查尿蛋白，观察有无出血倾向，以及早了解肝、肾功能受损程度。

定期检查眼底，直接评价小动脉痉挛程度。

督促孕妇自数胎动，勤听胎心，定期监测胎儿发育状况和胎盘功能。

间断吸氧：可增加血氧含量，改善全身主要器官和胎盘的供氧。

胎盘早剥可引起严重的母婴并发症，因此早识别并及时处理，尽量缩短临床征象至处理的时限，可减少母胎不良预后的发生。

(6)预防下肢静脉血栓形成。

护士应指导孕妇在家属的陪伴下每天适当活动。

卧床期间尽早体位干预，也可行气压治疗，或尽早在床上适当活动下肢，防止深静脉血栓形成。

术后即可穿抗血栓压力袜。

2.用药护理

(1)降压：目的为预防子痫、心脑血管意外和胎盘早剥等严重母胎并发症。对收缩压≥160 mmHg和(或)舒张压≥110 mmHg 的严重高血压，必须降压治疗；对收缩压≥150 mmHg和(或)舒张压≥100 mmHg 的非严重高血压，建议降压治疗；对收缩压 140～150 mmHg和(或)舒张压 90～100 mmHg 的高血压不建议治疗，但对并发脏器功能损伤者可考虑降压治疗。降压过程力求平稳，不可波动过大。为保证子宫胎盘的血流灌注，血压不低于 130/80 mmHg。常用口服降压药：①拉贝洛尔(labetalol)，50～150 mg，口服，每日 3～4 次；②硝苯地平(nifedipine)，口服 10 mg，每日 3～4 次，必要时可以加量，一般 1 日

30～90 mg,24 h 总量不超过 120 mg。③尼莫地平(nimodipine),20～60 mg,口服,每日 2～3 次。④尼卡地平(nicardipine),口服,初始剂量为 20～40 mg,每日 3 次。

(2)解痉:硫酸镁是治疗子痫的一线药物,也是重度子痫前期预防子痫发作的药,但硫酸镁不可作为降压药使用。用药方案:硫酸镁 24 h 用量不超过 25 g,用药时限一般不超过5 d。①静脉给药:负荷剂量硫酸镁 4～6 g+20 mL25%的葡萄糖,15～20 min 静脉推注。②肌内注射:20 mL25%的硫酸镁溶液+2 mL2%的利多卡因,进行臀部深部肌内注射。注意事项:血清镁离子有效浓度为1.8～3.0 mmol/L,超过 3.5 mmol/L 可能出现中毒症状。使用硫酸镁必备条件:①膝反射必须存在。②呼吸不少于每分钟 16 次。③每 24 h 尿量不少于 400 mL,或每 1 h 不少于 17 mL。④备有 10%的葡萄糖酸钙。

(3)镇静:可缓解孕妇的精神紧张、焦虑症状,改善睡眠,当应用硫酸镁无效或有禁忌时,可使用镇静药物预防并控制子痫。常用药物:地西泮、冬眠合剂、苯巴比妥钠。

(4)利尿:不主张常规应用利尿剂,仅当患者出现全身水肿、肺水肿、脑水肿、肾功能不全、心力衰竭时,可酌情使用呋塞米等快速利尿剂。甘露醇主要用于脑水肿,心力衰竭者禁用。对严重低蛋白血症有腹腔积液者,可补充蛋白后再给予利尿剂。

(5)促胎肺成熟:孕周<34 周子痫前期患者,并且预计 1 周内可能分娩,均应给予糖皮质激素,促胎肺成熟。

3.子痫患者的护理

(1)协助医师控制抽搐,硫酸镁是治疗子痫和预防复发的首选药物。

(2)快速静脉滴注甘露醇,降低颅压;控制血压以防脑血管意外;纠正缺氧和酸中毒。

(3)专人护理,防止受伤;首先保证呼吸道通畅,并立即给氧;防止唇舌咬伤和舌后坠的发生。

(4)减少刺激,以防诱发抽搐:将患者安于单人间,绝对安静,避免声光刺激,护理操作尽量轻柔,避免干扰患者。

(5)严密监护,注意血压、脉搏、呼吸、体温、尿量、液体出入量,进行必要的检查和化验,及早发现并发症。

(6)为终止妊娠做准备。子痫患者一旦抽搐,控制后即可考虑终止妊娠。

4.妊娠期高血压孕妇产时及产后护理

(1)如果无产科剖宫产指征,原则上考虑阴道试产,但如果不能短时间内阴道分娩,病情有可能加重,可放宽剖宫产指征。

(2)分娩期间注意观察自觉症状,监测血压变化,并继续降压治疗,血压应控制在不超过160/110 mmHg;监测胎心变化;积极预防产后出血;产时不可使用任何麦角新碱类药物。

(3)妊娠期高血压可延续至产后,也可产后首次发生高血压、子痫前期,甚至子痫。故当血压持续≥150/100 mmHg 时建议降压治疗,当出现重度子痫前期和子痫时,降压的同时使用硫酸镁。

5.心理护理

(1)耐心倾听患者的倾诉,了解其心理变化,对其表示理解。

(2)向患者说明本病的病理变化及疾病的相关知识,使患者了解疾病,减轻心理负担。

(3)解释采取治疗和护理措施的理由和目的。态度亲切、热情,使患者得到安慰,增强信心,配合治疗和护理。

(4)鼓励家人多与患者交流,使其减轻紧张,焦虑的情绪。

6.健康教育

(1)开展围妊娠期和围生期保健工作。产时讲解分娩方式知识,指导如何配合。产后指导产妇以健康的生活方式控制高血压,减少压力;减轻体重并保持正常体重;进行规律的有氧体力活动,减少再次妊娠时的发病风险。

(2)指导孕妇进高蛋白饮食,防止低蛋白血症的发生,适当减少食盐及动物性脂肪的摄入,不要摄入过多液体。保证充足睡眠,每天不少于 10 h。

(3)对重度妊娠期高血压疾病患者,应使患者掌握识别症状的方法及用药后的不良反应。

(4)孕妇应配合医师的治疗,保持情绪平稳,有不适及时告知医护人员。

(5)注意家属的健康教育,使孕妇得到心理和生理的支持。

(6)应向产后母婴健康者提供母乳喂养的有关知识,指导母乳喂养,有利于促进子宫复旧及其他器官功能的恢复。对于口服降压药的产妇,宣教科学用药的安全性和避免在乳汁中药物浓度最高期间哺乳,提高其母乳喂养的依从性及规律性,提高母乳喂养率。

(7)对于患妊娠期高血压疾病的产妇,产后也要定期监测血压、肝功能、肾功能和凝血功能等,便于尽早发现问题,给予合理治疗。

(8)出院指导,告知产妇继续保证合理的营养、适当的活动和休息,保持良好的心情,产后 4 周禁止性生活,产后 42 d 落实避孕措施。

(马　莉)

第五节　妊娠合并糖尿病

妊娠合并糖尿病主要包括两种,即糖尿病患者妊娠(pregestational diabetes mellitus, PGDM)和妊娠期合并糖尿病(gestational diabetes mellitus,GDM)。妊娠期合并糖尿病孕妇容易出现肾病、神经系统损害,酮症酸中毒的发生率也会增加,会造成胎儿畸形,如脊柱裂、无脑儿等。故临床上应加强对妊娠合并糖尿病患者的血糖管理和胎儿监护。

一、护理评估

1.健康史

(1)一般情况:孕产妇的年龄、孕周、孕产次、饮食及生活习惯、四肢活动情况、认知情况。

(2)既往史:不良孕产史、基础性疾病等。

(3)了解家族史。

2.身体状况

(1)生命体征:监测体温、脉搏、呼吸、血压等。

(2)并发症的监测:羊水情况、妊娠期高血压疾病、甲状腺功能、感染、肝和肾功能、血脂监测和眼底检查等。

(3)评估胎儿情况。

(4)辅助检查:超声、空腹血浆葡萄糖(FPG)、75 g 口服葡萄糖耐量试验、随机血糖、糖化血红蛋白、尿酮体、尿糖等检查。

3.心理-社会状况

(1)了解孕产妇及其家属对疾病的心理反应及应对方式、对疾病的防治态度等。

(2)评估孕产妇的焦虑、抑郁等心理状况。

二、护理诊断/问题

(1)有母胎受伤危险:与发生低血糖、胎儿宫内窘迫、新生儿低血糖有关。

(2)有感染危险。

(3)潜在并发症:低血糖、酮症酸中毒与血糖控制不良有关。

(4)焦虑:与担心身体状况、胎儿预后有关。

三、护理措施

1.血糖管理

(1)按照医嘱定时为患者测量血糖,不可漏测。在家中自测血糖(末梢血糖)的患者应掌握正确的血糖测量方法。使患者掌握胰岛素的正确使用方法。

(2)GDM 患者将血糖值控制在餐前≤5.3 mmol/L、餐后≤6.7 mmol/L,夜间血糖不低于3.3 mmol/L。PGDM 患者餐前、夜间血糖宜控制在 3.3～5.6 mmol/L。餐后峰值血糖为5.6～7.1 mmol/L。无论 GDM 还是 PGDM,经过饮食和运动管理,妊娠期血糖达不到上述标准时,应及时加用胰岛素或口服降糖药进一步控制血糖。

(3)患者能正确识别心慌、脉速、冒冷汗等低血糖反应。

2.饮食管理

(1)原则:营养均衡,少食多餐,选择富含矿物质和维生素的高蛋白、低脂、低热量饮食,口味清淡,少油、少盐。忌食腥膻、生冷、辛辣、刺激性食物。

(2)在血糖控制理想的情况下可补充低糖水果。进水果宜在两餐之间,并将产生的热量计入全天饮食中,减少其他主食的摄入。

3.运动

(1)适当运动可增强组织对胰岛素的敏感性,促进肌肉等对葡萄糖的摄取和利用,降低血糖。

(2)以中速步行、散步等有氧运动为宜。

(3)建议运动持续 30～40 min,心率在每分钟 120 次以内,避免过度劳累。运动频率为每周 3～4 次。

(4)预防低血糖,进餐 30 min 后进行适当运动。运动时携带饼干、糖果等,发生低血糖反应时可进食。

(5)避免清晨空腹注射胰岛素之前运动。

4.新生儿管理

(1)出生后立即将新生儿送新生儿病房观察,按照高危新生儿管理,注意吸氧、保暖,警惕新生儿呼吸窘迫综合征的发生。监测无异常后母婴同室。

(2)母婴同室时注意观察新生儿反应、吃奶情况,预防新生儿低血糖。

5.心理护理

向产妇及家属讲解疾病知识,介绍环境、做好健康教育,提供生活照顾,消除产妇的焦虑情绪。

6.健康教育

(1)按时产检,特别是存在糖尿病高风险因素患者应密切注意血糖情况,尽早发现高血糖,尽早控制。

(2)指导孕妇识别低血糖反应,并常备饼干、糖果等能够自我应急处理。

(3)饮食宜少食多餐。

(马　莉)

第六节　妊娠合并心脏病

妊娠合并心脏病包括既往有心脏病病史的妇女合并妊娠、妊娠后发现或发生的心脏病,是妇女在围生期患有的一种严重的妊娠合并症,是导致孕产妇死亡的重要原因之一,在我国发病率约为1%。妊娠、分娩及产褥期间心脏及血流动力学的改变可加重心脏负担,贫血、低蛋白血症和感染等不良因素可导致心功能下降,双胎、羊水过多和子痫前期等产科因素可诱使心脏病加重,出现心力衰竭、恶性心律失常、肺动脉高压危象、心源性休克和栓塞等危及母儿生命的严重心脏并发症。充分认识、准确评估、严密监测、落实措施、确保母婴安全是护理重点。

一、护理评估

1.健康史

(1)一般情况:孕产妇的年龄、体重、孕产次。

(2)既往史:有无不良孕产史及心脏病诊治史(如心脏矫治术、起搏器植入术、射频消融术、瓣膜置换术等手术的时间、方式,手术前后心功能的改变,用药情况,与心脏病有关的疾病史、相关检查、诊疗过程及有无心力衰竭病史等)。

(3)家族心脏病史:关注家族性心脏病病史和猝死史。

2.身体状况

(1)症状和体征:如心率、呼吸等,有无活动受限、发绀、肝大、水肿等表现。尤其注意评估有无早期心力衰竭的临床表现。心脏检查可有轻度扩大,听诊可闻及舒张期杂音及Ⅱ级以上收缩期杂音。

(2)判断心功能状态:根据纽约心脏病协会(NYHA)依据患者生活能力状况,将心脏病患者心功能分为4级。

Ⅰ级:一般体力活动不受限制。

Ⅱ级:一般体力活动轻度受限制,活动后心悸、轻度气短,休息时无症状。

Ⅲ级:一般体力活动明显受限制,休息时无不适,轻微日常工作即感不适、心悸、呼吸困难,或既往有心力衰竭史者。

Ⅳ级:一般体力活动严重受限制,不能进行任何体力活动,休息时有心悸、呼吸困难等心力衰竭表现。

(3)了解患者对妊娠的适应状况及遵医嘱行为:如药物的使用、日常活动、睡眠、活动、休息、饮食与排泄等，动态观察心功能状态和妊娠经过。

(4)胎儿检测：密切监测胎心、询问胎动，评估胎儿宫内安危。

(5)辅助检查：心电图、24 h 动态心电图、超声心动图、心肌酶学和肌钙蛋白、脑钠肽、血常规、肝和肾功能、凝血功能、血气分析等。

3.心理-社会状况

(1)评估孕产妇及其家属对疾病相关知识的掌握情况及心理状况。

(2)评估孕产妇是否存在焦虑、抑郁情绪及母亲角色获得状况。

二、护理诊断/问题

(1)活动无耐力：与妊娠合并心脏病患者心功能差有关。

(2)潜在并发症：心力衰竭、感染。

三、护理措施

1.孕前咨询

(1)风险咨询和评估：根据心脏病的类型、病变程度、心功能状态及有无手术矫治史等具体情况，进行妊娠风险咨询和评估，综合判断耐受妊娠的能力，心脏病变较轻，心功能Ⅰ～Ⅱ级，既往无心力衰竭，也无其他并发症者可以继续妊娠，对不宜妊娠者，指导患者采取有效措施严格避孕。

(2)建议孕前心脏治疗：对于有可能行矫治手术的心脏病患者，应建议在孕前行心脏手术治疗，尽可能纠正心脏的结构及功能异常，术后再次由心脏科、产科医师共同行妊娠风险评估。患者在充分了解病情及妊娠风险的情况下再妊娠。

(3)对先天性心脏病或心肌病的妇女，有条件时应提供遗传咨询。

2.妊娠期

(1)孕早期综合评估：不宜妊娠者应终止妊娠，早期妊娠宜在 12 周前行人工流产术。

(2)加强孕期保健：定期产前检查或家庭访视，在妊娠20 周前每 2 周行产前检查 1 次，妊娠 20 周以后，尤其在 32 周后，应每周 1 次。所有合并心脏病的孕妇均应接受妊娠风险评估，对孕后新出现心脏病症状或体征的患者，应进行心脏相关辅助检查。心脏病高危患者应接受多学科诊治和检测，根据病情需要调节检查间期。有早期心力衰竭征象者，应立即住院，若孕期经过顺利，也应在36～38 周提前住院待产。

(3)识别早期心力衰竭征象。

轻微活动后即有胸闷、心悸、气短。

休息时心率超过每分钟 110 次，呼吸超过每分钟 20 次，夜间常因胸闷而需坐起呼吸，或需到窗口呼吸新鲜空气。

肺底部出现少量持续性湿啰音，咳嗽后不消失。

(4)保证休息、避免劳累：保证充分休息，每日至少 10 h 睡眠，避免过度劳累和情绪激动。

(5)合理营养：应进高蛋白、高维生素、低盐、低脂肪、富含钙及铁等元素的食物，宜少食多餐。多食蔬菜和水果，防止便秘加重心脏负担。限制过度加强营养而导致体重过度增长，以体重每周增长不超过 0.5 kg，整个妊娠期不超过 12 kg 为宜。20 周以后预防性应用铁剂防止贫血。适当限制食盐量，一般每日食盐量不超过 5 g。

(6)控制诱因：卧床休息期间应注意翻身拍背，协助排痰，保持外阴部清洁，加强保暖。严密观察患者的自觉症状及心肺情况，必要时持续监测心率、心律、呼吸、血压及血氧饱和度等。遵医嘱应用抗生素预防感染。严格控制输液滴速。

(7)心力衰竭的紧急处理如下。

体位：取半卧位或端坐位，双腿下垂，减少静脉血回流。

吸氧：高流量鼻导管吸氧，根据动脉血气分析结果调整氧流量，必要时可采用无创呼吸机持续加压。

建立静脉通路，遵医嘱用药：观察用药期间有无毒性反应。妊娠晚期，有严重心力衰竭患者，宜与内科医师联系，在控制心力衰竭的同时，及时终止妊娠。

(8)心理护理：评估患者的身心状况，倾听患者主诉，讲解疾病知识，做好健康教育，提供生活上的照顾。

3. 分娩期

心脏妊娠风险分级Ⅰ～Ⅱ级且心功能Ⅰ级者可在严密监护下行阴道分娩。心功能Ⅲ～Ⅳ级、胎儿偏大、宫颈条件不佳、合并其他并发症者，可选择剖宫产终止妊娠。不宜再次妊娠者，可同时行输卵管结扎术。

(1)严密观察产程进展，预防心力衰竭发生。

第一产程：取左侧卧位，避免仰卧位，防止发生仰卧位低血压综合征。密切观察产程进展，严密监测产妇的自觉症状及心肺情况，正确识别早期心力衰竭的症状与体征。每 15 min 监测 1 次血压、脉搏、呼吸、心率，每 30 min 监测 1 次胎心率。

第二产程：分娩时采取半卧位，抬高臀部，放低下肢。心电监护，持续监测心率、血压、呼吸及血氧饱和度，用胎儿电子监护仪持续监测胎心率。

产妇避免用力屏气增加腹压，以减少体力消耗。指导、鼓励产妇以呼吸及放松技巧减轻不适感，必要时给予分娩镇痛。宫口开全后需行产钳术或胎头吸引术缩短产程，同时做好抢救新生儿的各种准备工作。

第三产程：胎儿娩出后，立即在腹部放置沙袋，并持续 24 h，防止腹压骤降诱发心力衰竭。静脉或肌内注射 10～20 U 缩宫素，预防产后出血，禁用麦角新碱，防止静脉压升高。输血、输液时，使用输液泵控制滴速与补液量，避免额外增加心脏负担，随时评估心脏功能。严格遵循无菌操作规程，遵医嘱给予抗生素预防感染。

(2)心理护理：陪伴产妇，给予情感支持，提供生活上的照顾，协助产妇和家属了解产程进展情况，减轻焦虑。

4. 产褥期

(1)监测生命体征：产后 3 d 内，尤其产后 24 h 内是发生心力衰竭的危险时期，患者需要充分休息，要密切监护，必要时遵医嘱给予镇静剂。在心脏功能能耐受的情况下，鼓励其早期下床适度活动，以减少血栓形成。

(2)哺乳指导：心功能Ⅰ～Ⅱ级的产妇可进行母乳喂养，但要避免劳累，应保证充足的休息和睡眠。心功能Ⅲ级或以上产妇，应及时回奶，指导家属人工喂养方法。

(3)用药护理：产后遵医嘱给予抗生素及协助恢复心功能的药物，用药期间严密观察其不良反应。

(4)饮食与排泄：清淡饮食，少食多餐，防止便秘，必要时遵医嘱给予缓泻剂。

(5)心理护理：评估患者的身心状况及家庭功能，若产妇心功能尚可，可鼓励其适当参与照顾婴儿的活动中，以促进亲子关系的建立；若新生儿有缺陷或死亡，注重倾听，予以理解与安慰，减少产后抑郁的发生。

5. 健康教育

(1)注意休息，加强营养，饮食宜清淡，防止便秘。

(2)保持会阴部清洁，及时更换会阴垫，避免感染。

(3)指导心功能Ⅲ级或以上产妇家属人工喂养方法。

(4)指导采用适当的避孕方法，动员不宜再孕者行绝育术。

(5)嘱产妇产后 42 d 做产后检查，有原发心脏病患者根据病情及时心内科随访治疗。

（马　莉）

第七节　妊娠合并甲状腺功能异常

一、甲状腺功能亢进症

妊娠期间各种内分泌腺处于活跃状态，各器官与系统均会发生一系列的生理变化，对甲状腺功能均会产生直接或间接的影响。甲状腺功能亢进(甲亢)是甲状腺腺体本身产生甲状腺激素过多而引起的。主要表现有心动过速、怕热、多汗、食欲亢进、体重下降等。妊娠合并甲状腺功能亢进时，不及时干预将危害母胎健康，若能够及时发现，科学地进行干预，预后比较理想。

(一)护理评估

1. 健康史

(1)一般情况：孕产妇的年龄、体重、孕产次。

(2)既往史：有无不良孕产史、甲状腺疾病相关病史(患病起始时间、主要症状、特点、用药情况、病情控制情况、相关检查、诊疗过程等)，有无感染、口服过量甲状腺素制剂、严重精神创伤等诱发因素。

(3)关注家族性甲状腺疾病史。

2. 身体状况

(1)症状和体征：监测体温、心率、呼吸、血压，有无神经紧张、多汗、心悸、易疲劳、体重下降、皮肤温湿、潮红、眼球突出、甲状腺肿大、手指震颤等表现。

(2)胎儿检测：监测胎心、胎动情况，用胎儿电子监护仪评估胎儿宫内健康状况。

(3)辅助检查：血清甲状腺素(FT_4、TT_4、TT_3)测定、促甲状腺激素(TSH)测定、TSH 受体抗体(TRAb)、TSH 受体刺激抗体(TSAb)、促甲状腺激素释放激素兴奋试验、甲状腺^{131}I 摄取率、三碘甲状腺原氨酸抑制试验、B 超等。

3. 心理-社会状况

(1)评估患者及其家属对疾病相关知识的了解程度。

(2)评估患者患病后的心理状态。

(二)护理诊断/问题

(1)营养失调：与代谢率升高导致代谢需求大于摄入量有关。

(2)活动无耐力:与蛋白质分解增加、甲状腺毒症性心脏病、肌无力等有关。

(3)潜在并发症:甲状腺危象。

(三)护理措施

1.孕前咨询与评估

妊娠前患有甲状腺功能亢进者需到内分泌科就诊且进行规范治疗,使用低剂量药物控制甲状腺功能,无甲亢症状后方可妊娠。使用^{131}I治疗者在停药1年后可以妊娠。

2.一般护理

(1)保证充足休息:降低患者营养物质的代谢,必要时遵医嘱给予镇静催眠药。

(2)饮食指导:补充营养,保证每日摄入足够的热量,多食高蛋白、高热量、富含维生素及易消化的食物。少食辛辣食物,禁食海带、海鱼、海蜇皮、紫菜等含碘丰富的食物,出汗多时,需多饮水。忌烟、酒、咖啡、浓茶,以免造成兴奋而加重神经系统症状,加重对胎儿的影响。

3.病情观察

观察患者生命体征的变化,注意基础代谢率的变化以判断甲亢严重程度。观察有无甲状腺危象,如果患者原有症状加重,应立即通知医师,协助处理。

4.加强母儿监护

甲亢孕妇易发生胎儿生长受限,孕期需要加强监护。

5.妊娠期处理

经治疗甲亢病情稳定者可继续妊娠,阴道分娩者产程中应积极配合医师进行病情观察,鼓励产妇进食,予以精神安慰;宫口开全后,指导产妇正确屏气,必要时用产钳助产,缩短第二产程。警惕甲状腺危象的发生,分娩时备好甲亢危象的抢救药物,遵医嘱准确用药。有产科手术指征择期剖宫产者,围手术期应使用丙硫氧嘧啶、普萘洛尔等药物控制病情,使心率低于每分钟80次。

6.甲亢危象护理

(1)病情监测:观察生命体征及神志的变化。若甲亢症状加重,并出现发热(体温>39℃)、严重乏力、烦躁、多汗、心悸、心率高于每分钟140次、食欲减退、恶心、呕吐、腹泻、脱水等,应警惕甲状腺危象发生,立即向医师报告并协助处理。

(2)紧急处理配合。

吸氧:绝对卧床休息,呼吸困难时取半卧位,立即吸氧。

及时准确给药:迅速建立静脉通路,维持体液平衡,保证足够的液体摄入。遵医嘱正确使用丙硫氧嘧啶、复方碘溶液等药物,严格掌握碘剂剂量,并观察中毒或过敏反应。准备好抢救药物,如镇静剂、血管活性药物、强心剂等。

对症护理:体温过高,用物理降温及药物降温,避免用乙酰水杨酸类药物。对躁动不安者使用床挡保护患者安全。对昏迷者加强皮肤护理、口腔护理,定时为其翻身,防止压疮、肺炎的发生。对腹泻严重者应注意肛周护理,预防肛周感染。

分娩前发病者,待病情稳定2～4 h应结束分娩,以剖宫产为宜。术后给予大剂量广谱抗生素控制感染。

7.用药护理

指导患者其遵医嘱按时服药,不可自行减药或停药。观察甲状腺药物的不良反应,是否出现皮疹和粒细胞减少的表现,用药过程中白细胞低于3×10^9/L或中性粒细胞低于

1.5×10^9/L时，应立即停药。应用普萘洛尔过程中，要注意观察心率，以防心动过缓，有哮喘病史者禁用。

8. 心理护理

耐心向患者及其家属讲解妊娠与甲亢的相互影响，指导患者注意劳逸结合，消除患者的紧张心理，增强分娩信心。

9. 健康教育

(1)孕前指导：建议患有甲亢的患者最好在甲状腺功能恢复正常后再考虑妊娠。

(2)避免诱因：指导患者进行自我心理调节，避免感染、严重精神刺激、创伤等诱发因素。

(3)饮食指导：指导正确饮食，多食高蛋白、高热量、维生素丰富、易消化的食物。

(4)用药指导：告知患者及家属遵医嘱按时合理用药，产后应定期到医院复查，监测甲状腺水平，调整药物剂量。

二、甲状腺功能减退症

甲状腺功能减退症(甲减)是各种病因导致的低甲状腺激素血症或甲状腺激素抵抗而引起的全身性低代谢综合征。

妊娠合并甲减临床上并不少见，严重者主要表现有怕冷、疲乏、嗜睡、淡漠、抑郁、心率缓慢、心音降低、皮肤非凹陷性水肿。合并甲减的孕妇妊娠早期易流产，胎儿生长异常、新生儿智力降低风险升高。

(一)护理评估

1. 健康史

(1)一般情况：孕产妇的年龄、体重、孕产次。

(2)既往史：有无不良孕产史、甲状腺疾病史(如甲状腺肿、甲状腺手术切除和^{131}I 治疗史、既往发现 TSH 水平升高或甲状腺自身抗体阳性、用药情况、相关检查及诊疗过程等)。

(3)关注家族性甲状腺病史。

2. 身体状况

(1)症状和体征：监测体温、心率、呼吸、血压，有无畏寒、乏力、水肿、困倦、食欲减退、记忆力减退、下肢黏液性水肿等表现。

(2)胎儿检测：监测胎心、胎动情况，用胎儿电子监护仪评估胎儿宫内健康状况。

(3)辅助检查：血常规、生化检查、甲状腺功能检查、B超等。

3. 心理-社会状况

(1)评估孕产妇及其家属对疾病相关知识的了解情况。

(2)评估孕产妇的心理状态。

(二)护理诊断/问题

1. 活动无耐力

活动无耐力与甲状腺激素不足所致肌肉乏力、心功能减退、贫血有关。

2. 体温过低

体温过低与机体基础代谢率降低有关。

3. 潜在并发症

潜在并发症为黏液性水肿昏迷。

(三)护理措施

1.一般护理

注意保暖,使室温维持在22 ℃~24 ℃。

2.饮食指导

给予高蛋白、高维生素、低钠、低脂饮食。宜细嚼慢咽,少食多餐。

3.皮肤护理

给皮肤干燥粗糙者局部涂以润肤油进行保护。观察皮肤弹性与水肿情况,有无发红、发绀、水疱及破损等黏液水肿变化。

4.病情观察

观察患者有无多食消瘦,脉搏是否超过每分钟100次,有无发热、大汗、情绪激动等用药过量症状,并及时向医师报告。观察患者神志及生命体征的变化,有无低体温、呼吸缓慢、血压降低、嗜睡等黏液性水肿昏迷的表现。对阴道分娩者,产程中应注意补充能量,指导其正确用力,缩短第二产程。

5.母胎监护

甲减孕妇易发生胎儿生长受限,孕期应加强监护。新生儿出生后2~4 d,通过血样筛查先天性甲减,同时对于患有先天性甲减的新生儿进行LT_4替代治疗。

6.心理护理

倾听患者主诉,讲解疾病知识,介绍环境,做好健康教育,提供生活照顾。

7.黏液性水肿昏迷的护理

(1)建立静脉通路,遵医嘱给予急救药物、氧气吸入。

(2)保持呼吸道通畅,必要时配合医师行气管插管或气管切开。

(3)监测生命体征和动脉血气分析的变化,记录24 h液体出入量。

(4)注意保暖,避免局部热敷,以免烫伤,加重循环不良。

8.健康教育

(1)休息与活动:卧床休息时尽量取左侧卧位,减少子宫对腹腔血管的压迫,减少胎儿缺血缺氧的发生。在不疲劳的前提下,适当活动。

(3)饮食指导:指患者正确进食,少食多餐,多饮水,进低脂肪、高蛋白、高维生素、高纤维素、低钠饮食。保持大便通畅,避免便秘。

(3)用药指导:严格遵医嘱按时用药,告知患者及其家属,妊娠期甲状腺功能减退会损害后代的神经智力发育,增加流产、早产、死胎、妊娠高血压疾病等风险。

(4)产后定期到医院内分泌科随访,监测甲状腺水平等。

(马 莉)

第八节 前置胎盘

正常胎盘附着于子宫体部,若胎盘附着于子宫下段、下缘,达到或覆盖宫颈内口,同时低于胎先露,称为前置胎盘。凶险型前置胎盘是指患者有剖宫产史,此次妊娠为前置胎盘。胎盘附着于原子宫瘢痕部位，伴有胎盘植入是前置胎盘中较为严重的一种，易导致产前、产时及产后大出血，严重威胁孕产妇的生命安全。前置胎盘出血风险大，对前置胎盘患者有充分的认识、准确地评估与监测、把握终止妊娠的时机是护理的重点。

一、护理评估

1.健康史

(1)一般情况：了解孕产妇的年龄、体重、孕产次，评估患者有无贫血貌。

(2)营养状况：初步评估营养状况、饮食习惯，是否存在贫血等。

(3)既往史：剖宫产史、人工流产术、子宫内膜炎、不良孕产史等。

2.身体状况

(1)生命体征：监测体温、脉搏、呼吸、血压、疼痛等。

(2)阴道流血的特征：询问阴道流血情况、出血次数及每次的出血量；监测患者的血红蛋白，了解是否贫血及贫血程度。

(3)腹痛：询问有无腹痛，判断有无宫缩，如果有宫缩，判断宫缩的强度、间隔时间、持续时间，有无异常。

(4)胎儿安危：听胎心，询问胎动，进行胎心电子监护。

(5)辅助检查：血常规、尿常规、肝功能、肾功能、凝血功能、心电图、超声、MRI等检查。

3.心理-社会状况

(1)了解孕产妇及其家属对疾病的心理反应及应对方式，对疾病的防治态度等。

(2)评估孕产妇的焦虑、抑郁等心理状况。

二、护理诊断/问题

(1)可能发生出血性休克，与阴道大量流血有关。

(2)有感染的危险与胎盘剥离面靠近子宫颈口，细菌易经阴道上行感染有关。

(3)潜在并发症为流产或早产，与阴道大量流血有关。

三、护理措施

1.自体备血

妊娠36周之前对于符合适应证的孕妇，可以进行自体备血。

(1)适应证包括患者红细胞比容＞0.34；血红蛋白＞110 g/L；一般情况较好者，于妊娠32周开始自体储血，每次抽血200 mL。

(2)备血过程中注意观察孕妇的自觉症状，严密监测血压、宫缩及胎心变化。

(3)指导孕妇平时适当进瘦肉、动物的肝脏等富含铁和维生素C的食物，术前48～72 h行血常规、凝血功能、肝功能、肾功能等检查。

2.需要立即终止妊娠的护理

(1)立即给予患者吸氧、开放静脉通路、备皮、备血。

(2)对早产患者遵医嘱给予促胎肺成熟和胎儿脑保护治疗。

(3)安抚患者，减轻焦虑、恐惧，使其配合治疗。

(4)监测生命体征、胎心、胎动情况。

(5)腹主动脉球囊预防术中出血的护理如下。

凶险性前置胎盘的孕妇剖宫产手术当日,先在介入室局麻下行腹主动脉球囊预置术,加压包扎穿刺侧大腿根部穿刺点 24 h,下肢制动 24 h。

注意观察穿刺部位有无出血、血肿发生,足背动脉搏动情况。

术后每日用压力抗栓泵按摩制动肢体 60 min。帮助和鼓励患者 24 h 后适度活动。

观察皮温、皮色,准确测量腿围。

有异常时遵医嘱协助做双下肢彩超检查。

(6)宫腔置入球囊的护理如下。

球囊置入后出血量观察:放置球囊后 24 h 内,尤其 2 h 内子宫仍有活动性出血的可能。放置球囊后观察宫腔球囊引流管引流血液情况及阴道出血情况。

术后 2 h 内每 15 min 观察一次宫腔球囊引流管引流出血液的量、颜色、性状。

如果引流出血液较少或无血液,说明球囊填塞有效;如果引流液为大量鲜红色血液,30 min内引流出血性液体超过 50 mL,及时向医师报告并处理。术后 2 h 引流管内的血液应不超过 200 mL。

原则上严禁按压宫底,以防止球囊移位甚至脱出。观察并记录阴道出血情况、宫底高度、子宫质地。

用记号笔在腹部标记宫底高度,以便严密监测,定期对比宫底高度变化情况。轻轻触摸腹部,感受子宫的质地,如果触摸到硬如球状的子宫,说明子宫收缩良好。

如果出血较多,或在注射器逐次放水减压过程中又出现出血的现象,再次注水加压止血。

妥善固定球囊引流管和导尿管,勿打折、扭曲、受压,保持引流通畅,勿过度牵引,以免引起球囊的脱落、异位或其他并发症。

如果宫腔球囊引流管内有凝固的血块,引流速度变慢或停止,结合患者的子宫收缩情况,警惕堵管的发生。如果发生堵管,立即向医师汇报,配合医师用无菌生理盐水对引流管进行冲洗,确保引流管通畅。置入球囊后 6～24 h 取出,最好白班取出,取出前合理使用缩宫剂,取出后密切观察生命体征、子宫收缩、阴道出血情况,警惕发生晚期产后出血。

预防感染:由于手术时间长,术中出血多,易发生感染。一般术前 30 min 给予抗生素预防感染。术后严密观察体温和血常规的变化,及时遵医嘱调整药物的治疗。

3.期待疗法的护理

(1)一般护理:指导卧床休息,减少活动,以侧卧位为主。一旦确诊,禁止肛查和阴道检查,防止流血和感染。

(2)监测生命体征,监测胎心、胎动,观察阴道流血和宫缩情况。

(3)预防感染:遵医嘱给予抗生素和纠正贫血的治疗。

(4)用药护理:遵医嘱给予促进胎儿肺成熟和脑保护的药物,给予有宫缩者抑制宫缩的药物治疗,注意输液速度,观察患者用药后的反应。

(5)饮食与排泄:指导患者进高蛋白、富含维生素 C 和铁的食物,饮食中适当增加含纤维食物,防止便秘的发生。指导患者按照平时的排尿、排便习惯定时排泄,防止尿潴留和便秘的发生。

(6)心理护理:倾听患者主诉,讲解疾病知识,介绍环境,做好健康教育,提供生活照顾。

4.健康教育

(1)指导产妇卧床休息,以侧卧位为佳。

(2)建议孕妇多进高蛋白、富含铁和维生素C的食物,如动物的肝脏、红肉、绿叶蔬菜、水果等,饮食均衡,按照平时的排泄习惯定时排尿、排便,防止尿潴留和便秘的发生。

(3)及时更换会阴垫,保持会阴清洁、干燥。

(4)每天多饮水,注意经常排尿,定时排便,防止便秘、尿路感染和尿潴留的发生。

(5)指导孕妇正确计数胎动的方法,感觉胎儿活动过频或过少,要及时通知医护人员。

(6)有腹痛、腰痛、腹部紧缩感、阴道流血、流液,及时通知医护人员。

(马　莉)

第九节　胎盘早剥

妊娠20周后或分娩期,在胎儿娩出之前,正常位置的胎盘部分或全部从子宫壁剥离,称为胎盘早剥。其特点为起病急、进展快,若处理不及时,可危及母胎生命。胎盘早剥主要表现为妊娠晚期或分娩期突发腹痛和阴道流血,可伴有子宫张力升高和子宫压痛,尤以胎盘剥离处最为明显,阴道流血特征为陈旧不凝血,但出血量往往与疼痛程度、胎盘剥离程度不符合,尤其是后壁胎盘的隐性剥离。早期变化通常以胎心率异常为首发变化,宫缩间歇期子宫呈高张状态,胎位触诊不清。出现胎儿宫内死亡的患者胎盘剥离面积常超过50%;接近30%的胎盘早剥会出现凝血功能障碍。

一、护理评估

1.健康史

(1)一般情况:了解孕产史与产前检查记录,了解本次妊娠经过是否顺利。

(2)营养状况:有无贫血、营养不良,了解饮食习惯。

(3)既往史:有无妊娠期高血压疾病或慢性高血压病史、剖宫产史、胎盘早剥病史、子宫肌瘤、外伤史等。

2.身体状况

(1)生命体征:监测体温、脉搏、呼吸、血压、血氧饱和度等。

(2)阴道流血的特征:询问阴道流血情况、出血次数及每次的出血量;监测血红蛋白,了解是否贫血及贫血程度。

(3)腹痛:询问有无腹痛,判断有无宫缩,如果有宫缩,判断宫缩的强度、间隔时间、持续时间有无异常。

(4)胎儿安危:听胎心,询问胎动,进行胎心电子监护。

3.心理-社会状况

(1)了解孕产妇及其家属对疾病的心理反应及应对方式,对疾病治疗的态度等。

(2)评估孕产妇的焦虑、抑郁等心理状况。

4.辅助检查

(1)B超检查:可了解胎盘位置、胎盘剥离程度及类型,并可排除前置胎盘,明确胎儿是否存活及胎儿大小。但需要明确的是,超声检查阴性结果不能完全排除胎盘早剥。

(2)实验室检查:全血细胞计数及凝血功能检查。严重患者需检测 DIC 筛选试验、肝功能、二氧化碳结合力。

(3)电子胎儿监护:可出现胎儿基线变异消失、变异减速、晚期减速、胎心过缓等。

二、护理诊断/问题

(1)有心脏组织灌注不足的危险:与胎盘剥离-胎盘循环血量下降有关。

(2)潜在并发症:出血性休克。

(3)母乳喂养中断:与母婴受损分离有关。

三、护理措施

1.一般护理

(1)孕妇绝对卧床休息,保持环境安静。

(2)采用左侧卧位,给予氧气吸入。

(3)保持会阴清洁,由于孕妇腹痛,无法做到及时更换会阴垫,护士应协助更换并保留会阴垫,以便预防感染和充分评估出血量。

2.心理护理

(1)护理人员应向孕妇及家属讲解与疾病相关信息,包括医疗护理措施的目的、操作过程、预期结果及孕妇需要如何配合。

(2)说明积极配合治疗与护理的重要性,对于疑虑可给予适当的解释,缓解其心理压力和不安情绪,使其能配合治疗和抢救。

3.病情观察

(1)密切监测孕妇的生命体征、阴道流血、贫血程度、凝血功能、肝功能、肾功能、电解质等。

(2)了解宫缩持续时间、腹痛部位,胎儿胎心、胎动变化及病情发展。如果有异常情况,积极向医师报告并配合处理。

4.纠正休克

(1)注意保暖、吸氧、开放静脉通路,病情严重时要建立两条静脉通路,对于处于休克状态的危重患者,应采取头低足高位。

(2)遵医嘱给予红细胞、血浆、血小板等积极补充血容量。

(3)对病情危重者,一旦做出诊断,立即做好剖宫产手术前准备,抢救孕妇和胎儿生命。

5.分娩期护理

(1)争分夺秒,为终止妊娠做好一切准备。如果产妇一般状态良好,胎盘剥离面积小,主要是外出血且量不多,估计短时间能从阴道分娩,行人工破膜术后可经阴道分娩。

(2)分娩过程中密切观察产妇的生命体征、宫缩与阴道流血情况,建议全程胎心监护,了解胎儿宫内情况,并备足血制品,做好急诊剖宫产及新生儿抢救的准备。

6.预防产后出血

(1)分娩后及时给予缩宫素,促进子宫收缩,预防产后出血。

(2)严密观察宫缩和阴道出血情况,以及生命体征等,预防晚期产后出血。

7.产褥期护理

(1)密切观察生命体征、宫缩、恶露、伤口愈合情况等。

(2)应注意营养,多吃有助于补血的食物。保持会阴部清洁,预防产褥感染。

8.母乳喂养

(1)护士宣教母乳喂养的好处，根据产妇的身体情况指导母乳喂养。

(2)做母婴分离指导，协助产妇在产后 6 h 开始挤奶，夜间也要坚持并将乳汁送至新生儿重症监护室(NICU)，及时发现乳汁淤积。

四、健康教育

1.母乳喂养指导

指导和帮助产妇母乳喂养，如果暂时不能实施母乳喂养，应教会产妇挤奶及母乳保存的方法。

2.个人卫生

产妇掌握保持身体清洁的方法，尤其是会阴部清洁，预防感染。

3.合理饮食

产妇能做到营养均衡，进富含蛋白质、铁、维生素、纤维素的食物，通过饮食纠正贫血，避免便秘。

4.避孕方法

指导产妇根据自己的情况选择适合、有效的避孕方法。

（马　莉）

第十节　羊水过多

妊娠期羊水量超过 2 000 mL 称为羊水过多。发生率为 0.5%～1%。羊水量在数日内急剧增多，称为急性羊水过多，多发生在妊娠 20～24 周；在数周内缓慢增多，称为慢性羊水过多，多发生在妊娠 28～32 周。羊水过多时因宫腔压力过高，易诱发妊娠期高血压疾病、胎位异常、早产等；破膜时羊水骤然流出，可引起脐带脱垂；破膜后羊水流速过快，宫腔突然变小，压力骤降可致胎盘早剥；分娩期因子宫肌纤维伸展过度，易发生宫缩乏力、产后出血等。羊水过多的程度越重，围生儿死亡率越高，妊娠中期重度羊水过多的围产儿死亡率超过 50%。

一、护理评估

1.健康史

询问病史，了解孕妇年龄、生育史，有无畸胎儿孕产史，有无糖尿病、母儿血型不合、妊娠期高血压疾病等病史。

2.身体状况

(1)症状：羊水过多导致子宫增大明显，孕妇感到腹痛；膈肌上抬引起心慌、气促，严重者不能平卧；下腔静脉受压导致下肢水肿、下肢静脉或外阴静脉曲张；胃肠道受压出现消化不良、呕吐、便秘等。注意评估上述压迫症状的严重程度。

(2)体征：评估宫高、腹围、腹部皮肤、子宫张力、胎心及胎位等情况。

3.心理-社会状况

(1)了解孕产妇及其家属对疾病的心理反应及应对方式。

(2)已确诊合并胎儿畸形的孕妇，常因妊娠失败而感到悲伤、自责，甚至抑郁或激动、易怒，不配合治疗和护理工作。

4. 辅助检查

(1)超声检查：是重要的辅助检查方法，不仅能测量羊水量，还可以了解胎儿情况，如无脑儿、脊柱裂、胎儿水肿及双胎等。超声诊断羊水过多的标准如下。羊水最大暗区垂直深度：不超过 8 cm，诊断为羊水过多，8～11 cm，为轻度羊水过多，12～15 cm，为中度羊水过多，超过 15 cm，为重度羊水过多。羊水指数：羊水指数≥25 cm，诊断为羊水过多，其中羊水指数 25～35 cm，为轻度羊水过多，羊水指数 36～45 cm，为中度羊水过多，羊水指数＞45 cm，为重度羊水过多。也有人认为以羊水指数大于该孕周的 3 个标准差或大于第 97.5 百分位为诊断标准较为恰当。

(2)胎儿疾病检查：部分染色体异常胎儿可伴有羊水过多。做羊水细胞培养或胎儿血培养，来了解胎儿染色体数目、结构等有无异常。

二、护理诊断/问题

1. 有胎儿受伤的危险

有胎儿受伤的危险与破膜时易发生胎盘早剥、脐带脱垂、早产等有关。

2. 焦虑

焦虑与担心胎儿畸形及自身安危有关。

三、护理措施

1. 一般护理

(1)嘱孕妇注意休息，取侧卧位以改善子宫胎盘循环，需要时给予镇静剂。

(2)饮食：要进低盐饮食，多食蔬菜、水果等，保持大便通畅，以防用力排便时腹压升高致胎膜破裂。

2. 手术治疗的护理配合

(1)羊膜腔穿刺术：若胎儿无畸形，压迫症状严重，妊娠未足月，可经腹羊膜腔穿刺，放出适量羊水，缓解压迫症状。穿刺前指导患者排空膀胱，以防穿刺针刺伤；放羊水速度不超过 500 mL/h，一次放羊水量不超过 1 500 mL，放羊水量以患者压迫症状得以缓解为宜，以免宫腔压力骤降导致胎盘早剥或早产；放羊水过程中保持胎儿为纵产式，注意观察血压、脉搏、胎心及阴道流血、腹痛情况，酌情给予镇静剂和抑制子宫收缩药物，预防早产；放羊水后在腹部放置沙袋或用腹带包扎以防腹压骤降甚至休克。

(2)人工破膜引产术：多采用经阴道高位破膜。开放静脉通路，备皮，备血；严格无菌操作；严密监测生命体征、产程进展；胎儿娩出后立即按摩子宫并给予缩宫素，预防产后出血，并在腹部放置沙袋以防腹压骤降。

3. 药物治疗的护理

护理人员应为患者做好用药指导。前列腺素合成酶抑制剂(如吲哚美辛)有抗利尿作用。可抑制胎儿排尿，使羊水量减少。用药期间应每周超声监测羊水量。由于吲哚美辛可使胎儿动脉导管闭合，不宜长时间应用，妊娠＞32 周者也不宜使用。

4. 心理护理

耐心与孕妇及其家属沟通，使他们了解羊水过多的原因，说明羊水过多的处理方法与效果，缓解其紧张、焦虑情绪，使其主动配合治疗及护理。

5.健康教育

(1)指导患者积极查明病因，针对病因防治。

(2)指导患者出院后注意休息，加强营养，保持外阴清洁，防止产后出血及产褥感染。

(3)对胎儿畸形引产的孕妇，指导其避孕6个月后方可再次受孕，并进行遗传咨询及产前诊断，加强监护。

(马 莉)

第十一节 羊水过少

妊娠晚期羊水量少于300 mL者称为羊水过少。羊水过少的发生率为0.4%～4%。羊水过少严重影响围产儿预后，羊水量少于50 mL，围产儿病死率高达88%。羊水过少主要与羊水产生减少与羊水外漏增加有关。部分羊水过少原因不明。常见原因有胎儿结构异常、胎盘功能减退、羊膜病变及母体因素。若不及时处理，则会影响妊娠结局，影响围生儿的预后。

一、护理评估

1.健康史

详细询问病史，了解孕妇年龄、生育史，有无畸胎儿孕产史，有无妊娠合并症、胎膜早破等。

2.身体状况

(1)症状：询问患者胎动时是否感觉腹痛，评估腹痛部位、持续时间，有无其他伴随症状。

(2)体征：评估宫高、腹围，了解子宫大小是否与孕周相符、子宫敏感性，阴道检查评估前羊膜囊情况，了解破膜时羊水量的多少。

3.心理-社会状况

(1)患者因担心胎儿安危，担心羊水过少影响分娩，常感到焦虑、紧张。

(2)已确诊合并胎儿畸形的患者，常因妊娠失败而感到悲伤、自责，甚至恐惧、不配合治疗和护理工作。

4.辅助检查

(1)超声检查：是重要的辅助检查方法。妊娠晚期羊水最大暗区垂直深度≤2 cm为羊水过少，该指标≤1 cm，为严重羊水过少。羊水指数≤5 cm，诊断为羊水过少。超声检查还能及时发现胎儿生长受限，以及胎儿肾缺如、肾发育不全、输尿管或尿道梗阻等畸形。

(2)电子胎心监护：羊水过少，胎儿的胎盘储备功能减弱，无应激试验可呈无反应型，严重时可出现胎心变异减速和晚期减速。

(3)胎儿染色体检查：羊水或脐血穿刺获得胎儿细胞，进行细胞或分子遗传学的检查。但羊水过少时，取样较困难，应告知患者存在的风险和操作失败的可能。

二、护理诊断/问题

(1)有胎儿受伤的危险：与羊水过少导致胎儿畸形或生长发育受限等有关。

(2)焦虑：与担心胎儿畸形有关。

三、护理措施

1.一般护理

(1)嘱患者注意休息,取侧卧位以改善子宫胎盘循环。

(2)饮食:加强营养,保证患者及胎儿发育需要,避免各种不良刺激,积极预防胎膜早破。

(3)严密监测病情:监测患者的生命体征、胎心、产程进展。指导患者认真计数胎动。定期测量宫高、腹围和体重,定期超声监测羊水量及胎盘功能。

2.治疗的护理配合

(1)对妊娠未足月者,遵医嘱进行静脉补液治疗,注意输液速度,观察患者用药后的反应。同时嘱患者多饮水。

(2)对妊娠已足月、胎儿可宫外存活者,应及时终止妊娠。合并胎盘功能不良、胎儿窘迫,或破膜时羊水少且粪染严重,估计短时间不能结束分娩,应立即配合医师做剖宫产的术前准备。立即给予患者开放静脉通路、备皮、备血;安抚患者和家属,减轻焦虑恐惧情绪,使患者配合治疗;监测生命体征、胎心、胎动情况,直至送入手术室。胎儿储备功能尚好,无明显宫内缺氧者,可以阴道试产。严密观察产程进展,若有异常,及时向医师报告。同时,做好抢救新生儿的准备。

3.心理护理

耐心听取孕妇的问题并详细解答。使孕妇及其家属了解羊水过少的原因,说明羊水过少的处理方法与效果,缓解他们的紧张、焦虑情绪,使其能够主动配合治疗及护理。

4.健康教育

(1)指导孕妇定期产检,积极查明病因,针对病因防治。

(2)指导孕妇出院后注意休息,加强营养,防止产褥感染。

(3)对胎儿畸形引产的孕妇,指导其避孕6个月后方可再次受孕,并在孕前进行遗传咨询及产前诊断,加强监护。

(马　莉)

第十二节　胎膜早破

胎膜早破是指在临产前胎膜自然破裂。妊娠达到及超过37周发生胎膜早破者称足月胎膜早破,未达到37周发生胎膜早破者称未足月胎膜早破。单胎妊娠足月胎膜早破的发生率为8%;单胎妊娠未足月胎膜早破的发生率为2%~4%,双胎妊娠未足月胎膜早破的发生率为7%~20%。胎膜早破对妊娠和分娩均造成不利影响,可导致早产及围生儿死亡率的增加,可使孕产妇宫内感染率和产褥感染率增加。

一、护理评估

1.健康史

详细询问病史,了解诱发胎膜早破的原因,确定胎膜早破的时间、妊娠周数,有无宫缩及感染的征象。

2. 身体状况

(1)观察孕妇阴道液体流出的情况，咳嗽、打喷嚏、负重等增加腹压的动作后，是否流出液体。

(2)行阴道内诊，触不到羊膜囊，上推胎先露可见液体流量增多。羊膜腔感染时母胎心率增快，子宫压痛。

(3)听胎心，询问胎动情况，进行电子胎心监护。

3. 心理-社会状况

由于孕妇突然发生不可控的阴道流液，可能惊慌失措，担心影响胎儿及自身健康，有些孕妇可能开始设想胎膜早破会带来的种种后果，甚至会产生恐惧心理。

4. 相关检查

(1)阴道液酸碱度检查：阴道液 pH≥6.5 支持胎膜早破的诊断，但也可出现假阳性。

(2)阴道液涂片检查：阴道后穹隆积液涂片见到羊齿植物状结晶。

(3)宫颈阴道液生化检查：生化指标检测诊断胎膜早破均具有较高敏感性及特异性。①检测胰岛素样生长因子结合蛋白-1。②检测可溶性细胞间黏附分子-1。③测定胎盘 α 微球蛋白-1。

(4)绒毛膜羊膜炎的诊断：母体体温升高(体温≥38 ℃)同时伴有以下任一表现可诊断。①阴道分泌物有异味。②胎心率增快(胎心率基线≥160 次/分钟)或母体心率增快(心率≥100 次/分钟)。③母体外周血白细胞计数$\geq 15\times 10^{9}$/L。④子宫呈激惹状态，宫体有压痛。

二、护理诊断/问题

(1)有感染的危险：与胎膜破裂后，下生殖道内病原体上行感染有关。

(2)有胎儿受伤的危险：与脐带脱垂和早产儿肺部不成熟有关。

(3)生活自理缺陷：与胎膜早破，需卧床有关。

(4)焦虑：与胎膜早破可能影响胎儿及自身健康有关。

(5)潜在并发症：脐带脱垂。

三、护理措施

1. 脐带脱垂的预防及护理

(1)羊水过多及胎先露未衔接者，胎膜破裂时脐带脱垂的风险高，且可继发羊水减少，脐带受压，胎儿窘迫，应嘱其绝对卧床，采取侧卧位，注意抬高臀部，防止脐带脱垂而造成胎儿缺氧或宫内窘迫。脐带脱垂一旦发生，胎儿可在短时间内死亡。

(2)护理时注意胎心变化，进行阴道检查，确定有无隐性脐带脱垂，如果有脐带先露或脐带脱垂，应在数分钟内结束分娩。

2. 严密观察胎儿情况

(1)密切观察胎心率的变化，监测胎动，定时观察羊水的性状、颜色等。

(2)头先露者，如果羊水粪染，是胎儿宫内缺氧的表现，应及时给予吸氧处理。

(3)对于妊娠不足 35 周者应肌内注射地塞米松或倍他米松，促进胎肺成熟。

3. 积极预防感染

(1)嘱孕妇保持外阴清洁干燥，防止上行感染。

(2)密切观察产妇生命体征，行实验室检查，了解白细胞计数，是否存在感染。

(3)胎膜早破患者破膜超过 12 h，遵医嘱预防性应用抗生素，同时避免频繁阴道检查。

4.分娩方式

(1)对于足月胎膜早破患者，如果无明确剖宫产指征，宜积极给予处理，首选缩宫素引产。

(2)未足月胎膜早破，应根据孕周、母胎状况、当地新生儿救治水平及孕妇和家属的意愿进行综合决策，如果终止妊娠的益处大于期待治疗，则应考虑终止妊娠。

(3)有明确的剖宫产指征时，选择剖宫产终止妊娠。

(4)分娩时应做好新生儿复苏的准备，分娩后采集胎盘和胎膜组织，进行病理检查。

5.心理护理

(1)鼓励孕产妇积极参与产前保健指导活动，了解胎膜早破的影响，避免产生不良心理。

(2)引导胎膜早破孕妇说出其担忧的问题和感受，并给予安慰。

(3)向孕妇及其家属说明病情及采取的治疗、护理措施，争取其配合。

(4)当发生脐带脱垂时，护理人员应保持镇定，在紧急处理的同时向孕妇说明情况及采取的措施，以减轻其紧张、恐惧心理。

6.健康教育

(1)加强围产期卫生宣教与指导，为孕妇讲解胎膜早破的影响，积极预防和治疗生殖道感染。

(2)嘱孕妇妊娠后期禁止性交。

(3)避免突然增加腹压，避免负重及腹部受碰撞。

(4)补充足量的维生素、钙、铜、锌等。

(5)宫颈内口松弛者，应卧床休息；宫颈机能不全，可于妊娠 12～14 周行宫颈环扎术。

（马　莉）

第十三节　早　产

我国早产的定义为在妊娠超过 28 周但不足 37 周时分娩。此时娩出的新生儿称为早产儿，早产儿各器官发育尚不健全，出生孕周越小，体重越轻，预后越差。国内早产儿占新生儿总数的 5%～15%。出生 1 岁以内死亡的婴儿中约 2/3 为早产儿。随着早产儿的治疗及监护手段不断进步，其生存率明显提高，伤残率下降。

一、护理评估

1.健康史

详细评估可导致早产的高危因素，如果孕妇以往有流产、早产史或本次妊娠期有阴道流血，则发生早产的可能性大，应详细询问并记录患者既往出现的症状及接受治疗的情况。

2.身体状况

(1)妊娠满 28 周后至 37 周前出现有明显规律的宫缩或者不规律宫缩(至少每 10 min 1 次)伴有宫颈管缩短，可诊断为先兆早产。

(2)如果妊娠在 28～37 周间，出现规律宫缩(20 min 不少于 4 次，或 60 min 不少于 8 次)，并伴随宫颈的进行性改变(宫颈扩张 1 cm 以上,宫颈受容≥80%),可诊断为早产临产。

3.心理-社会状况

早产已不可避免时,孕妇常会不自觉地把一些相关的事情与早产联系起来而产生自责感;由于怀孕结果的不可预知,恐惧、焦虑、猜疑也是早产孕妇常见的情绪反应。

二、护理诊断/问题

(1)有新生儿受伤的危险:与早产儿发育不成熟或存在宫内感染有关。

(2)焦虑:与担心早产儿预后有关。

三、护理措施

1.预防早产

孕妇良好的身心状况可减少早产的发生。

(1)做好孕期保健工作,指导孕妇加强营养,保持平静的心情。

(2)避免诱发宫缩的活动,如抬举重物、性生活等。

(3)高危孕妇必须多卧床休息,以侧卧位为宜,以增加子宫血液循环,改善胎儿供氧。

(4)慎做肛查和阴道检查,积极治疗合并症,宫颈内口松弛者应于孕 14～16 周做子宫内口缝合,防止早产的发生。

2.控制感染

感染是早产的重要原因之一。

(1)应对未足月胎膜早破、先兆早产和早产临产孕妇做阴道分泌物细菌学检查(包括 B 族链球菌)。有条件时,可做羊水感染指标相关检查。阳性者选用对胎儿安全的抗生素。

(2)对胎膜早破早产者,必须预防性使用抗生素。

3.抑制宫缩药物治疗的护理

(1)钙通道阻滞剂:常用药物为硝苯地平,其抗早产安全、有效。用法:口服。建议使用方案:起始剂量为 20 mg,然后每次 10～20 mg,每日 3～4 次,根据宫缩情况调整。应密切注意孕妇心率及血压的变化。已用硫酸镁者慎用,以防血压急剧下降。

(2)前列腺素合成酶抑制剂:因不良反应,此类药物仅在妊娠 32 周前短期选用,常用药为吲哚美辛,初始剂量 50～100 mg,经阴道或直肠给药,也可口服。然后每 6 h 给予 25 mg 维持 48 h。用药过程中密切监测羊水量及胎儿动脉导管血流。

(3)β 肾上腺素受体激动剂:用药期间密切监测生命体征及血糖情况。常用药物有利托君,限制静脉输液量(每日不超过 2 000 mL),以防水肿。如果患者心率超过每分钟 120 次,应减少滴速;如果心率超过每分钟 140 次,应停药;如果出现胸闷,应立即停药并行心电监护。

(4)缩宫素受体拮抗剂:例如,阿托西班的抗早产效果与利托君相似,但不良反应轻微,无明确禁忌证。用法:起始剂量为 6.75 mg,静脉滴注 1 min;继之以 18 mg/h 的速度静脉滴注,维持 3 h;接着以6 mg/h缓慢滴注,持续 45 h。

(5)硫酸镁:推荐妊娠 32 周前早产者常规应用硫酸镁,将其作为胎儿中枢神经系统保护剂,硫酸镁也有较好的抑制子宫收缩的作用。用法:硫酸镁 4～5 g,静脉注射或快速滴注,随后以 1～2 g/h 缓慢滴注12 h,一般用药不超过 48 h。

4.预防新生儿合并症的发生

(1)保胎过程中,每日行胎心监护,教会患者自数胎动,有异常时及时采取应对措施。

(2)对妊娠<35 周,一周内有可能分娩的孕妇,应使用糖皮质激素促胎儿肺成熟。方法:地塞米松 6 mg,肌内注射,每 12 h 1 次,共 4 次;或倍他米松注射液 12 mg 肌内注射,24 h 后再重复 1 次。如果用药后超过 2 周,仍存在妊娠不足 34 周早产的可能,可重复 1 个疗程。对于糖耐量异常的产妇,需根据其血糖控制情况严格遵医嘱使用糖皮质激素。

5.适时停止早产治疗,为分娩做准备

(1)若胎膜完整,在母胎情况允许时尽量保胎至 34 周,监护母胎情况,适时停止早产的治疗。

(2)如果早产已不可避免,应尽快决定合理的方式终止妊娠。早产不可避免的情况如下:①宫缩进行性增强,经治疗无法控制。②有宫内感染。③权衡利弊,继续妊娠对母儿的危害大于胎肺成熟对胎儿的好处。

(3)对于臀位(特别是足先露)、横位、估计胎儿成熟度低,而产程又需要较长时间等有剖宫产指征的情况,可选用剖宫产术结束分娩。

(4)大部分早产儿可经阴道分娩,分娩镇痛以硬膜外阻滞麻醉镇痛相对安全,慎用吗啡、哌替啶等抑制新生儿呼吸中枢的药物。产程中密切监护胎儿状况。

(5)不倡导常规会阴切开,也不支持使用没有指征的产钳助产术。阴道助产手术对早产儿头部创伤性大,可增加颅内出血的风险,因此应该尽量避免阴道助产。

(6)做好早产儿保温和复苏的准备,早产儿出生后应延长 30~120 s 再断脐,可减少新生儿输血的需要和脑室内出血的发生率。

6.为孕妇提供心理支持

丈夫、其他家人和护士在身旁提供支持,能帮助产妇减少产程中的孤独感,重建自尊,以良好的心态承担早产儿母亲的角色。

7.健康教育

(1)加强产前保健:①孕妇应尽早就诊,建围产保健卡,定期产前检查。②尽早发现早产高危因素,并对存在的高危因素进行评估和处理。③指导孕妇保持卫生。

(2)适当休息:①宫缩较频繁,但宫颈无变化,不必卧床和住院,只需适当减少活动的强度和避免长时间站立。②宫颈已有改变的先兆早产者,可住院并注意休息。③已早产临产,需住院治疗,应卧床休息。

(3)几种预防措施:主要针对单胎妊娠,多胎妊娠尚缺乏充足的循证医学证据。预防措施有应用宫颈环扎术、孕酮制剂、子宫颈托。

(4)早产的预测方法:①超声监测宫颈长度。②检测生物指标:宫颈分泌物、外周血。③检测阴道微生态。

(马　莉)

第十四节　产后出血

产后出血是指阴道分娩 24 h 内出血量≥500 mL,剖宫产分娩时出血量≥1 000 mL。采取常规处理方法(子宫按摩或压迫+应用宫缩剂)无法有效止血,需要保守性手术或介入治疗,甚至切除子宫的严重产后出血，称为难治性产后出血。宫缩乏力、胎盘因素、产道损伤、凝血功能障碍是导致产后出血的主要因素，这几大因素可以独立存在也可互为因果。产后出血是产科常见的并发症之一，是导致产妇死亡的主要原因。对产后出血的处理可根据疾病进展不同时期启动相应急救方案，强调多学科、医护团队合作。此外，孕妇应重视产前个体保健，积极治疗基础疾病。

一、护理评估

1.健康史

(1)一般情况：孕产妇的年龄、体重、身高、孕周、孕产次，评估患者有无贫血貌。

(2)营养状况：初步评估营养状况、饮食习惯，是否存在贫血、脱水等。

(3)既往史：剖宫产史、不良孕产史、基础性疾病等。

2.身体状况

(1)生命体征：监测体温、脉搏、呼吸、血压等。

(2)阴道流血情况：了解出血为长时间间歇性还是短时汹涌，是否贫血及贫血程度，了解凝血功能指标。

(3)宫缩情况：判断宫底高度、宫缩强度等。

(4)测尿量。

(5)辅助检查：血常规、凝血功能、血气分析、生化指标等检查。

3.心理-社会状况

(1)了解孕产妇及其家属对疾病的心理反应及应对方式，对疾病的防治态度等。

(2)评估孕产妇的焦虑、抑郁等心理状况。

二、护理诊断/问题

(1)出血：与宫缩乏力、胎盘因素、产道损伤、凝血功能障碍等因素有关。

(2)出血性休克：与阴道大量流血有关。

(3)潜在并发症：各器官衰竭。

(4)有感染的危险：与阴道出血、产道损伤、胎盘因素等及细菌易经阴道上行感染有关。

(5)活动无耐力：与贫血、产后体质虚弱有关。

三、护理措施

1.备血

对于有潜在产后出血风险的产妇，产前备血。

(1)对剖宫产产妇常规产前备血。对有高血压等基础性疾病和具有不良孕产史等高风险产妇可根据实际情况增加备血量及血液制品种类。

(2)如果阴道分娩产妇出血风险高，酌情备血。

(3)指导孕妇平时适当进瘦肉、动物的肝脏等富含铁和维生素 C 的食物。

2.产后出血的护理

(1)产后 2 h 为产后出血高发期。阴道分娩产妇在分娩室留观 2 h 后再返回病房。

(2)剖宫产术后应密切观察宫缩及阴道流血情况。产后 2 h 出血量＞400 mL，应高度警惕。开放两条静脉通路，立即给予患者吸氧，监护生命体征，监测尿量，配血。

(3)安抚患者和家属,使其减轻焦虑、恐惧情绪,配合治疗。

(4)积极查找原因,进行处理。①子宫按摩和压迫。②使用宫缩剂。缩宫素是最常用的子宫收缩药。可根据医嘱给予静脉注射、肌内注射、宫体注射。

(5)宫腔置入球囊及纱布的护理:宫腔置入球囊或纱布起到压迫止血的作用。置入后保留24～48 h。①置入后密切观察宫高、出血量、尿量。阴道出血量与实际出血量不一致,需根据宫高、阴道出血量、产妇低血容量表现及全身状态综合判断。②给予促宫缩剂。③监护生命体征。④给予抗生素以预防感染。⑤取出球囊及纱布时应缓慢,准备促宫缩药物并且建立静脉通路。

(6)介入术后的护理:①术后制动介入侧腿 6～8 h,压迫止血,观察穿刺点皮肤状况,有无血肿,纱布有无外渗。适当活动非介入侧腿,预防血栓。双腿可活动后鼓励产妇翻身活动,注意观察穿刺点有无渗血。②术后密切注意产妇宫缩及阴道流血情况。给予促宫缩及抗感染治疗。③术后 4～6 h 严密监测生命体征。④观察远端肢体的皮肤颜色、感觉、肌力等,注意有无疼痛、麻木、感觉异常、无脉、苍白等症状。⑤剖宫产产妇介入术后按照剖宫产饮食原则进食,自然分娩产妇卧床期间进高蛋白、高维生素、易消化饮食,离床活动后进普食。⑥介入术后留置导尿管,每日会阴擦洗两次,指导患者多饮水,预防泌尿系统感染。

3. 心理护理

向产妇讲解疾病知识,介绍环境,做好健康教育,提供生活照顾。

4. 健康教育

(1)定时产检,产前积极治疗高血压等基础疾病。

(2)建议孕妇多进高蛋白、富含铁和维生素 C 的食物,如动物的肝脏、红肉、绿叶蔬菜、水果等,饮食均衡,按照平时的排泄习惯定时排尿、排便,防止尿潴留和便秘的发生。

(3)产后及时更换产褥垫,保持会阴清洁、干燥。

(4)阴道流血量大,及时通知医护人员。

(吕　伟)

第十五节　产褥感染

产褥期是指从胎盘娩出至全身各器官(除乳腺外)恢复至正常未孕状态所需的一段时间,通常为 6 周,是产妇身体与心理恢复的关键时期。产褥感染是指分娩时及产褥期生殖道受病原体感染,引起局部和全身的炎性变化。

产褥感染包括急性外阴炎、急性阴道炎、急性宫颈炎、急性子宫内膜炎、急性子宫肌炎、急性盆腔结缔组织炎、急性输卵管炎、急性盆腔腹膜炎、弥漫性腹膜炎、血栓性静脉炎、脓毒血症、败血症。产褥感染是常见的产褥期并发症,至今仍是产妇死亡的四大原因之一。

一、护理评估

1. 健康史

(1)一般情况:评估产褥感染的诱发因素,了解本次妊娠有无妊娠合并症,分娩时是否有胎膜早破、产程延长、手术助产、软产道损伤、产前出血、产后出血史，了解产妇的个人卫生习惯等。

(2)营养状况：初步评估营养状况、饮食习惯，是否存在贫血、营养不良等。

(3)既往史：生殖道、尿路感染的病史等。

2.身体状况

(1)生命体征：监测体温、脉搏、呼吸、血压、疼痛等。

(2)评估产妇全身状况、子宫复旧及伤口愈合情况。检查宫底高度、子宫软硬度、有无压痛及其疼痛程度，观察会阴部有无疼痛、局部红肿、硬结及脓性分泌物，并观察恶露的量、颜色、性状等。

(3)妇科检查：用窥器检查阴道、宫颈及分泌物的情况，双合诊检查宫颈有无举摆痛，子宫一侧或双侧是否扪及包块。

(4)身心状况：观察产妇的情绪与状态，是否存在沮丧、烦躁与焦虑情绪。

(5)辅助检查。

血液检查：白细胞计数升高，尤其是中性粒细胞计数升高明显，血沉加快。

细菌培养：采集宫腔分泌物、脓肿穿刺物、后穹隆穿刺物，做细菌培养和药物敏感试验，确定病原体及敏感的抗生素。

B超、CT及磁共振成像检查：对产褥感染形成的炎性包块、脓肿及静脉血栓做出定位及定性诊断。

二、护理诊断/问题

(1)体温过高：与感染因素存在以及产后机体抵抗力下降有关。

(2)疼痛：与产褥感染有关。

三、护理措施

1.一般护理

(1)保持病室的安静、清洁、空气新鲜，并注意保暖。保持床单及衣物、用物清洁。

(2)保证产妇获得充足休息，尽量减少活动，鼓励其采取半卧位，这样有利于恶露的排出和使炎性渗出物局限。

(3)加强营养，给予高蛋白、高热量、高维生素、易消化饮食，以增强抵抗力；高热期鼓励产妇多饮水，进易消化的流质或半流质饮食，忌食生、冷、辣的食物，保证足够的液体摄入。

(4)保持排尿、排便通畅，以减轻盆腔充血，从而减轻疼痛。

(5)患者出现高热、疼痛、呕吐时按症状进行护理，解除或减轻患者的不适。

(6)对血栓性静脉炎患者应抬高患肢并制动。

(7)保持外阴清洁，产前有外阴炎或阴道炎者要治疗。

(8)注意消毒隔离。产妇所有用物要固定，定时消毒。

2.心理护理

解答产妇及其家属的疑问，让产妇及其家属了解病情和治疗护理情况，增加治疗信心，以解除产妇及其家属的疑虑。为产妇提供母婴接触的机会，以减轻其焦虑和顾虑。

3.病情观察

(1)密切观察产后生命体征的变化，尤其是体温，每4 h测量1次。

(2)观察产妇全身情况,有无发热、寒战、恶心、呕吐、腹部不适等。

(3)观察产妇有无乳房肿胀、红肿等,排除急性乳腺炎。

(4)观察伤口有无红、肿、热、痛现象,伤口是否裂开、流脓液等。

(5)观察产妇子宫复旧情况,检查宫底高度、硬度,有无压痛及疼痛程度。

(6)观察恶露的量、颜色、性状。

(7)观察产妇有无下肢持续性疼痛、局部静脉压痛及下肢水肿。

4.对症护理

(1)高热:体温过高时予以物理降温,协助和鼓励产妇做好全身皮肤黏膜的清洁卫生,及时更换衣服、床单,补充足够水分。

(2)疼痛:观察疼痛的部位、程度、性质、持续时间等。保持大便通畅,以减轻盆腔充血从而减轻疼痛。必要时遵医嘱使用镇静药或止痛药。

(3)宫腔内胎盘残留者,应接受清除宫腔内残留物的手术;有盆腔脓肿形成时应配合切开排脓或引流。

(4)加强乳房护理,乳胀时给予相应处理,防止乳腺炎的发生。

5.治疗配合

根据医嘱进行支持治疗。配合做好脓肿引流术、清宫术、后穹隆穿刺术等的术前准备及护理。注意抗生素使用的间隔时间,维持血液中有效浓度。抗凝治疗用药期间配合检测凝血功能。对有感染性休克或肾衰竭的严重病例应积极配合抢救。

6.健康教育与出院指导

教会产妇自我观察,养成良好的个人卫生习惯,要保持会阴部清洁,及时更换会阴垫;治疗期间不要盆浴,可采用淋浴;指导产妇采取半卧位或抬高床头,促进恶露引流,防止感染扩散;营养均衡,及时纠正贫血;给予母乳喂养指导,使产妇学会正确的乳房护理方法,保持乳腺管的通畅,避免发生乳腺炎;如果有发热、腹痛、恶露异常,需及时就诊;产褥期结束需返院复查。

(吕　伟)

第九章　中医科疾病护理

第一节　喘病(慢性阻塞性肺疾病急性发作期)

一、常见证候要点

1.外寒内饮证

受凉后出现头痛、身痛,发热畏寒,咳嗽,气急,喉中痰声辘辘,痰色白清稀,胸闷气憋。舌质淡,苔薄白,脉滑或弦紧。

2.风热犯肺证

发热,恶风或恶热,头痛,肢体酸痛,咳嗽咽痛,气急,痰黄质稠。舌质红,苔薄白或黄,脉滑或脉浮数。

3.痰浊壅肺证

咳嗽喘息,咯唾痰涎,量多,色灰白,心胸憋闷,气短,不得平卧,脘痞纳少。苔白腻,脉弦滑。

4.肺气郁闭证

常因情志刺激而诱发,发时突然呼吸短促,息粗气憋,胸闷,咽中如窒,但喉中痰鸣不甚,或无痰声。平素多忧思抑郁,失眠、心悸。苔薄,脉弦。

5.痰瘀痹肺证

咳嗽喘息,咳痰黏稠或清稀如沫,咳吐不利,胸满气憋,面色晦暗,唇甲青紫,舌暗红或紫暗,苔白或腻,脉细涩或结代。

6.阳虚水泛、水瘀互结

胸满气憋,动则喘息,不能平卧,唇甲青紫,咳痰清稀,形寒肢冷,下肢肿,心悸,腹胀,纳差,舌淡暗,体胖,苔水滑,脉沉细或结代。

二、常见症状/证候施护

(一)咳嗽咳痰

(1)保持病室空气新鲜,温度、湿度适宜,温度保持在 18 ℃～22 ℃,湿度控制在 50%～60%。减少环境的不良刺激,避免寒冷或吸入干燥空气、烟尘、花粉及刺激性气体等。

(2)使患者保持舒适体位,咳嗽胸闷者取半卧位或半坐卧位,持续性咳嗽时,可频饮温开水,以减轻咽喉部的刺激。

(3)每日清洁口腔 2 次,保持口腔卫生,有助于预防口腔感染、增进食欲。

(4)密切观察咳嗽的性质、程度、持续时间、规律以及痰的颜色、性状、量,有无喘促、发绀等伴随症状。

(5)加强气道湿化,痰液黏稠时多饮水,在心、肾功能正常的情况下,每天饮水 1 500 mL 以上，必要时遵医嘱行雾化吸入，痰液黏稠无力咳出者可行机械吸痰。

(6)协助翻身拍背，指导患者掌握有效咳嗽、咳痰、深呼吸的方法。

(7)指导患者正确留取痰标本，及时送检。

(8)遵医嘱给予止咳、祛痰药物，用药期间注意观察药物疗效及不良反应。

(9)耳穴贴压(耳穴埋豆)：遵医嘱耳穴贴压(耳穴埋豆)，根据病情需要，可选择肺、气管、皮质下耳穴等穴位。

(10)穴位贴敷：遵医嘱穴位贴敷，三伏天时根据病情需要，可选择肺俞、膏肓、定喘、天突等穴位。

(11)拔火罐：遵医嘱拔罐治疗，根据病情需要，可选择肺俞、膏肓、定喘、脾俞、肾俞等穴位。

(12)饮食宜清淡、易消化，少食多餐，避免油腻、辛辣刺激及腥发之物。可适当吃化痰止咳的食物，如杏仁、梨、陈皮粥等。

(二)喘息气短

(1)保持病室安静、整洁，空气流通，温度、湿度适宜，避免灰尘、刺激性气味。

(2)密切观察生命体征变化，遵医嘱给予吸氧，一般给予鼻导管、低流量、低浓度持续吸氧，1～2 L/min，可根据血气分析结果调整吸氧的方式和浓度，以免引起二氧化碳潴留，氧疗时间每天不少于 15 h。

(3)根据喘息气短的程度及伴随症状，取适宜体位，如高枕卧位、半卧位或端坐位，必要时安置床上桌，以利于患者休息；鼓励患者缓慢深呼吸，以减缓呼吸困难。

(4)密切观察患者喘息气短的程度、持续时间及有无短期内突然加重的征象，评价缺氧的程度。观察有无皮肤红润、温暖多汗、球结膜充血、搏动性头痛等二氧化碳潴留的表现。

(5)指导患者进行呼吸功能锻炼，常用的锻炼方式有缩唇呼吸、腹式呼吸等。

(6)耳穴贴压(耳穴埋豆)：遵医嘱耳穴贴压(耳穴埋豆)，根据病情需要，可选择交感、心、胸、肺、皮质下耳穴等穴位。

(7)穴位按摩：遵医嘱穴位按摩，根据病情需要，可选择列缺、内关、气海、足三里等穴位。

(8)艾灸疗法：遵医嘱艾灸疗法，根据病情需要，可选择大椎、肺俞、命门、足三里、三阴交等穴位。

(9)穴位埋线：遵医嘱穴位埋线，根据病情需要，可选择足三里、定喘等穴位。

(10)指导患者进低碳水化合物、高脂肪、高蛋白、高维生素饮食，忌食辛辣、煎炸之品。

(三)发热

(1)保持病室整洁、安静，空气清新、流通，温度、湿度适宜。

(2)对体温 37.5 ℃以上但低于 39 ℃者，每 6h 测体温、脉搏、呼吸 1 次，对体温 39.0 ℃以上者，每 4 h 测体温、脉搏、呼吸 1 次，或遵医嘱。

(3)采用温水擦浴、冰袋等物理降温措施，患者出汗时，及时协助擦拭和更换衣服、被褥，避免汗出当风。

(4)做好口腔护理，鼓励患者经常漱口，可用金银花液等漱口，每日饮水不少于 2 000 mL。

(5)饮食以清淡、易消化、富营养为原则。多食新鲜水果和蔬菜，进清热生津之品，如苦瓜、冬瓜、绿豆、荸荠等，忌煎炸、肥腻、辛辣之品。

(6)遵医嘱使用发汗解表药时，密切观察体温变化及汗出情况以及药物不良反应。

(7)刮痧疗法：感受外邪引起的发热，遵医嘱刮痧治疗，可选择大椎、风池、肺俞、脾俞等穴位。

(四)腹胀纳呆

(1)保持病室整洁、空气流通,避免刺激性气味,及时倾倒痰液,更换污染被褥、衣服,以促进患者的食欲。

(2)保持口腔清洁,祛除口腔异味,咳痰后及时用温水或漱口液漱口。

(3)与患者有效沟通,积极开导,帮助其保持情绪稳定,避免不良情志。

(4)鼓励患者多运动,以促进肠蠕动,减轻腹胀。鼓励病情较轻者下床活动,可每日散步20～30 min,或打太极拳等。指导病情较重者在床上进行翻身、四肢活动等主动运动,或进行四肢被动运动,每日顺时针按摩腹部10～20 min。

(5)耳穴贴压(耳穴埋豆):遵医嘱耳穴贴压(耳穴埋豆),根据病情需要,可选择脾、胃、三焦、胰、胆等穴位。

(6)穴位按摩:遵医嘱穴位按摩,根据病情需要,可选择足三里、中脘、内关等穴位。

(7)穴位贴敷:遵医嘱穴位贴敷,根据病情需要,可选择中脘、气海、关元、神阙等穴位。

(8)饮食宜清淡、易消化,忌肥甘厚味、甜腻之品,正餐进食量不足时,可安排少食多餐,避免在餐前和进餐时过多地饮水,避免豆类、芋头、红薯等产气食物的摄入。

三、中医特色治疗护理

(一)物理治疗

(1)抹胸拍肺:两手交替由一侧肩部由上至下呈斜线抹至另一侧肋下角部,各重复10次。两手自两侧肺尖部开始沿胸廓自上而下各拍打10次。注意事项:拍肺力度适中。

(2)胸部叩击:患者采用侧卧位或在他人协助下取坐位,叩击者两手手指弯曲并拢,使掌侧呈杯状,以手腕力量,从肺底自下而上、由外向内、迅速而有节律地叩击胸壁。每一肺叶叩击1～3 min,每分钟叩击120～180次,叩击时发出一种空而深的拍击音则表明叩击手法正确。注意事项:①叩击前听诊评估。②用单层薄布覆盖叩击部位。③叩击时避开乳房、心脏、骨突部位及衣服拉链、纽扣等处。④叩击力量应适中,宜在餐后2 h至餐前30 min完成。

(3)有效咳嗽:指导患者尽可能采用坐位,先进行深而慢的腹式呼吸5～6次,然后深吸气至膈肌完全下降,屏气3～5 s,继而缩唇,缓慢地经口将肺内气体呼出,再深吸一口气,屏气3～5 s,身体前倾,从胸腔进行2～3次短促有力的咳嗽,咳嗽的同时收缩腹肌,或用手按压上腹部,帮助痰液咳出。注意事项:①不宜在空腹、饱餐时进行,宜在饭后1～2 h进行。②有效咳嗽时,可让患者怀抱枕头。

(4)振动排痰:可采用振动排痰机每日治疗2～4次,每次15～20 min。注意事项:①不宜在饱餐时进行,宜在餐前或餐后1～2 h进行。②叩击应避开胃肠、心脏、脊柱等部位。③建议使用一次性纸制叩击头罩,避免交叉感染。

(二)呼吸功能锻炼

1.腹式呼吸

患者取立位、坐位或平卧位,两膝半屈或膝下垫小枕,使腹肌放松。一只手放于腹部,另一只手放于胸部,用鼻缓慢吸气时膈肌最大幅度地下降,腹肌松弛,放于腹部的手感到向上抬起,放于胸部的手在原位不动,抑制胸廓运动;呼气时腹肌收缩,帮助膈肌松弛,膈肌随腹腔内压增加而上抬,增加呼气潮气量。同时,可配合缩唇呼气法,每天进行锻炼,时间由短到长,逐渐习惯于平稳而缓慢的腹式呼吸。

2.缩唇呼吸

患者闭嘴，经鼻吸气，然后通过缩唇(吹口哨样)缓慢呼气，同时收缩腹部，吸气和呼气时间比为1∶2或1∶3，尽量深吸慢呼，每分钟呼吸7～8次，每次10～20 min，每日锻炼2次。

3.呼吸操(坐式呼吸操)

坐于椅上或床边，双手握拳，肘关节屈伸4～8次，屈吸伸呼；平静深呼吸4～8次；展臂吸气，抱胸呼气4～8次；双膝交替屈伸4～8次，伸吸屈呼；双手抱单膝时吸气，压胸时呼气，左右交替4～8次；双手分别搭同侧肩，上身左右旋转4～8次，旋吸复呼。

4.注意事项

①进行呼吸功能锻炼时，全身肌肉要放松，节奏要自然轻松，动作由慢而快。②呼吸功能锻炼不可操之过急，要长期坚持锻炼。③呼吸功能锻炼不宜在空腹及饱餐时进行，宜在饭后1～2 h进行。④一般每日练习2～3次呼吸操，每次5～10 min，根据个人的病情练习，以患者不感到疲劳为宜。

四、健康指导

(一)生活起居指导

(1)保持室内空气新鲜、流通，温度、湿度适宜。指导患者戒烟，室内勿放鲜花等可能引起过敏的物品，避免花粉及刺激性气体的吸入。

(2)在寒冷季节或气候转变时，及时增减衣物，勿汗出当风，在呼吸道传染病流行期间，尽量避免去人群密集的公共场所，避免感受外邪诱发或加重病情。

(3)劳逸结合，起居有常，保证充分的休息和睡眠，病情加重时减少活动量。

(4)经常做深呼吸，联合应用腹式呼吸和缩唇呼气，提高肺活量，改善呼吸功能。

(5)自我保健锻炼。

步行：每日步行500～1 500 m，运动量由小到大。开始时，可用自己习惯的中速步行，以后可采用中速—快速—慢速的程序步行。

按摩保健穴位：经常按摩睛明、迎香、颊车、合谷、内关、足三里、肾俞、三阴交等。

足底按摩：取肾、输尿管、膀胱、肺、喉、气管、肾上腺等反射区，每个反射区按摩3 min，每日3次。

叩齿保健：指导患者叩齿，每日早、晚各1次，每次3 min左右。叩齿时可用双手指有节律地搓双侧耳孔，提拉双耳廓直到发热为止。

传统养生操：可选择五禽戏、太极拳或八段锦，每周进行3次以上，每次15 min。

(二)饮食指导

(1)饮食以高热量、高蛋白和高维生素为宜，并补充适量无机盐，同时避免摄入过多碳水化合物及易产气食物。多吃绿叶蔬菜及水果，烹饪以蒸、煮为宜，食物宜软烂，以利于消化吸收，同时忌辛辣、肥腻、过甜、过咸及煎炸之品。

(2)外寒内饮证：宜进疏风散寒、宣肺止咳的食物，如紫苏粥、白果煲鸡等。

(3)风热犯肺证：宜进疏风清热、宣肺化痰的食物，如金银花茶。

(4)痰浊壅肺证：宜进清肺化痰、理气止咳的食物，如雪梨银耳百合汤等。

(5)肺气郁闭证：宜进开郁宣肺、降气平喘的食物，如杏仁粥、萝卜生姜汁等。

(6)痰瘀痹肺证:宜进清肺化痰、活血通络的食物,如雪梨、银耳、芦笋、丝瓜等。

(三)情志调理

(1)本病缠绵难愈,患者精神负担较重,常易出现焦虑、抑郁等情绪,责任护士多与患者沟通,了解其心理状态,及时予以心理疏导。

(2)责任护士应主动介绍疾病知识,使患者了解引起本病的原因和转归,指导排痰和呼吸功能锻炼,鼓励患者积极防治,改变消极悲观态度,消除焦虑情绪,克服对疾病的恐惧心理,改善其治疗依从性。

(3)鼓励病友间多沟通交流防治疾病的经验,指导患者学会自我排解烦恼及忧愁,通过适当运动、音乐欣赏、绘画等移情易性,保持乐观开朗,避免忧思、恼怒对人体的不利影响。

(4)鼓励家属多陪伴患者,给予患者情感支持,增强其治疗疾病的信心。

(田 宏)

第二节 肱骨外科颈骨折

肱骨外科颈骨折是指肱骨解剖颈下 2～3 cm 处的骨折,亦称膈骨肩端骨折、臂膊骨折。肱骨外科颈为骨松质与骨密质接壤处,常易发生骨折。肱骨外科颈骨折较多见于老年人,亦可发生于儿童与成人,隶属于中医肩骨骨折范畴。

一、病因病理

肱骨外科颈骨折多为间接暴力所致,暴力向上传至肱骨上段,作用于肱骨外科颈部而致骨折。

二、辨证施治

临床上可分为四种类型。

(一)无移位型骨折

该类型包括裂纹骨折和无移位嵌入型骨折。肱骨外科颈部遭受直接或间接暴力,但暴力较轻,仅产生肱骨大结节与外科颈裂纹骨折,骨折无移位。在治疗上无移位的裂纹骨折或嵌入型骨折不需整复。

(二)外展型骨折

外展型骨折是上臂在外展时跌倒撑地所致。断端外侧嵌插而内侧分离,多向前、内侧突起成角度。有时近端向内侧移位,并伴有肱骨大结节骨折。

1. 表现

局部肿胀,肩关节活动功能丧失,骨折处疼痛,皮下出现青紫瘀斑,肩部饱满,在肩部下方稍呈凹陷,腋下肱骨近段内侧能摸到移位的骨折端或向内成角度的移位,上臂纵轴叩击痛呈阳性反应。

2. 治疗

手术者双手握骨折部,两拇指按于骨折近端的外侧,其他各指抱骨折远端的内侧向外牵拉,助手同时在牵引下内收其上臂即可复位。

(三)内收型骨折

上臂在内收位时撑地而引起内收型骨折。断端外侧分离而内侧嵌入,向外侧突起成角度。

1.表现

伤后出现肩关节活动丧失,骨折处肿胀,疼痛。皮肤有青紫瘀斑。局部压痛明显,上臂纵向叩击痛呈阳性。在上臂上段外侧可摸到突起的骨折远端和成角度畸形。

2.治疗

手术者两拇指压住骨折部向内推,其他四指使远端外展,助手在牵引下将上臂外展即可复位。如果成角度畸形过大,可继续将上臂上举过顶;此时改用两拇指推挤远端,其他四指挤按成角度突出处,如果有骨擦感,断端相互抵触,则表示成角度畸形矫正。

(四)肱骨外科颈骨折合并肩关节脱位

此型较少见,上臂在外展外旋位所受的暴力严重,除引起外展型嵌入骨折外,若暴力继续作用于肱骨头,可向前下方脱位,或由于有时肱骨头受喙突、肩盂或关节囊的阻滞得不到整复,关节面向内下,骨折面向外上,位于远端的内侧。如果处理有误,可造成严重的残疾。

1.表现

伤后肩关节活动丧失,肩部肿胀严重,青紫瘀斑也较严重,肩峰下凹陷,在腋下可摸到肱骨头。

2.治疗

患者仰卧,助手将患肢置于外展 90°～150°,将骨折远段对准骨折近段的纵轴所指方向,拔伸十几分钟,复位时助手轻力拔伸,手术者两拇指从患侧腋部的前、后侧伸向腋窝,向上、后、外顶住肱骨头的前、下缘,两手 2～5 指按住近肩峰处以作支点,或由另一名助手按压固定肩峰处,手术者两拇指用力推顶肱头的同时,助手在原外展位上将患肢作顺、逆方向捻转摇晃等活动,并逐渐内收患肢。

三、辨证施护

(1)对嵌插无移位的肱骨外科颈骨折,仅用三角巾悬吊,一周后即可开始活动,无须特殊治疗及护理。

(2)对外展型及内收型骨折使用夹板固定者按带夹板患者的一般护理进行护理。

(3)体位:患肢应置于屈肘 90°位、前臂中立位。平时以托板悬挂胸前;卧床时,宜取半坐位。为了防止肩部后伸,骨折向前成角度者睡觉时,应将患肢垫高,或将上臂固定在胸侧臂。外展型骨折,不可做患肢的外展活动;内收型骨折,不可做患肢的内收活动。

(4)功能锻炼:肱骨外科颈骨折是接近肩关节的骨折,周围肌肉比较发达,肩关节的关节囊和韧带较松弛,骨折后,局部血肿易与附近软组织发生粘连。骨折移位直接影响结节间沟的平滑,易与肱二头肌长腱粘连。若长期固定容易发生肩凝。所以复位后即开始功能锻炼是非常必要的。护士应教授患者练功方法。

内收型:复位后一周内做握拳、屈肘、提肩活动。复位后两周时可做患肢的前屈、外展活动,但不能做后伸及内收活动。复位后三周时,不但可以做外展、前屈,而且可加做后伸活动,并逐渐加大活动范围。通常至第四周即可酌情解除外固定,此时可加做内收活动,并重复前屈、后伸、外展等活动,逐步加强肩关节运动,做双臂前伸后展、弯腰划圈、旋转、手指爬墙、后伸摸背等。

外展型:在复位后一周内可做握拳、屈肘、提肩活动。至两周时可做患肢的前屈、内收活动,但不能做后伸及外展活动。至三周时在做内收、前屈的基础上加做后伸活动,并逐渐加大活动范围。通常至第四周时可酌情解除外固定,此时加做外展活动,并重复前屈、后伸、内收活动,逐步加强肩关节活动。功能锻炼不可操之过急,尤其是年老的患者,活动量应逐渐加大,且应从由护士帮助患者做被动练习开始,练功一般每日 2～3 次。

四、心理调护

突然而来的意外事故造成骨折,患者会很紧张,尤对功能锻炼会有顾虑,因此护理人员要仔细观察患者的情志变化,耐心讲解练功的重要性、练功的方法,并指导患者正确练功,以解除其顾虑,使其能积极练功以配合治疗。

五、家庭护理

(1)饮食:合理安排,以富含维生素及钙质的饮食为佳。可适当食用牛奶、虾皮、骨头汤、白瓜子等。

(2)增加日照时间,如果为冬季,日照不足,可适当补充维生素 D 或鱼肝油以促进钙质吸收。

(3)功能锻炼,方法如前文所述。

(4)注意患肢夹板的位置及松紧度,如果有异常,应及时就医。

(5)注意患肢血运情况,如果发现患肢夹板压迫的部位疼痛,或暴露在远端的手指发绀或发白,应及时就医。

(6)维持功能位置,体位要求如前文所述。

（徐秀云）

第三节　肱骨干骨折

肱骨干骨折是指肱骨外科颈以下至肱骨内、外踝以上部位发生骨折。该型骨折临床上较常见,可发生于任何年龄,但多见于成年人。

一、病因病理

肱骨干骨折为暴力所致时,肱骨上段、中段发生骨折,多数为横断或粉碎性骨折,或为开放性骨折。间接暴力亦可引起肱骨骨折,暴力经前臂或肘部传至肱骨,在肱骨下段发生斜形或螺旋形骨折,如掰腕、投弹、被机器所扭转等。内旋暴力所致骨折,骨折线由内上方成螺旋形向外、下方延伸;外旋暴力所致骨折,骨折线由外、上方成螺旋形向内下方延伸。由于肱骨周围附着肌肉牵拉,可发生不同的典型移位。

(1)骨折位于三角肌止点以上时,骨折近端因胸大肌、背阔肌及大圆肌的牵拉而向前、向内移位;骨折远端因三角肌、喙肱肌、肱二头肌、肱三头肌的收缩而向外、向上移位。

(2)骨折在三角肌止点以下时,骨折近端因受三角肌及喙肱肌收缩力影响而向前、向外移位；远端因肱三头肌及肱二头肌的收缩而向上移位。

二、辨证施治

患臂肿胀，疼痛，不能抬举，有明显的压痛和纵轴叩击痛，绝大多数有移位骨折。上臂有短缩或成角度或旋转畸形，有明显异常活动和骨擦音。无移位裂纹骨折和骨膜下骨折，患臂无明显畸形，但有纵轴叩击痛。

手法整复：患者取坐位或平卧位。在局部麻醉或臂丛麻醉下，两名助手沿上臂纵轴对抗牵引。一人用布带通过腋窝向上牵引，另一人握持前臂在中立位向下牵引。

(一)骨折线在三角肌止点以上者

手术者站于患侧，两拇指抵住骨折远端外侧，其他四指环抱近端内侧。两手其他四指首先托提近端向外，使之与远端微向外成角，继而拇指由外侧向内推骨折远端，即可将远、近端突起的骨折复位。

(二)骨折线在三角肌止点以下者

手术者两手拇指抵住骨折近端外侧，其他四指环抱骨折远端内侧。在维持牵引下，两拇指推近端向内，同时两手四指拉远端向外，使骨折两断端内侧平齐。纠正移位后，手术者捏住骨折部，助手徐徐放松牵引，使断端互相接触，微微摇摆骨折远端可感到断端摩擦音逐渐减小，甚至消失，表示骨折基本复位。

固定方法为前、后、内、外四块夹板，夹板下端不能压迫肘窝。如果移位已完全纠正，可在骨折部的前、后方各放一个长方形大纸垫，将上、下骨折端紧密包围。若有轻度侧方移位，利用压垫两点加压，仍有轻度成角，可利用纸垫三点挤压，使其逐渐复位。固定后肘关节屈曲 90°，以木板将前臂置于中立位悬吊于胸前。

三、辨证施护

(1)手法复位，患者一般有患肢肿胀，故无论行小夹板固定还是行石膏固定，都应注意观察患肢末端的血液循环和神经症状，注意皮肤的颜色、感觉和运动功能是否正常。

(2)保持复位后的位置不移动，注意调整小夹板及三角巾的位置，睡卧时要将患肢垫好，卧床时，宜取半卧位。

(3)行患肢前臂及手部按摩，以利于患肢消肿。

顺序：先手背后手掌，先腕部背面后腕部掌面，先前臂背面后前臂掌面。

方法：先在患侧手背进行轻轻地抚摩，再进行骨间肌抚摩，然后移向手掌，先进行全手掌抚摩，再于大、小鱼际肌进行揉捏按摩。先抚摩腕关节部位，再用两拇指在腕关节的背面和掌侧面做横行或环形按摩。前臂行揉捏及抚摩。按摩时嘱患者放松肌肉，每日按摩 2～3 次为宜。

(4)手法复位者，一般需固定 6～8 周。功能锻炼越早越好，护士应指导患者正确的练功方法，并给予必要的协助。在复位后一周内，可做握拳、提肩活动。两周时可开始做整个患肢的前屈、后伸活动，并在护士的帮助下做肘关节的被动活动，动作要轻柔，不可勉强为之。至三周时，上述活动的范围可扩大，自主进行肘关节锻炼。至患者感觉臂部有力，X 线检查证实骨折部位已临床愈合，即可解除外固定。在解除外固定后功能锻炼仍需继续，且肱骨干上 1/3 骨折患者应及时进行肩关节运动，做环形或钟摆活动。在解除外固定之前，功能锻炼时要全臂肌肉用力并紧握双拳，避免对骨折部位产生旋转的外力而造成骨折移位。

(5)少数患者须切开复位，术后除按上述护理外，还应抬高患肢，用三角巾垫起患肢，使手术部位高于心脏水平。注意肢端血运情况，观察有无肿胀，皮肤的颜色、温度是否正常，如果有发凉、发紫及伤口渗血、疼痛等情况，应及时向医师报告并予以处理。

(6)护理本病患者时还应注意观察有无桡神经损伤现象。当桡神经麻痹时，患者表现出腕下垂、腕及各指不能伸直，拇指不能外展等运动障碍。有第1、2掌骨背面感觉消失，以伸拇功能丧失为最可靠的依据。若发现，应及时向医师报告。

四、心理调护

本病的心理护理应着重放在患者对功能锻炼的惰性心理上。患者多认为此处骨折不可怕，即使不进行功能锻炼，也能愈合，又不影响功能，从而忽略了肌肉的失用性萎缩以及关节囊萎缩给患肢功能所带来的严重影响。因此护理人员要耐心向患者解释功能锻炼的意义，认真讲授功能锻炼的方法，以正反两方面的例子教育患者，使之摆脱惰性，积极主动地投入锻炼。

五、家庭护理

(1)合理安排卧位，使肘关节保持屈曲90°的功能位置。

(2)饮食应高蛋白、高维生素、高钙。

(3)注意保持外固定所用石膏或夹板的清洁、干燥。

(4)严格按医护人员指导的方法进行患肢功能锻炼。

(5)定期到医院进行复查。在感觉患肢异常疼痛、肿胀、麻木等情况下及时到医院复查。

（徐秀云）

第十章 急危重症护理

第一节 急性胸痛

急性胸痛是指某种疾病引起的突发性胸部疼痛，是急诊常见的症状，约占急诊患者总数的5%。严重的突发性胸痛会威胁到患者的生命安全。其中，在中国急性非创伤性胸痛和急性冠状动脉综合征（ACS）的发病率和病死率逐年增加，急性胸痛呈年轻化趋势，成为中国居民致死、致残和导致劳动力丧失的重要原因。因此，对于急性胸痛，关键就是能快速、准确地进行病情评估和紧急救治。

一、病因与发病机制

1.胸腔内组织病变

（1）心源性胸痛：最常见的是缺血性心脏病引起的心绞痛，尤其是不稳定型心绞痛、急性心肌梗死。

（2）非心脏结构引起的胸痛：胸腔内除心脏外的其他器官结构在某些病理状态下可以引起胸痛。

2.胸壁组织病变

构成胸廓的皮肤、肌肉、肋骨、肋软骨，以及分布在胸廓的肋间神经在出现病理性改变（如炎症、损伤或感染等）时，可以引起胸痛。

3.功能性胸痛

功能性胸痛常见于年轻人和更年期女性，常见的有神经症、过度通气综合征等导致的胸痛。

二、护理评估

1.健康史

急性胸痛发作时，首要任务是迅速评估患者的生命体征，简要收集临床病史，观察有无危及生命的表现，如生命体征异常、面色苍白、出汗、发绀、呼吸困难等，以此判断是否需要立即抢救；然后详细询问疼痛部位与放射部位、疼痛性质、疼痛时限、诱发因素、缓解因素和伴随症状等，配合相关检查，收集全面资料。

2.症状与体征

（1）部位：①位于胸骨后的胸痛常提示心绞痛、急性心肌梗死、胸膜炎、食管疾病以及纵隔疾病等；②以心前区为主要疼痛部位的胸痛常提示急性心包炎、心绞痛及心肌梗死；③胸部侧面的疼痛则提示急性胸膜炎、急性肺栓塞、肋间肌炎等；④胸背部的疼痛提示夹层动脉瘤；⑤肝脏或膈下病变也可以表现为右侧胸痛；⑥局限于心尖区或左乳头下方的胸痛多为神经症等引起的功能性胸痛等。

（2）放射部位：①放射到颈部、下颌、左臂尺侧的胸痛往往是心脏缺血性胸痛的典型症状；

②放射到背部的胸痛可见于主动脉夹层、急性心肌梗死；③放射到右肩的右侧胸痛常提示为肝胆或膈下的病变。

(3)疼痛性质：心脏缺血性胸痛常表现为胸部压迫性、压榨性、重物压迫感。而烧灼样痛常出现在患有食管炎、肋间神经炎等患者。主动脉夹层、自发性气胸发生时多表现为突发的撕裂样剧痛。

3. 辅助检查

(1)实验室检查：肌钙蛋白是心肌损伤最敏感的指标。肌酸激酶同工酶的测定对早期(小于4 h)的急性心肌梗死有重要意义。

(2)心电图检查：大多数胸痛患者的心电图会有 ST 段压低或抬高，T 波低平、倒置或高尖，少数患者可无心电图异常表现。

三、救治与护理

1. 救治原则

急性胸痛的处理原则是首先迅速识别致命性胸痛，给予积极救治，然后针对病因进行下列治疗。

(1)对于 ACS 的患者，减少急性心肌梗死后心肌的坏死程度和范围，防止左心衰竭的发生，并积极配合溶栓治疗。

(2)对主动脉夹层的患者，应积极采取镇静与镇痛治疗，控制血压，给予负性心肌收缩力的药物，必要时介入或外科手术治疗。

(3)对急性肺栓塞患者，在呼吸循环支持治疗的基础上，以抗凝治疗为主；对于伴有明显呼吸困难、胸痛、低氧血症的大面积肺栓塞患者，采取溶栓、外科手术取栓或介入导管碎栓治疗。

2. 护理措施

(1)急救护理：在没有明确急性胸痛病因前应给予护理。①安静卧床休息，减少活动；②监测患者的生命体征，注意放置电极应避开除颤区域和心电图胸导联位置；③当有低氧血症时，给予鼻导管或面罩吸氧，保持血氧饱和度≥94%；④动态关注心电图变化；⑤建立静脉通路，保持给药途径畅通；⑥采集动、静脉血液标本，监测血常规、血气分析、心肌酶谱、肝功能、肾功能、电解质等。

(2)减轻疼痛：观察胸痛的部位、性质、严重程度、持续时间和缓解因素。

若患者出现胸痛伴有大汗淋漓、面色苍白、痛苦表情，甚至引起血流动力学障碍，可根据医嘱给予镇痛药物。

(3)饮食护理：宜食清淡、易消化饮食，少食多餐，减少盐分的摄入。禁烟、酒。

(4)密切观察病情：连接心电监护仪，加强对生命体征、胸痛变化的观察，一旦生命体征发生变化，出现呼吸困难、循环衰竭等并发症，需立即采取抢救措施，以挽救患者的生命。

(5)心理护理：注意关心、体贴患者，抢救过程中适时安慰和鼓励患者，有针对性地告知相关抢救措施，减轻患者的恐惧感，使其积极配合救治，增强对治疗的信心。

(刘红娥)

第二节　高热惊厥

一、病因与发病机制

高热惊厥是小儿最常见的惊厥性疾病，是指小儿在呼吸道感染或其他感染性疾病早期，体温突然升高引起脑细胞的过量放电而引起惊厥发作，出现全身抽动，并排除颅内感染及其他导致惊厥的器质性或代谢性疾病。儿童期患病率为3%～4%，患儿中男孩稍多于女孩。特点是首次发作年龄多为出生后6个月至3岁，平均18～22个月，绝大多数患儿5岁后不再发作；多在病初突然高热时发生；发作呈全身性，次数少，时间短；神志恢复快，预后好，无阳性神经体征。高热惊厥可有明显家族史。

二、护理评估

1.健康史

询问体温升高的诱因，了解有无呼吸道感染或其他感染性疾病等。既往有无类似症状发作，家族中有无类似情况等。

2.症状与体征

高热惊厥分为单纯性高热惊厥和复杂性高热惊厥。

(1)单纯性高热惊厥(又称典型热性惊厥)：多数呈全身性强直-阵挛性发作，少数也可有其他发作形式，如肌阵挛、失神等，持续数秒至10 min，可伴有发作后短暂嗜睡。发作后患儿除原发疾病表现外，一切恢复如常，无任何中枢神经系统异常。在一次发热疾病过程中，大多只有一次发作，个别有两次发作。

(2)复杂性高热惊厥：指少数高热惊厥呈不典型经过，其主要特征如下：①一次惊厥发作持续15 min以上；②24 h内反复发作不少于2次；③发作形式可以是部分发作或全身性发作；④反复频繁的发作，累计发作总数5次以上。

3.辅助检查

(1)血常规：了解感染情况。

(2)胸部X线检查：了解呼吸道感染情况。

(3)头部CT检查：了解颅内情况。

4.心理-社会状况

评估患儿有无紧张、疲乏、恐惧、不安全感等不良情绪。评估家属对疾病知识的了解程度、家庭经济状况以及家属的焦虑、恐惧等心理状况。

三、病情判断

通过患儿的生命体征、意识状态、惊厥发作情况等判断患儿的病情轻重，动态监测患儿的体温和意识变化。

四、常见护理问题

1.急性意识障碍

急性意识障碍与咽喉肌持续痉挛、气道阻塞造成脑缺氧有关。

2.有窒息的危险

窒息与喉痉挛有关。

3.有受伤的危险

受伤与意识丧失、抽搐有关。

4.体温过高

体温过高与感染有关。

5.低效性呼形态

低效性呼吸形态与惊厥发作时抽搐持续状态、喉痉挛等有关。

6.组织灌注量的改变

组织灌注量的改变与惊厥抽搐时脑缺氧、脑水肿有关。

7.焦虑或恐惧

焦虑或恐惧与缺乏疾病相关知识有关。

8.潜在并发症

潜在并发症包括脑水肿、骨折等。

五、救治与护理

1.救治原则

保持呼吸道通畅,控制惊厥,治疗病因,预防惊厥复发,同时避免并发症的发生。

2.护理措施

(1)急救护理:惊厥发作时即刻松开衣领,患儿取侧卧位或平卧,头偏向一侧,以防呕吐物误吸造成窒息。必要时定时吸痰,动作轻柔,以防损伤呼吸道黏膜,减少惊厥的发生。

(2)吸氧:因惊厥时氧的需要量增加,及时吸氧可提高患儿的血氧浓度,对改善脑细胞的缺氧状况十分重要。

(3)降温:及时松解患儿的衣被,降低环境温度,但避免直接吹对流风。立即使用退热剂,同时给予物理降温,如额部冷湿敷、头枕冰袋、温水擦浴等,使体温尽快降至正常,保护脑细胞,使缺氧、缺血情况得以改善。

(4)病情观察:详细记录抽搐的持续时间和间隔时间、发作类型、程度、伴随症状及停止后的精神状况。注意生命体征的变化,降温后30 min测体温并记录。

(5)用药护理:迅速控制惊厥,首选静脉滴注安定,控制惊厥后给予苯巴比妥或其他药物巩固和维持疗效。若给予10%的水合氯醛灌肠,尽量保留1 h以上,以便药物充分被吸收。对持续而频繁的抽搐,给予20%的甘露醇及呋塞米等降低颅内压。

(6)安全护理:加强防护,抽搐发作时,要注意防止碰伤及坠床,适当约束四肢;抽搐牙关紧闭时,用纱布包裹压舌板或开口器,放于上、下臼齿之间,防止咬伤舌及口唇。保持病室安静,室内光线不宜过强,避免一切不必要的刺激,治疗、护理操作尽量集中进行,动作轻柔敏捷。

(7)心理护理:做好家属心理护理,及时向家长讲解疾病的有关知识,使其树立信心,配合抢救与治疗。

(刘红娥)

第三节　呼吸衰竭

呼吸衰竭(respiratory failure)简称呼衰,是指各种原因引起的肺通气和(或)换气功能严重障碍,以致在静息状态下亦不能维持足够的气体交换,导致低氧血症伴(或不伴)高碳酸血症,进而引起一系列病理生理改变和相应临床表现的综合征。诊断呼吸衰竭的动脉血气分析标准:动脉血氧分压(PaO_2)<60 mmHg,伴或不伴二氧化碳分压($PaCO_2$)>50 mmHg。

一、病因与发病机制

1.病因

①气道阻塞性病变:如慢性阻塞性肺疾病、重症哮喘等。②肺组织病变:如重症肺炎、严重肺结核、肺水肿等。③肺血管疾病:如肺栓塞等。④胸廓与胸膜病变:如胸外伤所致的连枷胸、严重气胸、大量胸腔积液等。⑤神经肌肉病变:如脑外伤、脑血管疾病、重症肌无力等。

2.发病机制

(1)肺泡通气不足:肺泡通气不足导致气体交换障碍,影响肺内氧气的吸入和二氧化碳的排出。

(2)通气血流比例(V/Q)失调:通气血流比例失调导致肺内气体分布不均,影响气体交换。

(3)弥散功能障碍:弥散功能障碍导致肺泡内氧气无法顺利进入血液,影响氧合作用。

二、护理评估

(一)健康史

评估原有慢性支气管肺疾病、重症肺炎、严重肺结核、胸部外伤、严重气胸、大量胸腔积液、胸膜肥厚、胸廓畸形、手术及神经肌肉病变等状况,询问本次发病的可能诱因,如受凉感冒、吸氧不当、手术、创伤、使用镇静药、麻醉剂等。

(二)临床表现

1.呼吸困难

呼吸困难是最早出现的症状。①急性呼吸衰竭:早期表现为呼吸频率增快,病情加重时出现呼吸困难,辅助呼吸肌活动增加,出现三凹征;中枢性疾病所致的呼吸衰竭,表现为呼吸节律改变,如潮式呼吸、比奥呼吸等。②慢性呼吸衰竭:表现为呼气费力伴呼气延长,严重时呼吸浅快,发生二氧化碳麻醉时,出现浅慢呼吸或潮式呼吸。

2.发绀

发绀为缺氧的典型表现。当血氧饱和度(SaO_2)低于90%时,出现口唇、指甲发绀。

3.精神神经症状

①急性呼吸衰竭:急性缺氧可出现精神错乱、狂躁、昏迷、抽搐等症状;如合并急性二氧化碳潴留,可出现嗜睡、淡漠、扑翼样震颤,甚至呼吸暂停。②慢性呼吸衰竭:随着 $PaCO_2$ 升高,出现先兴奋后抑制症状。兴奋症状,如失眠、烦躁或睡眠倒错(夜间失眠、白天嗜睡)等,此时禁用镇静或催眠药,以免加重二氧化碳潴留、诱发肺性脑病;病情进一步加重,出现抑制表现,呈现神志淡漠、肌肉震颤或扑翼样震颤、间歇抽搐、昏睡甚至昏迷等,并有腱反射减弱或消失,锥

体束征阳性等，称为肺性脑病。

4.循环系统表现

常见心动过速；严重缺氧和酸中毒，可引起心肌损害、周围循环衰竭、血压下降、心律失常甚至心搏骤停；慢性呼吸衰竭，二氧化碳潴留可出现体表静脉充盈、皮肤潮红、温暖多汗、血压升高、二氧化碳潴留面容（面部潮红、球结膜充血、水肿等）和心排血量增多、脉搏洪大、搏动性头痛。

5.消化和泌尿系统表现

严重呼吸衰竭可损害肝、肾功能，血丙氨酸氨基转移酶（ALT）与血尿素氮水平升高，尿中出现蛋白质、红细胞和管型；引起胃肠黏膜充血、水肿、糜烂、渗血或应激性溃疡，导致上消化道出血。

6.心理状态

因呼吸困难和预感病情危重，患者常会产生紧张、焦虑和恐惧心理，应用机械通气时会出现情绪低落，在撤除呼吸机过程中又可出现依赖呼吸机反应，情绪紧张，对自主呼吸缺乏信心。

（三）辅助检查

1.动脉血气分析

①诊断呼吸衰竭的依据：PaO_2＜60 mmHg，伴或不伴 $PaCO_2$＞50 mmHg。②反映机体的代偿状况：$PaCO_2$ 升高，pH 正常，代偿性呼吸性酸中毒；$PaCO_2$ 升高，pH＜7.35，失代偿性呼吸性酸中毒，pH＞7.45 为失代偿性碱中毒。

2.电解质

呼吸性酸中毒合并代谢性酸中毒时，常伴有高钾血症；呼吸性酸中毒合并代谢性碱中毒时，常有低钾血症和低氯血症。

3.胸部影像学检查

X 线检查、CT 检查和放射性核素检查等，可协助诊断呼吸衰竭的原因。

4.其他检查

尿中可见红细胞、蛋白质及管型，血丙氨酸氨基转移酶和血尿素氮水平升高等。

（四）治疗要点

治疗原则：保持呼吸道通畅条件下，迅速纠正缺氧、二氧化碳潴留、酸碱失衡和代谢紊乱，防治多器官功能受损，积极治疗原发病，消除诱因，预防和治疗并发症。

1.保持呼吸道通畅

纠正导致缺氧和二氧化碳潴留的因素，包括清除呼吸道内分泌物、应用支气管舒张药和糖皮质激素缓解支气管痉挛等，必要时采用简易人工气道、气管插管和气管切开和建立人工气道等。

2.氧疗

吸氧有利于提高肺泡内氧分压、动脉血氧分压和血氧饱和度，增加可利用氧，减轻组织损伤，恢复脏器功能，提高机体耐受力。氧疗的原则是：使 PaO_2 迅速提高到 60 mmHg，或使血氧饱和度达 90％以上，在此前提下，尽量降低吸氧浓度。①急性呼吸衰竭：主要是Ⅰ型呼吸衰竭，氧合功能障碍而通气功能基本正常，可给予较高浓度吸氧；伴有高碳酸血症时，需低浓度给氧。②慢性呼吸衰竭：低氧血症时常伴有高碳酸血症，呼吸中枢化学感受器对二氧化碳的反应性差，呼吸的维持主要靠低氧血症对颈动脉体和主动脉体化学感受器的兴奋作用。如高浓度吸氧，解除了低氧对外周化学感受器的刺激，会导致呼吸变浅变慢，肺泡通气量下降，$PaCO_2$ 随之上升，严重者可致二氧化碳麻醉状态。应给予低浓度持续吸氧，从而在改善严重缺氧的同时能保持轻度缺氧对化学感受器的刺激作用，避免肺泡通气量减少及呼吸抑制。

3.增加通气量、改善二氧化碳潴留

(1)呼吸兴奋剂：通过刺激呼吸中枢或外周化学感受器，增加呼吸频率和潮气量以改善通气。呼吸兴奋剂使用原则：必须以呼吸道通畅为前提，脑缺氧、脑水肿未纠正而出现抽搐时慎用，不可突然停药。呼吸兴奋剂宜选用多沙普仑，也可使用尼可刹米、洛贝林等。

(2)机械通气：可维持必要的肺泡通气量，降低 $PaCO_2$，缓解呼吸肌疲劳，有利于改善肺的氧合功能。机械通气是抢救严重呼吸衰竭患者生命的重要措施。应根据病情选用无创机械通气或有创机械通气，急性呼吸衰竭和慢性阻塞性肺疾病急性加重早期采用经鼻(或)面罩无创正压通气，简便易行，可取得良好的治疗效果。

4.抗感染

感染是呼吸衰竭急性加重的常见诱因，特别是呼吸道感染，在呼吸衰竭的过程中又可能继发感染，故必须加以控制。可根据药敏试验选择有效的抗生素，或根据临床经验选用广谱高效的抗生素，如第三代头孢菌素、喹诺酮类、哌拉西林等。

5.纠正酸碱平衡失调

(1)急性呼吸衰竭：常容易合并代谢性酸中毒，应及时加以纠正。(2)慢性呼吸衰竭：二氧化碳潴留常导致呼吸性酸中毒，主要采用改善通气的方法纠正。在应用机械通气等方法纠正呼吸性酸中毒的同时，需给予氯化钾或精氨酸，以纠正潜在的代谢性碱中毒；当呼吸性酸中毒合并代谢性酸中毒时，应在纠正缺氧和二氧化碳潴留的基础上，适量补给5%的碳酸氢钠；呼吸性酸中毒合并代谢性碱中毒时，应在纠正二氧化碳潴留的同时，针对代谢性碱中毒的原因进行治疗，并适量补氯、补钾，必要时应用碳酸酐酶抑制剂(如乙酰唑胺等)，促进肾排出 HCO_3^-。

三、主要护理问题

1.清理呼吸道无效

清理呼吸道无效与呼吸道分泌物增加、咳嗽无力或无效咳嗽、意识障碍、人工气道等有关。

2.气体交换受损

气体交换受损与通气不足、弥散障碍和通气血流比例失调及肺顺应性降低、呼吸肌疲劳、不能维持自主呼吸有关。

3.语言沟通障碍

语言沟通障碍与呼吸困难、人工气道或辅助呼吸有关。

4.营养失调(低于机体需要量)

营养失调与食欲缺乏、呼吸困难、人工气道及机体消耗增加有关。

5.焦虑

焦虑与呼吸困难、气管插管、病情严重、失去个人控制及对预后的不确定有关。

6.潜在并发症

潜在并发症包括上消化道出血、右心衰竭、心律失常、休克和多器官功能衰竭等。

四、护理措施

1.一般护理

①将患者安置在呼吸监护病房或单人病室，使其卧床休息，协助其取舒适且有利于改善呼吸状态的体位，如半卧位或坐位，趴伏在床桌上，以增加辅助呼吸肌的效能，促进肺膨胀；尽量减少自理活动和不必要的操作，以减少体力消耗和降低耗氧量。②给予高蛋白质、高热量、富含维生素、易消化、无刺激的流质或半流质饮食，少食多餐，以维持机体能量；对昏迷或吞咽障碍的患者可给予鼻饲或胃肠外营养。

2.心理护理

主动关心患者，通过语言和非语言交流等方式进行沟通，特别是对建立人工气道和使用机械通气的患者，应经常巡视，了解其心理状态和需求，提供必要的帮助，协助其克服不良的心理反应，鼓励家属和亲友给予精神支持，以缓解紧张、焦虑和恐惧心理。

3.保持呼吸道通畅

①指导患者有效咳嗽、咳痰，通过多饮水、静脉输液、雾化吸入、气管内滴入生理盐水以达到湿润气道、稀释痰液的目的。②给予祛痰剂、翻身、拍背等，以利于痰液引流排出；对不能自行咳嗽的患者，经口、鼻腔吸痰。③对建立人工气道者，加强气道湿化护理，采用间断或连续气管内滴注生理盐水（间断滴注：每隔 20～30 min 滴注 3～5 mL，连续滴注：安装好滴注装置后用头皮针直接穿刺进入气管插管的导管内，滴速为每分钟 4～6 滴），使分泌物稀薄，以利于有效地吸痰、保持呼吸道通畅。

4.氧疗护理

①给氧浓度：急性呼吸衰竭采用高流量（3 L/min＜流量＜7 L/min）、高浓度（大于 35%）给氧；慢性呼吸衰竭采用持续低流量（1～2 L/min）、低浓度（25%～29%）给氧。②给氧方法：有鼻导管、鼻塞、面罩、气管内和呼吸机吸氧，最常用的吸氧方法是鼻导管吸氧。③观察氧疗效果：呼吸困难缓解，发绀减轻，心率减慢，表示氧疗有效；如果意识障碍加深或呼吸过度表浅、缓慢，可能为二氧化碳潴留加重。应结合动脉血气分析的监测结果及时调节吸氧流量和浓度，以防止发生氧中毒和二氧化碳麻醉。④注意事项：保持吸入氧气湿化，妥善固定输氧的导管、面罩、气管导管，保持供氧设备清洁与通畅，告诫患者及其家属不得擅自停止供氧或更改氧流量，以免发生意外。

5.呼吸兴奋剂应用护理

①保持呼吸道通畅，可适当提高给氧浓度。②静脉滴注时速度不宜过快，可结合动脉血气分析结果调节滴速。③注意观察神志、呼吸频率、节律的改变，如果出现恶心、呕吐、烦躁、心悸、血压升高、颜面潮红、皮肤瘙痒、震颤、肌强直等现象，提示兴奋剂过量，应减慢滴速或停药，并及时通知医师。

6.机械通气的护理

（1）使用前：向患者或家属说明机械通气的目的和作用。

（2）使用时：①注意呼吸机与人工气道连接口是否紧密、合适，防止脱落或漏气。②观察呼吸机机械部件运转情况，发现节奏异常或音响异常时，应及时排除故障，以保证患者安全。③监测通气量，通气量合适的标志是吸气时能看到胸廓起伏，自主呼吸与呼吸机合拍，听诊肺呼吸音清楚，生命体征恢复正常并稳定，神志清晰，表情安适。通气不足的表现：二氧化碳潴留加重，出现血压上升、心率加快、出汗、烦躁、外周表浅静脉充盈。通气过度的表现：由于二氧化碳排出过多，可出现呼吸性碱中毒症状，表现为血压骤降、心律失常及谵妄、昏迷、抽搐等。一旦出现通气异常，应立即与医师联系并做出处理。④密切监测生命体征、意识状态、24 h 液体出入量、痰液引流、腹部情况、血气分析及肾功能等，以了解机械通气的效果，预防并及时发现、处理可能的并发症。⑤根据病情和血气分析监测结果，调整呼吸机工作参数（潮气量、压力、呼吸频率、呼与吸的时间比例）和氧浓度。

（3）脱机护理：脱机前，告知患者已具备自主呼吸的能力，指出不合理地延长呼吸机疗程对康复不利，使其认识到及时停用呼吸机的必要性；同时，解释呼吸机的撤除是为了平稳过渡，是安全的，以消除患者的恐惧心理，以利于顺利撤除呼吸机。

7.用药护理

①抗生素：按医嘱准确使用，使用时应注意观察药物的疗效与不良反应。②茶碱类：静脉注射浓度不能过高，速度不能过快，浓度过高、速度过快可发生恶心、呕吐等消化不良反应，可发生心动过速、心律失常、血压下降等心血管中毒症状，甚至抽搐死亡。③β_2 受体激动剂：指导和教会患者正确使用气雾剂的方法，避免发生口腔继发真菌感染。④碱性药物：注意滴速不宜过快，防止药液外渗，警惕低血压、低血糖、呼吸抑制等不良反应。⑤利尿剂：用药后注意观察水肿是否消退，呼吸困难情况是否减轻，准确记录液体出入量，注意观察有无肌无力、食欲缺乏、腹胀、心律失常等低钾性碱中毒、低氯性碱中毒的表现。⑥镇静剂：按医嘱准确给药，观察不良反应，以防用药不当造成呼吸抑制等严重后果。

8.病情观察

①观察呼吸频率、节律和深度，呼吸困难的程度，观察缺氧及二氧化碳潴留的症状和体征，如有无发绀、呼吸改变、球结膜充血、水肿、皮肤温暖多汗、血压升高等。②监测生命体征和意识状况，观察有无肺性脑病的表现，如神志淡漠、肌肉震颤、间歇抽搐、昏睡，甚至昏迷等；评估昏迷者瞳孔、肌张力、腱反射及病理反射。③及时发现及处理并发症，如消化道出血、右心功能不全、肺源性心脏病、休克等表现。④监测动脉血气分析值，及时了解尿常规、血电解质检查等结果。

五、健康教育

（1）指导患者掌握合理休息与活动的方法和原则，合理安排膳食，加强营养，以增强体质，提高抗病能力；告诫吸烟患者戒烟，避免吸入刺激性气体，预防感冒和上呼吸道感染等呼吸衰竭的诱因；避免劳累、情绪激动等不良因素刺激，教会患者尽量节省体力、减少耗氧量、提高生活自理能力。

（2）告知常用治疗药物的剂量、用法和注意事项，合理家庭氧疗的方法及其注意事项。

（3）教患者耐寒锻炼和呼吸运动锻炼的方法和有效咳嗽、咳痰技术（如缩唇呼吸、腹式呼吸、体位引流、拍背等），以提高患者的自我护理能力，加速康复，延缓肺功能恶化。

（4）强调自我病情监测的重要性，告知如果有咳嗽、咳痰加重，痰液增多或有发热、气急加重等变化，应尽早就医，以免延误病情。

（于沛弘）

第四节　急性呼吸窘迫综合征

急性呼吸窘迫综合征(acute respiratory distress syndrome,ARDS)是指心源性以外的严重感染、创伤、休克等肺内外疾病侵袭后所出现的以肺泡毛细血管损伤为主要表现的急性进行性呼吸衰竭。临床上以呼吸急促、呼吸窘迫、顽固性低氧血症为特征,死亡原因主要与多脏器功能衰竭有关。

一、病因和发病机制

1. 病因

ARDS发病相关的危险因素包括肺内(直接)因素和肺外(间接)因素。①肺内因素:指对肺的直接损伤,包括严重呼吸道感染、急性呼吸道阻塞性疾病、溺水、误吸胃内容物、吸入有毒气体或烟雾、氧中毒、肺脂肪栓塞、肺挫伤、高原性肺水肿、放射性肺损伤等,导致直接肺损伤,其中以重症肺炎最常见,国外则以误吸胃内容物最常见。②肺外因素:包括各种肺外严重感染、各种类型的严重休克、颅脑疾病、烧伤、严重非胸部创伤、大量输血、弥散性血管内凝血、急性重症胰腺炎、药物中毒或麻醉品中毒、妊娠高血压综合征等。这些因素引起间接肺损伤。

2. 发病机制

ARDS的发病机制尚未阐明,除直接损伤肺泡膜外,多种效应细胞和炎症介质参与了肺损伤,对ARDS的发病起关键性作用。参与炎症反应的细胞有中性粒细胞、巨噬细胞和肺泡毛细血管内皮细胞等。

中性粒细胞在肺内渗出和聚集是ARDS发病细胞学上的重要环节,聚集在肺内的中性粒细胞释放出蛋白酶、超氧化物和细胞因子等物质而造成肺损伤。巨噬细胞释放细胞趋化因子进一步促进中性粒细胞渗出和聚集;参与炎症反应的炎症介质有氧自由基、花生四烯酸、代谢产物白三烯、前列腺素、补体及蛋白酶等,肿瘤坏死因子、白细胞介素等共同参与造成肺泡毛细血管内皮细胞与肺泡上皮细胞损伤,致使肺毛细血管通透性增加,液体渗入间质和肺泡,引起肺水肿,导致肺弥散功能障碍和肺的顺应性下降;肺泡上皮受损,肺泡表面活性物合成减少,肺泡表面张力下降,肺泡萎陷,肺不张;肺通气血流比例失调,肺内分流增加。上述因素综合作用引起肺的氧合功能障碍,导致严重而顽固的低氧血症和呼吸窘迫。

3. 病理特征

ARDS的主要病理改变是肺微血管的高通透性所致的高蛋白质渗出性肺水肿和肺泡内透明膜形成,可伴有肺间质纤维化。病理过程分三个阶段:渗出期、增生期和纤维化期,常重叠存在。病理生理改变以肺顺应性降低、肺内分流增加及通气血流比例失调为主。ARDS起病急骤,发展迅猛,如果不及早诊治,死亡率高达50%~70%。

二、护理评估

(一)健康史

评估有无引起ARDS的各种高危致病因素,如严重肺内外感染、严重休克、肺挫伤、严重非胸部创伤、烧伤、肺脂肪栓塞、吸入有毒气体、误吸胃内容物、溺水、氧中毒、大量输血、弥散性血管内凝血、急性胰腺炎、药物中毒、妊娠高血压综合征等。

(二)临床表现

1.起病

除原发病的表现外,常在原发病发病后 5 d 内(约半数发生于 24 h 内)突然出现呼吸困难,随着病程的进展,出现进行性加重的呼吸窘迫,常伴有烦躁、焦虑、出汗。

2.呼吸困难等特点

呼吸深快,费力,患者感到胸廓紧缩、严重憋气,通常的吸氧方法无效,且不能用其他原发心肺疾病解释。

3.体征

早期多无阳性体征,中期可闻及细湿啰音,后期可闻及水泡音及管状呼吸音。

(三)辅助检查

1.X 线检查

X 线检查以演变快和多变为特点。早期无异常阳性表现或出现边缘模糊的肺纹理增多,继而出现斑片状阴影并逐渐融合成大片状浸润阴影,大片阴影中可见支气管充气征。后期可出现肺间质纤维化改变。

2.动脉血气分析

典型改变为 PaO_2 降低小于 60 mmHg,$PaCO_2$ 降低小于 35 mmHg,pH 升高;PaO_2 与吸入气氧浓度(FiO_2)之比降低(正常值为 400～500),小于或等于 200 是诊断 ARDS 的必要条件。

3.床边肺功能监测

动态测定肺功能,显示肺顺应性降低,无效腔通气量比例增加,但无气流受限。

4.血流动力学监测

肺动脉楔压(PAWP)增加(一般小于 1.2 kPa),若 PAWP＞18 mmHg,提示左心衰竭。

(四)治疗要点

治疗目标:改善肺氧合功能,纠正缺氧,保护器官功能,防治并发症和治疗基础疾病。

1.积极治疗原发病

治疗原发病是治疗 ARDS 的首要原则和基础,必须积极治疗,如纠正休克、控制感染等,防止继续加重肺损伤。

2.氧疗

迅速纠正低氧血症、尽快提高 PaO_2 是抢救 ARDS 最重要的措施。高浓度给氧,尽快使 $PaO_2 \geqslant 60$ mmHg 或 $SaO_2 \geqslant 90\%$,一般用面罩给氧,无效时,需机械通气供氧。

3.机械通气

由于 ARDS 是用常规吸氧难以纠正的顽固性低氧血症,故宜及早应用机械通气辅助呼吸,以提供充分的通气和氧合,支持器官功能。①呼气末正压(PEEP):合适水平的 PEEP(一般为0.8～1.8 kPa)可以使萎陷的小气道和肺泡重新开放,减轻肺泡水肿,从而改善肺泡弥散功能和通气血流比例,减少分流,达到改善氧合功能和肺顺应性的目的。对于血容量不足的患者,应补充足够的血容量,需注意避免过量而加重肺水肿。②小潮气量(low tidal volume):由于 ARDS 导致肺泡萎陷和功能性残气量减少,有效参与气体交换的肺泡数减少,因此,以小潮气量通气,一般为6～8 mL/kg,使吸气平台压控制在 2.9～3.4 kPa(30～35 cmH_2O),可防止肺泡过度充气。③通气模式的选择:压力控制通气,可保证气道吸气压不超过预设水平,避免肺泡过度扩张而导致呼吸机相关肺损伤,较常用;反比通气,吸气相长于呼吸相,与正常吸呼比相反,可以改善氧合,与压力控制通气联合使用时,延长的吸气时间可产生延长低压气流,从而改善气体的弥散功能。

4. 维持体液平衡

为了消除肺水肿,需合理限制液体摄入量,在保证组织器官灌注和血压稳定的前提下,液体出入量宜处于轻度负平衡(－500 mL 左右)状态,量出为入,每天输液量一般控制在1 500～2 000 mL,必要时需放置肺动脉导管,监测肺动脉楔压,指导液体管理。适当使用利尿剂可以促进肺水肿的消退,ARDS 的早期除非有低蛋白血症,否则不宜输注胶体液,因内皮细胞受损,毛细血管通透性增加,胶体液可渗入间质加重肺水肿。大量出血,必须输血时,最好输新鲜血液。

5. 营养支持与监护

ARDS 时机体处于高代谢状态,应补充足够的营养。因在禁食 24～48 h 可出现肠道菌群异位,全静脉营养可引起感染和血栓形成等并发症,故应早期开始全胃肠营养。

6. 预防和控制合并症

①感染:ARDS 患者易继发感染,感染常为致死原因之一,故应加强气道分泌物引流,注意环境清洁与消毒,根据药敏试验或经验选用适当的抗生素。②气压伤:应用呼吸机时需注意观察有无气压伤,以便及时发现和处理。③避免氧中毒:PaO_2 控制在 60 mmHg 或稍高即可,避免长期吸入高浓度氧气引起氧中毒。④注意防治急性肾衰竭、胃肠出血、弥散性血管内凝血、心律失常、电解质紊乱、酸碱平衡失调以及多脏器功能衰竭。

7. 其他治疗

酌情使用糖皮质激素、肺泡表面活性物质和一氧化氮等。

三、主要护理问题

1. 低效性呼吸形态

低效性呼吸形态与肺毛细血管炎症性损伤、肺毛细血管通透性增加、肺广泛性充血水肿、肺泡内透明膜形成、肺顺应性降低有关。

2. 潜在并发症

潜在并发症包括多器官功能衰竭等。

四、护理措施

1. 一般护理

①将患者安置于呼吸监护病室,实施特别监护,保持病室空气清新,定时进行通风换气和空气、地面消毒,通风换气时做好患者的保暖工作,防止受凉。②鼻饲或静脉高营养,及时补充热量和高蛋白质、高脂肪。③遵医嘱输液,维持适当的体液平衡,严格控制输液速度,防止因输液不当诱发或加重肺水肿。④加强皮肤和口腔护理,防止继发感染。

2. 心理护理

对神志清醒使用机械通气的患者,通过语言或非语言的方式与其沟通,给予心理支持。

3. 给氧护理

遵医嘱给予高浓度(含氧量在 50%以上)、高流量(流量为 6 L/min)吸氧以提高氧分压。给氧过程中应充分湿化氧气,防止气道黏膜干裂受损。记录吸氧方式、吸氧浓度和时间,观察氧疗效果和副作用,防止氧中毒。

4.病情观察

观察生命体征、意识状态、呼吸困难程度和发绀的变化,注意每小时尿量变化,准确记录24 h液体出入量;及时采取样本送检。

五、健康教育

阐明积极治疗原发基础疾病和预防呼吸道感染对防治ARDS的重要意义,指导患者养成良好的生活习惯,加强营养,劝诫吸烟者戒烟,注意劳逸结合和体格锻炼以增强体质。

(孙碧红)

第五节　肺栓塞

肺栓塞(pulmonary embolism,PE)是我国常见的心血管系统疾病,在美国等西方国家也是常见的三大致死性心血管疾病之一。目前我国PE发病率呈逐年上升趋势,已成为住院患者主要死亡原因之一。由于PE临床症状缺乏特异性,误诊率和漏诊率也非常高,是严重危害人类生命健康的疾病之一,故而重在预防。

一、肺栓塞的最新定义及诊断标准

PE是内源性或外源性栓子阻塞肺动脉引起肺循环障碍的临床和病理生理综合征,包括肺血栓栓塞症(pulmonary thromboembolism,PTE),脂肪栓塞综合征,羊水栓塞(amniotic fluid embolism,AFE),空气栓塞,肿瘤栓塞等。其中PTE是最常见的PE类型,指来自静脉系统或右心的血栓阻塞肺动脉或其分支所致疾病,以肺循环和呼吸功能障碍为主要临床表现和病理生理特征,占PE的绝大多数,通常所称的PE即指PTE。深静脉血栓(deep venous thrombosis,DVT)形成是PTE的主要血栓来源,DVT多发于下肢或者骨盆深静脉,脱落后随血流循环进入肺动脉及其分支,PTE常为DVT的合并症。由于PTE与DVT在发病机制上存在相互关联,是同一种疾病病程中两个不同阶段的临床表现,因此统称为静脉血栓栓塞症(venous thromboembolism,VTE)。肺动脉造影是目前诊断PE的"金标准",然而,对于急性PE,因患者处于紧急状态下,此项检查几乎不可能实现。因此,心电图、血浆*D*-二聚体测定、动脉血气分析、下肢静脉血管超声、增强螺旋CT等仍为目前常见的诊断方法,结合临床表现可使多数PE得以确诊。结合我国实际情况,参照欧洲心脏病学会(ESC)2019年急性PE诊疗指南,推荐对怀疑急性PE的患者采取"三步走"策略,首先进行临床可能性评估,再进行初始危险分层,然后逐级选择检查手段以明确诊断。

二、肺栓塞的治疗策略

(一)血流动力学和呼吸支持

急性右心衰竭及其导致的心排血量(CO)不足是PE患者死亡的首要原因。因此,PE合并右心衰竭患者的支持治疗极其重要。对于出现右心功能不全且血压下降者,可使用多巴酚丁胺、多巴胺、去甲肾上腺素等。对高度疑诊或确诊PTE的患者,应进行严密监护,监测呼吸、心率、血压、静脉压、心电图及动脉血气的变化。有低氧血症者可经鼻导管或面罩吸氧。

(二)抗凝

推荐急性 PE 患者抗凝治疗,目的在于预防早期死亡和 VTE 复发。

1. 肝素

肝素包括普通肝素(UFH)和低分子量肝素。UFH:首先给予负荷剂量 2 000～5 000 IU 或按 80 IU/kg 静脉注射,继而以 18 IU/(kg·h)持续静脉滴注。低分子量肝素:所有低分子量肝素均应按照体重给药。

2. 磺达肝癸钠

磺达肝癸钠 2.5 mg 皮下注射,每天 1 次,无须监测,但由于其消除随体重减轻而降低,因而对体重＜50 kg 的患者慎用。严重肾功能不全的患者(肌酐清除率＜30 mL/min)禁用磺达肝癸钠;中度肾功能不全的患者(肌酐清除率 30～50 mL/min)应减量 50%使用。

3. 华法林

华法林是一种维生素 K 拮抗剂,通过抑制依赖维生素 K 的凝血因子(Ⅱ、Ⅶ、Ⅸ、Ⅹ)的合成而发挥抗凝作用。初始通常与 UFH、低分子量肝素或磺达肝癸钠联用。妊娠期禁用华法林,改用肝素治疗。产后和哺乳期妇女可以服用华法林。

4. 新型抗凝药物

新型抗凝药物包括达比加群、利伐沙班、阿哌沙班和依度沙班。

(三)溶栓治疗

1. 常用溶栓药物及用法

(1)尿激酶(urokinase,UK):20 000 IU/(kg·2 h),静脉滴注。

(2)重组组织型纤溶酶原激活剂阿替普酶(recombinant tissue-type plasminogen activator,rt-PA):50～100 mg,持续静脉滴注 2 h,对体重＜65 kg 的患者给药总剂量不应超过 1.5 mg/kg。

2. 禁忌证

(1)绝对禁忌证:①出血性脑卒中。②6 个月内缺血性脑卒中。③中枢神经系统损伤或肿瘤。④近 3 周内有重大外伤、头部损伤或者做过手术。⑤1 个月内消化道出血。⑥已知出血风险高。

(2)相对禁忌证:①6 个月内短暂性脑缺血发作(transient ischemic attack,TIA)发作。②应用口服抗凝药。③妊娠或分娩后 1 周。④血管穿刺,不能压迫止血部位。⑤近期曾行心肺复苏。⑥有难于控制的高血压(收缩压＞180 mmHg)。⑦严重肝功能不全。⑧有感染性心内膜炎。⑨活动性溃疡。

值得注意的是,对于危及生命的高危 PE 患者,大多数禁忌证应视为相对禁忌证。

(四)肺动脉导管碎解和抽吸血栓

该方法适用于肺动脉主干或主要分支的高危(大面积)PTE 并存在以下情况者:溶栓治疗禁忌;经溶栓或积极的内科治疗无效;在溶栓起效前很可能发生致命性休克。

(五)肺动脉血栓摘除术

手术风险大,死亡率高,需较高的技术条件,仅适用于经积极内科治疗无效的紧急情况(如大面积 PTE 等)或有溶栓禁忌证者。

(六)放置腔静脉滤器

为预防再次发生栓塞,可根据 DVT 的部位放置下腔静脉或上腔静脉滤器,置入滤器后如果无禁忌证,宜长期服用华法林抗凝,定期复查有无滤器上血栓形成。

(七)慢性血栓栓塞性肺动脉高压的治疗

若阻塞部位处于手术可及的肺动脉近端,可考虑行肺动脉血栓内膜剥脱术;每天口服华法林 3.0～5.0 mg,根据国际标准化比值(INR)调整剂量,保持 INR 为 2.0～3.0。反复下肢深静脉血栓脱落者,可放置下腔静脉滤器。

三、重症监护室(ICU)监测和护理重点

急性 PE 起病急骤,进展快,临床表现轻重不一,确诊较难,若患者得不到及时诊治,死亡率较高。ICU 护士要加强对急性 PE 的认识和学习,了解其好发基础疾病和诱因。除掌握一般护理、针对性预防护理外,ICU 护理人员还应注意以下护理要点。

(一)监测病情及血流动力学变化

1. 密切观察病情变化

注意患者的意识状态、瞳孔、皮肤温度及颜色,呼吸频率、节律、深度及呼吸音的变化,指导患者进行有效呼吸运动。持续心电监护 24 h,注意心率、心律的变化,预防感染,并协助医师给予处理。

2. 血流动力学的监测

密切监测血压变化,每 15～30 min 测量及记录血压 1 次,直至血压平稳减至每小时 1 次。有条件可放置深静脉导管,监测中心静脏压(CVP),了解心功能和血容量情况,必要时可放置漂浮导管,监测肺动脉压(PAP)和肺动脉楔压。

(二)下肢的检测与护理

加强巡视和沟通,及时了解患者的异常情况,天气寒冷时注意患者的保暖,尤其是下肢,定期对患者的腿部进行检测并做好记录。检测内容:测量下肢周径,有无疼痛、苍白、麻痹、感觉异常,检查动脉搏动情况。尽量避免下肢静脉的穿刺,特别是股静脉的穿刺,穿刺或拔管后棉球按压时间不宜过长,以免局部血栓形成。需要长期输液或者经静脉途径给药,应避免在同一部位同一静脉反复穿刺,使用对静脉有刺激性的药物时更应该注意,以预防静脉炎。

(三)溶栓及抗凝治疗的护理

1. 溶栓期间

备好心电图、除颤器、利多卡因、阿托品等各种抢救物品,防止溶栓后血管再通,部分未完全溶解的栓子随血流进入冠状动脉,发生再灌注心律失常。

2. 出血倾向的观察和护理

(1)溶栓及抗凝治疗的最大不良反应是出血,发生率为 5%～7%,致死性出血的发生率为 1%,颅内出血的发生率为 1.2%,约半数死亡。注意观察出血的征兆,以便于及时救治,观察患者的神志变化,尤其是老年高血压患者,及时观察有无颅内出血。

(2)穿刺部位出血:保持静脉穿刺留置针的通畅及无菌。在使用留置针穿刺时要选择易于固定的最佳位置,尽量减少在留置针以外的部位穿刺取血。如果治疗或抢救需要进行穿刺或注射,要增加压迫止血时间 3～5 min。

(3)其他出血倾向的观察:约 30%的 PE 患者伴有咯血的症状,多在梗死后 24 h 内发生,

呈鲜红色，量不多。应密切观察出血的颜色、量的变化，同时注意观察皮肤黏膜有无出血点、鼻出血及牙龈出血情况。教会患者预防出血，勿挖鼻，选用质软的牙刷，防止碰伤、抓伤，勿用力咳嗽，以免引起咯血。

(4)防止再栓塞：有急性 PE 治疗后 1 周内再发 PE 的报道。患者应绝对卧床休息，肢体制动，以防止栓子再脱落，发生更危险的栓塞。

(文 惠)

第六节 肺动脉高压

肺动脉高压(pulmonary hypertension)在临床常见且无法根治，其病死率和致残率也较高，影响患者的生活质量，应当引起人们的重视。目前对肺动脉高压的认识还不足，漏诊率和误诊率颇高，致使多数患者确诊时病情已发展到危重地步，此时患者常在右心衰竭基础上合并左心功能不全，常规治疗效果差。这也是目前治疗和护理工作中需要解决的重点和难点问题。

一、肺动脉高压最新定义及诊断标准

肺动脉高压是由多种已知或未知原因引起的 PAP 异常升高的一种病理生理状态。肺动脉高压包括动脉型肺动脉高压(pulmonary arterial hypertension，PAH)，左心疾病相关肺动脉高压，肺部疾病或低氧相关肺动脉高压，慢性血栓栓塞性肺动脉高压(chronic thromboembolic pulmonary hypertension，CTEPH)以及未明机制的肺动脉高压等。血流动力学诊断标准为在海平面、静息状态下，右心导管测量肺动脉平均压(mPAP)≥25 mmHg。本节主要介绍 PAH。

二、肺动脉高压治疗策略

鉴于肺动脉高压患者治疗方法的复杂性，强烈建议肺动脉高压患者到专科医疗机构或肺动脉高压诊疗中心进行个体化治疗。

(一)基本治疗

主要是针对基础疾病和相关危险因素进行治疗，例如，给低氧血症的患者吸氧，对阻塞性睡眠呼吸障碍患者给予持续气道正压通气(continuous positive airway pressure，CPAP)和吸氧治疗等。

(二)肺动脉高压的传统治疗

传统治疗主要包括用华法林抗凝、吸氧、使用利尿剂和地高辛等，主要是针对右心功能不全和肺动脉原位血栓形成。

1. 氧疗

第一大类肺动脉高压患者(先天性心脏病相关肺动脉高压除外)吸氧治疗的指征是血氧饱和度<91%，其余无此限制。

2. 地高辛

CO<4 L/min，或者心排血指数<2.5 L/(min · m^2)是应用的绝对指征。另外，右心室明显扩张，基础心率>100 次/分钟，合并心室率偏快的心房颤动等均是应用地高辛的指征。

3. 利尿剂

对于合并右心功能不全的肺动脉高压患者，初始治疗应给予利尿剂，但应注意血钾。

4. 华法林

为对抗肺动脉原位血栓形成，一般使INR控制在1.5～2.0即可。如果患者的肺动脉高压为CTEPH，则将INR控制在2.0～3.0。应用时要注意监测INR的变化，调整药物用量，以免发生出血。

5. 多巴胺

多巴胺是重度右心衰竭（心功能Ⅳ级）和急性右心衰竭患者首选的正性肌力药物。

（三）肺动脉血管扩张剂

目前临床上应用的血管扩张剂有钙通道阻滞剂、前列环素及其结构类似物、内皮素受体拮抗剂及磷酸二酯酶-5抑制剂等。

1. 钙通道阻滞剂

只有急性血管扩张药物试验结果阳性的患者才能应用钙通道阻滞剂治疗。由于仅有不到10%的肺动脉高压患者对钙通道阻滞剂敏感，因此强烈建议对没有进行急性血管扩张药物试验的患者或者急性血管扩张药物试验结果阴性的患者禁忌应用钙通道阻滞剂。对急性血管扩张药物试验结果阳性的患者应根据心率情况选择钙通道阻滞剂。

2. 前列环素

前列环素不仅能扩张血管和降低PAP，长期应用尚可逆转肺血管重构。常用的前列环素依前列醇的半衰期很短，须持续静脉滴注。现在已有半衰期长且能皮下注射的曲前列尼尔、口服的贝前列素和吸入的伊洛前列素。

3. 一氧化氮（nitrogen monoxide，NO）

NO吸入是一种仅选择性地扩张肺动脉而不作用于体循环的治疗方法。但是由于NO的作用时间短，加上外源性NO的毒性问题，从而限制了其在临床上的使用。

4. 内皮素受体拮抗剂

多项临床试验结果都证实了该药可改善肺动脉高压患者的临床症状和血流动力学指标，提高运动耐量，提高生活质量和存活率，常用非选择性内皮素受体拮抗剂波生坦，每次62.5～125 mg，每天2次。选择性内皮素受体拮抗剂安立生坦5～10 mg，每天1次。

5. 磷酸二酯酶-5抑制剂

磷酸二酯酶-5抑制剂可抑制PAH患者体内明显高表达的磷酸二酯酶抑制剂，进而激活NO通路而起到舒张血管、抗增殖的作用。西地那非是一种强效、高选择性的磷酸二酯酶-5抑制剂，推荐剂量为20 mg，每天3次。

（四）手术治疗

使用房间隔造口术和肺移植术。

三、ICU监测和护理重点

PAH很难根治，病程非常漫长。因此，为患者提供最佳的护理是控制病情发展、提高生活质量的关键。

大量文献研究表明，护理干预对PAH患者的治疗效果和预后作用巨大。在这一护理过程中，护理人员需主动观察、分析患者基础病情的动态变化，从而使护理具有预见性、系统性和安全性，更好地完成护理目标，促进患者康复。

(一)保持呼吸道通畅

保持呼吸道通畅尤为重要。在急性加重期，由于患者常规卧床，痰液较多，护士应教会并协助患者正确排痰，促进体内痰液排出，避免痰液阻塞加重病情，利于病情缓解。对于危重患者应定期吸痰，保持呼吸道通畅，避免痰液阻塞导致窒息。排痰时，时常给患者拍背，拍背时需注意技巧，保持一定的叩击节奏，叩击应与患者呼气保持一致。对于痰液较多的患者，给予雾化吸入，若患者感觉呼吸困难，可调整体位，侧位或卧位较佳。若患者严重呼吸困难，护士必须守护在侧，及时为患者提供帮助。

(二)监测患者体征情况

指导患者严格卧床，可采取半卧位，利于体内痰液咳出。注意观察患者的唇色、面色、意识、呼吸等情况，必要时使用血气分析监测组织供氧情况。如果出现烦躁不安、意识淡漠等情况，考虑是否出现肺性脑病，及时告知医师，配合抢救。在临床实践中对肺动脉高压患者评估时观察到以下情况往往预示着病情较重：年轻患者临床表现为反复晕厥，不能平卧，水肿明显，脉压小，脉搏细速，病情进展快；世界卫生组织(World Health Organization，WHO)肺动脉高压功能分级Ⅳ级或Ⅲ级伴病情进展迅速；超声心动图提示右心室明显扩大，左心室明显缩小，心包积液；血流动力学显示右心房压力明显升高，肺血管阻力明显升高，心排血指数明显降低；靶向药物治疗效果不佳。

(三)肺动脉压监测

PAP 的监测可防止某些术后患者发生危象，同时可判断患者的恢复程度。通常患者受烦躁状态、缺氧、气管导管内吸痰等操作的影响，可导致 PAP 突然升高，诱发危象。因此，护理人员应熟练掌握 PAP 的正常和异常波形，还要掌握可能导致 PAP 发生变化的非疾病因素，如患者体位、呼吸的变化、导管系统的调节等，以防止发生误判，给患者带来不良后果。

(四)PAH 患者氧疗法较为关键

低氧刺激可引起肺血管收缩、红细胞增多、血液黏稠、肺小动脉重构，从而加速 PAH 的进展。根据动脉血气分析结果选择氧流量，一般保持氧浓度 70%以上，2～3 L/min。给予低氧血症患者持续低流量吸氧，吸氧过程中密切观察患者的缺氧症状改善情况。若缺氧症状无改善，可考虑行机械通气，改善缺氧状况。明显缺氧时，则建议患者注意餐前、餐后吸氧。吸氧时，保持 PEEP 为 0.4 kPa(4 cmH_2O)。

(五)其他护理注意要点

除基本的监测(包括生命体征、尿量、CVP、中心静脉血氧饱和度和血乳酸水平)外，可使用强心药和血管活性药改善心排血量(首选多巴酚丁胺)，必要时用升压药维持体循环血压；右心衰竭的患者应避免气管插管，此操作可能会导致血流动力学恶化；去除诱因(如贫血、心律失常、感染等)；维持最佳的液体平衡(通常静脉使用利尿剂)；必要时需要放置右心漂浮导管，进行血流动力学监测。

(文　惠)

第七节 吸入性肺炎

ICU 患者是吸入性肺炎(aspiration pneumonia,AP)的高发人群,一旦发生 AP,将加重患者的病情和痛苦,延长住院时间,增加患者的精神和经济负担,甚至导致患者死亡,增加患者的病死率。采取针对性预防护理措施,以防止或减少其发病率。

一、AP 最新定义及诊断标准

AP 系指吸入口咽分泌物、食物或胃内容物、其他刺激性物质所致肺实质性病变的炎症。通常将其分为三类:第一类为吸入物直接损伤肺组织而引起肺的化学性炎症,如吸入胃酸之后出现的肺炎(又称 Mendelson 综合征);第二类为吸入固体物质引起的阻塞性肺不张和炎症;第三类为含有病原体的各种异物被吸入肺而引起的感染性肺炎,此类最为常见。由于 AP 缺乏典型特征,无有效诊断疾病的标准,目前临床上诊断 AP 多为排他性诊断,须排除心源性肺水肿、肺不张等疾病后,依据病史、影像表现等做出诊断。诊断时应关注两点,一是有无误吸的危险因素和证据,二是有无肺炎的诊断依据。误吸的危险因素包括高龄,常发生在脑血管病、帕金森病、吞咽困难、咳嗽反射减弱、饮水或进食后呛咳、口腔卫生差或建立人工气道、管饲饮食、胃食管反流或呕吐、昏迷、癫痫大发作、醉酒等情况后。如果气管中咳出或吸出食物,即为误吸的直接证据。有些患者可无明显的误吸诱因和证据,而是隐性误吸,可将患者的咳嗽反射和吞咽功能的评估结果、胃食管反流的检查结果(胃食管 pH 监测)作为辅助证据。

二、AP 治疗策略

胃酸吸入早期为化学性肺炎,不需要应用抗生素,但吸入细菌性分泌物或继发细菌感染则需应用广谱抗生素治疗,美国胸科学会(American Thoracic Society,ATS)推荐应用β-内酰胺/β-内酰胺酶抑制剂、克林霉素或碳青霉烯类。为加强抗厌氧菌感染效果,可加用甲硝唑、替硝唑、奥硝唑或左旋奥硝唑。

早期应用支气管镜吸引。如果吸入较多量食物或发生大叶肺不张,可经纤维支气管镜行支气管吸引,必要时行支气管灌洗。如果患者是高龄老人或病情危重者,在气管插管和机械通气、较高吸氧浓度下进行操作比较安全。

若吸入后诱发 ARDS 或大面积的肺炎,患者发生严重顽固性缺氧或二氧化碳潴留,应给予呼吸支持。

不提倡常规应用肾上腺皮质激素,但有以下指征时可考虑短期给予中小剂量激素:①发生严重的脓毒症。②发生 ARDS。③误吸早期发生严重的支气管痉挛。

三、ICU 监测和护理重点

AP 是 ICU 重症患者死亡的主要原因之一,关键是重在预防。误吸是导致 AP 的首要条件,容易导致误吸的因素包括患者自身因素、相关疾病以及喂食护理因素等。ICU 护士应重视,采取积极的预防和干预措施,从而减少和预防 AP 的发生。

(一)发生 AP 时

当患者突发 AP 时,气管插管。应将重症脓毒症或有脓毒症休克体征或症状、严重血流动力学受损和(或)持续呼吸窘迫的患者立刻转入 ICU。随即加强监护,注意稳定患者的气道、呼吸和循环，保持气道通畅，预防气道水肿，支气管解痉及使组织损伤最小化，密切观察病情转归。对于呕吐的患者，上呼吸道的抽吸可能可以去除大量抽吸物或潜在抽吸物。对任何气道无法得到保护的患者均应考虑插管。其他措施包括补充氧气、心脏监测和脉搏血氧饱和度监测、放置静脉导管和静脉输液等。根据严重程度和所需的护理级别，对症处理。

(二)AP 的预防

1. 评估患者的意识及吞咽困难的程度

意识清醒者及早进行吞咽困难筛查，可用洼田饮水试验，Ⅰ～Ⅱ级者在指导下进食，Ⅲ～Ⅳ级者留置胃管，鼻饲流食。意识模糊、昏迷患者 48 h 内留置胃管以防止误吸。对误吸评估风险较高患者，给予特别关注，做好针对性的预防干预措施。

2. 保持呼吸道通畅

将昏迷患者安置于平卧位，头偏向一侧，床旁备吸引器，及时吸出分泌物、呕吐物，每 2 h 翻身、拍背，避免痰液淤积。给予清醒患者高枕卧位、半侧卧位，指导有效咳嗽、腹式呼吸。同时配合雾化吸入，促进痰液排出。

3. 口腔卫生

积极的口腔护理不仅可以减少潜在致病性微生物的定植，还能减少细菌负荷，从而减少吸入性肺炎的发生。尤其对老年人而言，口腔卫生差也是导致误吸发生的重要原因。

4. 针对管饲饮食患者的预防及护理

对于有严重吞咽困难，进食时频繁呛咳，反复发生 AP 的患者应优先考虑经鼻胃管饲喂。①做好鼻饲管的置入和护理。由经验丰富的 ICU 专科护士进行鼻饲管置入操作，严格遵守操作流程，一般成人置管深度为 45～55 cm。置管后妥善固定，每日观察并记录鼻饲管长度、是否梗阻或脱出等。②鼻饲前先吸痰，避免在鼻饲中或鼻饲后吸痰(吸痰前先把营养泵暂停)。鼻饲前抽吸胃液，持续滴注或用鼻饲泵在 16～20 h 将 1 d 的食物匀速注入，晚上休息4～8 h。鼻饲量每次不超过 200 mL，每次间隔 2 h 以上；胃肠残留容量＞200 mL 的误吸率为 25%～40%，故胃内残留量＞200 mL 时应暂停喂食。③摇高床头超过 30°或采用半卧位，减少食物反流、呛咳等，鼻饲后继续保持该体位 20～30 min，利于排空、消化。④存在胃排空减慢时，可给予促胃肠动力药物，如西沙必利、吗丁啉、红霉素等。

5. 针对机械通气患者的预防及护理

①气管插管患者严禁经口进食。②鼻饲前吸净呼吸道痰液及分泌物，避免在进餐时或餐后 0.5 h 内吸痰，减少刺激，避免胃内容物反流。③对需建立人工气道者，提倡应用持续声门下吸引。④及时吸净患者口咽部和气囊上分泌物。⑤每周更换呼吸机管路，若污染，及时更换；避免呼吸机管道内的冷凝水倒灌进患者的气道。

（文　惠）

第八节　高血压危象

高血压患者中高血压危象的发病率为 1%～5%，需要进行及时、准确的诊断和迅速、有效的治疗，否则将产生严重并发症甚至危及生命。

一、高血压危象定义及诊断标准

高血压危象是指原发或继发性高血压患者在某些诱因作用下,血压突然和显著升高(一般大于180/120 mmHg),同时伴有进行性心、脑、肾等重要靶器官功能不全的表现。高血压危象包括高血压急症和高血压亚急症。

高血压急症是指血压突然和显著升高,同时伴有急性高血压介导的器官损伤。靶器官损害包括视网膜、脑、心脏、大动脉和肾脏的损伤。高血压亚急症是指收缩压和舒张压急剧升高,但无急性靶器官损害。

区别高血压急症和高血压亚急症的关键是有无靶器官损害。血压的高低并不完全代表患者的危重程度。高血压急症患者的临床表现如下。

1.恶性高血压

严重血压升高(通常血压>200/120 mmHg)同时伴有晚期双侧视网膜病变(出血、棉絮斑、视盘水肿)。

2.高血压脑病

在无其他原因的情况下,血压严重升高并伴有嗜睡、癫痫发作、皮质盲和昏迷。

3.高血压血栓性微血管病

在无其他原因的情况下,与溶血和血小板减少症相关的严重血压升高,通过降压治疗可得到改善。

4.高血压急症的其他表现

严重血压升高伴有脑出血、急性脑卒中、ACS、心源性肺水肿、动脉瘤/动脉夹层以及严重的子痫前期和子痫。

二、高血压危象的治疗策略

(一)高血压亚急症的治疗

在24～48 h将血压缓慢降至160/100 mmHg。很多高血压亚急症患者可通过门诊口服降压药控制血压,降压药有钙通道阻滞剂、转换酶抑制剂、血管紧张素受体阻滞剂、α受体阻滞剂、β受体阻滞剂,还可根据情况应用襻利尿剂。高血压亚急症患者应被密切观察,临床上高血压亚急症患者常常存在过度降压的情况,因为口服数种负荷剂量的降压药物产生累积效应而引起低血压,应该引起高度重视。

(二)高血压急症治疗

高血压急症患者的总体治疗目标是将血压控制在安全水平,预防和(或)减少高血压导致的进一步器官功能受损,同时避免低血压和相关并发症。目前尚缺乏随机对照试验数据,无法明确降血压的目标值以及血压达标所需的时间,大多数建议都是基于专家共识。器官损害的类型是治疗方案的主要决定因素。降压时机和降压幅度在很大程度上取决于临床情况。

治疗原则包括及时、准确地评估病情,查找和去除可纠正的病因或诱因,评估靶器官损害的程度和部位,根据个体化情况合理使用短效静脉降压药物。

1.血压控制目标

起始的降压目标不是使血压正常,因为此时患者自身的调节机制已受到损害,必须注意血压下降不能过快。在不影响器官灌注的基础上,根据疾病情况严格控制降压速度及幅度,渐进式地将血压调控至适宜水平，最大限度地防止或减轻心、脑、肾等靶器官损害。

初始阶段（数分钟至 1 h）平均动脉压的降低幅度不超过治疗前水平的 25%。在随后的 2～6 h将血压降至较安全水平，一般为 160/100 mmHg 左右，如果可耐受，之后 24～48 h 逐步降低血压，使血压达到正常水平。如果患者的疾病为 ACS 或以前没有高血压病史的高血压脑病，初始目标血压水平可适当降低。若为主动脉夹层动脉瘤，降压的目标应该低至收缩压 100～110 mmHg。不同靶器官受损的高血压急症降压的幅度及速度不同。如果合并 ACS、急性左心衰，要尽快将血压降至可以改善心脏供血，降低心肌耗氧，保证器官基本灌注的最低水平，以降低心肌耗氧，改善心功能；如果合并主动脉夹层，应该迅速降压至维持组织和器官基本灌注的最低血压水平，一般需要联合使用降压药，要重视足量 β 受体阻滞剂的使用；对于妊娠合并高血压急症的患者，应尽快、平稳地将血压控制到相对安全的范围（低于 150/100 mmHg），避免血压骤降而影响胎盘血液循环。

2. 合理的药物选择

理想的药物能预期降压的强度和速度，保护靶器官功能，方便调节。根据受累的靶器官及肝、肾功能状态选择药物。

3. 预防和（或）减少靶器官损害

给予受损的靶器官相应的处理，减少并发症并改善结局。

（1）应鉴别高血压脑病与出血性和缺血性脑卒中，排除脑卒中后才可以诊断为高血压脑病。高血压脑病是在脑血管自主调节功能失调的基础上，严重高血压致脑组织过度血流灌注，从而引起脑水肿和微出血。如果治疗不及时，最终将导致脑出血、昏迷和死亡。如果采取积极治疗措施，临床情况能够好转，直至恢复正常。逐渐降低血压通常可使症状迅速缓解，但降压速度过快可导致脑灌注不足，损害脑组织。建议在最初 1 h 内舒张压的降低幅度应小于 25% 或舒张压高于 100 mmHg。常用药物为尼卡地平、拉贝洛尔和非诺多泮等。脑卒中包括缺血性脑卒中和出血性脑卒中。大多数急性缺血性脑卒中或出血性脑卒中患者存在不同程度的血压升高，后者是维持受损部位血流灌注的适应性调节机制。急剧地降压治疗将影响脑血流灌注，加重脑组织损伤。脱水治疗除降低颅内压外，还有不同程度的降压作用。美国和欧洲脑卒中指南指出，在急性缺血性脑卒中的患者，血压＞220/120 mmHg 时才考虑降压治疗，在最初 24 h内降压幅度为 10%～15%。对准备接受溶栓治疗的患者，血压＞185/110 mmHg 时考虑降压治疗，目标血压为 180/105 mmHg。美国心脏协会（AHA）近期指南建议，如果收缩压＞220 mmHg或舒张压 121～140 mmHg，应用拉贝洛尔或尼卡地平。如果舒张压＞140 mmHg时考虑应用硝普钠。脑出血患者因颅内压升高总是同时存在反射性血压升高，目前医师尚无证据证实高血压会引起进一步的出血。目前医师普遍认为，血压＞200/110 mmHg或平均动脉压（MAP）＞130 mmHg 时才考虑缓慢及谨慎地降压。常用降压药物包括尼卡地平、拉贝洛尔、非诺多泮等。

（2）一旦确诊主动脉夹层，应立即合理地镇痛、镇静，迅速将血压降至能够维持脑、心、肾等主要器官供血的最低水平，通常将收缩压降至 100～120 mmHg（MAP 60～75 mmHg）。血管扩张剂能有效地降低血压，但引起反射性心动过速，增加左心室压力最大上升速率（dp/dt），促进夹层扩展，故必须与 β 受体阻滞剂同时合用，后者减慢心率至 60～70 次/分钟及降低左心室 dp/dt，可防止夹层进一步扩展。临床上常用的静脉用 β 受体阻滞剂有艾司洛尔和美托洛尔。硝普钠是传统的扩血管药物，但尼卡地平或非诺多泮的不良反应明显低于硝普钠，也可用于主动脉夹层。

(3)急性左心衰是高血压急症常见的临床表现之一，严重时可发生急性肺水肿，抢救及时合理与预后密切相关。硝普钠能够有效地扩张动脉和静脉，降低心脏前、后负荷，故常推荐作为急性肺水肿的首选药物。应联合应用硝普钠与吗啡、襻利尿剂和吸氧等。

(4)急性心肌缺血：严重高血压常常引起显著的冠状动脉缺血。硝酸甘油主要扩张静脉，减少回心血量，降低左心室舒张末期容积及室壁张力，降低心肌耗氧量。它能扩张动脉，改善冠脉血流灌注，降低动脉压及心脏后负荷。舒张压应降至 100 mmHg 左右，β受体阻滞剂和钙通道阻滞剂也是可以选用的药物，二者均能够降低血压和改善心肌氧供。

(5)急性肾功能不全是严重高血压的原因和后果。这些患者需要降压治疗，但不能减少肾血流量或肾小球滤过率，可首选非诺多泮。

(6)先兆子痫和子痫：大多数先兆子痫患者存在血管收缩和血液浓缩，故先兆子痫的初始治疗包括扩容和硫酸镁的应用以防止抽搐。胎儿的娩出对先兆子痫和子痫的治疗起决定性作用。硫酸镁能降低血压、防止抽搐，故常用于先兆子痫和子痫患者。首先将 4～6 g 硫酸镁加入 100 mL 葡萄糖盐水中，于 15～20 min 滴完，然后，根据尿量和深腱反射按 1～2 g/h 持续静脉滴注。美国妇产科指南提出，妊娠期高血压患者应将血压控制在收缩压140～160 mmHg，舒张压 90～105 mmHg，当血压＞160/105 mmHg 时才考虑降压治疗，建议选择静脉用拉贝洛尔或尼卡地平。硝普钠和 ACEI 因不良反应大而被禁用于妊娠期妇女。

(7)交感神经危象：常见于滥用兴奋剂(如可卡因、苯丙胺或苯环利定等)，少见于嗜铬细胞瘤的患者。β受体阻滞剂因阻滞β受体后而导致α受体激活，继而升高血压，应避免使用。控制血压主要应用尼卡地平、非诺多泮或维拉帕米，要联合应用上述药物与苯二氮䓬类药物。酚妥拉明也是可选择的药物。

(8)围手术期高血压：尽管它可以发生于任何大型外科手术中，但其与心胸、血管、头颈部及神经外科手术之间最为密切。在心脏外科手术中，当血压＞140/90 mmHg 或 MAP＞105 mmHg时考虑降压治疗。但降压前需要排除或纠正术后患者的一些异常情况，如疼痛、焦虑不安、低体温所致的肌肉颤抖、低氧血症、高二氧化碳血压及尿潴留等，因为它们也能够引起高血压。典型的围手术期高血压与交感神经的激活及儿茶酚胺的过度分泌有关，故治疗中常选用β受体阻滞剂或拉贝洛尔。

三、ICU 监测和护理要点

(1)保持病房环境安静，光线适宜，加强安全防护措施。

(2)给予患者持续心电监护，密切监测血压和生命体征，静脉给药时，每 1～5 min 测量无创血压一次或进行持续有创动脉血压监测，根据规定的目标血压水平调整药物剂量，如果血压低于目标血压，则立即停药。血压测量频率：责任护士监测血压的频率为入院前 2 h 每 15 min 监测一次血压，第 2～6 h 每 30 min 监测一次血压，以后每 2 h 监测一次至医嘱停止心电监护，以后住院期间每天监测三次。无论在哪个时间段，调节微量泵速后，30 min 内至少应有一次复测血压。

(3)遵医嘱立即给予合适的快速及短效的静脉降压药，使用静脉泵控制降压药物，准确用药，根据血压调节药物泵注速度，观察不良反应。

(4)防止器官损害。高血压急症的血压控制是在保证器官灌注的基础上。已经存在器官受损的患者，应注意避免过快或过度降压而导致组织灌注压降低，诱发或加重器官功能损害，选择药物时要避免加重肾损害的药物。

(5)去除或纠正血压升高的诱因及病因。合理镇静。

(6)监测患者的血氧饱和度，根据监测结果遵医嘱给氧。行动脉血气分析，评估患者混合静脉血氧饱和度。进行血流动力学监测，如果发生心律失常，则给予相应治疗。如果患者发生容量负荷过重，遵医嘱给予利尿剂。

(7)神经系统的监测：最初每小时评估患者神志一次，病情稳定后 4 h 一次。如果患者发生高血压脑病，可出现意识水平下降。

(8)肾功能监测：监测每小时尿量，如果低于 0.5 mL/(kg・h)，通知医师。监测尿素氮、肌酐水平，如果肾脏受累，则尿素氮高于 120 mg/dL，肌酐高于 1.3 mg/dL。若高血压危象继发于其他疾病(如嗜铬细胞瘤等)，则 24 h 尿检可见香草基扁桃酸和儿茶酚胺浓度升高。肾脏超声可见肾动脉狭窄。阻止靶器官进一步损害，急性期后续管理，定期评估靶器官功能，避免进行性损害。

(9)血清硫氰酸水平的测定：在患者接受硝普钠治疗 48 h 后，应定期监测。应用硝普钠需避光。遵医嘱给予其他降压治疗，如果患者病情平稳，逐渐停止静脉用药，改为口服降压药，以防止出现低血压。监测患者的视力变化并记录，如视物不清、复视、视野缺损等。

(10)心理护理：予以心理护理及干预指导，避免患者焦虑、恐惧。保证充足的睡眠。

(11)生活指导：告知患者合理饮食，加强营养，进低盐、低脂、清淡、易消化的饮食，按时服药。

(文　惠)

第九节　多器官功能障碍综合征

20 世纪 90 年代，将 70 年代提出的“多器官衰竭”“多系统器官衰竭”“序贯性系统衰竭”“创伤后脓毒综合征”等命名进一步修订为多器官功能障碍综合征(multiple organ dysfunction syndrome，MODS)。MODS 既不是一种独立的疾病，也不是单一脏器的功能障碍，而是涉及多器官的病理生理变化。它的发生不是一个独立的事件，而是病理过程中的一个阶段，是一个复杂的综合征。目前学者认为，MODS 不仅与感染、创伤等直接损伤有关，而且在某种程度上与机体自身对感染、创伤的免疫炎症反应有更为本质的联系。也就是说，MODS 来自失控的炎症反应。对机体炎症反应的深刻认识有利于早期识别 MODS 的病理生理紊乱，并促进早期积极干预。随着医学的进步及其他危重症患者治愈率的提高，MODS 的威胁也日渐突出，MODS 已成为 ICU 内患者死亡的主要原因之一，被认为是创伤及感染后最严重的并发症。

MODS 主要指机体在遭受严重创伤、感染、中毒、大面积烧伤等损害后 24 h，同时或序贯性出现两个或两个以上器官功能失常甚至衰竭的临床综合征。在鉴别 MODS 时应满足以下几点。①原发致病因素是急性的，继发受损器官可以在远离原发伤的部位，不能将慢性疾病器官退化失代偿期归属于 MODS。②表现为多发的、进行性的、动态的器官功能不全。③机体原有器官功能基本正常，功能障碍是可逆的，可在其发展的任何阶段进行干预治疗，并有望恢复。④致病因素与发生 MODS 的间隔时间超过 24 h,常呈序贯性器官受累。⑤一些在病因学上互不关联的疾病或同时发生的脏器功能衰竭,虽涉及多个脏器,但不纳入 MODS 范畴。

一、发病机制

MODS 的发病机制至今仍不十分明确。一般来说,正常情况下感染和组织损伤时,局部炎症反应对清除细菌和修复损伤组织都是必要的,具有保护性作用。但在炎症反应异常放大或失控时,炎症反应对机体的作用可从保护性转变为损害性,导致自身组织细胞死亡和器官衰竭。任何能够导致机体免疫炎症反应紊乱的疾病都可以引起 MODS,包括感染性疾病(如严重感染、重症肺炎、重症急性胰腺炎后期等)和非感染性疾病(如创伤、烧伤、休克、重症急性胰腺炎早期等)。从本质上来看,MODS 是机体炎症反应失控的结果,感染、创伤是机体炎症反应的促发因素,而机体炎症反应的失控最终导致机体自身性破坏。

(一)基本发病机制

机体炎症反应失控的表现有炎症细胞激活和炎症介质的异常释放、组织缺氧和自由基损伤、肠道屏障功能破坏及细菌和(或)毒素易位,这也构成了 MODS 炎症反应失控的三个互相重叠的发病机制学说——炎症反应学说、自由基学说和肠道动力学说。

(二)二次打击学说

MODS 往往是多元性和序贯性损伤的结果,而不是单一打击的结果。1985 年,Dietch 提出了 MODS 的二次打击学说,他将创伤、感染、烧伤、休克等早期直接损伤作为第一次打击,其所造成的组织器官损伤可能是轻微的,不足以引起明显的临床症状,但重要的是早期损伤激活了机体免疫系统,尽管炎症反应的程度轻微,但炎症细胞已经处于预激活状态。此后,如果病情稳定,炎症反应逐渐缓解,则损伤组织得以修复;如果病情进展恶化或继发感染、休克等,则构成第二次打击。第二次打击使已处于预激活状态的机体免疫系统暴发性激活,大量炎症细胞活化,炎症介质释放,造成炎症反应失控,导致组织器官的致命性损害。第二次打击的强度可能不如第一次打击,但其导致的炎症反应暴发性激活往往是致命的。若第一次打击强度足够大,可直接强烈激活机体炎症反应,导致 MODS,这属于原发性 MODS。

二、MODS 的特征性临床表现

MODS 病程为 14～21 d,并经历四个阶段。每个阶段都有其典型的临床特征。

(一)循环不稳定

由于多种炎症介质对心血管系统均有作用,故血液循环最易受累。几乎所有的病例至少在病程早、中期会出现“高排低阻”的高动力型循环状态。心排血量可达到 10 L/min 以上,外周阻力低,并可因此造成休克而需升压药来维持血压。

(二)高代谢

全身感染和 MODS 通常伴有严重营养不良,其代谢模式有三大特点。

(1)持续性高代谢,代谢率可达 1.5 倍以上。

(2)耗能途径异常。在饥饿状态下,机体主要通过分解脂肪获得能量;但在全身感染时,机体则通过分解蛋白质获取能量,糖的利用受限制。

(3)对外源性营养物质反应较差。补充外源营养并不能有效阻止自身消耗,提示“自噬代谢”。

(三)组织细胞缺氧

高代谢和循环功能紊乱往往造成氧供和氧需不匹配,使机体组织细胞处于缺氧状态,临床主要表现为氧供依赖和乳酸性酸中毒。

三、治疗

(1)快速和充分复苏,防止缺血-再灌注损伤。①早期目标是抗休克治疗。在最初的 6 h 内,争分夺秒地完成休克复苏,达到中心静脉压 8～12 mmHg,平均动脉压≥65 mmHg,尿量≥0.5 mL/(kg·h),上腔静脉血氧饱和度≥65%或混合静脉血氧饱和度≥70%。②防止隐性代偿性休克发生,早期实施胃黏膜 pHi 监测。若监测 pHi<7.32,则无论 MODS 的发生率还是患者死亡率都可明显上升。③早期使用足量的抗氧化剂和氧自由清除剂,临床推荐的有维生素 C、维生素 E、谷胱甘肽等。

(2)清除坏死组织和感染灶,控制脓毒血症。合理应用抗生素,在使用前应进行恰当的细菌培养。选用一种或一组抗生素后,应在用药 72 h 后判断其疗效,一般不宜频繁更换。当严重感染经积极抗生素治疗未能取得预期效果且疑有真菌感染时,应及时合理选用抗真菌药物,不宜立即全部撤除原有抗生素。

(3)尽量减少侵入性诊疗操作。

(4)加强环境管理,避免医院内交叉感染。

(5)提高患者的免疫力,避免滥用免疫抑制剂。

(6)积极进行外科处理,早期清创、引流、切除或转流。

(7)加强循环支持,维持有效血容量及有效的心脏功能支持。

(8)加强呼吸支持,保持气道通畅,进行有效、合理的氧疗,必要时行机械通气。

(9)给予营养支持和维护肠道功能。针对高代谢和器官功能衰竭情况,设计合理的营养支持方案。

四、护理措施

(一)基础护理

(1)严密进行心电、血压及经皮脉搏血氧饱和度监测。

(2)保持病房内空气新鲜,室内温度、湿度适宜;对床边设施每日擦拭消毒。

(3)宜使用交替式充气床垫;在患者生命体征平稳的情况下,应定时为其翻身、叩背;保持床单位清洁、干燥、无碎屑;加强皮肤护理,预防压力性损伤。

(4)严格执行无菌操作和隔离制度,因为 MODS 的发生与感染密切相关,所以患者最好住单间,限制探视,减少人员流动,对患者的一切用物应严格消毒处理。

(二)心理护理

在面对"死亡威胁"以及周围陌生环境和医疗场所的紧张气氛时,危重症患者可能有紧张情绪;且有创抢救操作带来的痛苦,以及不能接触家人的状态,可能更加重患者的紧张情绪。因此,医护人员在抢救和护理工作中要忙而不乱,动作敏捷轻巧,以增加患者的安全感,更要注意保护性医疗。做好生活护理,寻找有效的沟通方法,态度和蔼,取得患者的信任。避免在患者面前议论病情。集中进行各项操作,并注意保护隐私,耐心听取患者主诉和需求,尽可能帮助解决,以减轻患者的心理压力。

(三)专科护理

1.病情观察

(1)意识:脑损伤患者可出现嗜睡、意识模糊、谵妄、昏迷等。注意观察患者的瞳孔大小、对光反应及压眶反应。

(2)体温:在严重感染合并脓毒血症休克时,患者体内温度可达到 40 ℃以上,而皮温可低于 35 ℃以下,提示病情严重。

(3)心率:注意心律有无异常,同时注意观察心率与脉率是否一致,有无短绌脉。

(4)呼吸:注意呼吸的快慢、深浅,呼吸是否规则;观察是否伴有发绀、哮鸣音、三凹征、强迫体位及胸膜式呼吸变化等;观察有无深大的库斯莫尔呼吸、深浅快慢周期性变化的陈-施呼吸、周期性呼吸暂停的比奥呼吸、反常呼吸以及点头样呼吸等。

(5)尿:注意尿的量、颜色、比重、酸碱度及血中尿素氮、肌酐的变化,警惕非少尿性肾衰竭。

(6)皮肤:注意皮肤的颜色、湿度、弹性、皮疹、出血点、瘀斑等,观察有无缺氧、脱水、过敏、弥散性血管内凝血的征象。

2.对症护理

(1)循环功能支持:严密监测心功能及前、后负荷,注意心率、心律、血压、脉压的变化。根据医嘱正确使用洋地黄制剂、利尿剂、血管活性药物。确定输液量,用输液泵或微量泵来控制输液速度,根据医嘱要求范围具体调整。护士应熟悉血流动力学监测的相关事宜,进行血流动力学监测和记录。

(2)呼吸功能支持:患者在 MODS 早期可出现低氧血症,应立即给予氧气吸入,使动脉血氧分压(PaO_2)保持在 60 mmHg 以上;如果病情进一步发展,应尽早用呼吸机进行辅助通气治疗。在呼吸机治疗期间,应严密观察各参数变化,注意有无通气过度或通气不足的并发症。

(3)肾脏功能支持:每小时观察尿量变化,严格记录 24 h 液体出入量,包括尿液、粪便、引流量、呕吐量及出汗量等。在条件允许的情况下,应每日使用称重床测量体重。注意血肌酐及尿素氮的变化。防止电解质紊乱,尤其是高钾血症,密切观察心电图及电解质变化,一旦发现高钾血症,应立即通知医师处理。如果发现患者血压升高、头痛、呕吐、抽搐甚至昏迷等脑水肿表现,或咳血性泡沫样痰液等肺水肿表现,都应立即通知医师,采取急救措施。在行床旁血液滤过的肾脏替代治疗时,应做好相应护理。

(4)急性胃黏膜、肠道病变的护理:创伤所导致的感染、休克、缺氧、营养不良和其他应激因素均可使胃肠道成为受损的靶器官而发生形态和功能的改变,应警惕应激性溃疡的发生。创伤后48～72 h是发生应激性溃疡的高峰期,故应常规留置胃管,以便观察有无咖啡色或血性胃液。如果发生消化道出血,出血量多者可出现脉速、低血压乃至发生休克。观察患者腹部症状、体征及肠鸣音的变化。遵医嘱及时应用止血剂。

(5)指标变化的监测:重点了解患者肝功能、肾功能、电解质、凝血功能及血常规的相关指标,以便了解病情变化的程度。如果实验室指标有瞬间较大差异的改变,应及时向医师汇报。

3.康复护理

患者生命体征平稳,处于疾病恢复期时,应及早进行功能康复锻炼。为患者制订的早期运动康复计划应以患者耐受为主,并循序渐进地逐项落实,最大限度地恢复各器官功能,并尽早撤离呼吸机。

(刘寒雪)

第十节　重症急性胰腺炎

随着生活水平的提高和饮食结构的改变，尤其是饮酒量和高脂饮食的增加，在全球范围内胰腺疾病的发病率呈逐年升高趋势，尤其是重症急性胰腺炎（severe acute pancreatitis，SAP），发病快，病情复杂，并发症多变，死亡率高，已成为严重影响人类生命健康的“杀手”，也是我国外科临床工作的难点和热点。

一、SAP 的最新定义及诊断标准

SAP 占急性胰腺炎的 5%～10%，伴有持续（超过 48 h）的器官功能衰竭，是一种危及生命的疾病，院内病死率约为 15%。胰腺和胰周坏死的感染与器官衰竭是 SAP 的主要特征。SAP 早期病死率高，如果后期合并感染，则病死率更高。SAP 的诊断至少应该满足以下 3 项中的2 项：①上腹疼痛，血清淀粉酶水平升高到原来的 3 倍以上。②CT 或 MRI 有急性胰腺炎的变化，同时有胰周广泛渗出和（或）胰腺坏死、胰腺脓肿改变。③器官功能衰竭。

二、重症胰腺炎治疗策略

（一）非手术治疗

1. 一般治疗

一般治疗包括禁食、胃肠减压，药物治疗包括解痉、镇痛、使用蛋白酶抑制剂和胰酶抑制剂，如生长抑素及其类似物等。

2. 液体复苏及重症监护治疗

液体复苏、维持水和电解质平衡和加强监护治疗是早期治疗的重点。复苏液首选乳酸林格液，对于需要快速复苏的患者可适量选用羧甲淀粉制剂。扩容治疗需避免液体复苏不足或过度，可通过动态监测 CVP 或肺毛细血管楔压（PWCP）、心率、血压、尿量、血细胞比容（HCT）及静脉血氧饱和度（SvO_2）等指导扩容。

3. 器官功能的维护治疗

（1）针对呼吸衰竭的治疗：给予鼻导管或面罩吸氧，维持氧饱和度在 95%以上，动态监测血气分析结果，必要时应用机械通气。

（2）针对急性肾功能不全的治疗：早期预防急性肾功能不全的方法主要是容量复苏等，稳定血流动力学；治疗急性肾功能不全主要采用连续性肾脏替代疗法（CRRT）。

（3）其他器官功能的支持：如果出现肝功能异常，可使用保肝药物，急性胃黏膜损伤，需应用质子泵抑制剂或 H_2 受体拮抗剂。

4. 营养支持

肠功能恢复前，可酌情选用肠外营养；一旦肠功能恢复，就要尽早进行肠内营养。采用鼻腔肠管或鼻胃管输注法，注意营养制剂的配方、温度、浓度和输注速度，依据耐受情况进行调整。

5. 抗生素应用

不推荐 AP 患者静脉使用抗生素以预防感染。针对部分易感人群（如胆道梗阻、高龄、免疫低下等）可能发生的肠源性细菌易位，可选择喹诺酮类、头孢菌素、碳青霉烯类及甲硝唑等预防感染。

6. 中药治疗

可以使用中药治疗以促进胃肠功能恢复及胰腺炎症的吸收，包括理气攻下的中药内服、外敷或灌肠等。

7. ACS的治疗

中重症急性胰腺炎(moderately severe acute pancreatitis，MSAP)或SAP患者可合并ACS，当腹内压(IAP)＞20 mmHg时常伴有新发器官功能衰竭。测定IAP简便、实用的方法是经导尿管膀胱测压法。ACS的治疗原则是及时采用有效的措施缓解腹内压，包括胃肠道减压及导泻，镇痛、镇静，使用肌松剂及床边血滤以减轻组织水肿，B超或CT引导下腹腔内与腹膜后引流以减轻腹腔压力。

(二)手术治疗

1. 胰腺或胰周感染性坏死的手术指征及时机

临床上出现脓毒血症，CT检查出现气泡征，细针穿刺抽吸物涂片或培养找到细菌或真菌者，可诊断为感染性坏死，需考虑手术治疗。手术治疗应遵循延期原则，一旦判断坏死感染可立即行针对性抗生素治疗，严密观察抗感染的疗效，稳定者可延缓手术。B超或CT导向下经皮穿刺引流(percutaneous catheter drainage，PCD)胰腺或胰周感染的脓液，缓解中毒症状，可作为手术前的过渡治疗。有研究结果表明，早期手术治疗显著增加了手术次数、术后并发症发生率及病死率。

2. 胰腺和胰周感染性坏死的手术方式、胰腺感染性坏死的手术方式

可分为PCD、内镜、微创手术和开放手术。微创手术主要包括小切口手术、视频辅助手术(腹腔镜、肾镜等)。开放手术包括经腹或经腹膜后途径的胰腺坏死组织清除并置管引流。对于有胆道结石患者，可考虑加做胆囊切除或胆总管切开取石，建议术中放置空肠营养管。胰腺感染性坏死的病情复杂多样，各种手术方式须遵循个体化原则，单独或联合应用。

3. 局部并发症的治疗原则

(1)急性胰周液体积聚(acute peripancreatic fluid collection，APFC)和急性坏死物积聚(acute necrotic collection，ANC)：无症状者无须手术治疗；症状明显，出现胃肠道压迫症状，影响肠内营养或进食者，或继发感染者，可在B超或CT引导下行PCD治疗，若感染或压迫症状不缓解，则需进一步手术处理。

(2)包裹性坏死(walled-off necrosis，WON)：对无菌性WON原则上不手术治疗，随访观察；发生感染时，可行PCD或手术治疗。

(3)胰腺假性囊肿：继发感染者的治疗与WON的治疗相同，无症状，不作处理，随访观察；若体积增大，出现压迫症状，则需外科治疗。外科治疗方法以内引流手术为主，可在腹腔镜下手术或开腹手术。

三、ICU监测和护理重点

急性重症胰腺炎是临床常见急腹症，具有起病急、病情发展快的特点，可严重威胁患者的生命。急性重症胰腺炎易引发多种并发症，如胰腺组织感染、全身炎症反应综合征等，患者可因脏器衰竭而死亡。及时、有效的治疗和护理是挽救患者生命、改善预后的重要保障，具体关注内容如下。

1. 液体复苏护理

循证支持，低血压或休克ASP的患者可突然出现休克，发生猝死或在发生并发症时出现休克。这是有效血容量不足，缓激肽类致周围血管扩张，引起水肿和休克。在发病期间绝对卧床休息，取舒适体位。保暖，吸氧。迅速建立静脉通道，必要时静脉切开。按医嘱输入液体、血浆或全血，补充血容量。同时注意有无DIC，遵医嘱及时、准确地进行药物治疗。给予患者心理安慰，避免患者紧张而导致病情加重。

2. 胃肠减压管的护理

循证支持，SAP患者禁食、胃肠减压是使胰腺处于休息状态的基本措施。可减少胰分泌素和胆囊收缩素、促胰酶素的分泌，减少胰腺外分泌、胃滞留和腹胀等问题。将减压管妥善固定，确保在位，保持负压，保持引流的通畅，防止管扭曲受压，发现阻塞，可用生理盐水冲洗。若胃管内注药物，注射后需夹管0.5～1 h，观察引流液的量、颜色，若出现大量咖啡色液体，应向医师汇报。

3. 疼痛护理

循证支持，SAP的腹痛多为刀割样剧痛，是腹腔内渗出液的刺激和腹膜后出血引起的麻痹性肠梗阻所致的肠道积气积液所引起的腹痛，一般的镇痛方法难以缓解。阿片类药物能安全和有效地控制疼痛。但要注意呼吸抑制问题。注意观察腹部情况，观察腹痛的性质、范围、持续时间，如果出现腹痛加剧、明显腹胀、高热、反跳痛等情况，立即向医师报告。同时安慰患者，满足患者的需要，使其避免紧张、恐惧。指导患者减轻腹痛的方法，如松弛疗法、皮肤针刺疗法等。

4. 腹胀护理

每天定时监测腹内压可以预防腹胀，尽早发现IAH。①定时监测腹内压，及时了解患者腹腔压力的变化，积极对症处理。②必要时遵医嘱给予患者胃肠促动药。③保持大便通畅，必要时给予灌肠通便。

5. 肠内营养护理

有学者提出，在肠道功能部分恢复后及早实施肠内营养支持，对提高SAP患者的生存率有重要意义。目前中国多数学者主张患者入院后48～72 h，如果病情稳定，胃肠功能初步恢复，胰腺周围炎性反应消退，血、尿淀粉酶恢复正常，宜开始行肠内营养。患者的胃肠道具有一定功能，是肠内营养的基本先决条件。在患者行肠内营养期间，护理人员要做好安全标识及警示牌的悬挂以安全防控，做好胃残余量、腹腔压的监测，为临床诊疗提供客观依据，防止患者目标喂养的不足甚至中断。

（文　惠）

第十一章　乳腺科疾病护理

第一节　乳房纤维腺瘤

乳房纤维腺瘤是最常见的乳房良性肿瘤，占乳房肿瘤的50%左右。早在19世纪中叶，乳房纤维腺瘤即被认识，并确定为良性肿瘤。根据增生的导管和纤维组织将乳房纤维腺瘤分为管内型和管周型。本病的发病年龄在18～40岁，60%以上的患者是30岁以下的女性，其中20～25岁最多见。

一、护理评估

(一)病因

本病的发生原因目前尚不十分清楚，学者一般认为本病与雌激素的刺激有密切关系。根据"种子土壤学说"，某一区域的乳房组织腺上皮细胞或纤维细胞对雌激素的异常敏感而发生过度增生即形成肿瘤，其主要依据如下。

(1)乳房纤维腺瘤好发于性功能旺盛时期。

(2)妊娠时期乳房纤维腺瘤的生长速度迅速增加。

(3)动物实验证实，注射雌激素可诱发动物的乳房纤维腺瘤。

(二)临床表现

本病占青年妇女乳腺良性肿瘤的第一位。本病发病率高。男性患本病者罕见。

1.病史

患者多无明显的自觉症状，仅有14%的患者在月经期出现乳房钝痛、胀痛或隐痛，多数在游泳、洗澡时自己触及无痛性肿块，部分是由家长或乳腺疾病普查时发现。

2.体征

肿瘤可发生在乳房的任何部位，但以发生在外上象限最多见，占乳房纤维腺瘤的3/4。肿瘤多为单侧乳房单发病变，但一侧乳房多发肿瘤并不少见，约占16.5%。亦可见双侧乳房同时或先后单发肿瘤，双侧乳房或先后多发肿瘤或一侧单发、一侧多发的患者。瘤体多呈圆形或椭圆形，边界清楚，表面光滑，无触痛，有的可呈分叶状，质地韧，但活动度良好，无皮肤水肿及乳头内陷。肿瘤直径多为1.3 cm，小者须在乳房的连续切片中才能发现，大者直径可大于10 cm。月经周期对乳房纤维腺瘤的影响不大，但少数患者在月经周期出现不同程度的胀痛、隐痛、钝痛。临床上将乳房纤维腺瘤分为三种类型。

(1)青春期纤维瘤：发生于女性月经初潮前的乳房纤维腺瘤。本型较少见，其特点为生长速度较快，瘤体大，一般大于5 cm，因此可见肿瘤占据整个乳房，而使乳房皮肤高度紧张、发亮，有时发红，也可见表皮静脉曲张。

(2)普通型：是最为常见的一种类型，瘤体直径多小于3 cm。

(3)巨大纤维腺瘤：发病者多为青春期和绝经期女性，肿瘤生长迅速，在短期内可生长成较大的肿块，略有疼痛，多数瘤体在 5～7 cm，有报道称直径＞20 cm 者多与妊娠及哺乳有关。

（三）诊断

本病患者多为青年女性，其发病高峰年龄在 20～25 岁。一般为外上象限的单发结节，但仍有 16.5%的病例为多发性，也可双侧乳房先后或同时发生。对 25 岁以下未婚或未孕者，触诊时发现乳房肿块呈圆形或椭圆形，质地坚实，表面光滑，边界清楚，活动良好，无压痛及乳头分泌物，腋窝淋巴结无肿大，基本可以确定诊断。对于触诊发现肿瘤边界不清，或伴有腋窝淋巴结肿大者，应选择以下一项或几项检查。

1. 乳房 X 线片检查

乳房纤维腺瘤 X 线片上表现为圆形或椭圆形阴影，密度均匀，边缘光整锐利。多发性纤维腺瘤表现为均匀一致、中等密度的阴影，大小不等。较大的瘤体肿块边缘可呈分叶状，但光整，界限清晰。肿块周围脂肪组织被挤压后可出现一薄层的透亮晕。部分组织可发生变性、钙化或骨化，但钙化极少见，多发于瘤体内，形状为片状、粗颗粒状，轮廓不规则，应与乳腺癌钙化相区别。乳腺癌钙化多呈线状、短棒状或蚯蚓状。青春型纤维腺瘤的 X 线表现与其他纤维腺瘤相似，但极少有钙化，也无透亮晕，X 线乳房导管造影表现为导管系统半球形受压移位。

2. 乳房液晶热图检查

两侧乳房血管热图分布均匀、对称，肿瘤为低温图像或呈正常乳腺热图像，与皮肤血管无联系或无异常血管图像。

3. B 超检查

乳房纤维腺瘤的超声图像呈圆形或椭圆形弱回声肿块，轮廓清晰，边界整齐，内部回声均匀，可有侧边回声，后壁回声增强，有的呈“蝌蚪尾”征肿块。一般为弱回声，亦可见到中等强度的回声，但分布均匀。某些实性纤维腺瘤透声性很好，与囊性相似，少数纤维腺瘤的形态不规则，回声不均匀，或出现钙化而显示肿块后方声影。

4. 近红外线透照检查

多数乳房纤维腺瘤与周围组织透光度一致，部分呈边缘相对锐利、密度均匀的灰色阴影，周围血管无特殊改变。

5. 病理学检查

其包括针吸细胞学检查、切取活体组织检查及切除活体组织检查。针吸细胞学检查对乳腺肿瘤诊断的符合率达 90%以上，如果有以下情况，应行切除，并行快速病理学检测。

(1)患者年龄超过 35 岁以上。

(2)有乳腺肿瘤家族史。

(3)乳房肿块近期增长迅速。

(4)乳房肿块伴有同侧腋窝淋巴结肿大。

(5)肿瘤穿刺细胞学检查发现可疑癌细胞。

(6)乳房特殊检查怀疑恶性。

（四）治疗

本病的治疗原则是手术切除。中医中药治疗及激素治疗也有一定疗效。

1. 雄激素

在月经停止后 1 周开始服用甲睾酮至下次月经前结束，5～10 mg/d，每个月经周期总量不超过 100 mg，治疗期间以不使月经紊乱为宜。用药半年无效即停药。但也有学者认为，雄激素易引起导管上皮增生，长期应用有癌变的可能，因此，应用雄激素应慎重。

2.手术治疗

手术切除是治疗乳房纤维腺瘤的最佳方法，可以一次治愈，而不影响其功能。可采用肿块切除术、乳房区段切除术，部分患者可行单纯乳房切除术。最常用的方法是乳房肿块切除术。

二、主要护理诊断/问题

1.知识缺乏

其与缺乏疾病诊治的相关知识有关。

2.舒适的改变

其与术后伤口疼痛有关。

3.潜在并发症

伤口出血。

三、护理目标

(1)患者掌握了疾病诊治的相关知识。

(2)患者主诉伤口疼痛减轻或消失。

(3)无出血并发症发生或发生出血后得到及时治疗和护理。

四、护理措施

(一)术前护理措施

1.提供疾病的相关知识

(1)告知患者乳房纤维腺瘤的病因及治疗方法。

(2)暂不手术者应密切观察肿块的变化，明显增大者应及时到医院就诊。

2.术前常规准备

(1)术前行抗生素皮试，遵医嘱带入术中用药。

(2)协助完善相关的检查：心电图、超声、凝血试验等。

(3)协助更换清洁病员服。

(4)术前建立静脉通道。

(5)术前与手术室人员进行患者、药物的核对后将患者送入手术室。

(二)术后护理措施

1.外科术后护理常规

(1)全麻术后护理常规：了解麻醉和手术方式，术中情况、切口和引流情况；持续低流量吸氧；持续心电血氧监护；严密监测生命体征；用床挡保护防坠床。

(2)伤口观察及护理：观察伤口有无渗血、渗液，若有，应及时更换敷料。

(3)各管道观察及护理：保持输液管通畅，妥善固定留置针，注意观察穿刺部位皮肤情况；注意妥善固定脓腔引流管，保持有效负压吸引，观察并记录引流液的量和性状。

(4)疼痛护理：评估患者疼痛情况；采用患者自控镇痛(PCA)，注意检查管道是否畅通，评价镇痛效果是否满意，遵医嘱给予镇痛药物。

(5)基础护理：做好患者的生活护理。

(6)饮食护理：全麻醉清醒后 6 h 进普食，局麻者可尽早进食。

(7)体位与活动:全麻清醒前使患者保持去枕平卧位,头偏向一侧;全麻清醒后手术当日取平卧位或半卧位;术后第1日起,可下床活动并逐渐增加活动量。

2.伤口出血的观察及护理

(1)表现:在短时间内伤口渗出较多颜色鲜红的液体。

(2)处理:更换敷料,加压包扎,用止血药,如果无效,应及时再次手术止血。

五、健康教育

(1)保持愉快心情。

(2)遵医嘱定期复查、随访,一般每年一次。

(3)每月进行乳房自查,发现有异常,及时就诊。

(李佳怡)

第二节 乳管内乳头状瘤

乳管内乳头状瘤(intraductal papilloma)是发生于乳腺导管上皮的良性肿瘤,多见于经产妇,多发生于40～50岁,约占乳房良性肿瘤的20%。75%的病例发生在大乳管近乳头的壶腹部,瘤体很小,带蒂而有绒毛,且有很多壁薄的血管,故易出血。发生于中小乳管的乳头状瘤常位于乳房周围。乳管内乳头状瘤属于良性,但有恶变的可能,恶变率为6%～8%。

一、护理评估

(一)病因

乳腺导管内或囊内乳头状瘤与乳腺囊性病变病因相同,并不十分明确,但多数学者认为是孕激素水平低下,雌激素水平升高所致。

有学者对1 669例良性乳腺疾病患者血浆中雌二醇(E_2)和孕酮的浓度与569例正常妇女作对照,结果表明:在良性乳腺疾病组卵泡期血浆中E_2的浓度远高于对照组($P<0.010$)。这一结果提示良性乳腺疾病患者有垂体-卵巢轴分泌功能失调,血浆的E_2提早过高分泌,导致对靶器官的持续刺激,很可能是良性乳腺疾病的致病原因。但是关于这方面的文献报道并不一致,Manvais观察到患有良性乳腺疾病患者在黄体期血浆孕酮的浓度低于正常,而且血浆中E_2的浓度与对照组相等。姜格宁报道1例避孕药间接引起乳腺导管内乳头状瘤,产后过早服用避孕药使抑制泌乳素的激素过度抑制,泌乳素分泌增加,形成高泌乳素血症,从而引起闭经泌乳综合征。由于乳腺导管受到长期持续的高泌乳素血症的不断刺激,导管扩张,上皮细胞增生,形成导管内乳头状瘤。

(二)临床表现

乳头状瘤的主要症状为不在月经期间乳头溢出血性液体,患者多无疼痛和其他病症,仅在内衣上见到棕黄色的血迹,但少数患者可能有乳腺疼痛和炎症的表现,并且可以有与皮肤粘连皱缩等症状,有的患者在临床上可以没有乳头溢液,这样的肿瘤多位于乳腺的边缘部位的小乳管或腺泡内,是较为坚实的乳头状瘤。而位于乳腺中心部的达到管内的乳头状瘤,增长较快,乳头分支较多、质地较脆的乳头状瘤，出血机会较多，临床表现为乳头溢出血性液。

乳头溢液与乳头状瘤的类型和部位有一定关系。在临床上能摸到肿块的大都位于大导管内，肿物多呈圆形，质较软，光滑、活动。如果继发感染，多与皮肤、胸壁粘连，但可以推动。轻压肿块时可自乳头溢出血性液体。但是有的患者的肿块也不一定能检查到，临床上大约有1/3的患者能摸到肿块，因小的肿物仅几毫米。如果患者乳头溢血性液体，并能扪到肿块，则约95%的患者可能为导管内乳头状瘤。

(三)辅助检查

1.超声

超声检查具有无创伤、简便易行、可反复进行的特点，因此，近年在临床应用广泛，文献多有报道。乳管内乳头状瘤的特点：伴有或不伴有乳管扩张的乳管内肿块，有囊内肿块，有乳管内充满型的实体肿块影。

2.乳腺导管X线造影

可在乳头沿溢液的乳管开口，插入钝头细针，注射碘油或泛影葡胺，可在靶片上显示扩张的导管及其树状分支影，并可见芝麻或米粒大小的充盈缺损。

3.乳管内镜检查

乳管内镜可见乳头状瘤，为黄色或充血样实体肿物，其表面呈颗粒状，突入腔内，质脆，易出血。

4.钼靶照相

乳管内乳头状瘤平片上不易显示肿块影，如果有肿块，平片上可显示出规则的圆形肿物阴影，边界尚整齐。

5.乳腺透照

有清楚的红色或棕色病灶，衬以正常组织红色或黄色背影，完全透光与暗影之间有规则的清晰边界。

6.乳头溢液细胞学检查

将乳头溢液进行涂片，在光镜下观察，偶尔可见肿瘤细胞，但阳性率较低。

(四)治疗

诊断明确者以手术治疗为主，行乳腺腺叶切除并做病理学检查，若有恶变，应施行根治性手术。

二、主要护理问题

1.焦虑

其与乳头溢液、缺乏相关疾病知识有关。

2.舒适的改变

其与伤口疼痛有关。

3.潜在并发症

潜在并发症为伤口出血。

三、护理目标

(1)患者掌握了疾病诊治的相关知识，焦虑减轻。

(2)患者主诉伤口疼痛减轻或消失。

(3)无出血并发症的发生或发生出血后得到及时治疗和护理。

四、护理措施

(一)术前护理措施

1. 心理护理

关心患者,鼓励患者表达对疾病和手术的顾虑及担心,请曾接受过类似手术且已痊愈者现身说法,帮助患者度过心理调适期;鼓励其树立战胜疾病的信心,以良好的心态面对疾病和治疗。对已婚者,应同时对其丈夫进行心理疏导,以取得理解、关心和支持。

2. 终止哺乳或妊娠

妊娠期或哺乳期者,要及时终止妊娠或立即断乳,以抑制疾病发展。

3. 术前准备

做好术前常规准备。按照手术要求的范围备皮,注意乳头和乳晕的清洁。对切除范围大、考虑植皮者,做好供皮区(如腹部或同侧大腿区等)皮肤准备。对乳腺皮肤溃疡者,术前每日换药至创面好转。

(二)术后护理措施

1. 外科术后护理常规

(1)全麻术后护理常规:了解麻醉和手术方式,术中情况、切口和引流情况;持续低流量吸氧;持续心电血氧监护;严密监测生命体征;用床挡保护,防坠床。

(2)伤口观察及护理:观察伤口有无渗血、渗液,若有,应及时更换敷料。

(3)各管道观察及护理:保持输液管通畅,妥善固定留置针,注意观察穿刺部位皮肤情况;注意妥善固定脓腔引流管,保持有效负压吸引,观察并记录引流液的量和性状。

(4)疼痛护理:评估患者疼痛情况;使用PCA,注意检查管道是否畅通,评价镇痛效果是否满意,遵医嘱给予镇痛药物。

(5)基础护理:做好患者生活护理。

(6)饮食护理:全麻醉清醒后6 h进普食,局麻者可尽早进食。

(7)体位与活动:全麻清醒前使患者保持去枕平卧位,头偏向一侧;全麻清醒后手术当日取平卧位或半卧位;术后第1日起,可下床活动并逐渐增加活动量。

2. 伤口出血的观察及护理

(1)确保皮瓣血供良好:①术后,手术部位常用弹性绷带加压包扎,使皮瓣紧贴胸壁,防止积液和积气;包扎松紧度以能容纳一根手指、维持正常血运、不影响患者呼吸为宜。②观察皮瓣愈合情况,正常皮瓣的温度较健侧稍低,颜色红润,与胸壁紧贴;若皮瓣颜色暗红,则提示血液循环欠佳,有可能坏死,应告知医师,及时处理。③观察患肢远端血液循环情况,若手指发麻、皮温下降、皮肤发绀、动脉搏动不能触及,提示腋窝部血管受压,要及时调整绷带的松紧度。

(2)维持有效引流:术后,皮瓣下常规放置负压引流管,以及时引流皮瓣下积液和积血,使皮肤紧贴创面,有利于皮瓣愈合。护理时注意以下几点。①确保有效的负压吸引:负压吸引的压力大小适宜。若引流管外形无改变,未闻及负压抽吸声,应检查连接处是否紧密,压力调节是否适当。②妥善固定:患者卧床时将引流管固定于床旁,起床时固定于上身衣服,防止脱出。③保持引流通畅:定时挤压,避免引流管堵塞。若发现局部积液、皮瓣下有波动,应及时通知医师处理。④观察引流液的颜色、量、性质:注意有无活动性出血。一般手术后1~2 d每日引流血性液体50~200 mL,以后量逐渐减少。⑤拔管:若引流液转为淡黄色,每日量少于10 mL,创面与皮肤紧贴,手指按压伤口周围皮肤无空虚感即可拔管。若拔管后仍有皮下积液,可在严格消毒后抽出液体并局部加压包扎。

五、健康教育

(1)普及女性乳房自查技能知识,争取早发现、早治疗。自查技巧如下。①站立位自查:双臂自然下垂,向前弯腰,然后双手高举压于头后,再双手叉腰并用力向身体正中线推压。对比两侧乳房是否对称、大小一致;观察乳房皮肤颜色,乳头有无内陷或被推向一侧。②平卧位自查:四指并拢平放在乳房上,用指面轻压,从乳房外上象限开始,沿顺时针方向检查是否存在包块,再摸腋窝有无淋巴结肿大;用相同方法查对侧。疑有异常,立即就医。

(2)术前向患者解释手术范围,使患者及其家属了解术后形体变化不会影响工作生活及家务劳动,并告知患者现有乳房重建的可能性。增强患者对术后恢复的信心。

(3)向患者介绍预防术后并发症的方法,教会患者深呼吸、有效咳嗽的方法;指导患者家属拍背,协助患者咳嗽;抬高患侧上肢,预防上肢水肿;向患者介绍患肢功能锻炼的方法及意义。

(4)嘱患者定期监测白细胞和血小板计数,并定期来医院复查。

(5)告知患者术后5年内应避免妊娠,防止复发。

(李佳怡)

第三节　乳腺分叶状肿瘤

乳腺分叶状肿瘤是一种较少见的乳腺疾病,又称乳腺分叶状囊性肉瘤(cystosarcoma phyllodes,CP),是由乳腺纤维腺瘤组织中的纤维组织恶变而来,是上皮组织和结缔组织混合的恶性肿瘤。1982年,WHO依据组织学分类原则,把该肿瘤改名为"乳腺分叶状肿瘤",分为良性、临界性病变和恶性三类。

一、病因

目前本病的病因尚不清楚。除种族、年龄和地域等因素外,本病可能还与卫生习惯、生育、哺乳及内分泌变化等因素有关。有人认为本病可能与乳腺纤维腺瘤有关,甚至可能原本就是纤维腺瘤。有研究显示,本病可能与乳腺上皮组织产生的成纤维细胞生长刺激因子——内皮素-1有关。资料显示本病可发生于青春期到绝经后的任何年龄的女性,而在男性及未成年人中罕见,推测可能与雌激素的分泌和代谢失调有关。

二、临床表现

乳腺分叶状肿瘤的发病年龄相差很大,但发病高峰在40~50岁。主要表现为无痛性单发肿块,起病隐匿,进展缓慢,病程较长,短期内肿块迅速增长少见。肿块一般不侵犯胸肌和皮肤,活动度好。肿块多位于外上象限,两侧乳房发病无明显差别,肿瘤表面皮肤可见扩张静脉,乳头回缩少见。腋窝淋巴结转移少见,部分患者有纤维腺瘤病史,少数患者有多发性纤维腺瘤。就诊时病程长短、肿块大小及其特征可有很大差异。肿瘤生长过程可分为双相性和单相性，前者是指在肿瘤生长过程中骤然增大，临床上提示恶性；后者是指肿瘤在开始时即生长迅速，呈现恶性。Keelan 等指出，典型的叶状肿瘤呈双相生长。在生长形式上，除少数患者呈浸润性生长外，大多数呈膨胀性生长。

乳腺分叶状肿瘤的转移途径主要是血道转移，转移的部位主要是肺，其次是骨和其他软组织，淋巴转移少见。局部复发主要取决于手术类型，局部切除复发率远高于单纯乳腺切除。

三、辅助检查

乳腺分叶状肿瘤的钼靶 X 线摄影表现与纤维腺瘤类似，显示大的边界清楚的圆形、椭圆形分叶状肿块，可伴有透明晕环绕或微钙化。乳腺超声显示体积较大的分叶状肿块，边缘多清晰，规则，内部以实性低回声为主，可散在无回声区，少有钙化，常与纤维腺瘤混淆，肿瘤内部血流较丰富，如果肿块内有囊性成分，则高度怀疑乳腺分叶状肿瘤。MRI 的诊断作用不确定，但有报道指出 MRI 靠近胸壁的肿块具有诊断价值，有助于选择恰当的外科治疗方式。

四、诊断

乳腺分叶状肿瘤术前诊断比较困难，常易误诊为纤维腺瘤。临床体格检查，影像学检查及细针抽吸细胞学检查(fine-needle aspiration biopsy，FAB)没有确诊意义。如果肿块较大，或原有肿块突然长大，或行乳腺纤维腺瘤切除术后复发(尤其是多次复发)，要考虑本病的可能。

乳腺分叶状肿瘤术前良恶性的区分对外科手术方式的选择具有极大的指导作用，可以避免手术切除不足导致的二次手术或者过度切除。目前的研究主要集中在利用免疫组化、流式细胞测量等技术测定乳腺分叶状肿瘤相关分子标志，如 *p*53 和 CD117 等。*p*53 是目前肿瘤研究领域广泛使用的一种抑癌基因，位于人类第 17 号染色体短臂上(17*p*13.1)，编码细胞核内一种特定的磷酸化蛋白。CD117 是一种酪氨酸激酶受体，在抑制细胞凋亡方面起重要作用。Tan 等利用组织微阵列技术与免疫组织化学技术对 335 例乳腺分叶状肿瘤病例进行了分析，发现 *p*53 与 CD117 在间质细胞中的表达与肿瘤的组织分型有关，且 CD117 的表达与肿瘤复发有密切关系。

乳腺分叶状肿瘤的确诊需要病理学检查。因其生物学行为难以预测，同一肿块的不同切片甚至同一切片的不同区域变异很大，故术前穿刺细胞学检查、活组织检查和术中冷冻切片检查应该多部位取材，多切片，以免漏诊。

五、治疗及预后

(一)治疗

手术切除是治疗本病的首选方法，但对于术式的选择一直存在争议。20 世纪 60 年代以前，由于人们对本病的认识欠缺，主要以局部切除术作为首选治疗方法，但随访发现复发率较高，治疗效果不理想。此后人们将目光转向根治性乳腺切除术，但由于本病很少发生腋窝淋巴结转移，资料报道腋窝淋巴结阳性率仅为 1%～2%，因此此手术方法过于偏激。然而对已有腋窝淋巴结转移或严重胸肌浸润者，仍是较好的术式。目前最广泛采用的术式是根据肿瘤大小及其占乳腺比例，选择包括肿瘤及距其边缘相当距离健康组织在内的广泛局部切除术或全乳切除术。对切缘的范围目前尚无统一认识。Mangi 等分析 1980—1997 年的 40 例病例，提出至少要保证 1 cm 的切缘。Shabahang 等认为切缘要有 2～4 cm 正常组织，并且应切除基底部胸肌筋膜。如果肿瘤较大,局部切除可能致乳房变形或术后复发,适宜选择全乳切除术。放疗和化疗作用不确定,但对少数发生全身转移或胸壁浸润者仍有一定的价值。有20%～40%的分叶状肿瘤的患者雌激素受体呈阳性,而100%的分叶状肿瘤患者孕激素受体呈阳性,表明内分泌疗法可能对分叶状肿瘤有益。

(二)预后

乳腺分叶状肿瘤经手术治疗预后良好,5年生存率大约为82.9%,马淑资等报道5年生存率为94.4%,10年生存率为92.9%。复发和转移一直是影响预后的重要因素。多数学者认为肿瘤的组织学分型与预后有密切关系。Chen等统计分析172例病例,认为年龄、外科治疗方式、有丝分裂程度、切缘与复发有密切关系;间质细胞构成、过度增生、间质异型性、有丝分裂程度、肿瘤切缘以及异源性间质成分与转移有密切关系。关于肿瘤大小对患者预后的影响,观点尚不统一,Lindquist等认为肿瘤大小对预后有影响,而Reinfuss等则认为无意义。Chaney等报道伴有间质过度增生,直径>5 cm的肿瘤具有很高的转移率,患者应当接受系统治疗。乳腺分叶状肿瘤即使是良性病变,也可能多次复发转移,成为恶性。良性肿瘤的复发率为5%～15%,远处转移率为2%～5%。5年生存率为80%。

六、护理

(一)术后护理

1.注意饮食

不要吃油腻的食物,不要吃容易胀气的食物,同时,要注意增加蛋白质的摄入量,多喝水,促进排泄。

2.保持良好的心态

专家指出,良好的心态有利于身体的恢复。患者一定要保持积极乐观的心态,避免情绪波动,坚决不能长时间精神压抑,特别是在经期前更要注意。

3.注意休息

乳腺分叶状肿瘤患者手术后,要保证充足的休息,劳逸结合,避免过度劳累,同时,适当参加体育活动,增强自身的抵抗力。

4.注意术后异常情况

手术后,如果手出现麻麻的感觉,不要过度担心,这是正常现象。但是要保证伤口引流袋的排空状态,避免感染。

(二)饮食护理

1.饮食应高蛋白低脂肪

有乳腺纤维瘤的女性应多食高蛋白低脂肪的饮食,如奶制品、鱼类、豆类、鸡蛋等,高蛋白可以多补充氨基酸,增加患者的营养和抵抗力,低脂饮食是为了避免脂肪摄入过多,堆积在乳房,加重乳房的负担,加重病情,要少吃油腻食品,如过多的肥肉、猪油等。

2.多食含维生素丰富的食品

患者应该多补充维生素,新鲜的水果、蔬菜里面含有丰富的维生素。小麦(面粉)、玉米、大豆及一些杂粮均有利于健康。大麦含有大量的可溶性和不可溶性纤维素。可溶性纤维素可帮助身体对脂肪、胆固醇和碳水化合物的吸收利用,并降低胆固醇水平。不可溶性纤维素有助于消化系统的健康,并预防癌症。坚果含有大量的抗氧化剂,可起到抗癌的效果。

3.宜吃的食物

猪的瘦肉、鸭肉、鸡蛋、莲菜、白菜、西红柿、黄瓜、茄子、芹菜、豆腐、苹果、梨、香蕉、西瓜、甜瓜、柿子、核桃仁、熟花生米、松子可以吃,多吃些新鲜蔬菜。

4.不宜吃的食物

不宜吃辛辣刺激性食物、牛羊肉、狗肉、辣椒、鸡肉、肥肉、鱼肉、葡萄、南瓜、香菜、苋菜、蜂蜜、葱、大蒜、白萝卜、海鲜、绿豆、冰激凌以及酸性、油腻食品。不能吃反季节蔬菜。不喝可乐、咖啡、牛奶、茶水、汽水、酒。

5.少吃含雌激素多的食品

因为乳腺纤维瘤的发病和雌激素密切相关,所以应该避免吃含有雌激素的食品,否则会加重病情。

(李佳怡)

第四节　男性乳腺癌

男性乳腺癌是乳腺癌中的罕见类型,占全部乳腺癌的1%以下,占全部男性恶性肿瘤的0.1%。在非洲本病发病率较高,最高可达15%,在欧美本病发病率其次,在亚洲本病发病率最低。虽然本病发病率不高,但近年来本病发病率有上升趋势,特别是70岁以上的男性患者。男性乳腺癌的发病呈单峰,峰值约为71岁。其生物学行为类似绝经后妇女乳腺癌,临床常易漏诊,肿瘤转移得早,预后较差,目前以手术治疗为主,同时联合放疗、化疗、内分泌治疗和靶向治疗等多种措施的综合治疗。手术是影响男性乳腺癌患者预后的关键。手术方式也是从传统根治术为主,到目前范围较小的改良根治术和局部切除术(包括全乳切除和肿物扩大切除)。对这三类接受不同术式的患者统计发现预后无显著差异。化疗患者生存率略高于非化疗患者,但未观察到化疗对预后的显著影响。对于放疗,多数文献认为没有明显证据能表明辅助放疗可以提高患者的整体生存期(OS)和无病生存期(DFS),但在一些回顾性的研究中发现放疗抑制肿瘤的局部生长。男性乳腺癌患者雌、孕激素受体表达率较高,内分泌治疗对其有明显效果。对于该类患者他莫昔芬是首选一线药物,有报道称其可提高男性乳腺癌患者的生存率。由于人表皮生长因子受体-2(HER-2)过表达的情况在男性乳腺癌患者中很少见,关于赫赛汀的靶向治疗报道极少,其疗效目前难以确定,仍需要大样本的研究来进一步证实其疗效。

综上所述,男性乳腺癌发病率低,绝大多数患者年龄较大,发病较晚,局部较重。早期发现是关键,及时手术并辅以化疗、放疗及内分泌治疗对于改善的患者生存状况,提高生存率有很大帮助。

一、病因

(一)遗传学

具有家族遗传史的人群相对风险指数较高(2.5),20%的男性乳腺癌患者一级亲属患有此病。遗传易感性与*BRCA*1和*BRCA*2基因的突变相关,5%～10%的女性乳腺癌属于常染色体显性遗传,常存在*BRCA*1和*BRCA*2基因突变。对于男性乳腺癌患者来说,*BRCA*1和

BRCA2 基因突变率可达到 4%～40%。一项对南加利福尼亚人群的调查表明，54 例男性乳腺癌患者无 *BRCA1* 基因突变，但有 2 例患者有 *BRCA2* 基因突变(4%)。英国一项对 94 例患者的调查未见 *BRCA1* 突变，但有 5 例患者 *BRCA2* 基因突变。

BRCA2 基因突变常见于年轻患者，提示预后较差。另外一项对 76 例患者的研究检测了多个基因，其中 8 例患者有 *BRCA1* 基因的突变，14 例有 *BRCA2* 基因突变，表明 *BRCA1* 基因突变可能较以往研究更为普遍。*BRCA1* 和 *BRCA2* 基因突变患者的中位年龄分别为 52 岁和 59 岁。

多发性错构瘤综合征与 *PTEN* 基因的突变相关，发病率为 1/250 000，主要临床表现是皮肤、黏膜、乳腺和甲状腺多发错构瘤，20%～25%的女性患者终生伴随患乳腺癌的风险。文献报道 2 例有多发性错构瘤综合征综合征家族史的男性乳腺癌患者，发病年龄均较早，且伴有 *PTEN* 基因的突变。另外，某些男性乳腺癌的发病同 *p53* 基因突变相关(利-弗劳梅尼综合征)。*CYP17* 基因编码 P450c17α 酶，该酶是调节类固醇合成的主要酶。

(二)职业因素

Palli 等研究了职业和男性乳腺癌遗传易感性之间的关系。在 23 位职业因素导致的男性乳腺癌患者中，4 位 *BRCA* 基因突变者中 3 位是或曾经是卡车司机；而在 19 位非 *BRCA* 基因突变者中，仅 2 位是卡车司机。另外，长期在高温环境中工作的男性，患乳腺癌的风险明显增加，主要原因可能是高温环境可导致睾丸功能衰竭。对佛罗里达消防人员的研究表明，尽管癌症的总死亡率不高，但由男性乳腺癌导致的死亡率明显增加。职业暴露、汽油和尾气也可增加患癌风险。目前公认的致癌物多环芳烃(PAH)存在于烟草烟雾和汽车尾气中。在肿瘤和良性肿瘤中均存在着 PAH-DNA 加成物，患有良性乳腺肿瘤的男性的肿瘤组织中 PAH-DNA 加成物的比例(27%)明显高于对照组(13%)。另外，高辐射环境使男性患乳腺癌的风险明显增加。动物实验表明，电磁波辐射可抑制松果体功能，增加褪黑素水平，从而增加乳腺肿瘤的发生率。

(三)内分泌因素

激素水平与男性乳腺癌的发病密切相关。目前学者普遍认为，肥胖可使男性体内雌激素水平升高，增加发病风险。此外，其他导致睾丸功能异常的疾病(如成年人腮腺炎、隐睾、先天性腹股沟疝等)或单、双侧睾丸切除术均可增加男性患乳腺癌的风险。克兰费尔特综合征患者性染色体中多加入了一个 X 染色体(通常为 47XXY)，临床表现为睾丸发育不全、男子乳腺发育、低睾酮分泌和促性腺激素水平增加，其患乳腺癌的风险较正常人群高。瑞典对 93 例男性乳腺癌患者的淋巴结活检结果表明，7.5%的患者具有额外的 X 染色体。克兰费尔特综合征患者因乳腺癌而死亡的比例等同于女性。催乳素是促进女性乳腺发育的必需激素，抑制催乳素合成可抑制已有乳腺肿瘤的生长。女性乳腺癌患者催乳素受体的阳性率为 83.0%，而男性乳腺癌患者催乳素受体的阳性率仅为 33.3%。进一步的对照研究表明，尽管男性乳腺癌患者和正常男性的循环催乳素水平没有明显差别，但由于垂体腺瘤患者存在高催乳素血症，导致患乳腺癌的风险明显增加。

Nagasawa 等的研究表明，给雄性瑞士鼠移植脑下垂体后，超过 50%的雄鼠会发生乳腺肿瘤。目前已有证据表明，酗酒与女性乳腺癌的发生相关，但与男性乳腺癌的发生还没有明确相关性。丹麦一项对于 11 642 例男性肝硬化患者的研究表明，酗酒导致患乳腺癌的风险是对照组的 4 倍。对女性来说，每日每增加 10 g 乙醇摄入量，乳腺癌的患病风险会增加 7%。欧洲一项对乙醇摄入和男性乳腺癌发病关系的对照研究表明，每日每增加 10 g 乙醇摄入量，乳腺癌的患病风险会增加 16%。

二、临床表现

男性乳腺癌最常见的临床表现是乳晕下方无痛性包块，伴乳头凹陷、溢血或溢液。佩吉特病较为少见，发生率仅为 1%，中位发病年龄为 60 岁。极少数患者乳房无包块，以腋窝淋巴结转移为首发症状。乳房常见 X 线表现是不规则包块，边缘不光滑，呈毛刺状。

三、辅助检查

B 超检查可探明包块浸润的范围和程度。影像学检查后还需进一步的活检明确病理性质，对每一位患者均需检测雌激素受体(ER)、孕激素受体(PR)和 HER-2 表达水平，以决定临床治疗和评估预后。此外，还应根据临床具体情况做实验室检查、胸部 X 线检查、骨扫描和腹部 CT 扫描，以明确病情发展程度。目前男性乳腺癌最明确的预后因素是确诊时肿瘤的大小和腋窝淋巴结有无侵犯。肿瘤最大直径介于 2～5 cm 者较最大直径小于 2 cm 者死亡风险高 40%，有淋巴结转移者较无淋巴结转移者死亡率高 50%。男性乳腺癌的 5 年总生存率在 40%～65%之间。Ⅰ期患者的 5 年生存率为 75%～100%，Ⅱ期患者的 5 年生存率为 50%～80%，Ⅲ期患者的 5 年生存率仅为 30%～60%。一项 335 例患者参与的大型临床研究比较了淋巴结转移对男、女患者的临床意义，结果表明，男性乳腺癌患者疾病进展较快，确诊时常有并发疾病。值得注意的是，男性患者较女性患者更少接受辅助化疗和内分泌治疗，接受化疗的患者发病时常分期较晚。

四、诊断

诊断主要包括三个方面的内容：临床评估、乳房 X 线或 B 超检查和针吸细胞学/组织学检查。对于浸润性疾病来说，细胞学的检查只能代表导管原位癌的结果，因此针吸组织学检查具有良好的确诊率。

乳房 X 线检查是诊断男性乳腺癌的有效方法之一，敏感度为 92%，特异性为 90%。B 超下浸润性乳腺癌的典型临床表现是实性包块，需进一步地活检证实病理性质。对于一些高度怀疑恶性的囊性包块也需进一步活检证实。

五、治疗

(一)手术

与女性乳腺癌的治疗方式相同，对大多数男性乳腺癌采用改良根治术及腋窝淋巴结清扫或前哨淋巴结活检术。回顾性研究表明，由于根治性乳腺切除术创伤大，且未能明确提高总生存率，已被改良根治术或单纯乳房切除术所取代。由于男性乳腺组织少，因此乳腺广泛切除术常需切除乳头，目前一些研究已表明这种方式并不能控制局部复发率。由于男性乳腺癌发病率低，目前尚无保留乳头、乳晕手术的相关文献报道。腋窝淋巴结清扫术也是治疗男性乳腺癌的常用术式之一，包括局部切除或广泛清扫，可明确淋巴结的转移状态以评估预后。同女性乳腺癌一样，前哨淋巴结活检术在男性乳腺癌诊治中也取得了令人鼓舞的结果。

(二)放疗

由于男性乳腺癌易发生乳头或局部皮肤侵袭，因此术后放疗比例较女性乳腺癌高。目前还无研究表明男性乳腺癌的放疗方式应与女性乳腺癌的放疗方式有所区别。放疗可控制局部复发率,但没有数据表明对生存率有潜在益处。影响局部复发的因素包括切缘状态、肿瘤大小、淋巴结侵犯数目。而局部皮肤侵犯并不作为局部复发的高危因素。

女性乳腺癌的常规放疗剂量是 50 Gy,分 25 次完成。照射范围包括胸壁、手术瘢痕、皮肤和局部肌肉。区域淋巴结的照射范围包括腋窝淋巴结、锁骨上淋巴结和内乳淋巴结。为了降低远期心血管并发症导致的死亡率,放疗时需应用特殊的装置来避免心脏和同侧肺的损伤。由于大多数患者确诊时已分期较晚,即使常规行区域淋巴结放疗也会增加相关毒性。因此除非患者局部淋巴结侵犯范围较为广泛,否则放疗应局限于上腋窝淋巴结和内乳淋巴结。

(三)全身治疗

由于男性乳腺癌患者多为老年人,化疗并发症的发生率高,行根治术耐受性差,故应在保证手术安全的情况下,对于无淋巴结转移患者考虑行改良根治术或者全乳切除及局部广泛切除术。目前关于男性乳腺癌辅助化疗的文献不多,但是学者一般认为同女性乳腺癌一样,化疗可以降低男性乳腺癌复发转移的风险。

有关男性乳腺癌辅助化疗的研究较少,但研究结果已表明男性乳腺癌患者可从化疗中获益。美国国家癌症研究所(NCI)对 24 例腋窝淋巴结阴性的Ⅱ期患者给予化疗,5 年生存率为 80%,远高于同期未接受化疗者。Anderson 报道了 51 例男性乳腺癌患者辅助治疗的研究结果:32 例患者接受了平均 6 个周期的化疗,84.4%是辅助化疗,6.3%是新辅助化疗,9.3%的患者同时接受了辅助和新辅助化疗。化疗方案中有 81%包含了蒽环类药物,9%加入了紫杉类药物,16%应用了 CAF 方案(环磷酰胺、多柔比星、氟尿嘧啶)。38 例患者接受了辅助内分泌治疗(92%使用了他莫昔芬,8%接受了其他治疗),其中 31 例肿瘤激素受体表达阳性,1 例阴性,6 例不明。结果表明,腋窝淋巴结阴性患者的 5 年和 10 年总生存率分别为 86%和 75%,而腋窝淋巴结阳性患者的 5 年和 10 年总生存率分别为 70%和 43%。对于腋窝淋巴结阳性的患者来说,辅助化疗可降低死亡风险(HR0.78)。

然而,从总生存率方面考虑,辅助内分泌治疗疗效更佳(HR 0.45,$P=0.01$)。11 例接受辅助化疗的腋窝淋巴结阳性患者(10 例接受了 CAF 方案,1 例为 CMF 方案),5 年生存率大于 50%,明显优于同期对照患者。辅助化疗可明显提高 5 年生存率,其中淋巴结阳性和激素受体阳性亚组获益更大。紫杉类和剂量密集型化疗在男性乳腺癌治疗中的地位尚未确定。普遍观点是,对于高危患者,尤其是激素受体阴性的患者,辅助化疗还是可以获益的。目前尚无辅助赫赛汀对男性乳腺癌的研究数据,但是基于赫赛汀在 HER-2 过表达女性乳腺癌中的卓越疗效,高危、HER-2 过表达的男性乳腺癌患者也可应用该药。

(四)进展期疾病的治疗

多年的治疗经验表明,内分泌治疗是转移性男性乳腺癌的主要治疗方法之一。最初的内分泌治疗主要以去势手术为主,包括睾丸切除术、肾上腺切除术和垂体切除术。1942 年,Farrow 等首次采用了睾丸切除术,从此,睾丸切除术成为进展期男性乳腺癌的标准内分泌治疗方式。一项对 447 例患者的回顾分析表明,睾丸切除术的有效率为 55%,肾上腺切除术的有效率为 80%,垂体切除术的有效率为 56%。睾丸切除术治疗有效的患者二线治疗更易有效,同时生存率可明显延长。他莫昔芬的应用进一步提高了转移性男性乳腺癌的治疗有效率,由于不具有手术相关死亡风险,作用具有可逆性,因此较睾丸切除术更易被男性患者接受,有逐渐取代去势手术的趋势。有关芳香化酶治疗男性乳腺癌在小样本研究中已取得可喜的成果,但还需进一步的大样本研究证实。

对于激素难治性男性乳腺癌,化疗可获益。文献报道的有效率从单用氟尿嘧啶的13%到CAF方案的67%。有关男性乳腺癌的大多数研究缺乏足够病例,大多数研究病例仅有1个指数级别。而对女性乳腺癌患者来说,序贯而不是同时应用内分泌治疗和化疗已成为常规治疗手段。有关赫赛汀在进展期男性乳腺癌患者的应用也仅有个案报道,而对不伴基因扩增病例的有效率尚需进一步研究。其他靶向药物(如贝伐单抗等)和相关血管生成抑制剂还没有相关资料。

总之,尽管有研究表明睾丸或肝功能不佳可能增加男性乳腺癌的患病风险,但临床上大多数患者并没有明确的风险因素。尽管男性乳腺癌与女性乳腺癌具有许多相似之处,但由于发病率低,所以缺乏大样本临床研究来最终确定最佳治疗方案。大多数研究表明,男性乳腺癌患者可从辅助化疗和内分泌治疗中获益。鉴于女性乳腺癌治疗上的巨大成功,推荐有高危或中危因素的男性患者接受辅助治疗。由于目前无男性乳腺癌患者接受辅助治疗的标准,因此推荐效仿女性乳腺癌的治疗方式和原则。例如,可根据肿瘤分级、腋窝淋巴结状态、肿瘤标志物和HER-2表达状况来评估预后。对转移性疾病也可效仿女性乳腺癌的内分泌治疗或化疗。由于男性乳腺癌对于雌激素治疗非常敏感,因此对于激素受体阳性的肿瘤可首选内分泌治疗。他莫昔芬是最普遍应用的一线治疗药物,尽管选择性芳香化酶抑制剂(如来曲唑、阿那曲唑和依西美坦等)目前已用于女性乳腺癌的一线治疗,但它们对男性乳腺癌的治疗作用数据仍不充足。对于激素耐药的患者可选择化疗。

六、围手术期护理

手术治疗是最有效的治疗方法。手术范围上至锁骨,下至腹直肌前鞘上段,外至背阔肌前缘,内至胸骨旁。将整个乳腺连同肿瘤周围至少5 cm宽的皮肤、胸肌筋膜及腋窝、锁骨下所有脂肪组织和淋巴结整块切除。切口彻底止血,并置一根胶管引流,缝合皮肤,皮肤有张力,减张后缝合,加压包扎伤口。

(一)术前护理

1.心理护理

男性乳腺癌患者多是在无意中摸到肿块的,没有足够的思想准备,而且男性患者在性格上较女性患者内敛,不善于倾诉,故易产生恐惧、悲观、羞怯等情绪。针对男性乳腺癌患者的心理特点,在患者入院后即进行护理干预,制订出宣教计划,并实施系统化的护理干预措施(包括认知、心理及行为干预)。同时针对不同患者的职业及文化背景,进行个体化的心理支持和疏导。护理人员应主动和患者谈心并给予心理支持;以健康教育的形式介绍乳腺癌相关知识,解释手术的必要性;并介绍成功的病例、手术医师的业务水平、医院的设备条件等,帮助患者树立战胜疾病的信心,以消除患者的忧虑、恐惧。鼓励他们走出病房,多与其他患者交流。对于老年男性患者,护理人员应鼓励配偶、子女及亲友多来探视,以消除患者的孤独,给予心理-社会支持。

2.术前准备

男性老年吸烟患者多伴有慢性支气管炎。而乳腺癌手术需气管内插管、全身麻醉,故术前重点是做好呼吸道准备,告知患者术前戒烟,训练深呼吸运动,术前注意保暖,防止感冒,以减少术后呼吸道感染机会。对于肿瘤局部破溃感染患者,应给予创面引流换药,以控制局部感染,为手术创造条件,并减少术后创面感染机会。老年患者各脏器储备功能降低,且多伴其他脏器慢性疾病(如高血压、糖尿病等),术前应请麻醉科共同讨论术中、术后可能出现的各种情况,做好相应急救药品、医疗设备(如呼吸机等)、医疗器械(如气管切开包等)准备工作。

(二)术后护理

1. 全身麻醉后护理常规

密切观察患者的神志、生命体征,并给予准确记录。严格控制输液速度,并准确记录每小时尿量,以防引起急性左心衰竭、肺水肿等并发症。男性乳腺癌患者有较高的吸烟率,术后出现肺部并发症的概率较女性患者明显升高。

2. 体位和营养

患者清醒后即改为半卧位,以利于肺部气体交换,增加呼吸深度。乳腺癌手术不影响消化道,故手术当晚即可进食。应鼓励患者多吃富含蛋白质及维生素的食物,以增强体质,促进伤口愈合,并为以后放疗和化疗打下良好体质基础。

3. 负压引流管的护理

由于男性乳腺组织较少,易早期侵犯胸肌筋膜、皮肤,也易穿透乳腺组织侵入区域淋巴结。故男性乳腺癌一般需行根治术,即要同时切除患侧胸大肌、胸小肌,所以男性乳腺癌手术创面大,同时为减小皮瓣张力,皮下游离范围广。因此保持腋窝及皮瓣下有效的负压引流十分重要。

要防止引流管扭曲、折叠、堵塞及滑脱,以保持引流管通畅。注意观察负压引流液的颜色、性状及引流量。一般术后 1～3 d 引流液为血性或淡血性,每日 50～100 mL,以后逐渐减少。如果发现活动性出血,应及时通知医师处理。

4. 皮瓣护理

男性乳腺癌手术需同时切除患侧胸大肌、胸小肌,故皮瓣血供差,易发生皮瓣坏死,因此术后皮瓣护理尤为重要。患侧胸部及腋窝需加压包扎,以防止腋窝及皮瓣皮下积液。胸部伤口绷带包扎应松紧适宜,以免影响呼吸。术后第 3 日打开胸部绷带,给伤口换药。此时应注意观察伤口渗出情况、皮瓣颜色,有无皮下瘀血,有无皮下积液。若发现皮瓣下方触之有波动感,则表明皮瓣下方积液,可穿刺抽吸,换药后再次加压包扎。

5. 患侧上肢护理及功能锻炼

患侧上肢淋巴水肿是乳腺癌术后常见并发症之一,一旦出现,将严重影响患者的生活质量。术后应仔细观察患侧上肢桡动脉搏动情况,观察末梢循环,测肢体温度。术后患侧上肢严禁测血压、抽血以及静脉或皮下注射,以防水肿发生,术后患侧上肢摆放于外展位并抬高 10°～15°,以促进血液及淋巴液回流。护士应定期测量左、右上肢周径,做到早期发现、早期干预治疗。术后患侧上肢要注意保暖,每日进行按摩,按摩由远端向近端进行,用力要均匀,每日 2～3 次,每次10～20 min,以促进患者的血液循环。同时患侧腋部加压包扎应适宜,以免影响患侧上肢远端血液供应。术后应向患者说明患侧上肢功能锻炼的重要性和必要性,鼓励和协助患者早期开始患侧上肢的功能锻炼。术后当日即可做手指运动,由拇指开始依次屈伸。术后 3 d 患侧上肢制动,避免外展上臂。术后 3～5 d 可活动腕关节、肘关节,继而活动肩关节。待拔除引流管后可鼓励患者用术侧的手进行自我照顾,如刷牙、梳头、洗脸等,抬高患侧上肢直至摸到对侧耳朵,并进行患侧上臂的全关节运动,如手指爬墙运动、转绳运动、滑绳运动等。功能锻炼要循序渐进,动作幅度要由小到大。功能锻炼可促进局部血液循环及淋巴回流,以减轻或防止患侧上肢水肿、肌肉萎缩及关节强直等并发症。

6.放、化疗前心理护理

患者术后2～3周将接受首次放、化疗。此时患者可能担心身体无法承受放、化疗的毒性反应，对可能发生的放、化疗不良反应产生恐惧和焦虑。在此期间应耐心介绍放、化疗的重要性和不良反应及对症治疗的基本知识，树立患者坚定的治疗信念。对术后化疗、放疗、内分泌治疗的患者，均应严密观察血常规、肝功能、肾功能、胃肠道反应，注意各种不良反应的发生；治疗期间鼓励患者多饮水，可适当进行户外活动，增强机体的抗病能力，但避免到人流量多的场所，以减少呼吸道感染的机会。治疗完毕，嘱患者定期来医院复查。

7.出院指导

嘱咐患者近期避免用患肢搬动/提取重物，勿在患肢手臂测血压、抽血、输液或注射等；勿长时间使用患肢，下垂时间不可过长，平时衣着要宽松，不紧勒肩、臂及腕部，坚持肢功能锻炼。治疗完成后定期复查，嘱家属密切注意患者的心理和病情变化，配合医院做好随访工作，嘱患者进低脂、富含维生素的均衡饮食，保持理想体重，减轻心理负担，保持乐观情绪，早日恢复健康。

七、心理护理

男性乳腺癌的心理护理尤为重要，由于本病少见，预后不良，患者极度恐惧。护士应热情、真诚、主动与他们交谈，耐心听取患者提出的有关疾病的问题，满足心理需要，并给予心理支持，增强机体调节系统机能及对疾病的耐受能力，针对患者的自卑心理，耐心开导。同时做好其周围人的工作，争取家属及单位的配合，使患者能安心治疗。

(一)男性乳腺癌患者的心理特点

患者一旦得知乳腺癌的诊断，无论采取哪种治疗手段均会使患者产生心理负担，导致一系列心理问题。所有患者均可经历以下痛苦心理过程：震惊、否认、抑郁、对抗治疗、适应。其心理问题主要表现在对自身疾病的怀疑、否认、恐惧、怨恨、沮丧、焦虑、抑郁、对抗治疗，由此可见男性乳腺癌可导致严重的心理障碍。另外，男性乳腺癌患者进行根治手术时，将胸大肌、胸小肌、乳房一同切除，改变了以往形体的完整性，给患者造成了一定的心理压力，从而丧失生存的信心，也使患者机体免疫力下降，内分泌功能紊乱，切口愈合迟。由于病程长，患者需要半年的时间化疗，费用高，更容易出现悲观绝望的负面心理，并且每时每刻面临乳腺癌复发的危险。以上诸多因素，严重影响患者身心康复及生存质量。

(二)心理护理策略

1.创造良好的周围环境

这对癌症患者尤其是男性乳腺癌患者至关重要。患者生存质量的提高有赖于家庭及社会支持与帮助，因此，首先要做好周围社会关系人员的思想工作，让他们帮助和关爱患者。家庭和社会的关爱与支持虽不能改变躯体的疾病，但能让患者感受到自己不是孤立地面对病魔，才能有勇气和信心战胜疾病，明显改善心理状态。良好的社会支持能减轻患者患病后的无助感，有利于患者保持乐观情绪，增强战胜疾病的信心。

2.加强与患者的沟通

在与患者的交流中，应及时解答患者所关心和担忧的问题，鼓励患者说出内心的苦闷和不快，鼓励家属与患者交流，使患者在精神和心理上获得支持和安慰。对已婚患者，应同时对其妻子进行心理辅导，使患者取得妻子的理解关心支持，也应从侧面了解患者及家属的情绪变化，加强患者及其家庭对变故的适应能力。

3. 解除自卑心理

针对男性乳腺癌患者容易产生的自卑心理，护理人员应向患者做好解释，告知患者将胸大肌、胸小肌、乳房一并切除，不会对工作及生活产生重大的影响，同时护理人员在患者面前要始终保持镇静、自信，给患者带来安全感。

4. 鼓励患者参加抗癌俱乐部组织的活动

定期组织同种病友相互交流，多让已经痊愈的患者现身说法，推广他们的康复及治疗经验，使其他患者增强战胜疾病的勇气和信心。

5. 音乐疗法

音乐疗法能优化情感效应，改善躯体功能，提高机体的抗病能力，可以调动患者积极的情绪，消除悲观绝望的消极情绪，使患者进入愉快轻松的境界。男性乳腺癌患者的心理健康问题已逐渐得到社会越来越多的关注，护理人员应给予患者更多的个体化关怀与护理，促使患者尽快走出疾病的阴影，接受周围人们乃至整个社会的关爱与支持，重新树立生活的信心，提高生存的质量。

（李佳怡）

第五节　乳腺癌

乳腺癌是发生在乳腺上皮组织的恶性肿瘤，99%发生在女性，发生于男性的仅占1%。据20世纪末的统计资料，全世界每年有130余万人被诊断为乳腺癌，而约有40万人死于本病。在我国，乳腺癌在城市中的发病率居女性恶性肿瘤的第二位，在一些大城市中已经上升至第一位，在农村居第五位。乳腺癌已成为妇女健康的最大威胁。

一、护理评估

（一）病因

乳腺癌的病因尚未完全清楚，研究发现，乳腺癌的发病可能与以下因素有关。

1. 激素

雌激素与乳腺癌的发生密切相关。

2. 乳腺癌家族史

第一级直系亲属有乳腺癌病史的女性，发生乳腺癌的危险性是正常人群的2～3倍。

3. 生殖因素

月经初潮早于12岁，绝经期迟于50岁，40岁以上未孕或初次足月产迟于35岁是乳腺癌发生的危险因素，流产会使妇女乳腺癌的发病率增加，而多次妊娠并足月产是防止乳腺癌的保护因素。

4. 乳房良性疾病可增加乳腺癌的危险性

研究证实，乳腺小叶增生或纤维腺瘤患者发生乳腺癌的危险性为正常人群的2倍。良性疾病可增加致癌或促癌物质的易感性，有些良性疾病与恶性疾病可能具有某种共同的高危因素。

5.口服避孕药物

口服含雌激素的药物。

6.饮食因素

进高脂肪与高热量饮食。饮酒亦可使乳腺癌的危险性增加。

7.生活因素

(1)吸烟:吸烟妇女患乳腺癌的危险是不吸烟妇女的1.26倍,患乳腺癌的危险与吸烟数量及吸烟总年限之间存在明显的正相关趋势。

(2)肥胖:体重增加是绝经后妇女发生乳腺癌的重要危险因素,60岁以上妇女,体重每增加10 kg,发生乳腺癌的危险性增加80%。

(3)精神因素:经受过精神创伤或生活困难等严重生活事件而引起精神压抑的妇女患乳腺癌的相对危险性增加到原来的2～3倍。

8.环境因素(电离辐射)

统计表明,在原子弹爆炸中幸存的妇女,乳腺癌的发病率增加,发病年龄提前。年轻妇女要避免大剂量的X线照射,否则晚年患乳腺癌的风险会增加。乳房钼靶X线片曾是诊断乳腺癌普遍使用的方法,目前医学界已逐渐认识到其可能存在潜在危险性。

(二)临床表现

乳房位于胸肌筋膜表面,上、下缘位于第2～6前肋之间,内、外侧位于胸骨边缘与腋中线之间。乳房由3种结构组成,分别为皮肤、皮下组织、乳腺组织。乳腺组织包括15～20个腺叶,每个腺叶内有一根输乳管,末端在乳头处呈放射状汇聚。腺叶间结缔组织中有许多与皮肤垂直的纤维素,连于皮肤和胸肌筋膜之间,成为乳房悬韧带(库珀韧带)。乳房的皮下淋巴管非常丰富,乳房的淋巴引流区包括腋窝、内乳、锁骨上引流区等。根据乳房的解剖特征及肿瘤累及范围,乳腺癌的临床表现主要包括乳房肿块、皮肤改变、乳头乳晕异常、区域淋巴结肿大等。

早期乳腺癌通常不具备典型的症状及体征,不易引起重视,常在体检或者乳腺癌筛查中发现,乳腺癌的典型症状包括下列几点。

1.无痛性肿块

乳腺的无痛性肿块是最常见的症状。肿块呈浸润性生长,质硬,表面不光滑,与周围组织分界不清楚,活动性差,多单发,常见于乳腺的外上象限。多为患者无意中发现。

2.乳头溢液

非妊娠期从乳头流出血液、浆液、乳汁、脓液,或停止哺乳半年以上仍有乳汁流出者,称为乳头溢液。乳头溢液的原因很多,常见的疾病有导管内乳头状瘤、乳腺增生、乳腺导管扩张症和乳腺癌。原发于大导管的乳腺癌或导管内癌常合并乳头溢液,多为血性,溢液量可多可少,间歇出现。溢液常污染内衣而被发现。单纯表现为溢液者少见,多合并有乳腺肿块。

3.乳头和乳晕异常

乳腺的纤维组织和导管系统受侵犯时可发生收缩,牵拉乳头,使乳头偏向病变侧,进而出现乳头扁平、回缩,甚至完全陷于乳晕内。

乳头和乳晕的湿疹样改变常是佩吉特病的表现。早期可见乳头增厚、变红、粗糙,或表现为结痂、脱屑,伴有少量分泌物,揭去痂皮可见鲜红糜烂面,经久不愈。进一步发展可侵犯乳晕,形成大片糜烂,整个乳头被浸润而消失。

4.乳腺皮肤异常

当乳腺肿块浸润性生长累及乳房悬韧带(库珀韧带)时可导致肿块表面皮肤凹陷,即出现"酒窝征"。侵及皮肤及皮下淋巴管可产生皮肤水肿、凹凸不平,形成橘皮样外观;肿块增大到一定程度可以出现皮肤的溃烂,形成癌性溃疡。炎性乳腺癌表现为皮肤的红、肿、热、痛等急性炎症性改变,可以波及整个乳腺,皮肤增厚、粗糙,整个乳腺变硬。

5.区域淋巴结肿大

典型的转移性淋巴结一般质硬,无触痛,癌细胞突破包膜后相互融合,与周围组织粘连,活动度差。同时,转移的淋巴结可直接压迫、侵犯周围淋巴、血管等,引起相应症状。腋窝淋巴结肿大最常见,与病期相关,T_1 期病例腋窝淋巴结转移率 20.3%,T_3 期病例腋窝淋巴结转移率为 76.6%;锁骨上淋巴结肿大预示病期已晚,不宜行根治性手术治疗。肿瘤细胞也可以逆行转移而产生对侧腋窝或腹股沟的淋巴结肿大。

6.全身转移症状

晚期乳腺癌多以血行播散造成全身转移,最常见的是肺转移,其次为转移至骨、肝、软组织、脑等部位,表现出相应的临床症状和体征。

(三)扩散与转移

乳腺癌在局部扩展可侵及皮肤,引起皮肤粘连、水肿(橘皮样变)、出现卫星结节或溃疡。向深部侵及胸壁肌肉、肋骨等,可与胸壁固定。向外扩散的主要途径为淋巴结转移及血行转移。以往的观点认为乳腺癌在初期是一个局部性病变,随着病变的进展从乳腺内的单个病灶以弥散性扩散方式转移至区域淋巴结,最后才扩散至远处器官。目前学者则认为乳腺癌淋巴转移的方式不是弥散性,而是以瘤栓的方式进行;淋巴转移和血行转移在时间次序上也不存在先后的关系,两者可同时发生,甚至血行转移可先于淋巴转移;区域淋巴结对肿瘤的扩散并无阻拦作用。这种观念的更新对乳腺癌治疗产生了重要影响。

1.局部浸润

癌细胞可沿筋膜或导管间隙蔓延,进而侵犯乳房悬韧带及皮肤。

2.淋巴转移

转移部位与原发部位有一定关系。原发癌灶位于乳房内侧者,约 70%可发生胸骨旁淋巴结转移。

(1)腋窝淋巴结转移:为乳腺癌淋巴转移的主要途径。腋窝淋巴结转移的临床诊断有一定的假阳性率及假阴性率。腋窝淋巴结有无转移,转移的程度及转移淋巴结的数目对预后均有重要影响。

(2)内乳淋巴结转移:其发生率与乳腺肿瘤的大小有关。原发灶<5 cm 者内乳淋巴结转移率为 19%;原发灶>5cm 者内乳淋巴结转移率为 37%。内乳淋巴结转移还受原发灶的部位及腋窝淋巴结转移的影响。

(3)锁骨上淋巴结转移:一般在腋窝或内乳淋巴结有转移时才会发生。它的出现为预后不良的表现。

3.血行转移

血行转移可沿淋巴途径进入静脉,也可直接侵入血液循环,发生远处转移。血行转移很多见,常见的部位有肺、胸膜、骨、脑、眼睛、肝、卵巢、肾上腺和脑下垂体等。近年来的研究发现乳腺癌的血行转移可以发生在疾病的早期,甚至有人认为乳腺癌从一开始就是一种全身性疾病。

全身性化疗对提高乳腺癌的治愈率有重要意义。但从临床实践来看，许多乳腺癌患者在局部治疗后得到治愈，说明并非所有乳腺癌患者在初次治疗时都已有播散性病变，局部病变的控制对预后亦有重要作用。

（四）辅助检查

早期预防、早期发现、早期治疗是治疗乳腺癌的关键。早期诊断既可减少乳腺癌死亡风险，又能有效地减少治疗的代价，使患者免受乳房切除、腋窝淋巴结清扫及辅助性化学治疗等，治疗后其乳房外观、上肢功能和全身状况更接近健康状态。

1. X线检查

目前常用的是乳腺钼靶摄影，是近期国际上推荐乳腺癌筛查的主要方法，可用于发现查体时摸不到肿块的乳腺癌。其直接征象表现为乳腺内肿块影，肿块形态可呈结节状、不规则状或分叶状；边缘模糊或呈毛刺状；肿块密度一般较乳腺腺体高，内部可有出血、坏死或钙化。一般恶性钙化的颗粒微小，呈圆形、不规则多角形，较密集，局限在一处或成丛成簇。皮肤由于淋巴管受侵而增厚。乳头内陷，有腋窝淋巴结肿大影等。X线检查一般用于40岁以上的妇女，因该年龄段妇女乳腺对射线不敏感，放射损伤有限，且容易发现异常征象。

2. 乳腺导管造影

疑有乳腺导管病变时需做此检查，特征是因肿瘤的浸润、梗阻、破坏而导致的乳腺导管壁僵硬、局部狭窄、管壁不规则破坏或突然中断。

3. B超检查

腺癌超声的重要表现是肿瘤向周围组织浸润而形成的强回声带，正常乳腺结构被破坏以及肿块上方局部皮肤增厚、凹陷等影像。超声检查对于鉴别肿物的囊性、实性很有帮助。

4. CT检查

CT能够显示更小的病灶，并可以观察病灶与周围组织的关系，有无皮肤及胸壁的受侵；对区域淋巴结，尤其是内乳淋巴结、锁骨下淋巴结和腋顶淋巴结的检测率较高；对于肺、脑转移更是一种常规检测方法。

5. MRI检查

MRI具有良好的软组织分辨率，无放射损伤，对乳腺癌具有较高的敏感性。

6. 正电子发射断层-计算机断层扫描（PET-CT）检查

PET-CT全身显像能探测原发性乳腺癌和术后复发病灶，同时能发现腋窝、纵隔淋巴结和肝脏、骨等全身转移灶。在对肿瘤及淋巴结的局部和远处转移的检查中，其敏感度为96%，特度为7%。因此，PET-CT对乳腺癌的早期诊断、分期、疗效评价和预后判断等具有重要的临床意义。由于PET-CT检查价格高，不适宜用于常规普查，且^{18}F-FDG不是肿瘤特异性显像剂，炎症、肉芽组织均可表现为假阳性；生长缓慢和小的肿瘤可为假阴性；肿瘤残留细胞密度低，则对^{18}F-FDG的摄取减少，有时甚至不摄取而造成假阴性。

7. 近红外线扫描

近红外线乳腺扫描是利用其对血红蛋白吸收特性形成图像，主要观察血管有无异常表现，用此来鉴别良性、恶性肿瘤更有意义。

8. 乳腺导管内镜

该检查主要适用于有乳头溢液、怀疑病变位于乳腺大导管内而临床查体触及不到肿物，检查的同时可取活检。

9. 病理检查

病理检查包括囊性或实性肿物的针吸穿刺检查、实性肿物的切检以及脱落法细胞学检查。

10. 肿瘤标志物检测

CEA、CA153(单点降抗体)的检测对乳腺癌的诊断、疗效判定一定参考价值。尤其是孕激素受体(PR)、雌激素受体(ER)及人表皮生长因子受体-2(HER-2)的检测对判断预后、指导治疗均有重要价值。

(五)治疗

乳腺癌是全身性疾病,一般采取以手术治疗为主的全身综合性治疗,主要治疗方法有手术、化疗、放疗、内分泌治疗和生物靶向治疗。Ⅰ、Ⅱ、Ⅲ期以手术治疗为主,Ⅳ期以化疗为主。

1. 手术治疗

手术治疗主要有乳腺癌根治术、乳腺癌扩大根治术、乳腺癌改良根治术、乳房全切除术、保留乳房的乳腺癌切除术。

2. 化疗

(1)术后的辅助化疗:术后的辅助化疗是乳腺癌治疗的重要组成部分,无论是绝经前还是绝经后,化疗均能降低复发率和死亡率,但对绝经前患者效果更为显著。

(2)新辅助化疗:新辅助化疗又称术前化疗或诱导化疗,是局部晚期乳腺癌、炎性乳腺癌的规范疗法,可以使肿瘤降期以利于手术,或变不可手术为可手术。其方案与术后辅助化疗方案基本相同。

(3)复发或转移性乳腺癌化疗。

既往蒽环类治疗失败:①使用单药紫杉类,即多西他赛、紫杉醇、白蛋白紫杉醇。②联合化疗,采用 TX 方案、GT 方案、TP 方案。

既往蒽环类和紫杉醇类治疗失败:①单药方案,即卡培他滨、长春瑞滨、吉西他滨。②联合方案,采用 NP 方案、GP 方案、NX 方案。

3. 放疗

放疗属于局部治疗,随着保乳术的兴起,放疗在乳腺癌综合治疗中的地位越来越高。

(1)乳腺癌术后放疗指征:单纯乳房切除术后;根治术后病理报告有腋中群或腋下群淋巴结转移;根治术后病理检查证实转移性淋巴结占检查淋巴结总数的一半以上,原发灶位于乳房中央或内侧者做根治术后,尤其有腋淋巴结转移。

(2)保乳术后放疗指征:除 70 岁以上,且激素受体阳性、腋窝淋巴结阴性、局部肿块、切缘阴性的患者可以单纯使用辅助内分泌治疗以外,一般情况下所有接受保乳术的患者都应行全乳放疗。

放疗剂量:病灶区剂量与复发灶大小有关,复发灶<3 cm 者,剂量在 6 000 cGy 即可;病灶更大者,剂量应在 6 500~7 000 cGy。预防照射剂量以 5 000 cGy 为宜。

4. 内分泌治疗

凡是 ER 阳性的患者,不论年龄大小、月经状态、腋淋巴结状态和肿瘤大小,都应采用辅助的内分泌治疗。内分泌治疗的基本目的是降低体内雌激素水平,抑制乳腺癌细胞生长繁殖。

5. 生物靶向治疗

分子靶向治疗适用于 HER-2 阳性过度表达的患者。推荐使用曲妥珠单抗治疗。

二、主要护理诊断/问题

1.焦虑恐惧

焦虑恐惧与不适应住院环境,担心预后、手术影响女性形象及今后家庭、工作有关。

2.有组织完整性受损的危险

其与留置引流管、患侧上肢淋巴引流不畅有关。

3.知识缺乏

患者缺乏术前准备、术后注意事项、术后康复锻炼的知识。

4.睡眠障碍

睡眠障碍与不适应环境改变及担心手术有关。

5.皮肤完整性受损

皮肤完整性受损与手术有关。

三、护理目标

(1)患者能够积极面对自我形象的变化。

(2)患者能复述患肢功能锻炼的知识且能正确地进行功能锻炼。

(3)患者未发生并发症,或并发症被及时发现和处理。

四、护理措施

(一)心理支持

乳腺癌的治疗和康复往往需要6个月甚至1年以上,患者的心理反应随着病情和治疗的变化会有不同的表现。大多数患者是经过手术才确诊为乳腺癌的,因而术前通常存有侥幸心理,希望自己能幸免于患上乳腺癌。而那些在手术之前经病理诊断确诊的患者,一方面迫切地希望能够通过手术治疗拯救自己的生命,另一方面又因为手术切除乳房使躯体功能的完整性受损,使其作为女性的感觉和自尊心受到威胁,所以心理上处于极其矛盾的状态,产生激烈的心理反应。手术结束后,面对既定事实,患者通常会更关注手术后的治疗及治疗效果。由于多数患者需要化疗,而化疗的不良反应(如呕吐、脱发等)使患者对化疗产生了恐惧,与此同时,患者还要担心自己的身体不能耐受连续6个疗程的化疗。

由于部分患者尚须放疗,对疾病可能进展的恐惧再次使患者认定自己的生命受到了威胁。患者出院前除了对治疗的担心之外,还开始对自己能否重新融入社会产生怀疑,例如,乳房的缺失使得患者觉得自己失去女性的魅力,患肢功能障碍使患者觉得自理能力受到限制,性生活受到前所未有的挑战,家庭和社会能否认同自己,癌症患者的婚姻能否延续等。有些患者出院后不愿外出,害怕见到熟人、朋友,害怕他人会以异样的眼光看待自己,甚至部分患者宁可搬离自己熟悉的住处,离开熟悉的群体。在整个乳腺癌的手术治疗过程中,医护人员可应用健康教育、制订专科疾病知识教育手册、请康复的病友介绍治疗和康复的经验及体会等方式,使患者了解疾病的性质,了解可选的治疗方法、治疗后可能带来的问题以及解决的方法等,从而取得患者积极的配合,使患者尽早康复。

临床护理人员应该经常接触患者,与患者谈心,认真倾听患者的心声,使其不良情绪得到发泄,耐心地解释其病情并且鼓励术前患者去探望术后患者,鼓励患者相互交流,让她们认识到手术并不像自己所想的那么可怕。患者出院后,家庭支持尤其是配偶的支持对于患者恢复日常生活极其重要。患者手术后肢体活动受限,连续的化疗使得体力不支而性欲下降,导致性生活次数减少,甚至消失。部分患者由于失去了乳房,失去了有性生活意义的一部分身体感官,感到自己作为女性的吸引力下降而回避配偶。有相当一部分患者由于不能肯定化疗期间能否进行性生活而干脆停止治疗,或者担心性生活会加速自己肿瘤的转移或复发而拒绝性生活。配偶作为家庭重要的支持成员,应该鼓励患者吐露自己的心声,经常分享心中的感受,同时经常陪同患者进行后续治疗,与患者共同经历治疗过程,使得相互之间的感情更加融洽、亲密。

此外,应该明确的是,性生活不会导致肿瘤的转移或复发。相反,和谐的性生活能使患者压抑的心情得到有效的缓解,从而能更积极地面对生活,提高其生活质量。

乳房切除术后较长的瘢痕、不对称的胸壁使很多患者在手术后一段时间内不敢直面自己已经愈合的手术切口,心理上难以接受自己外形的改变,容易产生自我形象紊乱,导致其很难适应乳房切除后生活的变化,并把自己归入残疾人的行列之中。在此过程中,患者家庭及亲友的理解与支持对患者恢复自信心、接受自己的新形象起着重要的作用。配偶尤其应该给予患者心理支持,主动关心患者的心理变化,创造一个轻松愉快的家庭环境,使患者感到形体的改变并不会影响配偶和亲友对自己的关爱。而且,形体的改变可以通过假体的佩戴得以改善,患者应该积极地使自己不良的心理状态得到调整,促进机体尽快康复。多数乳腺癌患者经过了痛苦的病程后,会比以往更加热爱生命,更珍惜身边的一切,对于医师的建议更加容易遵从,能主动地进行之后的长期随访,对今后生活的信心也更加充足。

(二)饮食护理

合理膳食,加强营养。古人云:民以食为天。实际上就是说生命的维持要靠饮食。合理的膳食能增加机体对放疗的耐受力和免疫力,减缓或抑制肿瘤的发展,有利于顺利完成放疗。故应多进营养价值高的食物,如蛋类、乳类、鱼类、动物的瘦肉、新鲜蔬菜和水果、大豆及其制品、花生、香菇等。戒烟、酒及辛辣食物,不食烟熏、油炸、火烤、腊制的食物及腌菜。自觉改变不良生活方式及不良嗜好,坚持进食,保证放疗按计划完成。

(三)放疗的护理

1.放疗并发症的防护

(1)放射性皮炎:大面积胸壁放疗或腋窝皱褶及潮湿处皮肤放疗,易出现一定程度的皮肤反应。出现Ⅰ级皮肤反应(干性反应),可局部继续涂抹比亚芬软膏;出现Ⅱ级皮肤反应(湿性反应),可使用重组人表皮生长因子衍生物(金因肽)外喷,也可给予"烧伤三号"纱布湿敷或涂抹美宝湿润烧伤膏。并用冰袋局部冷敷,降低皮肤温度,减轻局部炎性反应。避免摩擦照射野皮肤并保持腋窝处透气、干爽。站立或行走时患者宜穿宽松、柔软、吸湿性强的棉质衣服,保持患侧手叉腰的动作;采用卧位时患者宜将患肢举过头顶或外展,使腋窝处尽量敞开。

(2)放射性食管炎:指导患者进流质或半流质食物,禁食粗、硬、辛辣刺激性食物,忌食过热的食物,宜少食多餐,缓慢进食,进食后吞服温开水以冲洗食管。

(3)放射性肺炎:患者出现咳嗽、咳痰、发热、胸闷、气短等,可按医嘱用抗生素、激素、支气管扩张剂治疗,必要时给予吸氧,严重者应暂停放疗,注意休息、保暖,预防感冒。

(4)乳腺癌脑转移行脑放疗的患者,治疗中可出现颅内压增高。此时,应按医嘱立即快速滴注甘露醇,必要时遵医嘱静脉注射 5 mg 地塞米松,严密观察患者恶心、呕吐、头晕、头痛等情况。

2.注意血象变化

每周行血常规检查，当白细胞计数$<3\times10^9/L$时，应暂停放疗，并按医嘱给予升白细胞药物治疗；给房间紫外线消毒，每日2次；限制探视等。当白细胞计数$<1\times10^9/L$时，行保护性隔离。

(四)患肢水肿的护理

1.避免上肢血流过快

避免进行高强度的上肢锻炼、搬运重物、暴露于高温环境（热水浸泡、日光下暴晒、桑拿浴），以及感染等。

2.避免淋巴回流阻力增加

避免穿过紧的内衣、戴项链等压迫锁骨上区，避免上肢感染使局部组织纤维化、淋巴管狭窄。

3.皮肤护理

(1)防止感染：注意避免患肢外伤、抽血、肌内注射、量血压或静脉注射、提重物和长时间下垂，避免昆虫叮咬，预防皮肤损伤。一旦出现皮肤损伤，应立即处理。

(2)按摩：按摩是目前治疗淋巴水肿最重要的手段，通过按摩可清空周边组织淋巴管，从而加速患侧上肢的淋巴液回流。按摩要由有经验的专业按摩师进行。

(3)压力手套：经特别设计，使压力集中在手臂下半部，压住肿胀的部位，避免体液积聚；同时作为患肢的支架，帮助肌肉泵走体液，以预防患肢淋巴水肿及避免肿胀恶化。

4.压力泵疗法

将可充气的袖套套于水肿肢体，间断充气，使水肿液向心流动。这些空气压力设备多为多腔房、序贯性、可调节压力梯度的泵，泵压力向心如波浪一样递减，将水肿液挤入血液循环。此法在淋巴水肿早期、明显的皮下纤维化发生前有一定疗效。

5.药物治疗

目前尚无有效药物。近期研究表明苯并吡喃酮类可能是一类有希望的药物，该类药可与沉积在组织间隙中的蛋白质结合，增强巨噬细胞的吞噬功能，诱导蛋白质水解，从而改善症状，然而其长期疗效有待进一步研究证实。

五、健康教育

1.功能锻炼

鼓励患者在日常生活中逐渐做一些力所能及的事情，有计划地做一些提、拉、抬、举等锻炼，以增强患肢力量。乳腺癌患者的患肢功能锻炼操如下。

第一节热身运动：脚与肩同宽，双手臂配合吸气、呼气上下做环绕动作。

第二节甩头运动：左右甩头。

第三节抬头运动：低头，双手抬至胸前，抬头，双手相握，举过头顶，配合前后踮脚动作。

第四节伸臂运动：左右移重心，手臂依次上升，配合抬头动作。

第五节侧腰运动：侧腰，低头含胸，缓慢起立后双肩向后环绕。

第六节转腰运动：左右移重心转腰，手臂弯曲。

2.皮肤护理

指导患者保持照射野标记清晰，若模糊，应及时找医师描画。保持局部清洁、干燥、通风。

穿棉质衣物。局部出现瘙痒时勿抓挠,及时给予局部皮肤降温。出现皮肤问题时及时告知医务人员。

3.佩戴义乳

在手术切口完全愈合后,就应及时佩戴义乳,不要给自己和别人留下残缺的印象和记忆,完美的形象会减轻患者失乳的痛苦。要坚持佩戴义乳,以便促进康复,维持身体平衡,防止斜颈、斜肩和脊柱侧弯。佩戴时注意两边平衡、对称、合体。手术后患者的胸部几乎是皮包骨,放疗后皮肤的弹性下降,皮下肋骨显露,义乳的弹性可起到保护胸部的作用,能缓冲外力,防止外力对胸部的伤害。

4.性生活

术后5年内必须避孕,5年后若无复发的迹象,可在医师的指导下妊娠。避孕不宜使用任何激素类避孕药,可采用戴避孕套、上环等方法,或咨询妇科医师。

5.建立良好的生活方式

调整好生活节奏,保持心情舒畅。积极参加社交活动,避免或减少精神、心理紧张因素,避免情绪刺激和忧郁,保持乐观、平和的心境;饮食起居有规律,保持睡眠充足,坚持适当锻炼,增强机体抗病能力。

6.定期复查

乳腺癌患者易出现淋巴转移(最多见的是腋下淋巴结转移,其次是锁骨上淋巴结转移)和血运转移(最常见的是肺转移,其次为骨、肝和脑转移)。为早期发现转移征象,坚持定期复查尤为重要。综合治疗后应按规定的时间复诊,术后第1年每3个月复查一次,以后每半年复查一次,5年后可每年复查一次。若出现淋巴结肿大、咳嗽、胸痛、骨痛、肝区不适、头部不适等症状,应及时行相应的检查。

(李佳怡)

第六节　乳腺癌放疗的护理

一、乳腺癌的放疗

1.根治性放疗

对原发或转移灶均给予肿瘤根治剂量的放疗,但受许多因素限制或影响,给予肿瘤充分剂量的同时,还要考虑肿瘤周围正常组织的耐受剂量。Ⅰ～Ⅱ期乳腺癌为根治性放疗的适应证。

2.姑息性放疗

姑息性放疗对原发或转移灶放疗,仅能缓解症状,推迟肿瘤生长,提高患者生存质量。晚期肿瘤或转移病灶(骨、脑、软组织等)均为适应证。

3.术前放疗

对不适宜手术的乳腺癌(如局部晚期病灶或炎性乳腺癌)进行高姑息剂量的放疗。术前放疗降低癌细胞活性,减少癌细胞播散,消灭照射野内亚临床病灶,使肿瘤病灶缩小,提高手术切除率和根治手术切除率。

4. 术后放疗

术后放疗的作用在于弥补手术的不足，消除手术残留的亚临床病灶。最近几年，术后放疗的技术水平在不断提高，有助于保存乳腺的质量，减少和杜绝局部区域的复发，并且减少并发症的发生。在放疗中实施CT扫描及三维图像重建基础上的计算机优化，临床上开展三维适形放疗(3D-CRT)和调强放疗(IMRT)技术。这两项技术正在逐步取代常规放疗的简单平面设计、剂量强度不变的治疗模式。调强及适形放疗技术会使乳腺及区域淋巴结区的剂量分布更加均匀，提高靶区剂量，减少心脏和肺所受的剂量，减少放疗并发症。三维调强适形放疗是目前较先进的放疗手段，采用CT扫描定位，根据瘤的立体形状将放射线聚焦在肿瘤靶区内，使靶区接受剂量最大，靶区周围正常组织受量最小，以增强肿瘤控制率，减少正常组织损伤，改善患者的生存质量。

二、护理诊断

1. 知识缺乏

患者缺乏对乳腺癌放疗的知识及自我护理知识。

2. 焦虑

焦虑与对癌症的恐惧和担心疾病预后有关。

3. 营养失调

营养失调，低于机体需要量，与癌细胞高消耗、放疗所致副作用有关。

4. 有组织完整性受损的危险

其与患侧上肢淋巴引流不畅有关。

5. 自我形象紊乱

其与放疗引起患者皮肤颜色改变等外貌变化有关。

6. 舒适改变

其与恶心、呕吐、放疗不良反应有关。

7. 活动无耐力

其与放疗所致疲乏、胸闷、食欲减退、营养不足有关。

8. 有感染的危险

其与放疗后骨髓抑制有关。

9. 有皮肤完整性受损的危险

其与放疗后的放射性皮肤损伤有关。

10. 潜在并发症

放射性皮肤损伤、放射性肺炎、放射性食管炎，与放疗后不良反应有关。

三、护理措施

(一)放疗前护理

1. 健康指导

调查患者对乳腺癌疾病相关知识的认知程度，了解患者的情绪及心理变化，并针对性地实施健康教育与心理护理。健康教育的内容包括乳腺癌常识、治疗方法、治疗目标、注意事项、并发症的预防等，心理护理内容包括心理评估、心理疏导和自信心的建立。

2.心理疏导

乳腺癌不同于其他恶性肿瘤，患者手术切除范围大，破坏了胸大肌及相关的血管与神经组织，造成单侧或双侧乳房缺如、胸壁瘢痕、外观体形的改变。因此，乳腺癌患者的心理障碍发生率远高于其他恶性肿瘤患者，心理干预显得尤为重要。

(1)放疗前，耐心地向患者及其家属讲述放疗的过程、放疗中可能会出现的情况、放疗过程的注意事项以及放疗后患者会产生的不良反应和应对方法。同时告知患者，良好的配合可以预防或者减轻不良反应，争取患者的配合。

(2)尽可能地为患者提供简单易懂的宣传手册，并带患者提前熟悉放疗机房的环境，实地观摩放疗的全过程，以使患者尽快消除紧张、恐惧、悲观心理。

3.综合评估

放疗前对患者进行综合评估，了解其手术切口的愈合情况，观察患肢的血运情况，评估肢体功能和营养状况，通过综合评估结果鼓励患者进行患肢的康复运动，增加饮食营养，以提高机体对放疗的耐受性。教会患者掌握正确、有效的预防放射性皮炎的护理措施；矫正贫血，应戒烟、戒酒，改善全身情况，预防感冒，提高自身免疫力；若照射区皮肤有伤口，应在接受照射前，将伤口妥善处理，使之愈合，若有感染，须控制感染后再行放疗。

4.放疗注意事项

放疗患者进入放射治疗室不能带金属物品，如手表、项链、钢笔、耳环、金属假牙、钥匙等，以免增加射线吸收，加重皮肤损伤。

(二)放疗期间护理

1.心理护理

(1)放疗中，患者会因各种不良反应引起的不适、痛苦，或原有症状加重，误认为病情恶化，失去治疗信心，甚至要求中断放疗，护士应加强与患者沟通，对患者表示同情、理解，多关心、体贴患者，及时发现问题，有针对性地宣教、疏导，解释通过对症治疗，症状会逐渐缓解，指导患者面对现实，树立战胜疾病的信心。

(2)请康复放疗患者现身说法。争取患者家属的积极配合，对家属进行健康宣教，鼓励家属多陪伴患者，给予亲情和温暖，使患者获得情感支持的同时满足患者的生活需求，为患者营造一个温暖的环境，使其坚持完成放疗。

2.皮肤护理

在放疗过程中，射线可对照射部位皮肤产生损伤，造成局部皮肤干性或湿性放射性反应，引起局部皮肤瘙痒、色素沉着、蜕皮甚至湿疹、溃烂，因此，加强化疗患者的皮肤护理非常重要。

(1)告诉患者照射部位的皮肤改变及一些不适症状是正常现象，能够通过科学护理得到缓解，消除患者的恐慌。

(2)告知患者保持照射部位皮肤清洁、干燥使皮肤不破损，可遵医嘱预防性使用皮肤保护剂。

(3)告知患者选择全棉柔软内衣，避免粗糙衣物摩擦。

(4)可用温水和柔软毛巾轻轻沾洗照射野，局部禁用肥皂擦洗或热水浸浴。

(5)局部皮肤禁用碘酒、酒精等刺激性消毒剂，避免冷热刺激，如热敷、用冰袋等。

(6)照射区皮肤禁作注射点。

(7)忌外涂化妆品，不可贴胶布，因氧化锌可产生二次射线，加重皮肤放射性损伤，照射区皮肤禁涂氧化锌,同时禁止剃毛发,宜用电剃须刀,防止损伤皮肤造成感染。

(8)禁止用手抓挠,保持皮肤完整性,严格按照美国肿瘤放射治疗协作组(RTOG)急性放射性损伤分级标准进行观察及处理。

(9)保持照射野标记清晰。

3.肢体功能锻炼

由于手术切除破坏了胸大肌及相关血管、神经,加上照射后可引起淋巴管阻塞,淋巴回流不畅及腋窝皮肤肌肉纤维化形成,易导致上肢水肿及功能障碍,应指导患者加强患侧肢体功能锻炼。常见的锻炼方法有爬墙运动、梳头运动、摆臂运动及扩胸运动。放疗期间最适合做的运动就是爬墙运动。具体方法如下:手臂沿墙壁向上伸达最大限度,停留3~5 s再慢慢放下,反复进行。每次以不疲劳为宜,每日3～4次。在照射野皮肤不受损伤的情况下配合梳头运动、扩胸运动及局部按摩。通过进行以上锻炼可以促进淋巴回流,减轻上肢水肿,预防皮肤、肌肉纤维化。

4.饮食护理

患者在放疗期间会出现不同程度的食欲下降、消化功能降低等,因此应鼓励患者进食,少食多餐,加强营养,进清淡、低脂、高热量、高维生素、易消化、无刺激性的食物,如一些动物肝脏、乳制品、蛋类、鱼类及新鲜蔬菜、水果等,进食的种类和数量以患者的偏爱为基础。指导患者多饮水,每日3 000 mL以上,促进机体代谢、排泄,加速放疗所致肿瘤细胞大量破裂死亡而释放的毒素排出身体,减轻全身的放疗反应。

5.疼痛的护理

放疗患者除肿瘤本身引起的疼痛,还有放疗不良反应引起的疼痛,如放射性皮肤损伤、放射性肺炎、放射性食管炎等。如果不及时处理,患者不能正常休息,影响疾病恢复。甚至有些疼痛是疾病恶化的先兆,不及时处理会危及生命。

(1)医护人员需与患者建立信赖关系,尊重患者对疼痛的正常反应,鼓励其表达不适,减轻心理压力。

(2)密切观察患者疼痛的部位、性质、程度及持续时间,提供舒适、整洁的病室环境,帮助患者采取适当的体位。

(3)指导患者深呼吸、听音乐、有节律按摩,分散患者的注意力,或选择针灸止痛。

(4)上述治疗无效时遵医嘱及时使用止痛药,根据世界卫生组织推荐的“三阶梯镇痛方案”给药,使患者达到睡眠时无痛、白天休息时无痛,提高患者生活的质量。

6.动态跟踪指导

在放疗期间要定期监测血象变化,每周为患者检测血常规,密切观察血象变化,留意患者的大小便颜色和性质,有无内脏出血等,如果发现异常情况,应及时告知医师,并配合医师对其进行对症治疗。

(三)放疗后护理

(1)指导患者保持良好的心理状态,正确认识疾病,树立战胜疾病的信心。

(2)指导患者养成科学的生活习惯,适当活动,以休息为主,避免过度疲劳而致使抗癌能力减退,预防感冒。

(3)注意营养和饮食的调整,戒烟、酒,吃高热量、高维生素食物,少食多餐,忌暴饮暴食,不吃腌制霉变食物,进食后0.5 h内需采用半卧位。

(4)继续保护照射野皮肤,有异常及时就诊。

(5)身体条件允许的情况下,坚持功能锻炼,促进淋巴回流,减轻上肢水肿,预防皮肤、肌肉纤维化。

(6)待照射野皮肤恢复正常可选择合适的内衣,以舒适为主,一般搭配义乳使用,避免增加淋巴回流阻力,减轻患肢的水肿,避免穿过紧的内衣或吊带文胸。

(7)指导患者正确佩戴义乳或假体。告知患者放疗后待放疗皮肤恢复后,可通过佩戴义乳或假体改善自我形象。

(8)进行出院后的健康宣教,并嘱患者定期到医院进行复查,坚持后续治疗。

(四)乳腺癌放疗并发症及处理措施

1.放射性皮肤损伤

当患者的放射剂量达到20 Gy时,可出现皮肤潮红、发热,嘱患者穿棉质宽松衣物,不佩戴胸罩,以免摩擦产生刺激。保持照射野皮肤清洁、干燥,照射野范围内不可粘贴胶布、敷料等。洗澡时,控制水温,不可过热,避免使用粗硬毛巾、肥皂、沐浴乳等沐浴产品。当放射剂量达到40 Gy时,表现为表皮发干、瘙痒伴紧绷感和烧灼感,可逐渐出现色素沉着、皮肤的颜色变深、脱屑。告知患者瘙痒时不可用手抓挠,不可涂抹乙醇、刺激性的油状软膏止痒,可轻轻拍打局部皮肤。脱屑时不可撕扯皮肤,应等其自然脱落。对照射野内皮肤坚持每天放疗后30 min内及晚上睡前涂皮肤保护剂。

当放射剂量达到60 Gy时,患者的照射野皮肤内可见充血水肿,偶尔有水疱形成伴渗出液,严重时可能会出现破溃、出血、坏死,需保持局部皮肤清洁、干燥,定时进行换药护理,防止感染,直至皮肤干燥、结痂,创面愈合。处理方法如下。

具体以预防为主:①照射前向患者说明保护照射野皮肤及预防皮肤反应的重要性。②穿柔软宽大,吸水性强的棉或丝织品,保持皮肤干燥。③照射部位发痒时,禁用手抓,禁止局部用肥皂和粗毛巾擦洗,不可涂酒精等刺激性药物,避免粘贴胶布。④照射野避免日光照射及强风和过冷、过热刺激。⑤局部不可粘贴胶布或涂抹酒精及刺激性油膏。⑥放疗期间,遵医嘱预防使用皮肤防护剂保护照射野皮肤。干性脱皮:保持照射野皮肤清洁、干燥,继续使用皮肤防护剂;湿性脱皮:采用暴露疗法,遵医嘱应用相关皮肤防护剂,促进表面皮肤修复,避免感染。

2.放射性肺炎

一般在放疗后期或刚结束后的1～3个月,会出现不同程度的放射性肺炎,常见的症状持续性干咳。重者合并感染,可表现为刺激性咳嗽、咳痰、气促、高热、胸闷等症状。根据RTOG放射性肺损伤分级标准进行处理。

(1)以预防为主,指导患者戒烟、戒酒,保持个人及病室内卫生,保持室内空气流通。

(2)指导患者劳逸结合,多饮水,若症状加重,应卧床休息,并遵医嘱对症治疗。

(3)给予氧气吸入,密切观察患者的呼吸频率及深度,监测血氧饱和度等病情变化,纠正缺氧症状。

(4)指导患者进行有效咳嗽,腹式呼吸,清除患者呼吸道分泌物,保持呼吸道通畅,预防肺不张。

(5)若有不适,及时告知医护人员。

3.放射性食管炎

(1)向患者解释放疗后若出现食管疼痛、吞咽困难加重,是放疗引起的食管炎所致,是暂时的，停止放疗后可逐渐消失，如有上述症状时及时报告医师、护士。根据RTOG放射性食管炎分级标准进行处理。

(2)给予患者心理疏导，使其及时消除焦虑、紧张和抑郁等负性情绪，树立战胜疾病的信心，这有助于治疗的持续。

(3)鼓励患者进高热量、高蛋白、高维生素、低脂肪的半流质饮食来增加营养，少食多餐。要细嚼慢咽，禁食熏烤、腌制、霉变及油炸食物，戒烟、酒。

(4)吞咽疼痛严重者，遵医嘱饭前服局部麻醉剂止痛以便于进食。对于完全不能进食的患者，应采取静脉营养治疗，以维持患者机体的需要。

4. 骨髓抑制

放疗会使患者出现不同程度的骨髓抑制，临床表现主要为白细胞和(或)血小板减少，甚至全血减少，出血异常，凝血异常等。处理如下。

(1)若白细胞低于4×10^9/L，血小板低于80×10^9/L，应及时寻找原因治疗，遵医嘱应用升白细胞、升血小板等药物。

(2)若白细胞低于3.0×10^9/L，血小板降至10×10^9/L，应暂停放疗，白细胞$\leqslant1.0\times10^9$/L，须进行保护性隔离。

(3)定期监测血象变化，每周进行血常规检查1～2次。

(4)指导患者保持良好卫生习惯，开窗通风，保持病室空气流通，注意个人卫生及饮食卫生，防寒保暖。

(5)鼓励患者加强营养，进高蛋白、高热量、高维生素、营养丰富的新鲜食物，避免进油炸、大块坚硬、辛辣刺激食物，少食多餐。

(6)减少探视、陪同人员，不去公共场所，防止交叉感染。

(7)如果有不适，及时告知医护人员。

5. 全身反应

放疗后数小时或1～2 d，患者常会出现全身反应，如疲乏、头晕、厌食、恶心、呕吐等症状。保证充足睡眠，劳逸结合，指导患者多饮水，每日3 000 mL，促进排尿，减轻放疗反应，每次放疗结束后静卧半小时，加强营养，补充维生素。

四、心理状态的调整

1. 心理状态调整的过程

能帮助个体面对应激事件并顺利度过的个性特征称为“坚强”。坚强可以缓解应激对于身体的效应，可以影响个体对于应激的反应和适应能力。自我调整的过程可以帮助个体免于应激事件的损害，包括认知、信念和行为三个方面的调整。①认知调整：患者面对肿瘤的诊断，通过自我归因，关注疾病的诊断、治疗和康复知识，从而理性地接受患病事实。②信念调整：以强烈的理想为中心，在强烈的责任感影响下，形成自信乐观的态度，信念调整以认知调整为基础，又可促进认知调整。③行为调整：患者为了战胜肿瘤，以自我承担和自我控制作为行为表现。行为调整必须以认知调整和信念调整为基础。

2. 康复期心理干预

医护人员需要了解患者的心理变化特点及心理状态调整的过程，以提供必要的心理干预。医护人员可以提升患者的自我控制能力，指导患者合理地运用暗示、宣泄等应对技巧，以增加对于困境的忍耐力。避免给予患者过多的同情与怜悯，向患者强调常态的重要性，帮助患者尽快摆脱患者角色，积极面对生活。主要方法如下：①提供充分的信息，帮助患者理性接受患病事实。医护人员可参与患者的认知矫正，帮助其进行适当的反思，减少错误的想法，减轻患者的恐惧。②帮助患者寻找积极的生存目的，建立生活的信心。医护人员必须及时且正确地评估患者当前的期望，包括患者与其家属之间的依赖关系，帮助患者意识到自身的价值、对家庭其他成员的重要性，以增强与疾病抗争的信心。③激发患者的承担意识，协助其有效地控制自我。实施以患者为中心的医疗护理模式，帮助患者充分发挥决策权，激发其自我承担意识。

3.康复期重建和谐的家庭关系

大多数乳腺癌患者在医院的治疗仅限于围手术期，术后的后续治疗及康复都在家中进行。患者回归家庭后，由于缺少医院、社会的支持和关爱，会出现恐惧、茫然等心理。国内外各大医院已经关注这一问题，并且依托于医院的专业资源成立了各种康复中心等，通过信访、电子邮件等方式对出院后患者进行调查，了解术后患者不同时期的需求，从而定期开展各种活动或举办各类讲座，使患者有机会与专家面对面，找到自身对疾病的各种疑惑的的答案，并且给予患者、家属之间互相交流的机会，为医患、患患交流提供了平台。

4.重返社会

患者半年左右的治疗结束之后，直接面对重返工作岗位、重返社会的问题。部分患者由于自己身患癌症，生怕身边的朋友、同事歧视自己，再加上自身形体的改变，对重返社会丧失信心。尽管大多数乳腺癌患者会在术后佩戴假体，而且不容易被他人从外形上看出为肿瘤患者，但是患者仍然会认为自己有异于常人而害怕面对他人。乳腺癌患者的心理调适是一个长期的过程，患者可以通过参加医院组织的活动获取自己所需的信息，并且多与病友联系，互相倾吐心声，交流自己对抗疾病的过程和心理变化过程，使自己能够在相互学习、交流过程中自然过渡到正常的心态中来。

（李佳怡）

第七节　乳腺癌乳房植入患者的护理

一、护理评估

（一）术前评估

1.全身情况评估

一般身体状况包括年龄及生育史，体型（身高、身体质量指数），长期吸烟史，基础疾病（包括糖尿病、心血管疾病、呼吸系统疾病、免疫性疾病及精神心理疾病等），既往手术并发症史，如有无深静脉血栓等。

患者的年龄与生育史直接关系到乳房重建术式的选择，年轻患者更加关注术后美容效果，有生育意愿的患者则不适合采用腹直肌皮瓣进行乳房自体重建。体型肥胖和长期吸烟史都是乳房重建手术的相对禁忌证，容易导致术后并发症的发生。对患有糖尿病、心血管疾病、呼吸系统疾病等内科疾病的患者，乳房重建应采取手术时间短、创伤小、操作简单的手术方式。对于有长期吸烟史、外周血管疾病以及长期口服内分泌治疗药物的患者，应谨慎选择显微外科皮瓣的术式，以减少术后吻合口及皮瓣的血管栓塞发生概率。

2.肿瘤组织评估

乳房重建术前需重点评估肿瘤的情况，包括肿瘤的部位、大小、局部浸润情况、淋巴结转移情况，明确肿瘤分期，了解病理类型及分化程度、激素受体情况及其他生物学指标，综合判断肿瘤的恶性程度及复发风险，这直接关系到乳腺癌患者能否开展乳房重建、乳房重建的方式及手术时机。另外，外科医师在进行乳腺癌根治手术过程中，应在不违反肿瘤安全性原则的前提下，尽可能保留患者的乳房组织，以改善重建乳房的美学效果。

拟行乳房重建术前，应对肿瘤情况进行评估，以确定手术的安全切缘、乳房重建的术式及最佳时机。肿瘤组织评估内容包括肿瘤的大小、肿瘤的生物学类型、肿瘤的分期、肿瘤治疗策略、患侧乳房外观、供区皮瓣条件等。磁共振检查可了解乳腺组织解剖结构，发现微小转移病灶及乳头、乳晕有无受累等；组织病理学检查包括对乳腺组织、腋窝淋巴结及乳头病变的检查，有助于了解肿瘤组织病理类型及分化程度、腋窝淋巴结有无转移、乳头和乳晕有无受累等。

乳房重建的适应证：乳房原位癌（导管原位癌、小叶原位癌、乳房佩吉特病）、ⅢA期以内的浸润性乳腺癌、保乳术后局部复发但未出现转移的乳腺癌。

乳房重建的相对禁忌证：ⅢA期乳腺癌伴内乳淋巴结转移（N2b）、分叶状肿瘤等。

乳房重建的禁忌证：Ⅳ期浸润性乳腺癌、复发转移性乳腺癌等。需要接受放疗的乳腺癌患者应谨慎选择乳房重建的时机和手术方式，放疗6个月内不宜进行乳房重建手术；炎性乳腺癌患者由于在乳腺外科手术中切除了大量皮肤组织，其生物学行为不良，术后需要接受放疗，不宜选择即刻乳房重建。

3.肿瘤治疗评估

乳房重建必须建立在肿瘤学安全性的基础上，乳房重建手术不能影响乳腺癌患者辅助治疗。即刻乳房重建术后辅助化疗不会增加手术并发症的发生概率，化疗也不会影响乳房重建外观效果。新辅助化疗会降低乳腺癌患者的免疫功能，容易导致术后伤口感染及皮瓣坏死，因此患者在化疗期间不宜进行乳房重建手术。放疗可以降低乳腺癌患者术后的复发率，延长淋巴结转移患者的生存期，是乳腺癌重要的辅助治疗方式。放疗对乳房重建影响较大，自体组织重建术后放疗可引起血肿、感染、栓塞、纤维化、脂肪坏死等并发症；植入物重建术后放疗可引起感染、包膜挛缩、植入物移位、破裂或外漏等并发症。相比自体组织重建联合放疗，植入物重建联合放疗的患者并发症的发生率高，而且手术美容效果差。同时，放疗可引起受照射区域纤维组织增生，造成乳腺组织萎缩，血管硬化甚至闭锁，显著增加乳房重建手术的难度，放疗半年内不宜接受乳房重建手术。

4.组织条件评估

局部组织条件（受区条件及供区条件）关系到乳房重建方案的选择，重建术前应评估手术切口瘢痕位置及粘连程度、胸壁肌肉的完整性、皮下组织的厚度及松弛度。需要供区提供足够的组织量以便于顺利关闭手术切口。受区组织在接受即刻乳房重建手术时条件最好，而在延迟重建手术中，受区组织会出现瘢痕粘连、组织弹性差等问题。如果受区组织曾经接受放疗，局部组织可出现纤维化、瘢痕挛缩，手术难度大。良好的血运条件是皮瓣成活、切口愈合良好的重要保障。当选择植入物进行乳房重建时，切口两侧必须有血运丰富的组织覆盖，以促进伤口的愈合，避免扩张器或假体外露。当选择自体组织重建手术时，无论是采用游离皮瓣还是肌皮瓣进行重建，手术前均需评估皮瓣的血运情况。

血运状况的评估主要询问患者供区有无手术史、外伤史，通过多普勒超声血流探测仪和多层螺旋CT血管造影，可以明确血管分布和穿支位置，了解动脉的走行和管径，充分掌握局部组织的血流灌注情况。

5.健侧乳房评估

要想达到良好的外观效果，两侧乳房需要达到较好的对称性，因此健侧乳房可以作为患侧乳房重建的重要参照，主要包括自体重建所需要的组织量、乳房假体的体积，重建乳房的突度、乳头的位置。虽然医疗技术在不断发展，然而以目前的医疗手段，患侧乳房尚无法恢复到术前水平。为了使双侧乳房对称，可对健侧乳房进行乳房上提、隆乳、缩乳等整形手术。

6.心理状况评估

乳腺癌患者的心理状况与重建手术方式的选择及术后满意度密切相关，多数乳腺癌患者在选择乳房重建手术时内心十分矛盾，她们既担心肿瘤的复发，又害怕失去乳房对其生活产生的一系列负面影响。乳房重建手术前应当评估患者的心理状况，对于有精神、心理障碍的患者、无法接受手术风险以及对手术效果期望值过高的患者，主刀医师应在术前与患者及家属进行全面的沟通，慎重开展手术。在手术前，医护人员应与患者及家属进行沟通，告知其手术预期效果及风险，让患者充分认识到重建乳房无法做到与健侧乳房完全对称，需要配合胸罩及衣着调整，并且重建乳房的质地和感觉等方面与正常乳房相比均有一定差距，使患者建立合理的手术期望。另外，医护人员还需告知患者，为了改善两侧乳房的对称性，今后可能需要对重建乳房和(或)健侧乳房进行多次修复手术。医护人员可以提供乳房重建术前及术后的对比照片或视频，也可以邀请有乳房重建经验的患者现身说法，让患者更加清晰地了解乳房重建手术，鼓励患者参与重建手术方案的决策过程。即刻乳房重建整形效果佳，患者不会经历失去乳房的痛苦，心理创伤小，还可以避免二次手术的创伤，对于符合手术指征的患者应首选即刻乳房重建。延期乳房重建的患者会经历失去乳房及二次手术的痛苦，心理压力更大，一般适用于需要进行辅助治疗尤其是放疗的患者或手术风险较大的患者，如有长期吸烟史或体型肥胖的患者等。

7.社会状况评估

不同年龄阶段、不同文化程度、不同经济条件的乳腺癌患者，对乳房重建也有不同的诉求。年轻乳腺癌患者往往对乳房重建的外观效果有更高的要求。对于这部分患者，医护人员可以推荐符合手术指征的患者选择自体皮瓣移植技术，重建乳房轮廓自然，对称性好，远期效果佳。多学科团队成员应在术前全面评估患者的病情，与患者及其伴侣进行谈话，告知患者目前的重建技术仍无法完全恢复到术前的形态，后期可选择修复手术，以达到相对理想的美容效果。文化水平较高的患者会通过多种途径去了解乳房重建相关知识，这部分患者往往更加积极地参与乳房重建手术的决策过程。对于这部分患者，多学科团队应详细告知患者重建手术方式、手术过程、手术风险、术后美容效果及后期修复手术，尊重患者的选择，让患者充分考虑后再制订合理的重建方案。

(二)术后评估

1.术中情况

了解患者的麻醉方式、手术方式、术中出血情况、补液情况、输血情况、术中有无特殊情况等。

2. 身体状况

评估患者是否清醒，生命体征是否平稳，切口敷料是否清洁、干燥，胸带加压包扎松紧度是否适宜，引流管是否引流通畅，引流液的颜色、量、性状是否正常，评估患者有无疼痛、下肢深静脉血栓形成的风险，患肢有无水肿，肢端血液循环是否良好，有无皮瓣下积液等。

（三）化疗注意事项

（1）乳腺癌患者术后应用化疗药物时，经常巡视患者，观察液体输入是否顺畅，药液配制要新鲜，剂量、浓度及使用方法要准确无误，以免影响药效。

（2）使用特殊化疗药物时，给予患者心电监护，每半小时巡视并测量患者的生命体征，填写护理记录单。

（3）使用刺激性强的化疗药物后，给予患者头部及双手冰敷，以减轻药物对血管的破坏，缓解药物刺激引起的头疼及末梢神经症状。

二、主要护理诊断/问题

1. 活动无耐力

其与手术麻醉和化疗反应有关。

2. 知识缺乏

患者缺乏疾病的相关知识。

3. 有感染的危险

其与手术因素及免疫低下有关。

4. 有管道效能降低的危险

其与患者留置锁骨下静脉管有关。

5. 焦虑与恐惧

其与疾病、手术及长期住院有关。

6. 疼痛

其与手术后皮瓣下放置引流管、患肢肿胀有关。

7. 潜在高风险评估

有跌倒/坠床、压疮、管路滑脱等风险。

8. 组织灌注量的改变

其与手术出血或继发出血有关。

9. 潜在并发症

潜在并发症有积液、患肢水肿、皮瓣下积血或皮瓣坏死等。

三、护理措施

植入物乳房重建根据乳房重建的时机可分为即刻假体乳房重建和二步法乳房重建。即刻假体乳房重建就是在切除乳房的同时，进行部分或者全乳的修复和重建，手术与修复重建同时完成。此种重建方式可帮助患者快速从心理创伤中恢复，提高生活质量，优化经济效益，获得较好的美学效果。二步法乳房重建是指切除乳房的时候先不放假体，而是先放扩张器，等完成术后辅助放疗后再置换假体的手术方式。植入组织扩张器或假体可能会引起一系列和植入物重建相关的不良反应，包括植入物暴露、感染、包膜挛缩和植入物取出等。因此，做好重建乳房的护理至关重要。

(一)术前护理

1. 心理护理

乳房是女性的第二体征,其形态与健康是女性社会心理、精神心理和性心理自信的重要来源,患者即将面临乳房全切,需要面对身体及心理的痛楚,对手术既充满着期待,也存在着害怕和彷徨,护理人员应主动回答患者的疑问,给患者做好心理辅导。此手术患者焦虑、恐惧、术前期望值较其他患者更高,术前应向患者详细介绍相关的医学知识、手术方法、手术过程、手术前后注意事项,特别是手术的利弊以及所能达到的效果,可能存在的风险,等等,使其有充分的心理准备,调整其对美容手术的期望值,在良好的心态下接受手术。

2. 手术物品及用药准备

植入物重建术前需准备弹力绷带 2 卷,一般为 6～8 cm 宽,备用;备大小合适塑形胸衣 1 件。用记号笔标记手术部位。此外,做好术前沟通工作,告知假体相关信息。遵医嘱提前准备术中带药:注射用头孢呋辛钠 4 支+硫酸庆大霉素 2 支。其中,注射用头孢呋辛钠 2 支和硫酸庆大霉素 2 支混合用来浸泡假体或扩张器和冲洗残腔,注射用头孢呋辛钠 2 支术中静脉滴注,预防术后感染。

若患者对头孢类药物过敏,则根据医嘱选择适合的抗生素。术前一日至少禁食 6 h,禁水 2 h,沐浴,更衣。术前一日留取乳房照片,以利于乳房重建后的对比。

3. 皮肤准备

常规手术备皮范围为上至锁骨,下至脐水平,对侧至锁骨中线,同侧至腋后线,包括同侧上臂上 1/3 和腋下,清洁脐孔。若手术需要植皮,应做好供皮区的皮肤准备。

(二)术中护理

1. 病情观察

与麻醉师密切配合,严密观察病情,注意基本生命体征,及时发现并处理术中可能出现的问题。保持吸引器通畅,建立良好的静脉通路,保证术中、术后输液。

2. 手术室护理人员配合

洗手护士术前了解手术方式,熟知手术步骤、手术者操作习惯,以及所需特殊器械的名称、用途、使用方法,以达到快速、准确地传递手术所需用物,节省手术时间。该类手术操作部位深,手术野范围大,术中反复冲洗,在关腔前后与巡回护士认真清点器械、敷料数目,有详细文字记录,无误后方能逐层缝合切口。根据医嘱分别将切下的组织送病检。巡回护士在严格无菌操作下将扩张器或硅胶假体递于洗手护士,置于配有注射用头孢呋辛钠+硫酸庆大霉素+生理盐水的浸泡液中,检查无划痕、破损、气泡,经原切口乳房内植入扩张器或硅胶假体。放置负压引流,逐层关闭切口。通常情况下,在手术划皮之前,静脉给予患者一个剂量的抗生素,通常采用第一代头孢类抗生素。

(三)术后护理

1. 心理护理

术后切口疼痛、胸部紧束引起的呼吸困难及对手术效果的担忧会引起患者情绪波动。护理人员应注意观察患者的情绪变化,主动与患者沟通,解释各种术后不适的原因,对患者提出的问题耐心解答,以和蔼、冷静的态度安抚患者;促进病友之间良好的人际关系,使患者处于轻松、和谐的环境并互相鼓励,共同战胜疾病。

2.生命体征监测

全麻术后返回病房当日,术后监测患者的生命体征直至平稳,同时给予低流量吸氧,密切观察心率、血压、呼吸、尿量等变化。

3.体位管理

手术当日患者保持平卧位 6 h,注意观察伤口有无渗血,有无皮下积液,引流管是否通畅,有无出血征象,疼痛情况,等等。次日早晨可下床活动,以利于伤口引流。

4.伤口护理

观察伤口有无渗血,注意保持敷料清洁、干燥。向患者讲解胸腹带加压包扎有助于皮瓣贴合,预防皮下积液,如果松脱,应告知医师重新给予包扎。但也不可包扎过紧,过紧会压迫腋部血管,影响肢体远端血液供应。若出现脉搏不清,皮肤呈绛紫色,皮肤温度下降,血液及淋巴液回流不畅,患肢明显肿胀,应提醒医师调整胸腹带的松紧度。告知患者不可随意打开胸腹带,以免影响胸腹带加压包扎的有效性。

根据医嘱住院期间给予一次抗生素输注,之后口服抗生素约 2 周,或者直至拔除引流管,伤口完全愈合。术后继续观察患者体温和疼痛异常情况,每日查看伤口或皮肤是否有波动感、红肿。

5.引流管护理

密切观察胸部负压引流管内引流液的颜色、性质、量。术后 24 h 内每小时观察并记录,如果引流液大于 100 mL/h 或引流液呈鲜红色、质地黏稠并伴有血带且大于 50 mL,则提示有活动性出血。护理人员应立即通知医师,并做好止血的准备工作。止血分为保守操作和再次送进手术室进行清创止血。保守操作一般用冰袋加压包扎,遵医嘱给予止血药物;清创止血,遵医嘱查电解质、血常规,使用止血药物,开放静脉通路,填写手术交接单,送手术室止血。

密切观察引流液情况,每日倾倒并正确记录。更换引流瓶时,必须用血管钳夹闭引流管(可以反折导管或者夹闭),防止空气进入及引流液反流。妥善固定引流管,预留出一定长度,利于患者翻身。将负压引流瓶固定在病号衣下缘,不能高于伤口,防止引流液逆流。告知患者如果引流管脱出,不必慌张,应立即反折导管,按住胸部伤口,并及时通知护理人员。保持引流装置的有效负压,若出现引流瓶漏气,及时通知护理人员。若术后出现引流装置漏气,必要时遵医嘱给予墙式负压吸引。护理人员准备好墙负吸表头、储液瓶、吸引管,与患者身体引流装置连接,并双道固定,将负压值调节为 80~120 mmHg,持续吸引。对于墙式负压吸引的患者,需告知其注意不要让导管打折,不要调节负压装置,若需下床活动,可通知护理人员暂时取下负压装置,待活动后重新连接。

6.饮食护理

乳腺癌患者需禁食含雌激素高的食物,如蜂王浆、胎盘、花粉及其制品等。同时建议患者戒烟、禁酒,多食新鲜的蔬菜、水果及含蛋白质丰富的食物,如鱼类、禽类、低脂奶类、全谷物类、植物油类等,尽可能减少摄入红肉类、加工肉类及氢化油类。

7.穿弹力胸衣

建议扩张器植入患者建议在术后第 1 次注水后穿塑形内衣,注水后 1 周需 24 h 穿塑形内衣,1 周后可间歇穿塑形内衣。建议将塑形内衣穿至最后一次注水完成后 1 个月。扩张器置换为假体后的 1 个月内建议 24 h 穿塑形内衣,1~3 个月可间歇穿,3 个月后可更换为大小合适的无钢圈内衣。塑形内衣可以避免重建乳房因重力作用下垂,导致固定缝线松脱。

(四)并发症预防和护理

1.假体暴露

在伤口裂开的情况下,可能发生假体暴露。常见的原因有手术保留皮肤不足、皮肤缺血、皮瓣坏死、感染或扩张器张力过大等。若暴露范围较小,医师可以重新缝合。若暴露范围较大,需清创处理,重新植入假体。

2.感染

基于植入物的乳房重建,易发生伤口感染,告知患者定时来医院换药,密切监测体温和观察伤口,如果体温异常或伤口红、肿、热、痛,及时来医院就诊和处理。

3.血清肿

若发生血清肿,可给予弹力胸衣加压包扎,放置引流管,连续 2 d 引流量＜30 mL 方可拔除。

4.包囊挛缩

所有植入物都会形成一个包囊,这是机体对于异物的一种保护机制。假体的光面或毛面、置入层次是假体植入术后包膜挛缩发生的重要影响因素。使用毛面假体和采取胸大肌后或双平面隆乳有利于降低术后包膜挛缩的发生率。

虽然包膜挛缩可由多种因素引起,但术后行乳房按摩等康复护理,可有助于降低患者术后 5 年包膜挛缩的发生率。

5.乳房不对称

单侧的假体乳房重建,术后易发生乳房不对称。在术前需测量患者的乳房宽度、高度、凸度,选择大小和形状合适的假体。术后即开始穿弹力胸衣,以起到固定胸形的作用。随着时间的推移,不对称度可能会显得更加明显,可以使用其他手术加以矫正。

四、健康教育

1.淋浴

假体植入术后或自体组织重建术后的沐浴时间,依据患者伤口恢复情况而定。假体植入后的乳房皮肤末梢循环均较差,因此告知患者洗澡时注意水温,防止烫伤或冻伤。

2.术后活动

指导患者有意识地做两侧乳房运动,将双侧乳房向上托起,不可上下反复揉搓,以免引起乳房下垂。术后 3 个月内平卧,不要趴卧、侧卧、用高枕等。

建议所有患者在术后 6 周左右恢复所有的上肢活动,特别是需要辅助放疗的患者,因为这有助于他们在放疗中的上肢摆位。

3.体位

告知患者一个半月内尽量不要挤压重建后的乳房,如不要趴着睡觉、不要穿聚拢型胸衣等。

4.运动和康复指导

术后一个月内不要进行手臂后伸、外展等活动,特别是扩胸运动和提重物,避免胸大肌收缩,避免强力撞击和扎伤。

所有复健运动可以从术后 4～6 周开始,因为此时假体包膜已基本形成并定位。建议所有患者在术后 6 周左右恢复所有的上肢活动。

5.重建乳房按摩

患者可以有意识地做两侧乳房按摩，将双侧乳房向上托起按摩，不可上下反复揉搓，以免引起乳房下垂。

（李佳怡）

第八节　乳腺癌新辅助化疗后手术患者的护理

新辅助化疗的主要相关理论基础如下：①乳腺癌所伴随的亚临床微小转移灶是其术后复发转移的根源，早期应用全身治疗可以减灭微小转移灶；②降低肿瘤负荷和活力，缩小肿瘤体积，减少术中可能造成的复发和转移的机会；③早期应用化疗可减少肿瘤耐药细胞株的产生；④新辅助化疗后，患者临床和病理的反应可以使医师了解肿瘤对化疗的敏感性，判断药物的疗效，为术后选择更好的化疗方案提供依据；⑤新辅助化疗可以缩小原发肿瘤，尤其对于Ⅲ期患者可以降低肿瘤分期，增加手术切除以及保乳手术的机会。

一、护理评估

（一）术前评估

（1）病灶基线体检：精确测量乳腺原发灶和腋窝淋巴结的最长径（有多个肿块时，取其最长径之和）。

（2）基线影像学评估：乳房超声、乳腺X线下肿瘤的最长径（建议采用MRI评估）。

（3）做血常规、肝和肾功能、心电图、胸部X线检查、肝脏超声检查，局部晚期乳腺癌或炎性乳腺癌患者还需加做全身骨扫描、胸部CT。建议既往有心脏病史的患者行必要的心功能检查（如测左心室射血分数等）。

（4）治疗前必须对乳腺原发灶行空芯针活检，诊断为浸润性癌或原位癌（可能存在组织学低估）同时伴有细针穿刺证实的同侧腋窝淋巴结转移，明确组织学诊断及免疫组化检查（隐匿性乳腺癌除外）。

（5）肿大的区域淋巴结是否为乳腺癌转移，必须穿刺得到病理证实。如果为阳性，不必做前哨淋巴结活检；如果为阴性，可在新辅助化疗前行前哨淋巴结活检。

（6）育龄妇女妊娠试验为阴性，嘱其避孕。

（7）告知化疗的不良反应，患者签署化疗知情同意书。

（8）需要在原发灶内放置标志物，或对肿瘤表面皮肤进行标记，为化疗后续手术范围提供原发灶依据。

（9）推荐在新辅助化疗前对淋巴结阴性的患者进行腋窝前哨淋巴结活检，可以为后续的手术和全身治疗提供更多的信息。对新辅助化疗后前哨淋巴结活检的安全性和价值目前仍存在争议，新辅助化疗可能会降低部分患者的腋窝淋巴结清扫率。

（二）术后评估

1.术中情况

了解患者的麻醉方式、手术方式、术中出血情况、补液情况、输血情况，术中有无特殊情况等。

2.身体状况

评估患者是否清醒，生命体征是否平稳，切口敷料是否清洁、干燥，胸带加压包扎松紧度是否适宜，引流管是否引流通畅，引流液的颜色、量、性状是否正常，评估患者有无疼痛、下肢深静脉血栓形成的风险，患肢有无水肿，肢端血液循环是否良好，有无皮瓣下积液等。

二、主要护理诊断/问题

1.活动无耐力

其与手术麻醉和疲乏有关。

2.知识缺乏

患者缺乏疾病的相关知识。

3.有感染的危险

其与手术因素及免疫低下有关。

4.自我形象紊乱

其与右乳癌乳腺全切术有关。

5.焦虑与恐惧

其与疾病、手术及长期住院有关。

6.疼痛

其与手术后皮瓣下放置引流管、患肢肿胀有关。

7.潜在高风险评估

有跌倒/坠床、压疮、管路滑脱等风险。

8.组织灌注量的改变

其与手术出血或继发出血有关。

9.潜在并发症

潜在并发症有积液、患肢水肿、皮瓣下积血或皮瓣坏死等。

三、护理措施

(一)治疗护理

(1)手术区皮肤准备：术前一日洗头、剪指甲、更换清洁患者衣，术日早晨充分清洁手术区域皮肤。备皮范围上至锁骨上窝，下至脐部水平，患侧到腋后线，对侧至锁骨中线或腋后线，包括患侧上臂、肩部及腋窝部。

(2)做好术后护理评估，如手术情况(手术方式、麻醉类型、术中出血、输血、补液量、留置引流管等)，神志，生命体征，切口状况，引流管，肢体功能，出入水量，营养状态，术后不适，心理状态，用药情况，安全管理等。

(3)生命体征监测：术后心电监护，密切观察患者的心率、脉搏、呼吸、血压、氧饱和度、神志、肤色、体温、尿量。

(4)体位：全麻患者麻醉未清醒时应去枕平卧 6 h，头偏向一侧，麻醉清醒，血压平稳，可垫软枕。患者术侧肩关节制动，观察术侧肢体末梢循环情况并记录。

(5)遵医嘱严格遵守无菌原则，正确实施各种护理操作，如静脉输液港的维护、静脉输液、皮下注射、会阴擦洗、气压治疗、吸氧，以及各种管路的护理等。

(二)观察护理

患者在全麻下施行手术，术毕回病房后应采用平卧位，严密监测血压、脉搏、呼吸。患者清醒且生命体征平稳后采用半卧位，以利于呼吸和引流，避免或减轻术侧肢体水肿。观察伤口敷料是否干燥。早期局部用负压吸引或胸带包扎、沙袋加压以帮助皮片附着，避免皮下积血、积液。严密观察生命体征的变化，观察切口敷料渗血、渗液情况，并予以记录。乳腺癌扩大根治术有损伤胸膜的可能，若患者感到胸闷、呼吸困难，应及时向医师报告，以便早期发现和协助处理肺部并发症，如气胸等。

(三)生活护理

1.预防患侧手臂水肿

术后用软枕垫高患侧上肢。下床运动时应用吊带托扶患肢，他人扶持时只能扶健侧，以免腋窝皮瓣滑动而影响愈合。

2.患侧上肢功能锻炼

由于手术切除了胸部肌肉、筋膜和皮肤，患侧肩关节活动明显受限制。术后加强肩关节活动可增强肌肉力量，松解和预防粘连，最大限度地恢复肩关节的活动范围。为减少和避免术后残疾，鼓励和协助患者早期开始患侧上肢的功能锻炼。

(1)术后 24 h 内：活动手指和腕部，可进行伸指、握拳、屈腕等锻炼。

(2)术后 1～3 d：进行上肢肌肉等长收缩，利用肌肉泵作用促进血液和淋巴回流；可用健侧上肢或他人协助患侧上肢进行屈肘、伸臂等锻炼，逐渐过渡到肩关节的小范围前屈、后伸运动。

(3)术后 4～7 d：鼓励患者用患侧手洗脸、刷牙、进食等，并进行以患侧手触摸对侧肩部及同侧耳朵的锻炼。

(4)术后 1～2 周：术后 1 周皮瓣基本愈合后，开始做肩关节活动，以肩部为中心，前后摆臂。术后 10 d 左右皮瓣与胸壁黏附已较牢固，做抬高患侧上肢(将患侧肘关节屈伸，手掌置于对侧肩部，直至患侧肘关节与肩平)，手指爬墙(每日标记高度，逐渐递增幅度，直至患侧手指能高举过头)，梳头(以患侧手越过头顶梳对侧头发、扪对侧耳朵)等动作。指导患者做患肢功能锻炼时应根据患者的实际情况而定，一般以每日 3～4 次、每次 20～30 min 为宜；循序渐进，逐渐增加功能锻炼的内容。术后 7 d 内不上举，10 d 内不外展肩关节；不要以患侧肢体支撑身体，以防皮瓣移动而影响愈合。

3.普及化疗的相关知识

向患者和家属讲解化疗药物的药理作用、治疗效果及治疗中可能出现的问题。

4.饮食指导

术后麻醉清醒后无恶心、呕吐者即可正常饮水，当天先进以碳水化合物为主的流质饮食，随后逐步由半流质饮食过渡到普食。饮食以高蛋白质、高热量、富含维生素、低脂、易消化食物为宜，少食多餐，多饮水，保持大便通畅，防止便秘。避免辛辣刺激性食物或饮料。

(四)心理护理

由于乳腺癌术后影响患者的形体美，因此多数患者情绪极其低落，表现出烦躁、自卑，甚至缺乏治疗的信心。护士在做好各项基础护理的同时，还应耐心地与乳腺癌患者交流沟通，及时了解患者的心理动态，加强心理护理，给患者以心理安慰。请同期较早接受治疗的患者给乳腺癌术后患者做现身说法，使她们能重视疾病，重新建立起战胜疾病的信心。护士除应主动与患者沟通并得到患者的充分信任外，还应尽可能采用她们最容易接受的方式，勤巡视、多交谈，介绍治疗的必要性和重要性，宣教放疗的不良反应及其并发症的预防措施。

四、健康教育

注意防止术侧肢体发生水肿和功能障碍。护士要根据每位患者的不相同情况设定出院后的患肢功能锻炼计划，嘱咐患者不要在患侧肢体测血压、抽血、静脉注射、提重物等，患肢负重不可能超过 5 kg，并适当抬高，以免影响患侧肢体功能的恢复。锻炼方法为自己进餐、梳头、洗脸及做手指爬墙活动，并进行上肢远心端的按摩，促进肢体血液循环及静脉和淋巴的回流。除了要求患者做好自我的保健工作以外，要想做好乳腺癌的护理，还应该做好饮食的调理。患者在治疗过后，身体需要及时补充所需的营养。患者进高蛋白、低脂肪饮食，粗、细粮结合，食物种类丰富多样。要吃新鲜蔬菜和水果。饮食要注意营养均衡，避免辛辣刺激性食物。

（李佳怡）

第九节　新辅助化疗后乳腺癌合并高血压手术患者的护理

一、护理评估

（一）术前评估

1. 健康史

（1）一般情况，包括年龄、性别、婚姻、学历、职业、体重指数、饮食习惯等。

（2）既往史，包括月经史、婚育史、哺乳史、既往乳房疾病史、既往用药史，以及是否合并其他疾病等。

（3）询问患者有无高血压家族史以及心血管疾病家族史。

2. 身体状况

（1）评估乳房肿块的数量、大小、部位、质地、活动度、疼痛等情况，有无局部破溃、酒窝征、乳头内陷、橘皮征、铠甲胸等乳房外形改变，腋窝等部位有无淋巴结转移，有无胸闷、气促、骨痛、肝大、黄疸、腹胀、头痛等远处转移的表现。

（2）评估主要包括测量血压、脉率、身体质量指数（BMI）、腰围及臀围，听诊注意心脏心音、心率、心律，注意血管杂音（颈动脉、肾动脉、腹主动脉等），检查四肢动脉搏动和神经系统体征等。评估患者有无血栓形成风险及跌倒、压疮等风险。

3. 心理-社会状况

了解患者对疾病的认知程度，对手术的焦虑、恐惧程度，有何顾虑和思想负担；了解患者的社会支持情况，家属、朋友的关心支持程度；了解患者的经济承受能力。了解患者的家庭情况、工作环境、工作和生活经历事件、文化程度以及有无精神创伤等。

4. 主要辅助检查的阳性结果

了解患者的彩超、钼靶 X 线、CT、凝血功能、心电图等检查结果。了解血生化（血钾、血钠、血脂、血尿酸和肌酐）、外周血常规、尿液分析（尿蛋白、尿糖和尿沉渣镜检）结果等。

(二)术后评估

(1)术中情况:了解患者的麻醉方式、手术方式、术中出血情况、补液情况、输血情况,术中有无特殊情况等。

(2)身体状况:评估患者是否清醒,生命体征是否平稳,重点监测血压变化,预防高血压引起的并发症。密切观察切口敷料是否清洁、干燥,胸带加压包扎松紧度是否适宜,引流管是否引流通畅,引流液的颜色、量、性状是否正常,评估患者有无疼痛、下肢深静脉血栓形成的风险,患肢有无水肿,肢端血液循环是否良好,有无皮瓣下积液等。

(三)化疗注意事项

(1)乳腺癌患者术后应用化疗药物时,经常巡视患者,观察液体输入是否顺畅,药液配制要新鲜,剂量、浓度及使用方法要准确无误,以免影响药效。

(2)使用特殊化疗药物时,给予患者心电监护,每半小时巡视并测量患者的生命体征,填写护理记录单。

(3)使用刺激性强的化疗药物后,给予患者头部及双手冰敷,以减轻药物对血管的破坏,缓解药物刺激引起的头疼及末梢神经症状。

二、护理诊断

1.活动无耐力

其与手术麻醉和化疗反应有关。

2.知识缺乏

患者缺乏疾病的相关知识。

3.有感染的危险

其与手术因素及免疫低下有关。

4.有管道效能降低的危险

其与患者留置锁骨下静脉导管有关。

5.焦虑与恐惧

其与疾病、手术及长期住院有关。

6.疼痛

其与手术后皮瓣下放置引流管、患肢肿胀有关。

7.潜在高风险评估

有跌倒/坠床、压疮、管路滑脱等风险。

8.组织灌注量的改变

其与手术出血或继发出血有关。

9.潜在并发症

潜在并发症有积液、患肢水肿、皮瓣下积血或皮瓣坏死等。

三、护理措施

1.治疗护理

(1)手术区皮肤准备:术前一日洗头、剪指甲、更换清洁患者衣,手术日早晨充分清洁手术区域皮肤。备皮范围上至锁骨上窝,下至脐部水平,患侧到腋后线,对侧至锁骨中线或腋后线,包括患侧上臂、肩部及腋窝部。

(2)做好术后护理评估,如手术情况(手术方式、麻醉类型、术中出血、输血、补液量、留置引流管等),神志,生命体征,切口状况,引流管,肢体功能,出入水量,营养状态,术后不适,心理状态,用药情况,安全管理等。

(3)生命体征监测:术后心电监护,密切观察患者的心率、脉搏、呼吸、血压、氧饱和度、神志、肤色、体温、尿量。

(4)体位:全麻患者麻醉未清醒时应去枕平卧 6 h,头偏向一侧,麻醉清醒,血压平稳,可垫软枕。患者术侧肩关节制动,观察术侧肢体末梢循环情况并记录。

(5)遵医嘱严格遵守无菌原则,正确实施各种护理操作,如静脉输液港的维护、静脉输液、皮下注射、会阴擦洗、气压治疗、吸氧,以及各种管路的护理等。

(6)按化疗护理常规护理,密切观察患者的病情变化,如体温、脉搏、呼吸、血压、氧饱和度等;如果发现异常,立即告知医师,给予对症处理。

(7)妥善固定各种管路,保持通畅,防止管路滑脱。指导患者按时接受治疗,坚持进行患肢功能锻炼,做好相关的知识宣教。

(8)饮食与活动:加强营养,多食高蛋白、高维生素、高热量、低脂肪的食物,以增强机体抵抗力。避免用患侧上肢搬动或提拉过重物品,继续进行功能锻炼。

2.观察护理

患者在全麻下施行手术,术毕回病房后应采用平卧位,严密监测血压、脉搏、呼吸。患者清醒且生命体征平稳后采用半卧位,以利于呼吸和引流,避免或减轻术侧肢体水肿。观察伤口敷料是否干燥。早期局部用负压吸引或胸带包扎、沙袋加压以帮助皮片附着,避免皮下积血、积液。严密观察生命体征的变化,观察切口敷料渗血、渗液情况,并予以记录。血压过高可能引起继发出血,应监测血压变化,减慢输液速度,及时向医师报告,遵医嘱应用降压药等。

化疗期间按化疗护理常规护理,密切观察患者的病情变化,如体温、脉搏、呼吸、血压、氧饱和度等;如果发现异常,立即告知医师,给予对症处理。

3.心理护理

了解和关心患者,鼓励患者表达对疾病和手术的顾虑与担心,有针对性地进行心理护理。请同期较早接受治疗患者给乳腺癌术后患者做现身说法,使她们能重视疾病,重新建立起战胜疾病的信心。护士除应主动与患者沟通并得到患者的充分信任外,还应尽可能采用她们最容易接受的方式,勤巡视、多交谈,介绍治疗的必要性和重要性,宣教化疗和放疗的不良反应及其并发症的预防措施。

脱发者,可配置发套。病情允许的情况下,可以组织患者散步及娱乐活动,尽量使患者在接受化疗过程中处于最佳身心状态。

四、健康教育

(1)饮食与活动:加强营养,多食高蛋白、高维生素、高热量、低盐、低脂饮食,以增强机体抵抗力。避免患肢上肢搬动或提拉过重物品,继续进行功能锻炼。

(2)注意休息,适当活动,避免情绪激动。

(3)坚持治疗:遵医嘱进行化疗、放疗或内分泌治疗。化疗期间定期检查肝、肾功能,每次化疗前 1 d 或当日查血白细胞计数,化疗后复查,若白细胞计数低于 3×10^9/L,需及时就诊。

内分泌治疗持续时间长，长期服药可导致胃肠道反应、月经失调、闭经、潮热、阴道干燥、骨质疏松和关节疼痛等不良反应。告诉患者坚持服药的重要性，并积极预防和处理不良反应，以提高服药依从性。放疗、化疗期间，因抵抗力低，少到公共场所，以减少感染机会。放疗期间注意保护皮肤，出现放射性皮炎时及时就诊。

(4)乳房定期检查：定期的自我检查有助于及早发现乳房的病变，高危人群每月应进行一次乳房自我检查。

（李佳怡）

第十节 乳腺良性肿瘤热消融术的麻醉

一、麻醉前访视与评估

手术患者除患有需要外科手术的疾病外，常合并其他系统疾病或并发症，术前患者紧张、焦虑等心理因素也会引起其内环境的改变。因此，手术患者的康复情况除与疾病本身的严重程度、手术创伤的大小、手术时间、失血多少等因素有关外，还与术前准备是否充分、围麻醉期的管理是否切合患者的病理生理状况密切相关。

1. 麻醉前访视

麻醉前访视和评估是完善术前准备和精准制订麻醉方案的基础，可降低患者围手术期并发症的发生率并改善临床结局。麻醉前访视的目的概括起来有以下 3 个方面。

(1)制订方案：获得有关病史(包括个人史、现病史、既往史、手术史、麻醉史、过敏史及用药史等)、体格检查、实验室检查、特殊检查以及患者精神状况、运动耐量、心肺功能等信息。结合拟行手术情况，综合分析判断，提出麻醉相关意见，完善术前准备，制订适合该患者的麻醉方式和方案。

(2)安抚患者：就手术麻醉过程与患者进行沟通，回答患者关心的问题，消除其紧张和焦虑情绪，指导患者配合手术和麻醉操作。麻醉医师在访视时派发有关手术和麻醉相关知识的小册子，音频、视频资料也可以减轻患者的恐惧和焦虑。

(3)促进术后康复：通过影像学资料及与手术医师沟通了解瘤体数量及大小，对如何相互配合更好地完成手术并促进快速康复达成共识。

2. 麻醉前评估

所有麻醉药和麻醉方法都可影响患者的生理状态，尤其手术创伤和出血可使患者的生理功能处于应激状态，外科疾病与合并存在的内科疾病都有各自的病理改变，从而影响麻醉实施的安全性。为了提高手术麻醉的安全性，更好地帮助患者术后康复，在手术麻醉前对全身情况与重要器官生理功能必须做出充分评估：充分了解患者的健康状况与特殊病情；明确全身状况和器官功能存在哪些不足，麻醉前需做哪些积极准备；明确器官疾病和特殊病情的风险所在，术中可能发生哪些并发症，需采取的防治措施；预估与评定患者接受麻醉与手术的耐受力，选定相适应的麻醉方法、麻醉前用药及麻醉中用药。

二、乳腺良性肿瘤麻醉的实施

麻醉方法的选择要考虑手术的方式、特点和要求、患者病情和一般情况、麻醉方法本身的优点和缺点、麻醉医师的水平和技术偏好、医疗机构的设备条件等多方面因素。乳腺良性肿瘤手术可以选择局部麻醉、神经阻滞麻醉、静脉麻醉、针刺复合麻醉等麻醉方式。临床上,乳腺良性肿瘤热消融术多选择区域阻滞麻醉或局部浸润麻醉。

1.局部麻醉

局部麻醉的优点在于操作简便、患者清醒而便于沟通、并发症少、对患者的生理功能影响较少、术后不影响进食、恢复快等;缺点是需要患者配合,不适用于精神高度紧张、难以配合的患者。

(1)区域阻滞麻醉:将局麻药注入手术区域的周围或底部,以阻滞进入手术区的神经支和神经末梢而达到麻醉作用。

常用药物:常用 0.25%～0.50%的利多卡因。也可以选择长效局麻药,如 0.20%～0.25%的丁哌卡因或罗哌卡因,对缓解术后疼痛起到一定的作用。

操作方法:将局麻药注射于待切除组织的周围、基底和根部。

适应证:单侧多发性乳腺良性肿瘤的手术。

注意事项:注入组织内的药液要有一定容积,在组织内形成张力,借水压作用与神经末梢广泛接触,从而增强麻醉效果;如果用量较大,可能超过 1 次限量,要降低药液浓度;每次注药前都要回抽,以免误入血管。

(2)局部浸润麻醉:将局麻药注入手术区域的组织内,阻滞神经末梢而达到麻醉作用。

常用药物:常用0.25%～0.50%的利多卡因。

操作方法:"一针技术",即在热消融术的进针点进针,针的斜面向下,刺入皮内,注药后形成橘皮样隆起,层层进针,分层注射,直至肿块位置。

适应证:相对表浅、单发性乳腺小肿块的热消融术。

(3)禁忌证:穿刺部位感染,凝血功能障碍,有明确局麻药过敏史,有精神疾病、神志不清及高度紧张等不能配合的患者。

(4)并发症的防治:操作时应严格掌握进针深度,避免刺破胸膜而发生气胸。局麻药不应超过极量(单位时间最大剂量),注药前应反复回吸,避免发生局麻药中毒反应。穿刺针进针宜缓慢,改变穿刺针方向操作过程中要保持与患者言语交流,询问是否有不适感觉,如果发生严重不良反应,应立即停止注射,并给予相应处理。

2.神经阻滞麻醉

将局麻药注射于神经干、神经丛、神经节的周围,阻滞其冲动传导,使受神经支配的区域产生麻醉作用,称为神经阻滞。乳腺良性肿瘤常用的神经阻滞有肋间神经阻滞、胸椎椎旁神经阻滞。

在术后 12 h 内,神经阻滞比局部浸润麻醉的镇痛效果更好。

(1)肋间神经阻滞解剖:胸 1～12 脊神经的前支绕躯干环行,称为肋间神经,主要分布于胸壁和腹壁的肌肉和皮肤。上 2 对胸脊神经除分布于胸壁外还分布到上肢皮肤,3～6 对肋间神经仅分布于胸壁肌肉和皮肤,7～11 对肋间神经分布于胸壁和腹壁肌肉和皮肤,肋下神经分布于腹壁和臀部皮肤。

在肋骨角处，肋间神经位于肋骨下缘的肋骨沟内，贴着动脉下面向前伸进。过了腋前线，神经、血管位于内、外肋间肌之间，并在腋前线处分出外侧皮神经。肋间神经支配肋间肌、腹壁肌及相应的皮肤。由于腋前线处已分出外侧皮神经，故阻滞应在肋骨角或腋后线处进行。

操作方法：患者取侧卧或俯卧位，上肢外展，前臂上举。肋骨角位于距离脊柱中线6～8 cm处，上面的肋骨角距离中线较近，下面的离中线远些。摸清要阻滞神经所处的肋骨后，用左手示指将皮肤轻轻上拉，右手持7号针头连接注射器，在肋骨接近下缘处垂直刺入至触及肋骨骨质。松开左手，针头随皮肤下移。将针再向内刺入，滑过肋骨下缘后又深入0.2～0.3 cm，回抽无血、无空气即可注药。

局麻药：局麻药的种类、浓度和剂量会影响肋间神经阻滞的效果和时间。利多卡因作用时间较短但起效快，丁哌卡因和罗哌卡因可提供更持久的镇痛。通常使用1的利多卡因或0.25%～0.50%的罗哌卡因，每个肋间神经用量3～5 mL，可获得良好的镇痛效果且不出现药物相关并发症。超声引导下肋间神经阻滞更加安全可靠。

适应证：胸腹部手术的麻醉或镇痛，适用于乳腺肿瘤数量较多或瘤体较大且合作的患者。

禁忌证：穿刺部位处于感染期、患者拒绝配合是肋间神经阻滞的绝对禁忌证。对严重凝血功能障碍、局麻药过敏等是相对禁忌证。对严重心肺疾病、免疫力低下等患者在实施阻滞时需权衡利弊，严格计算药物的浓度和剂量，减少并发症的发生。

并发症的防治：穿刺前明确肋间水平及骨性标志，禁忌盲目进针使药液误注入肋间血管或阻滞多根肋间神经。操作时应严格掌握进针深度，避免刺破胸膜而发生气胸。有时需要多个肋间神经阻滞，要把控好局麻药剂量，注药前应反复回吸，避免发生局麻药中毒反应。

(2)胸椎椎旁神经阻滞解剖：胸部脊神经共有12对。脊神经出椎间孔后走行于椎旁间隙内，分为前后两支、脊膜返支以及交感神经。胸部脊神经的分支呈节段性，支配胸部、腹部和背部的感觉以及相应肌肉的活动。

胸椎及其横突等骨性结构是胸椎旁神经阻滞的主要定位标志。从上至下，胸椎椎体逐渐增大，横突逐渐变短。棘突向下呈叠瓦状，水平大约对应下位椎体的横突和椎间隙。椎旁间隙是邻近椎体的三角形解剖结构，该间隙的前壁是壁层胸膜，后壁是肋横突上位韧带，内侧壁是椎体、椎间盘和椎间孔，上下壁是肋骨头。此处脊神经没有筋膜包被，所以只需少量的局麻药即可产生良好的麻醉和镇痛效果。

操作方法：患者多取侧卧位，患侧躯体向上。阻滞范围上、下各扩展一个间隙，在胸椎棘突上缘旁开2～3 cm处做一个标记；用短针头做局麻皮丘，可以深达2 cm，用8～10 cm长的7号神经阻滞穿刺针；穿刺针垂直刺入皮肤，此时将针尾连接有生理盐水的注射器，直到针尖触及椎板外侧，将针体穿刺深度标志物固定在距皮肤1～1.5 cm处，然后将针退至皮下，改变进针方向，沿椎板外缘或向外移0.5 cm。此时左手缓慢进针，同时右手持续轻推注射器芯，一旦针尖刺透肋横突韧带进入椎旁间隙，右手即刻感觉阻力消失，同时针体标志物触及皮肤。回吸无血、无气、无脑脊液，即可注射局麻药。

局麻药：多点法每个节段注射局麻药3～5 mL，单点法注射局麻药10～20 mL。可选择0.5%～1.0%的利多卡因、0.25%～0.50%的丁哌卡因或罗哌卡因。

适应证：胸部和背部、肩胛部手术（如肋骨、乳腺、胸部、肩胛骨等部位手术）的急慢性疼痛，适用于乳腺肿瘤数量多或瘤体大且合作的患者。

禁忌证：合并严重心、肺疾病者慎用，注射部位皮肤、软组织有感染性疾病者，有严重凝血功能障碍者禁用。

并发症的防治:穿刺前明确胸椎棘突水平及骨性标志,禁忌盲目进针。操作时应严格掌握进针深度,避免刺破胸膜而发生气胸。局麻药不应超过规定剂量,避免发生局麻药中毒反应。注药前应反复回吸以确认无脑脊液、无气体和无血,避免误入胸腔及椎管内造成胸膜损伤或全脊髓麻醉。

循证医学研究显示,胸椎旁间隙阻滞与胸段硬膜外麻醉在胸部手术中的镇痛有效性和并发症相似,但硬膜外阻滞易发生脊髓相关并发症,胸椎旁间隙阻滞更易发生肺部并发症。推荐使用超声引导下胸椎旁神经阻滞,因其更加安全可靠。

3.静脉麻醉

大部分患者对手术操作有紧张、焦虑和恐惧的心理,即使是微创手术也不例外,静脉麻醉是通过应用镇静药和(或)麻醉性镇痛药等药物以及相关技术,消除或减轻患者在手术过程中的疼痛、紧张、恐惧等主观痛苦和不适感。一般情况良好的ASAⅠ级、Ⅱ级患者在常规监测下实施麻醉,对处于稳定状态的ASAⅢ级、Ⅳ级患者可酌情在密切监护下实施麻醉。静脉麻醉可与局部麻醉或区域性阻滞相结合应用于乳腺良性肿瘤手术中,有利于患者安全的同时减少术后疼痛。

(1)适应证:对诊疗心存顾虑或恐惧、高度敏感而不能自控的患者,局麻药过敏患者,肿瘤数量多或瘤体大等手术操作相对复杂的患者。

(2)禁忌证如下。

绝对禁忌证:未得到适当控制的严重心肺疾病者,肝功能障碍(Child-Pugh C级以上)、严重贫血、胃肠道梗阻伴有胃内容物,有静脉麻醉药过敏及其他严重麻醉风险者。

相对禁忌证:明确困难气道,如有张口障碍、类风湿脊柱炎、颞颌关节炎、颈颏颌部活动受限等,有严重的神经系统疾病(如偏瘫、惊厥、癫痫等),有药物过敏史、年龄过大或过小、病态肥胖等。

(3)麻醉药物如下。

咪达唑仑:静脉注射咪达唑仑具有"顺行性遗忘"的优点,即患者对后续过程有所"知晓",且可配合,但待完全清醒后对检查无记忆。成人初始负荷量为1~2 mg(或低于0.03 mg/kg),滴定到理想的轻、中度镇静水平。

芬太尼:成人初始量为50~100 μg,2~5 min可追加25 μg。

丙泊酚:缓慢静脉注射初始量为1.5~2.5 mg/kg,操作过程中严密监测患者呼吸和循环情况,确定是否需要气道支持(如托下颌、鼻咽通气道甚至辅助和控制呼吸等)或循环药物支持(如麻黄碱、阿托品等),根据手术情况及患者的体征可每次追加20~50 mg,或持续泵注4~8 mg/(kg·h)。

(4)操作步骤:患者入室,摆放好体位,连接监护设备,开放外周静脉,自主呼吸下充分给氧去氮。成人预先静脉注射咪达唑仑1 mg或手术开始前5~10 min静脉持续泵注右美托咪定0.2~0.8 μg/(kg·h),可以减轻患者的紧张和焦虑,使患者进入类似自然睡眠状态,且对呼吸无明显抑制作用,如果出现心动过缓、舌根后坠、打鼾等情况,需减慢注射速度或停药。手术开始前3~5 min静脉注射芬太尼50~100 μg,然后缓慢静脉注射初始量的丙泊酚1~2 mg/kg或依托咪酯0.2~0.3 mg/kg,患者自主呼吸略缓慢但平稳,睫毛反射消失,全身肌肉松弛即可开始消毒和手术。根据手术情况和患者的体征可持续泵注丙泊酚4~8 mg/(kg·h),适当追加单次剂量，手术时间较长时可用瑞芬太尼 0.1～0.2 μg/(kg · min)以加强术中镇痛作用。

值得注意的是，联合应用镇静药与麻醉性镇痛药时，宜适当减少药物剂量，维持手术中良好的镇静及镇痛深度，以确保患者无知觉和体动，并密切观察有无呼吸循环抑制，直至手术结束。

4. 针刺复合麻醉

(1)针刺镇痛特点：针刺镇痛是从经络学中的针灸疗法发展而来，通过在某些特定的穴位施针，用手法运针或电刺激，产生不同程度的镇痛效应。

针刺镇痛安全、简便，促进术后恢复，对生理干扰小，并具有促进组织代谢、增强网状内皮系统机能的作用等优势，但存在镇痛不全、肌松不够或难以抑制手术中的牵拉反应等缺点，使单纯针刺镇痛在临床上的应用受到一定限制。目前多主张针刺复合麻醉，即在针刺镇痛的基础上，辅以局部麻醉药物或静脉麻醉性镇痛镇静药物，称为针药复合麻醉或针刺复合麻醉。与单纯针刺镇痛、局部麻醉或单纯静脉麻醉相比，针刺复合麻醉镇痛更加完全，术中生命体征平稳，确保手术麻醉的安全，有利于患者的快速康复。

(2)禁忌证：拒绝或难以配合针刺的患者，穴位处皮肤有感染、溃疡、瘢痕的患者，局麻药或静脉麻醉药过敏者。

(3)操作方法：主穴选取双侧内关、合谷，配穴选取双侧梁丘、太冲或足三里。双手进针行平补平泻手法，将针柄连接于电针仪，选择 2/15 Hz 疏密波，电流强度以患者耐受为度。诱导 15～20 min，术中维持用持续电针刺激。

内关是手厥阴心包经之经穴，根据中医脏腑经络辨证，取其宁心、安神、理气之用，主治疼痛，安神镇静，并可以改善呼吸，对年老体弱的患者极为有利。合谷为四关穴，在合谷行针刺手法能够提高痛阈，电针刺激合谷穴可通畅脏腑气血，从而调整生理紊乱，增强麻醉镇痛。

三、麻醉的监测与管理

1. 麻醉的监测

在手术中，使用各种仪器设备对患者的生命体征和重要的生理指标进行连续不间断的监测，对可能发生的血流动力学和病理生理改变做出及时的干预和处理，是保障手术安全的重要条件。监测方法有无创和有创两大类，无创监测简单易行，患者无痛苦，但准确性不如有创监测；有创监测比较精确，但会给患者带来一定的痛苦，有时还会产生比较严重的并发症。因此，应根据患者的情况和手术的类型选择监测方法，切忌盲目使用，给患者带来不必要的创伤和负担。乳腺良性肿瘤手术时间短，创伤小，除非患者一般状况极差，大多可在无创监测下顺利完成手术。

(1)间接动脉压(无创血压)监测：目前多使用袖带式电子血压计，此法使用简便，可根据需要调整测压间隔时间。但准确性略差于直接动脉压监测，易受体位因素的影响，在休克、低温等血管收缩状态时往往不易测出。

直接动脉压(有创血压)监测：经动脉(桡动脉常用)穿刺留置导管，连接换能器将压力信号转换为血压数值，测得的血压数值反映每一瞬间血压的动态变化，实时、准确，主要用于危重患者、心血管手术及术中血压变化较大的手术，或者需要控制性降压的手术。由于它是一种有创的监测方法，可发生血肿、动脉栓塞等并发症，故应严格掌握指征。

对一般患者无创动脉压监测(间隔 3～5 min)即可，但特殊患者(有严重心肺疾病、循环不稳)可能需要有创动脉压监测。一般患者血压水平的变化超过基础水平的±30%,高危患者血压水平的变化超过基础水平的±20%,即应给予血管活性药物干预并及时调整镇静、镇痛深度。

(2)心电图监测:术中心电图监测可以密切监测心率和心律的变化和异常,及时发现各种心律失常、传导障碍和心搏停止,并能够监测心肌缺血状况。约90%的心搏骤停前会发生心动过缓,心电图监测已经成为麻醉期间常规的监测项目之一。

(3)呼吸监测:应密切监测患者的呼吸频率和呼吸幅度,并注意有无气道梗阻。呼吸变深、变慢提示麻醉较深;呼吸变快、变浅,提示麻醉较浅。如果出现反常呼吸,往往提示有气道梗阻,最常见的原因是舌后坠,其次是喉痉挛。托下颌往往即可解除舌后坠引起的气道梗阻,必要时可放置口咽或鼻咽通气道。亦可应用肺量仪或呼吸监测仪测量患者的潮气量和每分钟肺泡通气量和呼吸频率,能够发现患者呼吸抑制情况以便及时处理,避免组织缺氧的发生。实施静脉麻醉时呼吸监测尤其重要。

(4)脉搏血氧饱和度监测:此法应用方便,反应灵敏,随时以数字和波形反映机体动脉血氧合情况变化,还可显示脉率,并有报警装置,可以及时发现患者的缺氧情况,已经成为麻醉手术中常规的监测项目。值得注意的是,脉搏血氧饱和度主要代表肺的换气功能,反映低通气早期不敏感,脉搏血氧饱和度下降提示通气功能已明显下降,因此仍需要严密观察患者的呼吸状态。

(5)呼气末二氧化碳分压监测:在没有明显肺部疾病的情况下,呼气末二氧化碳分压基本可以反映动脉血二氧化碳分压。尤其在全身麻醉时,呼气末二氧化碳分压可以指导呼吸机参数的调整,避免二氧化碳潴留。

静脉麻醉时可利用面罩或鼻导管监测呼气末二氧化分压,该方法可在患者血氧饱和度下降前发现低通气状态。

(6)乳腺良性肿瘤手术的监测:乳腺良性肿瘤手术往往被认为是小手术,实则不然,患者的情况千差万别,手术安全容不得半点马虎。无论采用何种麻醉方法,合适而严谨的麻醉监测、麻醉管理必然是安全的保障。对身体状态良好的患者常规行无创动脉压监测、呼吸监测、心电监测和脉搏血氧饱和度监测。对高龄或合并较严重的器官功能障碍的患者,要适当增加直接动脉压监测和呼气末二氧化碳分压监测。对血糖控制不佳的糖尿病患者增加血糖监测等。

2.麻醉手术期间管理

麻醉手术期间的管理包括许多方面,其中输液管理尤为重要,一方面是为了满足患者正常的生理需要,改善术前禁食、禁水引起的轻度脱水状态,另一方面是为了补充手术创伤应激引起的失血、失液,麻醉医师应该根据患者和手术的具体情况选择输液剂的种类、剂量和输液速度,妥善进行输液。

术中液体治疗的最终目标是避免输液不足引起的隐匿性低血容量和组织低灌注,以及输液过多引起的心功能不全和组织水肿,必须保证满意的血容量和适宜的麻醉深度,对抗手术创伤可能引起的损害,保证组织灌注满意、电解质正常、酸碱平衡、内环境稳定、器官功能正常。

对于乳腺良性肿瘤手术等创伤较小或中等的外科手术,由于术中液体丢失量和转移量少,因此建议以平衡盐溶液(如乳酸林格液等)作为基础补液,补液量通常为1～2 mL/(kg·h),术中应结合患者的术前液体状况和对麻醉和外科创伤的反应,补充额外的液体。额外的液体补充应以平衡盐晶体液为主,必要时可补充少量胶体溶液。如果乳腺良性肿瘤手术患者无特殊伴发疾病,可遵循快速康复的手术管理,术前 4～6 h 禁食,2～4 h 禁饮。正常健康成人手术前 2 h 可口服水、糖水、无渣果汁、碳酸类饮料、清茶等,最大限度地减少术前体液的丧失。

四、术后镇痛与管理

完善的围手术期管理,不仅仅体现于术中无痛和减少应激反应,术后的镇痛治疗与管理也至关重要。近年来,在快速康复理念的推动下,术后镇痛的管理亦日趋完善。

1. 术后疼痛的概念

国际疼痛研究协会将疼痛定义为"组织损伤或潜在的组织损伤相关的一种不愉快的躯体主观感觉和情感体验"。疼痛是一种意识体验,它不仅可由传入神经通路传入,也可由本体感受的改变引起,同时合并心理、社会因素。手术后疼痛是手术导致局部组织损伤而产生的致痛物质刺激伤害性感受器所产生的炎性疼痛,属于急性伤害性疼痛,产生的致痛物质包括前列腺素、组胺、血清素、缓激肽、5-羟色胺和 P 物质等。

2. 术后镇痛的重要性

(1)减少并发症:充分、及时的镇痛可以避免短期和长期的术后并发症。

(2)促进早期活动:疼痛是患者术后活动受限的主要或次要原因,平均疼痛评分与活动呈负相关。

(3)避免不良影响:围手术期疼痛控制不良对机体具有多种不良影响。

呼吸系统:肺活量下降导致用力咳嗽困难,尤其对于老年患者或合并呼吸系统疾病的患者可导致痰液引流不畅、分泌物潴留、肺感染、低氧血症和肺不张;疼痛还会抑制膈神经兴奋的脊髓反射性,导致术后肺功能降低。这一影响在胸部手术(包括乳腺手术)表现更为明显。

心血管系统:疼痛导致交感神经系统兴奋性增加,可引起心动过速,使心肌耗氧量增加,对原本缺血的脏器影响更加明显,可导致心肌缺血甚至心肌梗死的发生。而血压升高会增加脑血管意外的发生率。疼痛和恐惧导致的活动受限和血液高凝状态可引发深静脉血栓的形成,栓子脱落亦可发生危及生命的肺栓塞等严重并发症。

胃肠道系统:恶心、呕吐,使胃肠蠕动减少,导致排空延迟,影响胃肠功能的恢复。

泌尿系统:排尿困难或尿潴留,增加泌尿系统感染的概率,导致住院时间延长。

代谢:增加代谢率和氧耗,增加应激反应的发生率和严重程度。

心理:恐惧和焦虑的心理效应可能导致愤怒、怨恨和失眠,造成严重的心理创伤,对生活和学习造成不良影响。可导致就医体验下降,医患矛盾紧张。

术后急性疼痛控制不良可能导致慢性疼痛,而对于乳腺手术、腹股沟疝修补术和截肢手术,术后疼痛的强度是预测可能形成慢性疼痛的重要因素。

3. 术后镇痛管理策略

良好的镇痛方法应该是微创、最大限度地镇痛、快速、有效、不良反应小、可操作性强,同时兼顾患者的生理和心理功能,并能够考虑患者的个体差异,以提高患者的生活质量为目的,促进早期恢复和活动。

(1)患者准备:临床研究证明,患者经过术前宣教和心理准备能够减轻术后疼痛,且更有效的疼痛控制应该是在术后患者刚刚有疼痛感觉就给予干预,而不是在疼痛已经发作后再处理。心理护理对外科手术后恢复、减轻或消除术后疼痛和心理压力等方面大有裨益。疼痛强度随手术类型而异,相同的手术也存在较大的个体差异,所以在手术前告知患者这种差异是很重要的，有助于患者做好术后心理准备。具体措施可以在术前访视时以书面或音频、视频方式进行讲解，使患者得到有关麻醉和疼痛方面的信息。

(2)预防性镇痛：尽管疼痛是一种主观感受，但对其强度大多可以根据手术类型、患者年龄、性别、教育程度、职业等相关因素在术前进行预估，并制订相应的疼痛控制方案。预防性镇痛不仅仅是在疼痛发生前给予超前镇痛，还包括在术中、术后采取有效措施来缓解疼痛。在手术结束前，将中长效局部麻醉药注射于切口周围，亦能起到良好的术后镇痛效果。

(3)开展早期、积极、多模式的镇痛治疗：为使术后镇痛治疗快速有效，必须早期给予积极干预，若疼痛已达中重度再进行治疗，则会事倍功半，不仅疼痛缓解不及时，而且效果往往不理想，不良反应也比较大。因此，术后镇痛应该在手术尚未结束时即开始实施。由于疼痛的发生是多因素的，故目前临床上大多采用多模式镇痛方法。

(4)出院早期疼痛缓解方法：大部分乳腺肿瘤患者消融术后出现疼痛的概率较低。但少部分对疼痛敏感的患者仍面临疼痛的困扰。有研究表明，尽管术后镇痛方法良好，仍有30%以上的患者在家里持续遭受到中重度的疼痛，并干扰睡眠，导致恢复延迟。因此，整合适当的镇痛方法，缓解出院后的疼痛尤其重要。出院在家，最简单、安全的方法是口服止痛药，常用非甾体抗炎药，包括对乙酰氨基酚、布洛芬等。在出院前应用一些非传统方法，也可以提供有效的出院后镇痛作用，如电针刺激、神经阻滞、经鼻黏膜或透皮技术给予镇痛药等。

(5)随访与镇痛效果评估和补救：为了了解术后镇痛效果，采用标准方法对出院患者进行随访，并评估、记录疼痛程度，也可以对效果不佳的镇痛方案进行调整和补救，真正做到个体化镇痛治疗。

4.乳腺良性肿瘤的术后镇痛原则

观察和检查手术局部情况，明确疼痛的原因，排除异常因素造成的疼痛；术中局部浸润麻醉或神经阻滞麻醉时适当应用长效局麻药物；早期主动预防给药；口服镇痛药从最小有效剂量开始；联合用药，可采取局部麻醉或神经阻滞与口服非麻醉性镇痛药相结合的方式，彻底改善或缓解患者的术后疼痛。

（李佳怡）

第十一节　乳腺良性肿瘤热消融术的护理

围手术期护理是指在围手术期为患者提供全程、整体的护理，旨在维持术前至术后整个治疗期间患者良好的身心状态。通过全面的评估，做好术前准备，并采取有效措施维护机体功能，提高手术安全性，减少术后并发症，促进患者康复。

一、术前护理

1.术前评估

(1)病史：了解患者既往有无乳房疾病史，现有乳房肿块的大小、硬度，是否有按压触痛，是否光滑圆润、可滑动；评估患者的月经史、妊娠史、婚育史、哺乳史、饮食习惯、生活环境以及有无相关家族史。

(2)手术史:了解是否接受过手术治疗以及相应的手术名称、时间、部位及手术后恢复情况。

(3)用药史及过敏史:询问患者有无避孕药、雌激素等用药史;是否使用抗凝药物、抗血小板药物等,以及药物的剂量、使用时间;患者有无食物、药物及其他过敏史等。

(4)个人史:询问患者有无吸烟史、饮酒史。

2.一般护理

(1)心理护理:责任护士主动关心患者,向患者介绍相关人员、病房环境和相关规章制度,使患者尽快适应。了解患者的心理状况,完善相关疾病知识宣教,帮助患者正视疾病,缓解患者因对疾病的未知而产生的紧张、焦虑。鼓励患者与同病房的术后患者进行沟通,让患者树立康复的信念,配合医师积极治疗。术前责任护士告知患者其手术的方式,耐心解释手术过程,消除患者的不安、疑虑,指导患者调整好心态。

(2)胃肠道准备:选择静脉麻醉的患者,应在手术前8~12 h禁食,手术前4 h禁饮,以防麻醉或术中呕吐而引起窒息或吸入性肺炎。术前一般不限制饮食种类,鼓励患者摄入营养丰富、易消化的食物。

(3)皮肤准备。

洗浴:手术前一日下午或晚上,清洗皮肤。对细菌栖居密集度较高的部位(如手、足),或不能接受强刺激消毒剂的部位(如面部、会阴部),术前可用氯已定(洗必泰)反复清洗。

备皮:按照手术要求的范围,手术日早晨备皮。手术区备皮范围包括切口周围至少15 cm的区域,手术范围包括上起下颌,下至脐平,前至健侧锁骨中线,后过腋后线,包括患侧腋窝及上臂上1/3皮肤。

(4)术前适应性训练:指导选择静脉麻醉的患者在床上使用便盆的方法,以适应术后床上排尿和排便。协助患者练习、适应术中体位。教会患者正确深呼吸、有效咳嗽方式并进行练习。教会患者自行调整卧位和床上翻身的方法,以适应术后体位的变化。

(5)协助完成术前检查:遵医嘱完成术前心、肺、肝、肾功能及凝血时间、凝血酶原时间、血小板计数等检查,以及相关的影像学检查,如X线、B超、MRI、钼靶检查等。

(6)其他护理:了解女性患者是否在经期内;如果患者长期服用阿司匹林、华法林、氯吡格雷等抗凝活血药物,术前应咨询医师,并根据医嘱向患者解释是否停药和停药的必要性。

(7)手术日早晨准备:①认真检查,确认各项准备工作的落实情况。②测量生命体征,如果发现异常,告知医师,决定是否延迟手术。③遵医嘱予以术前用药。④取下义齿、眼镜、所有外露饰物,拭去指甲油、口红等化妆品,更换清洁衣裤。⑤核对患者的手腕带,做好手术部位标识。⑥核对手术转运单,备齐术中物品和药品,落实患者转运安全,根据手术转运单逐项与手术室护士交接。⑦在做好术前准备的同时,应根据患者的手术类型和麻醉方式,准备术后用物。

二、术中护理

1.心理护理

术中应继续给予患者心理护理,鼓励、安慰患者,使患者能够保持心态放松。

2.体位指导

帮助患者选择合适的体位,并于患侧肩下置一个垫枕,有利于手术的操作。

3.其他配合

做好各项手术的配合工作，并进行心电监护，密切观察患者的病情变化及是否出现突发情况，如果出现，应立即告知医师进行处理。

4.送检

必要时术后将标本送检。

三、术后护理

1.转运交接

掌握患者术中情况，与麻醉医师、手术室护士交接，保证患者转运安全。应掌握术中情况，如手术方式和麻醉类型，手术过程是否顺利，术中出血、输血、补液量等，以判断手术创伤大小及对机体的影响。

2.病情及伤口护理

监测患者的心率、脉搏、呼吸、体温、血压及疼痛等生命体征，直至病情平稳，并详细记录；根据麻醉方式予以吸氧，保持呼吸道通畅，注意保暖。

注意观察患者手术切口的周围情况，观察切口敷料是否出现渗血、有无血肿及皮肤颜色变深等情况，并予以及时记录，如果出现，应给予及时的处理。

观察患者是否出现呼吸困难、胸闷不适等症状，如果出现，则考虑是包扎过紧，应适当调节绷带的松紧度。手术部位用胸带加压包扎，包扎松紧度以能容纳一根手指、维持正常血运、不影响呼吸为宜。包扎期间应告知患者不能自行松解胸带，瘙痒时不能将手指伸入敷料下搔抓。若胸带松脱，应及时重新包扎。

观察患侧上肢远端血液循环，若手指发麻、皮肤发绀、皮温下降、动脉搏动不能扪及，提示腋窝部血管受压，应及时调整胸带松紧度。

3.体位

(1)术后麻醉清醒、生命体征平稳后取半卧位，利于呼吸和引流。

(2)手术侧前臂包扎固定于胸前，上臂后方垫小枕使其与躯干同高，并保持肩关节舒适。

4.饮食护理

局部麻醉患者术后 2 h 即可进食，静脉麻醉患者术后 6 h 可以进食。麻醉清醒后，无恶心、呕吐等麻醉反应，可给予普食，但最好以软、易于消化、营养均衡、热量充足的食物为主，注意忌食辛辣、油腻、刺激、生冷等食物，忌烟、忌酒。

5.术后并发症的防治和护理

(1)疼痛：大多数患者的术后疼痛可以忍受，但少数患者在术后存在不同程度的疼痛感，需要做好疼痛护理工作。应注意多与患者交流，并采取听音乐、播放娱乐节目等方式转移患者的注意力，必要时根据医嘱给予止痛药物。

(2)切口处出血：保持伤口敷料清洁、干燥，观察皮下有无积血、积液。若发现局部积液、皮下有波动感，应立即告知医师并帮助其在无菌条件下抽吸和加压包扎。

(3)患侧上臂肿胀：为减轻上肢肿胀程度，手术后可适当抬高患肢，局部按摩，以促进静脉和淋巴回流。严禁在患侧上肢测量血压、抽血、静脉或皮下注射，避免影响血液及淋巴循环。指导患者自我保护患侧上肢：平卧时用垫枕抬高患侧上肢；下床活动时用吊带托扶，避免长时间下垂；穿宽松衣服，尽量不佩戴手表、饰物；避免患侧上肢提拉、搬运重物。患肢肿胀严重时可用弹力绷带包扎。局部感染者及时应用抗生素治疗。

6.康复锻炼

术后 12 h 可指导患者进行一些适当的上肢活动，如握拳、屈肘等，以促进血液循环，有利于病情的早期康复，但注意不可过度活动患肢，以免引起术后出血。

7.心理护理

多了解和关心患者，加强心理疏导，教会患者自我调节，鼓励其保持豁达开朗的心境和稳定的情绪，树立战胜疾病的信心，以良好的心态面对疾病和治疗。鼓励患者家属支持、体贴、安慰患者，使患者感到有人关心、有人依靠。

四、健康指导

1.定期检查乳房

乳房自我检查一般每月 1 次，对于月经规律的妇女，乳房自我检查的最佳时间通常是月经来潮后第 9～11 d。此时雌激素对乳腺的影响最小，乳腺处于相对静止状态，乳房充血量少、柔软，较容易摸到肿块，发现病变。已经停经的妇女，可选择每月固定时间进行检查。乳房自我检查的方法很简单，一般可在起床、睡觉、更衣、洗澡时进行。美国癌症协会推荐 3 种乳房自检方法。

(1)对镜自照法：面对镜子，两手叉腰，观察乳房的外形。然后再将双臂高举过头，仔细观察两侧乳房的形状及轮廓有无变化，乳房皮肤有无红肿、皮疹、浅静脉怒张、皮肤褶皱、橘皮样改变等异常，观察两侧乳头是否在同一水平线上，是否有抬高、回缩、凹陷等，乳头有无分泌物溢出，乳晕颜色是否改变。最后放下两臂，双手叉腰，两肘努力向后，使胸部肌肉紧绷，观察两侧乳房是否等高、对称。

(2)平卧触摸法：平躺，右臂高举过头，并在右肩下垫一个小枕头，使右侧乳房变平。将左手四指并拢，用指端掌面检查乳房各部位是否有肿块或其他改变。指腹缓慢、稳定、仔细地触摸右乳房，在右乳房顺或逆时针方向逐渐移动检查，从乳房外围起至少 3 圈，直至乳头，或沿放射状方向检查，但应注意不要遗漏任何部位。同时检查腋下淋巴结是否肿大。最后用拇指和示指轻轻挤压乳头，观察有无乳头排液。如果发现有浑浊的、微黄色或血性溢液，应立即就医。用同样的方法，右手检查左乳房。

(3)淋浴检查法：淋浴时，因皮肤湿润，更容易发现乳房问题。用手指指端掌面慢慢滑动，仔细检查乳房各个部位及腋窝是否有肿块。在触摸时，正确的手法是并拢手指，以指腹轻轻触按乳房，不能用手指提、抓、捏，否则很容易将正常乳腺组织误以为肿块。在乳房自查时如果发现异常，应及时就医，从而达到早期发现、早期诊断、早期治疗的目的。

2.活动指导

患者出院后应避免用患侧上肢搬运、提拉重物。建议静养。

3.避孕

建议患者手术后半年内避免妊娠。

4.定期门诊复查

建议术后 1 个月、3 个月、6 个月、12 个月门诊定期随访。

（李佳怡）

第十二节　乳腺癌化疗期的护理

化学治疗是乳腺癌常规的辅助治疗，乳腺癌的综合治疗中，大部分患者需做化疗，在显示治疗效果的同时，也伴随出现一些不良反应，最常见的是恶心、呕吐、脱发、体重改变、疲乏无力、停经及白细胞减少等，患者会产生恐慌心理。调查显示患者对于化疗的恐惧远远超过对手术的恐惧。护士针对患者的情况，要给患者创造良好的治疗环境，态度亲切和蔼，尽量多守护在患者身旁，调动患者积极的心理因素，并针对其不良反应，依医嘱给予相应的治疗措施。让患者从护士的行动、神态和语言中获得安全感，减轻其心理压力，使患者充满希望，树立信心，积极地配合治疗。

不良反应的发生率、频率和严重程度，是受特定药物、多种药物联合应用和治疗时间影响的。个体化的护理模式要求责任护士熟知各种化疗药物的药性、使用方法及不良反应的发生原因及对策，针对患者的心理状态、婚姻生活状况、文化程度、医疗费用的支付方式、疾病严重程度、家属对疾病的认知程度及态度等进行评估，让主管医师和患者共同参与讨论，制订出系统化、个体化护理计划，由责任护士实施包干负责制的护理干预。应根据患者不同的心理状况、家庭背景、疾病情况，有计划地正确引导、帮助患者采用积极的应对方式，有效应对压力，尽力解除和减轻患者化疗期间的不适。在整个治疗期间应充分调动患者治疗的积极性，克服治疗所带来的痛苦，增加战胜疾病的信心，使患者在生理、心理及社会方面达到最佳状态，从而提高患者化疗依从性。

一、化疗前护理

(一)对患者及其家属的健康教育

这是对接受化疗的乳腺癌患者重要护理内容之一。大多数患者，入院前后对癌症和化疗常有耳闻目睹，深感畏惧。如果让患者在化疗前了解其治疗方案和作用、可能出现的不良反应及预防和减轻毒副反应的措施等，患者将可能较好地配合治疗。

护士通过多种途径，对患者及其家属进行健康教育，例如，编写有关知识的科普文章、小册子，指导患者及其家属阅读，还可利用讲课、咨询、交谈等方式，对患者及其家属进行宣教工作。但是，在进行宣教前，必须评估宣教对象的理解力、所需求知识的范畴，因人而异，做到所宣教的内容必须是他们了解后能理解和接受的，否则，会适得其反，增加其思想顾虑和对化疗的恐惧。

(二)分散注意力

化疗中，“分散注意力”是有效的行为治疗技术之一。建议患者化疗期间听一听轻音乐，收看电视。护士与患者交谈，并教会患者使用放松技术等分散对化疗的注意力，使其尽可能在轻松的心境下接受化疗。

二、用药期间的护理

(一)静脉通路的选择

由于化疗药物毒性较强，大多数药物对血管有严重损伤，且乳腺癌患者行改良根治术易导致患侧上肢的血液循环和淋巴循环受阻，尤其是双侧乳腺癌术后的患者，所以术后不适宜在患侧上肢进行静脉输液，特别是静脉化疗。因此，在开始化疗前应根据乳腺癌术后患者的化疗方案、经济能力、复诊条件、外周血管情况及个人意愿选择合理的输液方式及血管通路，这不仅可以减少重复静脉穿刺的痛苦，更重要的是可以避免化疗药物对外周静脉的破坏和局部组织的刺激，从而保证化疗全过程顺利进行。通常根据不同情况采用静脉留置针穿刺输液、经外周中心静脉导管(PICC)输液、静脉输液港输液等。

(二)给药方法

根据药物的不同理化特点遵医嘱采用不同的用药方法，如口服、静脉注射及静脉输注、静脉泵入，并注意用药时间及输注速度，保证药物的最佳疗效。

(三)配伍禁忌

常规化疗药物输注前后都应该用生理盐水或5%的葡萄糖溶液冲洗输液管路，以避免药物的配伍禁忌。熟悉药物性能，掌握特殊药物的存储要求及配置方法，保证药效。

三、化疗不良反应的预防

(1)禁忌空腹化疗：空腹化疗会加重化疗期间恶心、呕吐症状。化疗前不吃含香料、辣调味品的食物，避免对消化道的刺激。化疗前0.5～1 h，化疗后4～6 h可给予适量镇静剂和止吐剂。常用药物：化疗前肌内注射安定10 mg或苯海拉明20 mg，同时静脉滴注托烷司琼2.5 mg(加入100 mL液体中)，可有效减轻患者的恶心、呕吐症状。

(2)多数化疗药物对皮肤毛囊有损害，可引起脱发。告诫患者化疗期间不能烫发，化疗时，头部可使用冰帽、发卡、发带，有助于减慢血流，减少脱发的发生。

(3)大多数年龄≥40岁的患者，在进行化疗过程中，可能出现一定程度的药物引起的卵巢功能障碍，并随药物周期进行性加重。停经症状包括面色潮红、出汗、头痛、阴道润滑功能下降、交媾困难。停经症状干扰了日常生活，明显地影响了睡眠，因此给予患者宣传、指导和对症处理是很必要的。睡前肌内注射10 mg安定能控制睡眠，小剂量苯海拉明能减少燥热的发生，并告诉患者停药后，上述症状会逐渐消失。

(4)疲乏无力：在行辅助性化疗的患者中，一半以上患者有疲乏症状。她们描述全身无力、焦虑、双腿疲乏、愿意躺着、健忘、眼睛疲劳，因此，护士要对患者加强宣传、指导，指导患者在化疗中，合理安全休息和膳食，增强营养，充实体力。

(5)体重改变：接受全身辅助性化疗患者的体重普遍增加。使用激素治疗的患者中，绝经前患者及化疗时间较长的患者体重增加稍多。食欲增加，活动减少，增加热量的摄入，轻度恶心，情绪改变，血清雌二醇水平下降与体重增加有关。因此在化疗中，给予患者营养指导，鼓励患者进行适量有氧锻炼，是治疗中减轻恶心，并能控制体重增加的有效治疗手段。

四、特殊化疗药物的用药方法及护理

(一)蒽环类化疗药物

蒽环类化疗药物是临床常用的抗肿瘤抗生素药物，主要包括阿霉素、表柔比星等，是一类细胞周期非特异性化疗药。一般蒽环类化疗药物应用于一线或二线标准化疗方案中，经静脉给药方式应用于临床。蒽环类作为乳腺癌化疗中最常用的药物，无论在乳腺癌术前新辅助、复发转移解救治疗和早期乳腺癌术后辅助治疗中都占有非常重要的位置。这类药物的主要不良反应是心脏毒性，这极大程度地限制了它们的进一步使用。其他不良反应包括骨髓抑制、呕吐、脱发等。

蒽环类药物联合化疗常用方案有 CAF 方案(环磷酰胺＋阿霉素＋氟尿嘧啶)、CEF 方案(环磷酰胺＋表柔比星＋氟尿嘧啶)、AC 方案(环磷酰胺＋阿霉素)。

蒽环类药物的主要副作用有两大类:一类是骨髓抑制,这是一种急性剂量限制性毒性,采用粒细胞集落刺激因子(G-CSF)等药物,蒽环类药物的单次使用剂量和化疗周期数有了较大程度的提高;另一类是心脏毒性,是一种慢性剂量累积限制性毒性。

如何避免蒽环类药物的心脏毒性,有以下几种方法。

(1)选用毒性较低的蒽环类药物,如表柔比星或吡柔比星。

(2)蒽环类药物造成心脏病变可能与自由基的产生有关。辅酶 Q_{10}、维生素 C、维生素 E、右雷佐生等具有清除自由基的作用,尤其是右雷佐生,是目前较为特异的预防蒽环类药物心脏毒性的药物。一般建议当患者接受多柔比星的累计剂量达 300 mg/m^2 时可用本药保护。

(3)注意累积剂量:如果不到累积剂量,心脏毒性发生率较低。

(4)预测心脏毒性的发生,左心室射血分数(LVEF)是目前最佳和最实用的动态监测指标。

蒽环类化疗药物是一种常用的抗肿瘤药物,在静脉给药过程中如果发生外渗,可导致严重化疗并发症,所以一般建议采取中心静脉置管的途径输液。

(二)诺维本

诺维本(也叫长春瑞滨,简称 NVB)是新一代长春碱类抗肿瘤药,是细胞周期特异性抗肿瘤药,静脉给药后分布广泛而持久,广泛应用于非小细胞肺癌、乳腺癌、食管癌、淋巴瘤等肿瘤的治疗中。

诺维本主要特异性作用于细胞有丝分裂期,干扰其动力学平衡,终止细胞分裂,属于细胞毒性药物。此药渗透性高,渗入皮下间隙后导致浓度升高,破坏了细胞膜内外渗透压的平衡,使局部 pH 改变,引起静脉或毛细血管痉挛,局部供血减少,导致组织缺血、缺氧,造成局部出现水疱,形成硬结或慢性溃疡。另外,NVB 属于碱性药物,可使血管内二氧化碳聚积,血管内压升高,血管渗透压升高。同时,长时间刺激血管,可使血管痉挛,而漏至皮下。

(1)选择血管:选用中心静脉输注。

(2)给药方法:输入 NVB 前,先输入生理盐水,确认在血管内后,用 50 mL 生理盐水稀释,从小壶中快速滴入,或加入 100～150 mL 生理盐水中滴注,在 10～30 min 滴完,之后,用 250～500 mL生理盐水做静脉冲洗,如果 NVB 与顺铂联合使用,必须先输入 NVB,再进行水化和静脉加药。

(三)环磷酰胺

环磷酰胺是广泛应用的抗癌药物之一,目前多与其他抗癌药组成联合化疗方案,用于临床乳腺癌的治疗。它属于细胞周期非特异性药物,能杀灭各期细胞,但主要杀灭 G2 期细胞。主要不良反应:骨髓抑制、出血性膀胱炎、肝功能损害、胃肠反应、脱发、免疫抑制,大剂量环磷酰胺偶尔引起水中毒及心脏毒性反应。

(1)应用本药应鼓励患者多饮水,必要时输液,保证足够的输入量和尿量,使用大剂量环磷酰胺,宜同时给予美司钠,以预防和减少尿路并发症。

(2)用药期间应监测血常规、尿常规、肝和肾功能。

(3)肝病患者慎用。

(4)本药配成溶液后不稳定,应于 2～3 h 输入体内。

(四)紫杉醇类化疗药

紫杉醇类化疗药包括紫杉醇(泰素)和多西紫杉醇(紫杉特尔、多西他赛)等,是一种细胞毒类抗癌药物。此类化疗药物易出现过敏反应,严重时可致过敏性休克。

(1)保存:原液 2 ℃～8 ℃低温、避光保存。

(2)配制:使用药品专用溶剂溶解药物,加入 5%的葡萄糖溶液或生理盐水中静脉滴注。由于药物昂贵,为避免浪费,保证有效药物浓度,配制时,严格按照操作流程加药,偶尔出现雾状,并不影响药物作用。使用前,应肉眼检查溶液内有无颗粒,溶液的色泽有无变化。紫杉醇是一种细胞毒性抗癌药,配制时,应注意自身防护,应在化疗药物配置操作台内进行。无条件者,应戴手套、口罩、穿防护服。皮肤、黏膜污染了该药,应立即冲洗,然后用肥皂彻底清洁。

(3)静脉输液方法及护理:单纯应用紫杉醇类化疗药,仅对外周血管有轻微的损伤,如果无中心静脉导管,可以采取较粗、直的外周血管输注。但由于药物输液时间相对较长,应注意固定稳妥。为防止药物过敏反应,使用化疗药物前须做好预处理,即前一日晚 20：00 及化疗当日 8：00、12：00、20：00 分别给药,化疗后次日 8：00,12：00 口服地塞米松片 7.5 mg,如果输注紫杉醇,需化疗前口服 7.5 mg 地塞米松两次,用药前再肌内注射 20 mg 苯海拉明,静脉推注 40 mg 西咪替丁。因偶尔有过敏个例,首次用药需缓慢滴注小剂量、低浓度药液,滴速为每分钟 10～20 滴,观察有无药物过敏,如果无不适,再调节滴速为每分钟 40～50 滴,滴注剩余大剂量化疗药。

(4)不良反应的观察:如果出现面色潮红、皮肤反应、胸闷、血压偏低或心动过速等症状,提示有药物过敏反应,应立即停药,对症处理。如果出现血压下降或房室传导阻滞,应立即停药,给予吸氧并进行连续的心电监护,立即对症处理。停药后仍需继续进行心、肝功能监测。紫杉醇类化疗药有明显的脱发和骨髓抑制等不良反应,化疗前及出院前应做好患者的健康宣教,使患者提前做好脱发的心理准备,出院后及时复查血常规,避免严重骨髓抑制,保证患者安全。

(五)铂类药物

(1)顺铂(cisplatin,顺氯氨铂,DDP):是金属类化合物。其作用机制为抑制蛋白质合成,它可引起 DNA 链间交联,影响 DNA 的模板功能,进而抑制 DNA 和 RNA 的合成,属于周期非特异性药物,但在 G1 期最敏感。其有效率为 9%～52%。常用方法:15～20 mg/m^2,静脉滴注,每日 1 次,连用 5 d,每 3～4 周重复,多饮水;或 50～100 mg/m^2,静脉滴注,每 3～4 周重复。主要副作用是肾脏损害。后一种给药方法需加“水化”,即用药的前 1 d 和用药的 1～3 d,每天需补液体不少于 2 000 mL,并加氯化钾及甘露醇或呋塞米等,以减轻肾脏毒性。胃肠道反应较重,出现骨髓抑制、耳神经毒性、重听甚至失听等。

(2)卡铂(carboplatin,CBP):是铂类第二代络化物,抗癌作用、疗效与顺铂相当,毒副作用如肾毒性、胃肠道反应、神经毒性等比顺铂明显低,故用药时无需水化利尿等,但其骨髓抑制比顺铂明显。常用方法:100 mg,静脉滴注,每日 1 次,连用 5 d,每 3～4 周重复;或 500～600 mg,静脉滴注 1 次,每 3～4 周重复。

五、常用药物外渗的预防和处理

(一)常见药物外渗的处理方法

(1)当发现药物外渗或可疑药物外渗时,应立即停止输液、分离输液管,但不拔除原有静脉输液针/留置管。保留留置管的重要性:有助于局部释放解毒剂,避免组织附加的损伤;有利于解毒剂更直接接触局部外渗药物,最大限度地发挥解毒作用。尽量从头皮针或静脉留置针中抽吸残余药液和血液,并注射少量的生理盐水来稀释外渗药液并将残留在血管内的药物冲洗干净,使用特殊药物,遵医嘱注射解毒剂,经初步处理后拔针。

(2)一般药物外渗的处理方法:拔针后局部可给予50%的硫酸镁湿敷或马铃薯片外敷或涂抹喜疗妥、赛肤润或外敷如意金黄散。

(3)输入强刺激性、发疱性药物(如化疗药物、升压药、高渗性药物等)时不管是否出现红肿、炎症反应,应立即采取封闭治疗,在没有相应解毒剂的情况下,一般采用地塞米松 5 mg+生理盐水 2~5 mL,适量局部封闭,封闭后覆盖无菌纱布并间断冷敷或热敷。

(4)对于部分药物,根据其不同的药物性质选择处理方法。

血管收缩药:如多巴胺、去甲肾上腺素、垂体后叶激素等,立即用0.9%的生理盐水5 mL+酚妥拉明 5 mg 局部适量封闭,封闭后局部用 654-2 溶液或酚妥拉明溶液热敷;24 h 后可用中药制剂如意金黄散等外敷。

钙剂:1%的普鲁卡因 2 mL+生理盐水 2~5 mL 或 1%的普鲁卡因 2 mL+地塞米松 5 mg+生理盐水 2~5 mL 局部封闭,封闭后可用中药制剂如意金黄散等外敷。

20%的甘露醇:可采用 50%的硫酸镁湿敷或如意金黄散外敷,也可采用 654-2 湿敷,配合酚妥拉明做局部封闭,效果也较好。

脂肪乳:可采用中药制剂如意金黄散外敷,也可将 150~300 μg 透明质酸加入10~15 mL 0.25%的普鲁卡因注射液中,做局部封闭以促进弥散、吸收。透明质酸酶为能水解透明质酸的酶,可促使皮下输液或局部积贮的渗出液或血液加快扩散而利于吸收。

化疗药物:立即停止给药,保留静脉通路(要更换输液器)。立即将10~20 mL0.9%的生理盐水快速沿原静脉滴入,以稀释局部药液浓度。拔针并按压针眼 2~5 min。根据药物特点进行局部封闭或注射解毒剂,封闭后冰袋冷敷 15~30 min,3 d 内每天 4 次,并抬高患肢,以便收缩血管、减少药物吸收、缓解疼痛。

造影剂:局部冷敷,使用 0.9%的生理盐水 100 mL 加地塞米松 5 mg,患肢持续湿敷,同时抬高患肢,促进循环,密切观察患肢的血液循环及动脉的搏动,指导患者进行患肢手指的活动。

常见化疗药物解毒剂如下。①阿霉素的解毒剂:5 mL8.4% 的碳酸氢钠,减少阿霉素与DNA 结合。②丝裂霉素的解毒剂:维生素 C 1 mL,局部静脉注射,解毒机制为直接灭活。③柔红霉素的解毒剂:8.4%的碳酸氢钠 5 mL+地塞米松 4 mg,局部静脉注射,外渗部位多处皮下注射。④长春新碱、诺维本的解毒剂:8.4%的碳酸氢钠 5 mL 或透明质酸酶 1~6 mL,每隔数小时在外渗部位皮下多处注射,并采用热敷。其解毒机制为化学沉淀,加快外渗药物的吸收、分散。若使用皮质类固醇和局部冷敷会加重毒性。

(5)药液外渗引起局部水疱:尽量不要刺破小而未破溃的水疱,可用无醇碘伏外涂;对大的水疱,用碘伏消毒后用无菌注射器抽去水疱里的渗出液,再用不含醇的碘伏外涂,覆盖无菌纱布,定期消毒并观察记录。有局部水疱,请专职造口治疗(ET)师会诊,选择适当的敷料进行治疗。

(6)出现坏死,可选用超短波治疗,或请 ET 师会诊,选择适当的敷料进行治疗,严重时可植皮。

(7)中药制剂:如意金黄散应用简单,患者痛苦小,适用于各种药物的外渗的早期处理。

(二)药液外渗的处理方法

药物外渗后必须由值班护士按照不良事件上报，并通知病区的护士长，必须做好用药的记录；不得交与家属处理，做好严密交接班和观察、记录。

1. 局部封闭

用5～7号肌内注射针头，在红肿皮肤的边缘呈点状或扇状封闭。进针深度以15°～20°为宜，注射药物量以能使红肿范围明显突出皮肤为度，进针长度以针尖在红肿的正中处为度，使药物均匀地向四周扩散。

2. 冷敷

冷敷适用于蒽环类药物(如柔红霉素、阿霉素、表柔比星、紫杉醇、多西紫杉醇、多西他赛等)外渗。局部冷敷可使血管收缩、组织细胞代谢率下降，可以使药物外渗的量减少，以达到减轻渗漏范围的目的。可以局部用冰袋冷敷(4 ℃～6 ℃)48～72 h，每6 h1次，每次20～30 min，若使用冰块冷敷，需垫软布，以防冻伤。

3. 热敷

热敷适用于植物碱类抗癌药物(如长春新碱、长春碱、长春瑞滨、草酸铂等)外渗。局部温热敷可以引起血管扩张，加快外渗药物的吸收、分散和摄取，减轻药物外渗所致皮肤伤害。冷敷，须在6 h内进行，24 h后热敷(热敷时应避免烫伤)，但对长春新碱和血管收缩药物则应早期采取保温、热敷，抬高患侧肢体，以利于静脉回流，有利于局部肿胀的吸收。

4. 药物外敷方法

(1)50%硫酸镁湿敷：将50%的硫酸镁溶液浸湿4层纱布后覆盖患处，上盖一层塑料薄膜，每4～6 h更换1次，持续湿敷也可用50%的葡萄糖+25%的硫酸镁+维生素B_{12}混合液湿敷。

(2)如意金黄散外敷法：取适量如意金黄散，用凉茶水(亦可用植物油或蜂蜜)调和后均匀涂抹在纱布上敷于患处，用一层塑料薄膜封闭在纱布上，以便持续发挥作用。1 d数次，直至痊愈。

(3)酚妥拉明局部湿敷(适用于血管收缩性药物)：取酚妥拉明1 mL(10 mg)加生理盐水50 mL，取4层纱布浸透药液后覆盖于患处，每次局部湿敷30 min，每天早、中、晚各1次，持续湿敷。湿敷时间均为3～7 d。

(4)马铃薯外敷法适用于各种药液渗。将马铃薯洗净，切成透明的薄片，贴于肿胀处，用胶布固定，每1～2 h更换1次。

六、个体化护理在乳腺癌患者化疗中的应用

由于化疗的不良反应大，严重影响了患者的生活质量。护理人员应有针对性地对患者制订个体化护理服务计划，采用个体化护理服务对策，提高患者的舒适度，保证化疗的顺利完成，提高患者的生活质量。

(一)化疗前评估

1. 心理支持

癌症患者治疗中产生癌因性疲乏(cancer related fatigue，CRF)。这是一种虚弱、缺乏激情及易受累的主观感受，极大地影响患者的治疗和生活质量。乳腺癌患者的CRF程度显著高于其他患者，而化疗更易导致CRF的发生率增加和程度加重。因此，责任护士应根据患者的

心理特点,有针对性地进行心理疏导。

2.入院后评估

全面评估患者的现病史、治疗经过、手术方式、实验室检查、X线检查、心电图、肝功能等,并知晓患者的身高、体重、体表面积、饮食、用药情况和有无并发症;对患者及家属做好化疗相关知识教育,如所用化疗方案及化疗药物的作用、不良反应,具体用药时间、顺序、速度,并解释药物的不良反应和不适,告知患者及时倾诉的必要性等。

3.化疗前静脉评估

由于化疗药物刺激性大,使用疗程长,有计划的选择血管实施化疗尤为重要。常用的化疗药物输注工具包括静脉留置针、PICC、静脉输液港,由于患者的治疗方案不同,个体需求不同,经济状况各异,责任护士应耐心向患者解释各种输液途径的优点与缺点,结合患者的治疗方案,尊重患者的意见,选择适宜的输液方式。三种方式比较如下。

(1)静脉留置针:是最常用的短期静脉输液用具,由外周静脉穿刺,适合4周期ET或4周期CT方案、单纯靶向治疗、单纯唑磷酸盐治疗等,且外周血管条件较好,不宜输注刺激性强的药物,包括对血管损伤重的化疗药、血管活性药等。其优点是单次费用低,穿刺简单,无须长期保留,不适即撤,一般无血流相关感染,缺点是留置时间短,一般不超过3 d,易发生静脉炎,易造成药物渗漏。其适合门诊短期输液。

(2)PICC:是经外周穿刺的中心静脉导管,多采用B超引导下由上臂穿刺将导管送至上腔静脉,可保留1年,适合4~8周期化疗,使用CEF、CE、NP、TEC、TC(外周血管条件差)等方案。优点是适合中长期静脉输液,无须反复穿刺,无痛输液,有效避免血管损伤,置管、拔管无疤痕。缺点是有外置装置,需用透明敷料妥善固定,每周需做导管维护,沐浴、游泳受限,有留置导管相关性并发症发生的风险,严重敷料过敏者不宜留置,费用较留置针高。PICC适合终末期家庭病床输液、TPN支持治疗或多周期化疗患者,要求有导管维护条件,能做到定期维护。

(3)静脉输液港:是一种完全植入的血管通道系统,采用微创手术,由颈内静脉或锁骨下静脉穿刺送导管至上腔静脉,在胸前皮下埋置储液槽,为患者提供长期的静脉血管通道。其适合于6~8周期化疗,使用CEF、CE、NP、TEC方案且可能需长期输液者。优点是密闭式输液,不易感染,不影响沐浴、游泳,无外露导管,基本不影响外观,保留时间长,无并发症可长期留置,维护间期为4周,相对较方便。缺点是局部需放疗、局部复发转移,爱好运动,需从事上肢体力劳动者不宜留置,使用时皮下穿刺瞬间有痛感,有导管滑脱、堵塞、断裂、输液港渗漏、外露等并发症,结束使用需手术切开取港,局部留有小疤痕,费用相对高。其适合长期化疗、输液患者,有形象要求的患者,或行动不便、长期卧床及PICC维护不便的外地患者。

(二)化疗中的护理

1.化疗时正确给药

根据医嘱正确配制药液,应现配现用;选择合适的溶液,例如,表柔比星用5%的葡萄糖溶液溶解,而用生理盐水易结块不能完全溶解;环磷酰胺需用生理盐水溶解并延长溶解时间至完全溶解。严格控制给药滴速,化疗前、后每组液体之间用生理盐水滴注,确保输液通畅。在输入紫杉醇,前100 mL的输入时间严格控制在1 h内,并给予心电监护5 h,直至500 mL化疗药物输完。在化疗过程中,应协助患者排便、饮水、进食,患侧肢体及PICC置管肢体不宜监测血压,可采取下肢测血压,并准确记录患者的入量、心律、血压、呼吸、必要时根据药物的药性和患者的反应适当调整滴速，例如，滴注苯海拉明，可调整为每分钟20滴，若患者反应大，应及时向医师报告，给予处理。在输液过程中，专管护士加强巡视强度，观察液体的滴速，询问患者有无不适。注意保护血管，输液结束后，采取正确的正压封管方法封管，并交代注意事项。

2.心理护理

调查研究发现多数患者对化疗的恐惧明显高于手术前的恐惧，90%以上的患者难以接受胃肠道反应及脱发。针对这些特点，责任护士应充分了解患者的心理状况，在其开始治疗之前就对患者展开宣教，向其解释化疗对于疾病治疗的重要意义，化疗是一个短暂的治疗过程，化疗产生的不良反应会因化疗结束而逐渐消退，和生命相比较，个体形象的改变是次要的，可以通过精心装饰来弥补缺陷，例如，选一顶喜欢的帽子或合适的假发，都可以正常参加社交活动，化疗结束后头发还会长出来，并不影响后期的形象。化疗反应重也说明对肿瘤细胞杀伤力很强，治疗效果可能更好等，使患者正面地面对化疗的不良反应，提高战胜疾病的信心。

3.胃肠道反应的护理

临床上98%以上的患者具有胃肠道不良反应，主要体现为化疗过程中或化疗后的速发反应，如恶心、呕吐、食欲缺乏等，其中顺铂更是强致吐剂。对于轻度反应患者或是心因性呕吐者，可采取常规分散注意力的方式(如听音乐、聊天等)，实施渐近性肌肉放松训练，必要时适当运动。反应较重的患者在化疗前常规给予甲氧氯普胺、昂丹司琼等药物可减轻胃肠道反应。并在饮食时间上给予调整，可在化疗前2～3 h提前进食，饮食宜清淡、易消化、高营养，把每天要吃的食物分为4～6餐吃完。在化疗中可舌下含服生姜片，呕吐时不要进食，呕吐间隙补充增加能量的食物。向患者解释饮水的重要性，根据个人需求可选择果汁等。每天尿量在2 000 mL以上，并保持大便通畅。

4.心功能的观察和护理

乳腺癌患者在治疗时所选用药物，对于其心脏的方面都会产生较多的不良影响，往往会致使患者出现心率极快、血压升高或降低等，甚至可能导致其发生心力衰竭。所以护士在巡视中，针对个体心功能的差异，合理调节输液速度，严格对其进行心脏监护，出现异常情况，及时通知医师并积极协助处理。

5.骨髓抑制的预防及处理

骨髓抑制是化疗药物常见的不良反应，不仅延缓化疗的进行而影响治疗效果，而且可能导致并发症而危及患者的生命。一些恶性肿瘤患者或许不会很快死于疾病本身，却可能死于骨髓抑制。因此，及时发现骨髓抑制并给予相应处理是化疗的重要环节，对患者进行相关知识的宣教尤为重要。嘱首次化疗的患者定期地进行血常规的检查。如果自觉疲乏无力或有腹泻等症状，应及时就诊，复查血常规。

骨髓抑制按危险程度分为四度，白细胞总数$\leqslant 1.0\times 10^9/L$，中性粒细胞$\leqslant 0.5\times 10^9/L$，说明出现严重的骨髓抑制，应对患者采取保护性隔离，并采取预防感染的各项护理措施。例如，减少陪人，谢绝探视，定时房间消毒、给予口腔、会阴、肛门等护理等，遵医嘱皮下注射G-CSF，定时为患者进行血液的检查等。责任护士应指导患者进易消化、高维生素、高营养的饮食，保证水的摄入量，预防冷热刺激导致的感冒等。

(三)化疗后的健康宣教

1.饮食指导

调查发现食疗是化疗患者及家属最关心的问题，化疗结束后胃肠道不适会逐渐缓解，合理饮食对于改善患者的营养状况,提高机体免疫力有重要的作用,责任护士应从科学的角度结合患者的实际情况提出合理的饮食建议,指导患者适量滋补。

2.血常规检查

患者出院前责任护士应详细讲明复查血常规的重要性,提高患者的复诊意识。负责个案的管理员应在患者化疗第一疗程后建立化疗反应观察表,内容包括该患者的不良反应、白细胞数下降的时间与数值、呕吐的严重程度、骨髓抑制期,并及时总结,对后期治疗及时采取干预护理措施。

(李佳怡)

第十三节　乳腺癌靶向治疗患者的护理

生物靶向疗法是利用具有一定特异性的载体,将药物或其他杀伤肿瘤细胞的活性物质选择性地运送到肿瘤部位,把治疗作用或药物效应尽量限定在特定的靶细胞、组织或器官内,而不影响正常细胞、组织或器官的功能,从而提高疗效、减少不良反应的一种方法。

所谓"靶向疗法",通俗地讲,就是有针对性地瞄准一个靶位,在肿瘤分子治疗方面指的就是针对某种癌细胞,或者是针对癌细胞的某一种蛋白、某一种分子进行治疗。

它分为三个层次:第一种是针对某个器官,例如,某种药物只对某个器官的肿瘤有效,称为器官靶向。

第二种叫细胞靶向,顾名思义,就是指只针对某种类别的肿瘤细胞,药物进入体内后可选择性地与这类细胞结合,从而引起细胞凋亡。

第三种是分子靶向,它指的是针对肿瘤细胞里面的某一个蛋白家族的某部分分子,或者一个核苷酸的片段,或者一个基因产物进行治疗。

目前生物靶向治疗的靶点主要有三方面,即细胞生长因子受体、细胞内信号传导系统以及新生血管。作用于新生血管的生物制剂主要是抑制血管生成的药物,因为血管生成是肿瘤生长的一个重要条件。

一、生物靶向治疗的优势

(1)术后治疗巩固疗效:手术治疗后运用自体细胞免疫疗法快速修复手术造成的免疫损伤,提高机体免疫力,提高手术的成功率,并可快速清除术后微小残余肿瘤细胞,防止肿瘤的复发和转移。

(2)减轻放疗不良反应:放疗时运用自体免疫细胞,可提高放疗效果,减轻放疗不良反应,减轻身体相关症状,提升患者的生活质量,促进机体的免疫重建。

(3)加强化疗治疗效果:化疗中同时使用自体免疫细胞疗法能增强机体对化疗药物的敏感性,提高化疗的效果,能够明显改善化疗药物对身体造成的不良反应,有效提升患者的免疫功能。

(4)肿瘤预防:自体免疫细胞治疗可直接杀死癌细胞,控制肿瘤的发展及转移,延长患者的生命,提高患者的生存质量。

(5)绿色、安全：因为自体免疫细胞治疗采用的是患者自身的细胞，在体外培养后输入自己体内，故不会造成免疫排斥，并无任何不良反应。

(6)联合治疗疗效更佳：自体免疫细胞治疗技术联合其他常规肿瘤治疗能使治疗效果达到最大化。

(7)可实现带瘤生存：由于自体免疫细胞治疗的指导思想是提高患者的抗癌能力，故从根本上节制了肿瘤的生长，可使肿瘤与机体维持一个平衡的对抗状态，大大延长了患者的生存期。

(8)生物靶向治疗法具有很好的调节作用和细胞稳定性。

(9)生物靶向治疗法最大的好处就在于，这些生物制剂可针对肿瘤代谢的特殊环节，具有很高的靶向性，因此针对性强，效果显著，在杀伤癌细胞时基本上不损伤正常组织，被认为是未来癌症治疗中最具前景的技术。

二、乳腺癌分子靶向药物进展

乳腺癌是女性常见的恶性肿瘤之一。随着科技的发展，对于乳腺癌的诊断方式也随之增加，如常规的体检、乳腺钼靶X片、乳腺彩超、MRI、病理活检等。对于乳腺癌的治疗也有了更多可供选择的方式，有外科治疗、化学治疗、内分泌治疗、分子靶治疗等。分子靶向治疗已经成为继手术、放疗和化疗三个传统模式之后一种全新的生物治疗模式，也是当前乳腺癌治疗领域研究的热点。

(一)表皮生长因子受体

酪氨酸激酶抑制剂表皮生长因子受体(epithelia growth factor receptor，EGFR)表达于除造血细胞外的各种组织，属于Ⅰ型酪氨酸激酶(tyrosine kinase，TK)受体，家族有4个成员，分别为ErbB1(HER-1、EGFR)、ErbB2(也称HER-2)、ErbB3和ErbB4，在乳腺癌中均有表达。EGFR由胞外区、跨膜区和胞内区三个部分组成。配体与受体胞外区结合，引发两个相同或不同EGFR形成同型或异型二聚体，刺激受体胞内区酪氨酸激酶活性，触发酪氨酸残端的自动磷酸化，通过丝裂原活化蛋白激酶(mitogen activated protein kinase，MAPK)和磷脂酰肌醇3-激酶(phosphatidylinositol 3-kinase，PI 3K)等信号传导途径，最终导致细胞的分裂、迁移、定植、分化等。拉帕替尼(lapatinib)是一种口服的小分子表皮生长因子酪氨酸激酶抑制剂，可同时作用于HER-1与HER-2。

拉帕替尼双通道抑制酪氨酸激酶可减少EGFR异型二聚体，而单一受体的抑制可能提高其他受体活性的发生率。在疾病的发生、发展过程中，细胞表面会出现胞外配体结合域缺失的HER-2，称为P95ErbB2，其酪氨酸激酶活性比野生型更强，可能是曲妥珠单抗耐药的原因之一，并可作为乳腺癌无病生存时间、复发率、死亡率及淋巴结转移等病情判断的独立不良因素，而拉帕替尼可结合胞内区，抑制BT474乳腺肿瘤细胞的P95ErbB2。乳腺癌患者脑转移的概率为10%～16%。但近年来研究提示，HER-2过度表达时脑转移的概率明显升高(34%)，其中约50%的患者死于严重的中枢神经系统病变。新近一项随机多中心Ⅱ期临床试验就拉帕替尼治疗乳腺癌脑转移进行了初步研究，在先前接受过赫赛汀及颅内放射治疗的HER-2阳性颅内转移患者，应用拉帕替尼可以缩小脑转移灶体积，给乳腺癌脑转移的治疗提供了新的途径。

赫赛汀(herceptin)是针对癌细胞HER-2基因靶点的第一个分子靶向药物，给乳腺癌的临床治疗带来了新的突破,可单独用于二线、三线治疗或与紫杉醇联合用于一线转移性乳腺癌的治疗。第二个用于 HER-2 依赖性肿瘤治疗的抗体是帕妥珠单抗(pertuzumab),可与 HER-2 受体胞外结构域Ⅱ区结合,阻止了配基诱导的 HER-2 二聚化。已经进入第二、三阶段临床试验。Portera 等研究显示,赫赛汀加帕妥珠单抗对于先前接受过赫赛汀治疗的患者有治疗效果(客观应答率为 18%),但可出现与治疗相关的左心室收缩功能不全的副作用,整体风险和患者获益有待进一步评估。新近,联合应用帕妥珠单抗和卡培他滨,Ⅰ期临床试验显示在所有规定的剂量水平都有很好的耐受性,可以进入Ⅱ期临床试验。国内报道帕妥珠单抗和厄洛替尼对移植到小鼠的人乳腺癌细胞均有抑制作用,两药合用时效果更好。

(二)多药耐受分子的分子靶向治疗

多药耐药性(multidrug resistance,MDR)指肿瘤细胞不仅对原药耐药,而对结构和作用机制不同的其他药物产生耐受的特性。针对耐药产生机制的靶向治疗能有效逆转 MDR 效应,提高化疗效果。热休克蛋白 90(heat shock protein 90,HSP90)是热休克蛋白家族的一员,作为分子伴侣,影响在乳腺癌疾病进程和耐药机制中起重要作用蛋白的稳定性和功能,影响雌激素受体(estrogen receptor,ER)的量和结合激素的能力。Plescia 报道了一种新的 HSP90 抑制剂,为细胞可渗透性模拟肽,一种选择性的不会引起正常细胞生存力下降,不会影响造血祖细胞克隆形成的抗肿瘤药物。Guo 发现 17-AAGH2 对 HSP90 的抑制作用远远强于先前已完成Ⅰ期临床试验的 HSP9O 抑制剂 17-AAG,但目前尚无该药进入临床的任何公开资料。

针对内分泌治疗耐药机制的研究,目前最能得到证实的是 HER-2 相关生长因子与 ER 的交叉作用,以及 ER 结构的变异导致其与他莫昔芬不易结合甚至产生拟雌激素的作用。Nichol 引进行文献总结后提出一种亲电子的化合物二硫化苯甲酰胺(disulfide benzamide,DIBA),可以阻断 DNA 结合域,从而打断 ER 与雌激素受体反应元件 ERE 的相互作用。临床试验已经证明其在治疗他莫昔芬抵抗的围绝经期乳腺癌患者中的作用。

(三)有待进一步研究的靶点

乳腺癌转移抑制基因 1(*BRMS*1)是新发现的一种肿瘤转移抑制基因。*BRMS*1 在乳腺癌组织中的表达水平与肿瘤远处转移、临床分期呈负相关,而与病理类型无明显相关性。Zhang 等报道 *BRMS*1 基因表达水平可能提示患者的预后,*BRMS*1 mRNA 高表达的患者比低表达的预后更好。目前,*BRMS*1 与乳腺癌局部淋巴结转移的报道有限,其相关性还有待进一步研究。有关 *BRMS*1 基因的研究仍停留在体外研究的水平上,*BRMS*1 基因的生物学特性、生理功能、基因表达的调节和在肿瘤转移抑制中的机制仍不十分清楚。将来的研究方向应致力于 *BRMS*1 在乳腺癌中的分子诊断和基因治疗方面。*Livin* 基因是 2000 年发现的抑制细胞凋亡基因,定位于人染色体 20q13.3,全长 4.6 kb,包含 7 个外显子及 6 个内含子。其基因转录产物有两种 mRNA 亚型,分别编码 298 个氨基酸的蛋白质(A)和 280 个氨基酸的蛋白质(B)。其作用途径主要通过与半胱天冬酶(cysteine aspartic acid specific protease,Caspase)家族相互作用,而执行型 Caspase-3 与凋亡关系最密切,参与多种因素诱导的细胞凋亡。对人乳腺癌细胞 MCF-7 系的研究发现,以 *Livin* mRNA 为靶点的反义核酸作用乳腺癌细胞,能够有效地抑制 *Livin* 基因的表达,增加 Caspase-3 的活性,诱导 MCF-7 细胞凋亡,明显抑制其生长,*Livin* 可能会成为抗肿瘤治疗新的基因靶点。目前乳腺癌分子靶向治疗有效率都在 10%~20%。随着肿瘤分子生物学研究的不断深入,药物作用机制被进一步阐明,并结合高新技术(如高通量药物筛选等)手段的有效运用,加之乳腺癌干细胞已初露端倪,必然会有更多的分子靶向药物进入临床，使广大乳腺癌患者受益，也使得肿瘤治疗进入诊断治疗一体化的新时代。

三、常用靶向治疗药物及护理注意事项

注射用曲妥珠单抗（赫赛汀）的使用方法与护理注意事项如下。

(1)配置：①由配送的稀释液稀释，配好的溶液可多次使用，有效期 28 d；②只能用生理盐水配置，不能使用 5% 的葡萄糖溶液配置，因其可使蛋白聚集，现用现配；③配置后可在 2 ℃～8 ℃环境下保存 24 h。

(2)输注方法：首次负荷剂量 4 mg/kg，输注时间 90 min，约 40% 的患者出现发热、寒战等症状，待症状消失后可继续输注。维持剂量 2 mg/kg，输注时间 30 min。

(3)护理：首次使用应进行心电监护，备吸氧装置，缓慢滴注，必要时床边观察5～10 min。开始治疗前给某些抗过敏药物、镇静药等，消除或减轻患者用药后可能出现的不良反应。因其对外周血管的损伤较轻，可采取外周静脉输注的方式，严格掌握滴速，密切观察患者有无过敏、心慌等不良反应，发现异常，及时汇报和处理。

(4)不良反应如下。

心肌病：左心室功能不全的发生率和严重程度在联合使用蒽环类抗生素治疗的患者中最高，这类药物如阿霉素类、环磷酰胺等，一般不同期联合用药。

输注反应：曲妥珠单抗偶尔可导致严重的输注反应，并有肺毒性导致呼吸衰竭死亡的报道。

中性粒细胞减少症占 32%。

贫血占 30%。

腹泻占 25%。

（李佳怡）

第十二章　普外科疾病护理

第一节　胃十二指肠损伤

由于有肋弓保护且活动度较大，柔韧性较好，壁厚，钝挫伤时胃很少受累，只有胃膨胀时偶尔发生胃损伤。上腹或下胸部的穿透伤则常导致胃损伤，多伴有肝、脾、横膈及胰等损伤。胃镜检查及吞入锐利异物或吞入酸、碱等腐蚀性毒物也可引起穿孔，但很少见。

十二指肠损伤是由上中腹部受到间接暴力或锐器的直接刺伤而引起的，缺乏典型的腹膜炎症状和体征，术前诊断困难，漏诊率高，多伴有腹部脏器合并伤，病死率高，术后并发症多，肠瘘发生率高。

一、护理评估

（一）健康史

详细询问患者、现场目击者或陪同人员，以了解受伤的时间、地点、环境，受伤的原因，外力的特点、大小和作用方向，坠跌高度；了解受伤前后饮食及排便情况，受伤时的体位，有无防御，伤后意识状态、症状，急救措施、运送方式，既往疾病及手术史。

（二）临床表现

(1)胃损伤若未波及胃壁全层，可无明显症状。若全层破裂，由于胃酸有很强的化学刺激性，可立即出现剧痛及腹膜刺激征。当破裂口接近贲门或食管时，可因空气进入纵隔而呈胸壁下气肿。发生较大的穿透性胃损伤时，可自腹壁流出食物残渣、胆汁和气体。

(2)十二指肠破裂后，因有胃液、胆汁及胰液进入腹腔，早期即可发生急性弥漫性腹膜炎，有剧烈的刀割样持续性腹痛伴恶心、呕吐，腹部检查可见有舟状腹、腹膜刺激征症状。

（三）辅助检查

(1)疑有胃损伤者，应置胃管，若自胃内吸出血性液或血性物，可确诊。

(2)腹腔穿刺术和腹腔灌洗术：腹腔穿刺抽出不凝血液、胆汁，灌洗吸出 10 mL 以上肉眼可辨的血性液体，即为阳性结果。

(3)X 线检查：腹部 X 线片可显示腹膜后组织积气，肾脏轮廓清晰，腰大肌阴影模糊不清等，有助于腹膜后十二指肠损伤的诊断。

(4)CT 检查：可显示少量的腹膜后积气和渗至肠外的造影剂。

（四）治疗原则

抗休克和及时、正确的手术处理是治疗的两大关键。

（五）心理-社会因素

胃、十二指肠外伤性损伤多数在意外情况下发生，患者突发外伤后易出现紧张、痛苦、悲哀、恐惧等心理变化，担心手术能否成功及疾病预后。

二、主要护理诊断/问题

(一)疼痛

疼痛与胃肠破裂、腹腔内积液、腹膜刺激征有关。

(二)组织灌注量不足

组织灌注量不足与大量失血、失液，严重创伤，有效循环血量减少有关。

(三)焦虑或恐惧

焦虑或恐惧与经历意外及担心预后有关。

(四)潜在并发症

潜在并发症为出血、感染、肠瘘、低血容量性休克。

三、护理目标

(1)患者的疼痛减轻。

(2)患者的血容量得以维持，各器官血供正常、功能完整。

(3)患者的焦虑或恐惧减轻或消失。

(4)护士密切观察病情变化，如果发现异常，及时向医师报告，并配合处理。

四、护理措施

(一)一般护理

1.预防低血容量性休克

吸氧，保暖，建立静脉通道，遵医嘱输入温热生理盐水或乳酸盐林格液，抽血，查全血细胞计数、血型和交叉配血。

2.密切观察病情变化

每15～30 min评估患者情况。评估内容包括意识状态、生命体征、肠鸣音、尿量、氧饱和度，有无呕吐、肌紧张和反跳痛等。观察胃管内引流物颜色、性质及量，若引流出血性液体，提示有胃、十二指肠破裂的可能。

3.术前准备

胃、十二指肠破裂大多需要手术处理，故患者入院后，在抢救休克的同时，尽快完成术前准备工作，如备皮、备血、插胃管及留置导尿管、做好抗生素皮试等，一旦需要，可立即实施手术。

(二)心理护理

评估患者对损伤的情绪反应，鼓励他们说出自己的感受，帮助其采取积极有效的应对措施。向患者介绍有关病情、损伤程度、手术方式及疾病预后，鼓励患者，告诉患者良好的心态、积极的配合有利于疾病早日康复。

(三)术后护理

1.体位

患者意识清楚，病情平稳，给予半坐卧位，有利于引流及呼吸。

2.禁食、胃肠减压

观察胃管内引流液颜色、性质及量，若引流出血性液体，提示有胃、十二指肠再出血的可能。缝合十二指肠创口后，将胃肠减压管置于十二指肠腔内，使胃液、肠液、胰液得到充分引流，一定要妥善固定，避免脱出。一旦脱出，要在医师的指导下重新置管。

3.严密监测生命体征

术后 15～30 min 监测生命体征直至患者病情平稳。注意肾功能的改变，胃十二指肠损伤后，特别有出血性休克时，肾脏会受到一定的损害，尤其是严重腹部外伤伴有重度休克者，有发生急性肾功能障碍的危险，所以，术后应密切注意尿量，争取保持每小时尿量在 50 mL 以上。

4.补液和营养支持

根据医嘱，合理补充水、电解质和维生素，必要时输新鲜血、血浆，维持水、电解质、酸碱平衡。给予肠内、肠外营养支持，促进合成代谢，提高机体防御能力。继续应用有效抗生素，控制腹腔内感染。

5.术后并发症的观察和护理

(1)出血：如果胃管内 24 h 内引流出的新鲜血液大于 200 mL，提示吻合口出血，要立即配合医师给予胃管内注入凝血酶粉、冰盐水洗胃等止血措施。

(2)肠瘘：患者术后持续低热或高热不退，腹腔引流管中引流出黄绿色或褐色渣样物，有恶臭或引流出大量气体，提示肠瘘发生，要配合医师进行腹腔双套管冲洗，并做好相应护理。

(四)健康教育

(1)讲解术后饮食注意事项，当患者胃肠功能恢复后开始恢复饮食，由流质逐步恢复至半流质、普食，进高蛋白、高能量、易消化的饮食，增强抵抗力，促进伤口愈合。

(2)行全胃切除或胃大部分切除术的患者，因胃肠吸收功能下降，要及时补充微量元素和维生素等，预防贫血、腹泻等并发症。

(3)避免工作过于劳累，注意劳逸结合。讲明饮酒、抽烟对胃、十二指肠疾病的危害性。

(4)避免长期大量服用非甾体抗炎药(如布洛芬等)，以免引起胃肠道黏膜损伤。

（樊　萍）

第二节　小肠破裂

小肠是消化管中最长的一段肌性管道，也是消化与吸收营养物质的重要场所。人类小肠全长 3～9 m，平均 5～7 m，个体差异很大。其分为十二指肠、空肠和回肠三部分，十二指肠属上消化道，空肠及其以下肠段属下消化道。

各种外力的作用所致的小肠穿孔称为小肠破裂。小肠破裂在战时和平时均较常见，多见于交通事故、工矿事故、生活事故，如坠落、挤压、刀伤和火器伤等。穿透性与闭合性损伤可造成肠管破裂或肠系膜撕裂。小肠占满整个腹部，又无骨骼保护，因此易于受到损伤。由于小肠壁厚，血运丰富，故无论是穿孔修补或肠段切除吻合术，其成功率均较高，发生肠瘘的机会少。

一、护理评估

(一)健康史

了解患者腹部损伤的时间、地点及致伤源、伤情、就诊前的急救措施、受伤至就诊之间的病情变化，如果患者神志不清，应询问目击人员。

（二）临床表现

小肠破裂后在早期即产生明显的腹膜炎的体征，这是因为肠管破裂，肠内容物溢出至腹腔。症状以腹痛为主，程度轻重不同，可伴有恶心及呕吐，腹部检查肠鸣音消失，腹膜刺激征明显。

小肠损伤初期一般有轻重不等的休克症状，休克的深度除与损伤程度有关外，主要取决于内出血的多少，表现为面色苍白、烦躁不安、脉搏细速、血压下降、皮肤发冷等。若为多发性小肠损伤或肠系膜撕裂大出血，可迅速发生休克并进行性恶化。

（三）辅助检查

1. 实验室检查

白细胞计数升高说明腹腔炎症；血红蛋白含量取决于内出血的程度，内出血少时变化不大。

2. X线检查

X线透视或摄片检查有无气腹与肠麻痹的征象，因为一般情况下小肠内气体很少，而且损伤后伤口很快被封闭，不但膈下游离气体少见，而且使一部分患者早期症状隐匿。因此，阳性气腹有诊断价值，但阴性结果也不能排除小肠破裂。

3. 腹部B超检查

其对小肠及肠系膜血肿、腹腔积液均有重要的诊断价值。

4. CT或磁共振检查

其对小肠损伤有一定诊断价值，而且可对其他脏器进行检查，有时可能发现一些未曾预料的损伤，有助于减少漏诊。

5. 腹腔穿刺

有混浊的液体或胆汁色的液体，说明肠破裂，穿刺液中白细胞、淀粉酶含量均升高。

（四）心理-社会因素

小肠损伤大多在意外情况下突然发生，加之伤口、出血及内脏脱出的视觉刺激和对预后的担忧，患者多表现为紧张、焦虑、恐惧。应了解其患病后的心理反应、对本病的认知程度和心理承受能力、家属及亲友对其支持情况、经济承受能力等。

二、主要护理诊断/问题

（一）有体液不足的危险

这与创伤致腹腔内出血、体液过量丢失、渗出及呕吐有关。

（二）焦虑、恐惧

这与意外创伤的刺激、疼痛、出血、内脏脱出的视觉刺激及担心疾病的预后等有关。

（三）体温过高

这与腹腔内感染毒素吸收和伤口感染等因素有关。

（四）疼痛

这与小肠破裂或手术有关。

（五）潜在并发症

潜在并发症为腹腔感染、肠瘘、失血性休克。

(六)营养失调,低于机体需要量

这与消化道的吸收面积减少有关。

三、护理目标

(1)患者的体液平衡得到维持,生命体征稳定。

(2)患者情绪稳定,焦虑或恐惧减轻,主动配合医护工作。

(3)患者的体温维持正常。

(4)患者主诉疼痛有所缓解。

(5)护士密切观察病情变化,如果发现异常,及时向医师报告,并配合处理。

(6)患者的体重不下降。

四、护理措施

(一)一般护理

1.伤口处理

对开放性腹部损伤者,妥善处理伤口,及时止血和包扎固定。若有肠管脱出,可用消毒或清洁器皿覆盖保护后再包扎,以免肠管受压、缺血而坏死。

2.病情观察

密切观察生命体征的变化,每 15 min 测定脉搏、呼吸、血压 1 次。重视患者的主诉,若主诉心慌、脉快、出冷汗等,及时向医师报告。不注射止痛药(诊断明确者除外),以免掩盖伤情。不随意搬动伤者,以免加重病情。

3.腹部检查

每 30 min 检查 1 次腹部体征,注意腹膜刺激征的程度和范围变化。

4.禁食和灌肠

禁食和灌肠可避免肠内容物进一步溢出,造成腹腔感染或加重病情。

5.补充液体和营养

注意纠正水、电解质及酸碱平衡失调,保证输液通畅,对伴有休克或重症腹膜炎的患者可进行中心静脉补液,这不仅可以保证及时大量的液体输入,而且有利于中心静脉压的监测,根据患者的具体情况,适量补给全血、血浆或人血白蛋白,尽可能补给足够的热量和蛋白质、氨基酸及维生素等。

(二)心理护理

关心患者,加强交流,讲解相关病情、治疗方式及预后,使患者了解自己的病情,消除焦虑和恐惧,保持良好的心理状态,并与其一起制订合适的应对机制,鼓励患者,增强治疗的信心。

(三)术后护理

1.妥善安置患者

麻醉清醒后取半卧位,有利于腹腔炎症的局限,改善呼吸状态。了解手术的过程,查看手术的部位,对引流管、输液管、胃管及氧气管等进行妥善固定,做好护理记录。

2.监测病情

观察患者血压、脉搏、呼吸、体温的变化。注意腹部体征的变化。适当应用止痛药,减轻患者的不适。若切口疼痛明显,应检查切口,排除感染。

3.引流管的护理

保持腹腔引流管通畅，准确记录引流液的性状及量。腹腔引流液应为少量血性液，若为绿色或褐色渣样物，应警惕腹腔内感染或肠瘘的发生。

4.饮食

继续禁食、胃肠减压，待肠功能逐渐恢复、肛门排气后，方可拔除胃肠减压管。拔除胃肠减压管当日可进清流质饮食，第2天进流质饮食，第3天进半流质饮食，逐渐过渡到普食。

5.营养支持

维持水、电解质和酸碱平衡，增加营养。维生素主要是在小肠被吸收，小肠部分切除后，要及时补充维生素C、维生素D、维生素K和复合维生素B等维生素和钙、镁等元素，可经静脉、肌内注射或口服进行补充，预防贫血，促进伤口愈合。

(四)健康教育

(1)注意饮食卫生，避免暴饮暴食，进易消化食物，少食刺激性食物，避免腹部受凉和饭后剧烈活动，保持排便通畅。

(2)注意适当休息，加强锻炼，增加营养，特别是回肠切除的患者要长期定时补充维生素B_{12}等营养素。

(3)定期门诊随访。若有腹痛、腹胀、停止排便及伤口红、肿、热、痛等不适，应及时就诊。

(4)加强社会宣传，宣传劳动保护、安全生产、安全行车、遵守交通规则等知识，避免损伤等意外的发生。

(5)普及各种急救知识，在发生意外损伤时，能进行简单的自救或急救。

（樊　萍）

第三节　急性阑尾炎

急性阑尾炎是常见的外科急腹症之一，可在各个年龄层发病，以青壮年发病率最高，男性发病率比女性发病率高。阑尾腔的机械性梗阻是诱发阑尾急性炎症的主要病因。阑尾腔阻塞后，黏液分泌增多、腔内压力升高致血运发生障碍，阑尾壁充血、水肿，甚至坏死、穿孔。此外，胃肠道疾病（如急性胃肠炎、炎性肠病、血吸虫病等）直接蔓延至阑尾，或引起阑尾管壁肌肉痉挛，使其血运发生障碍，引起炎症。在机体或局部抵抗力降低时，细菌入侵可引起阑尾炎症。

一、护理评估

(一)术前评估

1.健康史

询问患者既往病史，尤其是有无阑尾炎发作史、胃和十二指肠溃疡、右侧输尿管结石，对育龄妇女特别要注意妇产科疾病、手术治疗史；患者发病前是否有剧烈运动及不洁饮食的诱因；老年患者有无心血管疾病、糖尿病及肾功能不全等病史。

2.身体状况

①了解腹痛发生的时间、部位、性质、程度及范围，有无转移性右下腹疼痛；②触诊是否有

右下腹固定压痛或压痛性包块，有无腹膜刺激征；③注意生命体征变化及全身反应，是否出现口渴、出汗、脉率加快、寒战、高热等全身感染中毒症状。

3.心理-社会状况

急性阑尾炎起病急，腹痛明显，且需紧急手术治疗。术前了解患者及其家属对疾病和手术的认知程度，对手术前后的配合及康复知识的掌握程度，同时了解家庭的经济承受能力。

(二)术后评估

评估患者麻醉和手术方式、术中情况、原发病变。若患者有置引流管，了解引流管放置的位置、是否通畅及其作用，评估引流液的颜色、量、性状等。评估术后切口愈合情况，是否发生并发症等。

二、护理诊断

(一)急性疼痛

其与阑尾炎症刺激壁腹膜或手术创伤有关。

(二)焦虑

其与对疾病的发生及预后缺乏了解、生活方式改变有关。

(三)体温过高

其与阑尾化脓性感染有关。

(四)潜在并发症

潜在并发症有腹腔脓肿、门静脉炎、出血、切口感染、阑尾残株炎及粘连性肠梗阻等。

(五)知识缺乏

患者缺乏阑尾疾病的相关知识。

三、护理目标

(1)患者的焦虑情绪明显好转，患者配合治疗及护理。

(2)患者主诉疼痛明显缓解或消失。

(3)术后未发生相关并发症或并发症发生后能得到及时治疗与处理。

四、护理措施

(一)非手术治疗护理/术前护理

(1)病情观察：定时测量体温、脉搏、血压和呼吸；加强巡视，观察患者的腹部症状和体征，尤其应注意腹痛的变化；在非手术治疗期间，出现右下腹痛加剧、发热；血白细胞计数和中性粒细胞比例上升，应做好急诊手术的准备。

(2)体位护理：卧床休息，取半坐卧位，以降低腹壁张力，减轻疼痛。

(3)饮食护理：禁食，遵医嘱静脉输液。

(4)避免肠内压力升高：非手术治疗期间，予以禁食，甚至胃肠减压，同时给予肠外营养；禁服泻药及灌肠，以免肠蠕动加快，升高肠内压力，导致阑尾穿孔或炎症扩散。

(5)控制感染：遵医嘱及时应用有效的抗生素；对脓肿形成者可配合医师行脓肿穿刺抽液，根据脓液的药敏结果选用有效的抗生素。

(6)镇痛：已明确诊断或已决定手术的患者疼痛剧烈时可遵医嘱给予解痉或镇痛药，以缓解疼痛。

(7)腹腔脓肿的观察和护理:腹腔脓肿是阑尾炎未经有效治疗的结果。以阑尾周围脓肿最常见,也可在盆腔、膈下或肠间隙等处形成脓肿。临床表现有压痛性肿块,麻痹性肠梗阻所致的腹胀,亦可出现直肠、膀胱刺激症状及全身中毒症状等。B超和CT检查可协助定位。可采用B超引导下穿刺抽脓、冲洗或置管引流。必要时做好急诊手术的准备。

(8)门静脉炎的观察和护理:门静脉炎少见。发生急性阑尾炎时细菌栓子脱落,进入阑尾静脉中,可沿肠系膜上静脉至门静脉,导致门静脉炎。表现为寒战、高热、轻度黄疸、肝大、剑突下压痛等。若进一步加重,可致全身性感染,亦可发展为细菌性肝脓肿。一旦发现,除应用大剂量抗生素治疗外,应做好急诊手术的准备。

(9)急诊手术前准备:拟急诊手术,应紧急做好备皮、配血、输液等术前准备。

(10)心理护理:了解患者及其家属在紧急情况下的应激反应,通过良好的沟通,告诉患者及其家属有关疾病的知识、手术的重要性和手术前后注意事项,以稳定患者的情绪,使其积极配合治疗及护理。

(11)用药护理:遵医嘱抗感染,纠正水和电解质平衡失调。禁灌肠,禁服泻药,禁用吗啡及哌替啶等镇痛剂,以免掩盖病情变化。

(二)术后护理

(1)密切监测病情变化:遵医嘱测量体温、脉搏、呼吸、血压,观察腹部症状和体征、肛门排气、排便情况,及时发现术后并发症,通知医师并协助处理。

(2)体位护理:全麻术后清醒或硬膜外麻醉平卧6 h后,血压、脉搏平稳者,改为半卧位,以降低腹壁张力,减轻切口疼痛,有利于呼吸和引流,并可预防膈下脓肿形成。

(3)腹腔引流管的护理:阑尾切除术后较少留置引流管,只有在局部有脓肿或阑尾残端包埋不满意及处理困难时采用,目的在于引流脓液,或若有肠瘘形成,肠内容物可从引流管流出。一般在1周左右拔除。妥善固定引流管,防止扭曲、受压,保持通畅;经常从近端至远端挤压引流管,防止血块或脓液堵塞引流管;观察并记录引流液的颜色、性状及量。

(4)饮食护理:术后当日禁食,遵医嘱静脉输液,第1天进流质饮食,第2天进半流质饮食,经3~4 d进普食。重症患者待肛门排气后进流质。

(5)抗生素的应用:术后应用有效抗生素,控制感染,防止并发症发生。

(6)早期活动:鼓励患者早期下床活动,以促进肠蠕动恢复,防止肠粘连的发生。手术当日即可下床活动,重症或身体虚弱者应在床上活动,待病情稳定后再下床活动。

(7)出血的观察和护理:多因阑尾系膜的结扎线松脱而引起系膜血管出血。常发生在术后24~48 h,表现为腹痛、腹胀和失血性休克等。一旦发生出血,应立即输血、补液,紧急手术止血。

(8)切口感染的观察和护理:切口感染是阑尾切除术后最常见的并发症,多见于化脓性或穿孔性阑尾炎。表现为术后3 d左右体温升高,切口局部胀痛或跳痛、红肿、压痛,甚至出现波动等。对感染伤口先行试穿刺抽出脓液,或在波动处拆除缝线,敞开引流,排出脓液,定期换药。

(9)粘连性肠梗阻的观察和护理:粘连性肠梗阻与局部炎性渗出、手术损伤和术后长期卧床等因素有关,不完全梗阻者行胃肠减压,完全性肠梗阻者则应手术治疗。

(10)阑尾残株炎的观察和护理:切除阑尾时若残端保留过长,超过1 cm,术后残株易复发炎症,表现为阑尾炎的症状,X线钡剂检查可明确诊断。症状较重者,应手术切除阑尾残株。

(11)粪瘘的观察和护理:粪瘘少见,发生的原因有残端结扎线脱落、盲肠原有结核或肿瘤等病变、手术时因盲肠组织水肿脆弱而损伤等。可于术后数日内见切口处排出粪臭分泌物,其余表现类似阑尾周围脓肿。经换药等非手术治疗后,粪瘘多可自行闭合,少数需手术治疗。

(三)健康教育

(1)术后7~10 d拆线,拆线后2~3 d允许洗澡、淋浴。1个月内避免增加腹压的剧烈运动。2周左右可恢复日常工作。

(2)指导健康人群改变不良的生活习惯,如改变高脂肪、高糖、低膳食纤维的饮食习惯,注意饮食卫生。积极治疗或控制消化性溃疡、慢性结肠炎等。

(3)向患者提供阑尾炎护理、治疗知识。告知手术准备及术后康复方面的相关知识及配合要点。

(4)告诉患者出院后,若出现腹痛、腹胀等不适,应及时就诊。阑尾周围脓肿未切除阑尾者出院时,告知患者3个月后再行阑尾切除术。

(刘秀萍)

第四节 胆石症

胆石症包括发生在胆囊和胆管的结石,是胆道系统的常见病和多发病。我国胆囊结石的发病率约为10%,女性患者多于男性患者,以胆固醇结石多见。

一、护理评估

(一)身体状况评估

了解患者的症状、体征以及辅助检查结果,判断胆结石的部位、大小,有无梗阻症状及合并感染。了解既往急性发作情况及诱发因素。

(二)健康史

了解患者的年龄、性别、饮食习惯、家族史、既往史、手术史等。评估与胆石症发病的相关因素,如高热量、高糖、高脂、高胆固醇饮食,胆道寄生虫病史,肥胖,多次妊娠,长期口服避孕药,遗传,手术等。

(三)心理-社会状况

了解患者患病后的心理改变,有无紧张、焦虑。评估患者家庭的经济承受能力,以及家庭和社会方面对患者的支持程度。

(四)病因

1.感染因素

胆汁淤滞、细菌或寄生虫入侵等会引起胆道感染,细菌产生的β-葡萄糖醛酸酶可使水溶性的结合性胆红素水解为非结合性胆红素,后者与钙盐结合,形成胆色素结石;虫卵、成虫的尸体、炎症坏死组织的碎屑可成为结石的核心,诱发结石形成;胆道手术后的手术线结或奥迪括约肌痉挛导致胆道梗阻,胆汁淤滞于胆道内,成为结石形成的核心。

2. 代谢因素

胆汁中含有胆盐、胆固醇、卵磷脂三种主要成分，三者以一定的比例混合，保持胆汁呈胶状溶解状态，其中胆固醇不溶于水，但可溶解于胆汁酸和卵磷脂形成的微粒胶中。当胆汁中胆固醇浓度明显增大，而胆盐和卵磷脂含量相对减少时，则胆固醇呈过饱和状态并析出、沉淀、结晶，从而形成结石。

3. 其他因素

胆囊功能异常、雌激素、遗传因素与结石的形成有关。

（五）临床表现

1. 胆囊结石

大多数患者无症状，称为无症状胆囊结石。胆囊结石的典型症状为胆绞痛，或表现为急性胆囊炎或慢性胆囊炎。

（1）胆绞痛：常在饱餐、进油腻食物后或睡眠中体位改变时发作，是胆囊排空受阻导致的。疼痛位于右上腹或上腹部，呈阵发性，或持续性疼痛阵发性加剧，可向右肩胛部和背部放射，伴恶心、呕吐。

（2）上腹隐痛：多数患者在进食过多、进油腻食物、工作紧张或疲乏时出现上腹部或右上腹隐痛，或有饱胀不适、嗳气、呃逆等。

（3）胆囊积液：胆囊结石长期嵌顿或阻塞胆囊管但未合并感染时，胆囊黏膜吸收胆汁中的胆色素，并分泌黏液，导致胆囊积液。

（4）其他：少部分患者出现轻度黄疸；结石可进入胆总管称为胆总管结石，有时可诱发胆源性胰腺炎。

2. 肝外胆管结石

肝外胆管结石一般无症状或仅有上腹部不适，当结石造成胆管梗阻时可出现腹痛和黄疸；若继发胆管炎时，可出现腹痛、寒战、高热、黄疸等表现，合称为夏科三联征。

（1）腹痛：起病急骤，位于剑突下或右上腹，多为绞痛，呈阵发性发作，或为持续性疼痛阵发性加剧，向右肩背部放射。由于体位改变，结石下移，嵌顿于胆总管下端或壶腹部，引起暂时性梗阻，胆总管平滑肌或奥迪括约肌痉挛导致腹痛。

（2）寒战、高热：多发生于剧烈腹痛后，胆管梗阻继发感染，细菌毒素逆行至肝静脉，再进入体循环引起全身感染。为弛张热表现，体温可高达 39 ℃～40 ℃。

（3）黄疸：胆管梗阻后胆红素逆流入血所致，其轻重程度、持续时间取决于胆管梗阻的部位、程度、是否继发感染。部分梗阻，黄疸较轻，完全梗阻，则黄疸较重。出现黄疸时，患者常伴有尿色变深、大便颜色变浅或呈陶土样大便、皮肤瘙痒等症状。

3. 肝内胆管结石

肝内胆管结石可多年无症状或仅有上腹和胸背部胀痛不适。常见的临床表现是急性胆管炎引起的寒战、高热和腹痛。若合并肝外胆管结石或双侧胆管结石，可出现黄疸。严重者可出现急性梗阻性化脓性胆管炎。反复胆管炎可导致多发的肝脓肿。长期梗阻甚至可导致肝硬化等。

（六）辅助检查

1. 实验室检查

合并胆道感染时，血白细胞计数及中性粒细胞数升高。合并胆管炎时，血清胆红素及结合胆红素浓度升高，血清转氨酶和碱性磷酸酶浓度升高，尿中胆红素浓度升高，尿胆原减少或消失，粪中尿胆原减少。

2.影像学检查

B超能发现结石并明确大小和部位，可作为首选检查方法。腹部X线检查可看到含钙量高的结石。有梗阻性黄疸时，经皮穿刺肝胆道成像（percutaneous transhepatic cholangiography，PTC）和经内镜逆行胰胆管造影（ERCP）可显示结石及部位。CT、MRI也可显示结石部位、胆管扩张等。

（七）处理原则

1.胆囊结石

无症状的胆囊结石一般不需要预防性手术治疗，可观察和随诊。有症状和（或）并发症者，首选腹腔镜胆囊切除术（laparoscopic cholecystectomy，LC）。病情复杂或没有腹腔镜条件也可开腹行胆囊切除术。在切除胆囊时，若出现以下情况，需要行胆总管探查、T管引流术：①术前病史、临床表现或影像学检查提示胆总管有梗阻；②术中证实胆总管有病变；③胆总管扩张超过1 cm，胆管壁明显增厚，发现胰腺炎或胰头肿物，胆管穿刺引出脓性、血性胆汁或泥沙样胆色素颗粒；④胆囊结石小，有可能进入胆总管。

2.肝外胆管结石

肝外胆管结石以手术治疗为主。术中尽量取尽结石、解除胆道梗阻，术后保持胆汁引流通畅。

（1）非手术治疗：也可作为术前准备。①应用抗生素，主要针对革兰阴性菌的抗生素；②解痉；③利胆；④纠正水、电解质及酸碱平衡失调；⑤加强营养支持和补充维生素；⑥保肝及纠正凝血功能异常。

（2）手术治疗：①胆总管切开取石、T管引流术，可采用开腹或腹腔镜手术，术中可采用胆管造影、超声或纤维胆道镜检查，以防止和减少结石遗留；②胆肠吻合术，也称胆汁内引流术，手术的同时需要切除胆囊，但此术废弃了奥迪括约肌的功能，目前已较少采用。

3.肝内胆管结石

无症状者可不治疗，定期观察、随访。症状反复发作者应手术治疗。手术方式包括胆管切开取石、胆肠吻合术、肝切除术等。为取尽结石，术中可应用胆管造影、超声等检查确定结石的数量和部位。可应用胆道镜术中取石。

术后残留结石，可经引流管窦道胆道镜取石，激光、超声、微爆破碎石；经引流管溶石、体外碎石或中西医结合治疗等。

二、主要护理诊断/合作性问题

（一）疼痛

其与胆结石嵌顿梗阻有关。

（二）体温过高

其与胆石症合并胆道感染有关。

（三）潜在并发症

潜在并发症有感染性休克、胆汁性腹膜炎。

三、护理目标

（1）患者自述疼痛得到缓解，舒适感增强。

(2)患者的感染得到控制,体温恢复正常。

(3)患者的皮肤、黏膜无破损和感染。

(4)患者未发生并发症或并发症被及时发现与处理。

四、护理措施

(一)术前护理

1. 缓解疼痛

观察疼痛的部位、性质,发作的时间、诱因及缓解因素。对诊断明确且疼痛剧烈者,可给予消炎利胆、解痉止痛药物。禁用吗啡以免加重奥迪括约肌痉挛。低脂饮食或禁食,以免加重疼痛。

2. 降低体温

根据患者的体温情况,采用物理降温或药物降温,遵医嘱应用抗生素,控制感染。

3. 病情观察

注意观察生命体征、意识状况、腹痛及发热情况。

4. 改善全身状况

遵医嘱补液以纠正水、电解质及酸碱平衡失调;加强营养支持和补充维生素;必要时,应用保肝药物及纠正凝血功能异常。

5. 做好术前常规准备

术前准备基本与腹部其他手术相同,但腹腔镜胆囊切除术术前应注意脐部清洁,同时,术前应加强呼吸功能锻炼,戒烟,避免感冒,以减少呼吸道分泌物,利于患者早日康复。

(二)术后护理

1. 病情观察

密切观察患者的生命体征、神志、尿量、黄疸、腹部体征的变化,注意胃肠减压液及引流液的颜色、量、性状。如果患者出现腹痛、腹胀伴发热等腹膜炎表现,或引流管引流出黄绿色液体,应及时向医师报告,警惕胆瘘的发生。

2. 饮食

禁食期间通过肠外营养维持患者良好的营养状态,待肠功能恢复后,由流食逐渐过渡到低脂饮食,注意少食多餐。

3. 切口护理

观察并记录切口情况,保持切口的清洁、干燥,如果渗血、渗液较多,应及时更换敷料。如果有胆汁渗漏,防止损伤皮肤,应涂抹氧化锌以保护皮肤。

4. 补充液体和电解质

记录 24 h 液体出入量,保持水、电解质平衡。

5. 做好 T 管引流护理

(1)妥善固定:将 T 管妥善固定,避免翻身、活动时牵拉 T 管,对躁动不安的患者应适当加以约束或专人守护,避免 T 管脱出。

(2)加强观察:观察并记录 T 管引流出胆汁的颜色、量及性状。正常成人每日分泌胆汁 800～1 200 mL,清亮,无沉渣,呈黄色或黄绿色,有黏性。术后 24 h 内引流量为 300～500 mL,饮食恢复后引流量可增至 600～700 mL,以后逐渐减少至每日 200 mL 左右。

术后1～2 d胆汁逐渐变清亮。如果胆汁突然增多，提示胆道下端梗阻；如果胆汁突然减少或无胆汁引出，应考虑引流管受压、扭曲、阻塞或脱出。

(3)保持引流通畅：要经常挤捏T管，保持通畅，防止引流液中混有的絮状物、血凝块、泥沙样结石阻塞管道，必要时可用生理盐水低压冲洗或用50 mL注射器负压抽吸。引流管的水平高度不要高于腹部切口高度，以免胆汁反流而引起感染。引流袋也不宜过低，以免胆汁流出太多，影响脂肪的消化和吸收。

(4)预防感染：严格无菌操作，定期更换引流袋。引流管口周围皮肤覆盖无菌纱布，保持干燥，防止胆汁浸润皮肤而引起炎症反应。

(5)拔管：一般术后12～14 d，引流量逐渐减少至200 mL，引流液颜色正常，无脓液、沉渣及絮状物，无腹痛、发热、黄疸，大便颜色正常等可考虑拔管。拔管前先试行夹管1～2 d，如果无腹胀、发热、黄疸等症状，说明胆总管通畅。再在X线下行T管造影，进一步确定胆总管通畅情况。造影后持续引流2～3 d，如果无不良反应，即可拔管。拔管后，用凡士林纱布填塞残留窦道，1～2 d可自行闭合。拔管后1～2周，密切观察患者的体温，有无腹痛和黄疸发生，警惕胆汁外漏而引起腹膜炎。若胆管造影发现结石残留，则需保留T管6周以上，再行取石或其他处理。

6.并发症的观察和护理

(1)出血：发生于术后24～48 h的出血多为腹腔内出血，可能与术中止血不彻底、结扎线脱落及凝血功能障碍等有关。术后早期、晚期均可发生胆管内出血，多数为炎症、结石导致血管壁溃疡、糜烂或术中操作不当引起的。如果腹腔引流管引流出大量血性液体，多于100 mL/h，持续3 h以上并伴有心率加快、血压不稳，提示腹腔内出血；胆管出血表现为T管引流出鲜血或血性胆汁，大便呈柏油样，也可伴有心率加快、血压降低等表现。应及时上报医师并给予处理。

(2)胆瘘：由胆管损伤、胆总管下端梗阻、T管脱出等所致。如果患者出现发热、腹痛、腹胀等表现，或引流出黄绿色胆汁样液体，常提示胆瘘发生。将漏出的胆汁充分引流到体外是治疗胆瘘最重要的原则。长期胆瘘会影响脂肪的消化吸收，导致营养障碍及脂溶性维生素的缺乏，应及时补液，防止水、电解质及营养失衡。

(3)高碳酸血症：是腹腔镜手术中CO_2吸收过多导致。患者出现呼吸变浅、变慢，$PaCO_2$升高，需通知医师及时处理。术后常规低流量吸氧，鼓励患者深呼吸，有效咳嗽，促进体内CO_2的排出。

(4)肩背部酸痛：是腹腔镜手术后常见并发症，由于CO_2聚集在膈下产生碳酸，刺激膈肌引起肩背部酸痛、不适。一般无须特殊处理，可自行缓解。

(三)健康教育

(1)合理饮食，少食多餐，避免暴饮暴食。进低脂、低胆固醇、高维生素、高纤维素食物。告知患者胆囊切除后会出现消化不良、脂肪性腹泻等情况，经饮食调节症状可逐渐消失。

(2)遵医嘱服用消炎利胆药物。保持心情舒畅，劳逸结合，合理安排作息时间。避免过度劳累及高度精神紧张。

(陈素清)

第五节 糖尿病足

糖尿病是一种多病因的代谢疾病，特点是慢性高血糖，伴随胰岛分泌或利用缺陷引起的糖、脂肪和蛋白质代谢紊乱。糖尿病足是其严重并发症之一，因局部神经异常和下肢远端外周血管病变而导致相关的足部感染、溃疡或深层组织破坏，严重者有截肢的危险。

据统计，糖尿病已成为继肿瘤、心血管病之后第三大威胁人类生命的疾病。4%～10%的糖尿病患者会患有糖尿病足。80%的糖尿病患者的足部溃疡由外伤引起，40%～60%的非创伤性截肢发生于糖尿病足患者，占非创伤性截肢的首位。美国每年约15万人截肢，其中50%为糖尿病患者，我国糖尿病足患者的截肢率为38.1%～75%。糖尿病足患者的经济负担也是巨大的。发达国家糖尿病足溃疡的平均治疗费用为16 000～27 000美元，截肢医疗费用更高，美国平均为25 000美元，瑞典平均为43 000美元，我国糖尿病足平均住院费用为14 906.35元，平均住院天数为25.7 d。

多数糖尿病足都伴发神经系统和血管病变，据报道糖尿病患者的动脉粥样硬化速度加快，其冠状动脉病变是非糖尿病者的12～62倍。动脉粥样硬化的结果是一引发肢体远端缺血从而导致溃疡形成，也是截肢的危险因素。

一、糖尿病足的病因及分级

（一）糖尿病足的病因

糖尿病患者发生足部溃疡的病因很复杂，临床表现也不尽相同，治疗则需要根据患者的情况而有所差别。许多因素都将导致糖尿病足部溃疡的发生，足部溃疡的危害是皮肤长期不愈，一方面引起感染，导致其他并发症，另一方面严重影响患者的生活质量。糖尿病足部溃疡常导致足部的溃疡周围神经承受异常压力，引起局部皮肤缺陷坏死，糖尿病本身也将引起其他并发症，如视力减退、关节运动受限、心脑血管疾病等。

1.神经病变

糖尿病患者神经受损和自身代谢异常是相互关联的。糖尿病本身可以损伤神经和血管，导致视觉障碍，并导致受损神经支配的足部肌肉收缩障碍和微血管损伤，影响足部血液循环。当感觉神经发生异常时患者感觉不到压力的作用而导致皮肤受损，进而发生急性或慢性溃疡。运动神经受损会影响足部肌肉的正常运动，使患者步行时局部受力异常分配，这样异常负荷部位皮肤增厚（胼胝）。当损伤特别严重时将出现组织缺血性坏死（胼胝下），皮肤裂开（皮下组织），引起所谓的神经性溃疡。

糖尿病足是梅毒样病，表现为一个或多个关节、足骨失调或萎缩，出现自然或轻度创伤，痛觉消失，而急性期常常疼痛。组织缺损主要是骨质减少，骨组织结构完整性破坏，被认为是血管扩张引起神经性小血管分流所致。轻度创伤引起衰退性骨折，从而增加了邻近骨的负荷，导致肉眼可见的破坏。该过程可自我限制，但如果继续扩大，缺损，就会增加继发溃疡的危险。

2.局部缺血

由于大血管疾病（累及人体中、大型动脉的病变，通常以动脉粥样硬化为核心病理基础）患者足部近端血管血流量显著降低，相对供血少的腿很明显，足部组织可以变成局部缺血。局部缺血也可由微血管病变引起。足部结构改变（增厚的基底部、毛细血管壁脆性和血栓形成）和功能改变(血管扩张性神经病、不全性循环和异常内皮功能)的特点是保护性出汗丧失,局部的皮肤发红、变干,营养不良性的趾甲变薄,鞋压迫邻近脚趾尤为敏感。

3.溃疡面经久不愈

细菌感染、组织缺血、连续创伤、治疗措施不当都会造成糖尿病足部溃疡愈合缓慢,成为慢性创面,经久不愈。

4.感染

感染是感染性足部溃疡的常见病因,也可以使创面愈合恶化,愈合延迟,临床上应考虑早期使用抗生素。感染可分为浅表感染、软组织感染(蜂窝织炎)和骨髓炎。病原菌是真菌还是细菌还不肯定。细菌存在于清洁创面中,也存在于腐败组织中。但测定创面愈合困难是细菌引起的还是细菌释放的活性物质引起的比较困难。

创面感染可能会造成功能不全。如果没有感染证据,即使使用全身抗生素也是没有益处的。许多严重感染病变(如蜂窝织炎、骨髓炎等)的临床诊断中,影像学辅助诊断是其主要手段。软组织感染是显而易见的炎性特征,但是如果足部出现局部缺血,则很难鉴别,有时会表现为渗出物显著增多或伴有疼痛,可能是小动脉末端血栓形成所致。感染是形成局部坏疽的主要原因。

5.局部缺血和远端感觉神经病变

局部缺血可能延迟愈合,早期必须考虑再血管化。末梢神经病变,会失去保护作用,很可能会引起足部连续创伤,影响创伤修复。

6.延迟治疗

创面恶化很可能延迟愈合时间。据调查,专科诊所从溃疡发病到初期治疗平均延误时间是15 d;患者可能没有意识到溃疡存在或者忘记了忠告,认为溃疡也许会自行愈合。这种侥幸心理与专家提供的信息不准确有关,很可能会加重患者足部的损伤。

(二)糖尿病足的分级

目前国际上关于糖尿病足部损伤程度的判断一直沿用瓦格纳(Wagner)系统进行评估,其主要是根据溃疡深浅度分类,也有使用创伤严重评分系统(wound severity scoring system)进行分类的,还有部分临床工作者为配合治疗而根据伤口是否合并感染进行分类。无论采取哪种分类方法,在临床诊治过程中有两点最为重要,一是必须确定糖尿病足溃疡有无感染,二是伤口判定必须准确而且始终要监测治疗的进展情况。

二、糖尿病足的预防及护理

对糖尿病足溃疡应以预防为主。事实上患者的自我观察和自我护理是预防糖尿病足的最关键措施,特别是那些已经发生了糖尿病性神经系统病变或血管病变以及有糖尿病足溃疡病史的患者,更应该注意对足部的观察与护理。

(一)健康教育,预防糖尿病足

1.自我观察和护理

(1)每天观察足部有无细小外伤、破损或感染迹象,做好足部的保护,包括选用合适的鞋袜及皮肤的清洁护理。

(2)听从医师、护士及营养师的指导,按规定用药及饮食治疗,定时监测血糖,将血糖控制在正常或基本正常的水平。

2.让患者充分了解溃疡发生的原因

(1)穿鞋过紧造成足趾挤压伤。

(2)热水泡脚时间过长或水温过高而致伤。

(3)使用热水袋、电热毯、电饭煲等致烫伤。

(4)足癣破损或感染。

(5)鸡眼处理不当造成损伤。

(6)修脚、剪指甲造成外伤。

(7)小外伤未被及时发现或正规处理而感染。

(8)皮肤营养不良,起水疱。

(9)皮肤干燥,未使用润肤露护理而造成小裂伤。

(10)神经病变造成足部畸形所致摩擦破损,局部胼胝形成致局部受压。

(11)吸烟引起血液的含氧量降低。

(12)已有溃疡及截肢史者造成健侧足部受压或摩擦。

3.选择合适鞋袜

(1)买鞋时要测量准确的尺码,以免购买的鞋过大或过小。

(2)选择鞋面质地柔软并且透气性好,圆头、厚软底,鞋口是系带或尼龙拉扣的鞋。

(3)禁忌穿尖头或高跟鞋。

4.穿鞋的注意事项

(1)要穿密闭鞋头的鞋,不穿凉鞋、拖鞋外出行走。

(2)首次穿新鞋的时间不宜过久。

(3)穿鞋后仔细检查双足是否起水疱、破损或红肿,如果有,说明此鞋不宜再穿。

(4)每次穿鞋时要检查鞋底有无尖锐异物,并且把鞋内杂物清除。

(5)不能赤足穿鞋、走路。

5.穿袜子的注意事项

(1)穿柔软棉质的袜子。

(2)选择浅色的袜子,足部有破损时能及时地发现。

(3)不要穿弹性过强的袜子,避免影响血液循环。

(4)不要穿有破洞或反复修补后的袜子,避免足部损伤。

(5)每天更换袜子,保持足部的清洁、干爽。

(6)冷天可穿厚棉袜保暖,禁忌使用热水袋、暖炉、电热毯取暖,以免足部烫伤。

(二)各级糖尿病足的护理

1.0 级

积极预防,做好足部的护理。

2.1 级

(1)创面水疱未破或水疱已破损但渗液较少者,使用水胶体敷料直接覆盖,换药间隔时间为 5～7 d。

(2)创面渗液较多时,可使用藻酸盐覆盖创面或直接覆盖泡沫敷料,换药间隔时间为5～7 d。

(3)血糖浓度高且创面有感染者,清创后用含碘或银离子敷料,外加开放式敷料。换药间隔时间为1～3 d。含碘制剂不宜长期使用，且创面过大者不宜使用含碘剂的敷料，因碘剂被大量吸收后会造成肝、肾功能的损伤，同时破坏正常细胞。不宜长时间使用银离子敷料。磺胺嘧啶银(SD-Ag)分子结构与磺胺接近，所以磺胺过敏者要慎用。

3.2 级

(1)彻底清创去除坏死组织，感染严重或血糖浓度很高难以控制时，可使用含碘敷料，但不能长期使用，使用1～2次炎症控制后立即停止，否则影响上皮组织生长及创面的愈合，换药间隔时间1～2 d。使用银离子敷料效果更佳，换药间隔时间为3～5 d。

(2)若有骨骼、肌腱外露，应使用水凝胶保护，预防其脱水而干性坏死。

4.3 级

(1)痂下积脓或脓肿形成时，立即切痂或早期彻底切开引流。若多个间隙感染，行多处对口切开引流，将脓肿的每个间隙全部打开，确保引流通畅，避免脓肿压迫局部动脉而导致循环障碍，最终引起远端足趾及全足坏死。

单次填塞碘伏纱条止血兼抗感染治疗，避免长时间使用而影响伤口愈合。用脂质水胶体敷料对口引流，外层用加厚棉垫覆盖，绷带固定，固定时不能加压，以免影响远端血循环，引流术后24 h换药。

(2)切开引流术后换药时，需彻底清创，去除坏死组织，用注射器冲洗腔隙，常规冲洗液为0.9%的氯化钠溶液，有恶臭的伤口，用3%的双氧水泡脚，之后用0.9%的氯化钠溶液彻底冲洗。每个切口用剪成细条状的纳米银敷料填塞，填塞前在敷料表面涂抹水凝胶，可激发纳米银的释放，协助伤口进行自体清创，同时水凝胶提高湿润度，适宜伤口愈合，保护了外露的骨膜肌腱，防止其坏死。换药间隔时间为3～5 d，直至炎症控制。

(3)若血糖正常，炎症得到控制，伤口进入组织修复期，可向每个切口内注入水凝胶或水胶体膏剂，外层使用水胶体敷料覆盖。换药间隔时间为5～7 d。骨骼、肌腱外露，可用水凝胶，预防干性坏死，保护足部及脚趾。

若伤口内肉芽组织充满填平，用藻酸盐或泡沫敷料封闭包扎7 d，防止在过湿的环境下肉芽组织过度增生，高出周围皮缘表面，从而影响上皮组织生长。如果肉芽组织水肿或高出周围皮肤，去除高出周围皮缘的肉芽，用干纱布压迫止血，再改用藻酸盐及比伤口大小稍大的泡沫敷料，外层用自黏绷带加压固定，藻酸盐可吸收的渗液是自身重量的17～20倍，同时藻酸钙可以参加组织间钙钠离子的交换，参与止血。

(李子文)

第六节 下肢血管性溃疡

一、下肢血管性溃疡的分类及诊断

(一)分类

下肢血管性溃疡是下肢慢性溃疡中较为常见的一种类型。其发病率较高，愈合慢且易复发，好发于中老年人。下肢血管性溃疡分为静脉淤血性溃疡和动脉缺血性溃疡，静脉性溃疡占血管性溃疡的绝大部分。下肢静脉性溃疡又名静脉曲张性溃疡。

(二)鉴别诊断

1.病因

(1)静脉性溃疡:由下肢静脉病变引发的溃疡,常见病因有下肢浅静脉曲张、原发下肢深静脉瓣膜功能不全或下肢深静脉血栓形成后继发的下肢深静脉瓣膜功能不全、交通支静脉瓣膜功能不全。最终导致下肢静脉缺血,长期静脉高压,皮肤营养障碍,皮肤溃破。经久不愈,或愈后反复溃破,长期不愈的溃疡还可能发生癌变。中医则称之为"臁疮",俗称"老烂脚"。

(2)动脉性溃疡:则是下肢动脉病变引起的溃疡,常见病因有下肢动脉硬化闭塞症、血栓闭塞性脉管炎以及血管性糖尿病足溃疡。主要病因是下肢动脉血管严重狭窄或闭塞,引起局部供血不足而发生坏死、溃疡,严重时需要截肢(趾)。中医称为"脱疽"。

2.临床表现

(1)静脉性溃疡:患者下肢皮肤水肿,有色素沉着,表浅静脉曲张,出现皮肤鳞状干性脱皮或湿疹皮炎;溃疡一般出现在内踝、胫骨前或下肢下 1/3 部位。多是表面的,范围大,边缘不整齐,伤口常现红色肉芽组织,坏死组织少,渗液多。静脉性溃疡患者疼痛不明显或为中度疼痛,抬高下肢时疼痛减轻。患者脉搏搏动正常。

(2)动脉性溃疡:患者往往腿毛少,趾甲变厚,皮肤颜色苍白、干燥、薄且发亮,可断断续续的跛行。

溃疡一般出现在趾尖部位、趾骨头部位、外踝或跖骨。伤口很深,但范围小,边界清楚且基底部苍白,黑色坏死组织少,渗液也少。动脉性溃疡患者疼痛感非常明显,常在休息时或放低下肢时疼痛减轻。患肢脉搏搏动减弱或消失,皮肤冰凉。

3.临床检查

(1)踝肱指数(Ankle brachial index,ABI):是足踝收缩压和肱动脉收缩压比值,能反映下肢动脉狭窄和阻塞的程度,正常值 $0.9<\text{ABI}<1.3$。

(2)彩色超声:可以直接清楚地显示深静脉壁,宫腔是否通畅,血流方向、性质、速度和侧支循环,还可以观察瓣膜发育、功能情况及血栓阻塞程度,这些直接或间接地影响治疗方法的选择及预后。

(3)鉴别诊断:鉴别本病与动脉溃疡(arterial ulcers)、动静脉混合性溃疡、糖尿病足、外源性感染溃疡、血液病性溃疡、肿瘤溃疡。

二、下肢血管性溃疡的局部处理

(一)处理原则

促进血管生成,即创伤后新生毛细血管长入创面的过程;防止局部皮肤浸润;在维持足够的动脉压力的同时,降低静脉压力;缓解疼痛,提供心理的、社会的支持。

1.溃疡周围皮肤准备

由于病程较长,在小腿尤其是出现皮肤营养性改变(包括皮肤萎缩、脱屑、皮肤和皮下组织硬结湿疹)时,故先用 0.9%的生理盐水纱布或 0.1%的新洁尔灭纱布湿润软化溃疡周围皮肤,轻拭去碎屑及皮肤渗出液,再用无菌纱布干燥周围皮肤。

2.创面床实施常规消毒,消除腐痂

对分泌物少、伴有疼痛的溃疡面选用凝胶促进自体清创,隔日更换一次;对分泌物多、疼痛轻微的溃疡面采用蚕食法器械清创，视纱布浸透情况每日或隔日更换一次，直至生长出新鲜肉芽组织；如果更换敷料时出现敷料与溃疡及周围皮肤干结，可用生理盐水浸润，即可清除。

3.包扎

在溃疡面及周围皮肤涂上肝素软膏以改善循环，如果溃疡面较深，周围皮肤红肿，皮温高于健康皮肤，选用含银抗菌敷料覆盖后加盖无菌纱布，最后视患肢肿胀程度给予适当压力的加压包扎。

（二）药物应用

1.庆大霉素

庆大霉素是目前最常用的广谱抗生素，能阻碍细菌蛋白质的合成，用药于皮肤黏膜表面效果良好，直接发挥抑制细菌生长作用，以利于创面血管的再生，加速肉芽生长，利于溃疡收敛修复。

2.维生素C

维生素C是胶原合成、毛细血管增生、显微组织增生过程中必不可少的辅助因子。

3.50%的葡萄糖

50%的葡萄糖外用有消肿、脱水、营养组织、促进肉芽生长的作用。

4.苯扎溴铵

苯扎溴铵利用渗透作用杀灭组织内细菌，改善局部情况，减少渗出，使创面干燥，起到收敛作用。

5.过氧化氢

用过氧化氢冲洗创面，除有杀菌作用外，对溃疡面深、坏死组织多、脓性分泌物量大的创面有利于腐烂组织浮起而被剪除和促进血液循环。

6.表皮生长因子与成纤维生长因子

将表皮生长因子与成纤维生长因子直接喷洒于创面，这些因子通过不同的机制在局部的炎症反应、上皮再生、肉芽组织形成、新生血管形成过程中起着重要作用。

例如，使用纳米-寡糖因子和氧化再生的纤维素/胶原基质抑制金属基质蛋白酶活性，采用碱性成纤维细胞生长因子（bFGF）促进成纤维细胞生长，利用转化生长因子-B（TGF-13）、表皮生长因子（EGF）和血管内皮细胞生长因子（VEGF）等抑制促炎性细胞因子表达上调。通过这些方法有望促进静脉溃疡愈合，降低其复发率。

7.百多邦软膏（莫匹罗星）

百多邦软膏对革兰氏阳性球菌及革兰氏阴性杆菌均有抗菌作用，其与其他类抗生素无关联，无交叉耐药性，基质为聚乙二醇，为亲水性软膏，对人体皮下组织的穿透性较强，对皮肤的细菌感染疗效较好，其杀菌能力强，局部用药活性稳定，且有收敛作用，可以加速创面愈合。

8.中药

用珍珠生肌散、三黄洗剂、五妙水仙膏等换药，具有简便、廉价的特点，但保湿性能较差，创面易脱水结痂，导致创面疼痛，敷料与新生肉芽组织粘连，易损伤创面，创面愈合慢。

（三）辅助治疗

激光、红外线、微波治疗及高压氧治疗是对下肢溃疡都是安全有效的无创性辅助治疗方法。用激光处理静脉性溃疡，既可以闭塞交通支静脉及溃疡内、周围异常浅静脉，又可以利用激光对周围慢性炎症组织的作用，达到减轻静脉高压，缓解静脉淤血，减轻局部炎症的目的。

(四)外科手术治疗

1. 浅静脉手术

研究表明,88%的静脉溃疡肢体存在浅静脉反流,Bello 等对 122 例患者行单纯浅静脉剥脱术,经随访,术后 6 个月、12 个月、18 个月的治愈率分别为 57%、74%、82%。研究结果显示,切除反流的浅静脉后,大多数患者可取得良好的临床效果,可以促进溃疡的愈合,提高溃疡的治愈率,减少溃疡的复发。然而 ESCHAR 的实验表明,浅静脉手术和单纯保守加压治疗相比并没有提高溃疡的治愈率,只减少了溃疡的复发率。随着技术的进步,出现了新的治疗方法,如曲张静脉抽剥结合溃疡周围环形缝扎、电凝法、激光或射频腔内闭塞等,都取得了较好的治疗效果。浅静脉抽剥术创伤大,对老年患者不一定是适合的选择,而激光、射频等腔内治疗可能更为安全并易被老年患者接受,但是确定长期效果和最佳的腔内治疗方法仍需做进一步的研究。

2. 深静脉血流重建手术

深静脉血流重建手术是针对深静脉反流的手术,目的是降低瓣膜功能不全引起的下肢深静脉高压。

3. 交通静脉结扎术

交通静脉结扎术是针对功能不全交通静脉的手术,目的是阻断交通静脉内的异常反流,现在已成为下肢静脉溃疡治疗中的一个重要部分。静脉性溃疡好发于小腿内侧,因此离断小腿内侧功能不全的交通支对于治疗静脉溃疡和皮肤营养障碍性改变具有重要的临床意义。

4. 瓣膜戴戒术

纠正瓣膜功能,改善血液反流,减轻静脉高压。

三、下肢血管性溃疡的护理及健康指导

(一)静脉性溃疡

静脉性溃疡伤口护理的目标为促进静脉血液回流,减轻下肢水肿,维持适当血液灌流压力;采取正确的伤口处置方法,提供最佳伤口愈合环境;促进伤口愈合。

1. 促进静脉血液回流

(1)许多静脉性溃疡患者存在腓肠肌泵功能减弱,通过体育锻炼可改善小腿肌肉泵功能,促进溃疡愈合。锻炼方法:提起足跟,用足尖走;足跟不着地的跳绳;在沙坑内做连续向上的弹跳;直腿抬高运动等。

(2)采用绷带或弹力袜对小腿施加压力以使血液从浅静脉回流到深静脉,减轻淤血和水肿,以促进伤口愈合、减轻伤口疼痛。

(3)抬高下肢,采用坐位时脚高于臀水平,采用卧位时高于心脏水平,每日最少 2 h。

(4)日常皮肤护理:现代伤口护理观认为,清洗伤口是非常重要的,每日洗脚,保持患肢皮肤清洁卫生,避免使用刺激性较强的碱性肥皂或沐浴液洗澡,自来水对大部分患者都适用,用清水清洗后必须在足部溃疡处使用合适的清洗液进行清洗,小溃疡可用生理盐水或 3%的硼酸液湿敷,或用 1∶5 000 的高锰酸钾液浸泡患处,每天 2～3 次。剪指(趾)甲,避免抓破皮肤。

2. 饮食指导

根据患者的营养评估,指导患者健康饮食,进高维生素、高蛋白、高热量、低脂饮食,忌辛辣刺激性食物。叶酸及锌含量高的食物如土豆、茄子、南瓜、萝卜、白菜、肉类、肝、蛋等,吃这类食

物以促进伤口愈合。

3.健康指导

(1)避免长时间站立或坐，经常做腿部运动，促进血液循环；每晚检查小腿是否肿胀。

(2)戒烟，肥胖者应减肥。

(3)保持脚及腿部清洁。

(4)避免受伤。

(二)动脉性溃疡

主要目的是使血脂和血压处于正常水平，解除血液高凝状态，促进侧支循环形成等。

1.患肢的护理

由于病变多存在于肢体的末梢，故造成肢体末梢的血运障碍、缺血性营养障碍，如皮肤干燥、脱屑，指甲畸形、变脆等，进一步发展可造成溃疡和坏疽。此时可做以下配合。

(1)每日用温水洗脚，用毛巾擦干，不可用力摩擦、揉搓皮肤。

(2)保持皮肤干燥、滋润，穿棉袜及透气性能良好的松软鞋子，并及时更换，保持鞋袜干爽、洁净。足部可涂凡士林油以保持滋润。

(3)保护足部免受损伤，及时修剪指甲，注意足部的保暖，勿热敷，以免烫伤，可加盖被保暖。

(4)经常检查趾部水肿、皮损程度、血管搏动和皮肤感觉等。

2.疼痛护理

(1)遵医嘱给予血管扩张药，确保药物疗效。

(2)密切观察患肢末梢血液循环，包括足趾颜色和温度及足背、胫后动脉搏动情况，详细记录。

(3)注意给患肢保暖，避免过冷、过热刺激，为减轻疼痛，保持患肢低于心脏水平或垂于床下。

(4)提供充足的营养：疼痛和焦虑可影响患者神经系统、内分泌系统的正常生理功能，降低机体免疫能力，故应加强营养，如进高热量、高蛋白、高维生素饮食，少食动物脂肪及胆固醇含量高的食物，多饮水。

(5)进行正确的疼痛评估，根据疼痛评估结果遵医嘱使用镇痛药物。

3.创面护理

一旦发生足部坏疽或湿性溃疡，局部创面应用磺胺嘧啶银换药，必要时做切口引流。对于干性坏疽，需用碘酒、酒精消毒后，用无菌敷料加以保护，并遵医嘱给予广谱抗生素。

4.健康指导

(1)肥胖者要减轻体重，限制脂肪的摄入量，以低脂、低糖食物为主，多吃富含维生素和不饱和植物性脂肪的食物，如豆类、水果、蔬菜等，少吃高胆固醇食物，如动物内脏、油炸食品等。

(2)适当的体育活动可消除精神疲劳，调节紧张情绪，促进脂肪代谢。

(3)戒烟。因烟中的尼古丁可使动脉血与氧的结合力减弱，血黏稠度增加，肢体血流缓慢，尼古丁还能间接导致血管痉挛，致使肢体缺血疼痛加重，并促使病情发展。

(4)如果患者合并高血压、糖尿病，应注意指导患者积极治疗原发病，并注意血压、血糖的变化。

（李子文）

第七节　创伤护理

创伤指人体受到外界各种创伤性因素作用所引起的皮肤、肌肉组织、骨、脏器等组织结构的破坏及其所带来的局部和全身的反应。

一、创伤分类

临床根据受伤原因和程度等有不同的分类。

1.按致伤原因分类

导致损伤的原因有多种，常见的有钝挫伤、挤压伤、冲击伤、爆震伤、切割伤、撕裂伤、火器伤等。

(1)擦伤：常因皮肤与外界硬物或粗糙物摩擦而发生。

(2)刺伤：多由金属、木刺等尖锐物质所致。伤口较小而深，长度不一，有时可伤及深部器官或造成异物存留，易发生厌氧菌感染。

(3)挫伤：多为钝器所致，常为浅表软组织的挫伤。

(4)挤压伤：指机体大范围的皮下组织受巨大暴力捻挫或长时间挤压所造成的损伤。压力解除后即可出现广泛出血、血栓形成、组织坏死和严重的炎症反应。

(5)切割伤：多由锐器或边缘锐利的物体切割所致，易造成血管、神经和肌腱等深组织损伤。

(6)撕裂伤：常由不同方向的力作用于组织而导致浅表和深部组织的撕脱与断裂，伤口多不规则。

(7)火器伤：多发生在战争时，如子弹或弹片等所致。特点是致伤因子可经皮肤或黏膜穿过深层组织，到达体腔、器官或穿通后由对侧穿出。此类伤的伤口虽然较小，但常造成体腔、器官的严重损害，并可致体腔开放、大出血、器官破裂、穿孔或异物滞留。

2.按损伤的部位分类

可分为颅脑、颌面部、颈部、胸(背)部、腹(腰)部、骨盆、脊柱脊髓和肢体损伤等。

3.按受伤的组织分类

可分为软组织、骨骼或内脏器官损伤等。

4.按损伤的程度分类

可根据损伤是否影响活动、有无残疾、是否危及生命等分为轻、中、重度。

(1)轻度：主要伤及局部软组织，大多不妨碍生活、学习和工作，只需局部处理或小手术治疗。

(2)中度：伤及广泛软组织，可伴腹腔脏器损伤、上下肢骨折等复合伤，暂丧失作业能力，需手术治疗，但一般无生命危险。

(3)重度：指危及生命或治愈后可能留有严重残疾的损伤。

二、临床表现

因损伤的原因、部位、程度等不同，临床表现各异。常见共性表现和常见并发症如下。

1.症状

(1)疼痛：依据损伤程度和部位，疼痛程度不一。疼痛于活动时加剧，制动后减轻，常在受伤后 2～3 d 逐渐缓解。严重损伤并发休克时,患者常不能主诉疼痛;器官损伤所致的疼痛常定位不确切。

(2)发热:重度损伤患者常发热,体温一般不超过 38.5 ℃,但中枢性高热体温可达到 40 ℃,发热时伴有脉搏和呼吸频率的增加。

(3)全身炎症反应综合征:损伤后,由于交感神经-肾上腺髓质系统兴奋,大量儿茶酚胺及其他炎症介质的释放、疼痛、精神紧张和血容量减少等因素引起体温、心血管、呼吸和血细胞等方面的异常。主要表现如下:①体温>38 ℃或体温<36 ℃;②心率>90 次/分钟;③呼吸>20 次/分钟或过度通气,$PaCO_2$<4.3 kPa(32 mmHg);④血白细胞计数>12×10^9/L 或血白细胞计数<4×10^9/L 或未成熟红细胞>0.1%。

(4)其他:可伴有食欲缺乏、倦怠和失眠等。

2.体征

(1)生命体征不稳定:重度损伤或伤及大血管者可发生大出血或休克。伤及重要脏器时可致呼吸、循环功能衰竭。

(2)创口和出血:开放性损伤多有创口或创面。擦伤的创口多较浅;刺伤的创口小而深;撕裂伤的创口则多不规则;切割伤的特点为创缘较整齐,周围组织损伤较少,有小动脉破裂时可喷射出血。创口和创面的出血量随受伤部位和程度而异。

(3)压痛和肿胀:损伤部位有压痛,局部组织肿胀,可伴有红、青紫、瘀斑或血肿。严重肿胀可致远端组织或肢体血供障碍。

(4)活动和功能障碍:局部疼痛常使患者活动受限,神经、肌肉、骨骼损伤时出现功能障碍。

三、创伤评估

对轻度及表浅的擦伤、刺伤和切割伤可做局部处理,不一定需要手术治疗。较大的开放性损伤或闭合性损伤伴严重脏器损伤,大出血者需手术处理。

(一)非手术处理的伤口评估

1.了解受伤史

了解受伤的时间、地点、部位,受伤的类型是针刺伤、擦伤、割伤、枪击伤、蚊虫叮伤,还是毒蛇、犬咬伤或冻伤等。

2.伤口的局部情况

了解受伤处的伤口大小、深度和污染程度,是否有血肿或留有异物;有无出血,出血的量等;有无青紫、瘀斑、肿胀、疼痛及功能障碍;有无合并骨折及其他器官损伤。

(二)手术处理的伤口评估

1.术前评估

(1)健康史及相关因素:包括患者的一般情况、受伤史、既往史等。

一般情况:年龄、性别、婚姻、文化、职业、饮食及睡眠等。对女患者应了解其月经史及月经量等。

受伤史:通过简单、迅速地询问患者、损伤目击者或现场救护者,可初步估计有无潜在的重大伤害。了解受伤的时间、地点、部位,受伤类型是刺伤、砍伤、挤压伤、高处坠落伤还是交通事故伤等;有无危及生命的损伤,如有无心搏骤停、气道不畅或阻塞、大出血或活动性出血等,胸腹部是否存在伤口,有无闭合性脏器损伤和颅脑损伤的迹象,现场采取过何种急救措施,创面是否得到妥善处理，输液和用药情况。不要低估任何一个小伤口。

既往史：是否存在维生素D缺乏、甲状腺功能亢进症、骨质疏松症、肿瘤等易致病理性骨折的疾病，有无高血压、糖尿病、肝硬化、慢性尿毒症、血液病、营养不良等慢性疾病。

(2)身体状况如下。

局部：受伤处有无青紫、瘀斑、肿胀、疼痛及功能障碍；有无伤口（大小和深度、污染程度），是否有血肿或留有异物；有无出血，出血量为多少；有无合并骨折及其他器官损伤。

全身：意识是否清醒，有无烦躁、神志淡漠或昏迷；有无体温升高、呼吸和脉率增快、脉压减少、尿量减少等症状；有无口唇青紫或面色苍白；皮肤是否湿冷；患者能否自述病史、行走和活动。

辅助检查：血常规和血细胞比容是否降低或升高，尿常规检查是否见红细胞，血或尿淀粉酶水平是否升高，了解血气分析的结果；诊断性穿刺是否有阳性发现；心包穿刺是否穿到积液或积血；影像学检查有无异常发现。

(3)心理和社会支持情况：患者及家属对突然遭受损伤打击的心理承受程度以及心理变化，有无紧张、恐惧或焦虑等。同时了解患者对损伤的认知程度及对治疗的信心。

2.术后评估

有无伤口出血、感染、挤压综合征等并发症。

四、护理措施

在处理复杂伤情时，优先抢救生命；待生命体征稳定后再实施其他治疗措施，包括恢复机体结构与功能的完整性。

(一)维持有效的循环血量

1.止血

根据出血部位和性质的不同，选用指压、加压包扎、填塞、使用止血带或手术等方法迅速控制伤口的出血。

使用止血带是临时控制四肢伤口出血的最有效方法，但拟做断肢再植术者不用止血带；抗休克裤有助于控制下肢或骨盆大出血，兼顾固定下肢骨折，但头颈和胸部损伤时禁用抗休克裤，以免加重局部出血。

2.体位

血压不平稳者平卧或根据受伤部位选择合适的体位，下肢未受伤者可抬高下肢，促进静脉血液的回流。

3.建立静脉输液通道和输液

迅速建立2～3条静脉输液通道；根据医嘱，给予输液、输血或应用血管活性药物等；根据血压，选择输液种类和调整输液、输血速度，以尽快恢复有效循环血量并维持循环的稳定。

4.监测生命体征

对生命体征不稳定者，定期监测呼吸、血压、脉搏、中心静脉压和尿量等，并认真做记录。经积极抗休克仍不能有效维持血压时，需在抗休克的同时做好手术的准备。

(二)缓解疼痛

1.制动

骨与关节损伤时加以固定和制动，可减轻疼痛刺激。

2. 体位

多取平卧位。肢体受伤时应抬高患肢，有利于伤处静脉血回流和减轻肿胀，从而减轻局部疼痛。

3. 镇静、镇痛

根据疼痛强度，遵医嘱合理使用镇静、镇痛药物，同时注意观察病情变化和药物不良反应。

(三)手术治疗

对轻度及表浅的擦伤、刺伤和切割伤仅做局部处理，对较大的开放性损伤或闭合性损伤伴严重内脏器官损伤、出血者均需手术处理。

1. 清创术

清创术指在一定时间内利用局部浸润或全身麻醉方法，通过对一般性污染伤口的处理使之转变为清洁伤口，并争取一期愈合的手术。损伤的局部处理原则是根据伤口的类型和有无污染做相应的处理。通常在伤后 6～8 h 实施清创术可达一期缝合，但在污染轻，或局部血液循环丰富的情况下可延长至 12 h 甚至 24 h。大部分创伤伤口为污染伤口，含有大量污垢、灰尘、细菌，有些伤口已损伤神经组织、肌腱或血管，故应检查血液循环是否良好。清创术内容如下。

(1)清洗去污：冲洗伤口，同时取出浅层可见异物。擦伤多为表皮及真皮的损伤，含有大量污垢、尘粒、细菌等，要彻底冲洗，将污垢除去。

(2)麻醉和清创：检查伤口各层组织，清除血块和异物，切除坏死和已游离的组织，彻底止血。

(3)缝合和引流：伤口涉及皮肤全层时应予以缝合。对清洁或已彻底清创的污染伤口可做一期缝合；对污染较重或处理时已超过 8 h 的伤口做二期缝合(又称延期缝合)，在较深的伤口或二期缝合的伤口内酌情放置合适的引流物，如引流条、引流管等，并妥善固定。

(4)包扎：清创后创面用敷料覆盖或加以包扎，目的是保护伤口、减少污染，有助于止血和固定敷料。包扎时应注意松紧适度，便于观察局部或肢端末梢血液循环和固定引流物。

(5)创面的观察与处理：①观察伤口，健康肉芽组织色泽新鲜，呈粉红色，较坚实，表面呈细颗粒状，触之易出血，可用生理盐水冲洗，用水胶体类敷料覆盖，3～7 d 换药一次。若肉芽生长过快，突出于伤口，阻碍周围上皮生长，应剪平后贴泡沫类敷料；若肉芽水肿，创面淡红，表面光滑，触之不易出血，可用 3%～5% 的氯化钠溶液湿敷或美盐覆盖，促使水肿消退；若肉芽颜色苍白或暗红，质硬，表面有污秽或有纤维素覆盖，可用搔刮、清除部分肉芽等方法处理。②保持引流通畅，注意观察放置引流物的伤口引流是否通畅和有效。

2. 探查术

对严重损伤、复合性损伤、伴有内脏器官损伤或因出血不能控制而出现休克的患者，需在积极抗休克的同时做手术探查。

(四)非手术治疗

1. 抗感染

有开放性伤口者，在伤后 12 h 内注射破伤风抗毒素 1 500 U，感染严重者剂量加倍，可起到预防破伤风的作用。对伤口严重污染的患者合理应用抗菌药物。

2. 伤口换药

伤口换药是处理伤口的基本措施。对于清洁伤口，换药的目的是对伤口施以检查和消毒；

对于感染伤口，换药的目的是清除分泌物、异物或坏死组织，保持引流通畅，控制伤口感染，促进伤口肉芽生长和伤口愈合。

(1)换药次数：根据伤口情况而定。一期缝合的伤口在术后2～3 d换药1次，至伤口愈合时拆线；分泌物不多，肉芽组织生长良好，每日或隔日换药1次。若使用水胶体敷料，可3～7 d换药1次；脓性分泌物多、感染重的伤口，每日换药1次或数次，为减少换药次数，提高疗效，可选择藻酸盐类敷料或含银敷料。

(2)换药顺序：根据伤口清洁或污染程度，先给清洁伤口换药，再给污染伤口、感染伤口换药，最后给特异性感染伤口换药。

(五)协助患者进行功能锻炼

待患者病情稳定后，鼓励、指导并协助患者早期活动和进行功能锻炼，预防发生关节僵硬和肌萎缩等功能性并发症。

(六)并发症的观察和处理

1.伤处出血

(1)敷料是否被血液渗透，了解引流液的性质和量。

(2)患者有无面色苍白、肢端发凉、脉搏细速等表现。若发现异常，应及时向医师报告并立即建立静脉通道，以备快速输液，做交叉配血试验等。

2.伤口感染

伤口感染多见于开放性损伤的患者，若伤口出现红、肿、热或已减轻的疼痛加重，体温升高、脉速，白细胞计数明显升高等，表明伤口已发生感染，应及时向医师报告并协助处理。

(1)早期处理：可根据医嘱予以局部理疗和应用有效抗生素，以促进炎症吸收。

(2)若已形成脓肿：则应协助医师做好脓肿切开引流的准备。脓肿切开或协助取脓液，做细菌培养和药物敏感试验。

3.挤压综合征

凡肢体受到重物长时间挤压致局部肌肉缺血、缺氧改变，继而引起以肌红蛋白血症、肌红蛋白尿、高血钾和急性肾衰竭为特点的全身性改变，称为挤压综合征。当患者局部压力解除后，出现肢体肿胀、压痛、肢体主动活动及被动牵拉活动引起疼痛、皮温下降、感觉异常、弹性减退，在24 h内出现茶褐色尿或血尿等改变时，提示可能并发了挤压综合征，应及时向医师报告并协助处理。

(1)早期禁止抬高患肢，严禁按摩和热敷。

(2)协助医师切开减压，清除坏死组织。

(3)遵医嘱应用碳酸氢钠及利尿剂，防止肌红蛋白阻塞肾小管；对行腹膜透析或血液透析治疗的肾衰竭患者做好相应的护理。

(七)健康教育

(1)宣传安全知识，加强安全防范意识。

(2)一旦受伤，无论是开放性还是闭合性损伤，都要及时到医院就诊。开放性损伤时尽早接受清创术并注射破伤风抗毒素。

(3)强调功能锻炼的重要性，督促患者积极进行身体各部分的功能锻炼，防止肌萎缩和关节僵硬等并发症的发生。

五、特殊创伤创面的处理

(一)撕裂伤

撕裂伤多为工业或交通意外所致,多发生于上肢,全层皮肤及皮下组织均被撕离,甚至出现部分或全部肢体截断等,如发生手指、手、上肢、足部、下肢的截断等。因此,要注意做好残肢和断肢的护理。

1.残肢护理

可加压或抬高残肢止血,切勿用止血带止血;采用清水或生理盐水清洗伤口,用温生理盐水纱布湿敷创面,及时转诊骨科。

2.断肢护理

(1)若断肢仍在机器中,切勿强行拉出或将机器倒转,以免增加损伤。应首先立即停机,再取出断肢。

(2)创面用无菌或清洁敷料包扎,若有大出血,可加压或抬高残肢止血。将不完全断肢放在夹板上确实固定,迅速将患者送往医院。力争在伤后 6 h 内进行再植。

(3)将离断的肢体用无菌或清洁敷料包扎后,放入塑料袋,再放入加盖的容器中。再将此容器放入另一个大容器内,四周放冰块,以防冻伤,需保持断肢低温,但切勿冰封。如果冷藏措施妥善,手、足断离后 36 h 再植仍可获得成功,因指(趾)肌肉很少,可适当延长时间,高位离体肢体在常温下超过 6 h 即不宜再植。对所有断肢必须标记清楚,断肢是否可以再续需由骨科医师决定。

(二)毒蛇咬伤

蛇毒的吸收量和患者的年龄及健康状况相关,儿童、老年和体弱瘦小者反应较严重。患者会出现疼痛、烦躁不安、头晕目眩、呼吸困难、语言不清、视物模糊、恶心呕吐、吞咽困难或全身虚弱、口周感觉异常、肢体软瘫或麻木、腱反射消失的症状,可能还伴有寒战发热、血尿、少尿或血压下降。咬伤局部出血、压痛、红肿,并向肢体近端蔓延,周围皮肤有大片瘀斑、水疱或血疱,甚至局部组织坏死;淋巴结肿大;部分患者出现皮肤黏膜出血、肺水肿、心律失常和休克体征;最后出现呼吸和循环功能衰竭。因此,应尽早自救或互救,挤出毒素,减少毒素的吸收。

1.伤口排毒

就地用大量的清水冲洗伤口,挤出毒液;入院后用 0.05%的高锰酸钾溶液或 3%的过氧化氢溶液冲洗伤口,清除残余的毒牙及污物;对伤口较深者可用尖刀在伤口周围多处切开,深达皮下,再用拔火罐或吸乳器抽吸,促使部分毒液排出。若伤口流血不止,则忌切开。

2.局部降温

局部降温可以减轻疼痛,减少毒素吸收速度,降低毒素中酶的活力和局部代谢。方法:将伤肢浸于冷水(4 ℃~7 ℃)中 3~4 h,然后改用冰袋,一般维持 24~36 h,注意防止冻伤导致局部组织坏死。

3.破坏蛇毒

胰蛋白酶有直接分解蛇毒作用,可用其在伤口外周或近侧做封闭。

(三)犬咬伤

随着生活水平的不断提高,养宠物的人越来越多,犬咬伤的发生率也相应增加。咬伤人的犬若感染狂犬病毒,则被咬伤者可发生狂犬病,又名恐水症。狂犬病是由狂犬病病毒引起的一种以侵犯中枢神经系统为主的急性传染病。被病犬咬伤后狂犬病的平均发生率为15%～20%。受染者是否发病与潜伏期的长短、咬伤部位、伤后处理及机体抵抗力有关。潜伏期短者约10 d,平均30～60 d,个别可长达数月或数年。

1.症状和体征

发病初期,伤口周围麻木、疼痛,逐渐扩散到整个肢体,继而出现发热、烦躁、全身乏力、恐水、怕风、咽喉痉挛、进行性瘫痪,最后可出现昏迷、循环衰竭而死亡等。由利齿造成的伤口深而窄,出血,伤口周围组织水肿。

2.伤口的局部处理

(1)清创:犬咬伤后伤口小而浅者,仅用碘酊、酒精进行消毒后包扎即可;其余均应立即行清创术,用大量的生理盐水、0.1%的苯扎溴铵溶液及3%的过氧化氢溶液反复冲洗伤口,必要时稍扩大伤口,并用力挤出周围软组织,设法将伤口上的犬的唾液和伤口血液冲洗干净,不予缝合,以利于引流。

(2)狂犬病免疫球蛋白(20 U/kg):在伤口周围作浸润注射。

(3)伤口的延迟处理:若咬伤1 d以上,或伤口已经结痂,必须将结痂去掉后按上述方法处理。

(李子文)

第八节　烧伤护理

烧伤是主要由热力引致的身体组织伤害病变。在严重烧烫伤后,身体组织伤害导致炎症反应,病变导致各种脏器功能衰竭及烧伤后遗症,因此烧伤也可列为疾病的一种。一切不正常的能源导入而导致的身体组织伤害的病变都可以列入烧伤类别。

一、病因

烧伤又称灼伤,是指火焰、热水、热气、热油、高温固体、闪光或其他的放射能、电能及化学物质等一切不正常的能源导入身体组织而导致伤害。一般的创伤发生于身体表面及皮肤,但烧伤的病理变化不单局限于皮肤局部组织的改变,大面积及深度烧伤可导致内脏的病理变化

二、烧伤严重程度的评估

烧伤的严重程度主要由从烧伤面积、烧伤深度及患者的年龄三大因素来评估。我国常用下列分度法区分烧伤严重程度。

轻度烧伤:Ⅱ度烧伤面积9%以下。

中度烧伤:Ⅱ度烧伤面积10%～29%,或Ⅲ度烧伤面积不足10%。

重度烧伤:总面积30%～49%;或Ⅲ度烧伤面积10%～19%;或Ⅱ度、Ⅲ度烧伤面积虽未达上述百分比,但已发生休克等并发症、呼吸道烧伤或有较重的复合伤。

特重烧伤:总面积50%以上,或Ⅲ度烧伤20%以上,或已有严重并发症。另外,临床上常称小、中和大面积烧伤,以示其损伤轻重,但区分标准尚欠明确。故病历记载仍应明确面积(%)和深度。

三、烧伤创面处理

烧伤治疗的最终目的是消灭创面。创面处理和护理始终贯穿烧伤治疗的整个过程。正确处理和护理烧伤创面，可加速创面的修复、缩短疗程、减少并发症，达到提高治愈率、减少畸形发生的目的。

（一）烧伤早期创面处理的基本原则

（1）清洁与保护创面，减少创面疼痛，减少创面渗出液与水肿。

（2）早期清创，除去创面上烧坏的浮皮、毛发及粘在创面上的衣服碎片、泥土、脏物等，使创面清洁。大面积烧伤患者不宜马上进行彻底清创。

（3）必要时可根据烧伤部位剃除毛发，如头、会阴部、腋窝及四肢毛发等。

（4）定时翻身，避免创面受压、潮湿，预防感染。

（5）预防创面损伤加重，防止创面细菌感染及促进创面早期修复。

（6）防止深度焦痂液化及糜烂。

（二）烧伤创面处理方法

1. Ⅰ度烧伤

Ⅰ度烧伤主要表现为局部轻度红肿，干燥，无水疱，有灼烧感，疼痛，2～3 d红斑消失，3～5 d痊愈，脱屑后不留瘢痕。

处理措施：①迅速去除致伤因素，避免创面加深，尽量保护好损伤的表皮。②立即使用冷疗法处理创面（氢氧化钙烧伤除外）。水温宜保持10 ℃～20 ℃，在可以耐受的情况下，温度越低，疗效越好。冷疗持续时间，以去除冷源后不痛为佳，一般在0.5～1 h。③保持创面清洁，去除污物。Ⅰ度烧伤创面疼痛剧烈，要做好患者及家属的健康宣教。保护烧伤部位，防止表皮脱落。

2. Ⅱ度烧伤

Ⅱ度烧伤分为浅Ⅱ度和深Ⅱ度。浅Ⅱ度烧伤创面的特点是肿胀明显，有水疱，渗液多。对水疱皮一般不移除，对小水疱可不处理。水疱直径超过2 cm，可用安多福消毒或生理盐水清洁后，用注射器在水疱低位抽吸渗液，或用剪刀在水疱下缘剪开一个小口进行引流。要注意保护疱皮下的创面，减轻疼痛。如果水疱已污染、破裂、脱落，则用消毒水冲洗创面，将疱皮去除，以防增加感染的机会。深Ⅱ度创面的特点是局部肿胀，基底呈瓷白色、棕黄色或红白相间，可伴有小水疱。处理创面时注意保护好残留的皮肤附件、上皮组织，防止和减少瘢痕增生。

处理措施：①处理前先剃干净创面及周围皮肤毛发，四肢烧伤应修剪指甲。②进行简单清创，去除黏附在创面上的异物，用大量清水冲洗。污染较明显时，用消毒肥皂水或过氧化氢溶液进行去污清洗。③保持床单位清洁、干燥，铺好防水布及无菌单，用生理盐水清洁创面。④清创后根据创面情况采取暴露或包扎疗法。⑤创面包扎后注意观察肢体末梢血循环情况，如果出现指（或趾）甲发绀、发凉、肢体麻木等情况，可能是包扎过紧。可拆开包扎绷带观察症状是否缓解，必要时向医师报告并处理。⑥包扎手、脚要注意保持功能位，各指（或趾）间应用敷料分隔包扎，防止粘连。手心垫纱布块，以保持手的功能位，增加舒适度。⑦对表皮大量脱落者，可用人工皮或新鲜猪皮覆盖创面，以减少创面水分的蒸发和保护残存的上皮，利于创面的早期愈合及减少瘢痕的增生。

3. Ⅲ度烧伤

Ⅲ度烧伤又称焦痂性烧伤，创面特点是干燥、无水疱、发凉、无痛觉，基底呈苍白、黄褐色或焦黄色，严重者甚至呈焦痂状或炭化，质韧，呈皮革状。

处理原则：保持焦痂完整、干燥，控制创面感染，为早期切痂、削痂、植皮等处理争取有利条件。对小面积Ⅲ度烧伤，保痂治疗可使其自然脱痂，达到痂下愈合的目的。

处理措施：①及时换药，保持焦痂干燥，防止感染。②做好保护性隔离，所用物品均应消毒。及时更换床单，保持床单位干燥、清洁。③使用大型红外线治疗仪或保温仪进行持续干燥治疗。④观察痂下是否有积脓，如果有溶痂、积脓，应用安多福消毒后剪开引流，及时清除脓液，防止创面感染。

4. 特殊部位烧伤

对特殊部位（如颜面部、会阴部等）的烧伤，一般采用暴露或半暴露治疗，及时做好排泄物的处理，预防感染。

（1）面部：用安多福消毒或用生理盐水清洁伤口后，外敷皮维碘纱布、银离子敷料预防感染；或用生长因子等液体定时外喷，局部定时使用红外线治疗或红光治疗，以保持创面干燥，促进肉芽生长。同时应做好五官护理，如眼睛、鼻子及耳朵的护理，及时清理分泌物，预防感染。

（2）会阴部：用安多福给创面消毒后，定时以皮维碘软膏或纳米银软膏外涂，每天 3 次。做好会阴护理，必要时留导尿管。及时清理粪便，保持肛周皮肤清洁，持续进行红外线治疗或定时进行红光治疗，保持创面干燥，预防感染。

5. 烧伤感染创面

烧伤创面感染时应在用生理盐水清洁伤口后，外敷皮维碘纱布、银离子敷料等控制感染，加强观察伤口情况，包括伤口渗液的量、性质、颜色等。同时要密切观察患者是否有全身感染的症状，如发热、发冷、神志不清、食欲下降等情况，及时发现脓毒血症的征象，及早诊治。

（三）烧伤创面的修复

创面修复所需时间主要与烧伤深度及是否感染有关。Ⅰ度烧伤 3～5 d 即可愈合，无瘢痕；浅Ⅱ度烧伤如果无感染，2 周左右可愈合，不留瘢痕，可伴有色素沉着；深Ⅱ度烧伤如果无感染，3～4 周可依靠残存的上皮组织生长，将创面覆盖愈合，也可痂下愈合，往往留有瘢痕；Ⅲ度及发生感染的Ⅱ度烧伤由于无残存的上皮组织，溶痂后均为肉芽组织，不经植皮多难以愈合，因此，在全身情况允许的情况下，及早进行外科手术治疗是处理大面积烧伤及深度烧伤最有效及最理想的方法。

（四）康复期患者的健康宣教

深Ⅱ度及Ⅲ度烧伤创面愈合后，由于运动时的疼痛刺激，患者常不愿意进行各关节的功能锻炼，而喜欢保持舒适的屈曲位，导致不同程度的瘢痕增生畸形。瘢痕的形成过程一般从愈合后 3 个月到 2 年不等，大多数在半年左右。因此，在创面愈合后应鼓励患者进行康复治疗，预防或减少瘢痕形成，从而提高患者的生活质量及生活能力，使其尽快回归社会。目前预防瘢痕增生的方法很多，而且常常联合使用，最常用的方法是压力疗法、关节功能训练。

（1）如果在出院时伤口未完全愈合，应依照医护人员指示，定期到医院门诊换药。

（2）定期复诊 1～2 年，坚持进行抗瘢痕治疗，必要时进行瘢痕整形治疗。

（3）新生皮肤较薄，而且在瘢痕增生期有明显瘙痒感，夏天尤甚。因此应尽量在空调房生活，避免摩擦及抓痒，必要时口服氯苯那敏（扑尔敏）等止痒药或外涂瘢痕止痒软膏。小儿晚上睡前为其双手套上胶手套，避免抓破皮肤导致溃疡甚至感染。

（4）出院后，由于压力治疗及运动等，新生皮肤可能会反复出现小水疱，可用皮维碘软膏外涂,用小方纱包扎,再穿戴弹力套或弹力衣。如果水疱较大,应到医院处理。

(5)如果需要压力治疗,应坚持使用理疗师裁剪好的弹力衣或弹力套,定期换洗,如果其变形或松垮,应及时回院复诊。

(6)头面部烧伤患者应尽量避免晒太阳,外出时做好防晒工作,以免色素沉着加重。可外敷补水面膜以促进色素消退。

(7)坚持功能锻炼,如张嘴运动、睁眼闭眼运动、手指的对指运动、四肢关节的内收外展及屈伸运动等,每次 30 min,每天 3 次,并逐渐增加运动量。

(李子文)

第九节　手术切口感染护理

切口感染是病原微生物通过切口侵入机体,并在体内生长、繁殖,导致机体的正常功能、组织结构受到破坏,引起组织损伤性病变、切口延迟愈合的病理反应。手术切口感染是外科术后常见的并发症,是外科患者常见的医院感染之一,占外科医院感染的 13%～40%。手术切口感染可导致切口裂开、延迟愈合,住院时间延长,影响疾病的康复,增加患者的痛苦,同时增加医疗费用。

严重者可引起全身性感染、器官功能障碍,甚至死亡。术后切口的顺利恢复可增强患者术后康复的信心,促进其术后生活自理和尽早回归社会。因此,有必要预防术后切口感染,出现切口感染时及早采取适当的处理措施,控制切口感染,根据切口的不同愈合时期应用不同的伤口敷料及处理方法,创造一个有利于切口愈合的环境,促进切口尽早康复。

一、导致手术切口感染的因素

(一)手术切口感染的主要因素

切口感染主要归因于两方面,一是切口局部原因,即细菌的沾染和繁殖,并发展为感染;二是机体的全身状况,即抗感染的能力和易感染因素之间的平衡关系。

1. 致病菌的数量

细菌数量的多少和被污染的组织是否发生感染有直接关系。此外,细菌和组织接触的时间越长,定植和繁殖的细菌数量越多,感染的机会就越大。

2. 环境因素

切口的异物、失活和坏死的组织、血凝块等均为细菌的滋生创造良好条件。存留在体内的异物可使切口感染,长时间不愈。即使切口已愈合,异物存留的局部仍可有细菌存在,可能在某种条件下重新化脓。另外,手术室和病房环境因素不可忽视,包括手术器械、物品的无菌控制,环境的卫生管理,严格合格的洗手制度,特殊感染患者的管理等,管理不善容易出现切口感染。

3. 人体的防御机制

机体的免疫防御机制包括天然免疫和获得性免疫,两者互相协调,密切配合,共同完成复杂的免疫防御功能。人体的免疫防御机制减弱无疑会增加感染的机会。

(二)手术切口感染的相关因素

1.患者因素

(1)年龄:老年人与儿童容易发生切口感染。高龄患者组织和器官功能退行性改变,免疫功能低下,常伴有多系统的慢性疾病,手术时间相对延长等增加切口感染机会;儿童自身免疫力功能不完善,增加切口感染的可能性。

(2)营养不良:低蛋白血症影响免疫细胞的生成和功能。

(3)肥胖:肥胖者除容易患糖尿病及心血管疾病外,由于脂肪肥厚,脂肪组织血循环不良,容易坏死和液化,同时易影响手术操作,使手术时间延长,感染机会明显增加。

(4)精神压力:紧张、焦虑、忧郁等不良心理可刺激交感神经系统,引起血管收缩,导致切口局部缺血、缺氧,使切口愈合困难。

(5)术前全身或局部存在感染性病灶,如果没能控制,可增加术后切口感染的机会。

(6)住院时间与切口感染率呈正相关,住院时间长,存在交叉感染的可能,增加切口感染的机会。

(7)术前皮肤准备情况:术前做手术区域皮肤清洁,导致局部皮肤微小损伤甚至肉眼可见的划痕,破坏皮肤的解剖屏障,细菌容易入侵。

(8)肠道准备情况:涉及胃肠道的手术如果没做好肠道清洁,可大大增加术后切口感染的机会。

2.术者因素

手术人员无菌观念不强,切口保护不力,切口受到污染;手术操作不熟练,使用电刀电凝时间过长及面积过大,止血不彻底而形成血肿,游离脂肪颗粒未消除,液化后形成切口内积液,术中冲洗不彻底,引流不通畅,切口缝合技术欠缺等因素都影响切口的愈合,增加术后切口感染的机会。

3.其他因素

(1)手术时间延长 1 h,感染率可增加到原来的 2 倍,主要原因是切口暴露时间长,增加了感染机会。此外,长时间操作,出血量增多,且麻醉时间相应延长,也导致机体抵抗力下降,感染机会增多。

(2)引流不畅,创腔积血、积液未能及时排出,伤口敷料沾湿或污染,没有及时更换,切口脂肪液化,未能及时正确处理等均可导致切口感染的发生。

(3)对切口感染的高风险患者(如做涉及消化道和呼吸道等污染手术、做开放性创伤手术、有糖尿病、营养不良、免疫功能低下患者等)预防性应用抗生素。

二、切口感染的临床表现

(一)局部表现

切口感染典型的局部表现为切口红、肿、热、痛、化脓。慢性切口感染表现为切口裂开,疼痛增加,切口渗液增加,有脓性分泌物,渗液有臭味或异味,肉芽组织变色、脆弱、易出血,周围皮肤有湿疹,切口延迟愈合或不愈合,或切口扩大等。准确的判断方法是切口分泌物培养结果高于10^5/高倍镜。

(二)全身症状

感染严重或合并全身感染时,可出现发热、不适、乏力等全身症状,可伴有外周血白细胞计数增多、核左移等。

三、切口感染的诊断标准

根据《医院感染诊断标准》，具备下列条件之一即可诊断：①切口有红、肿、热、痛或有脓性分泌物；深部切口引流出脓液或穿刺抽出脓液；有自然裂开或由外科医师打开的切口，有脓性分泌物或伴有发热，体温 38 ℃，局部有压痛；再次手术探查、组织病理学发现涉及切口脓肿或其他感染证据。②临床诊断基础上，伴随病原学诊断依据，即分泌物培养阳性。③排除标准：切口脂肪液化，液体清亮；调查的资料不全。

四、切口感染的预防

(一)术前预防

(1)进行术前评估及充分的准备：控制基础疾病，改善全身情况，增强机体抵抗力以降低切口感染的机会。

在围术期加强患者的营养，饮食多样合理，保证蛋白质、矿物质和维生素的供给，按照其食欲情况，鼓励少食多餐，如果不能进食，可静脉给予营养，如输血、白蛋白、脂肪乳等以纠正患者的营养状况。

(2)缩短患者术前住院时间：有资料表明术前住院时间越长，患者的切口感染率越高，是切口感染的联合致病因素之一。可在门诊做好术前各项检查和准备工作，既可加快病床周转及提高使用率，减少切口外源性感染，也可减少患者的经济负担。

(3)通过调查发现未预防性使用抗生素患者切口感染的危险是预防性使用抗生素患者的 2.552 倍。因此术前要根据手术类型、常见致病菌与抗感染药物抗菌谱、手术部位与抗感染药物组织浓度分布特点选择，预防性应用抗生素，使手术过程中血液和组织中有足够的抗生素浓度，能杀灭可能污染的细菌，达到预防目的。

(4)做好全身清洁及手术部位皮肤的准备：毛发并不比皮肤含有更多的细菌。因此在毛发稀少的部位或颈部、胸部、上腹部等无须常规剃毛；在毛发浓集的部位(如阴部、腋窝等)最好以剪毛代替剃毛，以避免皮肤的微小损伤，破坏皮肤的解剖屏障，利于细菌的定植和入侵。细菌在皮肤破损处的定植和入侵随着时间的推移而加重，是否剃毛对感染无统计学意义，应该把备皮的重点放在皮肤清洁上，确需备皮者，备皮时间离手术时间愈近愈好。

(5)做好胃肠道手术患者术前肠道准备工作，降低肠腔细菌密度，减少术中肠道内容物污染手术野而造成切口感染的概率。

(二)术中预防

(1)提高手术者的专业技术水平和手术操作的熟练程度：术中操作轻柔、熟练，减轻手术的创伤程度；对脂肪层较厚者尽量不用电刀，或应用电刀时调好电刀的电流强度，缩短电刀与皮下组织接触时间；切开腹壁时止血要彻底；缝合时使切口对齐，不留无效腔，缝合间隔适当，缝线松紧适度，必要时行减张缝合。

(2)注意严格执行无菌操作和加强手术室环境管理：加强手术室手术人员、手术器械、物品及环境等管理，注意病室的通风换气及温度、湿度调节，定期清洗空调及空气净化机的滤网。

(3)参与手术人员分工明确，与手术者密切配合，使手术有序进行，缩短手术时间，确保手术质量。

(4)手术中用大量的生理盐水及抗生素冲洗创腔,并注意彻底吸引干净,正确选用及放置引流管。

(三)术后预防

(1)对于肥胖患者及手术时间较长有液化倾向者,术后要密切观察切口有无渗液、红肿等情况。

(2)术后保持引流管的通畅、固定,避免脱落与扭曲、受压,注意无菌操作,防止感染。

(3)伤口敷料浸湿、污染时及时更换,换药时严格执行无菌操作。

(4)合理应用抗生素:根据切口分泌物或引流液细菌培养及药敏结果,合理使用抗生素,预防和控制局部及全身感染。

(5)术后根据患者的情况补充能量、白蛋白、维生素、保持水电解质平衡,尽量缩短住院时间。

(6)术后早期下床活动能促进全身血液循环,增加局部血流量,利于切口积血、渗液及腹腔渗液的吸收,同时能增加切口局部白细胞数量,从而提高抗菌能力。另外锻炼能促进肠道功能早期恢复,早期进食,增加机体能量,增强机体抵抗力。

五、切口感染的护理

早期发现和处理切口感染是加速切口感染愈合的前提。因此,术后应密切观察切口情况,如果出现轻度发热、切口跳痛、局部红肿、渗出,应及时处理,以减轻感染造成的局部损害,缩短愈合时间。

(一)切口评估

评估切口的部位、大小、深度、潜行,渗出液的性质和量,基底组织和周围组织情况等。

(二)局部切口处理

积极的局部处理是加速感染切口愈合的关键。

(1)若发现切口有感染征兆,应根据具体情况及时拆除部分或全部缝线,充分引流。

(2)局部清洁:清洗可降低细菌浓度,有效控制切口感染。

清洗液的选择:用0.1%的安多福消毒液消毒切口周围皮肤;一般用生理盐水清洗切口即可,但当切口有异味或脓性分泌物较多时,可用0.1%的安多福等消毒溶液清洗,但需再用生理盐水冲洗干净,以减少消毒液的毒性作用和对组织产生不良的影响。

清洗方法:临床常用的清洗方法有棉球擦洗、冲洗等。对外口较大、基底充分暴露的切口可用棉球擦洗的方法进行局部清洗;但对于外口小基底较深或潜行较深的切口,用棉球擦洗的方法较难清洗深部组织,并容易导致棉纤维残留于切口内,影响切口的愈合,故主张用冲洗的方法进行切口清洗。采用30～50 mL注射器连接18～22 F(1F ≈ 0.33 mm)针头进行冲洗,产生的压力为55.16～103.42 kPa,可将切口表面的坏死组织与细菌代谢废物移除,并不损伤新生的肉芽组织。如果切口外口更小,建议使用30～50 mL注射器连接吸痰管或用去针头的头皮针软管进行冲洗。注意避免冲洗压力过高,因一方面可引起正常组织的损伤,患者疼痛增加;另一方面可将切口内的细菌冲入组织内,影响切口愈合。冲洗后可用手轻轻按压切口周围组织,使冲洗液流出,或将连接冲洗管的注射器边退出边回抽冲洗液,直至冲洗液澄清为止。

(3)彻底清创:清除积脓、积血、坏死组织、异物和无效腔,消除细菌繁殖的场所。将有活性的组织暴露于创面,才有利于感染的控制和切口的愈合。常用的清创方法有外科清创、机械性清创和自溶性清创。应根据切口坏死组织的性质、数量、与基底组织粘连情况和患者的具体情况灵活选择一种或两种清创方式协同进行。

如果坏死组织与基底组织粘连疏松，可通过外科清创的方法（如手术剪除或搔刮等），快速清除坏死组织。

如果切口无渗液或有少量渗液，坏死组织量多且与基底组织粘连紧密，可用保湿敷料行自溶性清创。方法：切口上涂抹水凝胶，再用湿润的生理盐水纱布覆盖切口，外层贴上透明薄膜敷料以软化坏死组织，便于手术清创。一般 1 d 更换 1 次。

如果切口渗出液多且有坏死组织时，可用吸收性较强的敷料（如藻酸盐敷料或亲水性纤维敷料或美盐敷料等）填塞切口，以尽快清除坏死组织，外层可用泡沫敷料或棉垫类敷料，根据伤口敷料的渗液情况决定更换敷料的次数，一般～2 d 更换 1 次。

当患者的身体条件差，不宜接受外科清创时，可采用保守的外科清创或机械性清创，再选择水凝胶敷料进行自溶性清创，既可达到快速清创的目的，又能保证彻底清创的效果。

(4)充分引流：切口感染时应开放切口并充分引流，可留置引流条或引流管，使切口局部减压，促进切口愈合。

引流物的放置原则：应将引流条放置于切口的低位，便于充分引流。注意填塞时松紧适宜，过松容易使切口外口缩小，不利于切口换药处理；过紧会导致引流不畅，并使切口内组织受压，使局部血液供应受阻，影响切口愈合。放置引流条时注意引流条的尾端应留在切口外，便于取出，并注意清点和记录放置引流条的数量，保证安全。

引流物的选择：传统常用的引流物包括胶片、胶管、油纱或碘仿纱等，传统引流物只有引流的作用，但不具有控制切口感染、吸收渗出液、促进肉芽生长等作用。随着湿性愈合理论的推广应用，许多新型的伤口敷料可作为切口引流物用于切口处理中，既能充分引流渗出液，又能促进切口愈合。例如，切口感染期可应用银离子敷料、美盐等做切口引流；在肉芽生长期切口渗液较多时可用藻酸盐填充条、亲水性纤维敷料、优拓等填塞引流；有些新型伤口敷料吸收渗液后形成凝胶，不易取出而残留于切口内，因此，对于外口狭小的切口宜选用剪裁后无碎屑且吸收渗液后不残留于切口的伤口敷料作引流物，如美盐、优拓、爱银康等。

(5)根据切口情况选择合适的敷料。

感染期：首选抗菌敷料，如银离子敷料（优拓银、爱银康、爱康肤银等）或局部使用高渗盐敷料（如美盐等），也可根据切口情况选用磺胺嘧啶银、聚维酮碘软膏等局部抗菌药物。二级敷料为纱布和棉垫，根据切口外层敷料的浸湿情况决定更换次数，每日或隔日更换 1 次，视渗液情况更换二级敷料；局部抗菌敷料的使用时间视切口情况而定，切口感染控制后应停止应用，改用其他新型伤口敷料。一些报道提出，对某些特殊切口可在切口处理时使用磺胺、庆大霉素，但极易产生耐药性，目前已不提倡在切口局部使用抗生素。

增生期：当切口感染情况得到控制时，可改用常规方法（如使用藻酸盐、亲水性纤维等新型保湿敷料）进行换药。如果肉芽组织生长但切口渗液多，应用既能吸收较多渗液，又能保持局部切口湿润的敷料，如藻酸盐、亲水性纤维等，以控制切口渗液，防止肉芽水肿，刺激血管再生，促进肉芽组织生长，根据切口外层敷料的浸湿情况决定更换次数，每日或隔日更换 1 次，并应做好切口周围皮肤的保护，防止皮肤浸渍，可使用皮肤保护粉或创口保护膜进行皮肤保护；当肉芽组织生长且切口渗液减少时，选用保持切口湿润、促进肉芽组织生长的敷料，例如，对凹陷切口可局部涂抹水胶体糊剂，外层可用片状水胶体敷料或泡沫敷料，3～5 d 更换 1 次；如果肉芽组织长满或接近长满切口，可直接粘贴水胶体敷料或泡沫敷料，5～7 d 更换 1 次；为缩短切口愈合时间，当切口肉芽组织生长、基底 100% 为红色且渗出液减少时，可用免缝胶布或蝶形胶布将切口拉合或行二期缝合。

对于经久不愈的创面，肉芽组织常过度增生或老化、纤维化，可刮除过度增生、老化的肉芽组织，用高渗盐水换药，使肉芽组织转为新鲜；或切除老化、纤维化的创面后缝合。

塑形期：目的是保护新生的上皮组织，促进上皮爬行。可用水胶体薄膜敷料覆盖切口，5～7 d更换 1 次。

（三）全身应用抗生素

一般轻度切口感染，无须全身应用抗生素，若严重感染或为防止感染扩散，或当切口出现临床感染体征（如切口周围红肿、有蜂窝织炎、疼痛、肉芽水肿、颜色改变等），应全身使用抗生素。使用之前必须进行切口分泌物或引流液的细菌培养。以下情况需特别注意。

（1）溶血性链球菌感染：一定要进行全身治疗。

（2）协同感染：联合应用抗生素治疗。

（3）骨骼和肌腱暴露时：感染的危险性增加，可预防性全身使用抗生素，直到肉芽组织生长，完全覆盖骨骼或肌腱。

（四）去除易感染的诱因或治疗相关疾病

改善局部血液循环，控制血糖，纠正低蛋白血症等。

综上所述，有感染性切口，应正确评估患者全身及切口局部情况，选择有效、安全的清洗液或清洗方法，彻底清除创腔坏死组织，为切口创造良好的愈合环境，充分引流切口分泌物，根据切口的不同情况、不同的愈合时期选用不同的新型伤口敷料，根据切口分泌物细菌培养和药敏结果选择抗生素控制感染，提供全身系统支持以促进切口愈合。

（李子文）

第十节　体表脓肿切开术后伤口护理

在感染过程中，组织或器官内组织坏死、液化后，形成局限性脓液积聚，周围有脓腔壁形成，称为脓肿。发生在皮肤及皮下组织的化脓性感染称为体表脓肿。体表脓肿是多个相邻的毛囊及其所属皮脂腺或汗腺的急性化脓性感染或皮脂腺囊肿感染而形成的，是常见的外科急性感染。

体表脓肿一般表现为局部明显隆起并伴红、肿、热、痛的感染症状。隆起处与周围正常组织边界清晰，轻按有波动感，患者常诉疼痛。在波动感最明显处用粗针行穿刺抽液，可抽出脓性液体。深部脓肿，局部红肿可不明显，但局部有疼痛或压痛感，经穿刺抽液或 B 超检查可确诊。小而浅表的脓肿一般不引起全身感染症状；大或深部脓肿，由于局部炎症反应和毒素吸收，可出现全身症状，如发热、头痛、血白细胞计数升高等改变。

对体表脓肿以局部治疗为主，如果出现全身症状，则应辅助全身抗感染治疗。早期脓肿尚未局限时，可外敷聚维酮碘软膏或磺胺嘧啶银以及应用各种抗菌药物，促使脓肿局限，防止感染扩散。如果脓肿已有波动感或经穿刺、B 超证实脓肿已局限，应立即行脓肿切开引流术，术后辅以伤口换药可使伤口愈合。

一、体表脓肿切开伤口评估

对伤口局部进行全面的评估，可为选择适合的伤口处理措施和敷料提供依据。从脓肿切开引流后第一次处理伤口开始，每次处理前均按“五步法”评估伤口，即“一视二嗅三触四量五摄”。

一视为观察脓肿的部位，伤口基底的颜色（黑色、黄色、红色），腐肉及肉芽组织所占的比例（25%、50%、75%、100%），渗液量（干燥、湿润、潮湿、饱和及漏出）及渗液性质（脓性、血性、血清性等），伤口组织有无水肿，周围皮肤有无潮湿浸渍，伤口周围红肿消退情况等。

二嗅为距离伤口 5～10 cm 辨别伤口散发的气味。脓肿切开初期伤口常有臭味，但随着感染的控制，臭味逐渐减轻至消失。如果伤口臭味持续，应注意是否感染未得到控制。臭味辨别过程中需注意：使用一些封闭性伤口敷料（如泡沫敷料或水胶体敷料等）可能产生臭味，但伤口清洗干净后臭味消失并且伤口能按预期进展。

三触为触摸伤口周围皮肤组织有无疼痛、红肿、硬块及其范围。

四量为使用专用标尺测量伤口面积（长×宽）和深度，测量潜行的范围与深度、窦道的长度。

五摄即使用同一数码相机在同一体位、同一角度、同一距离、同一光亮度下摄取伤口照片，动态对比，观察伤口处理的效果。

二、体表脓肿切开术后护理

（一）体表脓肿切开术后换药原则

体表脓肿手术切开引流后，伤口需经过一段时间的换药方能愈合。如何缩短感染伤口的愈合时间，加速脓腔的愈合速度是整个换药过程的关键。脓肿切开术后换药的三个原则：感染期以清除坏死组织和通畅引流为主；感染控制后，做好伤口渗液管理，以促进肉芽组织生长为主；上皮移行期，以防止肉芽组织水肿，促进上皮生长为主。

（二）体表脓肿切开术后伤口护理

1.止血

体表脓肿切开引流术后当天，一般会在创腔内填塞油纱及加压包扎进行止血，术后 24 h 进行伤口换药。换药后密切观察伤口敷料渗血情况，渗血多时及时更换并查找原因，必要时重新填塞止血。

2.脓腔冲洗

伤口的清洁对于伤口愈合是至关重要的。填塞止血 24 h 后取出油纱，观察伤口情况，无出血后即清洗伤口。临床常用的清洁伤口方法包括擦拭、冲洗和水疗（漩涡式冲洗）。1992 年，Glidc 报道采用棉球擦洗伤口易损伤新生的肉芽，同时棉纤维残留于伤口内会引起异物反应，影响伤口愈合，因此宜采用水流冲洗伤口。使用 0.5%的安多福溶液给伤口周围皮肤消毒，然后用 30～50 mL 注射器连接 18～22 号针头抽吸生理盐水冲洗脓腔，如果伤口外口较小或脓腔较深，可采用 8 号吸痰管或去掉针头的头皮针连接注射器冲洗伤口。冲洗所产生的压力为 55.16～103.42 kPa，水流可将伤口表面的坏死碎屑与细菌代谢废物移除，并且不损伤新生的肉芽组织。冲洗后注意将脓腔内液体全部回抽或用手按压脓腔周围皮肤将冲洗液挤出，直至回流出清澈液体时停止冲洗。一般建议使用生理盐水作为伤口清洗液，生理盐水不含任何防腐剂，无毒，符合人体生理性，是最安全的伤口清洗液。临床和实验已经表明生理盐水冲洗伤口在减少伤口细菌、宏观和微观颗粒污染和降低伤口感染率方面是有效的。脓肿切开早期脓性分泌物及坏死组织较多时，可在有限时间内使用含表面活性剂和(或)抗菌药的清洗溶液来清洗，以控制细菌的生物负荷。但注意使用消毒液后需再用生理盐水冲洗干净，因所有消毒液对组织均有细胞毒性作用。深部脓腔，对有瘘管、窦道、潜行、腔洞的伤口慎用3%的过氧化氢溶液冲洗，因其会带来气肿和气栓的风险。

3. 脓腔清创

根据伤口床坏死组织的数量及其与伤口床粘连的程度，选择使用机械清创、手术清创和自溶清创相结合的方式，分次逐步清除脓腔坏死组织和脓性分泌物。坏死组织与伤口床粘连松散时，脓腔深部的坏死组织可用刮匙进行搔刮；坏死组织与伤口床粘连紧密时，选择保湿敷料行自溶性清创。

4. 伤口敷料的应用

根据伤口不同情况和愈合的不同阶段选用相应的伤口敷料，以促进伤口的愈合。

(1)感染期：应用抗菌敷料填塞引流及保持引流通畅是控制感染的关键。对伤口进行彻底清洗和清创后，根据创腔的具体情况(如创腔外口大小及引流液的性状、引流量等)选择不同的引流条。

引流条的选择：脓肿切开早期伤口有渗血或脓性液较多时，可选用抗菌敷料(如藻酸盐银或亲水性纤维含银敷料等)填塞引流，外层使用非封闭式敷料(如方纱、棉垫等)覆盖包扎，一般每日更换敷料，如果伤口渗液多，敷料湿透，可随时更换外层敷料。如果创腔较深或外口较小，建议选用优拓银(或优拓)、爱银康或高渗性敷料(如美盐)等填塞引流。银离子敷料是一种广谱抗菌敷料，在潮湿环境下释放银离子，可使细菌的DNA凝固和变性，应用过程中组织不易产生耐药性，可加速伤口愈合。目前已有研究表明，相对于碘仿纱等传统敷料，应用银离子敷料可加快脓肿残腔的愈合；美盐是高渗性敷料，钠离子浓度达28%，吸收伤口渗出物后，释放出氯化钠溶液，将坏死组织溶解、吸附，缩短炎症期，加速伤口自然愈合。优拓银(或优拓)、爱银康或美盐等敷料裁剪后不会产生碎屑，防止填塞后碎屑残留，同时吸收渗液后可整体取出，不会残留于创腔而影响伤口愈合，适用于创腔较深或外口较小的情况。

引流条的放置原则：脓肿切开早期或渗液较多时，需将引流条放置于创腔的最低位，起到充分引流的目的。随着创腔感染的控制和肉芽组织的生长，伤口渗液性状由脓性或脓血性转变为浆液性或血清样，并且渗液量逐渐减少，引流条不应填塞得过深、过紧，以免影响肉芽组织生长。此外，应记录放置引流条的数量，引流条的尾端应留在伤口外，以便于引流及取出。

(2)肉芽生长期：感染控制后宜采用现代湿性愈合敷料改善伤口环境，保持适度湿润以利于组织生长。伤口渗出液多时选用藻酸盐或亲水性纤维等吸收性强的敷料，待创腔变浅至原来的40%～50%；渗液减少，改用水胶体糊剂(如溃疡糊等)填充伤口，以片状水胶体或泡沫敷料覆盖。根据渗液量决定更换频率，敷料渗液吸收饱和时及时更换。对有红色肉芽但有水肿的伤口选择28%的高渗盐敷料(美盐)，对水肿明显消退、肉芽生长良好的伤口选择水胶体糊剂。水胶体糊剂含有羧甲基纤维素钠，吸收渗液后形成凝胶，能促进肉芽组织生长。片状水胶体或泡沫敷料覆盖伤口可使伤口密闭，减少感染的机会，保持伤口低氧状态和恒定的温度及湿度，促进肉芽组织生长，利于伤口的愈合。

(3)上皮移行期:创腔被健康的肉芽组织填平,进入上皮生长期时可应用片状水胶体敷料或泡沫类敷料覆盖,无脱落或渗液吸收饱和时 5～7 d 更换 1 次。

目前还没有一种敷料适用于伤口愈合过程中的各个阶段,每一种敷料都有其各自的优点、缺点和适应证。因此,在伤口护理中必须及时评估伤口,调整伤口处理方法,选用合适的敷料。治疗初期应加强脓腔引流,控制局部感染,局部不使用抗生素;清创期选择机械清创和自溶清创相结合的方式,加速坏死组织的溶解及清除;在肉芽生长期应保持伤口环境湿润,促进各种生长因子的释放,刺激毛细血管再生;上皮移行期应保持伤口恒定的温度与湿度,保护新生的上皮组织,因表皮细胞在湿性环境中移行速度加快,具有修复真皮的作用。总之,在伤口治疗的每个阶段全面评估,正确判断,合理选择敷料和方法,保持伤口湿性愈合环境是促进伤口愈合的关键。

5.心理护理、健康教育与营养支持

感染伤口愈合是一个非常复杂的过程,受到很多因素(如心理因素、感染的严重程度、伤口疼痛及营养因素等)的影响。感染伤口会给患者的工作和生活带来种种不便与折磨,使患者产生厌倦心理,抵触换药治疗,不按时来门诊换药,不注意伤口的保护,进而加重了伤口感染,延迟了伤口的愈合。因此,应根据患者的年龄、营养状况、感染情况、心理状态以及对疼痛的耐受程度分别制定不同的伤口护理措施。同时重视患者的心理状态,及时发现患者的情绪变化并进行针对性心理护理,使其身心愉快,树立继续治疗的信心,积极配合治疗护理。指导患者注意个人卫生,保持伤口清洁;向患者解释伤口处理的目的、愈合过程及应用伤口敷料的作用;指导提高患肢,促进血液循环,减轻局部肿胀;指导摄入营养丰富的食物,以促进伤口愈合。

6.伤口的护理记录

记录体表脓肿的位置、手术日期、手术方式。每次换药时测量并记录伤口的大小、深度,有无潜行及其深度,伤口渗出液的性质、颜色、量、气味等,伤口基底情况,患者疼痛程度,周围皮肤红肿消退情况;记录伤口处理过程,如清洗溶液、清洗方法、清创方法、应用敷料的种类、填塞引流条的数量等。记录影响伤口愈合的各种因素。

(李子文)

第十一节　肛瘘术后伤口护理

肛瘘是肛管或直肠下部与肛门周围皮肤相通的感染性管道,其内口位于齿状线附近,外口位于肛周皮肤。肛瘘是常见病、多发病,在我国肛瘘患者占肛肠病患者的 1.6%～3.6%。发病高峰年龄为 20～40 岁,但婴幼儿发病亦不少见,男性患者多于女性患者,男、女患者数之比为 5∶1。

一、肛瘘的分类

绝大多数肛瘘发生于肛管直肠周围脓肿自行破溃或切开引流后,虽然脓肿逐渐缩小,但粪便经常由原发病灶进入脓腔,感染的管道多迂曲,引流不畅,反复流脓。加之脓肿周围的肉芽组织和纤维组织增生组成管壁,形成瘘管,可经久不愈。根据肛瘘部位、外口所在位置和瘘管数量分型。

1.低位肛瘘和高位肛瘘

低位肛瘘：瘘管位于肛管直肠环以下；高位肛瘘：瘘管位于肛管直肠环以上。

2.内瘘与外瘘

内瘘：肛瘘的两个出口都在直肠肛管腔内；外瘘：肛瘘外口在肛周皮肤上。

3.单纯性瘘和复杂性瘘

单纯性瘘：仅有一个内口、一个外口和一个管道者；复杂性瘘：有一个内口、多个外口和多个管道者。

二、临床表现

肛瘘是慢性疾病，常有疼痛，内裤经常被脓液污染。主要表现是肛周外口反复流脓，脓液刺激肛周皮肤，有瘙痒感。如果外口暂时封闭，脓液积聚，局部有红肿、胀痛，全身发热、乏力，待封闭的外口破溃，脓液再次流出，症状才消失。有时脓液从他处皮肤破溃，形成新的外口，可反复形成脓肿。

肛门检查时可见肛周外口呈乳头状隆起，瘘管内肉芽组织增生，用手挤压时，有少量脓液流出。直肠指诊时可触及一较硬条索状的瘘管。肛瘘不能治愈，必须手术治疗。

三、肛瘘术后伤口护理

术后伤口处理对加快伤口修复的速度起着重要的作用。肛门部位伤口与其他部位伤口不同，常处于隐蔽、皱缩、闭合状态，易使伤口引流不畅，而且排便会污染创面。肛瘘手术切口属于Ⅱ类切口，创面呈开放性生长，即以二期愈合的方式修复。根据以上特点，处理伤口时应做到创面暴露良好，清洗彻底，并根据不同情况进行相应的处理。

（一）伤口的评估

对伤口局部进行全面评估，以便确定伤口的分期和伤口的特点，有助于选择适合的伤口处理措施和相应的敷料。从切开引流后第一次处理伤口开始，每次处理前均按“五步法”评估伤口，即“一视二嗅三触四量五摄”。

（二）肛瘘术后伤口处理

根据肛瘘术后愈合过程分期换药处理。由于肛瘘手术的特殊环境及创面的特殊性，采用传统的清除坏死组织的方法，对口引流往往不彻底。

1.清创期（炎症期）

清创期为术后3～5 d，伤口以炎性渗出为主，此期的处理原则是去除创面和残腔的异物和坏死组织，使伤口引流通畅，减少细菌的繁殖和分泌的刺激，防止并发感染。传统多选用碘溶液、过氧化氢溶液、苯扎溴铵溶液等冲洗。现已证实，所有表面消毒剂（如聚烯酮碘以及过氧化氢溶液等）都具有细胞毒性作用。生理盐水因不含任何防腐剂、无毒、符合人体生理性，是最安全的伤口清洗液。对于脓腔大，脓液较多，早期选用3%的过氧化氢溶液清洗，之后需用生理盐水冲洗干净；当脓性液减少或臭味减轻，应停止应用3%的过氧化氢溶液，仅用生理盐水冲洗即可。传统选用黄连水、呋喃西林水纱块湿敷，抗生素引流条填塞创腔或采用1∶5 000的高锰酸钾溶液坐浴，虽然对伤口的感染控制有一定的疗效，但因其引流作用小，达不到引流目的，甚至造成堵塞，且容易导致伤口耐药株的产生和变态反应的发生。该处理方法在消炎的同时没有镇痛，且对伤口细胞生长、伤口愈合有一定的影响，使伤口愈合缓慢，且敷料易与伤口粘连，更换敷料时再次机械损伤而增加患者的疼痛感。肛瘘手术当天或术后 1～2 d 伤口有渗血时可选用藻酸盐填充条填塞引流，可起到引流及止血的作用；脓腔无渗血，感染未控制时可选用抗菌敷料（如银离子敷料等）或高渗性敷料填塞引流，不但有良好的引流作用，而且可控制创面感染，促进伤口的愈合。坏死组织与伤口床粘连松散时，可用刮匙搔刮创腔坏死组织；坏死组织与伤口床粘连紧密时，选择保湿敷料自溶性清创。

2. 肉芽生长期

肉芽生长期为术后第 5～20 天，伤口分泌物减少，以肉芽组织增生为主。由于肉芽组织对外界理化刺激抵抗较弱，易受损伤，故此期应着重保护肉芽组织，以免影响创伤的愈合。传统伤口处理以油膏类药物覆盖创面，以保护新生肉芽，免受外界刺激。此期应尽量少用消毒剂，因其不仅有抑菌作用，还可破坏正常组织，不利于创面生长。目前在感染控制后采用现代湿性愈合敷料改善伤口环境，保持适度湿润，利于组织生长。伤口渗出液多时选用藻酸盐或亲水性纤维等吸收性强的敷料，根据渗液量决定更换频率，一般 1～2 d 更换 1 次。待创腔变浅，渗液减少，改用水胶体糊剂（如伤口护理膏等）填充伤口，用水胶体或泡沫敷料覆盖，3～7 d 更换 1 次至愈合。对有红色肉芽但有水肿的伤口选择 50%的硫酸镁湿敷或 28%的高渗盐敷料覆盖，对水肿明显消退、肉芽生长良好的伤口选择水胶体糊剂。

3. 上皮移行期

上皮移行期为术后第 8～25 天。伤口创腔已被肉芽组织填平。创缘上皮细胞向创面中心迁徙，最后覆盖创面，使创口愈合。此期应减少对创面的刺激，保护上皮生长，并防止肉芽过长。处理伤口时应少清洗或不清洗，保护好创面表层，实行间断换药。传统的伤口处理是创面用油纱敷裹，或用珍珠散等，以达到减轻炎性水肿、促进伤口愈合的目的。现代的伤口处理方法是使用水胶体或泡沫敷料覆盖创面，可使伤口密闭，减少感染的机会，保持伤口低氧状态和恒定的温度和湿度，促进肉芽组织生长和加速上皮细胞的移行，利于伤口的愈合。使用水胶体敷料或泡沫类敷料，无脱落或渗漏时可 5～7 d 更换 1 次。

（三）肛瘘伤口处理的注意事项

（1）让患者了解伤口处理的目的和意义、重要性以及伤口处理的操作步骤。

（2）操作轻柔，忌操作粗暴；清洁伤口时动作轻柔，既清洁创面，又不致新生组织受损；应充分暴露创面，要顺应患者肛门舒缩的规律轻柔地探入，使药物到达创面；伤口处理时需沿创底，与伤口平行探入。填充物到达创底应自然填入，不松不紧。伤口处理期间一般 1 周内不做指诊，2 周内不做肛镜检查。

（3）伤口的清洗：应按自上而下、先里后外的规律清洗伤口，要把伤口内外分开。术后 1～2 d，创面污染不严重者，清洗后仅更换敷料，不要硬性撕揭创面所覆盖的止血油纱条，以防损伤出血。对腔道较深较大、分泌物及坏死组织多者，应进行冲洗。可用生理盐水、过氧化氢溶液及呋喃西林液等，可起到清洁创面、消炎杀菌作用。

（4）挂线治疗的伤口：做好伤口的清创，防止创面早愈合和假愈合。创面底部或腔道易积留污物，伤口处理时应用生理盐水或甲硝唑溶液冲洗，将污物从创口内彻底清除，并经常检查有无残留无效腔或引流不畅等，一旦发现，应及时给予相应的处理。

伤口处理时暴露创面，冲洗创面及胶线上下，移动胶线，使分泌物尽量排出，并于创底及胶线上方填充藻酸盐填充条或抗菌敷料（如银离子敷料等）或高渗性敷料，使创面不致过早黏合而形成桥形愈合。

(四)全身抗感染治疗

肛瘘患者的瘘管周围均伴有不同程度的红、肿、热、痛等炎性反应。肛瘘切开、切除或挂线的术后伤口处理时，密切观察患者伤口局部的红、肿、热、痛，注意伤口的气味。由于湿性敷料无抗感染作用，手术初期应根据细菌培养结果，全身应用抗生素治疗，可防止感染扩散，促进炎症消退，有利于伤口的愈合。

(五)伤口愈合评定标准

伤口由肉芽组织充填，伤口的上皮细胞向中间移动，覆盖创面，创面完全愈合，局部炎症症状消失。

(六)伤口的护理记录

记录瘘管的部位和大小、麻醉方式、手术过程和填塞引流条的数量等；记录影响伤口愈合的各种因素及相应的治疗措施；每次伤口处理，测量并记录伤口的大小、深度，有无潜行及其深度，伤口渗出液的性质、颜色、量、气味等，伤口基底情况，患者疼痛程度，周围皮肤红肿、硬结、疼痛，周围皮肤红肿消退情况；记录伤口处理过程，如清洗溶液、有无清创及应用敷料的种类等。

(七)患者的健康教育

肛瘘术后伤口愈合是一个非常复杂的过程，受到很多因素(如心理因素、感染的严重程度、伤口疼痛及营养等因素)的影响。慢性感染伤口会给患者的工作和生活带来种种不便与折磨，精神伤害大，使患者产生厌倦心理，抵触伤口处理治疗，不按时来门诊换药，不注意伤口的保护，加重了伤口感染，延迟了伤口的愈合。因此，应根据患者的年龄、营养状况、感染情况、心理状态以及对疼痛的耐受程度分别制订不同的伤口护理措施。同时重视患者的心理状态，及时发现患者的情绪变化并进行针对性心理护理，使其身心愉快，树立继续治疗的信心，积极配合治疗护理。指导患者术后养成定时排便的习惯，以每天 1 次为宜，要积极防治腹泻或便秘；便后用温水或 1∶5 000 的高锰酸钾溶液清洗，或中药熏洗坐浴，洗净沾在伤口上的粪渣和脓血水；勤换内裤，保持肛门周围干燥、卫生。如果衣裤被浸湿，要及时更换；注意被褥温暖适中，保持病床平整、清洁、干燥、无渣屑；注意补充易消化吸收、富有营养的食物，以提高机体的抗病能力，积极预防感冒等疾病的发生，可有效防止细菌乘虚而入，引起伤口感染；应经常到室外走动，多晒太阳，多呼吸新鲜空气，室内要保持空气流通，禁止吸烟。

(李子文)

第十二节　癌性伤口护理

癌性伤口也称恶性皮下伤口，一般定义为上皮组织的完整性被恶性癌细胞破坏。癌性伤口最常见的好发部位为乳腺(62%)，其次为头部和颜面部(24%)，生殖器、腹股沟和背部(3%)，其他部位约占 8%。当恶性肿瘤伤口形成后，患者的生存期限通常较短，文献显示了 6～12 个月的生存期限。当有愈合不良的伤口出现时，应高度怀疑是否癌性伤口，给予局部伤口的组织活检，通过病理检查明确诊断。

一、病理生理和形态学特征

癌性伤口可以是来自皮肤局部的，常由癌症的皮下转移，即癌症细胞随着淋巴、血液浸润皮肤造成；也可以由局部或远处转移而来。癌性伤口初始可能仅让人觉得不易愈合，其后逐渐产生坚硬的真皮或皮下硬块，并与其下的组织紧紧相连，病灶处最后会浸润侵蚀到供应表皮的淋巴及血管，以致产生界线明显的凹洞。常见损害中，一种是恶性肿瘤穿透上皮形成突出结节状的真菌状损害，另一种是恶性肿瘤浸润皮肤形成凹陷或腔穴的溃疡性损害。

恶性肿瘤的皮肤浸润在临床上仅次于原发或转移肿瘤的局部浸润。局部浸润，通常指肿瘤直接向局部皮肤侵袭，多数表现为局部的硬结、发红、发热。皮肤可出现橘皮样变，并与皮下组织固定。当肿瘤进一步扩散，更多量的组织发生崩解，皮肤最终表现为溃疡。溃疡最初可表现为界限明显的结节，大小为数毫米至数厘米，溃疡上可伴有明显的色素沉着，颜色为深红色至褐黑色，总体而言，常不伴有痛感。皮肤浸润的早期亦可表现为红斑、紫红色样丘疹或小囊泡，或局部区域的脱发。随着时间的进展，转移性的丘疹、小结节和斑块会出现破溃、渗出，可伴有明显的痛感。

随着病情的进展，局部浸润和皮肤浸润引起的血管和淋巴循环的改变进一步导致水肿、渗液和组织坏死的出现。随之溃疡出现蕈样改变，皮肤表面表现为蕈样或菜花样，或糜烂样，可伴有大量渗液。伤口基底通常为苍白或粉红的脆弱组织，或完全坏死的组织，亦可两种性质的组织皆有。

坏死组织的存在为厌氧菌和其他微生物提供了理想的生存环境，因而，癌性伤口通常伴有明显的恶臭。周围皮肤常伴有发红、脆弱，触之可感到皮肤明显柔软。大量渗液常导致周围皮肤浸渍。患者所感知疼痛的程度取决于伤口所在的位置、组织缺损的深度、是否累及神经组织、存活组织中有无神经末梢的暴露和以往疼痛和麻醉的经历。

二、临床表现

癌性伤口使皮肤功能受损，导致局部创面易出血、渗液、有恶臭味等特性。此外癌性伤口患者亦有疼痛的问题。

1. 容易出血

由于恶性肿瘤细胞侵蚀至毛细血管或主要血管而引起出血；或由于患者的血小板功能下降而增加出血的危险；此外，因癌细胞不断延伸且癌细胞新血管床增加，亦造成组织受压，增加了组织的易脆性，故容易出血。

癌性伤口受到刺激时往往容易出血，例如，移除敷料，清洗伤口时即出现出血。出血可引致患者、家属精神紧张及恐惧。如果癌细胞侵蚀至主要血管，可能引致大量出血而致贫血或死亡。

2. 伤口大量渗液

渗液产生主要是癌性伤口内微血管与淋巴管受侵犯，血管通透性增加；癌症细胞分泌血管通透性因子(vascular permeability factor)，使血管内血浆胶质通过血管；同时伤口感染的炎症反应，分泌组胺导致血管扩张，血管通透性增加；此外细菌蛋白酶分解坏死组织。这些都容易导致伤口渗液增加。癌性伤口的大量渗液是细菌的培养基，容易导致伤口感染；如果癌性伤口大量渗液，没有及时给予妥善护理，会使伤口周围皮肤经常受到渗液的浸渍，导致周围皮肤发红、糜烂等，加重了患者的痛苦；渗液容易沾湿衣物，经常需要更换敷料，影响了患者参加社交活动。

3. 恶臭

癌性伤口由于感染、坏死组织存在或肠瘘而产生恶臭。组织中血管阻塞伴随着血管形成的变异性，使血流供给与细胞灌流的起伏不定，导致组织氧的灌流量降低，造成组织缺氧坏死。坏死组织为厌氧菌最理想的培养皿，厌氧菌会分泌脂肪酸的代谢产物，也是形成恶臭味的来源。若伤口有瘘管形成，又会加重恶臭的产生。产生恶臭的细菌有金黄色葡萄球菌、大肠杆菌、铜绿假单胞菌，没有渗液或脓液时也可能存在臭味。若恶臭明显，可考虑对伤口进行灌洗，但是值得注意的是，选择灌洗液的温度时必须考虑患者的主观感受，过冷或过热均有可能引起疼痛。

恶臭是癌性伤口最令人烦恼的事，大量的恶臭会刺激嗅觉，导致食欲缺乏、恶心，患者及周围的人也难以接受，患者自觉尴尬和自我厌恶，出现社交孤立感。

4. 疼痛

疼痛是一种令人不愉快的感觉和情绪上的感受，伴有现存的或潜在的组织损伤。癌性伤口患者常常会出现疼痛不适，主要是肿瘤压迫或侵犯神经与血管，神经的损伤会产生神经痛；若真皮层组织破坏，则可能有针刺痛；也可能由不恰当的伤口护理而导致，例如，不适当移除敷料的方式或不适当的伤口清洗技巧而产生创伤相关疼痛。创伤相关疼痛（wound-related pain，WRP）是指与开放性皮肤溃疡直接相关的有害症状或不愉快经历。慢性持续性不显著WRP对日常生活的许多活动产生负面影响，降低患者的生活质量。疼痛的管理应遵循世界卫生组织（WHO）的相关指南，可根据患者的情况常规或按需给予镇痛药物，尤其针对敷料更换过程中的疼痛，在选择敷料和随后的移除过程中应尽可能谨慎，避免引起疼痛和不必要的痛苦。若更换敷料过程中患者的疼痛明显，按需给予的镇痛药不足以缓解疼痛，可考虑联合使用少量温和的镇静剂使更换敷料过程顺利进行，同时减轻患者的疼痛。口服阿片类药物在溃疡性肿瘤伤口的应用目前仍未明确。

三、护理评估

对癌性伤口患者的伤口进行局部评估，做身心的评估，以便制订针对性的伤口治疗和护理计划或评估治疗和护理的效果。

1. 伤口的位置

癌性伤口可发生于身体任何一个部位，如头面部、颈部、胸腹部、会阴部、腹股沟及四肢等。不同原发性癌症所对应的癌性伤口好发部位不同，例如，口腔癌引致的癌性伤口好发部位通常在脸部，鼻咽癌引致的癌性伤口好发部位通常在颈部，乳腺癌引致的癌性伤口好发部位在胸部乳腺位置等。

2. 伤口的大小

伤口的大小影响护理方法的选择，评估及测量、记录方法见前文伤口的评估。但必须注意的是癌性伤口具有容易出血的特点，因此在测量过程中，测量工具应避免直接接触到创面，以免引起出血。

3. 伤口的外观

从伤口的外观可以直接评估伤口基底的颜色。使用“三色概念”来形容一个开放性伤口，三种颜色分别为红、黄、黑。形容伤口时可以使用单一颜色或同时合并两种或三种颜色。在伤口的描述上也可用各种颜色所占的百分比来形容，说明某种伤口颜色大约占伤口表面积的百分之几，如伤口有50%的黄色腐肉、25%的红色组织、25%的黑色坏死或伤口有75%的红色组织、25%的黄色腐肉等。同时注意评估伤口是否有潜行、瘘管和窦道。

4.伤口气味

在伤口气味的评估中，除了对气味本身的描述外，气味的程度也是评估的重点。气味的程度是指大概是以多少距离可闻到作为客观的描述方式。

5.伤口的疼痛

疼痛是一种主观感觉，不是简单的生理应答，而是身体和心理的共同体验。目前新观念认为，疼痛是第五生命体征，在临床诊断和治疗过程中，疼痛应与体温、呼吸、脉搏、血压这四个生命体征受到同等的重视。全面的疼痛评估对确定恰当的治疗至关重要。通过助记性NOPQRST可以总结复杂的疼痛评估——疼痛部位数量、疼痛起始、缓和(或)刺激因子、疼痛的性质、区域/放射性疼痛、疼痛的严重程度(通常分为0～10级)、疼痛的暂时表象。患者的主诉是评估疼痛的标准方法，如果患者无语言交流能力，则应采用其他方法来评估疼痛强度和疗效。学者开发了各种有效的工具用于疼痛评估。研究报道可视化模拟分级(VAS)是一个常用的评估疼痛的一维工具。然而，老年人平常喜欢文字或数字分级量表。对儿童或意识受损害的人群，Wong-Baker面容分级在临床实践中得到广泛应用。

6.伤口出血

了解容易引起伤口出血的原因，如何种敷料在更换中易引起出血、何种伤口清洗方式易出血等；同时要了解出血的量。

7.患者的心理状况

癌性伤口改变了患者的外在形象，也改变了患者原来生活中应有的角色，造成患者抑郁、恐惧，失去自尊心和自信心。在进行伤口局部的护理同时，还要及时评估患者的心理状况，并给予相应的护理。

四、护理措施

许多患者都知道他们所患的疾病是逐渐恶化和无法治愈的。除非得到适当的治疗和护理，否则患者将一直承受疼痛、渗出液、恶臭等带来的苦恼。癌性伤口的护理原则是减轻伤口疼痛，预防和控制伤口的流血，减少伤口异味的产生，保护伤口周围的皮肤，选用恰当的内敷料及外层敷料。

(一)出血的处理

1.换药时预防伤口出血

更换敷料时操作要轻柔，不要用力强行撕除敷料，若敷料粘连，宜充分润湿敷料后再取出敷料，以避免或减少出血；癌性伤口的外科清创要慎重，焦痂可以起到保护作用，清除焦痂后可能增加感染、出血的危险；建议患者尽量避免对伤口易出血部位的摩擦和碰撞；清洗伤口时尽量采用冲洗方式，减少组织受到摩擦而出血；擦拭伤口时尽量选用纱布。少用棉签，因棉絮易掉落，会残留在伤口基底造成患者疼痛及出血；选用不粘连伤口基底的敷料，如优拓、美皮贴等；或选用藻酸盐敷料，在出血伤口床形成凝胶，但不建议使用在干燥伤口上，以防止敷料与伤口粘连而导致伤口出血。同时对于容易出血的癌性伤口尽量减少更换敷料的次数。

2. 换药时伤口正在出血处理

轻微出血时可以局部适当加压，或用皮肤保护粉。轻微出血范围较大时可用皮肤保护粉，既可以止血，又可保护癌性伤口周围的皮肤；也可选用控制出血的藻酸盐敷料，藻酸盐敷料可刺激血小板的黏着/凝集及活化内在血液凝集因子，在1～2 min可完成止血；用硝酸银棒直接局部烧灼以控制微血管的出血症状；出血严重时，紧急情况下先用纱布直接压迫出血点，再在出血点上使用0.1%的肾上腺素或其他局部止血药物；必要时遵医嘱给予止血药物或输血。存在出血时，需要评估出血的原因、量和可能出现的后果，是否导致休克。确实止血后在移除纱布时，不可直接撕除，须先用生理盐水将纱布淋湿后再慢慢地将纱布撕除，不可在纱布尚未湿透时就撕除，以免造成伤口再次流血；清洗伤口时尽量采用冲洗方式，减少组织受到摩擦而再次出血。

（二）伤口渗液的处理

对渗液的适当处理可减轻恶臭，避免渗液沾湿衣物，避免伤口周围皮肤的损伤，从而增加患者的舒适度及增强自信心。因此选择合适的用品和敷料是非常重要的。目前没有适合各种癌性伤口的完美敷料。使用敷料前需要对患者作全身和局部的评估。渗液少，可选用水胶体粉剂敷料、超薄型泡沫敷料等；渗液较多，可使用吸收渗液较强的敷料，如泡沫敷料、藻酸盐敷料或亲水性纤维敷料，使用藻酸盐敷料或亲水性纤维敷料时，根据渗液情况可以选用纱布或棉垫作为外层敷料。

创面比较局限，渗液极大量时可运用伤口引流袋或造口袋来收集，这样可以减少更换敷料次数，减少费用，又能准确记录渗液量。当不能运用这些产品时，可以考虑使用尿片、尿垫等来收集，既经济，又能很好地吸收渗液。

（三）恶臭的控制

臭味的产生除了造成患者的困扰外，也不断提醒患者疾病存在的事实。恶臭可能来自坏死组织、感染处或饱和的敷料。通过清洗伤口、控制感染、清创、选择敷料、使用造口用品等方法来减轻或去除臭味。

1. 清洗伤口

清洗伤口最重要的是能彻底移除伤口床中的渗液、伤口组织废物，这是去除臭味的首要步骤。一般使用生理盐水清洁或冲洗伤口，在使用清洁或冲洗溶液前最好能加热至体温，不鼓励用镊子或纱布清洁伤口的操作，由于这种操作可能引起组织损伤和局部持续性疼痛。

2. 控制感染

局部抗生素治疗可以抑制细菌生长及减少厌氧菌感染的恶臭味。首选甲硝唑（灭滴灵）溶液进行局部创面的湿敷，甲硝唑可杀死厌氧菌，因而阻断挥发性脂肪酸（恶臭的来源）的形成。同时可加服甲硝唑片。或以0.5%的醋酸纱布湿敷（置放于伤口基部，勿接触伤口周围皮肤）清洗伤口，待5～10 min再用生理盐水清洗伤口，用纱布吸干伤口表面的液体后再使用伤口敷料。

3. 清创

移除蕈状伤口上的坏死组织与细菌是治疗恶臭的主要方法，但需要慎重进行。焦痂往往有助于裹住恶臭，但是，当伤口有愈合可能时，需要进行清创；机械性清创方式容易引起伤口出血，不建议选用；一般选用自溶性清创。对于脱落的坏死组织可选用外科清创方法来加快坏死组织的清除。

4.敷料和造口用品的选择

含碳敷料通过活性炭吸收臭味;含银敷料能破坏细菌的细胞壁与DNA而抑制细菌的复制,对革兰氏阴性厌氧菌(如铜绿假单胞菌等)特别有效。造口袋可有效隔绝臭味并收集渗液。

5.改变环境

护理时要考虑到环境因素,及时清除伤口敷料和渗液,保持衣服、床单等的清洁,适当通风,这些有助于环境空气清新,必要时适当运用空气清新剂。也可以在室内放置煮咖啡后残留的咖啡渣作为除臭剂,咖啡渣可覆盖伤口产生的臭味。或将干茶包放在外层敷料中,帮助去除臭味。根据局部伤口的范围而确定摆放茶包的量,一般3～4包。

(四)减轻或避免疼痛

如果疼痛得不到缓解,将令患者感到不适,并极大地影响他们的活动、与家人和朋友的交往,以及整体生活质量。疼痛因人而异,疼痛可能由恶性肿瘤引起或由更换敷料造成。在换药前、换药中、换药后均要评估患者的疼痛情况。向医师报告患者的疼痛程度,尽快制订镇痛方案,同时注意观察用药效果。更换敷料时,分散患者的注意力,操作轻柔,不用力撕除敷料,充分润湿敷料后才取出敷料,避免或减轻疼痛。也可选用不粘连伤口基底的敷料,如海绵敷料、藻酸盐敷料、油纱敷料等。

(五)心理护理

当人们看到皮肤上的不可治愈的癌性伤口在进展时(如溃疡扩大或结节状肿瘤变大等),确实会害怕。肉眼可见的癌性伤口的形态改变对患者而言是尤为巨大的精神压力,甚至会存在自我形象完整性崩解的体验,从而引起情绪的低落、社会退缩。自我形象的改变、其他问题(如疼痛、臭味、行动受限等)在不同程度上影响患者的情绪,甚至在配偶、其他家庭成员面前存在羞愧感,害怕被遗弃和拒绝,认为别人不可接受的想法,直接导致社会隔离的出现。这种情况在女性乳腺癌患者身上尤为普遍。患病后,与伴侣之间的关系改变常带来巨大的心理压力。乳房作为女性特征的一部分,与性直接相关。患病后形态的改变对伴侣间的关系和性生活的影响不可忽视。护士为癌性伤口患者制订护理计划和执行护理时,不仅要考虑到患者的生理需要,也要考虑到患者的心理需要。鼓励患者表达看法与感受;多关心患者,耐心聆听患者的诉说。同时要考虑患者的美学需求,选用的外层敷料尽量使患者舒适和美观。可选用接近皮肤颜色、柔软和顺应性好的敷料,这样容易与凹凸不平的伤口形状相吻合,也覆盖得较为平整,有助于维护患者的自尊。同时鼓励患者坚持癌症姑息性治疗(化疗或放疗)。

(六)健康教育

癌性伤口的健康教育对象应包括患者及其照顾者。指导他们掌握居家环境中的手清洁、无菌、敷料的更换、臭味和出血的控制和疼痛的缓解策略。护士通过与患者和照顾者建立相互信任的关系,鼓励他们倾诉感受,协助他们明确护理的目标,确保居家环境的安全,教会他们一些减轻臭味、维持自身形象的技巧,例如,使用质地柔软的敷料,穿宽松的衣物有助于维持自身形象的完整和提供安全感。照顾者或家属需要承担新的任务,参与到患者的日常护理中。

(李子文)

第十三节　压力性损伤护理

压力性损伤是活动障碍、慢性病及老年患者常见的严重并发症之一，可能导致患者疾病恢复的延迟、严重感染甚至死亡。压力性损伤的预防与处理一直是临床护理的难题，已成为普遍关注的健康问题。

一、病因

压力性损伤的主要原因是压力。过度的压力作用于皮肤上导致皮肤病理变化。压力性损伤与压力的强度、压力持续作用的时间及组织的耐受性有关。

(一)外在原因

形成压力性损伤的外在因素主要有压力、剪切力、摩擦力与潮湿刺激。压力和剪切力并存时，压力性损伤发生的危险会更大。

1.压力

压力为来自身体的体重和附加于身体的力，是引起压力性损伤的第一位原因，且与持续时间的长短有关。压力经皮肤由浅入深地扩散，呈圆锥样递减分布，最大压力在骨突出部位周围，当外界压力超过毛细血管压力(32 mmHg)时，可致毛细血管闭合、萎缩，血液被阻断，导致组织缺血和坏死，造成压力性损伤。采用平卧位时，足跟所受压力为50～94 mmHg；采用90°侧卧位时，股骨大转子所受压力为55～95 mmHg；坐在没有坐垫的椅子上，坐骨结节所受的压力为300～500 mmHg。因此，这些部位成了压力性损伤的好发部位。

2.剪切力

剪切力是引起压力性损伤的第二位原因。剪切力是施加于相邻物体表面引起相反方向的进行性平行滑动的力量。由于剪切力往往作用于深部组织，在引起组织相对位移时能阻断相应部位较大区域的血液供应，因此，剪切力比垂直压力更具危害性。剪切力常常发生于半卧位，当把患者的床头摇高30°以上时，患者骶尾部产生向下滑行的倾向，而患者臀部皮肤表面因受到摩擦阻力产生向上的反作用力。

这样，皮肤组织与皮肤相脱离并导致组织的变形，产生的组织病理结果是毛细血管的扭曲和撕裂，从而引起血流下降，促使压力性损伤形成。

3.摩擦力

摩擦力是当两个物体接触时发生向不同方向的移动或相对移动时所形成的力。摩擦力作用于皮肤时容易损伤皮肤的角质层。摩擦力常发生于临床上搬运患者动作不规范而拖拉时，当患者床铺皱褶不平、存有渣屑或皮肤潮湿时，产生的摩擦力增大，患者皮肤更加容易受损。

4.潮湿刺激

皮肤受潮湿刺激后，皮肤表面弱酸性遭到破坏，削弱皮肤角质层的保护作用，使有害物质易于通过，有利于细菌繁殖。各种引起皮肤潮湿的情况(如尿便失禁、伤口渗出、出血等情况造成的皮肤潮湿)可引起压力性损伤。潮湿是压力性损伤危险因素评估中一个不可缺少的项目，潮湿皮肤发生压力性损伤的概率比干燥皮肤发生压力性损伤的概率高。

(二)内在原因

压力性损伤的内在因素包括年龄因素、运动性因素、营养因素、组织灌注等。

1. 年龄因素

压力性损伤的发生率与年龄呈正相关，40 岁以上患者的患病率较 40 岁以下患者的患病率高。因为随着年龄的增加，表皮变得菲薄，皮肤相对干燥，皮下组织减少，组织血供减少，毛细血管更脆弱，感觉迟钝，老年人更易受压力、剪切力和摩擦力的作用，发生压力性损伤的风险增大。此外，随着年龄的增加，活动能力下降、认知功能减退、保护性反射迟钝等因素使老年人成为压力性损伤的易患人群。

2. 运动性因素

活动能力与移动能力的减退与丧失是患者发生压力性损伤的重要原因之一。患者的活动能力与移动能力的障碍往往是神经损伤或创伤、麻醉手术及制动的结果，因此截瘫、长时间手术、意识状态改变、使用镇静药及麻醉药、病情危重等患者发生压力性损伤的危险增加。活动能力与移动能力障碍使患者受压部位发生血液循环障碍，当患者神经损伤时，缺乏对受压刺激的反应，长时间受压后，局部组织坏死，压力性损伤的发生不可避免。

3. 营养因素

当机体因各种原因发生营养不良时，患者常产生负氮平衡、严重贫血、低蛋白血症、肌肉萎缩和皮下脂肪减少，皮肤对外来性压力的感受性减弱。因此，当患者局部皮肤受压时，由于骨突处皮肤缺乏肌肉和脂肪组织的保护，更易发生局部缺血性坏死。研究证实，营养不良与压力性损伤的发生密切相关，血白蛋白低于 35 g/L 的患者中 75％发生压力性损伤，而血白蛋白高于 35 g/L 的患者中只有 16.6％发生压力性损伤。而营养过度或缺乏运动导致的肥胖患者也因影响血液循环及活动困难而容易发生压力性损伤。

4. 组织灌注

动脉硬化等疾病造成的血流动力学的改变，使舒张压下降至 8 kPa 以下，致组织灌注不足，可使皮肤及皮下组织处于缺血、缺氧状态而使压力性损伤发生的危险性增大。特别是在足跟发生动脉硬化时，这种压力性损伤发生的可能性会更大。因为动脉硬化将使进入足跟内组织的氧大大减少，从而导致压力性损伤的发生。各种原因引起的组织水肿主要通过影响血液循环而导致压力性损伤的发生。

组织水肿导致组织毛细血管离细胞的距离更远，从而减少水肿组织氧和营养的供给，从而引起压力性损伤的发生。体温过低时，机体末梢血液循环障碍，组织缺血性缺氧，更易造成局部压力性损伤。

5. 其他因素

心理因素与压力性损伤的形成密切相关，如精神压力等。当患者处于精神压力之下，肾上腺素水平发生变化，导致皮肤的耐受性下降。吸烟患者压力性损伤发生的机会增加，尤其是脊髓损伤患者。体温的变化与压力性损伤的进展也有关系，可能在体温变化时，缺氧组织对氧的需求增加，加速了压力性损伤的形成。

二、预防措施

通过压力性损伤危险因素评估，可筛选出压力性损伤的高危人群，对压力性损伤高危人群采用预防措施进行干预，能有效预防患者的压力性损伤。除压力性损伤危险因素评估外，主要的预防措施有体位变换、选择合适的支撑面、皮肤护理、营养支持、健康教育以及预防性使用敷料等。

(一)体位与体位变换

1.体位

(1)卧床患者:在病情允许的情况下,建议患者选择30°侧卧位或俯卧位,避免选择90°侧卧位。此外,患者床头摇高不应超过30°。对于已经存在压力性损伤的患者,避免压力性损伤处再次受压。Guttmann提出与90°侧卧位相比,使用枕头支撑保持30°侧卧位能使患者避开身体骨突处受压,且每个受力点的压力均小于毛细血管压,降低了压力性损伤的风险。30°侧卧位有利于压力分散和血液流动,而90°侧卧位,由于局部受力面积较小,可导致局部体重的压力超过毛细血管的压力,尤其是骨突处,引起血流阻断和缺氧,导致组织坏死。因此,提倡在临床应用30°侧卧位,从而减轻局部压力,避免压力性损伤的发生。

剪切力的发生与体位有关,特别是当抬高卧床患者床头30°时或坐轮椅患者的身体前倾时,骶尾部及坐骨结节处均产生较大的剪切力,导致局部缺血,增加压力性损伤发生的危险性。因此,临床上要尽量避免对卧床患者长时间抬高床头30°,以减少骶尾部的剪切力。如果患者因病情需要取半卧位,要在患者臀下给予必要的支撑,以避免患者因向下滑行而产生剪切力。

(2)坐位患者:为坐位患者选择体位时应充分考虑到患者的活动能力,确保患者能够自由活动。轮椅或座椅靠背应该可以往后调节,有扶手、脚踏,以最大限度地减轻摩擦力和剪切力。存在压力性损伤高危风险的患者应该限制处于坐位的时间,且确保双脚落地。

2.体位变换

(1)体位变换频率:合理的体位变化频率是预防压力性损伤的重要措施之一。每个患者都是一个独立的个体,因此应针对每个患者不同的情况制订个性化的体位变换计划。制订计划时,应综合考虑患者个人的病情及治疗措施、组织耐受性、移动和活动能力、皮肤情况、患者舒适度以及医院或科室可供选择的支撑面等。一般2 h变换一次体位,但对长期卧床患者可通过评估其皮肤及全身情况来调整翻身的间隔时间:2 h翻身时如果皮肤出现可见性充血反应,在15 min内能消退,则认为皮肤可以承受2 h的压力,如果15 min内皮肤发红不消退,翻身时间应缩短至1 h。

(2)体位变换技巧:护士除了需要定时为患者进行体位变换,还应该检查该体位能否有效地减轻压力或重新分配压力。在体位变换的过程中,尽量避免摩擦力和剪切力的产生。例如,应该抬起患者,避免拖拽;可以选择过床板、床单、吊带等帮助转移患者;不能将患者置于任何医疗器械之上。帮助患者使用便盆后应及时拿出。

(二)支撑面

支撑面是一种用于重新分配压力的特殊设备,可用于管理组织负荷、皮肤微环境以及其他治疗。目前临床使用的支撑面根据作用部位分为两种,一种是局部支撑面,另一种是全身性的支撑面。选择支撑面时,应充分评估患者的情况及医院自身的设备条件。

1.局部支撑面

局部支撑面在临床使用较广泛,例如,轮椅坐垫、手术中使用的局部减压垫主要用于患者局部的某个或某几个骨突处的减压,常使用在枕部、肘部、骶尾部、足跟部。局部支撑面的材质也不同,常见的有泡沫或海绵减压垫、啫喱垫等。

值得注意的是已不建议使用以往临床经常使用的气垫圈、充气或充水手套,气垫圈会导致患者局部循环障碍加重,充气或充水手套会导致局部皮肤潮湿,可能会导致局部压力性损伤发生。

2.全身性支撑面

全身性支撑面主要是临床使用的记忆泡沫床垫、气垫床和水床，包括各种柔软的静压垫和动压垫。目前电动气垫床应用得较多，水床应用得不多。多房性电动充气床垫使小房交替充气、放气，变换承受压力的部位，使每一部位的受压时间仅几分钟。空气缓慢释放床(空气漂浮)是空气通过床表面的纤维织物缓慢渗出，使患者漂浮于床上。空气射流床使暖热空气通过覆盖有纤维聚酯膜的颗粒状陶瓷串珠，产生类似于流波的串珠运动，变换受压量的大小。

(三)皮肤护理

皮肤护理对于压力性损伤高危人群非常重要。每天定时检查全身的皮肤状况，尤其是骨突受压处皮肤，避免水肿部位的皮肤受压。保持皮肤清洁和干燥，推荐有条件的患者使用平衡液清洁皮肤。然而当患者皮肤过于干燥时，可适当给予不含香精的温和的润肤霜。持久排汗(如自主神经紊乱)的患者，可使用吸收性强的材料改善湿度，避免使用爽身粉，因为粉聚集在皮肤皱襞，可以引起额外的皮肤损伤。及时更换潮湿的衣服与床单、清洁皮肤，保持患者皮肤的清洁、干爽，以减轻局部皮肤的摩擦力。当患者发生尿便失禁时，注意保护局部的皮肤免受粪水的刺激。对于存在压力性损伤高危风险的皮肤禁止按摩。研究表明，按摩可以促进正常皮肤的血液循环，改善营养状况，放松肌肉以及减轻局部水肿；然而，对于存在压力性损伤风险的皮肤，按摩无助于防止压力性损伤，甚至会引起急性炎症反应和局部血管的损伤。因软组织受压变红是正常保护反应，是氧供应不足的表现，无须按摩。如果皮肤发红持续 30 min 以上不能消退，则表明软组织受损，此时按摩将会导致更严重的创伤，甚至使皮肤破溃。

(四)营养支持

营养不良是压力性损伤发生的危险因素之一，因此，改善患者的营养状况对预防压力性损伤十分重要，而临床研究也表明，合适的热量和蛋白质摄入可以预防压力性损伤。在对患者实施营养干预之前，应先使用量表评估患者的营养状况。根据评估结果为患者制订合适的能量、蛋白质、碳水化合物、维生素和微量元素的摄入计划。必要时，请营养师会诊，全面评估患者的营养状况，制定合理的饮食。对于不能由口进食的患者，给予鼻饲注入各种营养物质，以保证患者的营养需要。同时，监测患者的摄入与排出，保持机体营养的动态平衡。

(五)健康教育

对长期卧床患者、脊髓损伤患者及老年人等压力性损伤的高危人群进行及时、准确的评估是预防压力性损伤的必要条件，根据评估结果制订合理的护理计划，采取有效的预防措施。患者及家属的参与非常重要。对患者及家属的教育是预防长期卧床患者及其他压力性损伤高危人群发生压力性损伤的关键。

1.指导患者家属定时帮患者改变体位

翻身是最为简单且有效的预防措施，采取合理的翻身间隔时间以提高护理质量并节约医疗卫生资源。指导患者间隔一定的时间改变体位，正确地翻身，避免发生拖拉等动作，以减轻局部的压力和摩擦力。指导坐轮椅的患者隔 30 min 臀部抬离轮椅约 30 s。

2.根据病情使用合适的支撑面

根据病情及评估情况，指导患者选择合适的支撑面，如局部的减压垫或全身减压的气垫床等，并教会患者及家属正确使用。

3.保护皮肤，避免盲目局部按摩

指导患者及家属观察皮肤情况，尤其是骨突处受压的皮肤状况。每日清洁皮肤，保持皮肤清洁、干爽，如果有潮湿刺激，及时清洁。指导失禁患者正确使用失禁用品，避免皮肤受粪水刺激。同时，指导患者及家属不要盲目行局部皮肤按摩，尤其是水肿部位及红肿皮肤，以免损伤皮肤。

4.增加营养

让患者和家属理解营养对于压力性损伤的预防的重要性。指导患者进热量合适、高蛋白质饮食，指导长期鼻饲患者家属为患者注入营养，并说明注入时的注意事项。

5.发现皮肤问题，及时就诊

指导患者及家属，一旦发现皮肤出现问题，要及时就诊。

(六)其他预防措施

随着压力性损伤预防研究的不断更新，临床上出现了多种压力性损伤预防的新措施，其中以预防性使用敷料、纤维织物以及肌肉电刺激等措施效果明确。与传统的棉质或棉-聚酯混纺织物相比，选择如丝绸般滑的纺织物可以达到减少局部摩擦力和剪切力的效果。

大量国内外随机对照研究表明，在骨突出处预防性使用聚氨酯泡沫敷料可以有效降低压力性损伤的发生率，尤其适用于医疗器械压力性损伤的预防。选择敷料时，应优先选择能有效管理皮肤微环境、易于粘贴和移除、方便观察以及大小合适的敷料。敷料只是压力性损伤预防的辅助手段，不能代替体位选择及体位变换等其他预防措施，护士应至少每日评估一次粘贴敷料的局部皮肤。当敷料出现磨损、移位、过度湿润等情况时，应及时更换。在脊髓损伤患者的压力性损伤高危风险部位使用电刺激可以有效降低压力性损伤发生率。研究表明，电刺激通过刺激肌肉收缩，增加血流供应以及组织供氧，可以有效降低肌肉萎缩的发生率，加强肌肉对压力的耐受性，有效减少压力性损伤的发生。

三、伤口评估

(一)整体评估

1.皮肤受损的原因

评估患者皮肤损伤的内在因素或外在因素。评估患者的年龄、营养及局部血供情况，患者的活动能力、移动能力及感觉是否存在障碍，损伤局部是否存在压力或剪切力或摩擦力或潮湿刺激。

2.伤口持续时间

在处理伤口过程中，经过2～4周正规伤口处理，如果伤口愈合没有任何进展，则要评估是否存在影响伤口愈合的因素。

3.影响伤口愈合的因素

(1)全身性因素：包括年龄、营养状况、循环系统功能、神经系统疾病、其他潜在性疾病(如糖尿病等)、自身免疫性疾病及患者的心理状态和全身用药情况等。

(2)局部性因素：包括伤口的位置、伤口大小和深度、伤口存在感染、伤口内有异物、伤口干燥或过于潮湿、伤口内组织水肿、伤口表面血纤维蛋白覆盖、伤口及周围皮肤受摩擦及压迫等。

(二)伤口局部评估

伤口局部评估包括伤口所在的位置、组织损伤程度、伤口所处阶段、伤口大小、有无潜行和窦道、伤口基底组织、伤口渗出液、伤口边缘及周围皮肤状况、伤口有无感染和疼痛。

四、伤口护理

1. 深部组织损伤

(1)解除局部皮肤的压力与剪切力，减少局部的摩擦力。同时，密切观察局部皮肤的颜色变化，有无水疱、焦痂形成。

(2)伤口处理：局部皮肤完整时可外涂赛肤润，避免大力按摩。如果出现水疱，可按2期压力性损伤处理；如果局部形成薄的焦痂，可按焦痂伤口处理。如果产生较多坏死组织，则进行伤口清创，按3期、4期压力性损伤处理。

2. 1期压力性损伤

(1)局部可以不用任何敷料。避免再受压，观察局部发红皮肤颜色消退状况，对于深肤色的患者观察局部皮肤颜色与周围皮肤颜色的差异变化。

(2)减小局部摩擦力，局部皮肤可给予透明薄膜或薄的水胶体敷料或赛肤润，观察局部皮肤颜色的变化。水胶体敷料和赛肤润可改善局部皮肤的缺血、缺氧状况。

3. 2期压力性损伤

(1)水疱：对直径＜2 cm的小水疱，可以让其自行吸收，局部粘贴透明薄膜保护皮肤；对直径＞2 cm的水疱，局部消毒后，在水疱的最下端用5号小针头穿刺并抽吸出液体，表面覆盖透明薄膜，观察渗液情况，如果水疱内再次出现较多液体，可在薄膜外消毒后直接穿刺抽液，3～7 d更换一次薄膜。如果水疱破溃，暴露红色创面，按浅层溃疡原则处理伤口。

(2)浅层溃疡：由于2期压力性损伤创面通常是无腐肉的红色或粉红色基底的开放性浅层溃疡，可根据渗液情况使用合适的敷料。渗液较少时，可用薄的水胶体敷料，根据渗液2～3 d更换一次；渗液中等或较多，可用厚的水胶体敷料或泡沫敷料，3～5 d更换一次。

4. 3期、4期压力性损伤

(1)清除坏死组织：3期、4期压力性损伤的创面通常覆盖较多坏死组织，因此，首先要进行伤口创面清创处理。评估患者的全身和局部情况后，决定使用何种清创方法。①当伤口内坏死组织比较松软时，可采用外科清创的方法；②当伤口坏死组织比较致密，且与正常组织混合时，首先进行自溶性清创，待坏死组织松软后再配合外科清创的方法；③当黑色焦痂覆盖伤口时，可在焦痂外作一些小切口，再使用自溶性清创的方法进行清创；④当伤口内有较深潜行或窦道时，可采用机械性冲洗的方法清除部分坏死组织；⑤当坏死组织非常致密，采用其他方法无法清除时，可考虑使用化学性清创方法。

(2)控制感染：当伤口存在感染症状时，全身或局部使用抗生素前先做伤口分泌物或组织的细菌培养和药敏试验，根据培养和药敏结果选择合适的抗生素治疗。对感染性伤口可选择合适的消毒液清洗，再用生理盐水清洁，伤口可使用银离子抗菌敷料。

(3)伤口渗液处理：根据伤口愈合不同时期渗液的特点，进行伤口渗液的管理，可选择恰当的敷料，也可使用负压治疗，主要目的是达到伤口液体平衡，细胞不发生脱水，也不会肿胀。①当黑色焦痂覆盖时，通常伤口很少渗液或无渗出，此时需要给伤口补充一定的水分才能溶解焦痂。因此，可使用水分较多的敷料，如水凝胶或离子持续交换型敷料；②当伤口有较多黄色坏死组织覆盖时，伤口渗液由少到多，可使用既具有吸收能力又具有清创作用的敷料来吸收渗液和清创，可选择水胶体、藻酸盐、美盐等敷料；③当伤口有较多红色肉芽组织时，渗液较多，可选用吸收能力强的敷料以吸收伤口内过多的渗液，可选藻酸类敷料、水性纤维敷料、泡沫敷料等；④当伤口内肉芽组织填满伤口，部分上皮组织生长时，伤口渗液逐渐减少，可使用水胶体或薄的泡沫敷料以促进伤口愈合。

(4)伤口潜行和窦道的处理：在伤口评估时，如果发现伤口内有潜行或窦道，一定要仔细评估潜行的范围及窦道的深度，要检查在肛门附近的伤口有无瘘管。根据潜行和窦道深度及渗出情况选择合适的敷料填充或引流，填充敷料要接触到潜行或窦道的基底部，但填充时不要太紧而对伤口产生压力。常用的引流和填充的敷料有优拓、美盐、爱康肤、藻酸盐等。

(5)关节处伤口处理：压力性损伤好发于关节部位，如肘关节处、踝关节处、髋关节处等。由于关节处皮下组织比较少，因此，关节处的伤口往往是全皮层损伤，可见关节面暴露，由于关节活动多，伤口难以愈合。保护好关节面是护理关节处伤口的关键，除了进行局部减压外，还应保护关节面湿润的环境，避免关节面破坏后骨的直接暴露。必要时，伤口清洁后进行手术治疗以保护关节。

(6)足跟部伤口的处理：由于足跟部组织的特殊性，伤口的颜色往往不够鲜红而被误以为是伤口内坏死组织。在处理位于足跟的压力性损伤过程中要注意保护伤口，避免清创，以清洁、干燥为主，注意减压。

(李子文)

第十四节　肠造口护理

一、肠造口手术前的护理

(一)护理评估

肠造口手术的实施，虽然挽救了患者的生命，但给患者带来的身体和心理的创伤也是非常大的。因此，做好充分的术前评估，对促进患者康复非常重要。评估的内容主要有以下几方面。

1. 社会、文化背景

应了解不同文化背景患者的生活习惯，充分尊重患者的宗教信仰。

2. 患者现有的疾病知识

患者对自己本身疾病的了解及接受度直接影响对造口护理的依从性及术后的生活质量。

3. 支持系统和经济来源

有许多患者接受的是永久性造口手术，造口用品的使用会加重患者的经济负担，因此，了解患者的医疗保险及家庭经济情况，可以更好地指导患者选择合适的造口用品。

4. 心理状况

了解造口手术对患者的心理创伤程度(焦虑、忧郁、悲观、烦躁、抗拒)，从而有针对性地提供心理疏导，在一定程度上减轻或消除不良情绪。

5. 职业和生活规律

患者的职业特点将不同程度地影响造口位置的选择。例如，电工须戴工具带，警察腰间佩戴枪带，体育教练常弯腰下蹲等。对这些患者进行造口位置选择时，不能按常规造口定位，而应结合其职业特点定出适合的造口位置。应建议从事搬运工作的患者造口术后转行，以避免造口旁疝的发生。

6.现病史

了解现病史有利于评估造口手术的可能性和造口的类型。

7.过去史

如果患者曾患有糖尿病，将有可能影响术后切口的愈合；曾患中风的患者有可能四肢不灵活，生活难以自理。

8.皮肤过敏史

了解患者的皮肤过敏史，对过敏体质的患者应考虑进行皮肤接触试验，在使用造口用品时注意观察有无过敏反应，造口袋是否粘贴稳固，造口周围皮肤是否完整。

9.沟通能力

沟通能力包括听、说、阅读和理解能力。它直接影响患者接受健康教育的效果。要根据患者的情况，使用患者易于理解和接受的语言对患者进行健康宣教。

10.视力、手的灵活性

(1)视力：患者的视力状况直接影响造口护理目标的制订、造口器材的选择及造口护理计划的实施。

(2)手的灵活性：造口护理需要手的灵活配合，因此要评估患者的手指是否健全，了解患者是否患有影响手灵活性的疾病(如有无中风后肢体活动障碍、意向性震颤、限制性关节炎等)，能否进行一些协调性的操作。

(二)健康教育

1.教育时间

一旦诊断明确，确定造口手术时就要进行健康教育，一般在术前3～5 d进行。

2.教育对象

健康教育的对象包括患者及其家属。

3.教育内容

(1)了解患者及其家属对造口手术的认识程度、接纳程度及心理压力。

(2)向患者及其家属讲述造口类型和造口的护理知识。

(3)向患者及其家属讲述造口袋的作用。

(4)有针对性地进行心理辅导：因年龄、文化程度、职业特点、宗教信仰不同，患者对肠造口手术的认识程度和接受程度存在差异，应针对性地对患者进行心理疏导，减轻其心理压力，帮助其树立信心。

4.教育方式

(1)面对面讲解。

(2)安排造口者访视：让患者亲身感受造口后可以重返社会、健康地工作和生活。使患者解除顾虑，增强治疗的信心。

(3)利用肠造口模型、电视录像进行健康教育。

5.注意事项

要反复多次进行健康教育，特别是对造口手术存在恐惧、焦虑的患者；同时，也要对家属进行健康教育，耐心聆听患者及其家属的倾诉。

(三)肠道准备

良好的肠道准备可以保证手术顺利进行,降低手术后腹部感染的发生率,避免因细菌感染而引起吻合口瘘。

1.目的

去除肠腔的粪便,尽量减少肠腔内细菌,防止术后腹胀和感染。

2.肠道准备的要求

(1)饮食准备:术前3 d指导患者进低渣半流质饮食,术前1 d进流质饮食。术前晚8时开始禁食。

(2)药物准备:术前3 d遵医嘱给予口服肠道消毒剂,以抑制肠道细菌,首选的抗生素有甲硝唑(灭滴灵)和头孢呋辛(西力欣),其对厌氧菌具有强大的抗菌作用,毒性低,口服吸收迅速、安全。甲硝唑每日口服3次,每次0.4 g,头孢呋辛每日口服2次,每次0.25 g。

(3)肠道准备:术前1 d下午口服清肠药物或术前一晚和手术日早晨清洁灌肠。

口服硫酸镁:术前1 d下午4时口服200 mL 25%的硫酸镁溶液,10 min后口服1 500 mL 5%的葡萄糖氯化钠注射液,2 h内服完。如果服后出现呕吐,效果不理想,可于术前一晚及手术日早晨清洁灌肠。年老,体弱,心、肺、肾疾病患者最好选用常规清洁灌肠。肠梗阻或不全梗阻者禁服硫酸镁。

口服舒泰清:术前1 d下午4时开始给予患者口服舒泰清。将4盒舒泰清溶于3 000 mL温水中,每30 min服用750 mL,2 h内服完。如果服后出现呕吐,效果不理想,可于术前一晚及手术日早晨清洁灌肠。年老,体弱,心、肺、肾疾病患者最好选用常规清洁灌肠。肠梗阻或不全梗阻者禁服舒泰清。

不能口服泻药或口服泻药无效者于术前一晚及手术日早晨清洁灌肠。

(四)造口手术前定位

造口应位于腹直肌内侧,以适应患者在手术后的日常生活习惯、嗜好、衣着,方便造口袋的粘贴为原则。

造口治疗师或护士与患者一起在不同体位(如坐下、站立及躺下)检查腹部有无皱褶和患者能否看见造口部位。碰到特殊情况时应请手术医师参与,共同商讨、选择最佳的造口位置。

1.定位时间

应在手术前24～48 h进行造口定位。

2.定位方法

(1)确定造口位置:位于脐部下方脂肪最高处的腹直肌内侧,患者自己能看见、触及,远离瘢痕、皱褶、皮肤凹陷、骨隆突处,患者采取坐、立、躺等姿势均感舒适,皮肤平坦。根据病情、手术方式确定造口部位。通常回肠造口、回肠导尿术造口(泌尿系统造口)位于右下腹部,乙状结肠造口、降结肠造口位于左下腹部,横结肠造口位于左或右上腹部。

(2)肠造口应避开的部位:肠造口应避开陈旧的瘢痕、皮肤皱褶、肚脐、腰部、髂骨、耻骨、手术切口、肋骨、腹直肌外侧、现有疝气、患慢性皮肤病(如牛皮癣)的部位,因这些部位不利于粘贴造口用品。

3.定位操作步骤

(1)环境准备:选择能保护患者隐私、光线充足的地方,注意保暖。

(2)向患者讲述造口定位的目的和重要性,以取得患者的配合。

(3)嘱患者平卧、松裤带、放松身体,观察腹部轮廓和皮肤情况,注意陈旧瘢痕、肚脐、腰围线和骨骼边缘位置。

(4)操作者应根据造口类型来选择相应的站立位置以便于操作。

(5)寻找腹直肌:嘱患者去枕平卧,操作者一只手托患者的头部,协助患者抬头看足尖,以便使腹直肌收缩,另一只手触诊摸到收缩的腹直肌位置边缘,并用油性笔以虚线标记。

(6)标出恰当的造口位置:评估初选位置,让患者通过坐、站体位来调整,直至满意为止,最后做好标记。

(7)在记录单上做好记录。

4.造口定位注意事项

(1)腹部有多个切口瘢痕或脊柱畸形时,对肠造口位置要特殊设计。

(2)术前难以找到理想的位置,最好请手术医师一起来探讨。

(3)肠梗阻腹胀患者的腹直肌难以辨别,造口位置应由手术医师术中确定。

(4)身体肥胖、腹部突出显著患者的造口位置一般定在上腹部,以免突出的腹部挡住患者的视线及影响日后自我护理造口。

(5)患者坐轮椅,必须让患者坐在轮椅上来评估造口位置。

(6)患者装有假肢使用带子或类似的器材时,需让患者戴假肢后才能评估造口位置。

(7)腹壁同时有两个造口(泌尿系统造口和乙状结肠造口)时,一般将泌尿系统造口定在右下腹,偏高;乙状结肠造口定在左下腹,偏低;两个造口相差 2～3 cm,便于粘贴两个造口袋。

(8)因很难预见小儿日后的身体生长情况,所有造口位置暂定,待其长大后需要更换。

二、肠造口手术后的护理

(一)护理评估

1.造口的血运情况

正常的造口颜色是粉红色,有光泽,并且湿润。手术后初期有水肿,水肿可在术后6 周内逐渐减退。如果出现紫红色或黑色,要注意观察有无造口出血或坏死的情况。

2.造口的高度

造口的高度可记录为平坦、回缩、突出或脱垂等。一般术后造口的高度为 2～3 cm。

3.造口的形状及大小

造口的形状可记录为圆形、椭圆形、不规则形或蘑菇形。可将造口卡尺测得造口的基底部作为宽,肠管突出的长度作为高。测量圆形造口直径,测量椭圆形造口最宽和最窄点,不规则形造口可用图形来表示。

4.造口的位置

记录造口的位置,使用右上腹、右下腹、左上腹、左下腹、伤口正中或脐部等术语来描述。

5.造口的类型

手术的方式不同,造口的类型也不同,所以手术后应根据手术记录确认造口的类型(如结肠造口、回肠造口、泌尿系统造口等)。

6.造口的模式

造口的模式是根据造口的形成结构来描述的,如单腔造口、襻式造口、双口式造口、分离造口等。

7.造口功能的恢复

泌尿系统造口术后注意观察尿液的颜色和量。大便造口，注意观察造口的排气、排便情况。

8.造口黏膜

观察造口黏膜与皮肤缝合处的缝线是否松脱，有无缝线导致出血或分离。

9.造口的支架管

通常用于襻式的回肠造口或结肠造口，一般于术后第7日拔管。

10.造口及造口周围皮肤

观察造口及造口周围皮肤有无损伤、溃疡等情况。

(二)指导患者或家属学会自我护理

1.手术当日至术后第2日

(1)护士观察和评估造口及造口周围皮肤情况。

(2)为患者清洗造口及粘贴造口袋。

(3)指导患者家属观看更换过程。

2.术后第3～4日

(1)患者和家属观看换袋过程。

(2)鼓励患者观看和触摸自己的造口。

(3)如果患者精神好，可鼓励患者参与换袋。

3.术后第5～8日

(1)指导患者参与换袋过程，指导患者清洗和测量造口大小的方法。

(2)详细介绍拆除造口底板、裁剪和粘贴造口袋的技巧和注意事项。

(3)向患者介绍造口袋的种类、特性、价格，指导患者试用合适和喜爱的造口袋。

4.术后第9～10日

(1)评估患者的换袋技能，发现问题，及时纠正。

(2)拆除造口缝线和襻式造口的支架管。

(3)为患者选择造口用品提供专业意见，指导患者储存造口用品和清洗两件式造口袋的方法。

(三)选择造口护理用品

术后住院期间根据造口的类型、大小和位置等选择一件式或两件式无碳片、白色透明的开口造口袋，以便观察造口的血运、肠蠕动功能的恢复和排泄物的清除。泌尿系统造口宜选择两件式带防逆流功能、透明的泌尿造口袋，以便观察造口的血运，防止尿液逆流引起尿道感染，清洗造口排出的肠道黏液。

(四)造口袋的更换方法

1.目的

(1)收集排泄物，观察其性质、量及颜色。

(2)清洗造口周围皮肤，减轻异味，以增加患者的舒适度。

(3)保持造口周围皮肤的完整性。

2.评估

(1)评估患者的体力恢复情况。

(2)评估患者手的灵活性。

(3)评估患者的学习能力。

3. 物品准备

备一件式造口袋(闭口袋或开口袋)1 个或两件式造口袋 1 套(底板和造口袋)、剪刀、造口卡尺或尺子、温水、纸巾、柔软小毛巾。

4. 实施步骤

(1)向患者及其家属讲解换袋的目的及过程。

(2)协助患者取半卧位或坐位。

(3)将物品放置于易取的位置。

(4)解开患者腹部的衣服,露出造口,在同侧铺上看护垫和治疗巾。

(5)揭除造口底盘:将底盘连同造口袋除去,揭开时注意保护皮肤,以免扯伤皮肤。

(6)清洗:用纱布或柔软的纸巾初步清洁后,再用柔软的纸巾蘸温水清洁造口及造口周围皮肤,清洁的顺序应由外向内。术后已愈合者,可进行沐浴。

(7)擦干:可用柔软的纸巾或柔软的小毛巾擦干造口周围皮肤。注意勿用粗糙、质硬的纸张擦拭。

(8)测量造口的大小:用造口卡尺测量造口的大小,然后用笔将尺寸画在造口底盘上。

(9)裁剪造口底盘:用剪刀尖部沿记号剪下(一般比测出的造口大 2 mm),并用手指检查造口底盘裁剪是否光滑。

(10)在造口周围撒造口护肤粉,均匀涂抹后擦掉多余的造口护肤粉,以防造口底盘粘贴不牢固。然后围绕造口根部涂上造口防漏膏,并用湿棉球(签)压平造口防漏膏。

(11)粘贴底盘:粘贴造口底盘时,把底盘保护纸撕下,依造口位置由下而上粘贴,轻压内侧周围,再由内向外侧加压,使造口底盘能紧贴在皮肤上。使用两件式造口袋要扣合造口袋与底盘,并夹紧造口袋上的锁扣。

(12)夹上夹子:如果为开口袋,将夹子夹好。

(13)整理患者床单位及处理污物。

(14)记录:排泄物的性质、颜色、量、气味,造口周围皮肤情况、患者的反应及接受能力。

(五)造口袋的清洁

(1)一件式开口袋的清洁:打开造口袋的夹子,将粪便排放后用装温水的冲洗器从开口处伸入冲洗造口及造口袋。

(2)两件式造口袋的清洁:先将造口袋的胶环与底板胶环分开,打开造口袋的夹子,排放粪便,然后用清水清洗,造口袋清洗后可重复使用。不能用刺激性大的碱性物(如肥皂粉等)清洗,可用刺激性较弱的清洗液(如小儿沐浴液等)清洗。将造口袋清洗干净后放在阴凉处,避免在阳光下晒干,因造口袋的胶袋暴晒后会硬化。

(六)肠造口护理注意事项

(1)防止粪便外漏:使用造口袋时,底板的直径应比造口直径大 2 mm;此外,造口周围可用防漏膏充填。

(2)保护皮肤:更换底盘时,先用清水清洗造口周围皮肤,如果需要,可选用一些温和的中性清洗液清洗皮肤;不宜选用刺激性大的碱性用品或消毒药水以免造口周围皮肤干燥。造口周围皮肤上可涂一薄层造口护肤粉加以保护,预防皮肤糜烂。

(3)回肠末端造口术后早期肠液丢失较多,应注意保持水电解质平衡。

(4)大多数造口患者可吃高纤维素的食物,但造口狭窄的患者应避免吃粗粮和高纤维素食物,以防止这些未消化的食物阻塞肠道,造成肠梗阻。另有一些食物如洋葱、鸡蛋、鱼等,常使造口的排泄物产生一种特殊的恶臭,应适量食用。

(5)有些药物通过小肠时不被吸收,而这些未被吸收的药物易产生不良影响。因此,造口患者宜选用无糖衣的片剂或液体制剂。

(6)造口术后应严密观察病情,持续胃肠减压,减轻腹胀,防止肠段下陷引起造口回缩、狭窄。

(7)造口袋中的粪便超过 1/3 时就要排放,如果为一件式闭口袋要及时更换。

三、肠造口患者的心理护理

据报道,英美两国每年行结肠造口术的病例约为 20 万,我国每年约有 3 万人需要行结肠造口术。造口患者的常见问题是心理上的调整和适应,无论是暂时性造口还是永久性造口,都意味着躯体形象的明显变化,这种变化易导致各种负面的社会心理影响,甚至可导致抑郁症。通过正确的健康教育和心理支持,帮助造口患者树立信心,真正回到正常的生活状态是医护人员义不容辞的责任。

(一)造口患者的心理特征

(1)否认期:术前患者否认造口手术的必要性,术后患者拒绝参与自我护理。

(2)依赖期:拒绝接受任何处理造口和排泄物的指导,全部依靠医护人员或家属,消极地对待造口。

(3)绝望期:当在使用造口器材过程中出现漏水、漏气时,患者会产生失望的心理,认为自己是残废,由此产生自卑心理。患者拒绝外出、社交,极少数患者有自杀行为。

(4)适应期:经历过悲伤、自卑后,患者将关注点转向自身,参与到自我护理中。

(二)造口患者的心理护理

(1)建立良好的医患关系:医护人员在日常的工作中应主动关心患者及其家属,耐心倾听,尊重、关心和同情患者,取得患者及其家属的认同感;并向患者及其家属介绍科室的技术力量、各类护理用品及护理方法,增强患者对术后生活的信心和勇气。

(2)让患者了解造口手术的重要性:术前应耐心、详细地向患者讲解肠造口手术的原因及重要性,给患者介绍直肠癌结肠造口的相关知识,让患者通过对医疗相关知识的了解,克服对直肠癌结肠造口的心理障碍。

用患者能够接受、理解的语言,与患者交流,讲解造口的手术方式,造口的位置,造口的排便功能及术后的生理变化,使患者认识到造口手术只是排便途径的改变,对胃肠功能均无影响,只要掌握正确的护理方法,同样可以过上正常的生活。

(3)做好个体的心理治疗:根据每个患者的年龄、文化程度、职业特点、心理状态等不同,有针对性地进行心理疏导,减轻患者的心理压力,帮助患者树立生活的信心。造口治疗师或心理咨询师通常可以采取认知行为疗法的干预,通过让患者了解自身、布置作业等,让患者达到能够自我调整心态的目标。

(4)社会支持:造口联谊会是一种社会组织,由外科医师、护士和造口患者等组成,其宗旨是由专门医护人员在理论上指导患者,组织患者交流生活、工作和护理造口的经验,使患者具有良好的心理素质,健康地工作、生活。联谊会可根据患者的要求,在手术前后安排造口访问者,对患者进行指导。

(李子文)

第十五节　胃造口护理

一、护理评估

1. 收集病史

收集患者的现病史、既往史,胃造口的原因、主要用途,手术日期,手术方式,造口性质及所选择导管的种类等。

2. 临床观察

(1)胃造口有无渗漏及其原因:胃造口渗漏多由营养液外渗残留在造口周围,细菌繁殖引起。护士要注意观察患者的生命体征,特别是体温的变化。观察注食时有无液体从造口周围渗出。

(2)造口周围皮肤有无红肿、糜烂:检查造口周围有无红肿、脓性分泌物,保持造口周围皮肤清洁、干燥,发现异常,及时协助医师留取分泌物做培养。造口周围皮肤红肿、糜烂与患者自身抵抗力低下、合并肺部感染、吸痰使腹压升高导致液体外渗有关,可予以禁食、切口引流、换药、提拉造口管、压迫造口内口等处理。

(3)胃造口有无肉芽组织增生及其原因:胃造口肉芽组织增生由胃内容物从造口渗出,长期刺激造口所致。

(4)胃造口管的固定情况,有无脱出或回缩及其原因:造口管脱出主要与固定不牢、气囊漏气有关。若患者翻身时不慎将管端卡在床边的缝隙,变换体位时可拽出。胃造口管外露长度要适当,避免体位转移时牵拉。因患者已形成瘘管,如果脱出,可将造口管消毒后重新置入,注气后拉紧造口管并固定。

(5)胃造口管有无堵塞及其原因:胃造口管堵塞的主要原因是灌注的食物或者药物颗粒太大,注食后冲洗不彻底也会逐渐阻塞管腔。应将灌注的药物磨碎并溶解,要告诉照顾者家庭护理时配置营养液的注意事项。护士每次喂药或食物之后都要用温水冲洗干净。如果造口管已经阻塞,可用注食器反复抽吸和温水冲管直至通畅。

(6)有无发生误吸和吸入性肺炎的情况:注食过多、胃潴留、注食后翻身、吸痰等刺激容易造成胃内容物的反流,造成误吸和吸入性肺炎。

(7)营养液灌注后有无腹泻、便秘等胃肠道反应及其原因:腹泻为肠内营养中最多见的并发症,腹泻发生率为3%～30.6%。其原因与营养液的配方组成、渗透速度、输注速度、温度有关。血清蛋白浓度低下,肠道菌群失调等也可引起腹泻。因此应对腹泻、腹胀的原因做出评估,并根据具体情况及时对症处理。例如,降低营养液的浓度并适当加温;调整输注速度,开始宜慢,以后根据患者的适应情况及每日所需量而调整输注速度,让肠道有一个适应过程;蛋白质少时可静脉补充蛋白;出现腹胀时,可应用双歧因子调节,必要时给予洛哌丁胺(易蒙停)

2 mg,每天 2 次,首剂加倍,或蒙脱石散(思密达)3 g,每天 3 次。

(8)观察有无口腔炎症及其原因:口腔炎症与长期禁食、真菌感染有关。

(9)观察有无水和电解质平衡失调的发生。肠内营养时,可有水、电解质失衡,糖浓度过高或过低。需要准确记录 24 h 液体出入量,密切监测电解质及血糖的变化,每天测血糖 4～6 次,如果有异常,及时纠正。

(10)监测患者的营养状况和水分,判断喂食的效果。

3.心理-社会支持

评估患者及其家属是否接受胃造口,对注食和营养方面的知识和技术的掌握情况。患者病后无法正常进食,营养不良,身体虚弱,对生活缺乏信心,情绪悲观,当知道经皮内镜下胃造口术能解决饮食问题,对生活重新燃起希望,但缺乏相应的知识,会出现恐惧心理,医务人员要与患者及其家属建立良好的护患关系,讲解经皮内镜下胃造口术的术前、术后知识,消除他们的不良情绪。

二、护理措施

(一)术后常规护理

1.管饲护理

置管后 12～24 h 患者的生命体征平稳,观察造口处无出血时可以开始喂食。第一次经胃造口管注入 5%的葡萄糖注射液或 5%的葡萄糖氯化钠注射液 50～100 mL,并密切观察注入是否顺利及注入后患者的反应。如果注入 2～3 h 患者无自觉不适,可再次注入,并逐渐增加注入量至每次 200 mL。第 2～3 日可注入牛奶、营养液、米汤等,每次 100～200 mL,每日 4～6 次。第 4～7 日可进半流质饮食,150～300 mL/d。1 周后注入半流质、糊状食物,每次 300～500 mL。喂食前应先抽出胃造口管内残留液体,注食后用 30 mL 左右的温水冲洗干净。注食速度不能太快,注食时应抬高患者床头 30°以上,病情稳定的患者最好采取半坐位。注食过程中应观察患者有无恶心、呕吐。食物的温度以 35 ℃～37 ℃为宜,不宜过冷或过热。评估患者的全身情况,做好病情观察及出入量的记录。

2.胃造口管注药

(1)注药前打开胃造口管夹子。

(2)注药前后均需注入温水冲管。

(3)缓慢注入药物。

(4)注药后夹闭夹子。

(二)造口护理

1.传统方法

置管后切口皮肤一般不需要缝合,以无菌纱布加碘伏湿敷即可。术后静脉滴注第三代头孢类或喹诺酮抗生素 3～5 d 抗感染。术后第 1 日观察切口情况并更换敷料,如果无分泌物,可隔日换药,直至 4 周形成窦道,每周换药 1～2 次。如果造口处有出血、红肿,周围皮肤有渗出等感染征象,应每日换药直至切口清洁。换药时注意动作轻柔,避免牵拉引起疼痛。

2.更新方法

术后第一日观察切口情况并更换敷料,先用碘伏棉球给切口处皮肤消毒,再用 0.9%的氯化钠注射液棉球清洗管口及其周围皮肤。然后用胶原泡沫敷料固定胃造口管,用胶布固定引流管。用胶原泡沫敷料既能吸收管口周围渗液，保护管口周围皮肤清洁、干燥，又能减少胃造口管头端和皮肤之间的摩擦，降低胃造口管引起的管周围皮肤压疮的发生率。固定方法：将导管盘旋固定在腹壁上，采用两条 5 cm×2 cm 的 3 M 胶布，用“高举平台法”平行固定于管的1/3、2/3 处。保持管道通畅，避免折叠、扭曲。

3. 管道的护理

导管固定不牢或长期置管、固定导管的缝线松脱，以及患者神志不清、躁动不安均可导致导管脱出。一旦发生导管脱出，不仅不能进行肠内营养，而且有引起腹膜炎的可能。因此，置管后应牢固固定导管、加强护理与观察，严防导管脱出、回缩。要将注入的药物充分研磨溶解，每次注食后用 30 mL 温开水冲管，防止堵塞。

4. 胃造口周围皮肤的护理

造口管放久会造成胃液或食物外漏，四周皮肤发红、糜烂，瘘管形成。故要经常检视胃造口周围皮肤，发现胃造口有渗漏现象，及时更换敷料或粘贴造口袋，收集胃造口管周围渗液。

5. 胃造口管周围皮肤异常情况的处理

(1)若造口管周围皮肤发红，每日可用生理盐水或温水清洁皮肤，喷无痛保护膜。

(2)若造口周围皮肤糜烂，用生理盐水清洁皮肤后，外撒皮肤保护粉或用水胶体敷料。

(3)胃造口周围渗液较多或有瘘管形成，可用泡沫或藻酸盐敷料，必要时贴造口袋收集渗出液，有利于胃造口周围皮肤的保护。

(4)胃造口周围皮肤有肉芽组织增生时，经清洁消毒后，将肉芽组织用剪刀剪除并用高渗盐水每日湿敷 2 次，必要时可用硝酸银烧灼肉芽。

(5)局部皮肤感染是经皮内镜下胃造口术较常见的并发症，表现为术后局部切口红肿、分泌物增多、局部压痛，可伴有轻至中度发热。如果导管口皮肤红肿，应增加消毒换药次数，并注意无菌操作，保持切口清洁、干燥；如果有脓性分泌物流出，应在常规消毒的基础上将皮肤保护粉和皮肤保护膜喷洒在导管口，以防止脓性分泌物对皮肤的刺激，并密切观察导管口周围敷料，如浸湿，应及时给予消毒换药，严格交接班。若有分泌物的患者体温超过 38.5 ℃，应及时向医师报告，遵医嘱用药。

(三)胃造口管的护理流程

(1)用生理盐水清洁胃造口管周围皮肤。

(2)按胃造口管底座形状裁剪胶原泡沫敷料。

(3)粘贴胶原泡沫敷料。

(4)根据患者需要，用 3 M 胶布，采用“高举平台法”妥善固定胃造口管。

(四)并发症的护理

1. 导管堵塞

(1)导管堵塞的最常见原因：膳食残渣和粉碎不全的药片碎片黏附于管壁内，或药物膳食不相容造成混合液凝固。

(2)发生堵塞后的处理方法：应用温水冲洗，必要时可用导丝疏通管腔；应用“一抽二冲三溶四等待五重复”口诀法；将碳酸氢钠、可乐或胰酶等注入管腔，浸泡疏通导管。“一抽”：用20 mL注射器接导管末端开口并回抽；“二冲”：用 20 mL 注射器抽吸温水 20 mL，接导管末端开口并缓慢注入；“三溶”：用 20 mL 注射器抽吸碳酸氢钠溶液 20 mL，接导管末端开口并缓慢注入后夹闭溶解；“四等待”：在导管内注入碳酸氢钠溶液后，应等待 1～2 h 方可进行其他治疗;“五重复”:若导管仍不通畅,重复上述步骤。

(3)导管堵塞的预防:选用的食物必须无渣,应研碎药物,注意配伍禁忌。每次注完食物或药物后,应注入温开水 20～30 mL,连续输注者每 3～4 h 注入温开水 20～30 mL,以保持导管通畅。

注水后,夹紧营养管近皮肤端,防止胃内容物倒流,同时可保持清洁,防止细菌污染。并加强患者及其家属的健康教育,告知其餐与餐之间注水 100 mL。

2. 造口感染

造口感染的发生率高达 30%,是常见的并发症之一,内科治疗后大部分患者可以好转,仅有不到 2%的患者需要外科干预。多数由营养液外渗残留在造口周围,细菌繁殖引起。护士要注意患者的生命体征,特别是体温的变化。观察注食时有无液体从造口周围渗出,检查造口周围有无红肿、脓性分泌物,保持造口周围皮肤清洁、干燥,发现异常,及时协助医师留取分泌物做培养。

3. 导管裂开

(1)导管裂开原因:在导管同一位置反复将流量夹打开和关闭,易导致导管裂开,营养液渗漏。

(2)处理方法:拧开导管的头端,将导管拉出后,从导管裂开处修剪,再连接。拉出导管后,切记将导管的流量夹关闭,以防止导管随着肠蠕动滑进肠道。加强健康教育,不必要情况下不要反复地打开和关闭流量夹;另外,尽量将流量夹靠放于近导管的头端,这样即使断裂,也可以修剪,进行补救。

4. 消化道症状

腹胀、腹泻是常见的并发症,其发生的原因与注食方法不当,患者肠道菌群失调有关。胃造口后早期应严格限定注食的量,选用易消化吸收的食物,逐渐从营养素、牛奶、豆浆、果汁等流质过渡到肉粥等半流质高营养食物;避免肥腻、过冷、过热的饮食;食物新鲜配制,吃放置于冰箱内保存的食物应先加热。注食速度不宜过快,有条件的可使用输液泵控制注食速度,尤其是消化功能减退的老人和长期使用抗生素伴菌群失调的重病患者,加强营养不可操之过急,更换营养素时也应逐渐适应。如果患者有腹胀、腹痛、腹泻等胃肠道症状,应适当减少灌注量,及时调整灌注液的配方,同时辅助应用促进消化或增强胃肠动力的药物。

5. 肉芽组织增生

肉芽组织增生与造口口径大,注食时营养液渗出有关。用消毒剪刀剪除增生的肉芽组织后按压止血后痊愈。必须将造口管固定牢固,避免过度牵拉,刺激管周组织。经胃造口管缓慢注入食物,每次量不超过 150 mL,注食后用棉签清洁造口周围,保持造口清洁、干燥,辅以右侧半卧位。

6. 误吸

误吸也是常见的并发症之一。注食过多、胃潴留、注食后翻身、吸痰等易造成胃内容物的反流。护士注食前要评估患者的消化功能、进食量,进行翻身叩背、彻底吸痰。抽取的胃内容物残量>150 mL 时,应暂停输入营养液 2 h。注食后 1 h 内不宜搬动患者,尽量不吸痰,保持头部抬高 30°以上的半卧位可以促进食物的消化。

7. 吸入性肺炎

吸入性肺炎是胃肠内营养一种常见且严重的并发症,死亡率很高。协助患者采取坐卧方式进行注食,避免误吸引起吸入性肺炎。坚持营养液从少至多、从淡至浓、循序渐进、均匀输入的原则,防止因输入过快、过多和过浓而造成消化不良、反流、误吸,进而引起吸入性肺炎。

三、健康教育

(1)向患者及其家属演示造口注食的技术,并教会患者家属正确的注食方法。

(2)告知患者及其家属注入饮食的温度要适宜,以 35 ℃～37 ℃为宜;注入饮食的量为每次 300～500 mL;要匀速注入食物,速度不可过快,也不宜过慢。

(3)教会患者及其家属选择合适的食物,如可选择新鲜、高营养、易消化的流质或半流质食物,避免油腻、过冷、过热和过硬的食物。

(4)告知患者及其家属灌注前后用温开水冲洗造口管,每次注入食物后应坐起 30 min,以免造成食物反流至造口管造成堵塞。

(5)告知患者及其家属保持口腔清洁,预防口腔炎症。

(6)告知患者及其家属要保持注食用物和注入的食物清洁卫生,预防腹部疾病。如果患者出现腹痛、腹胀、腹泻等不适,应停止注食,并告知医师或及时就诊。

(7)告知患者及其家属经常检查胃造口周围皮肤,每次注食后用温水拭干皮肤,必要时涂上氧化锌软膏或皮肤保护粉和皮肤保护膜对造口周围皮肤进行保护。造口管久置会造成胃液或食物外漏,除加强周围皮肤保护外,请及时回医院处理。如果造口管脱落、阻塞,或造口管周围皮肤红肿、疼痛,马上返回医院处理。

(8)告知患者及其家属更换造口管的时间,提醒他们按时到医院更换造口管。

(9)告知患者休息、活动、沐浴时,应将造口管固定在胸腹壁上,避免晃动、牵拉,以免引起患者不适或疼痛。沐浴后,应使用消毒棉签擦干造口管周围皮肤,并涂抗生素软膏。

(李子文)

第十六节　泌尿系统造口护理

泌尿系统造口的护理与肠造口护理有许多相同之处,可按肠造口的方法进行护理,不同之处如下。

一、护理评估

(1)尿液的颜色、性状和量:术后 2～3 d 尿液会呈淡红色,之后逐渐变成正常的淡黄色。尿袋中还可见肠管分泌的白色黏液,较黏稠呈絮状,会逐渐减少。尿量减少或无尿,应及时向医师报告,进行处理。

(2)观察输尿管支架管引流是否通畅,如果堵塞,应及时用生理盐水冲管。

(3)尿道感染:因泌尿系统造口是将输尿管直接接至皮肤或将输尿管接到小肠,没有防止尿液倒流的设计,因此尿道易感染。如果出现尿液混浊、有恶臭味,双侧腰背痛,发热,食欲减退等现象,应及时诊治。

(4)造口周围皮肤:造口或造口周围皮肤黏附有白色粉末结晶时,应考虑为尿结晶,需要及时处理。

二、护理要点

(一)输尿管支架管堵塞的处理

(1)物品准备:无菌包、无菌手套、生理盐水、碘伏、10 mL 注射器。

(2)向患者解释,摆好体位。

(3)除去两件式造口袋。

(4)打开无菌包,准备好碘伏及生理盐水,戴无菌手套。

(5)用棉签蘸碘伏后给输尿管引流管的末端 10 cm 消毒,用 10 mL 注射器抽吸生理盐水,将针头插入输尿管引流导管内,先回抽,再注入少量生理盐水,反复冲洗直至尿液由导管通畅地流出。

(6)把造口袋安装到底盘上。

(二)预防泌尿系统感染

(1)泌尿系统造口者应选用有防止反流装置的尿路造口袋,其下端为排放阀,便于小便的排放。因为泌尿系统造口者丧失下尿路,较易发生逆行感染,所以预防泌尿系统感染很重要。有了防止反流的装置,当体位改变或躺下时,尿液不会回流而污染造口。

(2)鼓励患者多饮水及富含维生素 C 的果汁,每日 2 000 mL 左右。

(3)定期排空造口袋,造口袋中的尿液超过 1/3 时就要排放。

(4)泌尿系统造口者睡觉时最好接床边尿袋,防止尿液过满而逆流,影响肾功能,也避免影响造口袋的粘贴及稳固性。

(三)更换造口袋的护理

(1)更换造口袋最好选择在清晨进食之前,避免换袋过程中尿液流出影响造口袋的粘贴及稳固性。

(2)术后初期,黏液分泌较多,换袋时要仔细清理,以免影响尿液的排出。

(3)泌尿系统造口处尿液会不受控制地流出,因此,每次更换造口袋时,要用可吸水性的棉布或纸巾放在造口上吸收尿液,再清洁造口周围皮肤,防止尿液污染皮肤。

(李子文)

第十七节 胆囊造口护理

一、护理评估

胆囊造口术仅用于引流胆汁,减少胆汁淤积引起的各种并发症。胆囊造口管留置时间较长,要在术前了解患者的各项相关信息,以便制订个性化的护理计划,帮助患者及其家属度过术后的康复时间,提升患者的生活质量。护理评估包括收集病史、临床观察、心理-社会支持等。

(一)收集病史

了解患者的原发病、既往史,疾病现状及患者的心理状况,有利于评估患者术后能否接受长期留置胆囊造口管,能否自我更换胆囊引流管,能否观察引流液性状及引流管口皮肤是否正常。如果患者曾患脑卒中,双手的灵活性可能欠佳,无法完成引流管的更换。如果患者视力减退,可能无法观察引流液的性质及量。对于这样的患者,应鼓励患者家属积极参与患者的诊疗,协助患者做好引流管的护理、观察。

(二)临床观察

(1)观察胆囊引流管每日引流液的性质、颜色及量。每日胆汁量为400～800 mL,量少可能提示肝功能不全;量过多可能是胆总管下段不通畅所致。正常胆汁颜色为深褐色或黄绿色,较稠厚,质清而无渣。若颜色过淡,量过多,质过于稀薄,提示肝功能不佳或奥迪括约肌过于松弛导致十二指肠液反流。

(2)观察胆囊引流管口周围皮肤有无红肿、破溃。胆囊引流管口周围皮肤因长期留置引流管,可能出现红肿、破溃。一旦发现引流管口敷料有黄绿色液渗透,应向医师报告,立即更换敷料。同时观察渗出液的量、管口周围皮肤的情况。如果每日渗出液量大于10 mL,需要更换敷料两次,就应采取保护措施。

(3)观察胆囊引流管口周围有无肉芽组织增生,因患者胆囊引流管留置时间较长,长期佩戴引流管会对管口皮肤及黏膜持续摩擦,可能造成管口肉芽组织增生。肉芽组织增生时,可观察到管口处新生红色凸出物,触碰可引起出血。如出现此情况,应及时处理,可用钳夹法破坏肉芽组织或使用硝酸银棒烧灼。

(4)观察胆囊引流管的固定情况,有无脱出或移位。在手术时置入引流管,通常由手术医师将引流管缝合、固定于皮肤,防止引流管脱出。观察引流管固定情况,应观察缝线是否在皮肤内,缝线周围皮肤有无红肿,缝线与引流管是否绑扎牢固。如果缝线脱出皮肤,缝线周围皮肤红肿,应及时与医师联系,重新缝合,保持引流管固定良好。

(5)观察患者有无高热、黄疸等病情变化。若患者出现高热,提示可能出现胆道系统感染,应及时给予静脉输注抗生素。如果出现皮肤、黏膜及巩膜黄染,大便颜色变白,提示胆道系统梗阻,应及时向医师报告,进行对症治疗。

(6)观察患者有无电解质紊乱及营养失调。患者留置引流管,每日引流出胆汁可能造成电解质紊乱,尤其是低钠血症的发生。临床应注意观察患者的各项检验结果,及时给予纠正。

(三)心理-社会支持

胆道疾病患者除了受手术影响产生恐惧和忧虑之外,由于出现腹胀、黄疸等情况,还易情绪低落。医护人员应倾听患者主诉,努力消除患者的不良情绪,还要告知患者及其家属胆囊造口管的各项知识,帮助他们掌握胆囊造口管护理知识。

二、护理措施

(1)评估患者的全身状况,做好病情观察。记录液体出入量,胆汁的颜色、性质及量。

(2)胆囊引流管术后接无菌引流袋,每小时挤压引流管,每日更换引流袋,保持引流管通畅。为防止胆泥堵塞,必要时可遵医嘱用生理盐水(500～1 000 mL/d)持续冲洗,每分钟10～15 滴,保持造口管引流通畅。

(3)妥善固定胆囊引流管,避免脱出。需长期使用导管时,缝线可能因胆汁腐蚀或皮肤排斥反应而松脱,继而引起导管脱出。因此应加强护理与观察。一旦发现缝线周围红肿、缝线松脱,应立即联系主管医师进行重新缝合固定。

(4)保护胆囊引流管口皮肤,防止胆汁渗漏侵蚀。如果有胆汁渗漏,应及时更换敷料,避免胆汁腐蚀皮肤。如果渗出液量大于10 mL/d或每日需要更换敷料两次以上,应在引流管口周围皮肤处喷涂皮肤保护膜或造口粉,防止胆汁腐蚀引起皮肤发红、破溃。如果渗出胆汁量较多,可使用造口袋盛接渗漏的胆汁。因胆汁pH为7.4,腐蚀性强,应选择底盘底胶质量较好、抗腐蚀性强的造口袋。

(5)胆囊造口管保留时间长短应根据胆道疾病而定。拔管前需经此造口管造影,了解胆道通畅情况,视情况再决定拔管时间。

三、健康教育

(1)应指导带胆囊造口管出院患者及其家属观察引流液的颜色、性质及量。如果有引流量减少、发热等情况,应及时就诊。将引流管标识清晰,遵医嘱定期更换,更换时注意无菌操作。引流管口每周更换敷料两次,如果敷料渗透,及时到医院更换。

(2)患者应增加营养及饮水,保证每日2 000 mL的入水量。饮食应以清淡、易消化、低脂肪、高蛋白、高维生素为宜,可多食新鲜的蔬菜、水果。切忌吃油炸及辛辣刺激性食物。

(3)日常生活活动中避免重体力劳动及剧烈活动,以防引流管脱出。注意休息,早起早睡,保证睡眠。每日适当活动,如散步、打太极拳等。

(4)养成良好的生活习惯,保持心情舒畅,避免劳累及精神紧张。

(5)遵医嘱定期复查。

(李子文)

第十八节 气管造口护理

喉在机体中具有发声(调整声门的大小)、呼吸(开放声门)和保护下呼吸道(关闭声门)的功能,同时还具有吞咽保护功能。

由于全喉切除术,起阀门作用的会厌也一起被切除,喉的吞咽保护功能随之消失。加之呼吸改道,给生活带来不利影响。出院后气管造口的家庭护理是疾病治疗的延续,家属及患者本人应学会一些自我护理的知识,使患者早日康复,能继续工作及从事任何自己想要参与的活动。

一、护理措施

1. 套管选择

全喉切除后,医师一般会根据具体情况选择大小合适的塑料喉管或硅塑材料喉管,有利于术后放疗,也便于清洗。如果变形,应予以更换。

2. 内套管清洗方法

解开喉套系带,顺着弧度轻轻取出内套管,放在冷开水中浸泡,用棉签将内套管内外的痰迹清洗干净,放进消毒液浸泡消毒15~20 min,再用注射用水或冷开水冲洗掉消毒液,顺弧度放入内套管,系好系带,垫好套垫,戴上护罩。每日清洗两次以上。如果喉管为塑料或硅塑材料,勿用开水浸泡,以免内套管变形;如果已变形,须回医院更换。

3.内套管消毒

可采用煮沸消毒法,每 4 h 煮沸消毒一次。但煮沸消毒时间长,内套管与外套管长时间分离可致痰液黏结,阻塞气道,影响通气效果。有研究证明,高压蒸汽灭菌法的效果好于煮沸消毒法和浸泡灭菌法,但由于取出内套管消毒的时间长,因此临床上多采用浸泡消毒法,既可节省消毒时间又可减少不良后果。

4.造口观察

观察造口有无红肿,分泌物的颜色、性状,渗液情况。若有异常,应返回医院就诊。

5.更换内套管

气管切口一般于术后 7～10 d 形成窦道,此后每 2～4 周可更换、消毒一次内套管。因更换内套管的操作技术性强,如果日常避免机械刺激,做好呼吸道护理,保持呼吸道通畅,可减少更换次数。出院前,在护士的指导下,患者或与其一起生活的亲属须练习更换内套管方法,直至能较熟练地掌握。

6.气囊的护理

理想的有效封闭气囊与气管间隙的最小压力在 2.45 kPa 以下,即低于正常的毛细血管灌注压。利用气囊测压表科学地为机械通气患者进行气囊充、放气,可保证护理工作的准确无误。气囊放气时要求患者取平卧位,先吸净气管内痰液,再吸口鼻分泌物,以避免由于痰多而出现气体测压不准或漏气造成坠积性肺炎。目前医师认为,气囊不需要定期放气,但非常规性的放气或调整,仍然十分必要。

二、并发症发生的原因及危害

(一)导管阻塞

气管切开后呼吸道出血、呼吸道内痰痂形成、呼吸道异物等均可造成导管阻塞,若不及时吸出积血、清除呼吸道内痰痂或异物,可影响肺通气或换气功能,导致缺氧、窒息。

(二)感染

气管切开后,进入呼吸道的气体未能充分湿化,黏膜干燥,分泌物滞留,导致细菌侵入。肺部感染率随呼吸道湿化程度的降低而升高。此外,由于受周围皮肤细菌和呼吸道分泌物的污染,很容易形成气管切口感染,气管切口感染也是诱发下呼吸道感染的重要因素之一。

临床观察发现,昏迷患者行气管切开后,经鼻饲胃肠营养的过程中,胃液反流误吸与肺炎有密切关系。患者平卧是引起误吸的最危险因素。患者口咽部分泌物进入下呼吸道,是重要的感染源,0.01 mL 的口咽分泌物中即有 10^6～10^8 个细菌,故气囊放气时,气囊隐窝处的分泌物易进入下呼吸道,引起肺部感染。

雾化器及其管道、呼吸机环路、吸引器储液瓶等清洁消毒不彻底,吸痰时无菌操作不严格,病室内空气、环境的污染都可成为感染源。医护人员的手传播细菌而造成的医院内感染约占 30%。抗生素的不合理使用使定植于鼻咽部的正常菌群有所减少,而耐药菌株易于繁殖,这些细菌或真菌吸入下呼吸道易引起感染。

(三)呼吸道狭窄

(1)呼吸道损伤:切开前行气管插管、切开后长时间机械通气、气囊压迫等均可导致黏膜损伤,从而引起结缔组织增生。

(2)长期反复感染:气管黏膜受炎症刺激,局部充血、水肿、糜烂、肉芽组织增生致气管内径变窄，同时由于感染的刺激产生大量痰液，增加了痰痂形成的概率。

(3)多次气管切开或更换套管，造成机械性损伤，从而引起气管瘢痕增生，引起呼吸道狭窄。

(4)长期行机械通气的患者气囊的滑动可导致套管的移位、狭窄和阻塞，这种损害将延迟脱机时间，延长住院日并可完全堵塞呼吸道。

(四)脱管

(1)颈部肿胀急速消退，而系带未能随时收紧。

(2)手术结束时系带过松。

(3)套管下纱布过厚。

(4)患者意识不清，朦胧中自行拔管。

(5)医护人员操作不当，连同外套管一并拔出。一旦发生导管脱出，患者可因失去有效呼吸通道而发生窒息，完全依赖机械通气的患者可出现呼吸暂停，有自主呼吸的患者可出现肺泡低通气等，引起急性缺氧，甚至循环骤停。

三、并发症的预防及护理

(一)加强呼吸道湿化

1.湿化剂的选择

传统方法是将药物加入生理盐水中湿化。文献报道采用无菌蒸馏水和0.45%的盐水为湿化液的效果优于生理盐水。用1.25%的碳酸氢钠溶液进行呼吸道冲洗是保证呼吸道湿化和预防肺部感染较为可靠的措施。

2.湿化方法

给不接呼吸机的气管切开患者在套管外口接人工鼻，起预防呼吸道水分丢失，防止痰痂堵管，保证呼吸道通畅的作用。用输液泵保持持续呼吸道湿化可以明显减少痰痂形成、刺激性咳嗽、呼吸道出血及肺部感染的发生，并可减少吸痰次数。有研究对65例颅脑损伤、脑出血的气管切开患者用人工呼吸道持续氧气雾化湿化法和持续滴注湿化法进行了比较，认为持续氧气雾化湿化法优于传统的持续滴注湿化法，大大提高了呼吸道湿化的安全性和有效性。

3.吸入气体加温

加热导线型湿化器，可以调节吸入管道气体的温度，使之保持在32 ℃～36 ℃的范围内，避免气体在管道内冷凝，降低呼吸机相关性肺炎(VAP)的发生率。比起未使用湿化器或使用冷凝湿化器，使用加温湿化器可明显提高通气气流的相对湿度和温度。

4.保证机体充足的液体入量

呼吸道湿化必须以患者全身不失水为前提，特别是应用甘露醇等脱水剂时，如果机体液体入量不足，即使呼吸道湿化，呼吸道的水分也会进入失水的组织而处于失水状态，使呼吸道分泌物黏稠，易形成痰痂。故需保证机体充足的液体入量。

(二)加强吸痰护理

1.吸痰时机

吸痰应选择在翻身拍背时、肺部有湿啰音并行体位引流后、呼吸道压力升高时及气囊放气时进行，以减少气囊上方积液的坠入，对咳嗽反射好的患者，可适当刺激患者，让其自行将深部的痰液由气管切开口喷出，然后再从气管切开口内吸净残余痰液，而避免深部抽吸。

2.吸痰时供氧

有研究者提出将吸痰前后各给予 3 min 纯氧列为吸痰的标准操作步骤。目前大多数呼吸机有吸纯氧 3 min 的设置按钮,只要在吸痰前后按一下按钮即可。近年来,随着一次性吸痰三通管的应用,减少了停止机械通气的时间,不论是呼吸道湿化还是吸痰均无须与通气分离,保证了吸痰时的供氧。有报道称,封闭式气管内吸引,动脉氧饱和度变化较小,而开放式气管内吸引,则动脉氧饱和度下降明显,且肺容量较封闭式降低明显。

3.吸引负压的控制

吸引负压一般限于 10.64~15.96 kPa,婴儿吸引负压控制在 7.98~10.64 kPa,并避免深部大负压吸引。

4.吸痰方法

选用软质、圆头、外径不超过气管套管内径 1/2 的硅胶管吸痰。吸痰前用生理盐水试吸并冲洗吸痰管。吸痰时,先折叠吸痰管以中断负压,自气管切开处的内套管中插入,通常插入 10~12 cm,然后松开吸痰管折叠处,旋转吸痰,边退边吸,每次吸痰时间不超过 15 s。吸痰动作要轻柔,不可反复上下提插。上呼吸道痰多时,可经口、鼻腔吸痰。吸痰过程中严格按无菌操作进行,须每次更换一次性吸痰管。吸痰遵循先呼吸道后口腔的原则。

(三)预防感染

1.气管切口的护理

由于痰液分泌物的刺激,术后患者颈部切口易感染,故需及时清洁切口周围皮肤,使之保持干燥。使用一次性无纺布气管纱布垫能使滞留的痰液易于被清除。该气管套管垫具有止血、抗感染、促进恢复的综合作用且大小及厚度适宜。有报道称,对气管切开口采用氧疗法,同样也可取得很好的预防和治疗切口感染的效果。

2.控制口咽部细菌定植及误吸

加强机械通气患者的口咽部护理,每日 2~3 次。根据口腔 pH 选用口腔清洗液,pH 高时用 2%~3%的硼酸液擦洗,pH 低时采用 2%的碳酸氢钠擦洗,pH 为 7 时用 1%~3%的过氧化氢(双氧水)或生理盐水擦洗。病情允许时,鼻饲患者头部应抬高 30°~45°,并至少保持 1 h。当胃内容物潴留量大或腹部听诊听不见肠鸣音时应停止鼻饲,防止胃内容物反流吸入气管内,引起吸入性肺炎。合理使用抗生素,避免耐药菌株的繁殖。

3.病室环境要求

保持室内空气新鲜,定时通风,室温保持在 20 ℃~22 ℃,湿度为 60%~70%,设单人病房。有报道,用 MKJ 型空气洁净器进行室内空气消毒试验,试验结果显示,该设备因采用三级净化、组合式正离子静电吸附除菌及洁净空气,效果可靠,使用方便,能在人员流动的情况下进行持续空气消毒,无不良反应。对气管切开患者,应严格控制探视,对患者实行保护性隔离。吸痰时采用封闭式气管内吸引可明显降低环境污染。

4.切断外源性传播途径

(1)洗手:护理人员在护理患者前后均应洗手。

(2)公用器械的消毒灭菌:应每日清洗雾化器及其管道、吸引器导管及储液瓶,用后严格消毒。湿化瓶及湿化器内应放无菌蒸馏水,并且每日更换一次,需补充液体时应弃去剩余的液体,清洁后重新放入无菌液体。呼吸环路是细菌寄居的重要部位,有报道称每 7 d 更换一次,可降低呼吸机相关性肺炎的发生率。

(四)预防痰液结痂的方法

正常呼吸时,鼻腔起加湿、加温和除尘的作用。全喉切除后,呼吸改道,正常的加温加湿功能丧失,痰液容易浓缩,结成干痂,阻塞气管套管,导致呼吸困难。在干燥的冬天更易发生。可利用以下方法防止或减少这种情况。

1. 套管内滴药

庆大霉素、α-糜蛋白酶各 1 支,加入生理盐水 10 mL,配成混合液,直接滴入呼吸道内,每次 2～3 滴,每 2～3 h 一次。可起到稀释痰液,预防结痂的作用,使痰液易于咳出。

2. 蒸汽吸入

冬天特别是北方,空气干燥时,可在火上放一壶水煮沸,以此来增加室内空气温度和湿度。

3. 保持空气湿度

湿式拖地亦可增加室内空气的湿度。采用地面洒水的方法增加湿度简便易行,但注意防止滑倒。有条件的家庭,可购买加湿器,增加空气度、湿度。

4. 护罩的制作方法

将 1～2 层纱布裁剪成自己喜爱的形状,8×10 cm 大小,两边缝上系带即成。外出时戴上,既可防止异物进入套管,又可修饰颈部。

5. 拔除套管

喉全切除术后,一般在气管造口处放置气管套管,其目的是利于造口的形成,同时便于造口内分泌物的清洁护理。佩戴套管的时间视个体差异而不同,通常为几个月到一两年。如想拔除套管,可先尝试白天拔管,夜间戴管的方法。观察一段时间若无不适,可考虑拔管。如造口收缩变窄,应延长戴管时间,或到医院找医师咨询、处理。

(五)预防脱管

气管切开早期应加强观察,气管切开后缚带一定要结死扣,松紧度以通过一指为宜,并且随着颈部变化情况及时调整缚带松紧。有一种使用简单、安全且廉价的搭扣式气管套管固定带,这种搭扣式固定带固定牢固并可根据患者的颈围随意调节松紧。

使用呼吸机的患者在翻身、叩背、吸痰时至少应由两人合作,以保持患者头颈部与气管导管活动的一致性,注意将气管套管的压力降至最低,尤其注意螺纹管长度应适宜,并辅以有效的支架扶托,及时清倒集水管内的积水,以预防脱管发生。对于烦躁不安的患者可给予适当的约束或镇静剂。一旦发生脱管,应沉着冷静,立即采取相应措施,重新安放气管套管。

四、康复护理

(一)心理康复

全喉切除术后的患者,由于呼吸改道、失语,身心遭受严重创伤,还要面对社会竞争压力。多数患者在肿瘤治疗后,原有的工作会有所改变,经济收入相应减少,给家庭经济带来负担;如果还须进行后续治疗,将进一步影响患者的生活质量。因此,家庭和社会应多关心、了解患者的心理,鼓励患者保持心理平和,勇敢面对现实,热爱生活,做到心胸开阔,学会自我调节,尽快融入社会。

人类具有亲和倾向和归属感,无喉者要向周围的人寻求帮助,借助群体的力量克服恐惧,走出阴影,迎接新生。无喉者还可加入无喉者协会,增强自尊和自信,找回自己的社会地位,发挥自己的能力。

(二)语言康复

喉癌患者全喉切除术后身带残疾回归社会,首先面对的是语言交流障碍。笔谈较慢,难于表达出患者的意愿,因此帮助恢复患者的言语功能显得尤为重要。目前恢复言语功能常见的方法主要有以下几种。

1.食管发音

利用食管储存的气体,逐渐释放到咽、口腔来发音。

2.发音钮

在气管食管间造口,放一个发音钮,使气体在逸出气管造口前进入食管,上升到咽、口腔发音。

3.人工电子喉

人工电子喉也称助讲器,可使咽、口腔的气体振荡,发出声音。每种发音方法都有其优点与缺点。目前使用较为普遍的是人工电子喉。人工电子喉的优点有发声方便,容易掌握,讲话较清楚、流利,可以长时间说话并且很容易被理解;可调节频率和音量,清洁卫生。但电子喉音质欠佳,声音听起来有点机械,在使用时需要用手握住。食管发音与人工电子喉相比较,在生理、心理和社交三方面都具有其优点:能逐渐恢复鼻腔、口腔的部分功能,能锻炼膈肌和腹肌,恢复社交自信。但食管发音有较多的解剖生理方面的影响因素,并非每一个人都能熟练掌握。

4.日常生活

(1)室内:由于呼吸道的改道,口腔及鼻腔没有气流,失去了大部分嗅觉功能,闻不到气味,患者独自在家,应打开窗户,以防煤气泄漏而发生意外。

(2)外出:应尽量少到人多的地方。需要外出时,应佩戴护罩,可有效阻挡灰尘。独自外出时,最好能携带标有姓名、疾病、家庭地址、曾就诊医院名称的小卡片,以备不时之需。

(3)运动:适当的运动可帮助恢复体力,提高机体免疫力。运动时,根据个人情况及爱好选择,运动量由小到大,逐渐适应,做到劳逸结合。也可以在家人的陪伴下参加短期旅游、开阔视野、调整心态。

(4)洗浴:淋浴时,不能让水流对着气管造口,以免引起呛咳甚至肺炎。也可在颈部围上毛巾,头部略低,水流会沿着毛巾自然向下流而不会进入气管造口。

五、饮食指导

进食是人们摄取营养的主要途径,均衡的饮食结构是患者身体尽快康复、免疫力提高的重要途径。在饮食和健康的新概念中,蔬菜、水果和蛋白质起着较为重要的作用。因此,在保证充足营养的同时,应多食用新鲜的绿叶蔬菜、水果,少吃油炸、辛辣及刺激食物。康复者应多走动,保持大便通畅。

六、定期复查

出院时患者应了解复查的时间、地点,主管医师的出诊时间。术后第一年每月复查一次,连续3个月;以后每3个月复查一次。术后2~3年,每3~6个月复查一次。以后每6~12个月复查一次。复查内容主要是切口的恢复情况、颈部淋巴结的触诊、胸部透视等。有新症状者随时就诊。

(李子文)

第十九节　造口患者的健康教育

1.造口观察

教会患者观察造口露出皮肤表面的高度、结肠造口周围黏膜和皮肤的颜色、排出物性质、排出的时间。

2.在护士指导下佩戴造口袋

术后早期鼓励患者积极参与造口护理，在护士进行造口护理时，让患者及其家属观看护理全过程1～2次，之后让患者及其家属主动参与造口护理。待患者及其家属基本掌握操作要领后，护士观看他们操作1～2次，以确保患者在出院前能完全自我处理造口。当患者佩戴造口袋时，护士的职责变为提供好的咨询服务。患者获得自我护理、自我管理的能力，可减少并发症的发生，提高生存质量。

3.向患者及其家属交代造口护理操作注意事项

尽可能安排在起床后、饭前等排便量较少的时间更换造口袋；揭除造口袋时注意保护皮肤，防止皮肤损伤；不要使用碱性肥皂或任何消毒剂清洁造口周围皮肤；如造口周围皮肤有胶残留，先清洁再贴袋；裁剪造口袋时与实际造口方向相反，要注意不规则造口方向，须定时测量，以便掌握造口的正确尺寸；观察患者造口时，应让其坐起。

4.理论指导

由于造口的出现使排便方式发生了改变，患者担心的问题较多，在一定程度上会影响患者对造口护理知识的学习。研究发现患者对造口相关知识的掌握程度较低。可安排造口知识的讲课，鼓励患者家属及能下床活动的患者参加。讲课内容应包括造口类型、造口产品的选择、造口用品及辅助用品的选择及储存、日常生活及饮食的注意事项、造口袋的粘贴技巧和清洗方法、造口护理的注意事项、常见造口并发症的预防与处理、性生活的注意事项（包括介绍迷你型造口产品及造口栓）等。

5.旅游

造口患者可以旅游，如果是长途的旅游，要携带足够的造口护理用品，并对皮肤加倍护理。宜选用两件式闭口袋，方便更换。乘坐飞机时，可使用过滤片。

6.运动

术后6周内不宜举超过6 kg的重物。待完全康复后，可以参加一些不剧烈的体育活动，如慢跑、打太极拳等；同时应避免增加腹压的活动以防疝气，如举重、提拉重物、重体力劳动等；还应避免身体碰撞激烈的活动，如足球、篮球等。

7.沐浴

可以沐浴及游泳。沐浴时，可用造口袋覆盖造口或者拿开造口袋，清洗身体及造口。游泳时，可以使用迷你型造口袋，女性患者以穿一件式游泳衣为宜。

8.特殊指导

如造口与腹部手术切口距离较短（3横指以内）或造口在切口上方，需要先在切口上撒少量造口护肤粉，再将水胶体敷料贴于切口处，最后贴造口袋。造口上有支架时，按造口实际大小裁剪造口袋，先把支架套入，再贴袋。造口旁有引流管，而引流管又不能放入造口袋内时，选择底盘边适宜裁剪的造口袋；裁剪造口袋时，偏离造口袋中心孔。

造口周围有凹陷时，可用防漏膏或防漏条填充小的凹陷后贴袋，对大的凹陷可用棉球填充后覆盖水胶体敷料再贴袋。造口离脐部近时，先将水胶体敷料覆盖于脐部再贴袋。造口周围皮肤有皱褶或瘢痕时，可用防漏膏填满凹陷处再贴造口袋。患者过瘦或过胖时，应分别对待。给过瘦者贴袋时让其鼓肚子；过胖者腹部比较丰满，裁剪造口袋时，可在底盘上剪2～3个减压小口。

9.协调家庭及社会支持系统

鼓励患者采用坐位时直视自己的造口，并参与造口的更换。自我护理有助于患者回归家庭、回归社会，提高生活质量。护理人员耐心传授护理知识及技巧，培养患者的自理能力，使患者在自我护理中体会到生存的价值。向患者介绍社会支持系统(造口人组织、阳光之家、造口联谊会等)，为患者寻求更多的社会支持和帮助。

10.延续性护理

定期随访。于患者造口术后1个月、3个月、6个月进行电话随访。针对患者的需求给予个性化指导。建立造口康复指导微信群，进行实时个体指导。

(李子文)

第二十节　肠造口并发症的护理

肠造口术的目的是重建正常的排泄功能，以缓解患者的病情进展及延长患者的生命。肠造口护理的目的在于提高患者的生活质量，但当护理不当及患者病情变化时，常会出现各种肠造口并发症。因而医护人员应了解肠造口并发症，并可以正确处理。

一、肠造口缺血性坏死的护理

(一)护理评估

1.评估造口缺血性坏死的原因与程度

肠造口缺血性坏死易发生于肥胖及急症手术者，发生的主要原因是血液供应不足。肠造口缺血性坏死分为轻度、中度、重度。轻度：造口黏膜边缘为暗红色，局部黑色，不超过造口黏膜的1/3，无分泌物，无臭味，造口周围皮肤没有改变。中度：2/3的造口黏膜呈黑紫色，造口中央呈淡红色或红色，有分泌物和异常臭味，用力擦洗黏膜会出血。重度：全部黏膜呈漆黑色，有异常臭味，擦洗黏膜，没有出血点。但长期服用泻剂的患者常见结肠黏膜色素沉着，肠黏膜呈暗黑色(黑变病)，需鉴别。若及时给予轻、中度肠造口缺血性坏死适当处理，变紫的肠造口黏膜可能恢复正常；重度肠造口缺血性坏死，需及时行肠造口重建术。发生肠造口缺血性坏死的常见原因如下。

(1)手术中损伤结肠边缘动脉，引起肠管血液供应不足，引起造口缺血、缺氧，最后导致肠造口缺血性坏死。

(2)肠造口腹壁开口太小或缝合太紧容易引起肠管血运障碍，最后导致造口缺血性坏死。

(3)手术中缝扎肠系膜血管不当，影响部分肠管血运，严重者引起造口缺血性坏死。

(4)严重的动脉硬化或肠梗阻过久，引起肠水肿、胀气，最终导致肠壁长期缺氧，引起肠造口坏死。

(5)术中游离肠管不够充分使造口肠系膜过紧，提出造口肠管时张力过高或发生扭曲，导致肠造口缺血、缺氧而发生坏死。

(6)造口肠管及系膜扭转或受压，影响造口局部血运，长时间的缺血、缺氧导致肠造口坏死。

(7)过分修剪肠脂垂破坏边缘动脉，导致造口血供不足，发生缺血性坏死。

2.造口重度缺血性坏死与结肠黑变病的鉴别

长期服用泻剂的便秘患者常见结肠黏膜色素沉着，肠黏膜呈暗黑色(黑变病)，内镜下结肠黏膜呈黑色、棕色或暗灰色。检查结肠黑变病患者造口黏膜时，用手电筒照射造口黏膜时肉眼能观察到肠黏膜透亮、呈虎皮纹状；而造口黏膜重度缺血性坏死者，造口黏膜呈漆黑色，用手电筒照射造口黏膜时不透亮。

(二)检查方法

检查时以手电筒侧照肠造口黏膜，观察黏膜是否呈红色，有无透光；用液状石蜡润滑玻璃试管后插入肠管内，用手电筒照射观察肠腔血运；用手指按压肠造口黏膜，放开时观察是否恢复红色，必要时以软式直肠镜观察肠造口内黏膜的颜色。

(三)护理

当肠造口黏膜变紫时，应立即向医师报告并密切观察肠造口黏膜的变化。

1.轻度造口缺血性坏死

(1)在造口黏膜上撒造口护肤粉，达到让坏死的造口黏膜自溶性脱落的目的。

(2)更换造口底盘，底盘开口直径大于造口直径 2 mm。

(3)拆除缝线。

(4)佩戴两件式造口袋，便于观察造口黏膜血运情况。

2.中度造口缺血性坏死

按轻度方法处理，待坏死黏膜脱落再按伤口处理方法进行清洁。

3.重度造口缺血性坏死

重度造口缺血性坏死，则须尽快再次手术，重建造口。护理原则：每日检查造口情况(使用两件式透明造口袋)；部分坏死，可等待坏死组织脱落；组织完全坏死，应尽快手术重建肠造口；坏死组织完全脱落后发生凹陷，需使用凸面底盘。

二、肠造口出血的护理

(一)护理评估

较轻的早期出血常发生在术后 48 h 内，少量出血，用湿润棉球或纱布稍加压迫即可止血；出血量多时用 0.1%的肾上腺素纱布压迫或拆开黏膜皮肤缝线，寻找出血点，加以钳扎，彻底止血。晚期肠造口出血较少见，一般为少量出血。发生肠造口出血的原因如下。

(1)造口底盘裁剪不当产生物理刺激，肠造口黏膜与皮肤连接处的毛细血管及小静脉出血。

(2)肠系膜小动脉未结扎或结扎线脱落，引起早期造口出血。

(3)肿瘤复发、肠管内毛细血管破裂、肠道菌群失调严重、腹泻、放射治疗、化学治疗等均可引起造口出血；一般发生在术后晚期。

(二)护理措施

(1)少量出血:在出血部位撒造口护肤粉后用湿润棉球或纱布稍加压迫即可止血。

(2)多量出血:用1%的肾上腺素纱布压迫止血或拆开黏膜皮肤缝线,寻找出血点,加以钳扎,彻底止血。

(3)预防方法:避免物理和化学因素(清洗、造口用品等)刺激肠造口,清洗造口时水温要低,造口底盘开口适当(避免底盘开口过小)。

三、造口皮肤黏膜分离的护理

(一)护理评估

造口皮肤黏膜分离是指肠造口黏膜缝线处的组织愈合不良,使肠造口处肠黏膜与腹壁皮肤的缝合处分离,分离处留下一个开放性的伤口,属于肠造口手术后的早期并发症之一,多发生在术后1～3周。

根据分离的程度可分为部分分离和全周分离,记录时采用时钟的位置来表述,如"头为12点,脚为6点,左右分别为9点、3点"。造口皮肤黏膜分离处理不当,可能发生造口回缩,甚至缩至腹腔,造成腹腔感染,必须再次手术。造口皮肤黏膜分离愈合后由于瘢痕收缩会引起造口狭窄,给患者生理、心理带来极大的创伤,直接影响患者的术后康复和生活质量。造口皮肤黏膜分离的主要原因如下。

(1)肠造口黏膜缝线固定不牢而脱落:主要是缝合肠造口黏膜与皮肤的可吸收肠线比较细滑,打结不牢或缝线断裂,使得缝线脱落。

(2)造口周围皮下组织切除过多而残留空腔导致不愈合。

(3)造口结构差,位置不佳:有的造口位于脐旁左腰线皱褶处,造口周围皮肤凸凹不平,在粘贴造口用品时,过度拉伸皮肤造成缝线张力过大。

(4)血液循环系统功能不良:有的患者术后造口周围组织血液灌注不足,组织坏死,造成皮肤黏膜分离。

(5)腹压过高:由于患者术后咳嗽、咳痰,造成腹压过高,皮肤黏膜缝线处牵张力增大。

(6)患者高龄及营养状况不佳,有糖尿病或者患者长期使用类固醇药物,易导致造口周围感染。

(7)造口周围油纱条拆除得过晚,油纱条受到肠内容物的污染,进一步污染造口周围伤口,造成皮肤黏膜的分离。

(二)护理措施

彻底清洗造口皮肤黏膜分离处,擦干,根据分离程度填充亲水性敷料粉剂或藻酸盐填充条。如果是单侧浅层分离(分离深度小于0.5 cm),可用亲水性敷料粉剂;如果是单侧深层分离(分离深度大于0.5 cm),可选用藻酸盐填充条。然后使用防漏膏、水胶体敷料覆盖分离处,贴上肠造口袋,避免粪便污染。如疑有渗漏,应及时更换造口袋及敷料。

四、肠造口回缩的护理

(一)护理评估

1.评估造口回缩的原因

(1)早期多因肠造口缺血性坏死肠管回缩至筋膜上或腹腔内,肠造口黏膜缝线过早脱落,肠管游离不充分导致造口肠管过短，产生牵扯力。

(2)造口腹壁切口过大，明显粗于肠管；襻式造口时，造口部肠段固定不牢或过早拔除肠造口支架。

(3)二次手术患者乙状结肠弯曲消失或降结肠保留过短，可伸缩性差；且因腹腔粘连，游离肠管时血运破坏较多，故下腹造口肠管回缩可能性增加。

(4)肠造口皮肤黏膜分离或肠造口周围感染，后期周围皮肤或肉芽组织增生可导致周围切口瘢痕、隆起，致肠造口回缩或内陷。

(5)晚期多因造口部脂肪组织过多，肠造口位置设定不当、妇女多胎生育、体重增加导致肥胖，致肠造口内陷。

2.评估造口回缩的程度

肠端开口位于筋膜外者为轻度回缩，肠端开口位于腹腔内者为重度回缩。

(1)试管法：润滑直径较小的清洁玻璃试管后，将其底端轻柔地插入造口中，在光线照射下观察。

(2)直肠镜法：在直肠镜直视下判断回缩的程度。

(二)护理措施

(1)轻度回缩：注意密切观察造口回缩的进展情况，同时配合使用凸面底盘及腰带。

(2)重度回缩：对于造口重度回缩的患者，护士应注意观察患者有无腹膜炎体征(如腹痛、腹肌紧张、恶心、呕吐、发热等)及中毒性休克的体征。

(3)伴有刺激性皮炎：可用皮肤保护粉或无痛保护膜保护造口周围皮肤。乙状结肠造口皮肤有持续损伤，可考虑采用结肠造口灌洗法清除结肠内的粪便。

(4)选择合适的造口用品：宜选用垫高式造口用具，如凸面底盘，加压于造口周围皮肤，使造口基部膨出，以利于排泄物的排出；如造口位置不佳，不适宜使用凸面底盘，可在局部使用补片或防漏条垫高；可配合使用造口腹带或腰带，增加造口基部的压力。肝硬化、腹腔积液患者不可使用垫高式用品，静脉压力过高常造成此类患者腹部微血管静脉曲张，此时腹部微血管及皮肤非常脆弱，而凸面底盘的压环对肠造口周围的皮肤所造成的压力过大，易造成皮肤破损，甚至压迫腹部的微血管，造成肠造口周围皮肤的溃烂。此时应选用一件式平面造口袋配合皮肤保护膜等处理。

(5)心理支持：耐心讲述肠造口回缩的原因、保护造口周围皮肤的有效方法，以减少粪水所引起的皮炎。关心、鼓励患者。

五、肠造口狭窄的护理

(一)护理评估

1.评估造口狭窄的原因

(1)浅层狭窄，手术时腹壁皮肤或肌肉腱膜切除过少多造成瘢痕狭窄。

(2)结肠造口狭窄多发生于钳夹外置造口，因结肠浆膜外露受刺激，引起浆膜炎，产生肉芽组织，继而形成瘢痕、收缩，与皮肤切缘共同形成环状瘢痕狭窄。

(3)深层狭窄多发生于外斜肌腱膜或腹直肌前鞘，造口下端的结肠扭结、组织坏死引起纤维化，肿瘤细胞增生，压迫肠管。

(4)造口周围皮肤化脓性感染，愈合后形成瘢痕且挛缩，引起肠造口狭窄。

(5)早期造口血运障碍、感染或隧道过窄、腹壁切口过小导致造口狭窄。

(6)晚期粪便刺激造口肠管的浆膜而发生浆膜炎以致肉芽组织增生、瘢痕挛缩,导致肠造口狭窄。此外,克罗恩病复发及肿瘤的局部压迫导致的造口狭窄亦不应忽视。

2.评估造口狭窄的程度

造口周径小于或等于患者本人小指前段且出现排便困难,可考虑为狭窄。

据此将排便费力但尚能排便纳入轻度狭窄;排便费力,需借助手压腹部或使用药物协助排便,为中度狭窄;排便困难,借助手压腹部或药物仍无效,常觉腹痛,甚至出现不全肠梗阻,为重度狭窄。

(二)护理措施

程度较轻,可容小指或示指尖通过时,可用手指扩张造口,但注意不可损伤造口。扩张造口的方法:戴手套,在小拇指(开始时先用小拇指,慢慢好转后改用示指)上涂润滑剂,轻轻进入造口,停留 5～10 min,每日两次,需要长期进行。

要留意有无粪便阻塞降结肠或乙状结肠造口,向患者讲解肠梗阻的症状和体征;告知患者若存在肠梗阻的症状和体征,应及时诊治,不要自行服用泻药,以免加重病情,如情况严重,需要外科手术治疗;告知患者应保持大便通畅,避免进难消化的食物(如玉米、蘑菇等)以免堵塞造口。

泌尿系统造口发生狭窄,可能需要放入导尿管引流,保持尿液的排空。如造口狭窄引起尿潴留、感染、尿液逆流,应行 X 线或 B 超检查,看肾脏是否肿大。

六、肠造口水肿的护理

(一)护理评估

肠造口水肿常发生在术后早期,表现为肠造口黏膜不同程度的水肿,多为血液回流障碍所致,患者无自觉症状,6～8 周轻度水肿可自然恢复。造口组织水肿长时间不缓解,与创缘周围组织包裹过紧、感染、结肠造口狭窄致静脉回流受阻有关。如果造口黏膜水肿加重,呈灰白色,则应检查造口血运是否充足。造口水肿的具体原因如下。

(1)手术中腹壁及皮肤开口过小,肠管血液回流不畅,导致肠造口水肿。

(2)造口患者营养不良,血清蛋白浓度低下,导致肠造口及全身的低蛋白水肿。

(3)造口底盘裁剪不恰当,底盘开口过小,压迫造口肠管周围,影响血液回流,造成肠造口水肿。

(4)肿瘤晚期患者,造口局部复发形成压迫,导致造口血液回流障碍,造成肠造口水肿。

(二)护理措施

轻度水肿可自然恢复,不需要特殊处理;若患者有血清蛋白浓度低下的体征(如双足水肿、身体下垂部位水肿等),同时合并肠造口水肿,应向医师报告,遵医嘱给予补充血清蛋白的药物;若患者造口水肿,同时合并造口排气、排便不畅,应立即向医师报告,行造口指诊。指诊时患者应放松平躺,操作者右手戴一次性手套后,用液状石蜡充分润滑右手示指,从肠造口开口处缓慢地顺着肠管方向向下,以能顺利到达示指第二指节为宜。若是腹壁开口过小致肠管狭窄引起的造口水肿,必要时可间断拆开周围缝线减压;若腹壁开口适宜,可使用 10% 的氯化钠纱布湿敷造口黏膜,每日两次,每次 15～20 min,以减轻造口水肿,同时使用可剪裁口较大的一件式造口袋。

七、造口黏膜肉芽肿的护理

（一）护理评估

造口黏膜肉芽肿为良性组织，通常发生在黏膜与皮肤接触处，也可发生在造口黏膜上，可以是一粒或多粒围绕着造口的边缘生长。造口黏膜肉芽肿不仅使患者产生疼痛、瘙痒，易伴随出血，而且影响造口袋的粘贴，容易引起渗漏，导致造口周围皮炎的发生。因异物与外界的机械性刺激导致黏膜损伤，并生炎性改变，组织细胞增生，产生肉芽肿。造口黏膜肉芽肿形成的具体原因如下。

（1）造口周围缝线未完全脱落，缝线刺激引起的造口黏膜炎性改变，组织细胞增生，产生造口周围黏膜肉芽肿。

（2）造口底盘裁剪不合适，过小或不整齐的毛边刺激纤维组织增生，产生造口周围黏膜肉芽肿。

（二）护理措施

（1）如肉芽肿发生在黏膜与皮肤接触处，应检查造口周围有无仍未脱落的缝线，如观察到有线结，应予以拆除，再使用造口护肤粉，涂抹造口防漏膏，粘贴肠造口袋，每 2 d 更换造口袋一次，使创面不受污染。

（2）正确测量造口尺寸，避免底盘经常摩擦造口边缘，引致肉芽增生。

（3）发生在造口黏膜上的肉芽肿：①可分次使用硝酸银棒点灼。点灼前先用生理盐水清洁造口黏膜。以左手绷紧造口周围皮肤，使造口固定；右手持硝酸银棒，腕部放于造口周围皮肤上，保持右手稳定。逐步使用硝酸银棒点灼造口黏膜肉芽肿，不宜一次点灼过深，点灼至肉芽肿根部即可，点灼后形成的白色创面应与肠黏膜齐平。②结扎（可使用 4-0 缝线，以圈套方法套住肠黏膜上的肉芽肿，然后打三个外科手术结）后剪除，最后使用造口护肤粉保护肠黏膜创面。

八、肠造口脱垂的护理

（一）护理评估

1. 评估造口脱垂的原因

（1）手术时腹壁造口处肌层开口过大或浆肌层修剪过多，肠管固定于腹壁不牢。

（2）回肠造口患者腹泻、肠管蠕动过快造成肠黏膜脱垂。

（3）年老、肥胖、多次手术等因素造成腹壁薄弱或慢性咳嗽、提举重物、用力排尿、排便等导致腹压升高，最终导致肠段从肠造口处脱出，脱出的长度随着腹内的压力增加而增长。

2. 评估造口脱垂的类型

造口脱垂分为固定和滑动的两种类型。固定的脱垂是指过长的肠段永久性地脱出并外翻。滑动的脱垂的特点为肠段通过造口开口的薄弱处间歇性突出，通常与腹内压升高有关。

（二）护理措施

（1）减轻腹压。

（2）造口发生嵌顿，需要立即通知医师，并做好急诊手术的准备。

（3）禁忌使用卡环式造口袋。

（4）保护肠造口，把脱垂部分从造口推回腹内。用手推回后，仍有可能脱出。环状造口的远端脱垂，推回后用奶嘴塞住肠口，再将奶嘴固定于造口底环上，近端仍可排出大便。单腔造口不能采取此法。

(5)心理支持：向患者及其家属讲解疾病相关知识，减轻其恐惧等。

九、造口旁疝的护理

(一)护理评估

1.评估造口旁疝的原因

(1)造口肠段与腹膜、腹壁筋膜固定或愈合不良，腹压升高，使小肠或结肠从造口旁凸出。

(2)造口结肠与侧腹膜存在间隙，小肠疝入并发内疝。

(3)造口位于腹直肌外，筋膜开口过大，腹部肌肉软弱(年老或过胖的人)，或者切口感染、体重增加引起肌张力下降。

(4)腹部造口周围经过多次手术，腹壁薄弱；腹压持续性升高，如慢性咳嗽等。

2.评估造口旁疝的程度

根据造口旁疝的大小分为小型疝(0～3 cm)、中型疝(3～6 cm)、大型疝(6～10 cm)和巨大型疝(超过 10 cm)。

(二)护理措施

1.预防

术后 6～8 周应避免提重物；控制体重；减轻腹压，咳嗽时用手按压造口部位。

2.发生造口旁疝后的护理措施

(1)重新选择适合的造口袋，如选用底盘较软的造口袋。

(2)重新指导患者，使其掌握换袋技巧。

(3)禁止造口灌洗。

(4)可佩戴合适的造口腹带，缓解局部不适症状。

(李子文)

第二十一节　肠造口周围皮肤并发症的护理

一、刺激性皮炎

(一)护理评估

1.评估刺激性皮炎的原因

(1)造口回缩凹陷：造口乳头没有适当地突出皮肤 1～2 cm，而是低于周围皮肤，排泄物不能直接排入造口袋内，而是渗漏到造口周围皮肤上，刺激皮肤，引起皮炎。

(2)采用坐位时造口周围皮肤皱褶，导致造口底盘粘贴不牢，粪水从皮肤的不平处渗漏到造口底板的下面，腐蚀造口周围皮肤。

(3)底板圈裁剪不当，太小则造口不能完全被套入底板内，排泄物渗漏至底板下；太大则外露皮肤多，粪水刺激皮肤。

(4)造口开口不在正中方向,不能有效收集排泄物,排泄物渗漏到造口周围皮肤上,刺激皮肤,引起皮炎。

2.评估刺激性皮炎的程度

0度:无变化;Ⅰ度:轻度红斑;Ⅱ度:有明显红斑,斑状湿性皮炎;Ⅲ度:融合性皮炎,凹陷性水肿;Ⅳ度:溃疡及出血。

(二)护理措施

常规清洁皮肤,使用造口护肤粉、皮肤保护膜或胶原水胶体敷料,涂抹造口防漏膏,佩戴合适的造口袋。

二、过敏性皮炎

(一)护理评估

过敏性皮炎是由于接触某些物质后在皮肤、黏膜接触部位发生的急性或者慢性的炎性反应。急性期主要表现为皮肤红斑、水肿、脱屑和角质形成细胞囊泡化样变,在慢性期主要表现为皮肤裂隙、苔藓化和角化过度,皮疹部位仅限于变应原(过敏原)接触部位。造口袋部件(如底板、腰带等)均可能成为变应原,引起造口周围皮肤红、痒、痛等不适症状,严重者甚至可发生溃烂。

(1)造口周围皮肤的清洁方式错误,如使用碘伏、酒精、过氧化氢等消毒液擦拭。

(2)造口用具选择不当,如使用劣质的造口护理用品,或清洗皮肤后未将清洗剂擦拭干净,以致引起皮肤问题。

(3)部分造口患者的皮肤属于敏感性皮肤,与造口袋或附件接触部位皮肤产生过敏反应。

(二)护理措施

(1)评估造口用具是否合适,了解患者及其家属清洁造口周围皮肤的方式,是否使用碘伏、酒精、过氧化氢等消毒液擦拭。

(2)寻找变应原并避免再次接触。如果对造口用品过敏,可更换造口用品品牌。

(3)必要时在贴袋前外涂类固醇药物,每次更换造口袋时清洗并擦干造口周围皮肤后,涂类固醇药物并保留15～20 min,再用清水洗干净周围皮肤,擦干后贴袋。

(4)过敏严重者或伴有身体其他部位瘙痒时,可遵医嘱口服抗组胺药物。

(5)皮损严重、渗液多者,可使用水胶体敷料。

(6)少部分人对腰带过敏,出现皮肤发痒症状,建议在腰带内铺上棉质手帕或毛巾,使腰带不接触皮肤及减少摩擦。

三、毛囊炎

(一)护理评估

毛囊炎是毛囊发炎,与患者本身有体毛有关。其临床症状为造口周围皮肤毛囊处出现红疹或发红、破皮、出现小斑点,甚至毛囊处出现脓疱,伴随疼痛、痒感。造口皮肤毛囊炎发生的原因如下。

(1)由于患者自身毛发过重,操作时动作不够轻柔,频繁剃毛和揭除造口袋不当伤害到毛囊,引起局部红肿、疼痛。

(2)使用过多防漏产品,皮肤清洁不彻底,引起毛囊感染。

(二)护理措施

(1)教会患者当皮肤有毛发时,用剪刀将其剪平,不可用剃刀,以免损伤皮肤毛囊。

(2)教会患者揭除造口袋时,一只手按压皮肤,另一只手缓慢揭除造口底盘;若底盘粘贴过紧,不易揭除,可用湿纱布先湿敷几分钟后再揭除。

(3)常规清洁皮肤,毛囊炎严重时可使用莫匹罗星软膏,按摩 15～20 min,将残余的莫匹罗星软膏清洁掉,然后使用造口护肤粉,涂抹造口防漏膏,佩戴合适的造口袋。

(4)避免使用过多及黏性过强的防漏膏,以免造成更多伤害。

(5)如果毛囊出现脓疱,应考虑有无真菌或金黄色葡萄球菌感染,并针对其菌种,遵医嘱使用抗炎的粉剂药物。

四、念珠菌感染

(一)护理评估

肠造口周围皮肤念珠菌感染与造口的种类及护理技术没有直接关系,其通常发生在免疫力较差、口服抗生素或造口底盘容易渗漏的患者。当造口底盘与皮肤的密合性差时,排泄物便会渗进底盘的缝隙中,念珠菌利用温暖、湿润的环境繁殖,导致皮肤伤害;念珠菌感染起初表现为皮肤瘙痒,若未及时清洁皮肤及用药膏治疗,即会出现脓疱及界线清楚的皮肤红斑,皮肤会奇痒无比。具体原因如下。

(1)造口患者接受放射治疗、化学治疗,白细胞减少;长期应用免疫抑制剂导致免疫力低下。

(2)长期使用抗生素导致菌群失调,患者大量出汗,造口底盘遮盖部位皮肤潮湿。

(二)护理措施

重新评估患者的造口底盘选择是否合适;粘贴造口底盘的皮肤区域若有毛发,需指导患者用剪刀剪除毛发,不可用剃刀剃除;更换造口底盘时可用 2% 的碳酸氢钠溶液清洁局部皮肤;遵医嘱在造口周围皮肤应用抗真菌类的药物,如克霉唑乳剂或皮炎平膏剂等。

五、增生或假性疣病变

(一)护理评估

造口周围皮肤增生是紧邻造口周围皮肤区域出现疣状的突起,通常发生在泌尿系统造口及回肠造口等潮湿环境下,造口周围皮肤长期浸泡在尿液、水样便里,皮肤会出现发红、溃疡、疼痛等问题。长时间的影响下,则形成湿疣状似的皮肤组织增生。

常见原因如下。

(1)患者未能掌握裁剪技巧,使造口底盘开孔过大,造口周围的皮肤被尿液浸渍、长期刺激而致增生。

(2)选用的造口袋不恰当,周围皮肤出现凹陷和皱褶皮肤增生的患者选用两件式平面底盘泌尿造口袋,致使底盘的粘贴面容易翘起,无法与皮肤完全接触,尿液容易从底盘下渗漏。

(3)造口部位选择不当,术前未行造口定位,术后患者造口周围皮肤有凹陷和皱褶,导致造口袋粘贴困难或有缝隙而发生尿液渗漏。

(4)体位和活动改变:在住院期间患者大部分时间卧床,平卧时很难发现造口周围有凹陷和皱褶,很少发生渗漏。患者出院回家后下床活动较多,通常采用坐位和站位,造口周围皮肤容易出现凹陷和皱褶而发生尿液渗漏。

(5)造口袋使用时间太长：由于泌尿系统造口袋较贵，很多患者特别是老年人为了节省费用，想办法使造口袋使用时间延长，常连续使用1周或更久，少数患者发现渗漏后还继续使用，尿液浸渍造口底盘开孔的边缘，造口底盘吸收液体饱和后失去黏性而发生尿液渗漏。

(二)护理措施

(1)重新评估造口状况，患者的造口用具是否合适，了解患者粘贴造口用具的步骤，并重新给患者进行示教。

(2)佩戴凸面造口底盘对增生皮肤进行压迫，如增生皮肤糜烂，可使用皮肤保护粉以吸收渗液。

(3)建议严重增生患者手术治疗。

(4)处理造口：用生理盐水清洁造口周围皮肤后，在造口周围先撒皮肤护肤粉保护造口周围假性疣增生的皮肤，再涂抹造口防漏膏，防漏膏的涂抹面积要覆盖假性疣增生的皮肤。根据造口情况佩戴一件式(底盘顺应好的)造口袋或两件式(凸面底盘)造口袋。裁剪造口底盘时，注意裁剪大小，要以能够覆盖假性疣增生处皮肤为宜。

六、尿结晶

(一)护理评估

尿结晶是泌尿系统造口常见的并发症之一，也是泌尿系统造口患者所特有的并发症。正常情况下，泌尿系统造口排出的尿液呈弱酸性(pH5.5～6.5)。饮食酸碱度常影响尿液的pH，如果进蛋类、鱼类、瘦肉、动物内脏、核桃、花生等酸性食物，则尿液呈酸性，如果进菠菜、绿豆芽、芥菜、杏仁等碱性食物，则尿液呈碱性。尿结晶表现为造口周围皮肤有一圈白色沙砾状沉淀。

其发生原因如下。

(1)机体摄入较多的碱性食物，再加上水分摄入不足，尿液呈浓缩状态，尿酸浓度升高，形成白色粉末晶体，黏附于造口或造口周围皮肤。

(2)未及时清洁泌尿系统造口，超过3 d未更换造口袋，使造口长时间浸泡在尿液中，产生的尿结晶附着在造口周围。

(二)护理措施

更换造口袋时，可选用弱酸性沐浴露将少许沉淀物清洗掉并擦拭干净。若结晶不易擦拭干净，可用1∶3的食用醋加水的稀释液湿敷后擦拭，或用小苏打水擦拭。建议泌尿系统造口患者平时多吃酸性食物，如肉类、燕麦、面包、蛋及面类等，增加水分的摄入，每日饮水2 000 mL左右。适量补充维生素C，4 g/d。

七、造口周围静脉曲张

(一)护理评估

造口周围静脉曲张也称脐周静脉曲张，此并发症较为少见。典型的特征表现为造口周围皮肤薄、透，呈现清晰可见的辐射状蜘蛛丝，表面血管扩张迂曲，血管曲张，压之褪色，表面无渗液。发生此并发症患者不会有任何疼痛感，唯一的症状是出血，有时是致命性出血。多数患者是因为小血管破裂出血而就诊。出血通常见于皮肤和黏膜的交界处。此并发症为造口周围皮肤少见的并发症,多发生于各种原因引起的门静脉高压患者,以肝脏疾病引起者居多。门静脉高压没有得到有效控制导致门静脉与体静脉之间产生分流,当分流发生在门静脉系统的肠系膜与体循环的皮下静脉之间,即可形成造口周围静脉曲张。

(二)护理措施

(1)应用具有止血功能的海藻类敷料。

(2)柔软底板,软化大便,减少摩擦,创面涂金霉素软膏。

(3)保肝治疗。

(4)出现腹部大出血时及时与医师联系。

八、黏膜移位

(一)护理评估

造口黏膜移位是肠造口黏膜延伸到造口周围皮肤,由于黏膜分泌黏液,故会引起造口底盘潮湿,造口袋粘贴不牢固,给造口护理带来困难,护理不当容易出现造口黏膜出血、粪水性皮炎等问题。发生造口黏膜移位的原因如下。

(1)手术时将造口周围缝于表皮,使得造口黏膜延伸至造口皮肤周围。

(2)用较坚硬及尺寸过小的底盘压迫造口边缘,造成损伤部位向外扩展。

(二)护理措施

(1)揭除造口袋及清洁造口时要轻柔,避免再损伤造口。

(2)重新评估造口外形及尺寸。

(3)造口护肤粉可用于较细小的黏膜移位,严重者可用藻酸盐敷料覆盖。贴底板时应用防漏膏,以增加造口袋粘贴的稳固性。

九、放射性皮炎

(一)护理评估

放射线除对肿瘤细胞有杀伤作用外,还会损伤正常组织。肠造口患者接受放射治疗后造口周围的皮肤会产生一系列病理改变:真皮层弹性纤维组织受损,皮肤表层变薄及破损,皮肤末梢小血管受损,使皮肤呈现发红状态,久而久之会出现局部黑色素沉着、纤维化、肥厚、弹性差。这些改变会增加皮肤对创伤的敏感性,并抑制皮肤的正常愈合过程。临床主要表现为造口皮肤红肿、糜烂甚至溃疡,患者可有不同程度的疼痛、不适感、刺激感、痒感和烧灼感,从而给日常活动和生活质量带来影响。根据不良事件通过术语评价标准(CTCAE) V3.0急性放射性损伤的分级标准,将放射治疗过程中出现的急性皮肤损伤分为6级。

0级:皮肤无变化。

Ⅰ级:轻度红斑、脱屑、瘙痒、毛囊扩张、色素沉着、干性脱皮等。

Ⅱ级:中度/明显红斑、中度水肿、斑点样湿性脱皮(大部分局限于皮肤皱褶)。

Ⅲ级:融合性湿性脱皮(不局限于皮肤皱褶),并非小创口或磨损所致的出血。

Ⅳ级:皮肤坏死,全真皮层溃疡;相关部位自发性出血。

Ⅴ级:死亡。

(二)护理措施

Ⅰ级:撒造口护肤粉,使用造口皮肤保护剂或者粘贴超薄型水胶体敷料,然后粘贴造口袋,收集粪便。

Ⅱ级：根据渗液情况选择敷料，超薄型水胶体敷料或藻酸盐敷料＋超薄型水胶体敷料，然后粘贴造口袋，收集粪便，如果需要，应佩戴造口腰带或造口旁疝腹带。

Ⅲ级：根据渗液情况选择敷料，藻酸盐敷料或亲水性愈合敷料＋超薄型水胶体敷料，然后粘贴造口袋，收集粪便，必要时佩戴造口腰带或造口旁疝腹带。如果需要，应停止放射治疗。

Ⅳ级：保守锐性清创＋自溶性清创，停止放射治疗，选用合适造口袋收集粪便。

（李子文）

第十三章　肛肠科疾病护理

第一节　假膜性肠炎

假膜性肠炎是在应用抗生素治疗肠道或肠道外感染性疾病过程中，由于机体抵抗力下降、肠道菌群失调，从而出现新的肠道感染，主要发生于结肠的急性黏膜坏死性炎症，并覆有假膜。其主要表现为腹泻、腹痛、腹胀、发热，可伴发低蛋白血症、中毒性休克，甚至死亡。本病多在中老年发病，女性患者多于男性患者。本病常见于应用抗生素治疗之后，目前已证实绝大多数病例是难辨梭状芽孢杆菌感染引起的，故为医源性并发症。

一、护理评估

(一)患者的个人史与既往病史

评估患者的年龄、性别、用药史；详细询问患者既往身体状况；尤其是近期是否应用抗生素治疗肠道或肠道外感染性疾病，治疗和护理经过，药物种类、剂量、疗效等。

(二)临床症状评估与观察

1. 腹泻

轻如一般腹泻，重至严重血便。轻者每天大便2～3次，可在停用抗生素后自行缓解；重者有每天数次至数十次的水样便，有时可持续4～5周，颜色可为淡黄色、黄绿色、黑褐色，粪便中多有黏液，偶见假膜，可有血便，甚至柏油样便。

2. 腹痛

腹痛为患者较为多见的症状，多位于下腹部，呈钝痛、胀痛或痉挛性疼痛，询问是否伴有腹胀、恶心、呕吐，查体时腹部是否出现反跳痛，注意和急腹症相区别。

3. 其他症状

注意观察患者发热的程度、热期、热型，有无食欲减退、体重下降脱水、口腔炎症等营养与代谢形态的改变，有无心动过速、全身软弱乏力、嗜睡、意识障碍等认知与感知形态的改变等。

(三)辅助检查

1. 血液检查

白细胞计数增多，以中性粒细胞增多为主；常有低钾、低钠等电解质失常或酸碱平衡失调及低蛋白血症。

2. 粪便检查

难辨梭状芽孢杆菌培养及毒素测定对诊断假膜性肠炎具有非常重要的意义。

3. 结肠镜或者病理检查

这些检查提示假膜性肠炎。

4. X线检查

腹部X线片可见肠管胀气和液平。

5. CT 检查

结肠壁增厚，皱襞增粗。

(四)心理-社会状况评估

评估患者的心理承受能力、性格类型，对假膜性肠炎的认识程度，有无焦虑、恐惧心理，家属及亲友的关爱程度，以及患者的经济状况。

二、护理诊断

(一)腹泻

腹泻与抗生素抑制了肠道的正常菌群，肠毒素与细胞毒素刺激肠黏膜上皮细胞，肠黏膜上皮细胞向肠腔内排出的水分和钠离子的量增多有关。

(二)腹痛

腹痛与肠道炎症及痉挛有关。

(三)体温过高

体温过高与细菌毒素引起的毒血症有关。

(四)营养失调，低于机体需要量

其与腹泻、高热、腹胀导致肠道吸收障碍有关。

(五)有体液不足的危险

有体液不足的危险与细菌及其毒素作用于肠道黏膜，导致腹泻引起大量体液丢失有关。

(六)活动无耐力

活动无耐力与频繁腹泻导致电解质丢失致低钾有关。

(七)有肛周皮肤完整性受损的危险

其与腹泻有关。

(八)知识缺乏

患者缺乏疾病相关知识。

(九)焦虑/恐惧

焦虑/恐惧与患者腹泻、腹痛有关。

三、护理目标

(1)体温恢复正常，腹痛症状减轻或缓解，大便次数减少或恢复正常排便。

(2)体重增加，贫血症状得到改善，患者不感到口渴，皮肤弹性良好，血压和心率在正常范围。

(3)肛周皮肤无红肿、破溃。

(4)并发症得到及时发现和处理。

(5)患者了解了假膜性肠炎的相关知识并能够予以预防，安全、有效地使用药物。

四、护理措施

(一)一般护理

1. 休息

为患者提供舒适、安静的环境，病室内空气清新，调节合适的温度、相对湿度。频繁腹泻、全身症状明显者应卧床休息,应协助伴发热、疲乏、严重脱水者床边排便,以减少体力消耗。

2.采取有效降温措施

通常应用物理降温方法,如用冰袋冷敷前额、在腹股沟及腋窝处或头下置冰袋等。但应注意,冷敷时,避免持续长时间冷敷在同一部位,以防局部冻伤。注意周围循环情况,例如,脉搏细速、面色苍白、四肢厥冷的患者,禁用冷敷和酒精;应用药物降温时,注意出汗、低血压等不良反应,同时注意不可在短时间内将体温降得过低。

3.肛周皮肤护理

由于频繁腹泻,肛周皮肤长期受到粪便以及擦拭等刺激,易造成肛周皮肤黏膜水肿甚至破溃。每次便后应该用柔软的一次性无纺布蘸温水对肛周皮肤动作轻柔地擦洗,避免用力搓擦。如果肛周皮肤已经发生红肿破溃,可以使用 3 M 保护膜加肛周护肤粉保持局部清洁、干燥,或涂抹护臀膏等。协助患者做好生活护理,将日常用品放置于患者随手可及的地方,定时巡视病房,满足患者的各项生理需要。

4.饮食护理

腹泻频繁伴腹胀、腹痛较重者,应该禁食或进流质饮食,静脉补充所需要的营养,让肠道得到充分休息。假膜性肠炎患者发热、腹泻,食欲下降,消化和吸收功能差,应该进高热量、高蛋白、高维生素、少渣、少纤维素、易消化的清淡流质或半流质饮食,避免生冷、多渣、油腻或刺激性食物。少食多餐,可饮糖盐水。病情好转,逐渐过渡至正常饮食。鼓励患者多喝酸奶,因为酸奶中有大量的益生菌,可以抑制致病菌生长,增强肠道黏膜屏障,益生菌还可以改善腹痛、腹胀等症状。

5.口腔护理

大量应用抗生素不仅可以引起假膜性肠炎,还可以引起假膜性口腔溃疡。要观察患者的口腔黏膜有无变化,要督促有自理能力的患者每天清洁口腔 2 次,经常用生理盐水漱口,减少感染机会,对不能自理的患者,护士协助做好口腔护理。

(二)心理护理

此病好发于机体免疫力低下人群,患者大多拥有基础疾病又并发假膜性肠炎。患者既担心原有疾病的治愈情况,又要承受并发症的折磨,难免产生焦虑、恐惧和悲观心理。因此心理护理显得尤为重要,应耐心地向患者讲解疾病的相关知识,鼓励患者树立战胜疾病的信心,稳定患者的情绪,使患者以最佳的心理状态,积极配合治疗,同时做好家属的思想工作,取得他们的配合。如果需要手术治疗应该向患者讲解手术的目的、名称,术前准备及术后注意事项,消除患者的恐惧心理。

(三)病情观察

1.腹泻

如果患者在使用抗生素的 4~10 d 或在停药后的 1~2 周,或于手术后 5~20 d 发生腹泻,应密切观察大便的颜色、次数、性质、量,注意其气味,如果大便次数每天 5 次以上,粪便由黄色水酱状逐渐变为米汤样、蛋花样,应高度警惕假膜性肠炎的发生,应立刻通知医师,协助患者留取大便标本,送检验科行大便常规检和细菌培养,疾病被确诊后,应注意观察粪便中假膜排出情况,有无出血等。

2.腹痛

观察患者腹痛的部位、性质、持续时间、缓解方式及腹部体征的变化,及时发现病情变化,避免肠穿孔及中毒性巨结肠的发生。

3.严密观察体温变化

注意发热的过程、热型、持续时间、伴随症状，同时观察呼吸、脉搏及血压的变化；注意发热的伴随症状及程度，根据病情确定体温测量的间隔时间。实施物理或化学降温后，评价降温的效果，观察降温过程中患者有无虚脱等不适出现。注意饮水量、饮食摄入量、尿量及治疗效果。

4.观察病情变化

护士注意观察重症患者的生命体征和意识变化。严密监测生命体征、神志、尿量，观察有无面色苍白、四肢湿冷、血压下降、脉搏细速、尿少、烦躁等休克征象，若有休克征象，通知医师，配合抢救。

(四)用药护理

(1)根据患者的情况，严格记录液体出入量，同时根据血液生化检查结果，制订出合理的输液计划，使各种药液能够均匀输入，及时调整输液的成分和数量，以防止发生电解质紊乱和酸碱平衡失调。

(2)掌握用药的准确时间及方法：要注意肠道微生态调节剂——益生菌药物的保存方法，注意服药的水温不得超过40 ℃以保证其活性。蒙脱石散可影响其他药物的吸收，因此服用此药时应在两餐间空腹服用，同时此药不宜与微生态制剂、抗生素类同时服用，以免影响药效。

(五)做好消毒隔离，防交叉感染

做好各项消毒隔离，防止交叉感染，外源性感染是假膜性肠炎的重要感染途径，确诊为假膜性肠炎后，即刻对患者进行床旁隔离。使用一次性便盆及专用量杯，应把患者的床单、衣裤等污染物装入专用袋，先消毒再清洗。接触患者前后应认真洗手，尤其是接触患者的分泌物、血液和大小便后。加强对家属和陪护人员的卫生宣教，嘱其做好自我防护工作。

(六)健康教育

(1)向患者及家属介绍假膜性肠炎的病因、疾病过程以及预防方法。

(2)指导患者正确留取大便常规标本，做大便培养标本时，选用无菌试管，护士用无菌棉签直接从肛门内蘸取，盖严无菌试管，15 min内送检，以提高检查结果的阳性率。

(3)指导患者合理选择饮食，指导患者选择小米粥、胡萝卜粥、山药粥、薏米粥、瘦肉粥、蒸熟的苹果等具有止泻作用的饮食。酸奶应在冰箱内低温保存，饮用前在40 ℃温水中间接加热，以免造成乳酸杆菌破坏。15%～60%的患者在初次治疗后可再次出现腹泻，建议患者在停药后继续饮用酸奶，以防再次腹泻，导致病情反复。

(4)指导合理用药，告知患者药物的名称、用法、用量，不良反应及使用时的注意事项，教会患者自我观察。

(5)发热期间指导指导患者多饮水，保持口腔清洁，勤刷牙。注意保持皮肤清洁，如果伴有皮肤瘙痒，应避免过度抓挠、划破皮肤等，以免引起感染。出汗多时及时更换汗湿的衣物，避免再次受凉。

(6)协助患者及时更换被污染的衣裤，告知患者及家属肛周使用3M保护膜时，必须在距离肛周皮肤15～20 cm处按压喷洒方能在肛周形成保护膜，如果需要再次使用，必须间隔30 s，待干燥后再次使用。

（谢　伟）

第二节　肛门周围化脓性汗腺炎

肛门周围化脓性汗腺炎是各种因素导致的肛周大汗腺开口发生角化性阻塞而继发的慢性复发性感染，是一种慢性蜂窝织炎样皮肤病。特点为肛周、会阴、臀部或骶尾反复出现疖肿，自行溃破或切开后形成窦道和瘘管，反复发作，病程较长，发病缓慢，常影响患者的生活质量，若疏于治疗有恶变倾向。

一、护理评估

(一)健康史及病因

了解患者的年龄、性别、身高、体重、既往病史(肛周有反复发作的化脓性感染、破溃或切开引流史且病程持续 3 个月以上)、家族史、职业、生活及饮食习惯等，找出诱发疾病发生发展的因素。本病多见于 20～40 岁青壮年男性，尤其是有吸烟习惯、糖尿病、痤疮和肥胖者。由于本病有家族高发倾向，因此可能存在遗传易感性。

(二)身体情况

典型的症状：肛门周围可见数个甚至数十个瘘口，瘘口周围增厚、变硬，色素沉着，呈暗紫色，瘘口处瘢痕多，融合成片，以致病变区凹凸不平。

(三)心理-社会状况

由于本病在较年轻时发病，多有痤疮和肥胖，病程较长，发病缓慢，又容易反复发作，易形成瘢痕。本病给患者的生活和工作带来痛苦和不适，易使其产生焦虑、恐惧或自卑心理。

(四)辅助检查

彩色多普勒超声检查可见瘘管表浅，位于皮下组织，未深及肌肉筋膜。

二、护理诊断

(一)疼痛

疼痛与肛周疾病或手术创伤有关。

(二)便秘

便秘与饮水或纤维素摄入量不足、惧怕排便时疼痛有关。

(三)潜在并发症

潜在并发症为切口出血、感染等。

(四)尿潴留

尿潴留与麻醉后抑制排尿反射、切口疼痛等有关。

(五)焦虑

焦虑与病情反复、病程长、易形成瘢痕等因素有关。

(六)知识缺乏

患者缺少有关疾病的治疗和术后康复知识。

三、护理评价

(1)患者疼痛是否减轻或消失。

(2)患者的排便是否正常。

(3)患者有无并发症发生或并发症得以及时发现或处理。

(4)患者的排尿是否正常。

(5)患者是否发生过焦虑或焦虑减轻。

(6)患者是否了解肛门周围化脓性汗腺炎治疗方法和术后康复知识。

四、护理措施

(一)基础护理

1.饮食护理

高脂食物会使皮脂腺分泌过量皮脂。如果摄入过量含糖高的食品,大量的糖可以转化为脂类,可加重痤疮生长。因而嘱家属为患者提供低脂、低糖、高维生素、高蛋白质饮食,并鼓励患者多饮水,多进新鲜蔬菜、水果,避免辛辣刺激性食物。

2.养成良好排便习惯

习惯性便秘者,轻症可每天服用适量蜂蜜,重症可用缓泻药。粪便过于干结,有排便困难者,可考虑灌肠通便。

3.肛周中药熏洗

中药熏洗可以清洁肛门,改善局部血液循环、促进炎症吸收、缓解括约肌痉挛、减轻疼痛。

4.缓解疼痛

对有剧烈疼痛的患者,可肛周使用消炎镇痛的药膏。

5.保持肛周清洁

每天便后或睡前清洗肛周。

(二)心理护理

在护理本病患者时,护理人员的首要问题是鼓励患者主动宣泄疾病带来的各种身心压抑,用心倾听患者主诉,主动调动患者的积极性,对患者表示理解与同情。耐心向患者讲解肛门周围化脓性汗腺炎的病情及相关知识,消除或减轻患者的焦虑、恐惧、自卑。

(三)健康教育

(1)患者应多进新鲜蔬菜、水果,发病时禁饮酒或食辛辣刺激食物,少食油腻食物。

(2)加强局部卫生护理,保持皮肤功能的完整性及肛周干燥。对于皮肤病,尤其是瘙痒性皮肤病,应及时进行合理治疗,防治皮肤损伤,避免搔抓及皮肤摩擦等刺激。嘱患者注意个人卫生,既要保持皮肤、头发清洁,又要避免过度清洗。清洁皮肤时应以温水为宜,如果需选择洗涤剂,则应选择中性、柔和的洗涤剂,不能选择碱性或刺激性强的洗涤剂。穿着以宽松、柔软的棉质衣服为宜,尤其是贴身衣服,宜勤换并用开水烫洗或阳光曝晒消毒。嘱患者不与他人混用梳子,宜选用稀齿梳,尖端不可过锐,用力不能过猛,以免损伤头皮,用后定时清洁、消毒。

(3)养成良好的生活习惯,勤剪指甲,勿搔抓、搓擦皮肤,严禁挤压痤疮脓点,尤其面部三角区部位的脓点,防止继发颅内感染。

(4)本病易发生于肥胖人群,故控制吸烟、减轻体重、多运动,有利于改善患者的代谢紊乱。

(谢 伟)

第三节 肛隐窝炎及肛乳头炎

肛隐窝炎、肛乳头炎均为常见病，只是由于其症状较轻而易被忽视。临床上这两种疾病多为伴发而可视为一种疾病。肛隐窝炎又称肛窦炎，是指肛隐窝、肛门瓣的急性、慢性炎症性疾病。由于炎症的慢性刺激，常可并发肛乳头炎、肛乳头肥大。其临床症状是肛门部不适、潮湿、瘙痒，甚至有分泌物、疼痛等。通常由于症状较轻，又在肛门内部，易被忽视。有研究表明肛隐窝炎是引起肛肠感染性疾病的主要原因。据统计约 85% 的肛门周围脓肿、肛瘘、肛乳头肥大等由肛窦感染所引起。

因此，对本病的早期诊断和治疗，对预防严重的肛管直肠部位感染性疾病有积极的意义。肛乳头炎是排便时创伤或齿状线附近炎症引起的疾病，常与肛窦炎并发，是肛裂、肛瘘等疾病的常见并发症。

一、护理评估

(一)术前评估

1.健康史

(1)一般情况：包括性别、年龄、婚姻状况。

(2)家族史：了解患者家庭中有无肿瘤等病史。

(3)既往史：了解患者有无习惯性便秘、肠炎等病史。

2.身体情况

(1)主要症状与体征：评估患者的大便性质、次数，大便后有无疼痛、坠胀，肛门有无肿物脱出，有无分泌物从肛门流出，肛周皮肤有无瘙痒等情况。

(2)辅助检查：直肠指诊、肛门镜等检查结果异常。

(3)心理-社会状况：了解患者对本病及手术的认知情况、心理承受能力，家庭对患者的支持度，患者承担手术的经济能力等。

(二)术后评估

1.手术情况

了解术后手术、麻醉方式及术中情况。

2.康复情况

了解术后生命体征是否平稳，伤口出血和愈合情况，有无感染并发症发生，肛门功能恢复情况。

3.心理-社会状况

了解患者的情绪变化，对术后护理相关知识的知晓及配合程度。

二、护理诊断要点

(一)疼痛

疼痛与排便时肛管扩张，刺激肛管，引起括约肌痉挛有关。

(二)便秘

便秘与不良饮食或不良的排便习惯或患者恐惧排便疼痛等因素有关。

(三)潜在并发症

感染:与直肠肛管脓肿,肛门周围脓肿与积存粪渣,细菌繁殖引起局部感染,并向周围组织扩张有关。

三、护理评价

(1)患者疼痛缓解或消失。

(2)患者排便正常。

(3)并发症能够被有效预防或及时发现并得到相应治疗。

四、护理措施

(一)基础护理

1.缓解疼痛

(1)坐浴:便后用中药熏洗坐浴或温水坐浴,可松弛肛门括约肌,改善局部血液循环,缓解肛门疼痛。坐浴过程中注意观察患者的意识、神志、面色等,防止虚脱;严格控制水温,防止烫伤。

(2)药物;疼痛明显者,可遵医嘱口服止痛药或肛门内塞入止痛或消炎栓,注意观察用药后的反应。

2.肛门护理

每次大便后及时清洗肛门,定期更换内裤,保持局部清洁、干燥。肛门局部瘙痒时,勿用手抓挠,以免损伤皮肤。

3.保持大便通畅

(1)要多饮水,多食含粗纤维多的蔬菜和水果。例如,笋类纤维素含量达到30%～40%,可多食用。

此外,还有苋菜、菜花、菠菜、南瓜、白菜、油菜、菌类等;水果有桑葚、樱桃、酸枣、黑枣、大枣、小枣、石榴、苹果、鸭梨等。少食辛辣刺激的食物,防止大便干燥,引起便秘。

(2)养成良好的排便习惯。每天定时排便,适当增加机体活动量,促进肠蠕动,利于排便。

(3)排便困难者,必要时服用缓泻剂或灌肠,以润肠松软大便,促进大便的排出。

(二)健康教育

(1)加强饮食调节,防止大便干燥。多食新鲜的水果和蔬菜,多饮水,禁食辣椒等刺激性食物。

(2)积极锻炼身体,增强体质,增进血液循环,加强局部的抗病能力。

(3)保持肛门清洁,勤换内裤,坚持每天便后清洗肛门,防止感染。

(4)积极防治便秘及腹泻,对预防肛隐窝炎和肛乳头炎的形成有重要意义。

(谢　伟)

第十四章　泌尿外科疾病护理

第一节　肾损伤

肾位于肾窝，位置较深，并受到肋骨、腰肌、脊椎、前面的腹壁、腹腔内脏器和上面膈肌的保护，因此不易受损。但肾质地较脆，肾包膜较薄，暴力易导致肾损伤。肾损伤常是严重多发性外伤的一部分。

一、病因及分类

1.开放性损伤

开放性损伤多由刀刃等锐器所致，常伴胸、腹脏器损伤，伤情复杂而严重。

2.闭合性损伤

(1)直接暴力：撞击、挤压、跌倒、肋骨或横突骨折等所致，腹部或腰背部受到外力撞击或挤压而导致肾损伤是最常见的原因。

(2)间接暴力：对冲伤、突然暴力扭转等所致。

二、病理类型

临床上以闭合性肾损伤最为多见。根据损伤程度不同可将闭合性肾损伤分为四种病理类型。

1.肾挫伤

肾实质有轻微损伤，形成肾瘀斑、包膜下血肿，但肾包膜及肾盂黏膜均完整，若肾集合系统受到外伤波及，可有少量血尿。一般症状轻微，可自愈。大多数患者的肾损伤为此类型。

2.肾部分裂伤

除肾实质部分裂伤外，还伴肾盂黏膜或肾包膜破裂，前者可导致血尿，后者易形成肾周围血肿和尿外渗。

3.肾全层裂伤

肾被膜、肾实质和肾盂肾盏黏膜均断裂或裂伤，引起严重血尿，可伴有大量血、尿外渗。

4.肾蒂损伤

肾蒂损伤临床比较少见，为肾蒂血管裂伤或撕脱，无明显血尿。患者常因大出血、休克来不及诊治而死亡。

三、临床表现

1.血尿

全程血尿是肾损伤的常见症状。肾挫伤时血尿轻微，大量肉眼血尿常表示有严重肾裂伤。有时血尿与损伤程度可不一致，例如，血块堵塞肾盂输尿管、肾蒂血管断裂或输尿管断裂等，血尿常不明显甚至无血尿。

2.疼痛

肾包膜下血肿或血、尿渗入肾周围组织,则出现患侧腰、腹部疼痛;凝血块堵塞输尿管可引起同侧肾绞痛;尿液、血液进入腹膜腔,可表现为全腹疼痛和腹膜刺激征。

3.腰腹部肿块

肾周围血肿和尿外渗时,可形成不规则肿块,并有压痛和腰部肌肉强直。

4.发热

血肿、尿外渗易继发感染,甚至导致肾周围脓肿或化脓性腹膜炎的发生,出现全身中毒症状。表现为寒战、高热和腹膜刺激征等全身中毒症状。

5.休克

轻度肾挫伤一般不会导致休克,肾损伤严重、出血较多或合并其他脏器损伤,因外伤和失血可发生休克,甚至危及生命。

四、辅助检查

1.实验室检查

(1)尿常规检查:可出现尿中红细胞增多,甚至肉眼血尿。

(2)血常规检查:血红蛋白浓度和血细胞比容进行性降低,则提示有活动性出血。

2.影像学检查

(1)B超:可显示肾损伤的程度和部位、肾包膜下或肾周围有无血肿、有无尿外渗及对侧肾情况。

(2)CT、MRI:可显示肾损伤程度、尿外渗情况,了解血肿范围等。

五、治疗原则

1.紧急处理

对出现大出血、休克的患者,应迅速给予输液、输血等抗休克处理,明确有无其他脏器合并伤,做好手术探查准备。

2.非手术治疗

密切观察病情,补液、补血、抗感染、采用全身支持疗法等。非手术治疗适用于轻度肾损伤及无其他脏器合并伤的患者。患者需绝对卧床休息 2～4 周,以免过早下地活动导致再出血。

3.手术治疗

开放性肾损伤、大出血难以控制、严重肾裂伤、肾盂破裂、肾蒂损伤等,应进行手术治疗。在非手术治疗期间,出现出血加剧、腰腹部包块明显增大、疑有腹腔脏器损伤者也应行手术探查。

六、常见护理诊断/问题

1.组织灌注量改变

组织灌注量改变与肾损伤大出血、腹膜炎等有关。

2.疼痛

疼痛与肾损伤后局部肿胀、尿外渗有关。

3.焦虑/恐惧

焦虑/恐惧与外伤打击、担心预后等有关。

4. 潜在并发症

感染。

七、护理措施

(一)非手术治疗的护理/术前护理

1. 病情观察

密切观察生命体征变化、尿量及颜色,局部有无肿块及范围变化情况,疼痛的部位及程度,局部腹膜刺激征等。若出现休克症状及上述症状加重,应积极抗休克并向医师报告。

2. 卧床休息

患者绝对卧床休息 2～4 周,待病情稳定,血尿消失后可考虑离床活动。

3. 预防感染

有伤口者应及时换药,保持伤口敷料清洁、干燥。遵医嘱应用抗生素,鼓励患者多饮水。

4. 心理护理

稳定患者及其家属的情绪,关心、安慰患者,减轻患者的恐惧及焦虑,鼓励患者积极配合、安心接受治疗和护理。

5. 术前准备

若有手术指征,在积极抗休克的同时,应尽快做好各项术前准备工作。

(二)术后护理

1. 病情观察

监测生命体征,尤其注意有无发热,直至各项指标稳定正常;观察尿量及颜色,并做好记录;观察切口有无红、肿、热、痛等感染征象。发现异常,应及时采取相应措施。

2. 卧床休息

肾切除的患者待麻醉状态消失、血压和脉搏平稳后可安置于半卧位,以利于呼吸和引流。肾全切除术后应卧床休息 2～3 d;肾修补或部分切除术后应绝对卧床 1～2 周。

3. 引流管护理

肾术后常留置肾周引流管,应妥善固定,观察引流液的量和性状,保持引流通畅和引流管口处敷料清洁、干燥,若渗湿,要及时更换。一般于术后 2～3 d、引流量减少后拔除。

八、健康教育

1. 预防并发症

卧床休息期间注意定时变换体位,防止压疮。嘱患者多饮水,进行深呼吸、有效咳嗽和咳痰练习,进行关节功能锻炼和肌肉活动等,以减少泌尿系统感染、肺部感染等并发症的发生。

2. 用药指导

行一侧肾切除者,应注意保护健侧肾,防止外伤,慎用对肾有损害的药品等。

3. 活动指导

出院后 3 个月内避免重体力劳动或剧烈活动,防止继发性损伤引起出血。

4. 定期复查

指导出院患者出现不适时及时回医院复查。

(董红梅)

第二节 膀胱损伤

一、病因及分类

膀胱空虚状态时位于骨盆深处，有骨盆和周围肌肉、筋膜及其他软组织的保护，很少发生损伤。而充盈的膀胱壁薄而紧张，高出耻骨联合并伸展至下腹部，因此易遭受损伤。

1. 开放性损伤

开放性损伤多由锐器、子弹或弹片贯通所致，常合并其他脏器损伤，形成膀胱直肠瘘、膀胱阴道瘘或腹壁尿瘘。

2. 闭合性损伤

当膀胱充盈时，下腹部遭撞击、挤压等直接暴力易引起膀胱损伤，骨盆骨折后骨折片可直接刺破膀胱壁。

3. 医源性损伤

膀胱镜检查或治疗、下腹部手术等有时可能伤及膀胱。

二、病理类型

1. 膀胱挫伤

损伤未穿破膀胱壁，仅伤及膀胱黏膜或肌层，有局部出血或形成血肿，可发生血尿，无尿液外渗。

2. 膀胱破裂

膀胱破裂分腹膜外型与腹膜内型。

(1)腹膜外型：腹膜外膀胱壁破裂，腹膜完整，尿液可外渗到膀胱周围及耻骨后间隙，若发生感染，可导致严重盆腔炎症和脓肿。由膀胱前壁损伤引起者多见，常伴有骨盆骨折。

(2)腹膜内型：膀胱壁破裂同时伴有腹膜破裂，尿液流入腹腔，可导致腹膜炎发生，多见于膀胱顶部或后壁向腹腔内破裂。

三、临床表现

1. 休克

骨盆骨折引起大出血、剧烈疼痛及膀胱破裂导致尿外渗感染或腹膜炎等，可引起休克。

2. 血尿和排尿困难

膀胱壁轻度挫伤，可仅表现为少量血尿；膀胱破裂尿液外渗至膀胱周围或腹腔，患者虽有尿意但无法排出尿，或仅有少量血尿排出。

3. 腹痛

腹膜外型破裂，表现为下腹部的疼痛、压痛及腹肌紧张；腹膜内型破裂，尿液流入腹腔，表现为急性腹膜炎症状，流入尿液多时可有移动性浊音。

4. 尿瘘

贯穿性损伤导致膀胱与体表、阴道或直肠相通时，可出现体表伤口漏尿、膀胱阴道瘘、膀胱直肠瘘。闭合性损伤，若尿外渗感染导致破溃，也可形成尿瘘。

四、辅助检查

1. 导尿试验

导尿管可顺利插入膀胱并能引流出 300 mL 以上清亮尿液，可基本排除膀胱破裂；若导尿管顺利插入膀胱但不能引流出尿液或仅引流出少量血尿，则应考虑有膀胱破裂的可能。此时从导尿管注入无菌 200～300 mL 生理盐水，片刻后吸出，吸出量可由于液体外渗而减少，也可由于腹腔液体回流而增多，若液体出入量差异明显，提示膀胱破裂。

2. 膀胱造影

膀胱造影是确诊膀胱破裂的主要方法。经导尿管注入 300 mL 15%的泛影葡胺，通过观察膀胱内造影剂是否外漏至膀胱外即可明确诊断。

3. X 线检查

腹部 X 线片可显示有无骨盆骨折。

五、治疗原则

1. 急救处理

膀胱破裂合并休克者，应首先尽快给予输液、输血、止痛、镇静等抗休克处理。

2. 非手术治疗

如为膀胱挫伤或造影时仅见少量尿外渗，且症状轻微，可插导尿管持续引流尿液7～10 d，保持引流通畅，并遵医嘱尽早应用抗生素预防感染，多可自愈。

3. 手术治疗

严重的膀胱破裂，应尽早行手术治疗。治疗包括清除外渗液体、修补膀胱破裂口、耻骨上膀胱造瘘等。

六、常见护理诊断/问题

1. 组织灌流量改变

组织灌流量改变与骨盆骨折损伤血管致出血、膀胱破裂、尿外渗或腹膜炎有关。

2. 排尿异常

排尿异常与膀胱损伤有关。

3. 焦虑/恐惧

焦虑/恐惧与外伤打击、担心预后等有关。

4. 潜在并发症

潜在并发症包括感染、休克。

七、护理措施

(一)非手术治疗的护理/术前护理

1. 病情观察

监测患者的生命体征，观察尿量及尿液颜色、性状的变化，腹痛情况，有无腹膜刺激征等。若休克症状出现，立即遵医嘱给予输液、输血、止痛、镇静等抗休克处理。

2. 导尿管护理

应对留置导尿管的患者做好导尿管、尿道外口和会阴部护理，妥善固定导尿管，防止滑脱，保持引流通畅，观察、准确记录尿液的量、颜色和性状，鼓励患者多饮水。导尿管一般留置7～10 d即可拔除。

3.心理护理

关心、安慰患者，讲解疾病的治疗、护理措施，减轻患者及其家属的焦虑，使患者及其家属能够积极配合各项治疗和护理工作。

4.预防感染

注意患者的体温变化，遵医嘱应用有效抗生素、全身支持疗法。

(二)术后护理

1.病情观察

监测患者的生命体征，注意有无感染、休克等并发症。

2.预防感染

遵医嘱使用有效抗生素。

3.膀胱造瘘管护理

妥善固定耻骨上膀胱造瘘管，保持引流通畅，避免引流管脱出或被血凝块堵塞；观察、记录引流液的量、颜色和性状；注意保护造瘘口周边皮肤，保持清洁、干燥，及时更换敷料；鼓励患者多饮水。膀胱造瘘管一般留置 2 周，拔管前应先夹管，待患者的排尿情况良好后再拔出造瘘管，拔管后用纱布覆盖造瘘口。

八、健康教育

嘱患者遵医嘱用药，告知患者用药的不良反应；讲解留置膀胱造瘘管和导尿管的目的，指导患者多饮水。

（刘秀萍）

第三节　尿道损伤

一、病因及分类

男性尿道损伤多见。在解剖上男性尿道以尿生殖膈为界，分为前、后尿道。前尿道包括尿道海绵体部，多见尿道球部损伤，多为骑跨伤所致；后尿道包括膜部、前列腺部，多见尿道膜部损伤，多由骨盆骨折引起。

二、病理生理

尿道损伤依据损伤程度，可分为尿道挫伤、尿道裂伤和尿道断裂。尿道挫伤仅有尿道黏膜水肿和出血，可以自愈，愈合后一般不发生尿道狭窄；尿道裂伤和尿道断裂后，出现尿道周围血肿和尿外渗，尿道断裂还可发生尿潴留。由于尿生殖膈有隔离作用，发生前尿道损伤时，尿液可渗入会阴部、阴囊、阴茎和前腹壁；发生后尿道损伤时，尿液可外渗至膀胱周围，较易继发感染。

三、临床表现

1.休克

后尿道损伤合并骨盆骨折时,创伤和出血较重,易发生创伤性或失血性休克。

2.尿道出血

前尿道损伤会表现为自尿道外口滴出或溢出鲜血。后尿道损伤时,尿道外口可仅有少量血液流出或无流血。

3.疼痛

前尿道损伤时,伤处疼痛并向尿道外口放射,排尿时加重。后尿道损伤时,因尿外渗至膀胱周围,表现为下腹部疼痛、局部压痛、肌紧张。若伴有骨盆骨折,移动时疼痛加剧。

4.排尿困难

尿道裂伤或断裂时,局部水肿、疼痛可引起尿道括约肌痉挛,导致排尿困难。尿道完全断裂时,可发生尿潴留。

5.尿外渗

尿道裂伤或断裂,尿液可从裂口渗出,发生尿外渗。对尿外渗如未及时处理或处理不当,可导致组织坏死,感染,严重者可出现脓毒症。局部感染或坏死,可形成尿瘘。

四、辅助检查

1.诊断性导尿

通过导尿可判断尿道是否连续和完整。如导尿管能顺利插入膀胱并有尿液流出,说明尿道连续而完整。一旦插入导尿管,应留置 2 周左右,以引流尿液并支撑尿道。如果试插不成功,不要勉强反复试插,以免加重尿道损伤。

2.X线检查

骨盆摄片可明确有无骨盆骨折,必要时行尿道造影,可显示尿道损伤部位及程度。

五、治疗原则

1.急救处理

对损伤严重出现休克者,应立即给予输液、输血等抗休克治疗。应将骨盆骨折患者安置于平卧位,勿随意搬动,以免加重损伤。

2.非手术治疗

尿道轻度损伤,无排尿困难者,不需特殊治疗,采取对症处理、嘱患者多饮水、使用有效抗生素预防感染等措施。有排尿困难或不能自行排尿,但导尿管能成功插入者,应留置导尿管引流,以支撑尿道,有利于尿道愈合。有尿潴留但不宜导尿或不能立即施行手术者,可先行耻骨上膀胱穿刺,引流尿液。遵医嘱应用有效抗生素,预防感染。

3.手术治疗

试插导尿管不成功者,应考虑手术治疗。若为前尿道损伤,可施行尿道修补或吻合术,留置导尿管 2～3 周;若为后尿道损伤,可施行尿道会师术,留置导尿管 3～4 周。两者均行膀胱造瘘。后期出现尿道狭窄者,应定期进行尿道扩张。术后常规留置导尿管,进行止血、抗感染处理。有尿外渗者,在尿外渗区做多个皮肤切口,引流外渗尿液。

六、主要护理诊断/问题

1. 组织灌流量改变

组织灌流量改变与创伤、骨盆骨折引起的大出血和尿外渗有关。

2. 排尿异常

排尿异常与尿道损伤、尿道狭窄等有关。

3. 恐惧/焦虑

恐惧/焦虑与外伤打击、担心预后等有关。

4. 潜在并发症

潜在并发症为感染、尿道狭窄等。

七、护理措施

(一)非手术治疗的护理/术前护理

1. 病情观察

密切观察患者的生命体征、意识状态、腹部体征，有无排尿异常等，做好记录，发现异常，及时向医师报告，并配合进行处理。

2. 维持体液平衡

遵医嘱进行输血、输液、止血等治疗，保证组织有效灌注，若合并骨折，应及时配合医师进行复位固定。

3. 预防感染

注意患者的体温变化；保持伤口清洁、干燥，及时更换敷料；做好导尿管、膀胱造瘘管的护理，嘱患者多饮水，勿用力排尿，避免尿外渗；遵医嘱合理应用抗生素，发现感染征象，及时通知医师并协助处理。

4. 做好术前准备

出现手术指征，在抗休克的同时紧急做好术前准备。

(二)术后护理

1. 导尿管护理

术后需常规留置导尿管 2～3 周，应妥善固定，因一旦脱落，很难直接插入。尿道会师术后需行三腔气囊导尿管牵引 2 周，以促进分离的尿道断面愈合。应注意保持有效牵引，解除牵引后再留置 1～2 周。同时按常规做好导尿管护理。

2. 尿外渗引流护理

观察切口敷料渗液情况，保持敷料清洁、干燥并随时更换，保持引流通畅，防止感染。

3. 尿道扩张术的护理

尿道损伤修复后常并发尿道狭窄，为预防尿道狭窄，需定期行尿道扩张。①操作前：向患者说明尿道扩张的重要性，评估狭窄的部位、程度。②操作中：根据尿道评估情况选择合适的尿道探子，操作时手法轻柔，避免动作粗暴，导致尿道再次损伤；严格采用无菌技术操作，防止感染。③操作后：观察患者有无腹痛、腹膜刺激征等，有无排尿异常、尿道出血和体温升高等。

4. 心理护理

向患者及其家属解释治疗和护理的过程，关心、体贴患者，与患者有效沟通，减轻患者的焦虑、恐惧，使其能够积极配合治疗。

八、健康教育

1. 预防宣教

指导患者增强自我保护意识，避免意外伤害。

2. 定期行尿道扩张术

尿道损伤患者手术修复后，为预防尿道狭窄，需定期行尿道扩张术。施行尿道扩张术患者较为痛苦，应向患者说明其重要性，鼓励患者按时施行。

3. 指导复查

告知患者复诊时间，发现异常，及时就诊。

（董红梅）

第四节　泌尿系统结石

泌尿系统结石又称尿石症，是泌尿外科的常见病，包括肾结石、输尿管结石、膀胱结石、尿道结石。泌尿系统结石可分为上尿路结石和下尿路结石，上尿路结石指肾结石和输尿管结石，下尿路结石指膀胱结石和尿道结石。临床以上尿路结石多见。

一、病因

泌尿系统结石成因复杂，受多种因素影响。尿中形成结石的盐类呈过饱和状态、尿中晶体聚集的抑制物质不足、晶核基质的存在都是形成结石的主要原因。

1. 区域及职业因素

山区、沙漠和热带地区发病率较高。高温作业者、交通警察、手术医师等发病率相对较高。

2. 年龄和性别

泌尿系统结石患者中男性多于女性，比例为 3∶1。上尿路结石患者中男女比例相近，而下尿路结石患者中男性明显多于女性。本病好发于 25～40 岁。原发性膀胱结石多见于男童。

3. 饮食习惯

饮水过少致尿液浓缩，易导致尿石形成；喜食菠菜等含草酸较多食物，易致草酸盐结石；喜食动物内脏、海产品、花生、豆类等高嘌呤食物，易致尿酸盐结石；原发性膀胱结石多见于男童，与营养状况差、食物中低动物蛋白有关。

4. 尿液因素

碱性尿中易形成磷酸钙、磷酸镁铵结石；酸性尿中易形成胱氨酸结石和尿酸结石。尿液中抑制晶体形成的物质不足，也是尿路结石形成的因素。

5. 疾病史

长期卧床、甲状旁腺功能亢进者尿钙增加；痛风、应用抗结核或抗肿瘤药物者尿酸的排出量增加；摄钠过多易导致高钙尿；若代谢因素或饮食因素致尿中草酸排出增加，也易形成结石。

6. 局部因素

尿液淤滞，晶体或基质容易沉积。尿路异物、细菌、坏死组织、长期留置的导尿管等均可成为结石形成的核心,逐渐形成结石。

二、病理生理

泌尿系统结石在肾和膀胱内形成,大多在下降时滞留在输尿管及尿道。输尿管结石易停留在3个狭窄部位,并以输尿管下1/3处最多见。泌尿系统结石可引起尿路的直接损伤、梗阻、感染甚至恶性变,这些病理生理改变与结石所在部位、大小、数目、梗阻程度等有关。结石导致尿路黏膜损伤可引起出血。若结石位于尿路较细处则可造成急性完全性尿路梗阻或慢性不完全性尿路梗阻,如肾盏颈、肾盂输尿管连接处、输尿管或尿道结石。急性完全性尿路梗阻,若能及时解除梗阻,可无肾损害;慢性不完全性尿路梗阻可导致渐进性肾积水,使肾实质受损而影响肾功能。结石可继发感染,也可无症状,少数也可由于结石慢性刺激诱发癌变。尿路结石、感染和梗阻三者互为因果,使泌尿系统损害加重。

三、临床表现

1. 肾、输尿管结石

(1)疼痛:肾内活动度大的小结石,易造成肾盏颈部或肾盂输尿管连接处梗阻,出现肾绞痛。典型表现为突发性剧痛,阵发性发作,位于腰部或上腹部,可沿输尿管放射至同侧腹股沟,甚至累及同侧睾丸或阴唇,疼痛持续时间不等,伴出汗、恶心、呕吐,可有肾区叩击痛。体积大、活动度小的肾结石,可无明显临床症状,或活动后出现患侧腰部和上腹部的钝痛或隐痛。输尿管结石可引起输尿管绞痛,性质与肾绞痛相同。

(2)血尿:疼痛或活动后伴发血尿,镜下血尿多见,少数患者可见肉眼血尿。

(3)膀胱刺激征:输尿管膀胱壁段的结石,可有膀胱刺激症状,并有尿道和阴茎头部放射痛。

(4)梗阻和感染:结石引起严重肾积水时,可扪及增大的肾;若继发肾盂肾炎或肾积脓,可有畏寒、发热、脓尿等;双侧上尿路结石完全梗阻或孤立肾尿路结石完全性梗阻时,可表现为无尿,甚至出现尿毒症症状。

2. 膀胱结石

典型表现为排尿突然中断,伴明显疼痛并向会阴部和阴茎头部放射,伴排尿困难和膀胱刺激症状,男童常用手搓拉阴茎,改变体位后又可继续排尿,疼痛随之缓解。结石嵌顿于膀胱颈部,可导致梗阻,发生急性尿潴留。并发感染时则出现脓尿,膀胱刺激症状加重。

3. 尿道结石

典型表现为排尿困难、点滴状排尿伴尿痛,严重者可发生急性尿潴留、会阴部剧烈疼痛。可沿尿道扪及前尿道结石,直肠指检可触及后尿道结石。

四、辅助检查

1. 实验室检查

尿液检查发现肉眼血尿或镜下血尿;伴感染时尿中有脓细胞。检测尿pH判断尿酸结石或磷酸镁铵结石等。检测血和尿中的钙、磷、尿酸等。

2. 影像学检查

影像学检查有尿路X线片造影、排泄性尿路造影、B超、CT、MRI等,能帮助确定结石的部位、大小、数量,了解尿路的形态和肾功能改变,为明确诊断和治疗方法的选择提供依据。其中尿路 X 线片能显示 90%以上的结石，但结石小、钙化程度低时或纯尿酸结石常不显示。

3. 内镜检查

内镜检查用于其他方法不能确诊时，可在明确诊断的同时进行治疗。

五、治疗原则

1. 肾、输尿管结石

(1)非手术治疗：结石直径小于 0.6 cm，表面光滑，无尿路梗阻、感染，肾功能正常者，可采取大量饮水、饮食调节、解痉止痛、控制感染及药物溶石等非手术治疗。

大量饮水：鼓励患者大量饮水，以增加尿量，有助于稀释尿液，减少尿中晶体沉积，也有利于结石排出、控制尿路感染。每天饮水 3 000 mL 以上，保持每日尿量在 2 000mL 以上。

饮食和运动：根据结石成分、代谢状态等适当调整饮食。例如，含钙结石患者宜吃富含纤维的食物，要限制牛奶、奶制品、豆制品、各种坚果等含钙高的食物和含草酸高的食物，如茶叶、菠菜、番茄、土豆、甜菜、芦笋等；尿酸结石患者，忌吃动物内脏等含嘌呤高的食物，限制鱼虾、各种肉类等高蛋白食物。避免动物蛋白、精制糖和动物脂肪的大量摄入。病情许可时可以适当进行跳跃运动，促进结石排出。

解痉止痛：主要治疗肾绞痛，需紧急处理。可应用阿托品、哌替啶，配合使用钙通道阻滞剂、吲哚美辛等。

调节尿 pH：口服枸橼酸氢钾钠、碳酸氢钠等可以碱化尿液，对尿酸盐和胱氨酸结石有防治作用；口服氯化铵可以使尿液酸化，可防治磷酸钙和磷酸镁铵结石。

调节代谢药物：别嘌醇有降低血、尿中尿酸含量的作用，α-巯丙酰甘氨酸、乙酰半胱氨酸可降低尿胱氨酸含量，并有溶石的作用。

抗感染：抗生素的选用应依据尿细菌培养结果及药物敏感试验结果。

中医中药：常用金钱草、车前子、鸡内金等中药，有解痉、止痛、利水的作用，可促使小结石的排出。

(2)体外冲击波碎石术(ESWL)：适用于结石直径≤2 cm 的肾结石、输尿管上段结石、无 ESWL 禁忌者。通过 X 线或 B 超对结石进行定位，将冲击波聚焦后作用于结石使其裂解，然后碎石随尿流排到体外。ESWL 是一种安全、无创伤的非侵入性治疗，治愈率高，可反复使用。

(3)手术治疗。

内镜取石或碎石术：①经皮肾镜取石或碎石术(PCNL)，主要适用于结石直径≥2 cm 的肾结石和有症状的肾盏结石、体外冲击波难以粉碎或治疗失败的结石等。②输尿管镜取石或碎石术，适用于因患者过于肥胖、结石较硬、停留时间长而不易采用 ESWL 治疗的中、下段输尿管结石。③腹腔镜输尿管取石，适用于直径>2 cm 的输尿管结石，或经 ESWL、输尿管镜手术治疗失败者。

开放性手术：目前仅少数患者用此法。手术方式主要有输尿管切开取石术、肾盂切开取石术、肾实质切开取石术、肾部分切除术、肾切除术等。

2. 膀胱结石

主要采取手术治疗，同时去除病因。小结石可采用经膀胱尿道镜机械、激光、超声、气压弹道碎石；当结石过大、过硬或有膀胱憩室病变时，应经耻骨上膀胱切开取石。

3.尿道结石

对前尿道结石患者，先进行麻醉，然后经尿道外口注入无菌石蜡，将结石向尿道外口推挤，钩取、钳出结石。对后尿道结石患者，先在麻醉下用尿道探条将结石轻轻推入膀胱，然后再按膀胱结石处理。操作时应动作轻柔，尽量不做尿道切开取石，防止引起尿道狭窄。

六、常见护理诊断/问题

1.疼痛

疼痛与结石引起的尿路感染、黏膜损伤、梗阻等因素有关。

2.排尿异常

排尿异常与结石引起的尿路梗阻、刺激、感染等有关。

3.焦虑/恐惧

焦虑/恐惧与剧烈疼痛、症状反复发作、缺乏疾病相关知识有关。

4.潜在并发症

潜在并发症为出血、尿路感染、尿路狭窄。

七、护理措施

(一)非手术治疗的护理/术前护理

1.病情观察

观察患者的生命体征变化、腹痛情况、排尿情况，尿液的量及性状，结石的排出情况等，注意有无尿路感染征象。肾绞痛急性发作时，应尽快遵医嘱应用解痉镇痛药物，用药后观察腹痛缓解情况。

2.生活护理

鼓励患者多饮水，尤其是睡前及夜间饮水，效果更好。多运动，促进结石排出。嘱患者每次排尿均要收集尿液并进行过滤，保留滤出的结石以便进行成分分析。

3.心理护理

向患者及其家属讲解疾病的预防、治疗和护理措施，及时缓解患者的疼痛，使患者能够减轻焦虑、恐惧心理，积极配合治疗，树立战胜疾病的信心。

4.术前准备

若需手术治疗，应协助医师完善各项术前检查和常规准备；手术日早晨应再次进行泌尿系统X线复查，了解结石的位置是否发生移动。若合并泌尿系统感染，应先控制感染再进行手术。

(二)体外冲击波碎石术的护理

1.碎石术前护理

①嘱患者在治疗前3 d内忌食产气性食物，术前1 d服用缓泻剂，手术日早晨禁食、禁饮。②进行心、肝、肾等重要脏器功能的检查，凝血功能的检查，有功能障碍，及时予以纠正。③嘱患者体外冲击波碎石治疗过程中应按照要求配合定位，保持固定体位，不可移动。④碎石机的响声较大，告知患者不必紧张。

2.碎石术中护理

①体位安置：按治疗要求调整、固定患者体位，通过X线或B超定位系统确定结石部位并

定位后即可开始治疗。②保护邻近器官:治疗小儿肾结石,在治疗时应在其背部肋缘以上加放泡沫塑料板,以保护肺组织。对输尿管末端结石患者,应将泡沫塑料板放置于耻骨缘以下,以保护外生殖器。

3.碎石术后护理

①鼓励患者多饮水,并适当活动和变换体位,以利于结石排出。②肾结石碎石术后嘱患者采用患侧卧位 48～72 h,间断起立,以防短时间内大量碎石排出充填输尿管,形成“石街”和继发感染。③碎石经过输尿管排出可引起肾绞痛,应遵医嘱用阿托品或哌替啶等解痉止痛。若出现暂时性肉眼血尿,不需特殊处理,告知患者一般 1～2 d 可自行消失,不必紧张;但若血尿严重,应及时向医师报告并处理。治疗感染性结石,遵医嘱应用抗生素。④每次排尿,均用纱布过滤尿液,观察碎石排出情况。⑤遵医嘱定期摄泌尿系统平片,观察结石排出情况。⑥若需再次治疗,间隔期不少于 7 d。

(三)术后护理

1.开放手术

如果术后放置肾盂造瘘管(目的是引流尿液及残余碎石渣),护理时应注意观察造瘘口周围皮肤情况,保持局部敷料清洁、干燥,严格采用无菌技术操作。妥善固定肾盂造瘘管,保持引流通畅,观察引流液的量和性状,并记录;若肾盂造瘘管引流不畅,挤捏仍无效,应以生理盐水反复低压冲洗直至通畅,每次冲洗量不得超过 5 mL,若患者感觉腰部发胀,应立即停止。肾盂造瘘管一般留置 10 d 以上,拔管前应先夹闭造瘘管 1～2 d,注意观察有无漏尿、腰痛、发热等异常情况,也可经造瘘管做造影检查,证实尿液排泄通畅后方可拔管。嘱患者拔管后采用健侧卧位,造瘘口向上,防止漏尿,并加盖敷料约 1 周即可自行愈合。

2.内镜手术

经内镜取石或碎石术后早期,患者会出现不同程度的血尿,应注意卧床休息,直至尿液颜色转清;鼓励患者多饮水,增加尿量;做好导尿管及其他引流管常规观察和护理。遵医嘱使用抗生素以预防感染。做好病情观察,注意有无出血、感染、穿孔、输尿管损伤等并发症的发生。

八、健康教育

1.疾病预防

向患者讲解尿石症的病因及预防知识。告知患者多饮水、多运动、多排尿,不憋尿,根据尿石成分调整饮食,以减少结石的产生和复发。

2.药物预防

尿路结石复发率高,可遵医嘱预防性用药,例如,草酸盐结石患者可口服维生素 B_6,以减少草酸盐排出;口服氧化镁可增加尿中草酸盐的溶解度。尿酸盐结石患者可口服别嘌醇和碳酸氢钠,抑制结石形成。定期进行尿液化验、X 线或 B 超等检查,观察有无复发或残余结石存在。

3.复诊指导

告知患者定期复查,若出现腰痛、血尿等症状,要及时就诊。

(董红梅)

第五节　膀胱癌

膀胱癌是泌尿系统中最常见的肿瘤，好发于50～70岁人群。

一、病因

确切病因目前尚不明确，其发病可能与以下因素有关。

1. 吸烟

近年研究显示，吸烟是重要的危险因素，大约1/3的膀胱癌与吸烟有关。

2. 长期接触有害物质

有害物质如皮革、橡胶、染料、油漆、塑料等。

3. 膀胱慢性感染与异物长期刺激

如膀胱结石、膀胱憩室、膀胱白斑等。

4. 其他

长期服用含非那西丁的镇痛药、内源性色氨酸代谢异常等，均可能是膀胱癌的病因或诱因。

二、病理

约1/3的膀胱癌为多发性肿瘤，上皮性肿瘤占95%以上，其中大多数为移行细胞乳头状癌。扩散主要是直接向膀胱壁内浸润。最主要的转移途径是淋巴转移，主要转移到盆腔淋巴结。

三、临床表现

1. 血尿

血尿是最常见和最早出现的症状，多为无痛性间歇性肉眼血尿。

2. 排尿异常

可伴有尿频、尿急、尿痛，多为晚期表现，是肿瘤坏死、溃疡、合并感染引起的；肿瘤较大或肿瘤堵塞膀胱出口，可造成排尿困难，甚至出现尿潴留。

3. 肿块及疼痛

膀胱癌晚期可出现下腹部肿块和腰骶部疼痛等，肿瘤侵及输尿管时可引起肾积水，导致肾功能不全。

四、辅助检查

1. 实验室检查

膀胱癌患者进行尿脱落法细胞学检查，易查到脱落的肿瘤细胞。近年临床采用膀胱肿瘤抗原(BTA)、核基质蛋白22(NMP22)等检查，为膀胱癌的早期诊断提供依据。

2. 影像学检查

影像学检查如B超、CT、MRI、排泄性尿路造影等。

3. 膀胱镜检查

膀胱镜检查为膀胱癌最重要、最直接的检查方法，能直接观察肿瘤的部位、大小、数量、形态、浸润程度等，并可取活组织进行病理检查。

五、治疗原则

采取以手术治疗为主的综合治疗。手术方式应根据肿瘤的临床分期、病理类型及患者的全身状况进行选择。若肿瘤位置比较浅表，原则上可采用保留膀胱的手术；若肿瘤体积较大、多发、多次复发或为浸润性，则应进行膀胱全切术。常用的手术方式有经尿道膀胱肿瘤切除手术、膀胱部分切除术及根治性膀胱全切术等。凡接受保留膀胱手术者，术后应膀胱灌注化疗药物或卡介苗，可以预防或推迟肿瘤复发。

六、常见护理诊断/问题

1. 焦虑/恐惧

焦虑/恐惧与对癌症的恐惧、对疾病预后的担心等有关。

2. 营养失调：低于机体需要量

营养失调与出血、癌症慢性消耗、手术创伤等有关。

3. 身体意象紊乱

身体意象紊乱与膀胱癌术后尿流改道、化学治疗引起脱发等有关。

4. 潜在并发症

潜在并发症为出血、感染、尿瘘、尿失禁等。

七、护理措施

(一)非手术治疗的护理/术前护理

1. 病情观察

严密观察患者的生命体征变化，有无腹痛及腹痛的部位、程度等；观察尿液的量、颜色、性状等，有无血尿、膀胱刺激征。但应注意血尿程度与病情严重程度并不一致。

2. 营养支持

指导患者摄取高蛋白、高热量、高维生素、富含营养、易消化的饮食，鼓励患者多饮水，增加尿量，以减轻膀胱刺激症状，冲洗尿道。

3. 心理护理

关心、体贴患者，根据患者的心理特点有针对性地解决心理问题，向患者解释各项治疗、护理操作及手术的目的和必要性，减轻患者的恐惧心理。

4. 术前准备

完善各项术前检查，做好备皮、配血等各项准备。对拟行肠道代膀胱术者，按大肠癌手术做好术前肠道准备；对拟行输尿管皮肤造口术的患者，应彻底清洁皮肤，预防感染。

(二)术后护理

1. 病情观察

严密监测患者的生命体征、尿量，观察尿液颜色及引流液的颜色、量和性状等，注意有无出血征象。发现异常，及时进行治疗和护理。

2. 生活护理

(1)体位与休息：生命体征平稳后取半卧位，以利于伤口引流及尿液引流。膀胱全切除术后患者应卧床 8～10 d，避免引流管脱落，引起尿瘘。

(2)饮食护理:经尿道膀胱肿瘤电切术后 6 h 可恢复饮食;行膀胱部分切除和膀胱全切双侧输尿管皮肤造口术者,待肛管排气后即可开始摄入营养丰富的饮食;回肠代膀胱、可控膀胱术者按肠吻合术后饮食。禁饮食期间,给予患者营养支持。开始进食后,嘱患者多饮水,使尿量增加,冲刷尿道。

3.预防感染

遵医嘱使用有效抗生素,预防和控制感染。

4.引流管护理

带多种引流管时,应准确地做标记,分别记录引流情况,妥善固定。

(1)输尿管支架管:主要起引流尿液、支撑输尿管的作用。一般在手术后 10~14 d 拔除。

(2)代膀胱造瘘管:主要进行代膀胱冲洗、引流尿液。为预防代膀胱肠黏膜分泌的黏液过多而导致引流管堵塞,一般在手术后第 3 天开始进行冲洗,每日 1~2 次。冲洗时患者取平卧位,冲洗液一般为生理盐水或 5%的碳酸氢钠溶液,温度维持在 36 ℃左右,在无菌操作下每次用无菌注射器抽取 30~50 mL 冲洗液,进行低压缓慢冲洗,然后经导尿管引出冲洗液,如此反复多次冲洗至引出液澄清。术后 2~3 周进行造影检查,明确新膀胱无尿瘘、无吻合口狭窄后即可拔除代膀胱造瘘管。

(3)盆腔引流管:引流盆腔积血、积液,保持引流通畅,注意观察引流液的量、性状和颜色,及早发现活动性出血、尿瘘。一般在手术后 3~5 d 拔除。

5.造口护理

观察造口的颜色、状态。注意保护造口周围皮肤,保持皮肤清洁、干燥,每天消毒一次,局部可涂氧化锌软膏保护。

6.膀胱灌注化疗的护理

(1)灌注前避免大量饮水,让患者先排空膀胱,在无菌操作下插入一次性导尿管,并将化疗药物注入膀胱,指导患者每 15~30 min 更换 1 次体位,分别采取俯卧、仰卧、左侧卧位、右侧卧位,使药物与膀胱壁均匀接触。

(2)化疗药物在膀胱内保留 0.5~2 h,嘱患者自行排出。

(3)灌注后嘱患者大量饮水,以稀释尿液,减少药物对尿道黏膜的刺激。④若患者有尿频、尿急、血尿等症状,应遵医嘱暂停灌注化疗或延长灌注间隔时间、减少药物剂量、使用有效抗生素等。

八、健康教育

1.疾病预防

密切接触致癌物者要做好劳动保护。向患者说明吸烟与本病的关系,尽早戒烟。

2.自我护理

腹部带有接尿器者,注意保持局部皮肤清洁,定时更换集尿袋,防止集尿器的边缘压迫造瘘口;可控膀胱术后每 3~4 h 导尿 1 次,导尿时要保持清洁。

3.原位新膀胱训练

(1)早期每 30 min 定时放尿 1 次,逐渐延长至 1~2 h,使新膀胱充盈感形成。

(2)每日进行10~20 次收缩会阴及肛门括约肌锻炼,每次维持 10 s。

(3)养成定时排尿习惯,白天一般每2~3 h排尿 1 次,夜间 2 次,以减少尿失禁的发生。

(4)男性患者自行排尿初期可采用蹲位或坐位,如排尿通畅,可尝试站立排尿。

4.复诊指导

保留膀胱手术后,嘱患者定期进行膀胱镜检查,每3个月做一次;若2年无复发,改为每半年检查1次。遵医嘱按时复查。

(董红梅)

第六节　良性前列腺增生

良性前列腺增生简称前列腺增生,为老年男性常见病。

一、病因及发病机制

前列腺在男性35岁以后均有不同程度的增生,50岁以后即可出现相应的临床症状。前列腺增生的病因尚不十分清楚,目前公认老龄和有功能的睾丸是发病的重要因素。随着年龄增长,体内雄激素(睾酮和双氢睾酮)、雌激素平衡失调,可能是引起前列腺增生的重要因素。

二、病理生理

前列腺增生开始于围绕尿道的腺体,即移行带。增生的前列腺体将外周的腺体挤压,使其萎缩成前列腺外科包膜,两者之间有明显界限。增大的腺体压迫尿道,使尿道前列腺部变窄、伸长、弯曲,引起排尿困难;此外,前列腺内尤其是围绕膀胱颈部的平滑肌内含有丰富的α肾上腺素能受体,受体激活后使该处平滑肌收缩,可明显增加尿道前列腺部的阻力。为了克服尿道阻力,逼尿肌出现代偿性肥大,加上长期膀胱内高压,膀胱壁内面出现小梁或假性憩室。逼尿肌不稳定性收缩引起患者尿频、尿急和急迫性尿失禁;如长期梗阻和排尿困难未能及时解除,逼尿肌萎缩且失去代偿能力,导致膀胱不能排空而出现残余尿,严重时出现充溢性尿失禁。由于长期排尿困难,膀胱腔扩大或膀胱内压升高,膀胱输尿管反流,可引起肾积水和肾功能损害。

三、临床表现

1.尿频

尿频是最早出现的症状,夜间较明显。早期由前列腺组织增生后充血刺激引起,随着病情发展,梗阻逐渐加重,膀胱残余尿量增多,尿频更加明显,并可出现急迫性尿失禁等症状。

2.排尿困难

进行性排尿困难,是前列腺增生患者的典型症状,发展缓慢。表现为排尿迟缓、间断,尿流细而无力,射程缩短,终末滴沥,排尿时间延长,常有排尿不尽感。

3.尿潴留

梗阻严重者膀胱残余尿增多,发生慢性尿潴留,并出现充溢性尿失禁。前列腺增生的任何阶段,劳累、饮酒等,可使前列腺突然发生充血、水肿而导致急性尿潴留。

4.其他症状

如前列腺增生合并感染或结石,可有尿频、尿急、尿痛等症状;增生的前列腺表面黏膜血管破裂可引起无痛性肉眼血尿;长期梗阻,可出现肾积水、肾功能不全;由于长期排尿困难,腹内压升高，可导致腹外疝、内痔及脱肛等。

四、辅助检查

1. 直肠指检

直肠指检是重要的检查方法，简单易行。可触及增大的前列腺，边缘清楚，表面光滑，质韧而有弹性，中间沟变浅或消失。

2. B超检查

B超检查可清晰地显示前列腺的大小，是否突入膀胱，还可测定膀胱残余尿量。

3. 尿流率检查

尿流率检查可评估梗阻程度。检查时要求患者排尿量在150～200 mL，最大尿流率<15 mL/s说明排尿不畅，最大尿流率<10 mL/s则表示梗阻较为严重，常是手术指征之一。

4. 血清前列腺特异性抗原(PSA)测定

前列腺有结节或较硬时，PSA测定有助于排除前列腺癌的可能性。

五、治疗原则

1. 非手术治疗

若前列腺增生患者症状较轻，一般无须处理，可暂时观察。若症状加重，应进行治疗。①药物治疗：常用药物有α受体阻滞剂、5α还原酶抑制剂和植物类药等。②其他：如激光治疗、置入前列腺尿道支架、经尿道球囊扩张术、经尿道热疗、经直肠高强度聚集超声(HIFU)治疗等。

2. 手术治疗

若患者症状较重、梗阻明显或有并发症发生，应进行手术治疗。经尿道前列腺切除术(TURP)是目前最常用的前列腺增生手术方式。开放手术包括耻骨上经膀胱或耻骨后前列腺摘除术等。

六、常见护理诊断/问题

1. 排尿障碍

排尿障碍与前列腺增生导致膀胱出口梗阻有关。

2. 疼痛

疼痛与术后膀胱痉挛等有关。

3. 潜在并发症

潜在并发症为出血、TURP综合征等。

七、护理措施

(一)非手术治疗的护理/术前护理

1. 生活护理

嘱患者注意休息，避免劳累、受凉；进富含营养、易消化、高粗纤维食物，预防便秘。忌饮酒和辛辣刺激性食物。

指导患者多饮水，不憋尿，但勿在短时间内一次性大量饮水，避免发生急性尿潴留。若发生急性尿潴留，应进行导尿并留置导尿管；如导尿失败，可行耻骨上膀胱穿刺或造瘘术，以引流出尿液。

2. 用药护理

前列腺增生者早期症状较轻时可采用药物治疗，药物包括 α_1 受体阻滞剂、5α 还原酶抑制剂（其在前列腺内能阻止睾酮变为双氢睾酮从而使前列腺缩小）及中成药等。因 α_1 受体阻滞剂的不良反应为直立性低血压等，故用药后要卧床休息，且避免与其他降压药同时服用；5α 还原酶抑制剂起效较慢，停药后也容易复发，要告知患者应坚持长期服药。

3. 心理护理

向患者及其家属解释疾病的主要治疗方法，减轻患者的焦虑、恐惧，稳定患者的情绪，使其树立战胜疾病的信心，积极配合各项治疗和护理。

4. 术前准备

常规术前准备，协助做好心、肝、肾等重要脏器功能的检查，发现异常，及时处理；指导患者进行深呼吸、有效咳嗽排痰和床上排便等，以减少卧床并发症的发生。

（二）术后护理

1. 卧位与饮食

指导患者术后平卧 2 d 后再改半卧位，以防止患者坐起或肢体活动引起气囊导尿管的气囊移位，导致膀胱颈口失去压迫作用而出血。若无恶心、呕吐，术后 6 h 可开始进流质饮食，术后 1～2 d 即可逐渐恢复正常饮食。

2. 病情观察

严密观察患者意识状态、生命体征等的变化。

3. 引流管的护理

(1)气囊导尿管的护理：三腔气囊导尿管具有压迫止血、引流尿液和进行膀胱冲洗的作用。术后利用气囊导尿管的气囊压迫前列腺窝进行止血，气囊内注入 30～50 mL 生理盐水，适当牵拉气囊导尿管，使气囊位于前列腺窝内，并用胶布将其固定在患者大腿内侧。告知患者牵引期间不可自行松开或蜷腿，以防止气囊移位。一般维持牵引时间为 8～10 h。

(2)其他引流管的护理：妥善固定并保持引流通畅，观察引流液的量、颜色和性状，并做好记录。经尿道前列腺切除术，术后 5～7 d 尿液颜色正常可拔除导尿管；耻骨后引流管一般在术后3～4 d、引流量很少时即可拔除；若排尿通畅，膀胱造瘘管可在术后 10～14 d 拔除。

4. 膀胱冲洗的护理

①术后用生理盐水进行持续膀胱冲洗 3～5 d。②冲洗液温度保持在 25 ℃～30 ℃，以防止发生膀胱痉挛。③冲洗速度应根据冲洗液颜色适当选择，色深则快，色浅则慢。④注意保持冲洗通畅，若发生引流不畅，可能为血块堵塞，可挤捏导尿管、高压冲洗、反复抽吸等，直至引流通畅。⑤观察记录冲洗液的量、颜色和性状，尿量＝排出量－冲洗量。

5. 膀胱痉挛的护理

膀胱痉挛可导致阵发性剧痛和诱发出血，主要是因为逼尿肌不稳定、导尿管及引流管的刺激、膀胱引流不畅等。护理时应注意：①嘱患者做深呼吸放松。②膀胱冲洗液应保持在适宜温度。③调整气囊内的液体量。④保持导尿管及引流管的通畅。⑤遵医嘱给予镇痛药或解痉药等。

6. 预防感染

遵医嘱应用有效抗生素；保持会阴部清洁，做好导尿管及引流管的护理。观察有无畏寒、发热等感染征象，发现异常，及时协助医师进行处理。

7. 预防并发症

(1)术后出血：术后保持排便通畅，避免用力排便引起腹内压升高而诱发出血；术后早期禁止做肛管排气或灌肠，以免前列腺窝受到刺激发生出血。一旦发生前列腺窝出血，若非凝血功能障碍造成，应用气囊导尿管牵拉压迫止血，行膀胱持续冲洗或间断人工冲洗，保持引流通畅；若为凝血功能障碍造成，遵医嘱给予止血药物，必要时进行输血。

(2)TURP综合征：因经尿道前列腺切除术中大量冲洗液被快速吸收，患者的血容量急剧增多，形成稀释性低钠血症，患者表现为烦躁不安、恶心呕吐、抽搐、昏迷，严重者可导致肺水肿、脑水肿、心力衰竭等。术后应严密观察病情，一旦发现上述情况，立即给予吸氧、控制输液速度、遵医嘱应用利尿剂和脱水剂等对症处理。

八、健康教育

1. 饮食与活动

加强营养，进含纤维素丰富、易消化的食物，忌烟、酒及辛辣刺激性食物，保持大便通畅，多饮水，勤排尿。嘱患者术后1～2个月避免进行跑步、骑自行车等剧烈活动，以防止发生继发性出血。

2. 康复指导

遵医嘱定期进行尿流率检查、残余尿量测定，以防止尿道狭窄。指导患者进行肛提肌锻炼，以达到尽快恢复尿道括约肌功能的目的。

（李卫华）

第十五章　骨科疾病护理

第一节　上肢骨折

一、非手术治疗护理

(一)饮食护理

给予无基础疾病的患者高热量、高蛋白质、高维生素、易消化的饮食，遵医嘱给予有基础疾病的患者相应的饮食。

(二)肢体护理

1.患肢肿胀程度

(1)抬高患肢是减轻肢体肿胀的一种简单而有效的方法。骨折部位应高于心脏水平，以利于骨折肢体血液及淋巴液的回流。

(2)冷敷可以使微血管收缩，通透性降低，减少损伤血管的出血及渗出，减轻肿胀。

(3)严重的肢体肿胀，应该警惕骨筋膜室综合征的发生，及时通知医师做好相应的处理。

(4)弹力绷带加压包扎可以通过压迫止血的方式，限制组织的继续肿胀，减少静脉血栓的形成。包扎后观察患肢有无疼痛、麻木感，有无皮肤苍白、变凉、颜色改变等，触摸足背动脉搏动情况。若患肢肿胀明显，可根据要求适当调整弹性绷带松紧度。

处理运动损伤及创伤常用 PRICE 原则，可以有效减轻肿胀和疼痛，避免进一步的损伤。PRICE 原则：保护(protect，P)，休息(rest，R)，冰敷(ice，I)，加压包扎(compression，C)，抬高患肢(elevation，E)。

2.患肢血液循环

(1)严密观察患肢远端和近端的动脉搏动，判断动脉是否受损、血供是否充足。

(2)严密观察肢端甲床的充盈时间。

(3)严密观察患肢远端情况，有无剧烈疼痛、肿胀麻木感，有无皮温降低、皮肤花斑及感觉丧失，如出现以上情况，则说明肢端血液循环障碍，立即通知医师进行相应的处理。

3.药物治疗

遵医嘱使用改善血液循环和消肿药物，做好用药观察。

二、手术治疗护理

(一)术前护理

1.一般护理

患者术前完善相关检查，排除手术禁忌，确保手术安全，做好全面系统的术前护理评估。

2.病情观察

有基础疾病者，积极治疗原发病。例如，高血压患者控制血压，糖尿病患者控制血糖等。

观察患肢末端血运、温度、肿胀及足背动脉搏动、足趾活动情况，发现问题，及时处理。

3.心理护理

患者骨折后易产生恐惧、焦虑、忧郁等不良情绪。医护人员应该鼓励患者，取得患者的信任，给患者及家属介绍疾病相关知识，做好术前宣教工作，使其树立战胜疾病的信心，以积极的心态配合手术。

（二）术后护理

1.病情观察

术后密切监测患者的体温、脉搏、呼吸、血压、疼痛等生命体征，必要时使用心电监护，及时发现病情变化，确保患者手术后安全。

2.体位护理

（1）仰卧位：术后给予患者去枕仰卧位，将患肢抬高 20～30 cm，以利于淋巴和静脉回流，减轻肿胀。

（2）半卧位：用三角巾将患肢悬吊于胸前，不低于心脏水平。

（3）站立位：离床活动时一般采用三角巾或肩肘带保护，患肢勿下垂或随步行而甩动，以免造成复位的骨折再移位。

3.导管护理

妥善固定各类引流管，如负压引流管、导尿管等。保持引流管通畅，评估引流液的颜色、性质、量等，发现异常，及时向医师报告并进行处理。

4.切口护理

密切观察切口渗血情况，切口周围有无红、肿、热、痛等感染征象。若有渗血、渗液或敷料被污染，及时更换，保持敷料清洁、干燥。

5.疼痛护理

为患者创造安静、舒适的环境，引导患者，分散其注意力。护理人员进行各项护理时，动作应轻柔，必要时作好解释工作。评估患者的疼痛程度，使用恰当的止痛药。对剧烈疼痛者可选用镇痛泵，并指导患者正确使用。

6.饮食护理

术后根据麻醉方式给予相应的饮食指导。普通患者术后摄入高蛋白、高热量、高维生素、易消化的饮食。术后卧床，肠蠕动减慢易发生便秘，可增加粗纤维食物，新鲜蔬菜、水果（韭菜、芹菜、香蕉）等，禁辛辣。对有糖尿病、肾功能不全、心脏病等各种合并症者，结合疾病进行饮食指导。

三、常见并发症

（一）畸形愈合和不愈合

观察患者肢体活动情况，如严重畸形，可通过手术复位。

（二）僵硬

指导患者尽早进行术后康复训练。

（三）感染

（1）保持切口处清洁、干燥，定期更换敷料，加强基础护理，勤更换床单及病员服。

（2）正确评估创面的大小和颜色、有无潜行及窦道、有无异味等，必要时做伤口培养。

(3)观察患者生命体征的变化。

(4)遵医嘱合理使用抗生素,局部使用银离子敷料控制感染,及时根据细菌培养及药敏结果选用敏感抗生素。

(四)神经损伤

给予患者夹板固定,注意受压部位皮肤血运情况;每日被动活动腕及手指各关节,防止屈曲挛缩;遵医嘱给予神经营养类药物。

(五)血管损伤

正确评估创面出血部位、出血量及血凝块性质;监测生命体征及神志变化,观察患者有无休克早期症状;采用压迫止血法;配合医师做好抢救准备。

四、功能锻炼

(一)抓握拳练习

患侧手握紧拳头,再完全张开。一握一张为1组,每组30个,每次3组,每日3次。

(二)主动对指、对掌练习

用大拇指末端指节依次与其余四指末端指节相接触。每组10个,每次3组,每日3次。

(三)肘关节主动屈、伸练习

患侧手主动屈曲肘关节至活动度终末位置,再主动伸直至活动度终末位置。每组10个,每次3组,每日3次。

(四)肩关节辅助活动

采用仰卧位,健侧手辅助患侧肩前屈、外展、内收、内旋、外旋,每组10个,每次1～2组,每日1次。采用站立位,躯干前倾后健侧手辅助患侧肩前屈、后伸、外展、内收及画圈,每组10个,每次1～2组,每日1次。

(五)耸肩练习

采用站立位,双侧肩部同时抬起,维持5～10 s,再缓慢放下。每组10个,每次2组,每日3次。

(六)上臂肌群等长收缩练习

(1)伸肘肌群等长收缩练习:坐位下,屈肘90°,前臂旋后位。将前臂置于桌面上(或健侧手上),用力伸肘,动作保持5～10 s,放松10 s。每组10个,每次2组,每日3次。

(2)屈肘肌群等长收缩练习:坐位下,屈肘90°,前臂旋后位。将前臂置于桌面下(或健侧手下),用力伸肘,动作保持5～10 s,放松10 s。每组10个,每次2组,每日3次。

五、出院指导

(1)坚持功能锻炼,循序渐进,劳逸结合,以主动训练为主。

(2)保持心情开朗,积极参与康复护理。

(3)遵医嘱按时服药,不随意加药或减药。

(4)保持切口处干燥、清洁,定期换药,10～14 d来医院拆线,出现异常不适,及时就诊。

(5)定期到骨科护理门诊复诊,了解疾病的进一步康复、护理知识,便于更好地恢复健康。门诊随访,术后1个月、3个月、6个月、12个月摄片复查骨折愈合情况。

(刘　平)

第二节 下肢骨折

一、手术治疗护理

(一)术前护理

1.一般护理

患者术前完善相关检查,排除手术禁忌,确保手术安全,做好全面系统的术前护理评估。

2.病情观察

有基础疾病者,积极治疗原发病。例如,高血压患者控制血压,糖尿病患者控制血糖等。观察患肢末端血运、温度、肿胀及足背动脉搏动、足趾活动情况,发现问题,及时处理。

3.心理护理

患者骨折后易产生恐惧、焦虑、忧郁等不良情绪。医护人员应该鼓励患者,取得患者的信任,给患者及其家属介绍疾病相关知识,做好术前宣教工作,使患者以积极的心态配合手术。

(二)术后护理

1.病情观察

术后密切监测患者的生命体征,必要时使用心电监护,及时发现病情变化,确保患者手术后安全。

2.体位护理

抬高患肢,有利于静脉血液、淋巴回流,可减轻肿胀。

3.导管护理

妥善固定各类引流管,如负压引流管、导尿管等。保持引流管通畅,评估引流液的颜色、性质、量等,发现异常,及时向医师报告。

4.切口护理

密切观察切口渗血情况,切口周围有无红、肿、热、痛等感染征象。若有渗血、渗液或敷料被污染,及时更换,保持敷料清洁、干燥。

5.疼痛护理

为患者创造安静、舒适的环境,引导患者,分散其注意力。护理人员进行各项护理时,动作应轻柔,必要时做好解释工作。评估患者的疼痛程度,使用恰当的止痛药。对剧烈疼痛者可选用镇痛泵,指导患者正确使用。

6.饮食护理

术后根据麻醉方式给予相应的饮食指导。普通患者术后摄入高蛋白、高热量、高维生素、易消化的饮食。术后卧床,肠蠕动减慢易发生便秘,可增加粗纤维食物,新鲜蔬菜、水果等,禁辛辣。对有糖尿病、肾功能不全、心脏病等各种合并症者,结合疾病进行饮食指导。

二、常见并发症

(一)伤口出血

1.常见原因

常见原因有术中止血不完善、创面渗血未完全控制、原先痉挛的小动脉断端舒张、结扎线脱落、凝血功能障碍等。

2. 护理措施

(1)术后严密观察生命体征、手术切口,若敷料被血液渗湿,应通知医师,打开敷料,检查切口以明确出血状况和原因。

(2)注意观察引流液的颜色、性质、量。评估有无低血容量性休克的早期表现,如烦躁、心率增快、尿量减少等。

(3)观察患肢的血运状况,如出现肢端发冷、苍白,则提示小动脉破裂或结扎止血不彻底,通知医师,开通静脉通路,必要时再次手术探查。

(二)切口感染

1. 临床表现

患者表现为畏寒、发热、乏力;切口表现为充血、肿胀、疼痛或触痛、皮温升高;用切口处有脓性渗出物;取切口渗出物做细菌培养,结果为阳性;实验室血常规检查,白细胞计数增多。

2. 观察要点

观察患者有无发热,切口有无红、肿、热、痛、脓性渗出物。

3. 护理措施

(1)术中严格遵守无菌技术原则。

(2)换药时保持无菌操作,保持伤口清洁、敷料干燥。

(3)加强营养支持,增加患者抗感染的能力。

(4)遵医嘱合理使用抗生素。

(5)如果发生切口感染,早期局部理疗,使用有效抗生素;对化脓性切口需拆除部分缝线,敞开伤口,引流脓液,定期更换敷料。必要时行清创手术。

(三)肺部感染

肺部感染主要发生于因骨折长期卧床不起的患者,以老年、体弱和伴有慢性病者多见。

1. 临床表现

畏寒、发热,咳嗽、咳痰,呼吸道症状加重,出现脓性痰或血痰,伴或不伴胸痛。严重者有呼吸困难、发绀。

2. 观察要点

根据症状、体征、实验室检查及胸部 CT 检查结果等确定肺炎诊断。观察生命体征,观察咳嗽、咳痰情况,观察痰液的颜色、性质、量。

3. 护理措施

(1)给予吸氧,改善缺氧状况。

(2)为患者提供安静、舒适的病室环境,保持空气清新、洁净,注意通风。维持合适的室温(18 ℃~20 ℃)和湿度(50%~60%)。使患者保持舒适体位,根据骨折情况采取坐位或半坐位,有利于改善呼吸和咳嗽排痰。

(3)保证摄入足够热量、蛋白质和维生素,做好口腔护理。鼓励患者多饮水,每日液体摄入量在 2 000~3 000 mL,保证足够的入量有利于稀释痰液。

(4)监测生命体征,观察患者的病情变化。如患者高热,可以采用温水擦浴、使用冰袋和冰帽等物理降温措施。患者大汗时,及时协助擦拭和更换衣服。必要时遵医嘱使用退热药。

(5)指导患者有效咳嗽,痰液黏稠不易咳出者可进行雾化治疗,还可通过叩击胸部促进痰液排出。

(6)遵医嘱给予抗生素、止咳、祛痰药物,观察药物的疗效和不良反应。

(四)泌尿系统感染

1.临床表现

尿频、尿急、尿痛、伴或不伴排尿困难。

2.常见原因

骨折后长期留置导尿管等。

3.护理措施

训练床上排尿;术后进行膀胱功能锻炼,尽快拔除导尿管;鼓励患者多饮水,保持尿量在1 500 mL/d以上;观察尿液颜色、性质、量,及时送检;根据尿培养和药物敏感试验结果选用有效抗生素控制感染。

(五)便秘

1.常见原因

下肢骨折后长期卧床,造成肠蠕动减弱。

2.护理措施

鼓励患者术后尽早开始功能锻炼,在床上进行运动;鼓励患者多饮水;指导患者多吃高纤维的食物,如新鲜的蔬菜、水果等;指导患者进行腹部顺时针按摩,增加肠蠕动;遵医嘱服用通便药物或使用开塞露。

(六)压力性损伤

1.常见原因

下肢骨折患者术后切口疼痛,不敢翻身活动;术后长期卧床,局部皮肤长期受压,常见于脊柱凸起处、臀部特别是臀裂处、脚后跟、内外踝等处;术后营养不良;患肢肿胀等。

2.护理措施

积极采取预防措施,定时翻身,每 2 h 翻身 1 次;保持床单位整洁,病员服整洁、干燥;协助并鼓励患者主动运动和被动运动,促进肢体肿胀吸收;增加营养摄入;如发生压力性损伤,则根据分期进行相应的对症处理。

(七)下肢静脉血栓

1.常见原因

下肢骨折后长期卧床,制动引起下腔及髂静脉回流受阻、血流缓慢;手术导致血管壁和血管内膜损伤;凝血功能障碍等。

2.观察要点

观察肢体的肿胀疼痛以及评估皮肤温度等。

3.护理措施

(1)基础预防:①加强患者健康教育;②抬高患肢 20～30 cm,膝关节屈曲 15°,不要在腘窝处垫枕,以免影响小腿深静脉回流;③鼓励患者术后早期功能锻炼,卧床期间进行下肢的主动和被动运动;④改善生活方式,多饮水(2 000～3 000 mL),保证有效循环血量;⑤减少血管内膜损伤,有创操作动作轻柔、精细。

(2)机械预防:措施包括使用间歇充气加压装置、梯度压力弹力袜、足底静脉泵等。

(3)药物预防：根据患者的VTE风险分级、病因、体重、肾功能状况选择药物，并做好用药观察。

(八)骨筋膜室综合征

该综合征好发于前臂和小腿。早期以局部症状和体征为主。肌肉缺血较久，已发生广泛坏死时，才出现全身症状，如体温升高、脉率增快、血压下降、白细胞计数增多、红细胞沉降率加快、尿中出现肌球蛋白等。

1.临床表现

(1)创伤后肢体持续性剧烈疼痛，且进行性加剧，为该综合征最早期的症状，是骨筋膜室内神经受压和缺血的重要表现。神经组织对缺血最敏感，感觉纤维出现症状最早，必须给予足够的重视，及时诊断和处理。至晚期，当缺血严重，神经功能丧失后，感觉即消失，即无疼痛。

(2)足趾呈屈曲状态，肌力减弱。被动伸趾可引起剧烈疼痛，为肌肉缺血的早期表现。

(3)患肢表面皮肤略红，温度稍高，肿胀，有严重压痛，触诊可感到张力升高。

(4)远侧脉搏和毛细血管充盈时间正常。但应特别注意，骨筋膜室内组织压上升到一定程度，如前臂8.67 kPa(65 mmHg)、小腿7.33 kPa(55 mmHg)，就能使供给肌肉血运的小动脉关闭，但此压力远远低于患者的收缩压，因此还不足以影响肢体主要动脉的血流。此时，远侧动脉搏动虽然存在，指、趾毛细血管充盈时间仍属于正常，但肌肉已发生缺血，所以肢体远侧动脉搏动存在并不是安全的指标，应结合其他临床表现进行观察分析，协助诊断。

2.观察要点

(1)早期观察“5P”征：由疼痛(pain)转为无痛，苍白(pallor)或发绀，大理石花纹等，感觉异常(paresthesia)，麻痹(paralysis)，无脉(pulselessness)。

(2)观察尿的颜色及量：当发现尿闭或肌红蛋白尿时，按照急性肾衰竭处理。

3.护理措施

(1)一旦怀疑或确诊时，立即松开所有外固定物，将肢体放平，禁止抬高患肢，严禁按摩和热敷，以免加重组织缺血，做好手术前准备。

(2)患肢行切开减压术，保持创面无菌，观察创面渗液，保证患者足够的补液量，复查患者电解质的变化，做好营养支持。

(九)骨折不愈合、骨折再移位、内固定断裂

(1)影响骨折愈合的因素：全身因素，如年龄、营养和代谢因素、健康状况等；局部因素，如骨折的类型和数量、骨折部位的血供、软组织损伤程度、软组织嵌入和感染等；治疗方法，如反复多次的手法复位、骨折固定不牢固、过早和不恰当的功能锻炼等。

(2)骨折再移位和内固定断裂主要由骨折固定不牢固、过早和不恰当的功能锻炼、过早下床负重等导致。

(十)关节活动度受限、肌肉萎缩

患肢长时间固定或者术后功能锻炼不及时或不规范，导致静脉和淋巴回流不畅，关节周围组织中浆液纤维性渗出和纤维蛋白沉积，发生纤维粘连并伴有关节囊和周围肌肉萎缩，致使关节活动障碍。

(十一)创伤后关节炎

成因为关节内骨折后未能准确复位，骨折愈合后关节面不平整，长期磨损。创伤后关节炎

多见于膝关节、踝关节等负重关节。

三、功能锻炼

目的是增加局部血液循环，消除肿胀，加速周围软组织损伤的修复，防止下肢静脉血栓、肌肉萎缩、关节僵硬、神经肌肉粘连等并发症。

(1)以下功能锻炼适用于所有下肢骨折患者，如有特殊情况，遵医嘱。

股四头肌静止收缩运动：绷紧大腿肌肉，尽量伸直膝关节，每次保持5 s，每日3～4次，每次20组。

踝泵运动：屈伸踝关节，每日3～4次，每次20组。旋转踝关节，每日3～4次，每次20组。

屈膝运动：足贴于床面，滑动屈膝，后跟向臀部靠拢，注意不可过度屈髋，由被动运动到主动运动过渡，每日3～4次，每次20组。

(2)髋关节周围骨折，功能锻炼如下。

在锻炼股四头肌和踝泵运动的基础上，保持患肢外展中立位，不能外旋或内收。

臀肌等长收缩：采用平卧位，绷紧臀部肌肉，每次保持5 s。

髋关节、膝关节屈伸运动：采用平卧位，缓慢弯曲膝关节，持续10 s，再缓慢放松，每日3～4次，每次20组，注意不可过度屈髋。

(3)膝关节周围骨折，功能锻炼如下。

术后在锻炼股四头肌、踝泵运动的基础上，适当增加直腿抬高和膝关节屈曲运动。

直腿抬高：取仰卧位，将腿伸直，绷紧大腿肌肉，脚尖尽量朝向自己，用力向上抬，离床面15 cm左右，停顿5 s，然后再缓慢放下。每天3～4次，每次20组。

膝关节屈伸运动：取仰卧位或坐位，双手抱住患侧大腿，缓慢弯曲膝关节，持续10 s，缓慢放松，每日3～4次，每次20组。

(4)踝关节周围骨折，功能锻炼如下。

直腿抬高。

足趾运动：足趾关节屈曲背伸运动，每日3～4次，每次20组。

(5)髋关节周围骨折患者，术后2 d可床上坐起；1周后，可坐轮椅下床活动；3～4周后扶双拐下地，但患肢不负重；3个月后可稍负重行走；6个月后可完全负重行走。下肢其余部位骨折，下床和负重时间遵医嘱。

四、出院指导

(1)保持患肢正确体位。

(2)增加含钙丰富的食物或适当补充钙剂，防止骨质疏松，促进骨折愈合。

(3)继续功能锻炼并逐渐负重运动。有需要的患者可选择下级医院进一步治疗，或选择康复科门诊就诊。

(4)术后切口2 d或3 d换药，保持切口周围清洁、干燥，如有红、肿、热、痛等现象，及时就医。术后2周切口愈合良好时可拆线。

(5)术后6周、3个月、6个月、1年门诊复查，了解骨折愈合情况。如遇不适，及时就医。

（李兴霞）

第三节 先天性斜颈

斜颈病是颈部一侧的肌肉纤维化、挛缩、萎缩、缺如，或颈部脊柱的畸形，或疾病使头颈向一侧倾斜，而颜面转向对侧的一种畸形。斜颈可以是一些独立存在的疾病，又可以是某些疾病的一种临床表现。斜颈病是儿童较为常见的一种颈部畸形，如得不到及时有效的治疗，将出现头颅、颜面和脊柱的相应畸形，逐渐加重，持续到成年，给治疗增加许多困难。成年新发斜颈病也不少见。

先天性斜颈，俗称“歪脖”，指出生后即发现颈部向一侧倾斜的畸形。本病可分两种：一种是在颈椎发育缺陷的基础上发生的，如半椎体畸形所致的斜颈，即先天性骨性斜颈，少见；另一种是由一侧胸锁乳突肌纤维化和挛缩而引起的，即先天性肌性斜颈，相当多见，即一般所指先天性斜颈。先天性斜颈的真正原因至今仍不明了。临床表现为颈部肿块、斜颈、面部不对称和其他并发症等。其治疗方法分为非手术疗法和手术疗法。

一、概述

(一)解剖结构

颈肌可依其所在位置分为颈浅肌、颈前肌和颈深肌。颈浅肌包括颈阔肌和胸锁乳突肌。颈阔肌位于颈部浅筋膜中，为薄而宽的皮肌，起自胸大肌和三角肌表面的筋膜，向上止于口角，其作用是拉口角向下，使颈部皮肤出现皱褶。胸锁乳突肌位于颈部两侧，大部分被颈阔肌所覆盖，是一对强有力的肌，起自胸骨柄前面和锁骨的胸骨端，两头会合斜向后上方，止于颞骨的乳突，其作用是一侧肌收缩使头向同侧倾斜，脸转向对侧，两侧收缩可使头后仰。一侧肌挛缩时，出现斜颈。

(二)病因

70％～80％的病例见于左侧，10％～20％的患儿伴有先天性髋关节脱位。在病理解剖方面，仅能证实形成胸锁乳突肌挛缩的组织主要是已经变性的纤维组织。其中病情严重者肌纤维完全破坏消失，细胞核大部分溶解，部分残留的核呈不规则浓缩状；中间可能出现再生的横纹肌及新生的毛细血管，亦可发现成纤维细胞。本病的直接原因是胸锁乳突肌的纤维化引起挛缩和变短，但引起此肌纤维化的真正原因还不清楚，可能与下列因素有关。

(1)先天性胸锁乳突肌发育不良，分娩时易被损伤。

(2)因产伤一侧胸锁乳突肌出血，形成血肿后机化，继而挛缩。

(3)宫内胎位不正，使一侧胸锁乳突肌承受过度的压力，致局部缺血，继而过度退化，为纤维结缔组织所替代。

(4)受累肌肉组织的病理变化类似感染性肌炎，故产伤可能引起胸锁乳突肌无菌性炎症，致肌肉退行性变和瘢痕化，而形成斜颈。

(5)有人认为本病与出生时胸锁乳突肌内静脉的急性梗阻有关。目前多数学者支持产伤或子宫内位置不良引起局部缺血学说。

(三)临床表现

1.颈部肿块

由母亲或助产士最早发现，一般于出生后即可触及位于胸锁乳突肌内的颈部肿块，呈梭形,长2～4 cm,宽 1～2 cm,质地较硬,无压痛,于出生后第 3 周时最为明显,3 个月后即逐渐消失,一般不超过半年。

2. 斜颈

出生后斜颈即可被母亲发现,患儿头斜向肿块侧(患侧)。半个月后更为明显,随着患儿的发育,斜颈畸形日益加重。

3. 面部不对称

一般于 2 岁以后即显示面部五官呈不对称状,主要表现如下。

(1)患侧眼睛下降:由于胸锁乳突肌挛缩,患者眼睛由原来的水平状向下方移位,而健侧眼睛则上升。

(2)下颌转向健侧:因胸锁乳突肌收缩,患侧乳突前移而出现整个下颌(颏部)向对侧旋转变位。

(3)双侧颜面变形:由于头部旋转,双侧面孔大小不一,健侧丰满,呈圆形,患侧则狭而平。

(4)眼外角线至口角线变异:测量双眼外角至同侧口角线的距离,结果显示患侧变短,且随年龄增加而日益明显,除以上表现外,患儿整个面部,包括鼻子、耳朵等均逐渐呈现不对称性改变,于成年时基本定型,此时如行手术矫正,颌面部外形更为难看。因此对其治疗力争在学龄前进行,最晚不迟于 12 岁。

4. 其他

(1)伴发畸形:可检查有无髋关节脱位、颈椎椎骨畸形等。

(2)视力障碍:因斜颈引起双眼不在同一水平位上,易产生视力疲劳。

(3)颈椎侧凸:主要是头颈旋向健侧,因而引起向健侧的代偿性侧凸。

(四)诊断依据

1. 症状与体征

畸形可在出生时即存在,也可在出生后 2～3 周出现。病初头部运动略受限,但无明显斜颈现象,触诊可发现硬而无疼痛的梭形肿物,与胸锁乳突肌的方向一致,在 2～4 周逐渐增大,然后开始退缩,在 2～6 个月逐渐消失。部分患者不遗留斜颈。

2. 影像学检查

根据出生后 2 周内出现颈部质硬包块,无红、肿、热、痛,边界清楚,可活动,X 线片未见颈椎异常,可作出诊断。

本病诊断多无困难,关键是对新生儿应争取及早发现,以获得早期治疗而提高疗效及降低手术治疗者的比例。因此,在对新生儿做全身检查时应注意以下几点:①双侧颈部是否对称;②双侧胸锁乳突肌内有无肿块;③婴儿头颈是否经常向同一方向倾斜。以上三点均为本病的早期发现,发现越早越好。

(五)治疗原则

1. 非手术治疗

非手术治疗适用于出生至半周岁的婴儿,2 岁以内的轻型患者亦可酌情选用。经一年左右的保守治疗,76%～86%的患儿可得到矫正。视患儿年龄不同可酌情采用下列方法。

(1)手法按摩:一旦发现新生儿患本病,应立即开始对肿块施以手法按摩,以增进局部血供,促使肿块软化与吸收。对轻型者有效,甚至可免除手术矫正。

(2)徒手牵伸:出生后半个月左右开始,利用喂奶前时间,母亲使患儿平卧于自己膝上,用一只手拇指轻轻按摩患部，数秒后，再用另一只手将婴儿头颈向患侧旋动，以达到对挛缩的胸锁乳突肌牵伸的目的，每天 5～6 次，每次持续 0.5～1 min，轻症患儿多可在 3～4 个月见效。

(3)其他：包括局部热敷、头控制训练等。因患儿刚刚出生不久，所以各种操作均需小心、细心与耐心，切勿因操之过急而引起误伤。

2.手术治疗

经保守治疗无效或未经治疗的 1 岁以上患儿肌肉已纤维化，面部出现畸形，只有通过手术才能矫正。手术最佳年龄为 1～5 岁。5 岁以上者，继发畸形较重，面部变形较难恢复。常采用的手术方法如下。

(1)胸锁乳突肌切断术：此为传统术式，一般在胸锁乳突肌的胸骨及锁骨端，通过1～1.5 cm 长的横行切口将该肌切断。对大于 3 岁患儿或畸形严重者还需要切断其乳突端。此术式简便、有效、易掌握，但据国外报道会给 40%～90%的患儿造成胸锁乳突肌止点处凹陷，影响美观。

(2)胸锁乳突肌延长术：适用于肌肉组织尚有舒缩功能者。国外多采用这种术式。即在胸骨近段 1～2 cm 处切断胸骨端，贴锁骨切断锁骨端，将锁骨端移到胸骨端远端做缝合，使其延长。对于幼年患儿这种术式操作困难，故往往选择在 5～6 岁实施。一般可将切口延长至 2～2.5 cm，年长者可稍长。

二、护理

(一)保守治疗的护理

(1)手法扳正及按摩时要注意观察患儿的表情，以便掌握扳正的幅度及次数。用拔伸摇晃手法时，宜由轻到重，幅度由小到大，切不可突然用暴力而超出正常生理限度。

(2)按摩治疗斜颈，一般每日治疗 1 次，每次不超过 15 min。按摩时，手法要轻柔，用揉、捏手法时可利用滑石粉等介质避免皮肤擦伤。患儿皮肤娇嫩，热敷或按摩时应注意观察皮肤的颜色，以防损伤。母亲给患儿哺乳、抱患儿，以及患儿睡觉时，有意使患儿头向健侧转动以帮助矫正畸形。

(3)可配合局部温热或红外线等理疗，以促进血液循环，帮助肿块吸收。

(4)定期到医院复诊，如需手术治疗，最好在 8 岁以前进行；年龄大后再行手术，则头面部和颈部畸形就很难矫正。

(二)手术治疗的护理

1.术前护理

有严重肝、肾、肺功能不全及颈动脉扩张者禁忌做手术；进行眼科情况检查，有斜视者，先行眼科处理，根据斜视矫正后斜颈是否转归决定手术。

2.术后护理

(1)病情观察：按全麻术后护理常规护理，密切观察生命体征。患儿术后仰卧，用枕颌带牵引，使头偏向健侧，下颌转向患侧，用沙袋将头固定。严密观察局部切口渗血与呼吸情况，有无气胸，注意防止患儿烦躁而抓伤、扯伤伤口。注意观察呼吸、面肌活动、眼裂、鼻口位置是否正常，颈是否后仰，有无提肩活动等。了解术中是否有胸部、面部神经及副神经的损伤。术后呼吸、吞咽困难多由术区血肿压迫气管和食管所致，如出现此情况，及时向医师报告。

(2)饮食护理：患儿回病房后 2 h 意识完全清醒，可先进少许温水，无恶心、呕吐、呛咳等，可给予半流质饮食，如稀饭、面条等，忌辛辣刺激性、油腻食物；宜少食多餐，避免一次性大量进食、进水，防止呛咳、窒息的发生，采用患儿喜爱的烹饪方法。

(3)疼痛的护理：术后1～2 d减少搬动，将患儿置于舒适的体位。少数患儿疼痛较轻，通过讲故事以分散其注意力；对于疼痛剧烈的患儿，可根据医嘱给镇痛药或者使用镇痛泵。

(4)伤口护理：注意患儿体温的变化，每天测量体温4次，若体温＞38.5 ℃，及时通知医师，给予相应处理。保持伤口清洁、干燥，观察局部有无红、肿、热、痛等情况。进食时勿污染敷料，不慎污染应及时更换。保持室内空气清新，温度适宜。遵医嘱合理使用抗生素，预防感染的发生。

(5)引流管的护理如下。

伤口引流管的护理：避免引流管折曲、受压。观察引流液的颜色、性质、量，观察并记录24～48 h的切口引流量，如有异常，随时通知医师。术后48 h后，如引流量＜50 mL，可拔除引流管。

留置尿管的护理：严格无菌操作，操作时动作要轻柔，避免损伤尿道黏膜。定时夹闭导尿管锻炼膀胱充盈功能，嘱患儿多饮水，保证尿量在1 000 mL/d以上。注意让引流袋的位置低于膀胱，避免尿液倒流，发生逆行感染。

(6)颌枕带牵引的护理：对肌肉挛缩较重的患儿，术后第2天待病情平稳后行颌枕带牵引。牵引的重量根据患儿的体重做适当调节，一般为2～4 kg，牵引时头转向健侧20°～30°，抬高床头15～30 cm，保持反牵引力，同时注意保护好颌枕带周围及枕部的皮肤，防止压疮。患儿睡觉时，要防止颌枕带卡压颈部而造成缺氧或窒息。牵引的时间一般为7～8周，每天牵引10～20 h。观察有无牵引并发症，如头晕、恶心、呕吐及呼吸改变等。有不适者，停止牵引，待症状好转后继续。

(7)颈托的护理：年龄小、不太配合牵引、伤口恢复良好者，术后7 d开始佩戴颈托。由于患儿长期斜颈，已适应斜颈姿势，术后应佩戴颈托，帮助其尽早纠正斜颈习惯，佩戴后继续坚持锻炼。部分患儿主诉佩戴颈托不舒服，进而不配合，护士应采取各种方法与患儿沟通。佩戴颈托时松紧要适宜，过紧易出现颈托边缘及枕骨处皮肤压伤，过松达不到矫正的目的。避免颈托直接与皮肤接触，应在颈托内衬棉质衬垫，以增加舒适感，注意保持颈托的清洁。应在日间佩戴颈托，睡觉时取下。佩戴期间要加强颈部皮肤护理，防止皮肤溃疡。佩戴时注意头向健侧略倾斜，颈托与枕、颈、胸、下颌紧密接触。

(8)功能锻炼。

手术当日，家长可帮助患儿做上肢肌肉的收缩舒张锻炼以及手指关节的屈伸运动。

术后3 d起，家长可指导患儿做肩关节前屈、外展、后伸运动。

术后7 d，在医师的指导下让患儿保持坐位或平卧位，固定患儿的双肩，帮助患儿头向健侧屈，使健侧耳垂靠近肩部；缓缓转头部，使下颌贴近患侧肩部，伸展充分，重复8～10次，延长患侧胸锁关节到乳突之间的距离，最大限度地延长患侧胸锁乳突肌的长度，减轻或防止术后胸锁乳突肌断端的再粘连，每次15～20 min，每天2～3次，持续时间不少于半年。

（付　宇）

第十六章　口腔科疾病护理

第一节　口腔科护理常规

一、一般护理常规

(一)术前一般护理常规

(1)完善各项术前常规检查及化验,如肝和肾功能、血常规、心电图、胸片等。

(2)根据医嘱做好各项药敏试验。

(3)全麻手术者需交代患者术前 6 h 禁饮食,局麻手术者术前可进食。

(4)心理护理,向患者介绍手术过程、麻醉方法,减轻其焦虑。

(5)指导患者深呼吸及有效咳嗽、咳痰的方法。

(6)指导全麻手术患者练习床上大小便。

(7)手术日早晨用漱口水清洁口腔。

(二)术后一般护理常规

(1)全麻患者术后去枕平卧、禁食、禁水 6 h,若无呕吐,6 h 后可进少量流质。根据病情逐渐过渡到普食。局麻术者术后禁食、禁水 2 h。

(2)需给予全麻术者心电监护、氧气吸入。严密观察生命体征及伤口出血情况,保持呼吸道通畅,并做好记录。

(3)保持各种引流管通畅,观察引流物的量、颜色、性质有无异常。

(4)全麻术后 6 h、局麻术后即可给予半卧位,以减轻伤口肿胀及渗血。

(5)保持口腔清洁,给予不能自行漱口者口腔护理,每日 2 次。

(6)观察加压包扎敷料有无松脱,告知患者加压包扎的重要性,勿自行松解。

(7)根据患者的疾病给予合适的功能锻炼指导,如骨折术后张口锻炼、颈淋巴清扫术后头颈锻炼等。

(8)做好健康教育,嘱患者保持口腔清洁,禁烟、酒和刺激性食物。出院后定期复诊,坚持功能锻炼。

二、常见疾病护理常规

(一)唇裂的护理常规

(1)术前练习用汤匙喂养婴儿,禁止使用奶嘴或母乳喂养。

(2)对术后不合作的患儿,必须用约束带限制两臂活动,使其不能用手抓伤口。

(3)全麻清醒后 4 h,可用滴管或小汤匙喂患者流质,3 d 后改为半流质,一周后可进普食。

(4)观察使用唇弓固定者的唇弓有无松脱、移位。

(5)术后 1 个月内避免大哭、大笑等动作;勿吃坚硬食物,以免伤口复裂。

(二)腭裂(牙槽嵴裂)的护理常规

(1)全麻术后 6 h 内,去枕平卧,头偏向健侧,完全清醒后取主动卧位。

(2)术后 10～14 d 全流质饮食,2 周后逐步改为半流质饮食。不吃硬的或过热的食物,以免影响伤口愈合。

(3)观察患儿的呼吸,有无喉头水肿及伤口出血情况。观察口内碘仿纱条有无松脱、移位,以防窒息。

(4)饭后漱口,口腔护理每日 2 次。

(5)术后避免大声哭闹,以免创口裂开;注意保暖,预防感冒,防止咳嗽影响伤口愈合。

(6)对髂骨取骨者,给予髂骨取骨处沙袋压迫,腹带加压包扎,观察有无出血。术后 3～5 d 应卧床,无明显疼痛 5 d 后可在他人搀扶下下床行走,之后逐渐过渡为正常行走。

(7)术后 1 个月需进行语音训练。需要正畸者,术后 3 个月开始。

(三)口腔颌面部炎症护理常规

(1)给予炎症急性期患者、吞咽困难者半流质或流质饮食。

(2)感染严重者应卧床休息,采用半卧位,以减轻局部肿胀,保持呼吸道通畅。

(3)脓肿切开后观察引流皮片是否在位、通畅。

(4)口腔护理每日 2 次,对张口受限的患者采用棉签或棉球擦拭。

(5)对疖、痈患者,严禁搔抓、挤压及热敷,以防感染扩散。减少说话及咀嚼,减少感染部位的活动。

(四)颌骨骨折护理常规

(1)床旁备齐气管插管、气管切开等急救用物。

(2)给予进食困难者口饲或鼻饲流质饮食。

(3)进食后漱口,口腔护理每日 2 次。

(4)出现结扎物松脱、折断、移位等异常,应及时向医师报告。

(5)术后 3～4 周结扎固定装置拆除后,指导患者用木楔插入上下臼齿之间开始练习张口,每次保持 5～10 min,至被动开口有疼痛感,左右交替训练,每次训练 15～20 min,每天 5 次以上,进行面部、咬合关系的功能锻炼。6 个月内避免剧烈活动、挤压或碰撞患处。

(五)腮腺肿瘤护理常规

(1)术后给予全流质或半流质饮食。忌刺激性食物或药物,防止腮腺涎瘘的发生。

(2)观察伤口出血及肿胀情况,保持呼吸道通畅。

(3)观察有无面神经麻痹、涎瘘及味觉出汗综合征(味觉受刺激,出现术后皮肤出汗或潮红现象)等并发症。

(4)告知患者加压包扎是为了防止术后涎瘘的发生,不可自行松解。加压包扎后要注意观察患者的呼吸情况。

(5)为了减少唾液腺分泌,必要时遵医嘱餐前半小时给予阿托品口服。

(6)出院指导:禁烟、酒及刺激性食物。恶性肿瘤患者,术后半个月可行放疗或化疗。

(六)颈淋巴清扫术护理常规

(1)评估患者的心理状态,告知患者手术方法及预后,使患者能够接受手术导致的瘢痕。

(2)术后保持颈部负压引流管的通畅,观察引流液的量、颜色、性质有无异常。观察有无乳縻漏、神经损伤等症状。

(3)术后给予流质饮食,一周后逐渐由半流质饮食,软食过渡到普食。如同时行游离皮瓣移植术,需给予鼻饲饮食。

(4)口腔护理每日2次。

(5)切口愈合后即可指导患者开始功能锻炼,包括颈部前屈后仰、肩部摆动、肩关节旋转锻炼,以及上臂上举、爬墙锻炼等整套动作,防止瘢痕萎缩影响患者肢体功能。

(6)嘱患者出院后保持口腔清洁,禁烟、酒和辛辣刺激食物。至少坚持功能锻炼3个月,以促进肢体功能的恢复。

(七)游离皮瓣移植术护理常规

(1)皮瓣供区禁止静脉穿刺,并检查供区皮肤有无创伤、瘢痕或炎症等。有感染、皮炎、湿疹等,应积极治疗,待其痊愈方可手术。

(2)有牙周病,术前应做牙周洁治。

(3)术后室温应维持在25 ℃以上,防止受冷的刺激而引起血管痉挛。

(4)全麻术后6 h,去枕平卧,头保持正中或头偏向一侧(根据血管蒂的长短或根据医嘱决定头固定的方位),24 h后可抬高床头5°～15°,头颈部适当制动1周,以利于吻合的血管在无张力下愈合。

(5)术后鼻饲流质7～10 d。

(6)皮瓣观察:手术当日每30 min观察并记录1次,术后72 h内每1 h观察并记录1次,72 h后每2 h观察并记录1次,术后第6天每天观察2～3次。

(7)观察皮瓣毛细血管充盈反应,可用棉签轻压皮瓣,压后皮瓣在5 s内颜色恢复正常者为良好。

(8)观察游离皮瓣的颜色、弹性、肿胀度等,注意皮瓣温度,如在术后72 h内发现皮瓣颜色发紫或苍白,皮瓣肿胀弹性差等异常现象,应及时向医师汇报。

(9)术后伤口留置负压引流管3～5 d,保持负压引流通畅,注意观察引流液的量、颜色、性质并记录,防止引流管扭曲、打折堵塞和脱落。

(10)取前臂皮瓣者,术后抬高手臂20°～30°,注意观察手部末梢循环情况;取胸大肌皮瓣移植的患者术后应用腹带或胸带包扎,注意有无气胸;取髂骨肌皮瓣移植的患者,术后用沙袋压迫髂骨取骨处,注意有无出血;取股前外侧皮瓣、腓骨肌皮瓣移植的患者,术后用绷带加压固定术侧患肢,抬高患肢20°～30°,注意观察足部末梢循环情况。

(11)每日口腔护理3～5次,如口腔内血痂较多,可用3%的过氧化氢溶液,然后再用生理盐水冲洗。

(12)术后第2天开始进行床上肢体活动,以防深静脉血栓形成。

(13)出院指导短期内皮瓣有麻木感,局部感觉迟钝,应提醒患者加强自我保护,防止烫伤、冻伤及其他伤害。术后1～2个月可用指腹按摩皮瓣,促进恢复。

(王　蕾)

第二节　口腔炎

一、护理评估

(一)健康史

引起口炎的主要有细菌、病毒及真菌。受伤感染或全身抵抗力下降而诱发口腔炎。细菌感染性口炎常以链球菌和葡萄球菌为主要致病菌。在急性感染、长期腹泻、长期使用广谱抗生素及糖皮质激素、有全身性疾病等机体抵抗力低下的状况下,若口腔不洁、奶具消毒不严格、饮食过热等则可致细菌大量繁殖,从而引起的急性口腔黏膜损伤。

(1)鹅口疮:又名雪口病,为白念珠菌感染在黏膜表面形成白色斑膜的疾病,多见于新生儿和婴幼儿,营养不良、腹泻、长期应用广谱抗生素或激素的患儿易发生本病。使用污染的奶具或新生儿在出生时经产道均可导致感染。

(2)疱疹性口炎:亦称疱疹性牙龈口炎,为单纯疱疹病毒感染所致,多见于1～3岁小儿。终年可发生,传染性强,常在集体托幼机构引起小流行。

(3)溃疡性口炎:主要致病菌有链球菌、金黄色葡萄球菌、肺炎球菌等,多在抵抗力降低,口腔不洁情况下发病。

(二)身体状况

(1)鹅口疮:口腔黏膜表面覆盖白色乳凝块样小点或小片状物,可逐渐融合成大片,不易擦去,强行剥离后,局部黏膜潮红,可有渗血。患处不痛、不流涎、不影响吃奶,一般无全身症状。最常见于颊黏膜,其次是舌、齿龈和上颚,重症患儿整个口腔均被白色斑膜覆盖,甚至可蔓延到咽、喉头、食管、气管、肺等处而危及生命。重症患儿可出现低热、拒食、呕吐、吞咽困难或呼吸困难。

(2)疱疹性口炎:起病时发热,体温可达38 ℃～40 ℃,之后1～2 d,齿龈、舌、唇内、颊黏膜处出现散在或成簇的黄白色小疱疹,直径2～3 mm,周围有红晕,迅速破溃后形成浅溃疡,上面覆盖黄白色纤维渗出物,有时累及上腭及咽部,口角及唇周皮肤亦常发生疱疹。症状为局部疼痛、拒食、流涎、烦躁、颌下淋巴结肿大。体温在3～5 d恢复正常,病程1～2周。应鉴别本病与由柯萨奇病毒引起的疱疹性咽峡炎。后者疱疹主要在咽部和软腭,有时见于舌,但不累及齿龈和颊黏膜,颌下淋巴结不肿大,多发生于夏、秋季。

(3)溃疡性口炎:多见于婴幼儿,常发生于急性感染、长期腹泻等机体抵抗力降低时,口腔不洁更利于细菌繁殖而致病。口腔各部位均可发生,常见于舌、唇内及颊黏膜处,可蔓延到唇及咽喉部。开始时口腔黏膜充血水肿,随后形成大小不等的糜烂或溃疡,上有纤维素性炎性渗出物形成假膜,常呈灰白色,边界清楚,易拭去,遗留溢血的创面,但不久又被假膜覆盖。症状为局部疼痛、流涎、拒食、烦躁,常发热,体温可达39 ℃～40 ℃,局部淋巴结肿大。饮食甚少者可出现脱水和酸中毒。

二、主要护理诊断/问题

(1)口腔黏膜受损与护理不当、理化因素刺激、抵抗力低下及病原体感染有关。

(2)疼痛与口腔黏膜炎症和破损有关。

(3)体温过高与感染有关。

三、护理目标

(1)患儿的口腔黏膜受损症状减轻或消失。

(2)患儿的疼痛能有所缓解。

(3)患儿体温未升高,或升高后能及时降温。

(4)患儿家长能掌握正确的口腔清洁和涂药方法以及家庭护理方法。

四、护理措施

(一)促进口腔黏膜愈合

(1)保持口腔清洁。鼓励患儿多饮水,进食后漱口,保持口腔黏膜湿润和清洁。用3%的过氧化氢溶液或0.1%的依沙吖啶溶液清洗溃疡面,较大儿童可用含漱剂,含漱剂适用于各种口炎。鹅口疮患儿宜用2%的碳酸氢钠溶液清洁口腔,每日2~4次,以餐后1 h左右为宜。对流涎者,及时清除流出物,保持皮肤干燥、清洁,避免引起皮肤湿疹及糜烂。

(2)按医嘱正确涂药。鹅口疮患儿局部可涂每毫升10万~20万单位制霉菌素鱼肝油混悬溶液,每日3~4次。疱疹性口炎患儿局部可涂碘苷抑制病毒,也可喷洒西瓜霜、锡类散、冰硼散等;溃疡性口炎患儿可涂5%的金霉素鱼肝油、锡类散等。涂药前先清洗口腔,然后将无菌纱布或干棉球放在颊黏膜腮腺管口处或舌系带两侧,以隔断唾液;再用干棉球将病变部黏膜表面吸干净;涂药后嘱患儿闭口10 min,然后取出隔离唾液的纱布或棉球,不可立即漱口、饮水或进食;小婴儿不配合时可直接涂药。

在清洁口腔及局部涂药时应注意手法,用棉签在溃疡面上滚动式涂药,切不可摩擦,以免患儿疼痛加重。

(二)减轻疼痛

饮食以温凉流质或半流质食物为宜,避免酸、辣、热、粗、硬等刺激性食物,利于减轻疼痛。清洁口腔及局部涂药时,动作要轻、快、准,以免使患儿疼痛加重。对疼痛影响进食者,可按医嘱在进食前局部涂2%的利多卡因。对不能进食者,应给予肠道外营养,以确保能量与水分供给。

(三)维持正常体温

对发热患儿,可遵医嘱给予物理降温,必要时药物降温。

(四)健康指导

(1)向家长解释勤喂温开水的意义,给家长示教清洁口腔及局部涂药的方法,为患儿做口腔护理前、后要洗手。

(2)告诉家长要及时给患儿的食具、玩具、毛巾等消毒,哺乳妇女要及时更换内衣、保持乳头清洁。鹅口疮患儿使用过的乳瓶及乳头,应放于5%的碳酸氢钠溶液浸泡30 min后再煮沸消毒。疱疹性口炎具有较强的传染性,应注意隔离,以防传染。

(王　蕾)

第三节 口腔颌面部损伤

一、口腔颌面部损伤基本护理理论概述

(一)口腔颌面部损伤的特点

(1)口腔颌面部血运丰富,组织的再生修复能力及抗感染能力强,伤口易于愈合。初期清创术可延至伤后 24～48 h 进行。但由于口腔颌面部血运丰富,损伤后易出血,易发生组织水肿,特别是发生在口底、舌根及咽旁等处的损伤,可影响呼吸道通畅,甚至发生窒息。

(2)颌面部腔、窦多,在口腔、鼻腔及鼻旁窦内常存在病原菌,如创口与腔、窦相通,容易引起感染。

(3)颌面骨组织有特殊结构,上颌骨呈拱形,与多数邻骨相接,能抵抗较大的外力,一旦发生骨折,易波及颅脑。下颌骨是面部最大、位置最突出的骨,虽然结构坚实,但受外伤的机会较多,特别是髁状突颈、下颌角、颏孔区及正中联合等薄弱的区域,常易发生骨折,骨折断端移位则引起咬合关系错乱。

(4)颌骨紧连于颅底部,严重的颌面部损伤常伴颅脑损伤,如脑震荡、脑挫伤、颅内血肿和颅骨骨折等。颅底骨折时,可有脑脊液由鼻孔或外耳道漏出,有时合并视觉器官的损伤。

(5)颌面部有腮腺、神经等重要的组织,损伤后可引起涎瘘、面瘫,如损伤三叉神经,还可造成一定部位的感觉丧失或异常。

(6)颌面部的唇、颊、鼻、睑等个别组织器官开放性损伤,创口愈合后可发生瘢痕挛缩畸形,影响功能和面容。

(7)口腔颌面部是呼吸道的起端,损伤后组织水肿、移位,舌后坠,血块及分泌物易堵塞呼吸道,易引起窒息。

(8)口腔是消化道的起端,损伤后影响咀嚼、吞咽及语言等生理功能。

(二)口腔颌面部损伤的急救与护理

1.窒息的急救与护理

对阻塞性窒息的患者,应尽快用吸引器或大型号注射器吸出咽部的血块、分泌物等;无吸引器时,应尽快用手掏出阻塞物,然后在舌尖后 2 cm 处正中穿一根粗丝线,将舌牵出口外固定,以防舌后坠,将患者置于头侧位。对喉头水肿造成的窒息患者,立即给予地塞米松 5～10 mg加入 10～20 mL 输血盐水中静脉推注。对狭窄性窒息患者,可插入通气道或将 15 号粗针头由环甲膜刺入气管内,或立即行气管切开术。对吸入性窒息患者,应立即行气管切开术,吸出分泌物及异物。对阀门性窒息患者,应将下垂的黏膜瓣复位缝合或剪除,必要时做气管切开。窒息解除后,立即给予氧气吸入。

2.出血的急救与护理

毛细血管和小静脉出血,用组织复位缝合、加压包扎止血。对开放性伤口,可用纱布填塞,绷带加压包扎。如出血较多,又缺乏急救措施,可压迫颌外动脉或颞浅动脉。对出血明显的血管,可将其近心端结扎。有时因血管断端回缩,找不到近心端,其他止血方法又无效,可结扎同侧颈外动脉止血。对局部伤口出血,可将吸收性明胶海绵、云南白药等置于伤口内,填塞碘仿纱条,加压包扎止血。全身性止血药物可用酚磺乙胺(止血敏)、卡巴克洛(安络血)、

维生素 K;或肌内或静脉注射止血氨甲环酸(止血环酸)。出血过多者,可输血。

3.休克的急救与护理

应立即给予输血、补液、镇静、止痛,以纠正休克。同时密切观察血压、脉搏、心率、神志及瞳孔的变化,并给予相应的护理。

4.合并颅脑损伤的急救与护理

颅脑损伤时,有的伴脑脊液漏出,耳瘘说明颅中窝骨折,鼻瘘说明有颅前窝骨折,应禁止填塞耳及鼻,禁用吗啡止痛,及时请有关科室会诊,进行处理。

(三)口腔颌面部损伤患者的膳食管理

患者有贯通伤、颌骨骨折、张口受限、咬合错乱、颌面固定、不能咀嚼,对其饮食应行专门护理。

(1)每天进食量要严格计算,防止蛋白质不足影响伤口愈合。每天摄入蛋白质 1 g/(kg·d),热量 711～879 kJ/(kg·d),并且应进易消化的瘦肉、鸡蛋、蔬菜、水果等,可用食品加工机粉碎后以流质给予。禁用硬食、纤维较粗不易消化的食物。

(2)不能咀嚼、开口受限、牙间结扎的患者口内有伤口时,可用鼻饲法进高蛋白、高热量、富含维生素的流质饮食,或加静脉补充营养,也可用口咽管灌注流质饮食。用鼻饲管者,应防止脱管、堵管,进食时随时以温水冲净。

(3)对有牙间、颌间结扎及颌间牵引复位的患者,每天要检查其咬合情况及结扎丝、橡皮圈情况。防止松脱、移位、刺伤软组织及断脱。如发现异常,应及时通知医师进行调整处理。

二、口腔颌面部损伤的分类护理

(一)疾病概要

颌骨骨折指上颌骨或下颌骨骨折或上、下颌骨同时骨折。骨折多为工伤、交通事故、暴力打击等意外事故所致。颌骨骨折是目前临床较多见的损伤。颌骨骨折临床表现为骨折线附近的软组织肿胀,疼痛点较固定,颌周组织常有出血、瘀斑,牙及牙龈损伤,骨折断端移位,咬合关系错乱,张口受限,流涎,有呼吸、咀嚼、吞咽功能障碍等。上颌骨骨折时骨折片易后移,堵塞呼吸道。下颌骨骨折可出现下唇麻木或感觉异常。

治疗原则:应首先抢救窒息、出血性休克、颅脑及内脏损伤等,然后待病情稳定再拍摄 X 线片,根据骨折情况进行骨折复位治疗。复位的方法很多,常用的有手法复位、牵引复位及切开复位内固定等。因上颌骨血运供给丰富,损伤后出血多,但愈合快,应及早复位固定。

(二)临床护理

1.术前护理

(1)稳定患者的情绪,向患者介绍手术过程和效果,解除怕痛的思想顾虑,使其树立信心,主动配合手术。准确进行入院评估,及时记录。

(2)清洁口腔:用复方硼酸溶液含漱或用温盐水冲洗。根据手术要求准备各类金属小夹板及螺钉、牙弓夹板及不锈钢丝、橡皮圈等用物。

(3)切开复位时手术区常规备皮,做交叉配血试验,做青霉素和普鲁卡因皮肤试验。对青霉素皮试阴性的患者,根据医嘱于术前准确用抗生素。

(4)按时术前用药,成人常用苯巴比妥 0.1 g,阿托品 0.5 mg,术前 30 min 肌内注射,并于注射前嘱患者排空大小便。

2.术后护理

(1)术后由专人护理,局麻手术可取平卧位或半卧位,以减轻局部肿胀。对行全麻术的患者,参考舌癌术后护理。保持呼吸道通畅,及时吸出口、鼻腔分泌物,舌后坠的患者可改变体位或将舌牵出口外固定。观察体温、脉搏、呼吸、血氧饱和度、血压神志及瞳孔的变化,并记录。

(2)继续应用抗生素,遵医嘱给予镇痛药,合并颅脑损伤或胸部损伤的患者忌用吗啡,以防抑制呼吸。

(3)加强口腔护理:临床常用的有擦拭法、加压冲洗法和含漱法。常用的有2%的复方硼酸溶液、生理盐水、1%的过氧化氢(双氧水)等。进行口腔护理时要注意检查口腔黏膜有无炎症或溃疡,口内固定装置是否有压痛、松脱、移位等,发现异常,应通知医师处理。结扎钢丝断端应弯入牙间隙中。炎症或溃疡局部可涂抹金霉素甘油等。上颌骨骨折,3～4周可拆除口内固定装置,下颌骨骨折,一般4～6周拆除。

(4)饮食护理:给予鼻饲流质饮食或口咽灌注流质饮食。由于颌骨骨折患者手术置入的固定装置需要较长时间才能拆除,不能正常进食。可进营养要素膳、匀浆饭或用豆浆机将普通饭加工成流质饮食,满足患者机体对饮食营养的需求,以利于骨折愈合。

(5)并发症的护理:颌骨骨折患者手术后常见的并发症有脑脊液漏。一旦出现脑脊液漏,应禁止冲洗或堵塞耳道及鼻腔,嘱患者不要用力咳嗽或擤鼻涕,以免引起逆行颅内感染。对神志清醒、血压正常的患者,可取头高半卧位,保持引流通畅,局部清洁,并根据医嘱给予抗生素(如氯霉素、磺胺嘧啶等)预防颅内感染。

(三)康复期护理

患者准备出院时,应嘱其保持愉快的心境,树立信心,尽快康复。养成口腔卫生的习惯,掌握口腔护理的方法,并帮助其制订饮食计划。具体指导患者练习张口方法及进食应注意的问题,嘱其以足够的耐心逐渐恢复咀嚼功能。

(魏　翠)

第四节　口腔颌面部炎症

一、口腔颌面部炎症基本护理理论概述

(一)口腔颌面部解剖生理特点与炎症的关系

口腔颌面部位于发际、眉弓与颈部之间,是人体最引人注目的部位,并有眼、耳、鼻、唇和口腔等重要器官和结构,与呼吸、咀嚼、吞咽、语言及表情等生理功能有密切关系。

口腔和鼻腔形成与外界相通的开放性孔道,容易受各种致病因素的侵袭,尤其是口腔、鼻腔及上颌窦等腔隙,其湿度、温度适于细菌生长繁殖,易引起感染发生。牙体、牙周组织具有特殊的结构,又与颌骨直接相连,其感染极易波及颅内及其周围组织。另外,在上、下颌骨周围包绕咀嚼肌、表情肌,在骨和肌肉之间充满疏松结缔组织,构成疏松结缔组织间隙,这些间隙互相连通,是储脓和脓液扩散的通道。

口腔颌面部淋巴极为丰富,构成颌面部重要的防御系统。当有炎症或患恶性肿瘤时可引

起相应的淋巴结肿大并可触及。在急性炎症期伴有明显压痛。因此,淋巴结对肿瘤的诊断、肿瘤的转移、口腔颌面部炎症、治疗及预后有十分重要的临床意义。口腔颌面部血液循环特别丰富,对感染的抵抗力很强,但颜面的静脉缺少瓣膜或瓣膜关闭不全,直接或间接与海绵窦相通,走行于面部肌肉中的静脉,当肌肉收缩时,可使血液逆行,特别在两口角至鼻根连线所形成的三角区内发生炎症,可循面部静脉向颅内扩散,蔓延至海绵窦,形成严重的海绵窦血栓性静脉炎,因此常称此三角为“面部危险三角区”。颜面部皮肤的毛囊、皮脂腺、汗腺是某些细菌寄生的部位,当机体抵抗力低下时,局部轻微的损伤亦可诱发感染。

根据上述口腔颌面部的解剖生理特点分析,虽有容易发生炎症和扩散的不利因素,但因口腔颌面部各器官的位置表浅,易被早期发现,及时治疗。此外血循环有利于抗感染,损伤后再生修复能力也较身体其他部位强。

(二)口腔颌面部炎症的病因及感染途径

口腔颌面部的炎症可分为化脓性炎症、腐败坏死性炎症和特异性炎症。化脓性炎症以葡萄球菌和链球菌感染为主,如冠周炎、齿槽脓肿、颜面疖肿、颈淋巴结炎等。腐败坏死性炎症以厌氧菌感染为主,如梭形杆菌引起急性坏死性龈炎,奋森螺旋体引起坏疽性口炎等。特异性炎症如结核性淋巴结炎、颌面部放线菌病、梅毒性炎症等。感染途径有牙源性、腺源性、血源性和损伤性途径。

(三)口腔颌面部炎症的防治原则

1.预防

①加强体育锻炼和营养,提高机体的抗病能力。②注意口腔卫生,早期防治龋齿、牙周病。③预防上呼吸道感染,以减少腺源性感染。④预防传染病及全身感染性疾病,以防血源性感染。⑤加强劳动保护,防止损伤。⑥及时、正确地处理损伤创口。⑦炎症发生后要早诊断,及时、正确地治疗,以防炎症扩散。

2.治疗

应采取综合治疗原则。一方面通过局部和全身治疗控制炎症、消除病因,如局部消炎、切开引流、去除死骨、拔除病灶牙、应用抗生素等。另一方面应增强患者的抗感染能力和组织修复能力,例如,采用全身支持疗法,增加营养及维生素,输液,输血,纠正电解质紊乱,治疗中毒性休克及有关颅内并发症等。

二、口腔颌面部炎症患者的护理

(一)疾病概要

口腔颌面部间隙感染是面部及颌骨周围(包括颈上部软组织)化脓性炎症的总称。化脓性炎症弥散时称为疏松结缔组织炎,局限时称为脓肿。在正常的颌面部解剖结构中存在着潜在的筋膜间隙,这些间隙被疏松的结缔组织充满,当病原菌侵入人体,破坏了这些疏松组织后,在间隙中充满炎性产物,形成间隙感染时,间隙才存在。

本病常继发于牙源性感染、颌面部淋巴结炎、扁桃体炎及唾液腺的化脓性炎症,也可继发于口腔颌面部损伤或血源性感染。病原菌多为链球菌、葡萄球菌、厌氧菌等。本病可由某一种病原菌引起,也可由多种病原菌引起。临床表现以急性炎症过程为主,局部出现红肿、热、痛及受累器官的功能障碍。全身可出现中毒症状,严重者可出现高热、呼吸困难、呼吸道梗阻、昏迷甚至休克等。口腔颌面部间隙感染,在治疗中应同时进行全身治疗和局部治疗,全身治疗以支持及对症处理为主，局部治疗主要采取局部用药及手术治疗。

(二)临床护理

1. 术前护理

(1)注意休息：颌面部感染多数发病急，特别是发生于肌肉深层的腐败坏死性感染，临床表现更为严重。当感染波及口底及颈上部软组织时，可直接压迫舌根及会厌部，造成声音嘶哑、呼吸困难或呼吸道梗阻。颌面部间隙感染较轻者应注意休息，严重感染的患者需绝对卧床休息。严密观察患者的呼吸情况，备好气管切开包、氧气、吸痰器等。认真进行入院评估，进监护室观察。

(2)严密观察病情变化：全身出现中毒症状是急性间隙感染常见的临床表现，多继发于败血症、脓毒血症等。因此应严密观察体温、血压变化，体温超过 39 ℃时，应迅速行物理降温，对有休克表现的患者应立即抬高下肢并注意保暖，改善微循环，增加回心血量。本病严重时可并发海绵窦血栓静脉炎及颅内感染，故应严密观察患者的神志及瞳孔变化，根据血氧饱和度的数值给予氧气吸入，调节氧流量。

(3)注意用药反应：应根据药物敏感试验结果，进行大剂量全身抗感染治疗。在应用青霉素类药物时，在过敏试验呈阴性后，根据病情决定注射方法和用量。在用药期间应严密观察药物疗效及有无不良反应，警惕此类药物的毒性反应及迟发变态反应。在应用大环内酯类抗生素时，常出现胃肠道反应，可在注射前口服甲氧氯普胺(胃复安)5～10 mg 或肌内注射或静脉滴注10 mg该药，以减轻或消除不良反应。

(4)局部护理：局部护理的目的是促使感染吸收、消散或减轻局部症状，阻止感染扩散。应注意休息，减少说话及咀嚼等局部活动，进软食或流质饮食，保持口腔清洁，根据感染菌种配制漱口液，对重症患者应行口腔护理。局部治疗有外敷膏散、配合局部理疗等，起到消炎止痛或局限脓肿的作用。一旦脓肿形成，应及早切开引流。

(5)其他护理：间隙感染的患者由于发热、毒性反应，消耗很大，又因面部肿痛、畸形，易产生恐惧和紧张，情绪焦躁，影响食欲。应对患者进行健康教育，主动介绍病因、治疗办法，说明经过积极、有效的治疗，预后是良好的，以稳定其情绪。同时说明饮食对提高机体抗病能力的重要性，鼓励患者多食高蛋白、高热量、富含维生素的食物。用食品料理机将食物加工成流质饮食，对张口吞咽困难的患者，可鼻饲普通流质饮食，也可鼻饲全营养要素饮食(通过鼻饲方式为患者提供营养支持的特殊饮食)。同时可由静脉补充水分、电解质及营养。

(6)切开引流：一旦脓肿形成或深部腐败坏死感染，应及时行脓肿切开引流术或脓腔穿刺抽脓，并同时注入抗生素。术前应向患者解释手术方法及手术部位，说明手术的治疗作用，解除患者及家属的顾虑，以便主动配合。

2. 术后护理

(1)切开引流术后，应观察体位和局部引流情况，如体温不降或下降后又回升，局部肿痛有扩展趋势，可能为引流不畅，应与医师联系，进一步扩创引流。

(2)观察引流液的颜色、量，闻其气味，以便为临床诊断及用药提供依据。一般链球菌感染者的脓液稀薄，带有血色，无臭味。厌氧菌感染者的脓液呈黄绿色，黏稠，有粪样特殊臭味。葡萄球菌感染者的脓液黏稠，呈白色或金黄色，无臭味。

(3)视创口分泌物的多少随时更换敷料，根据细菌种类及其药物敏感试验配制药液湿敷。例如，厌氧菌感染可用 5%的甲硝唑溶液冲洗脓腔并局部湿敷；铜绿假单胞菌感染，可用聚维酮碘溶液或1%的冰醋酸溶液湿敷。

3.并发症的护理

(1)中毒性休克:除有一般脓毒血症表现外,患者可出现烦躁不安、血压突然下降、少尿或无尿、四肢发凉等,严重时可发生昏迷,发现上述情况,应立即通知医师并采取保护措施,取侧卧位,保持呼吸道通畅,注意四肢保暖,遵医嘱补足血容量,观察用药反应。

(2)海绵窦血栓静脉炎及颅内感染:临床表现有严重的脓毒血症,如头痛呈持续进行性加重、呕吐、表情淡漠等。在应用脱水剂时,应按要求迅速滴入,起到降低颅压,预防脑疝发生的作用。

(三)康复期护理

当全身中毒症状消失、感染已彻底控制后,患者机体尚未完全康复,应注意观察受累脏器特别是心脏及肾脏的功能恢复状况。患者出院时应指导其增加饮食,补充营养,适当休息,加强体育锻炼,增强体质。同时要劝告患者重视龋病和牙周病的治疗,加强口腔保健,以防再发。

(魏　翠)

第十七章　介入放射科护理

第一节　冠状动脉造影术

冠状动脉造影术是指经皮穿刺外周动脉将冠状动脉造影管送至主动脉根部或左、右冠状动脉口，推注造影剂，用X线机连续摄像，用电影胶片或者光盘记录冠状动脉血管（包括用于冠状动脉旁路移植术的血管）及分支的走行、分布、病理解剖和功能异常（包括动脉粥样硬化、血栓、先天性异常或冠状动脉痉挛），尤其是显示血管畸形，以及血管远端走向、回流等情况，以便明确冠状动脉解剖和冠状动脉管腔狭窄程度的一种心导管技术。冠状动脉造影不仅可以清楚地显示心脏冠状动脉的结构，同时还可以记录冠状动脉间和冠状动脉自身侧支循环情况，是临床上评价冠状动脉解剖的“金标准”，为冠心病的诊断、治疗方案的选择和预后判断提供依据。冠状动脉造影术也是冠状动脉介入治疗的影像和技术操作基础。

一、适应证和禁忌证

（一）适应证

凡是需要显示冠状动脉解决的临床问题都是冠状动脉造影的指征。

（1）已知或高度怀疑为冠心病。

（2）无症状/稳定型心绞痛。

（3）不稳定型心绞痛，如新发生的心绞痛、梗死后心绞痛等。

（4）冠心病的诊断不明确，需做冠状动脉造影予以明确。

（5）有难以解释的心力衰竭或室性心律失常。

（6）血运重建后再复发。

（7）拟进行其他较大手术而疑似冠心病。

（8）进行非心脏手术前的冠状动脉评价。

（9）有心脏瓣膜病。

（二）禁忌证

冠状动脉造影无绝对禁忌证，相对禁忌证如下。

（1）有不明原因的发热、未控制的感染、未控制的高血压。

（2）主要脏器功能衰竭。

（3）严重贫血（血红蛋白低于80 g/L），严重电解质紊乱。

（4）严重心、肾功能不全。

（5）凝血功能异常或者有严重出血倾向。

（6）洋地黄中毒。

（7）有造影剂过敏史且未用糖皮质激素预处理，有进展性脑卒中。

二、介入治疗

(一)患者准备

做血常规、尿常规、电解质、出血时间、凝血时间、做肝和肾功能检查,做胸部X线片、心电图检查、动态心电图检查、超声心动图等。

(二)器械和物品准备

(1)准备常规心血管介入器械包、动脉鞘管(6 F、7 F或8 F)、造影导丝(活动性芯导丝或泥鳅导丝)、造影导管(包括Judkins导管、Amplatz导管)、三联三通、压力延长管、环柄注射器、压力传感器等。

(2)除常用急救药物外,另备利多卡因、硝酸甘油、肝素钠、多巴胺、阿托品、造影剂、除颤器、吸氧和吸痰装置、呼吸机等。

(3)手术步骤:冠状动脉造影术主要有经股动脉途径和经桡动脉途径两种方法,现在普遍使用经桡动脉途径。经股动脉穿刺途径时,选择腹股沟韧带中点下2.0～2.5 cm股动脉搏动最强点进行穿刺;经桡动脉途径穿刺,选择桡骨茎突近心端1 cm处桡动脉搏动最强点进行穿刺。患者取仰卧位,局部消毒后用2%的利多卡因进行局部麻醉,在穿刺部位皮肤做一个小切口,左手按压穿刺动脉以明确动脉走行,右手持穿刺针与皮肤成30°～45°进针,当穿刺针尾部动脉血流呈搏动性线样喷出时停止进针,左手固定穿刺针,右手将导引钢丝软端经穿刺针插入动脉内,拔出穿刺针,沿导丝将血管鞘送入动脉内,用肝素盐水冲洗血管鞘后再静脉注射5 000 U肝素,然后在导引钢丝的指引下,将心导管由血管鞘送至需要检查的部位,拔出导引钢丝后进行造影检查,根据患者冠状动脉直径的大小及血流速度决定注射造影剂的剂量和力量,并选择合适的造影方位,以明确冠状动脉病变部位及狭窄程度。检查完毕拔出鞘管,用左手的示指和中指压迫止血10～15 min,如无出血,以无菌敷料和弹力绷带包扎后,以0.5～1.0 kg盐袋压迫6～8 h,肢体制动12～24 h。采用经股动脉途径时可根据情况选择使用动脉压迫止血器,采用经桡动脉途径时可使用桡动脉压迫器。

三、护理

(一)术前护理

(1)心理护理:了解患者术前准备情况、心理状况和对手术的认知程度,关心、鼓励患者,讲解手术目的、方式及配合要点,使其对手术过程有所了解,增强其对手术的信心,嘱其保证良好的休息和睡眠。

(2)完善相关检查,如血常规、凝血功能、心脏超声等。

(3)检查穿刺部位的搏动情况,选择经桡动脉途径,要行艾伦试验。

(4)术前训练:患者有效咳嗽、吸气、呼气和屏气动作,以及卧位大小便。

(5)手术当日可正常进食,但不宜过饱,不进难消化、生冷食物。

(二)术中护理

(1)患者平卧在X线诊断床上,暴露穿刺部位。连接心电监护仪,建立静脉输液通道。

(2)严密监测患者的生命体征,尤其是心率、心律、呼吸、血压及心电图变化。

(3)术中随时观察患者的反应和询问其感受,重视患者主诉。当导管进入冠状动脉后,因机械刺激、插入过深或导管在冠状动脉内嵌顿,可引发冠状动脉痉挛,导致严重的心律失常,故在手术过程中，须严密观察心电图变化，以便及时发现和处理心律失常。

(4)配合医师供给术中所需物品，确保检查顺畅、安全地进行，测定各部位的压力，留取标本等。

(5)心理护理：术中注意观察患者的心理状况，经常安抚患者，并避免不良语言的刺激。

(三)术后护理

(1)连续心电监护，密切监测生命体征。

(2)严密观察有无术后心绞痛，观察血压、脉搏等情况及患者有无腹痛等主诉。

(3)严密观察穿刺局部有无出血、瘀血、血肿，穿刺肢体动脉搏动和血运情况。

(4)术后卧床休息，采用经股动脉途径的患者平卧休息，术肢伸直或略外展，必要时以约束带约束以防止鞘管扭曲、断裂或出血。拔管后以弹力绷带包扎，沙袋压迫 6～8 h，术肢制动 24 h，咳嗽、打喷嚏时以手按压局部，防止出血和血肿的发生。股动脉穿刺处放置动脉压迫止血器，患者需卧床休息 6～8 h，无特殊情况，可下床活动。

卧床期间注意活动脚趾，做足背操，避免深静脉血栓形成。可以使用气垫床或在腰部垫软枕等方法避免术后卧位带来的腰痛。经桡动脉手术者无须严格卧床，术肢自然放松，适当做手指运动，但手腕不宜活动。

(5)指导患者进流质饮食，根据造影剂的剂量适当补液和饮水，以帮助造影剂排出，建议患者术后 4 h 内饮水 400～600 mL。给予尿潴留患者诱导排尿，无效时遵医嘱导尿。

(6)并发症的观察及护理如下。

心律失常：多与导管在冠状动脉口反复刺激导致冠状动脉痉挛和造影剂在血管内滞留有关。在造影过程中嘱患者用力、有效地咳嗽，可加快造影剂从冠状动脉排出，从而缓解症状。

心肌梗死：多与导管堵塞冠状动脉时间较长、冠状动脉痉挛、血栓形成或栓塞，以及导管直接造成冠状动脉内膜撕裂和夹层形成有关。持续肝素化，操作时务必轻巧，尽量降低冠状动脉内注射造影剂的次数。术中、术后出现心前区的疼痛应立即记录心电图，并做对比，发现异常，及时处理。

出血、血肿：穿刺不当、拔出鞘管后压迫止血不当、肝素用量过大、术后过早下床活动均可引起穿刺部位出血和血肿，预防的关键在于采用严格、规范、准确的穿刺方法和拔管止血方法，肝素用量准确。术后不宜过早下床活动。

造影导管嵌顿：可由冠状动脉痉挛、冠状动脉开口病变、导管插入过深引起，严重时导致室颤。护士应在造影过程中密切观察心电图波形，发现室颤，立即给予电除颤。

冠状动脉开口夹层：由操作不当，导管直接损伤冠状动脉内膜引起，尤其是左主干夹层非常危险，一旦夹层扩大或血栓形成造成血管闭塞，患者可迅速死亡。

四、出院宣教

1.注意生活规律

早睡早起，劳逸适度，防止受凉，预防感染，避免情绪激动。

2.适当运动

恢复期患者不宜长期卧床，因长期静止不活动会使冠状动脉脂质沉积加重，管腔更加狭窄，会加速病情发展。可做广播体操、散步、扩胸运动、深呼吸运动、气功、自我按摩等活动，但需在医师指导下，选择 1～2 种锻炼方式，切忌盲目进行。

3.饮食指导

(1)严格控制体重,体重超重者,要低热量饮食,限制糖类,食用富含蛋白质的豆类及其制品、瘦肉、鱼虾等,热量控制在每天 8 371.7～9 208.9 kJ。

(2)多吃新鲜水果、蔬菜,尤以苹果、橘子、西瓜、茄子、鲜藕、大白菜、菠菜等为宜。适当吃些食用醋,可软化血管,减少心绞痛发作。

(3)避免进高脂肪、高胆固醇食物,如蛋黄、肥肉、内脏等,过多动物性脂肪或富含胆固醇的食物可引起高血脂和动脉粥样硬化。减少刺激性饮食,如胡椒、洋葱、浓茶、咖啡等。

(4)避免暴饮暴食、过饱过饥,纠正偏食的不良习惯。

(5)戒烟可减少和防止心绞痛的发生。烟中的一氧化碳和尼古丁可使血管收缩、血压升高、心率增快、心脏负担加重,同时还可以使心肌易于激惹,诱发心律失常。吸烟越多,对心脏的损害越严重,当出现严重心律失常(如心室颤动等)时,则可导致猝死。

(6)减少醇类饮料,如高度白酒、烈性酒等,可少量饮啤酒、黄酒、低度酒。过量饮酒和长期嗜酒,可使心脏弹性和收缩力降低,血管壁脂肪物质堆积,发生管腔变窄、管壁不光滑等变化;如果长期大量喝啤酒,会使心脏扩大,产生“啤酒心”;大量酗酒或长期饮酒还可引起乙醇性心肌炎;晚期心脏病患者饮酒,易促使心功能代偿失常,引起心力衰竭。

(侯　丽)

第二节　冠状动脉腔内成形术和支架植入术

经皮腔内冠状动脉成形术(PTCA),是使用经皮穿刺外周动脉的方法将球囊导管沿主动脉逆行送入冠状动脉病变部位,利用加压充盈球囊的机械作用,直接扩张狭窄的冠状动脉,从而增加血管内径,改善心肌缺血,达到缓解症状和减少心肌梗死发生的目的。其后发展了经冠状动脉内旋切术、旋磨术和激光成形术等,1987 年开发了冠状动脉内支架植入术,这些技术统称为经皮冠状动脉介入治疗(PCI)。

一、适应证和禁忌证

(一)适应证

(1)有各种类型的心绞痛。

(2)有充分证据说明部分心肌缺血,有面临危险的左心功能不全。

(3)心肌梗死(包括急性的和陈旧性的),旁路术后再狭窄。

(4)冠状动脉搭桥后心绞痛再发。

(5)PTCA 或者支架术后再狭窄。

(6)患者为高龄心绞痛患者。

(二)禁忌证

(1)绝对禁忌证是冠状动脉病变,狭窄程度小于 50%。

(2)相对禁忌证如下。

严重弥漫性粥样硬化病变的多支血管病患者,左冠状动脉主干狭窄大于 50%。

陈旧性完全阻塞病变。

无外科搭桥术条件的患者，因为发生严重血管并发症无法进行紧急旁路移植术。

严重心功能不全，患者存在未控制的感染。

有凝血功能障碍或不宜抗凝治疗的其他疾病。

近期出现过脑出血、消化性溃疡出血。

血管内径小于2.5 mm。

二、介入治疗

(一)患者准备

做常规血管性介入术前检查，做血常规、尿常规及肝和肾功能检查，做出血时间、凝血时间检查，做血小板、血沉检查，做运动试验检查等。

(二)器械和物品准备

除冠状动脉造影所需要物品外，还需准备导引导管、导引导丝、直径不同的球囊导管、匹配的支架，血管成形术三件套、充盈压力泵等。备临时起搏器。除血管性介入常用药外，另备欣维宁、硝酸甘油、阿托品、多巴胺、胺碘酮等抢救药。

(三)手术步骤

采用Seldinger技术经皮穿刺股动脉并放置动脉鞘，在导引导丝的引导下，采用冠状动脉造影操作技术将导引导管顶端送至狭窄处，在DSA下推注造影剂，明确冠状动脉病变部位。将球囊导管用肝素液冲洗后与球囊加压装置连接，将导引导丝轻柔地插入球囊导管中心腔内，把已准备好的球囊导管和导引导丝一起经Y形连接器上的止血活瓣插入导引导管内，沿导丝将球囊向前推送并骑跨在狭窄处，加压充盈球囊以扩张病变处，使冠状动脉管腔增大，然后球囊减压并回导管内，留置导引导丝数分钟，观察造影血管情况，如无血管并发症，扩张效果满意，则释放支架支撑冠状动脉扩张处，重复造影证实支架到位后，将导引导丝和导引导管撤出。股动脉鞘可保留至术后3 h或在次日拔除，人工加压止血后用股动脉压迫器包扎。桡动脉鞘管术后可拔除，给予桡动脉压迫器止血。

三、护理

(一)术前护理

(1)心理护理：可利用图片给患者讲解手术的目的、方式及简要手术过程，使其配合治疗和护理，增强其战胜疾病的信心，消除对疾病的恐惧心理。列举成功的病例，增强患者对手术过程的信心，以赢得患者的最佳配合，保证手术顺利进行。

(2)术前常规检查：血常规、血型、凝血功能、血生化检查等，描记12导联心电图。

(3)术前2 d对患者进行呼吸、屏气、咳嗽训练，以保证其在手术中顺利配合。患者进行床上排尿、排便训练，以更好地适应手术后卧床需要。

(4)术前口服扩血管药和钙通道阻滞剂、抗凝药物等。

(二)术中护理

(1)给氧，建立静脉通道。

(2)进行心电监护，严密监测生命体征的变化。

(3)当指引导管进入冠状动脉时，机械性刺激、插入过深或导管在冠状动脉内嵌顿，可引起冠状动脉痉挛，发生严重的心律失常；当用球囊导管对狭窄的冠状动脉进行扩张时，扩张的球囊导管使冠状动脉血流暂时中断，导致心肌缺血，可引起心率减慢、房室传导阻滞、室性期前收缩、室性心动过速等。因此，在手术过程中，要严密观察心电图变化，如果ST段突然明显下移，患者自觉胸闷、胸痛，应立即告知手术者，停止操作，同时给予硝酸甘油100～300 mg，冠状动脉内推注。冠状动脉再通时可出现再灌注心律失常，严重的可发生室颤，应随时做好除颤准备。球囊扩张时还应观察冠状动脉内压力的变化，若压力明显下降或曲线不正常，伴随有心律失常，应及时提醒手术者。

(4)随时检查各类导管是否完好、通畅，遵医嘱及时、准确地给药，积极配合医师。

(5)PTCA手术时间较冠状动脉造影时间长，患者处于清醒状态，面对陌生的环境和器械，易产生紧张、恐惧心理，导管护士应及时做好解释安慰工作，给予语言和非语言的鼓励。

(三)术后护理

(1)术后护送患者回监护病房(CCU)，进行连续的心电监护，随时观察患者有无频发的期前收缩、室性心动过速、房室传导阻滞等，观察T波及ST段等，有无心肌缺血的改变，做好急救准备。

(2)严密观察术侧肢体血液循环及动脉搏动情况，按要求制动，并定时给予减压。

(3)遵医嘱准确使用抗凝药物，观察皮肤有无皮疹或瘙痒，预防过敏。注意观察有无皮肤或穿刺部位瘀斑、牙龈或者鼻腔出血，有无血尿或便血，观察意识情况，以防颅内出血。

(4)动脉鞘的护理：经股动脉途径PCI术后常需保留动脉内血管鞘3～24 h。

注意动脉鞘的固定情况，防止因胶布过紧或动脉鞘脱落出现下肢血液循环障碍及出血。

监测患者的血压、心率情况，拔除鞘管时约3%的病例发生迷走神经反射，患者可出现心率减慢、血压下降、面色苍白、心律失常等反应。因此，拔管时要保持静脉通道通畅，备齐抢救药品，如阿托品、多巴胺等。

拔除动脉鞘管前向患者简单介绍拔管的方法及注意事项，以减轻患者的紧张情绪。

拔管时动作要轻快，拔出后按压15～20 min，用绷带加压包扎。沙袋加压6～8 h，术肢制动24 h，观察伤口处有无渗血，足背动脉搏动是否良好，防止下肢动脉血栓形成。

四、出院宣教

(1)遵医嘱坚持服用抗凝药物，可有效防止术后再狭窄。

(2)PTCA及支架术后3～6个月易发生再狭窄，应注意有无胸痛发作，如果出现心肌缺血症状，随时复查。

(3)PTCA术后注意休息，逐渐增加活动量，切不可操之过急。多数PTCA成功的患者可恢复工作。

(4)应积极预防和治疗动脉粥样硬化。

(侯　丽)

第十八章 手术室护理

第一节 颅骨肿瘤切除术的护理配合

一、适应证

适应证为骨囊肿、颅骨血管瘤、巨细胞瘤、局限性恶性肿瘤。

二、麻醉方式

全身麻醉或局部麻醉。

三、手术切口

在肿瘤表面头皮上做弧形或“S”形切口。

四、手术体位

根据肿瘤部位采取相应的手术体位。

五、手术步骤及手术配合

1.做开颅手术切口，显露手术野

(1)给皮肤消毒，铺巾，贴手术薄膜：递海绵钳，夹持碘伏纱球消毒，递手术巾、布巾钳，递手术薄膜、干纱垫 1 块，协助贴膜。

(2)头皮注射：沿切口每隔 2～3 cm 做腱膜下注射，备 0.25％的普鲁卡因 200 mL＋肾上腺素 4～5 滴，递 20 mL 注射器、7 号针头，做皮下注射，再换长针头做腱膜下注射，固定吸引器管，连接并调试双极电凝器。

(3)弧形切开皮肤、皮下及腱膜层：递干纱垫 2 块于切口两侧，递 20 号刀，切开，递头皮夹钳夹持，头皮止血，递 3 mm 侧孔吸引头，持续吸引。

(4)游离皮瓣止血，弹簧拉钩拉开皮瓣，暴露骨板：递 20 号刀，游离皮瓣，电凝止血，递头皮拉钩，牵开。

(5)切开及剥离骨膜：递 20 号刀，切开，递骨膜剥离子，剥离。

(6)颅骨钻孔：递手摇钻，连接钻头或用电动颅骨钻开颅，边钻边用冲洗球滴注盐水浸湿骨孔，用骨蜡止血。

(7)撬开骨瓣：递骨膜剥离子，撬开骨瓣，用湿纱布包裹，用组织钳固定。

(8)创面止血，冲洗切口，保护手术野：递鹰嘴咬骨钳，咬除不整齐的骨缘，用骨蜡止血；递冲洗器，抽吸生理盐水冲洗，递治疗巾 1 块，保护手术野，在前托盘重新铺 1 块治疗巾；递脑棉片，保护脑组织，更换细吸引器头，手术者洗手。

2.固定安装颅骨板(非良性肿瘤骨板，切除后不做一期修补)

准备骨板(硅胶板、钛合金板)，准备厚剪或钛板专用剪，用钛合金板需准备相应螺丝钉及改锥,如用钢丝固定,备钢丝、钢丝剪、钢丝钳。

3.放置引流条,缝合切口

(1)放置引流条,覆盖骨板,缝合骨膜:递橡皮引流条、中弯钳,协助盖骨瓣,递颅骨锁,固定,或递 8×24 圆针、1 号丝线,间断缝合。

(2)缝合帽状腱膜:递 8×24 圆针、4 号丝线,间断缝合。

(3)缝合皮肤,覆盖切口:递中弯钳,取下头皮夹,用海绵钳夹持乙醇纱球给皮肤消毒;递 9×24角针、1 号丝线,间断缝合(或用皮肤缝合器);递海绵钳,夹持乙醇纱球给皮肤消毒,用纱布、棉垫覆盖,用绷带包扎。

(李　昂)

第二节　小脑幕上脑膜瘤切除术的护理配合

一、适应证

适应证为大脑凸面、矢状窦旁、大脑镰、小脑幕和颅底部脑膜瘤。

二、麻醉方式

局部麻醉或气管插管全麻。

三、手术切口

根据部位采取相应手术切口。

四、手术体位

采用仰卧位,头偏向健侧。

五、手术步骤及手术配合

1.开颅手术切口,显露硬脑膜

(1)给皮肤消毒,铺巾,贴手术薄膜:递海绵钳,夹持碘伏纱球消毒,递手术巾、布巾钳,递手术薄膜、干纱垫 1 块,协助贴膜。

(2)头皮注射:沿切口每隔 2～3 cm 做腱膜下注射。

备 0.25%的普鲁卡因 200 mL+肾上腺素 4～5 滴,递 20 mL 注射器、7 号针头,做皮下注射,再换长针头做腱膜下注射,固定吸引器管,根据手术需要正确放置和使用双极电凝器。

(3)弧形切开皮肤、皮下及腱膜层:递干纱垫 2 块于切口两侧,递 20 号刀切开,递头皮夹钳,夹持头皮止血,递 3 mm 侧孔吸引头,持续吸引。

(4)游离皮瓣止血,用弹簧拉钩拉开皮瓣,暴露骨板:递 20 号刀,游离皮瓣,电凝止血,递头皮拉钩,牵开。

(5)切开及剥离骨膜:递 20 号刀,切开,用骨膜剥离子剥离。

(6)颅骨钻孔:递手摇钻,连接钻头或用电动颅骨钻开颅,边钻边用冲洗球滴注盐水浸湿骨孔,用骨蜡止血。

(7)锯骨瓣:递线锯导板、线锯条、线锯柄或电动铣刀。

(8)撬开骨瓣:递骨膜剥离子,撬开骨瓣,用湿纱布包裹,用组织钳固定。

(9)创面止血,冲洗切口,保护手术野:递鹰嘴咬骨钳,咬除不整齐的骨缘,用骨蜡止血;递冲洗器,抽吸生理盐水冲洗,递治疗巾 1 块,保护手术野,在前托盘重新铺 1 块治疗巾;递脑棉片,保护脑组织,更换细吸引器头,手术者洗手。

2. 暴露肿瘤周围硬脑膜,缝扎或切断脑膜上可见的粗大血管

递 5×12 圆针、1 号丝线,缝扎血管,递双极电凝,止血、切断。

3. 切开硬脑膜,剥离肿瘤边缘蛛网膜

递 11 号刀、有槽探针,切开硬脑膜,用神经剥离子剥离,用枪状镊夹持脑棉片,置于肿瘤表面,用吸引器头吸引。

4. 悬吊骨缘下的硬膜

递 5×12 圆针、1 号丝线,吊硬脑膜。

5. 切开蛛网膜

递双极电凝,切开。

6. 分离脑组织与肿瘤,切除肿瘤,电凝暴露的血管后切断,夹闭较粗动脉,检查止血情况

巡回护士接好显微镜,协助套好无菌套;铺好托手架,备好脑棉片,递 1.5 mm 吸引器头,吸引,用银夹夹闭血管;如有出血递,双极电凝、吸收性明胶海绵、棉片止血或用生物蛋白胶止血,递冲创器,清洗手术野。

7. 缝合硬脑膜

清点棉片、缝针,递脑膜镊、5×12 圆针、1 号丝线,缝合。

8. 放置负压引流管,固定骨板,缝合骨膜(脑组织无水肿、肿胀、非恶性肿瘤者)

递负压引流管、中弯钳,协助置管,将骨板复位,用 8×24 圆针、1 号丝线或 2-0 可吸收缝线间断缝合骨膜。

9. 缝合帽状腱膜,覆盖切口

(1)缝合帽状腱膜:递 8×24 圆针、4 号丝线,间断缝合。

(2)缝合皮肤,覆盖切口:递中弯钳,取下头皮夹,用海绵钳夹持乙醇纱球给皮肤消毒;递 9×24角针、1 号丝线,间断缝合(或用皮肤缝合器);递海绵钳,夹持乙醇纱球给皮肤消毒,用纱布、棉垫覆盖,用绷带包扎。

(李 昂)

第三节 大脑半球内肿瘤切除术的护理配合

一、适应证

适应证为神经胶质瘤。

二、麻醉方式

气管插管全麻。

三、手术切口

双侧额顶部入路，做双顶部切口。

四、手术体位

采用仰卧位，上 Mayfield 头架。

五、手术步骤及手术配合

1. 做开颅手术切口，进入颅腔

(1)给皮肤消毒，铺巾，贴手术薄膜：递海绵钳，夹持碘伏纱球消毒，递手术巾、布巾钳，递手术薄膜、干纱垫 1 块，协助贴膜。

(2)头皮注射：沿切口每隔 2～3 cm 做腱膜下注射。

备 0.25％的普鲁卡因 200 mL＋肾上腺素 4～5 滴，递 20 mL 注射器、7 号针头，做皮下注射，再换长针头做腱膜下注射，固定吸引器管，根据手术需要正确放置和使用双极电凝器。

(3)弧形切开皮肤、皮下及腱膜层：递干纱垫 2 块于切口两侧，递 20 号刀，切开，递头皮夹钳，夹持头皮止血，递 3 mm 侧孔吸引头，持续吸引。

(4)游离皮瓣止血，用弹簧拉钩拉开皮瓣，暴露骨板：递 20 号刀，游离皮瓣，电凝止血，递头皮拉钩，牵开。

(5)切开及剥离骨膜：递 20 号刀，切开，用骨膜剥离子剥离。

(6)颅骨钻孔：递手摇钻，连接钻头或用电动颅骨钻开颅，边钻边用冲洗球滴注盐水浸湿骨孔，用骨蜡止血。

(7)锯骨瓣：递线锯导板、线锯条、线锯柄或电动铣刀。

(8)撬开骨瓣：递骨膜剥离子，撬开骨瓣，用湿纱布包裹，用组织钳固定。

(9)创面止血，冲洗切口，保护手术野：递鹰嘴咬骨钳，咬除不整齐的骨缘，用骨蜡止血；递冲洗器，抽吸生理盐水冲洗，递治疗巾 1 块，保护手术野，在前托盘重新铺 1 块治疗巾；递脑棉片，保护脑组织，更换细吸引器头，手术者洗手。

(10)切开硬脑膜，调节显微镜：递脑膜钩，提起脑膜，用 11 号刀切一个小口，用脑膜剪扩大切口，用脑膜镊夹棉片拭血，备银夹，止血。上自动牵开器，准备显微镜。

2. 探测肿瘤部位和深度

脑室针进入脑表面，电凝止血，递 18F 脑室针，穿刺探测。

3. 切开脑皮质，直达白质内进行肿瘤切除

安装 Mayfield 自动脑固定牵开器，递活检钳，用活检钳或持瘤镊钳出瘤体。

4. 摘除瘤体

用吸引器吸除坏死软化的瘤体，进入大血管和神经的瘤体最好用超声刀切除，用吸收性明胶海绵止血。用小杯盛装生理盐水，接取脑瘤组织，送活检。

5. 冲洗切口，彻底止血

递洗创器，吸生理盐水冲洗。麻醉医师协助压双颈静脉，双极电凝止血。

6. 缝合、覆盖切口

(1)缝合硬脑膜：清点棉片、缝针。递 5×12 圆针、1 号丝线，缝合。用生理盐水冲洗。

(2)放置引流条，覆盖骨板，缝合骨膜：递橡皮引流条、中弯钳，协助盖骨瓣，递颅骨锁，固

定，或递 8×24 圆针、1 号丝线，间断缝合。

(3)缝合帽状腱膜：递 8×24 圆针、4 号丝线，间断缝合。

(4)缝合皮肤，覆盖切口：递中弯钳，取下头皮夹，用海绵钳夹持乙醇纱球给皮肤消毒；递 9×24角针、1 号丝线，间断缝合(或用皮肤缝合器)；递海绵钳，夹持乙醇纱球给皮肤消毒，用纱布、棉垫覆盖，用绷带包扎。

（李　昂）

第四节　侧脑室内肿瘤切除术的护理配合

一、适应证

适应证为侧脑室部位的室管膜瘤、脉络丛乳头状瘤和脑膜瘤、神经胶质瘤。

二、麻醉方式

气管插管全麻。

三、手术体位

采用侧卧位，患侧向上，上头架。

四、手术切口

做额部切口。

五、手术步骤及手术配合

1.开颅手术切口，进入颅腔

(1)给皮肤消毒，铺巾，贴手术薄膜：递海绵钳，夹持碘伏纱球消毒，递手术巾、布巾钳，递手术薄膜、干纱垫 1 块，协助贴膜。

(2)头皮注射：沿切口每隔 2～3 cm 做腱膜下注射。

备 0.25%的普鲁卡因 200 mL＋肾上腺素 4～5 滴，递 20 mL 注射器、7 号针头，做皮下注射，再换长针头做腱膜下注射，固定吸引器管，根据手术需要正确放置和使用双极电凝器。

(3)弧形切开皮肤、皮下及腱膜层：递干纱垫 2 块于切口两侧，递 20 号刀，切开，递头皮夹钳，夹持头皮止血，递 3 mm 侧孔吸引头，持续吸引。

(4)游离皮瓣止血，用弹簧拉钩拉开皮瓣，暴露骨板：递 20 号刀，游离皮瓣，电凝止血，递头皮拉钩，牵开。

(5)切开及剥离骨膜：递 20 号刀，切开，用骨膜剥离子剥离。

(6)颅骨钻孔：递手摇钻，用连接钻头或用电动颅骨钻开颅，边钻边用冲洗球滴注盐水浸湿骨孔，用骨蜡止血。

(7)锯骨瓣：递线锯导板、线锯条、线锯柄或电动铣刀。

(8)撬开骨瓣：递骨膜剥离子，撬开骨瓣，用湿纱布包裹，用组织钳固定。

(9)创面止血，冲洗切口，保护手术野：递鹰嘴咬骨钳，咬除不整齐的骨缘，用骨蜡止血；递冲洗器，抽吸生理盐水冲洗，递治疗巾 1 块，保护手术野，在前托盘重新铺 1 块治疗巾；递脑棉片，保护脑组织，更换细吸引器头，手术者洗手。

(10)切开硬脑膜，调节显微镜：递脑膜钩，提起脑膜，用 11 号刀切一个小口，用脑膜剪扩大切口，用脑膜镊夹棉片拭血，备银夹，止血。上自动牵开器，准备显微镜。

2. 探查脑室与肿瘤位置，了解脑组织厚度及肿瘤性质

进探针入口，双极电凝烧灼。

3. 电凝脑皮质血管

递脑室针，探查。

4. 平行矢状线脑回方向，于冠状缝前方切开额中回皮质，钝性分离白质

递枪状镊、棉片、绝缘吸引器头，吸引，递双极电凝、神经剥离子。

5. 切开脑室壁室管膜，吸出部分脑脊液

递双极电凝，沿脑室壁管膜止血后切开，用脑膜钩及脑膜剥离子牵开，用吸引器头吸出部分脑脊液。

6. 切除肿瘤

(1)若蒂部细长：递双极电凝镊，止血，递取瘤钳或取瘤镊，备银夹。

(2)若肿瘤较大：递取瘤钳，夹取瘤部，轻轻牵拉，递银夹钳、银夹，夹闭根蒂，电凝切断。

包膜内或囊内分块切除：递脑膜剥离子，游离，递枪状镊，电凝切除。

包膜表面的血管止血：显微镜下电凝止血。

游离肿瘤基底，全部切除肿瘤：递脑膜剥离子，游离，电凝止血，用银夹夹闭血管后电凝切除。

7. 疏通室间孔，恢复脑脊液流通

递吸引器头，吸除脆软的瘤体组织，电凝止血。

8. 若室间孔、导水管、三脑室或小脑幕切迹仍有脑脊液阻塞，行分流手术

于三脑室底或松果区的孔道处置入约 2.4 mm 硅胶管，使三脑室与蛛网膜下腔或枕小脑延髓池相通。

递枪状镊、棉片、吸引器头，吸引。递 2.4 mm 硅胶管、中弯钳，协助置入。

9. 缝合、覆盖切口

(1)缝合硬脑膜：清点棉片、缝针。递 5×12 圆针、1 号丝线，缝合。用生理盐水冲洗。

(2)放置引流条，覆盖骨板，缝合骨膜：递橡皮引流条、中弯钳，协助盖骨瓣，递颅骨锁，固定，或递 8×24 圆针、1 号丝线，间断缝合。

(3)缝合帽状腱膜：递 8×24 圆针、4 号丝线，间断缝合。

(4)缝合皮肤，覆盖切口：递中弯钳，取下头皮夹，用海绵钳夹持乙醇纱球给皮肤消毒；递 9×24角针、1 号丝线，间断缝合(或用皮肤缝合器)；递海绵钳，夹持乙醇纱球给皮肤消毒，用纱布、棉垫覆盖，用绷带包扎。

(李 昂)

第五节 小脑幕下肿瘤切除术的护理配合

一、适应证

适应证为小脑半球和蚓部神经胶质瘤、星形细胞瘤和髓母细胞瘤及第四脑室肿瘤。

二、麻醉方式

全身麻醉或局部麻醉。

三、手术体位

采用侧卧位、俯卧位或上 Mayfield 头架、坐位。

四、手术切口

枕下开颅,做正中直切口。

五、特殊用物

准备颅后窝牵开器、颅后窝咬骨钳、骨蜡、Mayfield 自动脑牵开器。

六、手术步骤及手术配合

1. 给皮肤消毒,切开皮肤、皮下组织

递海绵钳,夹持碘伏纱球给皮肤消毒;递 20 号刀,切开,用干纱布拭血;用头皮夹止血,电凝止血,用小拉钩牵开切口。

2. 切开筋膜,向外剥离枢椎棘突及两侧椎板上的肌肉

递 8×24 圆针、7 号丝线,缝扎肌肉,递 20 号刀,切开,用骨膜剥离子剥离,电凝止血。

3. 暴露枕骨鳞部,颅骨开窗

递颅后窝牵开器,牵开,用颅骨电钻钻孔。

4. 咬除枕骨及寰椎后弓

递鹰嘴咬骨钳、颅后窝咬骨钳或小咬骨钳,咬骨,用骨蜡止血。

5. 清理切口,保护脑膜

递冲创器,抽吸生理盐水冲洗切口,切口两边铺治疗巾,手术者洗手。递脑棉片,保护脑膜,更换细吸引器头,备银夹,止血。

6. 切开脑膜,止血

递脑膜钩,提起脑膜。递 11 号刀,切一个小口。用脑膜剪扩大。递双极电凝止血。

7. 显露颅后窝结构

显露小脑下面、下蚓部、扁桃体、四脑室下部、延髓和颈髓交界处等;递显微器械(吸引器头、剥离子、剥离刀、显微剪、镊),进行分离显露。

8. 探查及取瘤

安装并固定 Mayfield 自动脑固定牵开器,暴露病变部位,脑针穿刺后,递取瘤钳、显微取瘤镊、超声吸引器等,摘取瘤组织,用脑棉片拭血,用银夹、吸收性明胶海绵止血,将标本放于生理盐水杯内。

9.探查第四脑室,检查脑脊液是否通畅

递硅胶引流管,放入脑室后角,递靛胭脂,注入脑室(本步骤不作为常规)。

10.创面止血,冲洗切口

递冲创器,吸取生理盐水冲洗切口,清点脑棉片,缝针。

11.缝合脑膜

递 5×12 圆针、1 号丝线或 4-0 血管缝线,连续缝合。

12.缝合枕肌

递 9×28 圆针、7 号丝线或 2-0 可吸收缝线,贯穿全层肌肉或分层重叠缝合,不可留间隙,以免形成脑脊液漏或假性囊肿。

13.缝合筋膜

递 9×28 圆针、7 号丝线,间断缝合。

14.缝合皮下组织

递海绵钳,夹持乙醇纱球消毒,递中弯钳或有齿镊,去除头皮夹,用 8×24 圆针、4 号丝线间断缝合。

15.缝合皮肤,覆盖切口

递 9×28 角针、1 号丝线,间断缝合,用海绵钳夹持乙醇纱球再次给切口消毒,用纱布、棉垫覆盖,用绷带包扎。

(李　昂)

第六节　颅内血管瘤手术的护理配合

一、颞浅动脉-大脑中动脉吻合术

(一)适应证

适应证为脑动脉闭塞性狭窄病变引起的脑梗死、肿瘤、动脉瘤累及颈内动脉需切除颈内动脉的病例、复杂性脑动脉瘤。

(二)麻醉方式

气管插管全麻。

(三)手术体位

采用仰卧位或侧卧位。

(四)手术切口

做额颞切口,皮肤切口延至耳前平耳垂。

(五)特殊用物

准备显微镜、显微手术器械、9-0 无损伤缝合线、血管夹。

(六)手术步骤及手术配合

1.给皮肤消毒,切开皮肤、皮下组织、帽状腱膜

递海绵钳,夹持碘伏纱球消毒,递 20 号刀,切开,用头皮夹钳夹止血。

2.游离皮瓣止血

递20号刀,游离皮瓣,双极电凝止血。

3.游离浅动脉,并于远心端离断

递显微小弯钳及剪刀、血管钳,递微血管,钳夹于近心端以阻断血流,用1号丝线结扎远心端,用肝素盐水冲洗管腔。

4.开骨窗

递颅钻,钻孔,钻孔时不断滴注生理盐水,润滑及局部降温,用咬骨钳开窗,用骨蜡止血。

5.在显微镜下切开硬脑膜并游离大脑中动脉分支

递脑棉片,保护脑组织,用脑膜钩提起硬脑膜,递11号刀,切开,用脑膜剪扩大切口,用微型血管钳游离大脑中动脉分支,用2把微血管夹夹住,阻断血流,将小橡皮片置于血管下方。

6.切开大脑中动脉分支

递微型手术刀,切开大脑中动脉分支,用肝素盐水冲洗管腔。

7.吻合颞浅动脉和大脑中动脉分支,手术野彻底止血

递9-0无损伤尼龙缝合线,吻合血管,递双极电凝、吸收性明胶海绵、脑棉,止血。

8.缝合硬膜

清点棉片、缝针。递5×12圆针、1号丝线,缝合,用生理盐水冲洗。

9.放置引流条,缝合骨膜

递橡皮引流条、中弯钳,协助放置,递8×24圆针、1号丝线,间断缝合。

10.缝合帽状腱膜

递8×24圆针、4号丝线,间断缝合。

11.缝合皮肤,覆盖切口

递血管钳取下头皮夹。用海绵钳夹持乙醇纱球给皮肤消毒。递9×28角针、1号丝线,间断缝合。用乙醇纱球再次给皮肤消毒,用纱布、棉纱垫覆盖,用绷带包扎。

二、颅内动脉瘤夹闭术(以前交通动脉瘤切除、夹闭术为例)

(一)适应证

适应证为前交通动脉瘤、反交通动脉瘤、大脑中动脉瘤、颈内动脉分叉部动脉瘤等。

(二)麻醉方式

气管插管全麻。

(三)手术体位

采用仰卧位,头前屈20°,保持颈部平直,颈部血管不受扭曲、牵拉、压迫。

(四)手术切口

双额矢旁入路,做冠状切口。

(五)特殊用物

准备血管夹、血管瘤夹及相应的夹持钳、Mayfled自动脑固定牵开器、带孔神经剥离子、脑显微剪、显微镊、显微镰状刀、20%的甘露醇、吸收性明胶海绵。

(六)手术步骤及手术配合

1.术前准备

静脉快速输入250~500 mL 20%的甘露醇以及可的松。

2.做开颅手术切口,显露硬脑膜

(1)给皮肤消毒,铺巾,贴手术薄膜:递海绵钳夹,持碘伏纱球消毒,递手术巾、布巾钳,递手术薄膜、干纱垫 1 块,协助贴膜。

(2)头皮注射:沿切口每隔 2~3 cm 做腱膜下注射。备 0.25%的普鲁卡因 200 mL+肾上腺素 4~5 滴,递 20 mL 注射器、7 号针头,做皮下注射,再换长针头做腱膜下注射,固定吸引器管,根据手术需要正确放置和使用双极电凝器。

(3)弧形切开皮肤、皮下及腱膜层:递干纱垫 2 块于切口两侧,递 20 号刀,切开,递头皮夹钳,夹持头皮止血,递 3 mm 侧孔吸引头,持续吸引。

(4)游离皮瓣止血,用弹簧拉钩拉开皮瓣,暴露骨板:递 20 号刀,游离皮瓣,电凝止血,递头皮拉钩,牵开。

(5)切开及剥离骨膜:递 20 号刀,切开,用骨膜剥离子剥离。

(6)颅骨钻孔:递手摇钻,连接钻头或用电动颅骨钻开颅,边钻边用冲洗球滴注盐水浸湿骨孔,用骨蜡止血。

(7)锯骨瓣:递线锯导板、线锯条、线锯柄或电动铣刀。

(8)撬开骨瓣:递骨膜剥离子,撬开骨瓣,用湿纱布包裹,用组织钳固定。

(9)创面止血,冲洗切口,保护手手术野:递鹰嘴咬骨钳,咬除不整齐的骨缘,用骨蜡止血;递冲洗器,抽吸生理盐水冲洗,递治疗巾 1 块,保护手术野,在前托盘重新铺 1 块治疗巾;递脑棉片,保护脑组织,更换细吸引器头,手术者洗手。

3."U"形切开硬脑膜(蒂在后方),向后翻开硬脑膜(以下步骤在显微镜下进行)

递脑膜钩,勾起脑膜,用 11 号刀切一个小孔,用有槽探针由孔插入硬脑膜下作为引导,用 12 号刀顺槽切开脑膜;巡回护士协助摆好显微镜。

4.分并两大脑半球

递神经剥离子,分离,递枪状镊、脑棉片、显微剪,剪开。

5.沿大脑前动脉找到胼周动脉,分离两侧相互粘连的胼周动脉,围绕胼眠体膝部分离,直至动脉瘤

递显微镊、显微剪,小心分离(勿做钝性分离,避免牵拉,勿使瘤体破裂)。

6.将动脉瘤与周围粘连组织切断

充分游离后向前或后推开,暴露大脑前动脉的近段主干。递显微镊、显微剪,边剪断边游离,用棉片和吸收性明胶海绵保护。

7.游离大脑前动脉主干

递显微镊、显微剪,游离,备好动脉夹,以备瘤体破裂时临时夹动脉主干两端。

8.解剖动脉瘤颈,予以钳夹

递显微剪,分离。递动脉瘤夹,钳夹。

9.彻底止血,冲洗切口

电凝止血,用冲洗器吸盐水冲洗切口。

10.缝合、覆盖切口

(1)缝合硬脑膜:清点棉片、缝针,用 5×12 圆针、1 号丝线缝合,用生理盐水冲洗。

(2)放置引流条,覆盖骨板,缝合骨膜:递橡皮引流条、中弯钳,协助盖骨瓣,递颅骨锁,固定或递 8×24 圆针、1 号丝线,间断缝合。

(3)缝合帽状腱膜:递 8×24 圆针、4 号丝线,间断缝合。

(4)缝合皮肤,覆盖切口:递中弯钳,取下头皮夹,用海绵钳夹持乙醇纱球给皮肤消毒;递9×24角针、1 号丝线,间断缝合(或用皮肤缝合器);递海绵钳,夹持乙醇纱球给皮肤消毒,用纱布、棉垫覆盖,用绷带包扎。

三、颈动脉内膜剥脱术

(一)适应证

有单侧颈动脉系统、椎基底动脉系统短暂性脑缺血发作(TIA)症状,动脉造影显示同侧、双侧颈内动脉或椎基底动脉严重狭窄或动脉狭窄不严重,但伴有动脉粥样硬化斑块、溃疡形成。

无症状的颈内动脉严重狭窄,因其他疾病将要进行大手术,为防止术中血压降低致脑缺血或脑梗死,行预防性切除等。

(二)麻醉方式

气管插管全麻,最好采用鼻插管。

(三)手术体位

采用仰卧位,头偏向对侧,垫高肩部,使颈部伸展。

(四)手术切口

做斜切口或横切口。

(五)特殊用物

准备血管夹、血液回收机、皮筋、5-0 可吸收线、肝素、止血纱布、显微镜及显微镜套、阻断管、显微剪、显微剥离刀、显微持针钳、吸收性明胶海绵等。

(六)手术步骤及手术配合

1. 皮肤消毒

递海绵钳,夹持碘伏纱球消毒。

2. 显露颈动脉

递 4 号刀柄、22 号刀片,切开,电凝止血,用甲状腺拉钩牵开显露。

3. 测定阻断血流时脑供血是否充分,以决定是否安置分流管,防止脑缺血

递皮筋 1 根,绕过动脉,套入一段阻断管,在切除内膜时拉紧皮筋以便控制血流。如需安置分流管,先置管。

4. 动脉斑块内膜切除

切开动脉壁,沿可见的黄色斑块与动脉壁肌层之间的界面剥离,切除内膜,递 7 号刀柄、11 号刀片,切开动脉壁;向 500 mL 生理盐水内加半支(1 250 U)肝素,用注射器不断冲洗切开部位;递剥离刀,剥离。内膜切除完毕,递肝素盐水,冲洗管腔,用止血纱布、电凝彻底止血。

5. 缝合动脉壁

递 5-0 可吸收线,缝合动脉壁切口;剩最后 2 针时,先放开颈内动脉上的阻断带,使反流的血将空气和可能存在的血块和碎片冲出,收紧阻断带,再放开颈总动脉上的阻断带,冲出空气和血块,然后收紧,迅速缝合。

6. 彻底止血,放置引流条,缝合切口

放置橡皮引流条。递 6×17 圆针、1 号丝线,间断缝合皮下组织;递 6×17 角针、3-0 丝线,

间断缝合皮肤。用纱布覆盖切口。

四、体外循环下动脉瘤切除术

(一)适应证

适应证为椎基底动脉巨大动脉瘤。

(二)麻醉方式

气管插管全麻。

(三)手术体位

采用仰卧位。

(四)手术切口

采用眶—颧—颞—翼点联合入路。

(五)特殊用物

准备止血纱布、骨蜡、吸收性明胶海绵、耳脑胶、冲洗球、冰袋、油布、5-0 血管缝线、鱼精蛋白、肝素、地塞米松、硫喷妥钠、20%的甘露醇、维生素 C、庆大霉素、皮肤缝合器、绷带等。

(六)手术步骤及手术配合

1.做头部及腹股沟部常规消毒,联合铺单

递海绵钳,夹持碘伏纱球消毒,铺无菌单;接好血液回收机、体外循环机及各种管道;备好冰袋;电凝止血。

2.采用眶—颧—颞—翼点联合入路切开皮肤、皮下、帽状腱膜、骨膜,打开颅骨

递 4 号刀柄、22 号刀片,切开;递多功能头架,用开颅钻钻孔,用铣刀锯开骨瓣;递 7 号刀柄、11 号刀片,切开硬脑膜,用 5×12 圆针、1 号丝线悬吊,用棉片保护脑组织。

3.显露动脉瘤

备好喷水双极电凝、动脉瘤针、显微剥离子、剥离刀、显微棉片、显微剪。递显微自动牵开器、显微镜,用显微器械分离、显露动脉瘤。

4.建立体外循环

在显露动脉瘤的同时,行股动脉插管和股静脉插管,建立体外循环,转流,通过体外循环机和变温毯逐渐降温。备好股动脉、股静脉插管,备肝素、冰屑。准备合适的动脉瘤夹。巡回护士给硫喷妥钠、甘露醇、地塞米松、维生素 C 等作为脑保护剂,并在双颈部、对侧腹沟放置冰袋。

5.夹闭动脉瘤

递动脉瘤夹,夹闭动脉瘤。

6.夹闭动脉瘤后体外循环机复温,恢复循环

准备除颤器,电击复苏。

7.拔除体外循环管道

撤去冰袋,遵医嘱递鱼精蛋白,中和肝素。

8.彻底止血、关颅

电凝止血。递 5×12 圆针、1 号丝线或 4-0 血管缝线,连续缝合硬脑膜;放引流管,盖骨瓣,递颅骨锁,固定;缝合皮下、皮肤(或用皮肤缝合器)。覆盖切口,用绷带包裹头颅。

(李 昂)

第七节 脑神经手术的护理配合

一、三叉神经半月节感觉神经切断术(以 Frazier 术为例)

(一)适应证

适应证为原发性三叉神经痛。

(二)麻醉方式

全身麻醉或局部麻醉。

(三)手术体位

采用半坐位。

(四)手术切口

做直切口。

(五)特殊用物

三叉神经切断刀、骨蜡。

(六)手术步骤及手术配合

1. 皮肤消毒

递海绵钳,夹持乙醇纱球给皮肤消毒。

2. 自额弓中点上缘向上呈 70°倾斜,切开皮肤、皮下组织

递 20 号刀,切开,用干纱布拭血,用小弯钳及电凝止血,递头皮夹钳,止血。

3. 切开筋膜,牵开颞肌

递小牵开器(或弹簧头皮拉钩),牵开显露手术野。

4. 剥离骨膜

递 20 号刀,切开,递骨膜剥离子,剥离,用乳突牵开器牵开颞肌。

5. 钻孔、扩大骨窗3.5～4 cm

递颅骨钻,钻孔,用鹰嘴咬骨钳及大、小咬骨钳扩大。

6. 冲洗切口

递冲创器,抽吸生理盐水冲洗,用骨蜡止血,手术者洗手,更换吸引器头。

7. 剥离颅底硬脑膜,暴露棘孔,阻断脑膜中动脉,沿棘孔切断

递脑膜剥离子,剥离。用脑压板自颅底分离硬脑膜。用棉片拭血。以枪状镊夹持小棉片或 KD 粒剥离;准备米粒大小的骨蜡填塞棘孔,阻断脑膜中动脉,电凝脑膜中动脉,用 11 号刀切断。

8. 将硬脑膜下神经外膜、固有膜分开,暴露三叉神经后根

递剥离子,剥离、分开。

递枪状镊,夹持 2%的丁卡因棉片于神经根局部浸润麻醉。

9. 切断 2/3 的三叉神经感觉根

递三叉神经刀,切断。

10. 彻底止血,缝合硬脑膜

清点缝针、棉片,电凝止血,用 5×12 圆针、1 号丝线间断缝合。

11. 冲洗切口，放置引流条

递冲创器，抽吸生理盐水冲洗，递橡皮引流条、中弯钳协助。

12. 缝合颞肌

递无齿镊、9×28 圆针、7 号丝线，间断缝合。

13. 缝合筋膜

递 9×28 圆针、4 号丝线，间断缝合。

14. 缝合皮下组织

递海绵钳，夹持乙醇纱球给切口皮肤消毒，用 9×28 圆针、1 号丝线间断缝合。

15. 缝合皮肤，覆盖切口

递 7×20 角针、0 号丝线，间断缝合，用纱布、棉垫覆盖。

二、枕下乙状窦后锁孔入路听神经瘤切除术

(一)适应证

适应证为位于内听道骨管内的听神经瘤。

(二)麻醉方式

气管插管全麻。

(三)手术体位

采用 Sugita 体位(侧俯卧位，又称醉汉体位)，上 Mayfield 头架(三钉头架)。

(四)手术切口

做枕下乙状窦后切口。

(五)特殊用物

准备 Mayfield 头架、Mayfield 自动脑固定牵开器(脑深部固定牵开器)、神经内镜 30°观察镜及监测系统、磨钻、椎板咬骨钳或气动微型开颅钻、开颅铣。

(六)手术步骤及手术配合

1. 做开颅手术切口，暴露骨板

(1)给皮肤消毒，铺巾，贴手术薄膜：递海绵钳，夹持碘伏纱球消毒，递手术巾、布巾钳，递手术薄膜、干纱垫 1 块，协助贴膜。

(2)头皮注射：沿切口每隔 2～3 cm 做腱膜下注射。备 0.25%的普鲁卡因 200 mL＋肾上腺素 4～5 滴，递 20 mL 注射器、7 号针头，做皮下注射，再换长针头做腱膜下注射，固定吸引器管，准备双极电凝止血。

(3)弧形切开皮肤、皮下及腱膜层：递干纱垫 2 块于切口两侧，递 20 号刀，切开，递头皮夹钳，夹持头皮止血，递 3 mm 侧孔吸引头，持续吸引。

(4)游离皮瓣止血，用弹簧拉钩拉开皮瓣，暴露骨板：递 20 号刀，游离皮瓣，电凝止血。

(5)切开及剥离骨膜：递 20 号刀，切开，用骨膜剥离子剥离。递小脑牵开器，牵开皮肤、腱膜。

2. 钻骨孔

递磨钻或微型开颅钻，在切口边缘钻一个小孔，边钻边用冲吸器滴盐水浸湿。

3. 锯骨瓣

骨瓣约 3 cm×4 cm)，从小骨孔出发，沿切口边缘锯下或咬除一个骨瓣，递微型开颅铣或

椎板咬骨钳。

4. 撬开骨瓣

递小骨撬、骨蜡，止血。

5. 在骨瓣四周和切口骨缘相应的位置用磨钻分别钻 4 个小孔(为骨瓣复位做准备)

递磨钻或微型开颅钻，钻小孔。

6. 上显微镜无菌保护套

递专用无菌显微镜套，铺置托手架。

7. 整理术野

在器械托盘重新铺治疗巾，递治疗巾，保护手术野，手术者洗手，更换 2 mm 侧孔吸引器头。

8. 悬吊硬脑膜

递条状吸收性明胶海绵，递 5×12 圆针、1 号丝线，缝牵引线。

9. 显微镜下切开硬脑膜(以下步骤在显微镜下完成)

递双极电凝镊子，烧灼手术野硬脑膜血管，用 11 号刀在硬脑膜切开一个小口，用脑膜剪或组织剪扩大，备银夹，钳夹止血。

10. 电凝手术野脑皮质血管，用冲吸器滴水湿润

递双极电凝镊子、冲吸器，递枪状镊，夹脑棉片(备不同大小脑棉片若干)。

11. 上 Mayfield 自动脑牵开器，牵开脑组织，暴露肿瘤

递牵开器架并固定，递配套的脑压板。

12. 分离、切除肿瘤组织

递双极电凝镊，止血、分离；递吸引器、显微手术器械；递枪状镊，夹脑棉片，保护脑组织；用吸收性明胶海绵止血(备不同大小、厚薄若干)。

13. 检查肿瘤切除情况(因切口小，必要时使用神经内镜检查)

神经内镜的使用见脑室镜下脑积水内引流术。

14. 冲洗手术野、彻底止血

递冲吸器，吸生理盐水冲洗，递双极电凝镊、吸收性明胶海绵、脑棉片，止血。

15. 缝合硬膜

清点棉片、缝针，用 5×12 圆针、1 号丝线缝合。

16. 放置引流管，放回并固定骨瓣，缝合骨膜

递乙醇纱球给皮肤消毒，用 11 号刀做一个小切口以导出引流管，用小弯钳协助放置；递 8×24角针、4 号丝线，固定引流管。

递 8×24 圆针、7 号丝线，穿过骨瓣及切口缘小孔，固定骨瓣(或用颅骨固定钛钉固定)，用 4 号丝线间断缝合骨膜。

17. 缝合帽状腱膜、皮肤、覆盖切口

(1)缝合帽状腱膜：递 8×24 圆针、4 号丝线，间断缝合。

(2)缝合皮肤，覆盖切口：递中弯钳，取下头皮夹，用海绵钳夹持乙醇纱球给皮肤消毒；递 9×24角针、1 号丝线，间断缝合(或用皮肤缝合器)；递海绵钳，夹持乙醇纱球给皮肤消毒，用纱布、棉垫覆盖，用绷带包扎。

(李 昂)

第八节　甲状腺腺瘤切除术的护理配合

一、适应证

孤立性甲状腺结节，包括甲状腺腺瘤和甲状腺囊肿。

二、麻醉方式

可用颈神经丛阻滞麻醉或全身麻醉、局部麻醉加强化。

三、手术切口

在胸骨颈静脉切迹上两横指相应的皮肤横纹做横行切口。切口宜靠近腺瘤，长度视腺瘤大小而定。

四、手术体位

仰卧，采用肩部垫高、头后仰（避免后仰过度），置头圈，减轻患者术后头颈不适或头痛。

五、手术步骤及手术配合

1. 手术野皮肤常规消毒铺单

递擦皮钳，夹小纱布蘸碘酒、酒精给手术野皮肤消毒后，颈两侧各置一个纱布团隔离，常规用三块治疗巾铺切口，铺领单，将领单带子固定于患者头颈，铺中单，贴术前膜保护切口，铺置甲状腺单，盖单覆盖托盘。

2. 一般在胸骨柄切迹上 1.5～2 横指做切口，切口长度一般为 4～6 cm，呈弧形

切口两边各置一块干纱布，递 22 号刀、2 把有齿镊，切开皮肤，用小弯血管钳、电凝止血。

3. 游离皮瓣，上皮瓣分离到甲状软骨切迹，下皮瓣分离到胸骨柄切迹

递艾利斯钳，提起皮缘，递电刀，分离两侧皮瓣，递 9×28 角针、4 号丝线，缝吊皮瓣，用小直钳固定，显露手术野。

4. 切开颈白线，显露甲状腺峡部

递 10 号刀、中弯血管钳 2 把，提夹。

5. 分离颈前肌群

游离胸骨舌骨肌、胸骨甲状肌与甲状腺之间的疏松组织。如果肿瘤体积较大，可尽量靠肌肉上部离断颈前肌群。递甲状腺拉钩，牵开一侧肌肉，递扣扣钳，钳夹颈前肌，用10 号刀离断，用9×28 圆针、4 号丝线缝扎肌肉断端，上、下各 2 针。

6. 分离，切除腺瘤

递小弯血管钳，钳夹肿瘤周围血管，用 10 号刀切开包膜，由浅入深地分离至基底部，递中弯血管钳，钳夹蒂部，用 10 号刀切断，钳带 1 号丝线结扎止血。

7. 冲洗手术野，缝合甲状腺残腔或包膜

递生理盐水，冲洗，电凝止血，更换干纱布。递 6×17 圆针、1 号丝线，缝合。

8. 放置引流管，分层缝合切口

递 11 号刀、中弯血管钳，放置引流管。巡回护士将肩后的垫枕去除。递 9×28 皮针、4 丝线，固定引流管。清点器械、纱布、纱垫、缝针。递 6×17 圆针、1 号丝线，间断缝合颈白线、颈

阔肌、皮下组织。清点器械、纱布、纱垫、缝针。

递酒精棉球，擦拭周围皮肤，递 6×17 角针、1 号丝线，缝合皮肤，或递 4-0 可吸收线，皮内缝合皮肤。

清点器械、纱布、纱垫、缝针。递酒精棉球，给皮肤消毒。递有齿镊 2 把，对合皮肤切缘，递纱布棉垫，包扎伤口。

（刘　玲）

第九节　甲状腺大部切除术的护理配合

一、适应证

(1)甲状腺功能亢进(包括原发性和继发性甲状腺功能亢进)。
(2)单纯性甲状腺肿，肿块较大，产生压迫症状。
(3)有多发性甲状腺瘤、巨大甲状腺腺瘤或巨大囊肿。

二、麻醉方式

颈神经丛阻滞或全身麻醉。

三、手术切口

胸骨切迹上 1～2 横指，沿皮纹方向做横行切口，两端达胸锁乳突肌外缘。

四、手术体位

仰卧，采用垫高肩部、头后仰(避免后仰过度)，置头圈，减轻患者术后头颈不适或头痛。

五、手术步骤及手术配合

1. 手术野皮肤常规消毒、铺巾

递擦皮钳，夹小纱布蘸碘酒、酒精给手术野皮肤消毒后，于颈两侧各置一个纱布团隔离，常规用三块治疗巾铺切口、领单，将领单带子固定于患者头颈，铺中单，贴术前膜保护切口，铺置甲状腺单，盖单覆盖托盘。

2. 切开皮肤、皮下组织，游离皮瓣，依次分离各层组织，显露甲状腺腺体

切口两边各置一块干纱布，递 22 号刀、2 把有齿镊，切开皮肤、皮下组织、颈阔肌，电凝止血。递艾利斯钳，提起切口两侧皮缘，递 9×28 角针、4 号丝线，缝吊皮瓣，用小直钳固定，显露手术野。

递 6×17 圆针、1 号丝线，缝扎颈前静脉，递 10 号刀或电刀，切断颈前静脉，纵向切开颈白线，用手指钝性分离颈前肌与甲状腺的包膜间隙后，递甲状腺拉钩，将一侧肌肉牵开。

3. 显露甲状腺侧叶

递 10 号刀，切开颈白线直达甲状腺包膜。用长组织剪沿正中线剪开，上至甲状软骨，下达胸骨切迹。递中弯血管钳，分离舌骨下肌群与甲状腺包膜浅面的间隙至胸锁乳突肌前缘，如甲状腺较小，递甲状腺拉钩，将甲状腺前肌群牵向外侧，如甲状腺较大，则递 2 把扣扣钳，提夹甲

状腺前肌群。递 10 号刀，切断该肌群，递 9×28 圆针、4 号丝线，缝扎肌肉断端，上、下各 2 针。将肌肉向上、下牵开，显露出甲状腺侧叶。

4. 由上极至下极游离甲状腺组织

递甲状腺拉钩，牵开甲状腺侧叶旁的组织，递长组织剪、中弯血管钳，逐步分离甲状腺组织。分离甲状腺上动脉、甲状腺上静脉、甲状腺下动脉、甲状腺下静脉及甲状腺中静脉，递小纱布球或小弯血管钳和直角钳，游离甲状腺侧叶，用中弯血管钳带 4 号丝线或 7 号丝线结扎，远端用 2 把中弯血管钳夹住后将血管切断，用 4 号丝线结扎，近端用 6×17 圆针、1 号丝线缝扎。

5. 切除甲状腺峡部及甲状腺

递中弯血管钳，贴气管壁前分离甲状腺峡部，递 4 号或 7 号丝线，结扎，用 10 号刀片切断。递小弯血管钳，钳夹甲状腺四周，递 10 号刀片，沿钳上面切除甲状腺体，保留甲状腺后包膜。递无齿镊、6×17 圆针、1 号丝线或 4 号丝线，间断缝合腺体残端，止血。如施行双侧甲状腺次全切除术，则按相似的方法完成另一侧腺叶切除。

6. 冲洗和检查切口，放置引流管，分层缝合切口，覆盖敷料

递温生理盐水，冲洗伤口，用吸引器头吸引，更换干纱布。清点器械、纱布、纱垫、缝针。递 11 号刀、中弯血管钳，放置引流管。巡回护士将患者肩后的垫枕去除。递 9×28 角针、4 号丝线，固定引流管。递 6×17 圆针、1 号丝线，间断缝合颈白线、颈阔肌、皮下组织。清点器械、纱布、纱垫、缝针。递酒精棉球，擦拭周围皮肤，递 6×17 角针、1 号丝线，缝合皮肤。或递 4-0 可吸收线，皮内缝合皮肤。清点器械、纱布、纱垫、缝针。递酒精棉球，给皮肤消毒。递有齿镊 2 把，对合皮肤切缘，用纱布棉垫包扎伤口。

（刘　玲）

第十节　甲状腺全切除术的护理配合

一、适应证

(1)甲状腺乳头状癌癌灶局限于一侧，无淋巴结转移及远处转移时可行一侧腺叶加峡部切除术，原发性甲状腺乳头状癌累及双侧腺叶应行全甲状腺或近全甲状腺切除术。

(2)滤泡状癌发生远处转移，其癌灶有摄取碘的能力。

(3)有散发性或家族性髓样癌。

(4)甲状腺恶性淋巴瘤，局限于腺体内。

二、麻醉方式

双侧颈神经丛阻滞麻醉，局部麻醉加强化或全身麻醉。

三、手术切口

胸骨切迹上方 1～2 横指，沿皮纹方向做横行切口，两端达胸锁乳突肌外缘。

四、手术体位

仰卧，采用垫高肩部、头后仰(避免后仰过度)，置头圈，减轻患者术后头颈不适或头痛。

五、手术步骤及手术配合

1. 手术野皮肤常规消毒，铺单

递擦皮钳，夹小纱布蘸碘酒、酒精给手术野皮肤消毒后，于颈两侧各置一块纱球治疗巾，常规用三块治疗巾铺切口、领单，将领单带子固定于患者头颈，铺中单，贴术前膜保护切口，铺置甲状腺单，盖单覆盖托盘。

2. 切开皮肤、皮下组织，游离皮瓣，依次打开各层组织，显露出甲状腺

切口两边各置一块干纱布，递 22 号刀、2 把有齿镊，切开皮肤、皮下组织、颈阔肌，递弯血管钳、电刀，电凝止血。递艾利斯钳，提起切口两侧皮缘。递 9×28 角针、4 号丝线，缝吊皮瓣，用小直钳固定，显露手术野。

递 6×17 圆针、1 号丝线，缝扎颈前静脉，递 10 号刀或电刀，切断颈前静脉，纵向切开颈白线直达甲状腺包膜，用手指钝性分离颈前肌与甲状腺的包膜间隙后，递甲状腺拉钩，将一侧肌肉牵开。

递长组织剪，沿正中线剪开，上至甲状软骨，下达胸骨切迹，用手指或中弯血管钳钝性分离舌骨下肌群与甲状腺包膜浅面的间隙至胸锁乳突肌前缘。如甲状腺较小，递甲状腺拉钩，将甲状腺前肌群牵向外侧，如甲状腺较大，递 2 把扣扣钳，提夹甲状腺前肌群，递 10 号刀切断，递 9×28 圆针、4 号丝线，缝扎肌肉断端，上、下各 2 针。

3. 游离甲状腺和峡部，甲状腺全切

递甲状腺拉钩，将甲状腺侧叶旁的组织牵开后，递“花生米”或小弯血管钳和直角钳，游离甲状腺侧叶，当甲状腺中静脉显露出来后，递直角钳，经血管穿通处引出 1 根 4 号丝线，结扎近心端，递 2 把弯血管钳，近甲状腺夹住血管的近甲状腺端和远甲状腺端，递组织剪，剪断，递 4 号丝线，结扎两端。将腺叶向内侧提起，游离甲状腺侧叶。沿外侧缘向上游离甲状腺上极，分离上极的甲状腺上动脉、甲状腺上静脉，递直角钳，在甲状腺上动脉、甲状腺上静脉上下方各穿通处引出一根 4 号或 7 号丝线，结扎，递直角钳，夹住血管远端，递 1 把弯血管钳，夹住血管近端，递组织剪，在靠近甲状腺上极处剪断上极血管，递6×17 圆针、4 号丝线，缝扎上极血管。松开血管钳，向内上牵引腺叶，游离甲状腺下极及其血管。递小弯血管钳或直角钳等，游离，递 4 号丝线，分别结扎甲状腺下静脉的分支。将甲状腺侧叶向外方向牵开，递直角钳或小弯血管钳，钝性分离峡部和气管的间隙，递 2 把弯血管钳，钳夹峡部，用10 号刀切断。将甲状腺除甲状旁腺外做一侧完整切除。

4. 检查和冲洗切口，放置引流管，逐层缝合切口，覆盖敷料

递温生理盐水，冲洗切口，用吸引器吸引，更换干纱布。清点器械、纱布、纱垫、缝针。递 11 号刀、中弯血管钳，放置引流管。巡回护士将患者肩后的垫枕去除。递 9×28 角针、4 号丝线，固定引流管。递 6×17 圆针、1 号丝线，间断缝合颈白线、颈阔肌、皮下组织。清点器械、纱布、纱垫、缝针。递酒精棉球，擦拭周围皮肤，递 6×17 角针、1 号丝线，缝合皮肤。或递 4-0 可吸收线，皮内缝合皮肤。

清点器械、纱布、纱垫、缝针。递酒精棉球，给皮肤消毒。递有齿镊 2 把，对合皮肤切缘，递纱布棉垫，包扎切口。

（刘　玲）

第十一节　单纯乳腺肿物切除术的护理配合

一、适应证

(1)有乳房纤维瘤。

(2)有乳腺管内乳头状瘤或囊肿。

二、麻醉方式

局部麻醉。

三、手术切口

做以乳晕为中心的放射状的皮肤切口,也可用与乳晕平行的弧形或以乳头为中心的半圆形切口。

四、手术体位

采用仰卧位,患侧上肢置于头上。

五、手术步骤及手术配合

1.手术野皮肤常规消毒,铺单

递擦皮钳,夹小纱布蘸碘酒、酒精给手术野皮肤消毒后,递4块治疗巾,常规铺切口,将2块盖单分别铺于切口上、下侧,将2块中单分别铺于切口左、右侧。

2.以乳晕为中心做放射状切口,较肿块直径稍长,切开皮肤、皮下组织直达肿块

递10 mL注射器,将配制好的1%的利多卡因沿切口皮下注射。切口两边各置一块干纱布,递有齿镊、10号刀片,切开皮肤、皮下组织。递干纱布,拭血,用小弯血管钳止血,用1号丝线结扎。

3.切除肿块

如肿块有被膜,应与肿块一并切除,如无,则切至肿块周围少量的正常乳腺组织,递小弯血管钳,钳夹肿块,用组织剪剪除肿块周围组织,如遇出血用小弯血管钳钳夹,用1号丝线结扎。

4.缝合乳腺腺体的切面

递4-0针,带线间断缝合乳腺创面。

5.缝合皮下组织及皮肤

清点器械、纱布、纱垫、缝针。

递酒精棉球,给皮肤消毒,递3-0针,带线缝合皮肤。

递2把有齿镊,对合皮肤切缘。清点器械、纱布、纱垫、缝针。覆盖敷料,用弹性绷带加压包扎切口。

(刘　玲)

第十二节 乳腺癌改良根治术的护理配合

一、适应证

(1)有Ⅰ、Ⅱ期乳腺癌。
(2)良性肿瘤有癌变而无远处转移。
(3)Ⅲ期乳腺癌,无禁忌证。

二、麻醉方式

全身麻醉。

三、手术切口

距肿块3~5 cm处纵向或横向梭形切口。

四、手术体位

采用仰卧位,患侧腋下垫一个小垫将胸部垫高5 cm左右,上肢外展90°并固定在托手板上,外展时应注意避免过伸,防止臂神经丛麻痹。

五、手术步骤及手术配合

1.手术野皮肤常规消毒,铺单

递擦皮钳夹,小纱布蘸碘酒、酒精给手术野皮肤消毒后,递中单,铺于患侧手下,递盖单,铺于患侧手下,递中单,包手,递无菌绷带,固定包手中单,颈部塞一块纱球治疗巾,常规用4块治疗巾铺切口,将2块盖单分别铺于切口上、下侧,将2块中单分别铺于切口左、右侧。用盖单覆盖托盘。

2.切口,依肿瘤所在部位及乳房的大小、形态设计。可采用横月牙形、纵梭状切口

递22号刀、有齿镊2把,切开皮肤、皮下组织,用2块干纱布拭血,用甲状腺拉钩牵开。

3.游离皮瓣

递数把小直钳,提起皮缘,递电刀,游离皮瓣,递纱垫,填塞。

4.切除乳腺,自下内开始向上外将乳腺连同其深面的胸大肌筋膜一并分离切除,直至胸大肌外缘下

递电刀,切除,递中弯血管钳,止血。递4号丝线,结扎,将切下的乳腺组织放于弯盘内。

5.清扫胸大肌间淋巴结(Rotter淋巴结),沿胸大肌外缘与乳腺组织分界处纵向切开,显露清除胸大肌、胸小肌间的脂肪及淋巴组织(Rotter淋巴结)

递电刀、中弯血管钳,分离神经、血管。递长剪刀,分离或剪断,递1号丝线,结扎。

6.清扫腋淋巴结,提起胸小肌,全程暴露锁骨下血管、腋血管,沿锁骨下静脉下缘解剖,结扎切断所有向下分支

清除腋静脉周围的淋巴脂肪组织及肩胛下肌群的筋膜,行Auchincloss手术,也可切除胸小肌,行Patey-Dyson手术。保留胸长神经和胸背神经及肩胛下血管。递L状拉钩,牵开皮瓣,递长无齿镊、手术剪,对腋静脉周围的脂肪和淋巴组织由内向外,依次廓清中央组、外侧组、前组和后组。用中弯血管钳钳夹出血点,用1号丝线结扎或电凝止血。

7. 冲洗切口，放置引流管

递L状拉钩，牵开皮瓣，仔细检查创面有无渗血。彻底止血后，依次递温蒸馏水、温生理盐水，冲洗切口，递干纱布，擦干。递11号刀、中弯血管钳，放置引流管，递9×28角针、4号丝线，固定。

8. 缝合皮肤、包扎切口、固定患侧上肢

清点器械、纱布、纱垫、缝针。递有齿镊、9×28角针、1号丝线，全层缝合皮下、皮肤。清点器械、纱布、纱垫、缝针。递2把有齿镊，对合皮肤切缘，递纱布、小棉垫，覆盖切口，用弹性绷带包扎。

（刘　玲）

第十三节　乳腺癌根治切除术的护理配合

一、适应证

（1）有Ⅰ、Ⅱ期乳腺癌。

（2）良性肿瘤有癌变而无远处转移。

（3）Ⅲ期乳腺癌无禁忌证。

二、麻醉方式

全身麻醉。

三、手术切口

按肿瘤所在的位置和大小决定，一般采用距肿块3～5 cm的纵向或横向梭形切口，横向梭形切口内侧达胸骨缘，外侧达腋中线，纵向梭形切口向上伸展至锁骨和胸大肌边缘之间，向下延伸至肋缘以下。

四、手术体位

采用仰卧位，患侧上肢外展90°，肩胛部用一个小软垫垫高，暴露腋窝，床稍偏向健侧。

五、手术步骤及手术配合

1. 手术野皮肤常规消毒，铺单

递擦皮钳，夹小纱布蘸碘酒、酒精给手术野皮肤消毒。消毒范围：患侧至腋后线，包括上臂和腋窝部，对侧达腋前线，上界从颈根部平面开始，下界达脐平面。于患侧腋后线及患肢托架上铺中单，其上铺盖单，之后用一块对折的中单包患侧上肢前臂，用绷带包绕固定，铺4块治疗巾，用盖单、中单铺切口。

2. 切开皮肤，游离皮瓣（上至锁骨，下至肋弓下缘，内到前正中线，外达背阔肌前缘）

切口两侧各置1块干纱布，递有齿镊，用22号刀切开皮肤后，递电刀，切开皮下组织，电凝或用1号丝线结扎止血。皮瓣游离范围上至锁骨，下至肋弓下缘，内到前正中线，外达背阔肌前缘。

3.切断胸大肌、胸小肌

递中号拉钩，牵开外侧皮瓣，递长无齿镊、组织剪或电刀，沿锁骨下切开胸大肌浅面脂肪组织，显露胸大肌。

递手术剪或电刀，在靠近肱骨大结节嵴处切断其肌腱，递“花生米”、直角钳等，将胸肩峰动脉、胸肩峰静脉分离出来，递2把小弯血管钳，钳夹，用10号刀切断，用4号或1号丝线分别结扎，用“花生米”沿胸大肌纤维方向分离至锁骨的附着部位并将其切断，用电凝或1号丝线结扎止血，递艾利斯钳或中弯血管钳，提起胸大肌断腱向下牵拉，显露胸小肌。

4.解剖腋窝和清除腋静脉周围脂肪及淋巴组织

递拉钩，牵开皮瓣，递长无齿镊、手术剪，剪开腋窝部筋膜，将胸大肌、胸小肌用组织钳钳夹，一起向下牵引。递直角钳、组织剪、“花生米”等，游离腋窝部及锁骨上、下的脂肪和淋巴组织，将腋动脉、腋静脉各分支用小弯血管钳钳住后切断，用1号或4号丝线结扎。递小弯血管钳，分离并钳住胸外侧血管及肩胛下血管，切断，用4号或1号丝线结扎。

5.切除标本

递弯血管钳或艾利斯钳，提起胸大肌、胸小肌、乳房与腋窝处分离的组织，依次从上、内、外、下用电刀或10号刀将胸大肌、胸小肌纤维自胸骨缘和肋骨上面切断，使乳房连同胸大肌、胸小肌、腋窝处分离的组织整块切除。边切边止血。递小弯血管钳，钳夹出血点，电凝止血或用1号丝线结扎或用6×17圆针、1号丝线缝扎止血。

6.冲洗切口、隔离，放置引流管，缝合皮肤，覆盖无菌敷料，接引流袋

递拉钩，牵开皮瓣，仔细检查创面有无渗血。彻底止血后，依次递温蒸馏水、温生理盐水，冲洗切口，递干纱布，擦干。递酒精棉球、尖刀，于腋窝下切一个小口，递11号刀、中弯血管钳，放置乳胶引流管，递9×28角针、4号丝线，固定引流管。

7.加压包扎切口，固定患侧上肢

递有齿镊、9×28角针、1号丝线，全层缝合皮下、皮肤。递负压吸引器，接引流管，抽出切口内残余液体后，递纱布、小棉垫，覆盖切口，用弹性绷带包扎。

（刘　玲）

第十四节　静脉手术的护理配合

一、概述

（一）下肢静脉的相关解剖及生理特点

1.下肢静脉分为深静脉与浅静脉两组

（1）深静脉在肌肉之间与同名动脉伴行。

（2）浅静脉在筋膜浅面分大隐静脉与小隐静脉。①大隐静脉是人体中最长的静脉，起自足背静脉网内侧，经内踝前方、下肢内侧上行，穿过卵圆窝，汇入股静脉，在入股静脉之前长5～7 cm的一段中，有3～7个分支，而以5支最为多见，其分别为腹壁浅静脉、旋髂浅静脉、阴部外静脉、股外侧静脉和股内侧静脉。②小隐静脉起自足背静脉网的外侧，经外踝后沿小腿后

外侧上行，在腋窝穿过深筋膜汇入腘静脉。

2.生理特点

(1)在深、浅静脉之间，以及大、小隐静脉之间，有许多交通支静脉相互沟通。大腿部深浅静脉的交通支，主要位于缝匠肌下、内收肌管和膝部；小腿部以内踝交通静脉与外踝交通静脉最为重要。

内踝交通静脉有 3 支，引流小腿下 1/3 内侧面的静脉血，直接进入胫后静脉。外踝交通静脉较粗大，引流小腿下 1/3 外侧面的静脉血，直接进入腓静脉。其瓣膜功能不全，与大、小隐静脉曲张的发生和静脉瘀积性溃疡的形成有密切关系。大、小隐静脉之间的交通支主要位于膝部附近。

(2)在下肢深、浅静脉和交通支静脉内，都存在瓣膜。这些瓣膜呈单向开放，保持血流从远端向近端或由浅部向深部流动。若瓣膜功能不全，则导致血液逆流而出现静脉曲张。

(3)在正常情况下，下肢静脉血的向心回流，依靠心脏冲动所产生的舒缩力、肌肉舒缩的泵作用及呼吸时胸腔内负压吸力的组合作用。瓣膜在血液回流过程中，使血液单向流动，不致发生反流。

(二)下肢静脉的生理功能

下肢静脉一般分成三种：第一种是表浅静脉，位置在皮肤表层，功能是收集表浅的血液；第二种是深层静脉，位于肌肉和纤维组织之间，功能是使静脉血(也就是缺氧血)回流至心脏；第三种是穿透静脉，连接前两种静脉，负责把表浅静脉的血液带到深层静脉之中。

它的功能主要是把缺氧血带回心脏，也就是把用过的血液、携带新陈代谢杂物的血收集至心脏重新利用。

二、大隐静脉结扎抽剥术

(一)手术适应证

(1)下肢浅静脉曲张明显，伴有小腿胀痛和肿胀，色素沉着，慢性复发性溃疡。

(2)大隐静脉及交通支瓣膜功能不全。

(3)既往无深静脉血栓形成病史，且深静脉瓣膜功能良好。

(二)麻醉方式

硬膜外神经阻滞麻醉。

(三)手术体位

采用仰卧位。

(四)术前准备

1.患者准备

(1)下肢有溃疡者，经处理后创面较清洁，感染已控制。

(2)因手术和创伤范围较广泛，术前 24 h 应用抗生素。

(3)剃除阴毛，并准备患肢皮肤。

(4)用甲紫液标出曲张静脉的部位和走行，以方便手术。

2.物品准备

准备大隐静脉包、剥脱子、手术衣、下肢敷料包、消毒下肢止血带、消毒驱血带、电动止血仪、消毒绷带、消毒弹力绷带、烧伤纱布、皮肤胶。

(五)手术方法及手术配合

1.手术切口

自腹股沟韧带向内下方 2 横指做纵行或斜行切口,长约 2 cm。

2.手术野皮肤消毒

用 1%的活力碘给皮肤消毒 3 次,自脐平面至双大腿中下 1/3,以及患侧全下肢。

3.游离大隐静脉

用 10 号刀切开皮肤、皮下组织,用解剖剪在股动脉内侧切开浅筋膜,打开卵圆窝,即可发现大隐静脉与股静脉的会合处,用弯血管钳分离出大隐静脉主干。

4.切断大隐静脉分支

沿静脉干分离并切断旋髂浅静脉、腹壁浅静脉、阴部外浅静脉、股外侧和股内侧静脉等,直至大隐静脉进入股静脉处,用 2-0 丝线结扎。

5.结扎大隐静脉

用 1-0 丝线在距离股静脉 0.5～1.0 cm 处结扎大隐静脉。

在结扎线的远端钳夹 2 把血管钳,用剪刀切断,近端用 6×14 圆针、3-0 丝线缝扎,用 2-0 丝线结扎。

6.抽剥大隐静脉

自切断静脉远端向下插入硬式或软式静脉剥脱子,沿静脉向下推进,遇到阻力表示已达静脉曲折部位或已达深静脉交通支的平面,在皮肤外触摸到剥离器圆柱状金属头后,用 11 号尖刀在皮肤做 1 cm 小切口,显露该处静脉,在剥脱子头部上、下两端用 2-0 丝线结扎血管,用解剖剪从中切断。

7.抽出静脉

将剥脱子自卵圆窝切口处均匀用力拉出,边抽边压迫止血,整条大隐静脉可随之而出。亦可将大隐静脉用相同方式自下部切口拉出。

8.继续分段切除

继续从下段切口以同样方法分段抽出曲张静脉和分支,直至踝部。

9.缝合包扎患肢

用皮肤胶或 6×17 角针、3-0 丝线缝合,用烧伤纱布包扎,用弹力绷带或弹力袜均匀包扎整个下肢,以防剥脱部位出血。

三、微创激光治疗下肢大隐静脉曲张

(一)手术适应证

适应证与大隐静脉结扎抽剥术的适应证相同。

(二)麻醉方式

硬膜外神经阻滞麻醉。

(三)手术体位

采用仰卧位。

(四)术前准备

1.患者准备

患者准备与大隐静脉结扎抽剥术的患者准备相同。

2.物品准备

准备大隐静脉包、手术衣、下肢敷料包、无菌弹力绷带、Surgilas 810 nm 半导体激光治疗仪、18 号套管针、5F 及 6F 血管鞘、灭菌激光纤维。

(五)手术方法及手术配合

1.手术切口

自腹股沟韧带向内下方 2 横指做纵行或斜行切口,长约 2 cm。

2.手术野皮肤消毒

用 1%的活力碘给皮肤消毒 3 次,自脐平面至双大腿中下 1/3,以及患侧全下肢。

3.穿刺

用 11 号刀在内踝上方 2 cm 处做一个小切口,暴露踝静脉,套管针顺行植入超滑导丝,导入6 号血管鞘,致腹股沟韧带下穿刺 2～3 cm 处,撤出导丝,导入激光纤维。

4.设定参数:发射功率为 12 W

启动激光发射,同时缓慢退出激光纤维,1 cm/s,助手沿静脉压迫,使静脉闭合。对轻度曲张的属支,可直接烧灼外间 1 s,间隔 1 s。连接激光仪壁,达到破坏属支的目的。

5.妥善加压包扎

用 6×17 角针、3-0 丝线缝合切口,用烧伤纱布包扎,用弹力绷带或弹力袜均匀包扎整个下肢。

(李国丽)

第十五节 动脉手术的护理配合

一、概述

(一)颈总动脉相关解剖及其生理知识

1.颈总动脉

颈总动脉是头颈部的动脉主干,左、右各一条。右颈总动脉起自头臂干,左颈总动脉直接起自主动脉弓,两侧颈总动脉均沿食管、气管和喉的外侧上升,到甲状软骨上缘处分为颈内动脉和颈外动脉。

颈总动脉外侧有颈内静脉,两者间的后方有迷走神经,三者共同包于筋膜鞘内。在颈总动脉处分为颈内动脉、颈外动脉,有两个重要结构,即颈动脉窦和颈动脉小球。

(1)颈动脉窦:是颈内动脉起始处膨大的部分。壁内有感觉神经末梢,为压力感受器。当血压改变(升高或降低)时,可反射性地改变心率和末梢血管口径,以调节血压。

(2)颈动脉小球:又称为颈动脉体,是一个细小的卵圆形或不规则形的粉红色组织,体积为 7 mm×4 mm×2 mm 左右,位于颈内动脉、颈外动脉分叉处的稍后方,以结缔组织连于动脉壁上。小球内含有化学感受器,可感受血液中 CO_2 浓度变化的刺激,调节 CO_2 浓度。其血供主要来自颈外动脉,血液通过咽后和舌静脉回流。典型颈动脉体瘤位于颈前区、甲状软骨上缘、舌骨水平,相当于颈总动脉分叉处。

2.颈总动脉的分支

除颈外动脉、颈内动脉两个终支外,不发出任何其他分支。

(1)颈外动脉:位于颈内动脉前内侧,经其前方转至外侧上行,穿腮腺,在下颌颈处分为颞浅动脉与上颌动脉,其分支为甲状腺上动脉、舌动脉、面动脉、颞浅动脉、上颌动脉、枕动脉、耳后动脉和咽升动脉。

(2)颈内动脉:起自颈总动脉,从颈部向上行至颅底,经颈动脉进入颅腔。颈内动脉依其行程分为颈段、岩段、海绵窦段和前床突上段。其中,海绵窦段和前床突上段合称虹吸部,多呈"U"形或"V"形弯曲,是动脉硬化的好发部位。颈内动脉的主要分支有眼动脉,后交通动脉、脉络丛前动脉、大脑前动脉及大脑中动脉。

(二)股动脉相关解剖

股动脉是下肢动脉的主干,由髂外动脉延续而来。在腹股沟韧带中点的深面入股三角。在股三角内,股动脉先位于股静脉的外侧,逐渐从外侧跨到股静脉的前方,下行入收肌管,再穿收肌腱裂孔至腋窝,易名腘动脉。

二、颈动脉内膜剥脱术

(一)手术适应证

(1)暂时性发作性脑缺血。

(2)半球性或单眼性暂时性脑缺血发作,同侧颈内动脉闭塞。

(3)脑卒中。

(4)有脑缺血症状。

(二)麻醉方式

全身麻醉。

(三)手术体位

采用仰卧位,肩下垫厚5~7 cm的软枕,头后仰,头侧向对侧,耳部垫圆形啫喱垫固定,将立式托盘放于头侧。

(四)术前准备

1.患者准备

常规术前备皮、备血、禁食,完善各种检查。

2.物品准备

准备血管外科器械包、动脉血管器械、手术衣、孔巾、双层大单、单极电灼线、18号引流管,5-0和6-0 Prolene线,4-0可吸收线、肝素生理盐水、皮肤胶、立式手术托盘。

(五)手术方法及手术配合

1.手术切口

切口从胸锁乳突肌前缘至下颌角下后方1~2 cm斜向后上方至乳突。

2.手术野皮肤消毒

用0.5%的活力碘给皮肤消毒3次,上至下唇,下至乳头,两侧至斜方肌前缘。

3.分离颈内动脉、颈外动脉,暴露颈总动脉

用1%的利多卡因封闭动脉窦,避免引起高血压和心动过缓。

用血管夹或橡皮筋阻断带阻断颈总动脉、颈内动脉、颈外动脉。

用10号刀沿切口切开皮肤,用电刀切开皮下组织,止血,记录动脉阻断时间,用10号刀片纵向切开远端的颈总动脉,用血管剪剪开动脉壁,剥离淡黄色硬化斑,用10%的肝素生理盐水冲洗,不留硬化斑。

4.血管缝合

用血管针持5-0 Prolene线远端缝合动脉切口,用橡皮钳夹住线尾部。由近端开始缝合第2根,会合打结之前松开阻断钳,排气。血流恢复,可扪及颈动脉搏动。

5.清理切口

妥善保管缝针、敷料、橡皮阻断带、血管夹。

6.放置引流

放置18号橡皮引流管,用生理盐水冲洗切口,检查吻合口有无渗血,用3-0可吸收缝线逐层缝合。

7.关腔

用3-0可吸收缝线逐层缝合肌肉和皮下组织。用6×17角针、3-0丝线缝合引流管,用4-0可吸收缝线皮内缝合,用皮肤胶粘合皮肤。

三、颈动脉体瘤切除术

(一)手术适应证

(1)有下颌角肿块,明确诊断。

(2)年龄在50岁以下,患有小型或中型的颈动脉体瘤。

(3)肿瘤增大或已延伸至咽部或腭部,有碍吞咽、说话或呼吸,或产生严重疼痛。

(二)麻醉方式

全身麻醉。

(三)手术体位

采用仰卧位,肩下垫厚5~7 cm的软枕,头后仰,头侧向对侧,耳部垫圆形啫喱垫固定,立式托盘放于头侧。

(四)术前准备

1.患者准备

术前备皮(准备一侧下肢皮肤,取大隐静脉自体移植),备血、禁食,完善心、肝、肺、肾的各种检查。备齐MRI、CT增强扫描结果。

2.物品准备

准备血管外科器械包、动脉血管器械、手术衣、孔巾、双层大单、高频电刀、18号引流管,5-0和6-0 Prolene缝线、2-0可吸收线、橡皮阻断带、肝素生理盐水、立式手术托盘。

(五)手术方法及手术配合

1.手术切口

切口从胸锁乳突肌前缘至下颌角下后方1~2 cm斜向后上方至乳突。

2.手术野皮肤消毒

用0.5%的活力碘给皮肤消毒3次,上至下唇,下至乳头,两侧至斜方肌前缘。

3.分离颈动脉体瘤

用10号刀沿切口切开皮肤,用电刀切开皮下组织并止血,用动脉镊、血管钳、解剖剪分离颈动脉体瘤周围组织,用 2-0 丝线缝扎或用 6×14 圆针、3-0 丝线缝扎血管,电凝出血点,准备红色橡皮条牵拉,用显微手术剪、手术镊、血管游离钳分离颈动脉瘤。

4. 准备阻断动脉血流

充分游离动脉体瘤后,将阻断管套在颈内动脉、颈外动脉、颈总动脉上,做好阻断血流、控制出血的准备。

5. 切除颈动脉体瘤

用 1%的利多卡因浸润,封闭颈动脉外膜及迷走神经,剥离和切除过程中发生血管壁穿孔时,用 6-0 Prolene 缝线修补,保持吸引器的畅通,保持清晰视野。

6. 颈动脉内转流术(瘤体粘连严重时)

准备 50 mL 肝素生理盐水,5-0、6-0 Prolene 缝线,橡皮钳,按 1 mg/kg 肝素化,戴冰帽,低温麻醉,监测体温。

7. 修补血管或吻合血管

用 5-0、6-0 Prolene 线修补颈动脉,切除瘤体、切断颈动脉时,实施血管端-端吻合。开放阻断后检查出血点,用 5-0 Prolene 线加固吻合口。

8. 关腔

用 3-0 可吸收缝线逐层缝合肌肉和皮下组织。用 6×17 角针、3-0 丝线缝合引流管,用 4-0 可吸收缝线皮内缝合,用皮肤胶粘合皮肤。

四、颈外动脉结扎术

(一)手术适应证

(1)由于外伤、手术、感染、放疗或恶性肿瘤等侵及颈外动脉及其分支而致严重出血,一般止血方法无效。

(2)某些手术可能发生严重出血,可行预防性同侧颈外动脉结扎术。

(3)作为头颈部晚期恶性肿瘤的姑息治疗方案。

(二)麻醉方式

局部麻醉或全身麻醉。

(三)手术体位

采用仰卧位,垫高肩部,头稍后仰并偏向健侧。

(四)术前准备

1. 患者准备

备血、禁食,完善心、肝、肺、肾的各种检查。

2. 物品准备

准备血管外科器械包、动脉血管器械、手术衣、孔巾、双层大单、显影纱布、高频电刀。

(五)手术方法及手术配合

1. 手术野皮肤消毒

用 0.5%的活力碘棉球给皮肤消毒 3 次。上至下唇,下至乳头,两侧至斜方肌前缘。

2. 皮肤切口

用 23 号刀片以舌骨大角为中点沿胸锁乳突肌前缘做一个长 5 cm 的斜切口,切开皮下组织,用解剖剪分离颈浅筋膜及颈阔肌,电凝止血。

3.显露颈外动脉

用小甲状腺拉钩将胸锁乳突肌向后牵开，找到颈内静脉，用剥离子钝性分离，显露颈总动脉、颈外动脉及其分支。

4.结扎颈外动脉

游离颈外动脉，用血管钳带0号丝线做双重结扎，用解剖剪剪断，用6×14圆针、3-0丝线缝合结扎。

5.关腔

用3-0可吸收缝线逐层缝合肌肉和皮下组织。用6×17角针、3-0丝线缝合引流管，用4-0可吸收缝线皮内缝合，用皮肤胶粘合皮肤。

五、股动脉切开取栓术

(一)手术适应证

(1)确诊股动脉分支以上的栓塞。

(2)发病后6～8 h手术最佳。

(3)腹主动脉骑跨栓引起下肢缺血，若不及时采取有效措施，将会导致死亡的患者。

(二)麻醉方式

硬膜外麻醉或全身麻醉。

(三)手术体位

采用仰卧位。

(四)术前准备

1.患者准备

常规术前备皮、备血、禁食、完善各种检查。

2.物品准备

准备血管外科器械包、动脉血管器械、手术衣、下肢敷料、高频电刀、18号引流管、5-0和6-0 Prolene线、5-0可吸收线、皮肤胶、各型Fogarty球囊导管、橡皮阻断带、肝素生理盐水。

(五)手术方法及手术配合

1.手术切口

做腹股沟纵切口。

2.手术野皮肤消毒

用1%的活力碘给皮肤消毒3次。自脐平面至双大腿中下1/3及患侧全下肢。

3.分离股动脉

用11号尖刀切开皮肤，用电刀止血并切开皮下组织和深筋膜，用小甲状腺拉钩拉开切口，用解剖剪分离股动脉周围组织。用11号尖刀切开股动脉鞘膜，游离股总动脉、股浅动脉及股深动脉，套红色阻断带，或用阻断钳阻断。

4.切开股动脉

在股动脉切口处用5×12圆针、4-0丝线吊2针做牵引，用11号尖刀在股动脉做一个竖切口。

5.取出股动脉内栓子

自股动脉切口处插入3号Fogarty球囊导管经股动脉远端至小腿动脉支，向球囊内注入生理盐水，使球囊充盈，和动脉腔相当，然后回抽取出栓子，经管腔注入肝素生理盐水。

6. 缝合动脉壁

用 5-0 Prolene 线连续缝合动脉切口，多重打结，开放阻断带，注入肝素生理盐水，排气，检查血管渗漏情况，用 5-0 Prolene 线修补缝合，电凝止血，用吸引器吸尽腔内血液，放置引流管。

7. 关腔

清理用物，用 1-0 可吸收缝线逐层缝合肌肉。皮内用 4-0 可吸收缝线缝合，用皮肤胶粘合。

（李国丽）

第十六节　血管移植手术的护理配合

一、概述

（一）胸主动脉相关解剖及其分支

1. 胸主动脉

在胸部的降主动脉称为胸主动脉。胸主动脉在第 4 胸椎下缘处接主动脉弓，沿脊柱下行，穿膈的主动脉裂孔移行为腹主动脉。胸主动脉瘤不是真正的肿瘤，而是各种原因造成的主动脉一处或多处向外膨出，出现的像瘤子一样的改变。胸主动脉瘤指的是发生在主动脉窦、升主动脉、主动脉弓或降主动脉的动脉瘤，是退行性变，胸部主动脉部分异常扩张、变形，呈瘤样突出。

2. 胸主动脉的分支

(1)脏支：包括支气管动脉、食管支、心包支。它们分别营养肺和食管。

(2)壁支：①肋间后动脉(9 对)，走行在第 3～11 肋间隙内；壁支主要分布到胸、腹壁的肌肉和皮肤；第 1～2 肋间隙的肋间后动脉来源于锁骨下动脉。②肋下动脉(1 对)，走行在第 12 肋下缘。③膈上动脉有 2～3 支由胸主动脉下部发出，分布于膈上面的后部；壁支主要分布到胸、腹壁的肌肉和皮肤；第 1～2 肋间隙的肋间后动脉来源于锁骨下动脉。

（二）腹主动脉相关解剖知识

1. 腹主动脉

腹主动脉是人体的大动脉，直接延续于发自左心室的主动脉、胸主动脉，沿脊柱左侧下行，主要负责腹腔脏器和腹壁的血液供应。前为胰、左肾静脉、十二指肠升部及小肠系膜根，后为 1～4 腰椎，右侧为下腔静脉，左侧为交感干腰部。有三条不成对脏支，即腹腔干、肠系膜上动脉及肠系膜下动脉。肠系膜下动脉由其前壁发出，进入腹膜腔及其脏器。其中腹腔干达结肠上区，肠系膜上动脉及肠系膜下动脉达结肠下区。

2. 腹主动脉的分支有壁支和脏支

(1)壁支：①膈下动脉左右各一，由腹主动脉起始处发出，分布于膈和肾上腺。②腰动脉有 4 对，由腹主动脉后壁的两侧发出，与腰静脉伴行，向外横行，在腰大肌的内侧缘发出背侧支和腹侧支。背侧支分布到脊柱及背部肌和皮肤，腹侧支分布至腹壁。

(2)脏支:①肾上腺中动脉左右各一,于肾动脉上方起自腹主动脉,向外侧至肾上腺中部。②肾动脉平第1腰椎起自腹主动脉的两侧,向外侧入肾门营养肾。③睾丸(卵巢)动脉在肾动脉稍下方起自腹主动脉的前壁,越过输尿管,与同名静脉相伴下行于腹膜后隙内;睾丸动脉参与精索的构成,进入腹股沟管,分布于睾丸;卵巢动脉进入卵巢悬韧带,分布于卵巢。④腹腔干为长约2.45 cm的短干,在膈主动脉裂孔的稍下方起自腹主动脉前壁,分为胃左动脉、肝总动脉和脾动脉。⑤肠系膜上动脉在腹腔干稍下方起自腹主动脉前壁,经胰和十二指肠之间进入肠系膜根部。肠系膜上动脉的分支主要有胰十二指肠下动脉、空肠动脉、回肠动脉、回结肠动脉、右结肠动脉、中结肠动脉。⑥肠系膜下动脉约在第3腰椎水平起自腹主动脉,沿腹后壁行向左下,分支主要有左结肠动脉、乙状结肠动脉、直肠上动脉。

二、外周动静脉瘘手术

动静脉瘘是动脉和静脉之间存在的异常通道,可以发生于人体的任何部位,但以肢体多见。动静脉瘘分为先天性和后天性两种。

(一)手术适应证

(1)先天性动静脉瘘,局部静脉曲张明显,病变范围较局限。

(2)创伤性动静脉瘘。

(二)麻醉方式

采用臂丛阻滞麻醉、硬膜外麻醉或全身麻醉。

(三)手术体位

根据手术部位选择适当的体位。

(四)术前准备

1.患者准备

常规术前备皮、备血、禁食、完善血管造影等各种检查。

2.物品准备

准备血管外科器械包,动脉血管器械,手术衣,肢体敷料,单极电灼线,双极电凝,18号引流管,6-0、5-0、4-0 Prolene线,各种型号的人工血管。

(五)手术方法及手术配合

1.手术切口

根据内瘘部位选择切口。

2.手术野皮肤消毒

使用1%的活力碘给皮肤消毒3次。

3.分离动脉和静脉

用11号刀切开皮肤、皮下组织,用电刀止血。用解剖剪或眼科剪、蚊式血管钳分离、钳夹、离断血管周围组织,用3-0丝线结扎或缝扎止血。游离好动脉、静脉近端和远端。

4.分离瘤囊

对动脉用血管夹或阻断带控制血流,用蚊式血管钳分离、结扎和切断瘤囊部静脉和动脉的分支,用2-0丝线结扎或缝扎。

5.切除瘤囊及血管吻合

紧靠瘘孔处切除瘤囊,尽量保留动脉长度。切除后,动脉缺损一般仅1～2 cm长,用

5-0 Prolene线端-端吻合血管，吻合完成时注入肝素生理盐水并排气。

6. 静脉残端

用2-0丝线结扎静脉残端后，用5×12圆针、4-0丝线缝扎加固，创面电凝止血。

7. 关腔

用6×14圆针、3-0丝线逐层缝合肌肉和皮下组织。用6×17角针、3-0丝线间断缝合引流管。

三、股-腘动脉旁路转流术

（一）手术适应证

（1）间歇性跛行距离在500 m以内，药物治疗无效。

（2）中度或重度静息痛，保守治疗不能缓解。

（3）足或趾的溃疡或坏疽难以治愈。

（4）术前的血管造影证明腋动脉局部或广泛性闭塞，其远端动脉通畅，供血股动脉通畅。

（二）麻醉方式

硬膜外麻醉或全身麻醉。

（三）手术体位

采用仰卧位。

（四）术前准备

1. 患者准备

常规术前备皮、备血、完善腹主动脉、双下肢动脉造影等各种检查。

2. 物品准备

准备血管外科器械包，动脉血管器械，阻断带，银夹，手术衣，下肢敷料，单极电灼，双极电凝，18号引流管，5-0、4-0 Prolene线，各种型号人工血管，肝素，罂粟碱。

（五）手术方法及手术配合

1. 手术切口

沿股动脉内侧做纵切口或弧形切口。

2. 手术野皮肤消毒

用1%的活力碘给皮肤消毒3次，自脐平面至踝患侧全下肢。

3. 游离并显露股动脉

再次给切口消毒，用11号刀依次切开皮肤、皮下组织。用自动牵开器牵开切口。用动脉镊、血管剪剪开动脉前深筋膜，显露股总动脉，用动脉镊、解剖剪游离股动脉周围组织，用2-0丝线结扎止血或电凝止血，用股动脉阻断带。

4. 游离股动脉

用11号刀在股部下端7 cm切开皮肤、皮下组织，用血管钳、解剖剪逐层分离腘动脉，避开隐神经，用股动脉阻断带。

5. 取大隐静脉

分离，切取大隐静脉，近端注入肝素罂粟碱盐水，扩张大隐静脉，用银夹止血。

6. 大隐静脉-腘动脉吻合

全身肝素化，用5-0 Prolence线行大隐静脉-胆动脉吻合。

7.大隐静脉-股动脉吻合

用阻断带阻断股总动脉、股浅动脉、股深动脉,切开股动脉,用 4-0 Prolene 线行大隐静脉-股动脉吻合。松阻断钳,恢复血流。术中以多普勒血流仪测定效果。

8.清理切口

手术野用电凝止血,用 2-0 丝线结扎或用 3-0 丝线缝扎,用热盐水纱布垫覆盖创面以止血。放置引流管,清点器械。

9.关腔

用 6×14 圆针、3-0 丝线逐层缝合肌肉和皮下组织。用 6×17 角针、3-0 丝线间断缝合引流管和皮肤。

四、颈动脉瘤切除动脉重建术

(一)手术适应证

(1)颈动脉瘤有压迫症状。

(2)有脑供血不足症状或发作性脑缺血症状,或发生过轻度脑梗死、内科治疗好转。

(3)动脉瘤较大。

(4)颈动脉瘤诊断明确,不宜行覆膜支架介入治疗。

(二)麻醉方式

全身麻醉。

(三)手术体位

采用仰卧位,肩下垫厚 5～7 cm 的软枕,头后仰,头侧向对侧,耳部垫圆形啫喱垫固定,将立式托盘放于头侧。

(四)术前准备

1.患者准备

常规术前备皮、备血、禁食、完善各种检查。

2.物品准备

准备血管外科器械包,动脉血管器械,手术衣,孔巾,双层大单,单极电灼线,人工血管,18 号引流管,5-0、6-0 Prolene 缝线,5-0 可吸收线,皮肤胶,动脉测压系统,血气分析结果,中心静脉穿刺导管及静脉切开包,人工血管,控温毯,冰帽。

(五)手术方法及手术配合

1.手术切口

切口从胸锁乳突肌前缘至下颌角下后方 1～2 cm 斜向后上方至乳突。

2.手术野皮肤消毒

用 0.5%的活力碘给皮肤消毒 3 次,上至下唇,下至乳头,两侧至斜方肌前缘。

3.分离颈内外动脉,暴露颈总动脉

用 1%的利多卡因封闭动脉窦,避免引起高血压和心动过缓。用 10 号刀切开胸锁乳突肌前缘皮肤及皮下组织,电凝止血,用动脉镊、解剖剪、蚊式血管钳分离颈总动脉周围组织,用2-0 丝线结扎。

4.切除颈动脉瘤,行颈内动脉与移植血管端-端吻合

用血管剪、动脉镊游离颈动脉瘤、颈内动脉和颈外动脉,用心耳钳夹部分颈动脉,用 11 号

尖刀纵向切开，用血管剪扩大，用 5-0 Prolene 线与人工血管行端-侧吻合。用肝素生理盐水不断冲洗。阻断颈动脉时间不超过 8 min。

5. 清理切口

手术野用电凝止血，检查吻合口有无渗血，用 2-0 丝线结扎或 3-0 丝线缝扎，用热盐水纱布垫覆盖剖面以止血。清点器械。

6. 放置引流管

用生理盐水冲洗切口，放置引流管。

7. 关腔

用 6×14 圆针、3-0 丝线逐层缝合肌肉和皮下组织。用 6×17 角针、3-0 丝线间断缝合引流管和皮肤。

五、胸主动脉瘤人工血管置换手术

(一)手术适应证

(1)胸主动脉瘤直径大于 5.0 cm，不论有无症状，均应手术治疗。

(2)胸主动脉直径不断扩大，增长率大于每年 0.5 cm，马方综合征或有遗传家族史患者，升主动脉瘤直径大于 4.5 cm。

(二)麻醉方式

全身低温麻醉。

(三)手术体位

采用仰卧位，垫高胸部。

(四)术前准备

1. 患者准备

术前备皮、备血，完善心、肝、肺、肾功能等检查，行主动脉造影及心血管超声检查。

2. 物品准备

(1)物品准备：血管外科常规器械、体外循环器械、冰盆、静脉切开器械、孔巾、手术衣、孔巾、双层大单、各种型号人工血管、止血纱布、血管缝线、除颤器、胸骨锯、血液回收机、变温毯、冰帽、骨蜡、可吸收缝线。

(2)药品准备：肝素、鱼精蛋白、10%的氯化钾、硫酸镁、地塞米松、抗生素、各类急救药品。

(五)手术方法及手术配合

1. 手术前置管

中心静脉置管，有创动脉监测，置肛温探头，留置导尿管、3 条静脉留置针管、鼻温探头。

2. 手术切口

做胸正中切口。

3. 手术野皮肤消毒

用 1%的活力碘消毒 3 次，上至颈，下至双侧下肢，两侧过腋中线。

4. 开胸

备胸骨锯，正中劈胸骨，用骨蜡止血，用胸骨牵开器撑开。

5. 建立体外循环，全身肝素化(3 mg/kg)

心包悬吊，暴露心脏，实施右心房上、下腔静脉插管引流，主动脉插管位置更换到左股动脉。左股动脉插管转流,戴冰帽,用变温毯降温。灌注停跳液,建立体外循环。

6.阻断主动脉远端

牵拉主动脉套带,心脏停搏后,用90°阻断钳在主动脉远端阻断。

7.人工血管与升主动脉近、远端吻合

选择合适口径的人工血管,进行预凝处理,原则是使升主动脉包裹人工血管后缝合,用4-0 Prolene线分三个点连续缝合,吻合升主动脉近端和远端。

8.终止体外循环

(1)复温:相继开放下腔静脉、上腔静脉束管,进行心内主要操作。

(2)排气:心脏切口缝合完毕即可进行心尖插针排气,主动脉根部插针排气,或将灌注针拔掉,通过主动脉壁上的针孔排气。排气前将心包内冰屑或冰盐水清除。

(3)开放主动脉:松开主动脉阻断钳,保证左心引流通畅。

(4)去颤:心脏多能自动复跳,如不复跳,可用电击去颤,一般用直流电200 ～ 300 W。

(5)辅助循环:使完全体外循环转变成为并行循环,以辅助心脏冲动,降低心脏负担。

(6)停止体外循环。

停机条件:体温达36 ℃,平均动脉压为8 ～ 10.67 kPa(60 ～ 80 mmHg),手术野无重要出血,血气分析报告正常,血离子正常,无严重心律失常。拔出上腔静脉、下腔静脉插管,用4-0 Prolene线缝扎。

(7)中和肝素,血压稳定后拔主动脉插管:按1∶1的数量给鱼精蛋白以中和体内肝素。拔出主动脉插管,用2-0或3-0无损伤涤纶缝线缝扎止血。

(8)心包止血及缝合:换圆电凝头给心包边缘止血,用3-0无损伤涤纶缝线连续或间断缝合心包。

(9)放置纵隔及心包引流管或胸腔引流管(胸膜破时):用11号尖刀在胸壁上切小口,用中弯血管钳引出引流管,用6×17三角针、2-0线固定引流管。

(10)缝合胸骨:用10×24圆针、0号线或1-0吸收缝线缝合胸骨上窝,用钢丝(成人用直径0.8 mm,小儿用直径0.6 mm,长约20 cm)或带针钢丝穿绕左右胸骨片,用圆电凝头、骨蜡进行胸骨边缘止血,检查钢丝眼有无渗血,用10×24圆针、0号线缝扎止血,整理好器械、显影纱布,清点器械。扭结钢丝,关闭胸骨,剪去多余部分处理残端。

(11)缝合皮下组织及皮肤:再次清点器械,用1-0吸收线缝合肌层和皮下组织,用4 -0吸收缝合线皮内缝合。

(12)覆盖伤口:用敷贴覆盖伤口,连接引流瓶。

六、腹主动脉瘤切除术

(一)手术适应证

(1)腹痛、腰背痛或有伴泌尿系统、消化道症状的动脉瘤或破裂的动脉瘤。

(2)影像学资料显示动脉瘤直径大于5 cm。

(3)动脉瘤附壁血栓脱落引起远端动脉栓塞并有栓塞症状。并发腹主动脉瘤肠瘘、腹主动脉瘤、下腔静脉瘘或动脉感染。

(二)麻醉方式

气管插管全身麻醉。

(三)手术体位

采用仰卧位。

(四)术前准备

1.患者准备

术前应做全身各系统的检查,手术前一天使用抗生素,并行肠道准备,备血。

2.物品准备

准备脾肾血管器械包、多功能自动牵开器、动脉血管器械、高频电刀、手术衣、孔巾、双层大单、手术薄膜、肝素、血液回收系统、动脉测压系统、血气分析结果、中心静脉穿刺导管及静脉切开包、人工血管、Prolene缝合线、控温毯、输血输液加热装置。

(五)手术方法及手术配合

1.常规消毒铺单

递擦皮钳,夹小纱布蘸碘酒、乙醇给手术野消毒;以切口为中心,上至双侧乳头,下至耻骨联合水平,双侧至腋中线,待皮肤消毒剂干燥后,用最后一块干纱布拭净脐孔内皮肤消毒剂。助手站在患者右侧,接过递来的第一块治疗巾,盖住切口下方,用第二块治疗巾盖住切口对侧,用第三块治疗巾盖住切口上方,用第四块治疗巾铺近侧。递术前膜,协助贴膜,覆盖腹口。

2.腹正中切口,切开皮肤、皮下组织,切开腹直肌前鞘,分离腹直肌,显露后鞘,切开腹直肌后鞘及腹膜

切口边缘各放置一块干纱布。递23号刀、有齿镊,切开皮肤,用血管钳止血。递甲状腺拉钩,上下牵开,用纱布拭血;递有齿镊,在切口中间夹住后鞘;递10号刀,切开后鞘,递血管钳2把,提起腹膜,递10号刀,切开;递组织剪,上下扩大切口。

3.探查腹主动脉瘤的大小和范围,以及其近端主动脉,远端髂总、髂内、外动脉等

手术者用盐水洗手,用“S”形大拉钩拉开探查部位肠管,用大止血垫保护切口,用吸引器吸尽腹腔内液体,依次探查腹腔内器官和动脉瘤。

4.显露肠系膜下静脉和腹主动脉瘤

自动牵开切口,将大网膜和横结肠推向上方,使用切口保护套保护肠管,切开后腹膜,向上达十二指肠第四段的左侧、胰腺下缘,向下至髂动脉,调节手术床,保持头低脚高位,暴露手术野。

5.游离腹主动脉瘤

将手指轻柔地插入腹主动脉后方,胆囊钳带牵引带绕过动脉瘤,安置动脉钳。以同样方法分离两侧髂动脉及肠系膜下动脉。

6.切开腹主动脉瘤

静脉注射肝素1 mg/kg对患者进行全身肝素化或在瘤腔内注入含30 mg肝素的溶液。阻断主动脉,切开动脉瘤,用吸引器快速吸尽瘤体内血液,用纱布垫或手指暂时压迫止血,用2-0丝线、6×14圆针缝扎止血。用胆囊钳钳夹肠系膜下动脉,离断,用0号丝线双重结扎,再以6×14圆针、3-0丝线间断缝扎止血。

7.血管吻合

选用直径、长度合适的人造血管。主动脉用3-0 Prolene缝线,备橡皮钳2～3把。髂动脉用5-0 Prolene缝线作端-端吻合,先吻合主动脉,后吻合髂动脉。当一侧髂血管移植完毕,血液自腹主动脉经人造血管流入一侧髂动脉以恢复一侧下肢的血流。用同样方法,吻合人造血

管的另一支与髂动脉。

8.缝合后腹膜

将残留的腹主动脉外壁缝合，包裹在人造血管之外，缝合后腹膜。

9.清理腹腔，检查有无出血

用生理盐水冲洗腹腔，用吸引器吸净腹腔，放置腹腔引流管，清点器械。

10.关闭腹腔

清点器械、纱布、纱垫、缝针等，递中弯血管钳，钳夹腹膜上下角及两侧缘，用 13×34 圆针或9×28 圆针、7 号丝线间断缝合或用 0 号可吸收线连续缝合。

（李国丽）

第十七节　先天性心脏病手术的护理配合

先天性心脏病是胎儿时期心脏血管发育异常所致的心血管畸形，是小儿最常见的心脏病。出生婴儿中其发病率约占 0.8%。常见的先天性心脏手术有动脉导管未闭术、房间隔缺损修复术、室间隔缺损修复术、三房心矫治术、肺动脉狭窄矫治术、法洛四联症矫治术、心室双出口矫治术、右心室双腔心矫治术、完全性肺静脉引流畸形矫治术、大动脉调转术等。

一、先天性室间隔缺损(VSD)修补术

(一)手术适应证

室间隔缺损。

(二)麻醉方式

气管插管全身麻醉。

(三)手术体位

采用仰卧位，将左侧胸垫高 30°～45°，左上肢屈肘 90°，自然地置于头边。

(四)术前准备

1.患者准备

进行全面的体格检查、心电图检查、X 线摄片及超声心动图检查。术前调节心肺功能不全。

2.用物准备

见心脏手术特殊用物。

二、肺动脉瓣狭窄矫治术

(一)手术适应证

(1)有活动后气短、心前区疼痛、右心衰竭及发绀等临床表现。

(2)休息时右心室峰压大于 10 kPa，肺动脉与右心室压差大于 6.7 kPa。

(3)肺动脉瓣口面积小于 0.5 cm^2。

(4)无明显症状，运动后右心室终末舒张压升高，而心排血量不增加。

(二)麻醉方式

气管插管全身麻醉。

(三)手术体位

采用仰卧位，将左侧胸垫高30°～45°，左上肢屈肘90°悬挂于头架。

(四)术前准备

术前准备与室间隔缺损手术的术前准备相同。

(五)手术方法与手术配合

1.常规正中切口，建立体外循环

(1)手术切口：胸骨正中切口。

(2)手术野皮肤消毒：使用1%的活力碘给皮肤消毒3次，消毒范围上至颈部，下至髂嵴，两侧过腋中线。

(3)自胸骨切迹至剑突下3～5 cm切口：用有齿镊、23号手术刀切开皮肤及皮下组织，用电刀止血。

(4)剥离胸骨甲状肌的胸骨附着处及胸骨后的结缔组织：用小直角钳分离锁骨间韧带与胸膜，Kocher钳夹持剑突，用电刀切除剑突。

(5)纵向锯开胸骨：用胸骨锯劈开胸骨，将骨蜡涂在骨牙腔，换圆电凝头止血。

(6)切开心包：用胸骨牵开器撑开，用血管镊、解剖剪分离心包表面的疏松组织，分离胸腺及主动脉心包反折处。

(7)心脏探查：探查主动脉、肺动脉、左心房、右心房、左心室、右心室、上腔静脉、下腔静脉和肺静脉的大小。用血管镊、解剖剪剪开心包至心包反折处，悬吊心包于胸壁上(成人：用7×17圆针、2-0丝线；小儿：用6×14圆针、3-0丝线或3-0、4-0无损伤涤纶缝线)。

(8)体内肝素化：静脉注射3 mg/kg肝素，5 min后测活化凝血时间(ACT)值，ACT高于480 s可开始体外循环。

(9)递管：用组织钳将体外循环管、停跳液管、心内吸引管、左心房引流管排水并妥善固定。

(10)升主动脉插管荷包缝合(双层)：成人用2-0无损伤涤纶缝线，小儿用3-0无损伤涤纶缝线。用小束管及过线勾使缝线通过束管，供收紧用，用2把蚊式血管钳固定荷包线。

(11)心脏停搏液灌注插管。

成人：用3-0无损伤涤纶缝线。小儿：用3-0或4-0无损伤涤纶缝线。用小束管及过线勾使缝线通过束管，供收紧用，用2把蚊式钳固定。

(12)主动脉插管：束紧束管，后用束带将主动脉管、束管一起绑扎，排气后连接体外循环机管道。

(13)上腔静脉插管：用心耳钳钳夹右心耳，用解剖剪剪开，上腔静脉插管经切口插入，用0号线固定，排气后连接体外循环机管道。

(14)下腔静脉插管：用血管镊、解剖剪在右心房壁剪开一个小口，下腔静脉插管经切口插入。

(15)开机，建立体外循环：管道排气(动脉系统排气要充分)，ACT值达到480 s后开始转机、降温，浅低温32 ℃～35 ℃，中低温26 ℃～31 ℃，深低温20 ℃～25 ℃，超深低温15 ℃～20 ℃。

(16)左心房管插管：用3-0无损伤涤纶缝线缝荷包，用左心房束管及过线勾使缝线通过束管，用11号尖刀切开，插入左心房管，收紧荷包，用蚊式血管钳固定。

(17)腔静脉套带：用血管镊、解剖剪剪开上腔静脉与肺静脉隐窝处心包膜反折，游离上腔静脉，用胆囊钳带润滑阻断带穿过，拉出阻断带，用大束管及过线勾使阻断带通过束管，用中弯血管钳固定。

用血管镊、解剖剪剪开右肺下静脉与下腔静脉隐窝处的鞘膜，用胆囊钳带润滑阻断带穿过，将阻断带拉出，用大束管及过线勾使阻断带通过束管，用中弯血管钳固定。

(18)插主动脉灌注针：插入停跳液针，收紧荷包并用0号线固定插针及小束管，排水后连接停跳液管，灌注。

(19)降温、阻断：先阻断上腔静脉，再阻断下腔静脉，用主动脉阻断钳阻断主动脉，心脏灌注停跳液。备好冰屑、冰水，保护心肌。

2.心脏切口

用11号刀片、心脏镊在肺动脉瓣稍上方做一个长1.5～2.5 cm的纵向切口。

3.切开肺动脉瓣交界

用4-0涤纶线单针缝肺动脉壁切口，检查瓣膜形态及瓣口大小，用心脏镊轻轻提起瓣叶，用11号手术刀沿融合瓣叶交界切开至瓣膜基部。

4.疏通右心室流出道

用适当型号的探子探测右心室流出道，用3-0涤纶线缝牵引线，用11号手术刀切除肥厚的膈束、壁束及肥厚的室上嵴和漏斗部前壁。用心脏手术剪扩大右心室流出道。

5.缝合右心房，恢复冠状动脉循环

用4-0 Prolene线带垫片连续缝合右心房切口，将手术床置于头低位，开放上、下腔静脉和主动脉，心脏自动复跳或除颤复跳。体外循环辅助灌注时间为阻断主动脉时间的1/3，各项监测指标正常即停机。

6.拔管，关闭切口

配合操作与终止体外循环手术配合相同。

三、三房心矫治术

三房心为一种少见的先天性心血管畸形，左心房被异常纤维肌性隔膜或间隔分成两部分。典型三房心(左心型)是指左心房被分隔后形成“近侧”和“远侧”两个心房。远侧心房(或称真性左心房)含有左心耳和二尖瓣；近侧心房(或副房)与肺静脉相连，血液经隔膜孔排入真性左心房。

(一)手术适应证

(1)典型三房心的异常隔膜造成严重左心回流受阻，75%的病例在婴儿期就死亡，故一旦确诊就应及时手术治疗。

(2)三房心合并房间隔缺损或副房与右心房相交通，虽可减轻肺静脉回流障碍，但出现大量左向右分流，也会导致进行性心功能不全，应及时手术。

(二)麻醉方式

气管插管全身麻醉。

(三)手术体位

采用仰卧位，将左侧胸垫高30°～45°，左上肢屈肘90°悬挂于头架。

(四)术前准备

术前准备与室间隔缺损手术的术前准备相同。

(五)手术方法与手术配合

1.按常规建立体外循环

见体外循环建立的手术配合。

2.选择心脏切口

(1)单纯三房心:用11号手术刀、心脏镊、长弯血管钳钳夹剥离子分离,显露于右肺静脉前内方,切开左心房壁,用心脏拉钩显露左心房。

(2)三房心合并房间隔缺损:用11号手术刀、心脏镊切开右心房壁,用心脏拉钩显露右心房。

3.显露并剪除房腔内异常隔膜

用心脏镊、静脉拉钩或心房拉钩显露异常隔膜,用解剖剪经隔膜孔剪开异常隔膜,将附着于房壁和房间隔的异常隔膜完整切除。

4.修补房间隔缺损

带垫片连续或间断缝合缺损,缺损大者取自体心包片修补。

5.缝合左心房或右心房切口

用4-0 Prolene线连续缝合心房切口。

6.恢复冠状动脉循环、停机

开放升主动脉阻断钳,恢复冠状动脉循环,心脏自动复跳。

若复跳困难,则在体内用除颤器电击复跳,松开上、下腔静脉阻断带,辅助循环时间足够,各项监测指标正常,停机。

7.拔管、关闭胸部正中切口

手术配合与终止体外循环手术配合相同。

四、法洛四联症矫治术

法洛四联症(TOF)是右心室漏斗部或圆锥发育不全所致的一种具有特征性肺动脉狭窄和室间隔缺损的心脏畸形,包括肺动脉狭窄、室间隔缺损、主动脉骑跨和右心室肥厚。

(一)手术适应证

有法洛四联症。

(二)麻醉方式

气管插管全身麻醉。

(三)手术体位

采用仰卧位,将左侧胸垫高30°~45°,左上肢屈肘90°自然置于头边。

(四)术前准备

术前准备与室间隔缺损手术的术前准备相同。

(五)手术方法与手术配合

1.按常规建立体循环

见体外循环建立的手术配合。

2.心脏切口,心内探查

用11号手术刀、心脏镊做右心室流出道纵向切口,用解剖剪扩大切口,用3-0涤纶线缝2针,用蚊式血管钳固定。用心脏小拉钩充分显露,用小直角钳探查室间隔缺损部位。

3.疏通右心室流出道及肺动脉

用探子由小到大进行测试。基本标准:小于10 kg,探子直径与体质量相似;10～15 kg,探子直径为体质量减去1～2 mm;15～20 kg,探子直径为体质量减去3 mm。用3-0涤纶线缝牵引线,用11号手术刀整块切除肥厚的隔束、壁束、肌肉及室上嵴两端。

4.修补室间隔缺损

用三尖瓣拉钩及静脉拉钩充分显露室间隔缺损,将涤纶片剪成与缺损大小相似的形状,用4-0 Prolene线带垫片连续缝合,危险区用3-0涤纶线双头针带垫片加固缝合。

5.右心室流出道补片加宽

多采用自体心包片,用解剖剪剪大小合适的心包片。用4-0 Prolene线连续缝合补片。加宽右心室流出道,若肺动脉干细小(小于正常值的2/3),则补片应跨过肺动脉瓣环,加宽肺动脉。

6.按常规恢复冠状动脉循环、停机

手术配合与终止体外循环手术配合相同。

7.测定左、右心室的压力

用测压针连接测压管,先插入右心室测压,再通过室间隔进右心室测压。

8.关闭胸部正中切口

手术配合与终止体外循环手术配合相同。

五、非体外循环微创房间隔缺损封堵术

(一)手术适应证

手术适应证为中央型继发孔型房间隔缺损。

(二)麻醉方式

气管插管全身麻醉。

(三)手术体位

采用仰卧位,将左侧胸垫高30°～45°,左上肢屈肘90°悬挂于头架。

(四)术前准备

1.患者准备

其与室间隔缺损手术的患者准备相同。

2.特殊用物准备

准备封堵器、彩色超声波。

(五)手术方法与手术配合

1.手术切口

做右侧第4肋间胸骨旁横切口,长2～3 cm。

2.手术野皮肤消毒

使用1%的活力碘给皮肤消毒3次。消毒范围:上至锁骨,下至髂,左侧至腋中线,右侧至腋后线。

3. 逐层切开进胸，压迫右肺，暴露手术野

用23号刀、心脏镊、电刀逐层切开，用撑开器、显影纱布止血。

4. 切开心包，悬吊固定

用电刀、长动脉镊切开心包，用长持针器持夹3-0无损伤涤纶缝线缝合悬吊心包。

5. 以食管超声检查缺损大小，选择合适的封堵器

传递封堵器。

6. 在右心房壁上缝双荷包线

用4-0 Prolene线缝荷包，用侧壁钳钳夹荷包周围内心包壁。

7. 切开心包，放入推送套管，收紧荷包线

用11号刀切开心包，将推送套管送入右心房。

8. 在超声的引导下将推送套管经房间隔缺损送入左心房，释放左心房侧封堵伞

与巡回护士密切观察手术进程，预防突发情况，封堵成功后及时取回显影纱布，并及时进行清点。

9. 膨肺、关胸

用10×28圆针、1号线缝合切口上下端肋骨，关胸。再次清点器械，用1-0吸收线缝合肌层和皮下组织，用4-0吸收缝合线皮内缝合。

（李国丽）

第十八节　心脏大血管手术的护理配合

一、胸主动脉瘤手术（以夹层主动脉瘤为例）

胸主动脉瘤是指胸主动脉任何部位由于主动脉壁病变而局部薄弱变形，扩张并可能破裂出血或对相邻器官造成功能损害的病变。

它并非真正的肿瘤，只是向外突出，像瘤。它是指循环血液渗入主动脉夹层，形成血肿的一种致命性疾病。

（一）手术适应证

(1)有急性A型夹层主动脉瘤。

(2)慢性A型夹层主动脉瘤伴瓣膜关闭不全。

(3)急性A型夹层主动脉瘤合并脑供血不足。

（二）麻醉方式

气管插管全身麻醉。

（三）手术体位

采用仰卧位，将胸部垫高（根据年龄和体质量选择）。

（四）术前准备

1. 患者准备

患者术前在CT下实施腔内带膜支架置入术。

2. 物品准备

准备心脏手术器械、显微器械、冰帽、人造血管、瓣膜、各种型号 Prolene 线。

(五)手术方法与手术配合

1. 经无名动脉或右腋动脉插管，建立体外循环

配合与体外循环建立的配合相同，增加左心房引流管。

2. 游离主动脉、降主动脉近端和主动脉峡部

用解剖剪和动脉镊分离，准备心内吸引器。

3. 涉及弓部，应采用深低温停循环(DHCA)和选择性脑灌注(SCP)

连接好各种体外循环连接管，并用组织钳固定牢靠。无名动脉插管时用 4-0 Prolene 线做荷包。持续监测鼻咽温度。

4. 阻断主动脉，切开主动脉壁

用阻断钳阻断主动脉，灌注停跳液，用冰屑保护心肌。

5. 切除瘤壁，探查主动脉瓣及冠状动脉开口、内膜破口位置

在剪开的动脉瘤基底部与正常管壁之间，清除瘤囊内的血栓，用生理盐水进行冲洗。

(1)病变累及升主动脉而无瓣膜病变的病例，行升主动脉置换术，人工血管吻合。用相同口径的人工血管与主动脉近端吻合，用 3-0 Prolene 线或 4-0 Prolene 线连续外翻吻合，用相同方法吻合远端。

(2)如主动脉瓣膜有严重病变，而无冠状动脉开口移位，行 Wheat 术。升主动脉置换加主动脉瓣置换(AVR)，将人工血管近端与人工瓣膜缝合环吻合。

(3)如主动脉瓣有严重病变，同时伴有冠状动脉开口移位，行 Bentall 术。升主动脉置换加主动脉瓣置换(AVR)加冠状动脉原位移植术，用带瓣血管组件，吻合近端。用一次性持续高频电刀在人工血管组件上烧灼 2 个与冠状动脉相同孔径(1～5 cm)的孔，将冠状动脉用 6-0 Prolene 线移植在人工血管上，将组件与远心端吻合。

(4)如冠状动脉内膜完全剥离导致冠状动脉闭塞，同期行冠状动脉搭桥术(CABG)。

(5)累及部分弓部，行半弓置换术，切开升主动脉及主动脉弓，将三大分支动脉(无名动脉、左颈总动脉、左锁骨下动脉)与动脉主弓相连部分瘤壁保留，用“三明治”法处理近端、远端及保留的弓部夹层。然后进行次全弓移植。将降主动脉与人工血管吻合，用 3-0 Prolene 线缝合头臂动脉，将保留的瘤壁与血管吻合，将升主动脉与人工血管吻合。

(6)全弓置换加支架象鼻术植入前需阻断主动脉近端和三大分支，充分游离三大分支动脉(无名动脉、左颈总动脉、左锁骨下动脉)与降主动脉，行 DHCA 和 SCP。在左锁骨下动脉远端横断主动脉，准备好各种小型阻断钳，阻断三大分支，将带支架四分支人工血管植入胸降主动脉真腔。将四分支人工血管远端与降主动脉吻合，灌注分支，插入另一根灌注管，恢复降主动脉灌注。将三大分支与人工血管吻合，开放头臂干。

阻断近端人工血管，恢复循环，复温。将带分支血管与近端升主动脉吻合，血管吻合均用 3-0 或 4-0 Prolene 线。

6. 常规复跳、止血、关胸，如经腋动脉插管，缝合腋窝切口

准备好各种止血用物，如护固莱士等。如明显出血，可用 4-0 或 5-0 Prolene 线缝合止血。

二、主动脉窦瘤修复术

主动脉窦是位于主动脉嵴和主动脉瓣环之间升主动脉壁向外的凹陷，与主动脉瓣相对。

在心室舒张时，由于血液逆流性漩涡，升主动脉根部与主动脉瓣叶相对应的主动脉管腔向外呈壶腹样膨出，扩大成三个主动脉球，形成开口向上的腔，即主动脉窦。主动脉窦是由主动脉瓣叶、瓣环和瓣叶相对应的主动脉壁组成的，三者形成向上开口的袋状腔。窦的下界即为主动脉瓣环，外侧壁为主动脉壁，内侧壁为瓣叶，其上界称为主动脉嵴或称为窦管嵴，是瓣叶完全开放时与主动脉内壁所形成的闭合线，相当于三个瓣叶交界顶部沿主动脉内壁的连接线。

(一)手术适应证

(1)主动脉窦瘤已经破裂。

(2)主动脉窦瘤未破裂但合并室间隔缺损或主动脉瓣关闭不全，需手术矫正。

(3)主动脉窦未破裂，但瘤囊较大，引起明显的右心室流出道阻塞。

(二)麻醉方式

气管插管全身麻醉。

(三)手术体位

采用仰卧位，将胸部垫高(根据年龄和体质量选择)。

(四)术前准备

1.患者准备

术前做全面心肺功能检查，对有明显心功能不全者，改善心功能后手术。

2.物品准备

准备心脏手术器械、显微器械、冰帽、人造血管、各种型号 Prolene 线、各类药品。

(五)手术方法与手术配合

1.按常规建立体循环

手术配合与体外循环建立手术配合相同。

2.血流降温

室内温度为 18 ℃～20 ℃，准备充足的冰屑，放置心脏周围，鼻温 30 ℃以下，阻断升主动脉。

3.心脏切口

(1)右心室切口：窦瘤破入右心室，尤其是右心室流出道，用 11 号手术刀、心脏镊做右心室流出道切口。

(2)右心房切口：窦瘤破入右心房，用 11 号手术刀、心脏镊做平行于房室沟的右心房切口。

(3)左心房切口：窦瘤破入左心房，用 11 号手术刀、心脏镊做房间沟的左心房纵切口。

4.剪除囊壁

用心脏拉钩充分显露主动脉窦瘤囊后，用解剖剪、心脏镊从其尖端破口处纵向剪开囊壁，用小直角钳探查主动脉窦瘤内口，用小儿沙氏钳夹住破口，然后剪除囊壁。

5.心内探查

检查是否合并其他心内畸形。

6.修补破口

窦瘤口较小，用 3-0 涤纶线双头线带垫片间断褥式缝合 3～5 针，然后做第二层往返连续缝合；若窦瘤较大，需补片修复(多选用涤纶片)，用 3-0 涤纶线双头线带垫片间断缝合，或用 4-0 Prolene 线带垫片连续缝合。

7. 缝合心脏切口

检查确定无漏血之后用 4-0 Prolene 线带垫片连续缝合心脏切口。

8. 按常规恢复冠状动脉循环、停机、关胸

手术配合终止体外循环手术配合相同。

三、完全性大动脉转位矫治术

完全性大动脉转位(TGA)是一种心房与心室连接一致和心室与大动脉连接不一致的圆锥动脉干畸形。主动脉完全或大部分起源于右心室，接受体循环的静脉血；肺动脉则完全或大部分从左心室发出，接受肺静脉的动脉血(氧合血)。完全性大动脉转位是指主动脉和肺动脉对调位置，主动脉瓣不是正常位于肺瓣动脉的右后位，而到了右前接右心室。而肺动脉瓣在主动脉瓣的左后位，接左心室。

左、右心房、心室的位置未变，心房与心室的连接亦正常。这样静脉血回到右心房、右心室后出主脉又到全身，而氧合血由肺静脉回左心房、左心室后仍出肺动脉进肺，使肺循环和体循环各行其路，失去循环的生理原则。同时合并房间隔缺损、室间隔缺损或动脉导管未闭的交换血流患儿方能暂时存活。

(一)手术适应证

完全性大动脉转位合并室间隔缺损和左心室流出道阻塞。

(二)麻醉方式

气管插管全身麻醉。

(三)手术体位

采用仰卧位，将胸部垫高(根据年龄和体质量选择)。

(四)术前准备

1. 患者准备

术前对患儿进行内科治疗，维持各器官功能，满足手术需要。

2. 物品准备

婴幼儿心脏器械、显微器械、5-0～8-0 Prolene 线、控温毯、止血药品。

(五)手术方法与手术配合

1. 常规开胸，预留心包

备胸骨锯，从正中劈胸骨，用骨蜡止血，用胸骨牵开器撑开。

2. 游离升主动脉至弓降部，左、右肺动脉至肺门处

用血管镊(小儿专用)、血管剪游离。

3. 钝性分离动脉导管前壁，显露导管后壁

用小血管游离钳，使导管四周完全游离。

4. 常规建立体外循环

主动脉插管荷包缝合和灌注荷包缝合时用 5-0 Prolene 线。

5. 结扎动脉导管

用夹带双 0 号线的胆囊钳绕过动脉导管后壁结扎。

6. 横断主动脉，探查左、右冠状动脉开口

用血管剪、动脉镊游离升主动脉瓣上 0.8～1.0 cm 处，用小阻断钳横断主动脉。

7.剪下左、右冠状动脉

沿主动脉窦分别用显微镊、显微剪剪下左、右冠状动脉。

8.在左、右肺动脉分叉前横断肺动脉干

操作与横断主动脉相同。

9.缝合于肺动脉近心端根部

用显微持针钳、显微镊、7-0 Prolene 线连续缝合。

10.将升主动脉远心端与肺动脉近心端实施端-端吻合

用显微持针钳、显微镊、7-0 Prolene 线连续缝合重建后的主动脉。

11.开放主动脉

用小槽针戴帽排气，使用后及时收回。

12.采用自体心包补片缝补主动脉近心端，与肺动脉连续缝合，构建新肺动脉根部

用显微持针钳、显微镊、7-0 Prolene 线连续缝合。

13.如合并房间隔缺损，修补房间隔缺损

用显微持针钳、显微镊、5-0 Prolene 线连续缝合，修补房间隔缺损。

14.如合并室间隔缺损，经右心房切口心包补片连续缝合，修补室间隔缺损

用显微持针钳、显微镊、5-0 Prolene 线连续缝合，修补室间隔缺损。

15.常规心脏复跳、拔管

做终止体外循环的手术配合。

16.延迟关胸，以显影纱条填充止血

延迟至关胸术后 48～72 h。清点器械，记录填塞纱布数量、规格、尺寸大小，准确填写护理记录单，用双层手术贴膜覆盖胸壁开放伤口。

四、体外循环下冠状动脉旁路移植术(CABG)

按照解剖学观点，冠状动脉分为两部分：左冠状动脉和右冠状动脉。从外科医师的角度，冠状动脉分为四个部分：左主干、前降支及其分支、左旋支及其分支、右冠状动脉及其分支。主要冠状动脉环绕心脏形成一“圈”一“环”。右冠状动脉和左旋支在绕房室沟走行时形成一“圈”，前降支和后降支绕过间隔形成两个心室间的“环”，与“圈”成直角。

(一)手术适应证

(1)心绞痛，经药物治疗无效。

(2)冠状动脉管径狭窄达 50%以上，狭窄远端通畅。

(3)心内介入性治疗中出现心绞痛加重。

(4)缺血性心肌病患者尚有大片心肌存活。

(二)麻醉方式

气管插管全身麻醉。

(三)手术体位

采用仰卧位，将胸部垫高(根据年龄和体质量选择)。

(四)术前准备

1.患者准备

术前患者必须做冠状动脉造影，明确梗阻部位、程度和范围。

2.物品准备

准备心脏手术器械、显微器械、5-0～8-0 Prolene线、控温毯、止血药品。

(五)手术方法及手术配合

1.常规心脏切口和下肢手术消毒铺巾

准备搭桥布类、下肢布类和绷带。

2.手术分两组进行,一组取大隐静脉

(1)取大隐静脉。在内踝前方钝性分离大隐静脉周围组织,钳夹细小分支并剪断。用镊子、剪刀分离大隐静脉。用蚊式血管钳、银夹钳止血,结扎分支血管。

(2)剥取一段大隐静脉,在静脉远端插入橄榄针头,用4号或0号丝线固定,注射器向该段静脉内注入肝素罂粟碱盐水。用橄榄针头,向静脉内注入肝素罂粟碱盐水松弛血管平滑肌,防止血栓形成和静脉痉挛。

(3)检查有无漏孔,分支结扎线有无滑脱,置入肝素罂粟碱盐水中备用。用显微剪、显微镊修整静脉,用6-0 Prolene线修复血管桥。

(4)用纱布加压包裹伤口。清理器械,整理好器械桌,取出盛血管的碗,用无菌大单覆盖桌面。

3.另一组取乳房内动脉

(1)胸骨正中切口,锯开胸骨,显露左乳房内动脉。用乳内专用胸骨撑开器,检查上面小钩的完整性。

(2)游离血管桥,将壁层胸膜自胸内筋膜钝性向外侧剥离至距离胸骨缘约6 cm处,用电刀切割胸壁纵隔间的小血管交通支。电刀头与连接线应紧密结合,用小功率电凝止血。

(3)距乳内动脉侧1 cm处切开胸内筋膜,切口应为该血管的全长。在第3肋、第4肋间软骨平面钝性分离该段血管,乳房内动脉血管蒂上缘分离到左锁骨下动脉起源处,下缘直到第6肋间隙,对细小分支用高频电刀或银夹止血。用显微剪、显微镊纵向切开组织,用银夹钳止血。

(4)离断乳房内动脉远端。用0号丝线对靠近胸壁外侧远端血管蒂先做两道结扎,于结扎线间剪断乳房内动脉血管蒂,用血管夹夹住乳房内动脉近端,用肝素罂粟碱盐水纱布覆盖血管蒂以保持湿润。

4.建立体外循环

见建立体外循环手术配合。

5.选择冠状动脉吻合部位,做冠状动脉切口

切开心包脏层及脂肪,显露冠状动脉。用显微镊、15号刀片在冠状动脉吻合部做一个纵向切口。切开、探查冠状动脉方法与切开、探查乳房内动脉方法相同。用冠状动脉刀切开冠状动脉。左乳房内与动脉左前降支连续端-侧吻合。用角度剪扩大吻合口。将大隐静脉与冠状动脉其他分支吻合。用冠状动脉探条探查冠状动脉远端通畅情况,用显微针持8-0 Prolene线吻合。用5-0 Prolene线将血管桥附近胸内筋膜固定于心包脏层上,用冠状动脉剪将静脉近心端剪成45°斜面。用显微镊、显微持针钳、7-0 Prolene线做端-侧连续吻合,缝毕将含血停跳液注入血管,检查吻合口是否渗漏。

6.根据需要建立2～3条静脉桥

静脉桥一般是左回旋支、右冠状主动脉干及分支、左前降支和对角支。用血管夹阻断血

管，预留长度并斜行剪断。

7. 开放主动脉阻断钳，行桥管与升主动脉吻合

用主动脉侧壁钳钳夹部分升主动脉前壁。用主动脉打孔器(4.0 mm、4.4 mm、4.8 mm)，在预定部位打一圆形吻合孔。用 6-0 Prolene 线做端-侧连续吻合。

8. 缝合完毕，血管桥排气

去除侧壁钳，用 4.5 号小针头或 6-0 Prolene 线对应的针在静脉桥上扎小孔。

9. 常规停机、拔管、关胸

准备护固莱士胸腔止血，逐层关胸。

10. 连续缝合腿部皮下组织及皮肤

用 1-0 肌肉缝线和 4-0 皮内缝合线。

五、非体外循环下的冠状动脉旁路移植术

(一)手术适应证

(1)心绞痛，经药物治疗无效。

(2)冠状动脉管径狭窄达 50%以上，狭窄远端通畅。

(3)心内介入性治疗中出现心绞痛加重。

(4)缺血性心肌病患者尚有大片心肌存活。

(二)麻醉方式

气管插管全身麻醉。

(三)手术体位

采用仰卧位，将胸部垫高(根据年龄和体质量选择)。

(四)术前准备

1. 患者准备

术前患者必须做冠状动脉造影，明确梗阻部位、程度和范围。

2. 物品准备

准备心脏手术器械、显微器械、5-0～8-0 Prolene 线、控温毯、止血药品，备人工心肺机，但不预充。

(五)手术方法及手术配合

1. 常规消毒、铺巾，下肢按腿部手术消毒常规铺巾

准备搭桥布类、绷带。

2. 手术分两组进行，一组取大隐静脉

(1)取大隐静脉。在内踝前方切开皮肤，做多个间断小切口，显露静脉，钝性分离大隐静脉前面组织，钳夹细小分支并剪断；用镊子、剪刀分离大隐静脉。用蚊式血管钳、银夹钳止血，结扎分支血管。

(2)剥取一段大隐静脉，在静脉远端插入橄榄针头，用 4 号或 0 号丝线固定，注射器向该段静脉内注入肝素罂粟碱盐水。用橄榄针头，向静脉内注入肝素罂粟碱盐水，防止血栓形成和静脉痉挛。

(3)检查有无漏孔，分支结扎线有无滑脱，置入肝素罂粟碱盐水中备用。用显微剪、显微镊修整静脉。

(4)垫纱布,加压包裹伤口。清理器械,整理好器械桌,取出盛血管的碗,用无菌大单覆盖桌面。

3.切开皮肤,暴露心脏,游离乳内动脉

用胸骨锯锯开胸骨,用骨蜡止血,用胸骨牵开器牵开胸骨。切开心包,暴露心脏。游离乳内动脉,对其分支用电凝或银夹止血。游离出足够长度后将远端用血管夹夹住剪断。

4.暴露病变血管

用 6×14 圆针、0 号丝线或 2-0 无损伤缝合线悬吊心包。

5.行桥管与升主吻动脉吻合

用主动脉侧壁钳钳夹部分升主动脉前壁。用主动脉打孔器(4.0 mm、4.4 mm、4.8 mm)在预定部位打一个圆形吻合孔。用 6-0 Prolene 线做端-侧连续吻合。

6.将备用静脉与冠状动脉进行端-侧吻合

用心脏固定器固定心脏,游离出冠状动脉,用动脉切开刀做纵向切口,置入相应型号的血管塞,以支撑冠状动脉,用 7-0 Prolene 线将备用静脉与其进行端-侧连续缝合。

7.开放主动脉侧壁钳,检查吻合口是否渗血

用 7-0 Prolene 缝合止血。

8.纵隔和心包各放一根胸腔引流管

用引流管、三角针 2-0 丝线固定引流管。

(李国丽)

第十九节　阑尾切除术的护理配合

一、适应证

(1)有化脓性或坏疽性阑尾炎。
(2)阑尾炎穿孔伴弥漫性腹膜炎。
(3)有慢性阑尾炎、复发性阑尾炎。
(4)有急性单纯性阑尾炎。
(5)有蛔虫性阑尾炎。
(6)老年人、小儿、妊娠期患阑尾炎。
(7)阑尾脓肿、阑尾周围脓肿非手术治疗无效。

二、麻醉方式

联合麻醉或全身麻醉。

三、手术切口

做右下腹斜切口(麦氏切口)或右下腹经腹直肌切口。

四、手术体位

采用仰卧位。

五、手术步骤及护理操作配合

1.常规手术野消毒,铺单

递擦皮钳,夹小纱布蘸碘酒、乙醇给皮肤消毒,常规铺单。

2.切开皮肤、皮下组织

递22号刀、有齿镊2把,切开皮肤、皮下组织,用干纱布拭血,用甲状腺拉钩牵开。

3.切开腹外肌腱膜,分离腹内斜肌及腹横肌,打开腹膜

递10号刀,切开,用手指协助分离;递中弯血管钳,提夹切口,用10号刀切开,用组织剪延长切口;递纱垫2块、巾钳2把,保护切口。

4.隔开小肠,寻找阑尾

递长平镊,夹湿纱布推开小肠,寻找并显露盲肠及阑尾。

5.夹持阑尾并提出

递卵圆钳,于切口钳夹并提出阑尾。递2把艾力斯钳,分别夹住阑尾根部及阑尾末端,周围垫以纱布。

6.处理系膜

递中弯血管钳,钳夹,用组织剪剪断,用4号丝线结扎或用6×17圆针、4号丝线缝扎。

7.切除阑尾

递6×17圆针、4号丝线,围绕阑尾根部做荷包缝合。

递10号刀,切断阑尾,处理残端。

依次递3把尖端夹有小棉球的小直钳,用棉球分别蘸碘酊、乙醇、生理盐水,依次涂擦阑尾残端黏膜面。收紧荷包并包裹残端,也可在内翻区域用6×17圆针、4号丝线间断或“八”字缝合。

8.关腹

递无齿卵圆钳,夹湿纱布拭右髂窝和盆腔内积液;清点器械、纱布、纱垫、缝针;用中弯血管钳钳夹腹膜,用9×28圆针、4号丝线间断缝合;递9×28圆针、4号线,缝合腱膜;清点器械、纱布、纱垫、缝针;递生理盐水,冲洗,更换手术器械;递乙醇棉球,消毒,用9×28圆针、1号丝线缝合皮下组织,递乙醇棉球,消毒;递有齿镊、9×28角针、1号丝线,缝合皮肤;递乙醇棉球,消毒;递2把有齿镊,对合皮肤切缘,递纱布,覆盖伤口。

(刘 玲)

第二十节 胃、十二指肠穿孔修补术的护理配合

一、适应证

(1)胃或十二指肠溃疡急性穿孔等,患者一般情况不佳,伴有休克或有心、肺、肝、肾等重要脏器病变,而腹膜炎又逐渐加重。

(2)复杂性穿孔(如出血、梗阻等)或疑有其他急腹症需立即手术。

(3)腹膜炎严重,腹腔积液多,肠麻痹重,腹胀及中毒症状明显。

(4)按非手术治疗适应证治疗 6～12 h(一般不超过 12 h),症状、体征不见缓解或反而加重。

(5)年龄在 40 岁以上,有病史较久的顽固性溃疡或疑胃溃疡有恶性病变,以及饱食后穿孔,可考虑手术治疗。

二、麻醉方式

全身麻醉或联合麻醉。

三、手术体位

采用仰卧位。

四、手术切口

做上腹正中切口;术前疑胃溃疡穿孔,可于左侧经腹直肌切口;疑十二指肠溃疡穿孔,可于右侧经腹直肌切口。

五、手术步骤及护理操作配合

1.消毒皮肤,铺单

递擦皮钳,夹小纱布蘸碘酒、乙醇给皮肤消毒;常规铺 4 块治疗巾,贴术前膜,铺剖腹单。

2.腹正中切口,切开皮肤、皮下组织

切口边缘各置一块干纱布,递 22 号刀、有齿镊,切开皮肤;用干纱布拭血,用 1 号丝线结扎或电凝止血。

3.切开腹白线,显露腹膜

更换手术刀片,递 22 号刀、有齿镊,切开腹白线,用组织剪扩大切口;更换湿纱布;递甲状腺拉钩,牵开手术野,递 4 号刀柄,将腹膜外脂肪推开,显露腹膜。

4.切开腹膜,保护切口

递 10 号刀、有齿镊,在切口中部夹起腹膜并切开;递 2 把中弯血管钳,钳夹,提起腹膜;递组织剪,扩大切口;递切口保护器,保护切口。

5.探查腹腔

递腹部拉钩,显露手术野:递生理盐水,湿手探查,更换深部手术器械及湿纱垫;递腹腔自动钩,牵开,显露术野。

6.吸净腹腔内渗出液

递吸引器。

7.寻找穿孔部位

递无齿卵圆钳,夹持棉球寻找穿孔部位。凡接触过穿孔渗出物的器械及棉球视为污染,均应放在弯盘内。

8.沿胃或十二指肠纵轴修补穿孔并在附近取一块大网膜组织,塞于全层缝合线与浆肌层缝合线之间

递长镊、6×17 圆针、4 号丝线,间断全层缝合穿孔部位。

9.冲洗腹腔

递温盐水,冲洗腹腔,用吸引器头吸净腹腔液体。

10. 关闭腹腔

清点器械、纱布、纱垫、缝针等；递中弯血管钳，钳夹腹膜上下角及两侧缘；用 13×34 圆针或9×28 圆针、7 号丝线间断缝合或用 0 号可吸收线连续缝合。

11. 缝合腹白线

递无齿镊、13×34 圆针或 9×28 圆针、7 号丝线，间断缝合，用甲状腺拉钩牵开。

12. 冲洗伤口

递生理盐水，冲洗，用吸引器吸引，更换干纱布，清点器械、纱布、纱垫、缝针。

13. 缝合皮下组织

递有齿镊、9×28 圆针、1 号丝线，间断缝合皮下组织，去除术前膜，递乙醇棉球，擦拭周围皮肤。

14. 缝合皮肤，覆盖切口

递有齿镊、9×28 角针、1 号丝线，间断缝合皮肤或用皮肤缝合器缝合；递乙醇棉球，再次给切口皮肤消毒；用 2 把有齿镊对合皮肤切缘；用纱布棉垫覆盖，包扎伤口。

（马丽杰）

第二十一节 胃癌根治术的护理配合

一、适应证

(1)经胃镜和钡剂检查后确诊为癌。

(2)临床检查锁骨上无肿大之淋巴结，无腹腔积液征，直肠指检直肠膀胱（子宫）陷凹未触及肿物。

(3)无严重心、肺、肝、肾功能不全，人血清白蛋白在 3.5 g/L 以上。

(4)B 超及 CT 检查无肝或肺部等远处转移。

(5)剖腹手术探查未发现肝转移，无腹膜弥漫性种植转移，肿瘤未侵犯胰腺、肠系膜上动脉，无腹主动脉旁淋巴结转移。

二、禁忌证

(1)临床已证实有远处转移：如锁骨上淋巴结转移，直肠指检触及直肠膀胱（子宫）陷凹有肿物，B 超、CT 或胸部 X 线片证实有肝或肺转移。

(2)开腹探查发现腹壁已有弥漫性种植转移：肝有转移灶，肿瘤已侵犯胰腺实质或已累及肠系膜上动脉，盆腔已有肿物种植，腹主动脉旁已有淋巴结转移。

出现上述现象，已属于不可能行根治性切除的范围，可酌情行姑息性手术，包括姑息性胃部分切除或胃空肠吻合术。

三、麻醉方式

联合麻醉或全身麻醉。

四、手术切口

做腹上区正中切口。

五、手术体位

采用平卧位。

六、手术步骤及护理操作配合

1.手术野皮肤消毒

递擦皮钳，夹小纱布蘸碘酒、乙醇给手术野消毒。以切口为中心，上至双侧乳头，下至耻骨联合水平，双侧至腋中线，待皮肤消毒剂干燥后，用最后一块干纱布拭净脐孔内皮肤消毒剂。

2.铺无菌单

助手站在患者右侧，接过第一块治疗巾，盖住切口下方，用第二块治疗巾盖住切口对侧，用第三块治疗巾盖住切口上方，用第四块治疗巾铺近侧。递术前膜，协助贴膜，覆盖腹口。

3.切开皮肤、皮下组织，手术切口即上自剑突向下绕脐达脐下 2 cm

切口边缘各置一块纱布；递 22 号刀、有齿镊，切开皮肤，用弯钳止血；用干纱布拭血，用 1 号丝线结扎或电凝止血。

4.切开腹白线，显露腹膜

更换手术刀片，递22号刀、有齿镊，切开腹白线，用组织剪扩大切口；更换湿纱布，递甲状腺拉钩，牵开手术野；递 4 号刀柄，将腹膜外脂肪推开，显露腹膜。

5.切开腹膜，保护切口

递中弯血管钳 2 把，钳夹并提起腹膜；递 10 号刀，切开，用组织剪上、下扩大切口；递切口保护器，保护切口。

6.探查腹腔

递腹部拉钩，显露手术野；递生理盐水，湿手探查，更换深部手术器械及湿纱垫；递腹腔自动钩，牵开显露术野；递无齿卵圆钳，提起胃以尽量减少瘤细胞的扩散。

7.阻断胃周动脉、静脉血液循环

将胃向下牵引，在小网膜接近胃左动脉、胃右动脉、胃左静脉、胃右静脉根部缝扎，继而对胃网膜左动脉、胃网膜右动脉、胃网膜左静脉、胃网膜右静脉结扎，同时把贲门口和幽门口以粗线阻断，以防操作中癌细胞血行扩散。递中弯血管钳，带 4 号丝线结扎血管或用 6×17 圆针、1 号丝线缝扎。

8.切除网膜

将胃上提，将横结肠向下牵引，使胃结肠韧带紧张，手术者用左手牵引大网膜，显露无血管区，用电刀自横结肠缘上切开。从结肠中间部开始向左侧切至脾下极处，继而向右侧切开，直达横结肠肝曲。递电刀。

9.切除横结肠系膜前叶淋巴结

递中弯血管钳，带 4 号丝线结扎血管或用 6×17 圆针、1 号丝线缝扎。

10.切断胃网膜右动脉和胃网膜右静脉，清除淋巴结

递 11 号刀，递“花生米”，在结肠系膜前后叶之间进行锐性和钝性剥离，在此易找到疏松结缔组织间隙，清除结肠系膜前叶及其淋巴组织。

11. 清除胰后淋巴结

递中弯血管钳，带 4 号丝线结扎血管或用 6×17 圆针、1 号丝线缝扎。

12. 清除肝十二指肠韧带内淋巴结

护理操作配合与清除后淋巴结相同。

13. 切断十二指肠

幽门侧清除完毕，通常在距离幽门远端 3 cm 处切断十二指肠；如幽门部疑被癌浸润，可在 4～5 cm 以远处切断；如拟行毕Ⅱ式吻合，可常规缝合，关闭十二指肠残端，护理操作配合与清除后淋巴结相同。

14. 清除肝总动脉干淋巴结

递直角钳，分离，用中弯血管钳钳夹，用组织剪剪断，用 4 号丝线结扎或用 6×17 圆针、4 号丝线缝扎。

15. 清除腹腔动脉周围淋巴结

护理操作配合与清除肝总动脉干淋巴结相同。

16. 清除胃网膜左动脉淋巴结

护理操作配合与清除肝总动脉干淋巴结相同。

17. 如是胃体或大弯侧胃癌，可一并提出脾脏

剥开脾肾韧带及胃膈韧带，沿腹膜后间隙完全游离胰尾体部。在肠系膜下静脉汇入脾静脉左侧处游离脾静脉，结扎后切断。如需切胰体和胰尾，可在肝门静脉、肠系膜上静脉轴以左切断，单独缝扎胰管，将断面仔细止血。用中弯血管钳带 4 号丝结扎血管或用 6×17 圆针、1 号丝线缝扎。

18. 切除胃

切断肝左叶三角韧带，把肝左叶外翻向右下方，显露贲门区。切开食口周围腹膜，分离食管下端，切断迷走神经前后干，可使食管拉向腹 8 cm，足够在腹腔内与空肠吻合。胃切除的上下断端，上端至少应距离病灶 6 cm，下端至少距离幽门下 3 cm。食管下端可以在无创直角钳控制下切除整块标本，也可以把胃上提以便于食管与空肠吻合，然后切胃；递闭合器。

19. 关闭腹腔

递温盐水，冲洗腹腔，清点器械、纱布、纱垫、缝针等；递中弯血管钳，钳夹腹膜上、下角及两侧缘；用 13×34 圆针或 9×28 圆针、7 号丝线间断缝合或用 0 号可吸收线连续缝合。

20. 缝合腹白线

递无齿镊、13×34 圆针或 9×28 圆针、7 号丝线，间断缝合，用甲状腺拉钩牵开。

21. 冲洗伤口

递生理盐水，冲洗，用吸引器吸引，更换干纱布，再次清点器械、纱布、纱垫、缝针。

22. 缝合皮下组织

递有齿镊、9×28 圆针、1 号丝线，间断缝合皮下组织；去除术前膜，递乙醇棉球，擦拭周围皮肤。

23. 缝合皮肤、覆盖切口

递有齿镊、9×28 皮针、1 号丝线，间断缝合皮肤或用 4-0 号线皮内缝合；递乙醇棉球，再次给切口皮肤消毒，用 2 把有齿镊对好皮肤切缘；用纱布棉垫覆盖，包扎伤口。

（马丽杰）

第二十二节　全胃切除术的护理配合

一、适应证

(1)恶性肿瘤位于胃中段、胃近段或浸润胃小弯达 2/3。

(2)糜烂性胃炎范围广泛,内科治疗无效。

二、麻醉方式

全身麻醉。

三、手术体位

采用仰卧位。

四、手术切口

做上腹正中切口或左正中旁切口或胸腹联合切口。

五、手术步骤及护理操作配合

1.皮肤消毒,铺单

递擦皮钳,夹小纱布蘸碘酒、乙醇给皮肤消毒,铺治疗巾,贴手术膜,铺剖腹单。

2.腹正中切口,探查腹腔

递 22 号刀、有齿镊,切开皮肤;用电刀切开皮下组织,电凝止血或用止血管钳钳夹;用 1 号丝线结扎,切口两旁各置一块干纱布。

递 10 号刀、有齿镊,逐层切开组织,用中弯血管钳止血,用 1 号丝线或 4 号丝线结扎或电刀边切边凝。

递腹腔自动牵开器,显露手术野。递生理盐水,湿手,探查腹腔。

3.分离大网膜

递中弯血管钳,分离、钳夹,用组织剪剪断,用 4 号丝线结扎。

4.游离十二指肠降部

递直角钳分离,用中弯血管钳钳夹,用组织剪剪断,用 4 号丝线结扎或用 6×17 圆针、4 号丝线缝扎。

5.清除胰头后、胆总管、肝动脉周围淋巴组织

递中弯血管钳、直角钳,分离、钳夹,用长剪剪断,用 4 号丝线结扎或缝合。

6.处理胃右动脉和胃右静脉

递长无齿镊、组织剪,分离,用中弯血管钳钳夹,用 4 号丝线结扎加缝扎。

7.清除胃左动脉根部和腹腔动脉附近的淋巴组织

递中弯血管钳,游离、钳夹,用长剪剪断,用 4 号丝线结扎加缝扎。

8.处理胃左动脉和静脉

递中弯血管钳,游离、钳夹,用长剪剪断,用 4 号丝线结扎加缝扎。

9.切断并结扎脾胃韧带、胃短血管

递中弯血管钳,游离、钳夹,用长剪剪断,用 4 号丝线结扎加缝扎。

10. 切断并结扎冠状静脉

递中弯血管钳，游离、钳夹，用长剪剪断，用 4 号丝线结扎加缝扎。

11. 于肝脏附着处断离小网膜

递中弯血管钳，游离、钳夹，用长剪剪断，用 4 号丝线结扎加缝扎。

12. 分离食管下端，切断迷走神经

递中弯血管钳，游离、钳夹，递“花生米”，分离，用长弯剪剪断，用 4 号丝线结扎加缝扎。

13. 于胰腺体部缝支持线，切断胰腺，断面“8”字缝合止血

递 6×17 圆针、1 号丝线，缝支持线。

递蚊式弯钳，夹线牵引；递 2 把组织钳，钳夹胰体；递10 号刀，切断，用 9×28 圆针、1 号丝线缝扎。

14. 全胃切除

以大直角钳和扣扣钳分别夹住食管贲门部和幽门部，切下胃及附着组织。递大直角钳、扣扣钳，钳夹，用 10 号刀切断，将胃及其附着组织放于弯盘内；递碘伏棉球，给残端消毒。

15. 双腔代胃术

递 10 号刀，切开，用弯蚊式钳止血，用 1 号丝线结扎。

(1)游离两段带系膜的空肠。

(2)游离空肠上段近端，与食管端-端吻合：递 6×17 圆针、1 号丝线，间断缝合。

(3)游离空肠下段远端，与十二指肠端-端吻合：递 6×17 圆针、1 号丝线，间断缝合。

(4)将两段游离空肠侧-侧吻合：递 6×17 圆针、1 号丝线，间断缝合。

16. 结肠系膜覆盖

覆盖胰腺残端。

17. 关闭腹腔

递温盐水，冲洗腹腔，清点器械、纱布、纱垫、缝针等；递中弯血管钳，钳夹腹膜上、下角及两侧缘，用 13×34 圆针或 9×28 圆针、7 号丝线，间断缝合或用 0 号可吸收线连续缝合。

18. 缝合腹白线

递无齿镊、13×34 圆针或 9×28 圆针、7 号丝线，间断缝合，用甲状腺拉钩牵开。

19. 冲洗伤口

递生理盐水，冲洗，用吸引器吸引，更换干纱布，再次清点器械、纱布、纱垫、缝针。

20. 缝合皮下组织

递有齿镊、9×28 圆针、1 号丝线，间断缝合皮下组织；去除术前膜，递乙醇棉球，擦拭周围皮肤。

21. 缝合皮肤、覆盖切口

递有齿镊、9×28 角针、1 号丝线，间断缝合皮肤或用 4-0 号皮内缝合；递乙醇棉球，再次给切口皮肤消毒，用 2 把有齿镊对合皮肤切缘；用纱布棉垫覆盖，包扎伤口。

（刘金梅）

第二十三节 肠扭转手术的护理配合

一、适应证

肠扭转。

二、麻醉方式

联合麻醉或全身麻醉。

三、手术切口

经腹直肌切口或腹部正中切口。

四、手术步骤及护理操作配合

1. 皮肤消毒,铺单

递擦皮钳,夹小纱布蘸碘酒、乙醇给皮肤消毒;常规铺 4 块治疗巾,贴术前膜,铺剖腹单。

2. 切开皮肤、皮下组织

切口边缘各置一块干纱布,递 22 号刀、有齿镊,切开皮肤,用弯钳止血;用干纱布拭血,用 1 号丝线结扎或电凝止血。

3. 切开、显露腹膜

更换手术刀片,递 22 号刀、有齿镊,切开,用组织剪扩大切口;更换湿纱布,递甲状腺拉钩,牵开手术野,递 4 号刀柄,将腹膜外脂肪推开,显露腹膜。

4. 切开腹膜,保护切口

递有齿镊,在切口中部夹起腹膜并切开,递 2 把中弯血管钳,钳夹,提起腹膜,递组织剪,扩大切口;递切口保护器,保护切口。

5. 探查腹腔

递腹部拉钩,暴露手术野;递生理盐水,湿手探查,更换深部手术器械及湿纱垫;递腹腔自动钩,牵开显露术野。

6. 松解扭转的肠襟

左手提起一段肠襟,右手循系膜向系膜根部探查;从横结肠系膜根部或趾区找到扭转的系膜根部,辨清扭转的方向,确定是顺时针方向还是逆时针方向,辨认清楚后,将整个小肠向扭转的相反方向恢复;复位后,应判断肠管是否有生机;如肠管血供障碍或已坏死,则行部分肠切除术。

7. 冲洗腹腔

递温盐水,冲洗腹腔。

8. 关闭腹腔

清点器械、纱布、纱垫、缝针等,递中弯血管钳,钳夹腹膜上、下角及两侧缘;用 13×34 圆针、7 号丝线间断缝合或用 0 号可吸收线连续缝合。

9. 缝合腹白线

递无齿镊、13×34 圆针、7 号丝线,间断缝合,用甲状腺拉钩牵开。

10. 冲洗伤口

递生理盐水，冲洗，用吸引器吸引，更换干纱布，清点器械、纱布、纱垫、缝针。

11. 缝合皮下组织

递有齿镊、9×28 圆针、1 号丝线，间断缝合皮下组织；去除术前膜，递乙醇棉球，擦拭周围皮肤。

12. 缝合皮肤、覆盖切口

递有齿镊、9×28 角针、1 号丝线，间断缝合皮肤或用 4-0 号线皮内缝合；递乙醇棉球，再次给切口皮肤消毒，用 2 把有齿镊对好皮肤切缘；用纱布棉垫覆盖，包扎伤口。

（刘金梅）

第二十四节 肠梗阻手术的护理配合

一、适应证

适应证为各种原因导致的机械性肠梗阻、非手术治疗失败者。

二、麻醉方式

联合麻醉或全身麻醉。

三、手术切口

经腹直肌切口或腹部正中切口。

四、手术步骤及护理操作配合

1. 皮肤消毒，铺单

递擦皮钳，夹小纱布蘸碘酒、乙醇给皮肤消毒；常规铺 4 块治疗巾，贴术前膜，铺剖腹单。

2. 切开皮肤、皮下组织

切口边缘各置一块干纱布，递 22 号刀、有齿镊，切开皮肤，用弯钳止血；用干纱布拭血，用 1 号丝线结扎或电凝止血。

3. 切开、显露腹膜

更换手术刀片，递 22 号刀、有齿镊，切开，用组织剪扩大切口；更换湿纱布，递甲状腺拉钩，牵开手术野，递 4 号刀柄，将腹膜外脂肪推开，显露腹膜。

4. 切开腹膜，保护切口

递有齿镊，在切口中部夹起腹膜并切开；递 2 把中弯血管钳，钳夹，提起腹膜；递组织剪，扩大切口；递切口保护器，保护切口。

5. 探查腹腔，显露肠梗阻部位

递腹部拉钩，显露手术野；递生理盐水，湿手探查，如有腹腔积液，则吸尽，更换深部手术器械及湿纱垫。

递腹腔自动钩，牵开，显露手术野。

6.肠减压术

递 6×17 小圆针、1 号丝线，在肠壁上做荷包缝合；递肠钳，控制荷包缝合部位的肠腔，周围垫以盐水纱垫以防止污染腹腔；在荷包缝合的中心部切开一个小口，插入带负压的双套多孔吸引管，收紧荷包缝合线；松开控制钳，逐渐吸除肠腔内的气体与液体，待减压满意后，将吸引头缓慢后退至将出肠腔时，再用肠钳控制肠管，防止肠液外溢；收紧荷包线并结扎，递 6×17 小圆针、1 号丝线做荷包缝合或浆膜层间断缝合，将荷包缝合部内翻埋入；扩张的肠管减压后，继续进行梗阻部的手术。

7.冲洗腹腔

递温盐水，冲洗腹腔。

8.关闭腹腔

清点器械、纱布、纱垫、缝针等；递中弯血管钳，钳夹腹膜上、下角及两侧缘；用 13×34 圆针或9×28 圆针、7 号丝线间断缝合或用 0 号可吸收线连续缝合。

9.缝合(腹)白线

递无齿镊、13×34 圆针或 9×28 圆针、7 号丝线，间断缝合；用甲状腺拉钩牵开。

10.冲洗伤口

递生理盐水，冲洗，用吸引器吸引，更换干纱布；清点器械、纱布、纱垫、缝针。

11.缝合皮下组织

递有齿镊、9×28 圆针、1 号丝线，间断缝合皮下组织；去除术前膜，递乙醇棉球，擦拭周围皮肤。

12.缝合皮肤、覆盖切口

递有齿镊、9×28 角针、1 号丝线，间断缝合皮肤或用皮肤缝合器缝合；递乙醇棉球，再次给切口皮肤消毒，用 2 把有齿镊对合皮肤切缘；用纱布棉垫覆盖，包扎伤口。

(刘　玲)

第二十五节　直肠癌经腹会阴联合切除术的护理配合

直肠癌指直肠齿状线以上至直肠和乙状结肠交界部的肿块，在黏膜和黏膜下层发生，生长迅速，容易转移，术后容易复发，是一种比较常见的肠道恶性肿瘤。直肠癌下缘距离齿状线<2 cm者需行直肠癌经腹会阴联合切除术。此术式是低位直肠癌的经典根治术式，切除范围包括乙状结肠远端、肠系膜下动脉及其区域淋巴结、全部直肠及其系膜、肛提肌、坐骨直肠窝内脂肪组织、肛管及肛门周围 3～5 cm 的皮肤。腹部做永久性结肠造口，即人工肛门，会阴部切口一期缝合。

一、适应证

(1)有肛管癌或直肠下段癌。

(2)肿瘤下缘距离齿状线 5 cm 以内。

(3)有分化较差的黏液癌。

二、麻醉方式

气管插管全身麻醉。

三、手术切口

做下腹部正中切口。

四、手术体位

采用膀胱截石位，将臀部垫高10°，双上肢收于身体两侧。

五、物品准备

(1)敷料：敷料包、大包布。

(2)器械：基础器械、肛门器械。

(3)特殊用物：皮肤缝合器、3-0圆针、可吸收缝合线、2-0圆针、可吸收缝合线、0号聚二氧环己酮缝合线(PDSⅡ)、荷包钳配2-0 Prolene线、26号腹腔引流管、凡士林纱布。

(4)仪器设备：超声刀主机、高频电刀。

六、护理评估

(1)评估患者情况。

一般情况：年龄、身高、体重、皮肤完整性。评估既往史，有无高血压等影响手术顺利进行的因素。评估营养状况，有无贫血、脱水及电解质紊乱。

有无持续胃肠减压。

评估外周静脉血管情况、尿道情况。

术前准备及禁食水情况。

有无焦虑、恐惧，害怕陌生环境、手术创伤、疼痛、麻醉意外等。

(2)手术方式：确定手术部位、手术方式，根据手术方式准备手术用物。

(3)手术体位：肢体功能情况。

(4)肿瘤的位置、大小、与肛门的距离。

七、手术步骤及手术配合

1. 消毒皮肤

用海绵钳夹持蘸有2%的碘酒、75%的乙醇的纱球给皮肤消毒。

2. 铺无菌单

协助医师铺无菌单。

3. 切开皮肤、皮下组织及白线

递23号刀，切开皮肤、皮下组织用干纱巾拭血，递皮肤拉钩牵开显露术野。

4. 切开腹膜

递血管钳，钳夹住腹膜并提起，用10号刀切小口，用两把血管钳牵开腹膜，用电刀或者组织剪沿着切口打开腹膜。

5. 切口保护

准备切口保护巾，电刀止血后，放置切口保护巾或使用切口保护圈。

6.暴露手术野

递腹腔自动牵开器，用湿纱巾保护小肠与大网膜，用腹腔拉钩拉开，显露乙状结肠。

7.游离乙状结肠

递血管钳、电刀或组织剪，离断乙状结肠系膜与侧腹膜的粘连。

8.游离降结肠

沿着托尔德(Toldt)白线向上游离，逐渐向内侧游离。

9.离断肠系膜下动脉、肠系膜下静脉

递超声刀，离断肠系膜下动脉、肠系膜下静脉，用7号丝线结扎处理。

10.游离直肠

递超声刀或电刀，沿盆筋膜脏层(直肠固有筋膜)和壁层之间游离直肠，向下游离至肛提肌平面。

11.会阴部手术

准备肛门器械。

12.给肛周皮肤消毒

递海绵钳，夹持蘸有0.5%的碘伏的纱球给皮肤消毒。

13.封闭肛门

递持针器，夹持2-0角针、缝合线，沿肛周缝合。

14.游离肛门直肠

沿肛门四周皮肤做梭形切口，切断肛门尾骨韧带、肛提肌、会阴部，与腹腔相通，游离肛门、直肠，并将远端拖出，切除直肠。

15.左下腹行永久性造瘘

在左髂前上棘与脐连线中点的外上方行造瘘术。

16.切开皮肤及皮下组织

递23号刀，切开，用电刀止血。

17.固定结肠

递3-0圆针、可吸收缝合线、持针钳、组织镊，分层将造瘘肠段固定于腹壁上。

18.保护造瘘口

给造瘘口消毒后覆盖凡士林油纱。

19.放置引流管，关闭肛门切口

在骶前腔隙放置引流管，递2-0角针、缝合线，固定引流管，用2-0圆针、可吸收缝合线关闭肛门切口。

20.关闭腹腔，覆盖切口

清点物品。递持针器，夹持0号聚二氧环已酮缝合线(PDSⅡ)缝合腹膜及腹白线，用3-0圆针、可吸收缝合线缝合皮下组织，用皮肤缝合器钉皮，用敷料贴覆盖。

八、注意事项

(1)术前一日访视患者，了解患者的病情及基本身体状况。

(2)患者入室后要注意隐私保护，脱去病服时应有棉被遮盖，手术开始前对手术区域应加以覆盖。

(3)癌症患者麻醉前谈话不应提及与癌症相关话题。

(4)注意掌握手术医师、麻醉医师、巡回护士三方核查的时机。

(5)选择在上肢充盈静脉输液，保证穿刺顺利。由于要进行锁骨下穿刺，要准备两套液体。

(6)摆放截石位时，由于手术医师站在患者右侧，故要使患者右侧下肢低于左侧下肢，便于手术医师操作。肩部和腘窝处加软垫，注意要平整、无皱褶，防止局部组织的压伤。大腿与小腿纵轴角度应不小于90°，角度过小，会使腘窝受压，引起小腿血液循环障碍，导致静脉血栓。双下肢之间的角度应不大于90°，角度过大，易压迫腓骨小头，引起腓总神经损伤，导致足下垂。

(7)术中手术人员应避免压迫患者肢体，造成局部组织损伤。

(8)直肠韧带组织较厚，应及时清洁超声刀头黏附的碳化污物，使超声刀保持良好功率，达到有效切割和止血作用，利于手术医师操作。

(9)术中注意无菌技术操作，严格区分腹腔操作器械与肛门操作器械，不可混淆。接触过肠腔的手术器械不可再用于其他部位。

(10)术中注意无瘤技术操作，应将接触过肿瘤的器械用灭菌注射用水浸泡或更换。

（刘　玲）

第二十六节　经尿道前列腺电切术的护理配合

前列腺是男性生殖器官中最大的附属性腺，位于膀胱与尿生殖膈之间。前列腺呈前后稍高的栗子型，上端宽大，称为前列腺底，邻接膀胱颈。下端尖细，位于尿生殖膈上，称前列腺尖，前列腺底与前列腺尖之前的部分称为前列腺体。前列腺一般分为5叶：前叶、中叶、后叶和两侧叶。前叶、后叶很少发生肥大，但后叶是癌的好发部位。良性前列腺增生几乎不发生于后叶，但前列腺癌最常发生于后叶。

目前多采用新的分区方法，即分为中央区、外周区和移行区。外周区是前列腺炎和前列腺癌最常发生的部位，而移行区则是前列腺增生的易发部位。血液供应主要来自阴部内动脉、膀胱下动脉和直肠下动脉的分支。正常大小为4 cm×3 cm×2 cm，重20 g左右。

一、适应证

(1)良性前列腺良性增生，膀胱出口梗阻引起尿路感染反复发作。

(2)反复发生尿潴留。

(3)有膀胱结石。

(4)膀胱出口梗阻引起血尿反复发作。

(5)前列腺增生引起肾积水、肾功能不全。

(6)虽然没有上述情况，但膀胱出口梗阻严重，前列腺增生药物治疗效果不好，患者有手术要求，也可以考虑手术治疗。

(7)有前列腺结石。

(8)有前列腺炎和前列腺癌。

(9)膀胱颈梗阻。

二、麻醉方式

(1)椎管内麻醉。

(2)气管插管全身麻醉。

三、手术入口

手术入口为尿道口。

四、手术体位

采用膀胱截石位。

五、物品准备

(1)敷料:敷料包。

(2)器械:基础器械、电切器械。

(3)特殊用物:30°镜头、45 cm×45 cm 一次性使用无菌贴膜、多管路冲洗装置、一次性引流袋、18F 三腔气囊导尿管 1 根、20 mL 注射器、3 000 mL 生理盐水。

(4)仪器设备:膀胱镜主机(显示器、摄像机、冷光源)、高频电刀发生器。

六、护理评估及检查

(1)评估患者情况。

术前访视:向患者介绍术前注意事项,了解患者的病情,包括病史、既往史、过敏史。

心理状态:减轻患者的焦虑、恐惧和紧张的心理,使患者能得到心理疏导,以最佳的状态配合手术。

(2)手术体位:肢体功能情况。

(3)术中体温保护:身体暴露、覆盖不严、用灌洗液冲洗及麻醉药物作用,易产生术中低体温。

(4)核查手术部位及标识。

(5)检查所用的手术器械、电切镜、冷光源、摄像系统性能是否良好。

(6)将摆截石位所用的托腿架、软垫等物品准备齐全。

七、手术步骤及手术配合

1.给会阴部及尿道口消毒

递海绵钳,夹持 0.5%的碘伏纱球给会阴部、尿道口消毒。

2.铺无菌单

协助医师铺无菌单。

3.连接导光束及摄像头

于冷光源口连接光源,调节亮度,使其适中,分别连接摄像机纤维束、导光纤维束。

4.设置电刀参数

将电凝线连接于高频电刀,一般将电刀功率设置为 120 W,将电凝功率设置为 80 W,如为等离子电切,则将电刀功率设置为 280～320 W,将电凝功率设置为 80～120 W。

5. 备好冲洗液

连接冲洗管，注意保持持续低压有效冲洗，冲洗液与膀胱平面的高度 40～50 cm。

6. 行尿道膀胱窥查

置入电切镜头，前列腺尿道延长约 4 个镜野，先行尿道膀胱窥查，对尿道、整个膀胱、两侧输尿管开口、膀胱颈部、前列腺、精阜和外括约肌等区域做全面了解，在耻骨联合上 2 cm 处做膀胱造瘘。

7. 确认标志点

观察膀胱颈、精阜和外括约肌的形态和位置以确定标志点。前列腺切除的远端标志点是精阜，近端标志点为膀胱颈环形肌部位。

8. 切除增生的前列腺体

根据患者的身体情况及前列腺各叶的增生情况尽可能充分地切除增生的前列腺腺体，包括中叶、左右两侧叶和前叶。

9. 前列腺尖的切除

对前列腺尖增生组织的切除应仔细，以免损伤尿道外括约肌。

10. 止血

仔细检查前列腺切除的创面，在出血的区域进行电凝止血。

11. 结束电切，冲出组织条

取出电切镜，将冲洗器与镜鞘连接，以便将膀胱内的血块和组织条充分冲出。

12. 留置导尿管

使用 18F 三腔气囊导尿管（如有膀胱造瘘，可在尿道及造瘘处分别留置双腔气囊导尿管）。

八、注意事项

(1)电切器械应与电切系统配套使用。

(2)电切镜属于精密贵重仪器，要做到轻柔、正确地使用和妥善保管。

(3)随时观察冲洗液的出入量，并保持出入量的基本平衡，若出量明显少于入量，应提醒医师观察有无前列腺包膜穿孔、膀胱穿孔等情况，并及时排空膀胱，防止膀胱充盈，加快冲洗液的吸收。

(4)严密观察生命体征。患者多为老年人，常伴有多种老年性疾病（如高血压、糖尿病、冠心病等），病情变化较快，因此，术中要严密监测生命体征以便及时发现病情变化。

（刘　玲）

第二十七节　肾及肾上腺手术的护理配合

肾是实质性器官，左右各一，形似蚕豆，表面光滑，活体中肾呈红褐色。肾由肾实质、肾盂和肾盏组成。位置相当于第 12 胸椎至第 3 腰椎水平，右肾较左肾稍低 1～2 cm，右肾上极前方有肝右叶、结肠肝曲，内侧有下腔静脉、十二指肠降部，左肾前方与胃毗邻，前方有脾脏、结肠脾曲,脾血管和胰腺于肾的前方跨过。

一、相关解剖知识

(一)肾的被膜

肾的表面包有三层被膜,由内向外依次为纤维囊、脂肪囊和肾筋膜。

1.纤维囊

纤维囊贴在肾表面,薄而坚韧,由致密结缔组织和少量弹力纤维构成。在肾破裂或肾部分切除时,必须缝合此囊。

2.脂肪囊

脂肪囊位于纤维囊的外面,为肾周围的囊状脂肪层,包裹肾和肾上腺。

3.肾筋膜

肾筋膜包于肾脂肪囊外面,分前、后两层。在肾上腺和肾的外侧缘处,前、后两层互相愈合,形成一个向内下方开放的囊。自肾筋膜发出许多结缔组织小束,穿过脂肪囊,与肾纤维囊紧密相连。因此,肾筋膜是固定肾的主要结构。

(二)肾段血管的分支与肾段

肾动脉左右各一,直接起于腹主动脉,走向肾门,分支入肾。肾动脉是肾的滋养血管,又是肾的功能血管,因此口径相当粗。肾动脉在肾内两次形成毛细血管:第一次在肾小球内形成动脉性毛细血管,主要功能是滤出尿液;第二次是出球动脉在肾实质内形成毛细血管网,包绕肾小管等结构,除滋养外,还有利于重吸收。最后合成肾静脉,出肾门,入下腔静脉。肾动脉在进入肾门之前通常分为前、后两支。前支较粗,再分出四个二级分支,与后支一起进入肾实质,分别分布到一定区域,这些分支称肾段动脉。每支肾段动脉分布区的肾实质,称为肾段。每个肾分五个肾段,即上段、上前段、下前段、下段和后段。动脉和段的名称相同,例如,上段动脉分布的肾组织即为上段。

肾段动脉分支之间在肾内没有吻合,故一支肾段动脉发生血流障碍时,它供应的肾组织即可发生坏死。

二、肾切除术

(一)手术适应证

(1)肾功能丧失,如异位肾、马蹄肾、严重感染的多囊肾等。

(2)有严重肾挫裂伤。

(3)肾结核破坏严重,对侧肾功能正常。

(4)有肾肿瘤等。

(二)麻醉方式

全身麻醉。

(三)手术体位

采用侧卧位,升腰桥。

(四)术前准备

1.患者准备

术前留置导尿管和清洁灌肠,有肾肿瘤,准备丝裂霉素。

2. 物品准备

准备脾肾血管器械包、孔巾、双层大单、衣服、银夹。

(五)手术方法及手术配合

1. 手术野皮肤消毒

用1%的活力碘给皮肤消毒3次,上至腋窝,下至腹股沟,前后过腋中线。

2. 第12肋下切口

(1)切口起于第12肋下缘约1 cm的骶棘肌外缘,止于髂前上棘上2 cm处:用有齿镊确定切口长度,用23号刀切开皮肤及皮下组织,用皮肤拉钩牵开,用电刀止血,用血管钳钳夹出血点并结扎,用干纱布垫拭血。

(2)逐层切开肌肉组织:用电刀笔切开背阔肌、腹外斜肌、下后锯肌和第12肋外侧部分腹内斜肌,电凝止血。

(3)切开腰背筋膜及腹横肌:用电刀笔切开筋膜,用直角拉钩暴露,手术者在示指上包裹湿纱布,于腹横肌下钝性分开筋膜和腹膜外脂肪组织,用电刀切开肌肉组织。

(4)切开肾周筋膜:用"S"形拉钩牵开创缘,钝性推开肾周脂肪,用湿纱布垫保护切口。

3. 探查腹腔

用生理盐水洗手,用"S"形拉钩牵拉,用长镊子和止血垫将肠管包裹拉开。

4. 切开肾周筋膜、肾脂肪囊和粘连组织

用"S"形拉钩牵开显露,用长无齿镊、解剖剪锐性分离粘连组织。

5. 游离肾,暴露肾门

钝性游离肾脏外缘,自背侧、下极、腹侧至上极;遇纤维血管束,用长弯血管钳钳夹,用解剖剪剪断,用2-0丝线结扎。

6. 处理肾蒂

用"S"形拉钩向上、下方分别牵开肾蒂周围组织及肾,用1把肾蒂钳和1把胆囊钳依次钳夹,用组织剪剪断,用1号、0号丝线双重结扎,用6×14圆针、2-0丝线贯穿缝扎。用2把胆囊钳分别钳夹肾动脉、静脉血管,用解剖剪剪断,用6×14圆针、2-0丝线再次缝扎,用银夹再次夹闭肾蒂血管。

7. 沿肾盂向下游离、切断输尿管

绕过输尿管用8F导尿管,用中弯血管钳钳夹管尾。用长无齿镊、长弯血管钳和胆囊钳夹住输尿管,离断后用2-0丝线缝扎,并用电刀烧灼残端。

8. 缝合切口、覆盖切口

(1)检查手术野、充分止血:用长平镊、湿纱布垫检查,清点物品。

(2)放置引流管并固定:用11号刀戳口,用中弯血管钳协助置入引流管,用10×34角针、2-0线缝合固定引流管。

(3)缝合肌层:用有齿镊、12×28圆针、0号丝线或0号单股可吸收缝线逐层关闭肌层。

(4)缝合皮下组织:用有齿镊、12×28圆针、0号丝线缝合或2-0可吸收缝线缝合皮下组织。

(5)缝合皮肤:用有齿镊、10×34三角针、3-0丝线或4-0可吸收线缝合和对合皮肤。

(6)覆盖切口:用做好的5层干纱布覆盖切口或用伤口敷贴直接覆盖切口。

三、肾、输尿管全长切除术

(一)手术适应证

(1)有一侧肾盂癌。

(2)有多发性乳头状瘤。

(3)有上尿路多源性肿瘤。

(4)有结核性脓肿。

(二)麻醉方式

全身麻醉。

(三)手术体位

先采用侧卧位,再采用仰卧位;或先采用仰卧位,再采用侧卧位。

(四)物品准备

(1)患者准备:术前留置导尿管。

(2)物品准备:脾肾血管器械包、膀胱小件、可吸收缝线(1-0、3-0)、布类 2 套。

(五)手术方法及手术配合

1.手术野皮肤消毒

用 1%的活力碘给皮肤消毒 3 次,上至腋窝,下至腹股沟,前后过腋中线。

2.第 12 肋下切口

(1)起于第 12 肋下缘约 1 cm 的骶棘肌外缘,止于髂前上棘上 2 cm 处:用有齿镊确定切口长度,用 23 号刀切开皮肤及皮下组织,用皮肤拉钩牵开,用电刀止血,用血管钳钳夹出血点并结扎,用干纱布垫拭血。

(2)逐层切开肌肉组织:用电刀笔切开背阔肌、腹外斜肌、下后锯肌和第 12 肋外侧部分腹内斜肌,电凝止血。

(3)切开腰背筋膜及腹横肌:用电刀笔切开筋膜,用直角拉钩暴露,手术者在示指上包裹湿纱布,于腹横肌下钝性分开筋膜和腹膜外脂肪组织,用电刀切开肌肉组织。

(4)切开肾周筋膜:用"S" 形拉钩牵开创缘,钝性推开肾周用脂肪,用湿纱布垫保护切口。

3.探查腹腔

用生理盐水洗手,用"S"形拉钩牵拉,用长镊子和止血垫将肠管包裹拉开。

4.显露肾和中、上段输尿管

将纱垫垫于切口两侧,用自动拉钩牵开显露,用长镊、胆囊钳游离肾和输尿管旁组织,用电刀切割,用 3-0 丝线结扎。

5.沿着输尿管向下游离至膀胱

用解剖剪、血管钳钝性分离输尿管周围组织,用 2-0 丝线结扎血管。

6.切除输尿管

(1)悬吊输尿管两侧的膀胱壁:用 6×14 圆针、2-0 丝线悬吊膀胱,用蚊式血管钳钳夹线尾。

(2)分离膀胱壁段输尿管:用解剖剪锐性分离,电凝止血。

(3)剪开膀胱黏膜,按"门"字形切除部分膀胱壁:用长无齿镊、解剖剪剪开膀胱,手术者提起牵引线,用 11 号刀切除。

7.缝合膀胱壁切口

用1-0可吸收缝线连续缝合。

8.缝合、覆盖切口

(1)检查手术野、充分止血:用长平镊、湿纱布垫检查,清点物品。

(2)放置引流管并固定:用11号刀戳口,用中弯血管钳协助置入引流管,用10×34角针、2-0线缝合固定引流管。

(3)缝合肌层:用有齿镊,12×28圆针、0号丝线或0号单股可吸收缝线逐层关闭肌层。

(4)缝合皮下组织:用有齿镊、12×28圆针、0号丝线或2-0可吸收缝线缝合皮下组织。

(5)缝合皮肤:用有齿镊、10×34三角针、3-0丝线或4-0可吸收线缝合和对合皮肤。

(李 昂)

第二十八节 输尿管切开取石术的护理配合

一、手术适应证

(1)输尿管结石较大,非手术治疗无效。

(2)有输尿管假性憩室。

(3)体外冲击波碎石术后引起输尿管"石街"。

二、麻醉方式

全身麻醉。

三、手术体位

根据切口可采用侧卧位、仰卧位。

四、术前准备

1.患者准备

术前行X线造影和尿路造影或逆行充气造影。

2.物品准备

准备胆道包、膀胱小件、双J管、5-0可吸收缝线、输尿管导管1根、阑尾钳、50 mL注射器、液状石蜡。

五、手术方法及手术配合

1.腰部或腹部切口

上输尿管结石段多采用腰部第11肋切口、第12肋切口,中段采用腹部斜切口。

2.显露、游离部分输尿管

用"S"形拉钩牵开,用长无齿镊、解剖剪分离输尿管,用3-0丝线结扎止血。

3.寻找结石部位,悬吊输尿管

对照X线检查结果,手术者探查结石位置,用胆囊钳带8号导尿管通过输尿管结石,上、下引出，用蚊式血管钳钳夹管尾做牵引。

4.切开结石处的输尿管并钳取结石

用阑尾钳轻夹结石固定部位，用5×12 圆针、4-0 丝线悬吊2针，夹住线尾，牵引。切开输尿管，用纱布保护好前切口周围，防止污染。用11号刀纵向切开结石部位的输尿管，用取石钳钳取结石。

5.冲洗输尿管

用单齿镊将液状石蜡润滑的8号导尿管置入输尿管，用50 mL 注射器冲洗尾端，检查输尿管是否通畅。

6.放置双J管，缝合输尿管

用单齿镊置入双J管，用5-0 可吸收缝线间断缝合输尿管。

7.缝合切口

(1)检查手术野，充分止血：用长平镊、湿纱布垫检查，清点物品。

(2)放置引流管并固定：用11号刀戳口，用中弯血管钳协助置入引流管，用10×34 角针、2-0 线缝合固定引流管。

(3)缝合肌层：用有齿镊、12×28 圆针、0号丝线或0号单股可吸收缝线逐层关闭肌层。

(4)缝合皮下组织：用有齿镊、12×28 圆针、0号丝线或2-0 可吸收缝线缝合皮下组织。

(5)缝合皮肤：用有齿镊、10×34 三角针、3-0 丝线或4-0 可吸收线缝合和对合皮肤。

(6)覆盖切口：用做好的5层干纱布覆盖切口或用伤口敷贴直接覆盖切口。

(李　昂)

第二十九节　膀胱手术的护理配合

膀胱是盆腔内的囊状器官，其位置、形态因年龄、性别及其充盈情况而略有变化。正常成年人的膀胱容量为300～500 mL。空虚的膀胱略呈锥形，其尖朝前上方，称膀胱顶；底面平坦，朝向后下，称膀胱底；底的前下方变为窄细处称膀胱颈，其余大部分称膀胱体，但四部分间无明确的分界线。排空后，成人的膀胱顶在耻骨联合上缘之下，而新生儿的膀胱顶则位于耻骨联合以上，当膀胱充盈达100 mL 左右时，成年人膀胱即可越出耻骨联合上缘。当高度充盈时，大部分膀胱体均可在耻骨上小腹部摸到。

一、耻骨上膀胱造口术

(一)手术适应证

(1)男性前列腺增生引起急性尿潴留，伴有尿道狭窄，不能插入导尿管。

(2)膀胱尿道手术后尿转流。

(3)尿道病变，不可能修复。

(4)女性尿失禁，无法用人造括约肌。

(二)麻醉方式

全身麻醉。

(三)手术体位

采用仰卧位。

(四)术前准备

1.患者准备

术前使患者膀胱充盈。

2.物品准备

准备阑尾包、膀胱小件、膀胱造瘘管 1 根、1-0 可吸收线、生理盐水。

(五)手术方法及手术配合

1.手术野皮肤消毒

使用 1%或 0.5%的活力碘给皮肤消毒 3 次,上至剑突,下至大腿上 1/3,两侧至腋中线。

2.下腹部正中切口

(1)耻骨联合上 2 cm 处切开至腹直肌外缘:用有齿镊、23 号刀切开皮肤及皮下组织,用干纱布垫拭血,用电刀止血或用血管钳钳夹,用 3-0 丝线结扎出血点。

(2)提夹腹直肌前鞘,剥离锥状肌:用组织钳提夹腹直肌前鞘,手术者在示指上包裹纱垫,钝性分离。

(3)于中线钝性分开腹直肌,推开腹膜反折和脂肪组织,显露手术野:用皮肤拉钩牵开肌肉组织,用电刀切开;将湿纱布垫垫于切口两侧,用自动牵开器撑开。

3.显露膀胱

用 2 把组织钳提夹膀胱壁,用 10×20 圆针、0 号丝线缝合膀胱壁,提夹线尾并牵拉,用 11 号刀切开,用吸引器头经切口吸净膀胱内的液体。

4.放置膀胱造口管

用血管钳夹持造口管通过切口置入膀胱内。

5.缝合膀胱壁

用长有齿镊夹住膀胱壁,用 0 号可吸收缝线间断缝合。

6.缝合切口

(1)检查手术野,充分止血:用长平镊、湿纱布垫检查,清点物品。

(2)放置引流管并固定:用 11 号刀戳口,用中弯血管钳协助置入引流管,用 10×34 角针、2-0 线缝合固定引流管。

(3)缝合肌层:用有齿镊、12×28 圆针、0 号丝线或 0 号单股可吸收缝线逐层关闭肌层。

(4)缝合皮下组织:用有齿镊、12×28 圆针、0 号丝线或 2-0 可吸收缝线缝合皮下组织。

(5)缝合皮肤:用有齿镊、10×34 三角针、3-0 丝线或 4-0 可吸收线缝合和对合皮肤。

二、根治性膀胱切除术联合回肠膀胱术

(一)手术适应证

(1)有浸润性膀胱癌。

(2)有膀胱实体癌。

(3)有多发性、复发性表浅膀胱癌。

(二)麻醉方式

全身麻醉。

(三)手术体位

采用仰卧位,将臀部垫高。

(四)术前准备

1.患者准备

术前完善各项检查,术前 3 d 开始进流质饮食。手术日早晨清洁灌肠,留置胃管和导尿管。

2.物品准备

准备脾肾血管器械包、膀胱小件、肠钳直角钳小件、三腔气囊导尿管、双 J 管、3-0 与 1-0 可吸收缝线、止血纱布 2 块、直线切割器 TLC 75、钉仓 TCR 75、羟喜树碱、沙培林(A 群链球菌制剂)、无水乙醇。

(五)手术方法及手术配合

1.切开后腹膜,盆腔淋巴结清扫

用腹腔拉钩牵开后腹膜及血管,用长镊夹持淋巴结,用解剖剪剪除,器械护士保存。

2.切断卵巢血管和圆韧带

递组织钳,提起圆韧带,用中弯血管钳钳夹。递 10 号刀或电刀,切断,用 7 丝线、9×17 圆针贯穿缝扎。递线剪,剪断近端缝线,用小直钳钳夹远端缝线作牵引。用长组织剪剪开阔韧带前叶。递中弯血管钳,游离、钳夹。递 10 号刀、9×17 圆针、7 号丝线,缝扎。

3.显露并切断膀胱上动脉、子宫动脉

用组织钳提夹、显露,用 2 把长弯血管钳钳夹血管,用 23 号刀切断,用 10×20 圆针、0 号线缝扎。

4.切断输尿管,结扎远端,将导尿管插入近端

用胆囊钳、长弯血管钳于近主韧带处钳夹输尿管,用组织剪剪断,用 2-0 线结扎远端,将 8F 导尿管插入近端,用 3-0 线结扎固定。

5.将子宫颈后方及阴道上部与直肠分离

钝性分离宫颈后,电凝止血。

6.切断阔韧带、主韧带

递 2 把中弯血管钳,钳夹,递10 号刀、9×17 圆针、7 号丝线,贯穿缝扎。用相同方法处理对侧。

7.切开膀胱顶的韧带,分离其与周围组织

用长无齿镊、解剖剪锐性分离,电凝止血。

8.分离阴道与直肠交界处上缘,切断膀胱外侧韧带

用组织钳夹持纱球,经阴道插至阴道后穹,抬高阴道,用长弯血管钳钳夹韧带,用 10 号刀片切断,用 0 号丝线结扎。

9.显露远侧段阴道

用“S”形拉钩牵开,用电刀切开盆筋膜。

10.切断耻骨尿道韧带

用长弯血管钳钳夹,用 10×20 圆针、0 号线缝扎。

11.切断尿道,移除标本

用 10 号刀环绕尿道将其切断。用 6×14 圆针、3-0 线间断缝扎止血。

12. 回肠膀胱术

(1)游离回肠，在距离回盲部 10 cm 处切取 15～20 cm 带系膜回肠：用 23 号刀从中切开小肠浆膜层，用电刀或解剖剪切断肠管，用 0.5%的活力碘棉球给肠管消毒 2～3 次，用显影纱布包裹肠断端。将标本放置于弯盘内。

(2)将游离肠管排列为"W"形，于肠系膜缘纵向切开：用大量盐水冲洗肠腔内容物，再用 0.1%的活力碘盐水冲洗。

(3)制作回肠片：用纱垫垫于肠管下方，用 0.1%的活力碘溶液冲洗，用无水乙醇擦拭灭活，用TLC 75切回肠片。

(4)重建新膀胱：用 6×14 圆针、3-0 丝线间断缝合系膜侧浆肌层。

(5)移植输尿管，放置双 J 管：用 3-0 可吸收线缝合尿道残端，用 6×14 圆针、3-0 线缝合浆肌层，形成新膀胱，用 5-0 可吸收线将输尿管断面与肠壁间小切口全层间断缝合。

13. 缝合切口

(1)检查手术野，充分止血：用长平镊、湿纱布垫检查，清点物品。

(2)放置引流管并固定：用 11 号刀戳口，用中弯血管钳协助置入引流管，用 10×34 角针、2-0 线缝合固定引流管。

(3)缝合肌层：用有齿镊、12×28 圆针、0 号丝线或 0 号单股可吸收缝线逐层关闭肌层。

(4)缝合皮下组织：用有齿镊、12×28 圆针、0 号丝线或 2-0 可吸收缝线缝合皮下组织。

(5)缝合皮肤：用有齿镊、10×34 三角针、3-0 丝线或 4-0 可吸收线缝合和对合皮肤。

(6)覆盖切口：用做好的 5 层干纱布覆盖切口或用伤口敷贴直接覆盖切口。

(徐丽娟)

第三十节　耻骨上前列腺摘除术的护理配合

一、手术适应证

前列腺增生引起明显膀胱颈梗阻症状或出现并发症。

二、麻醉方式

硬膜外麻醉或全身麻醉。

三、手术体位

一般采用仰卧位，在骶尾部垫一个小方枕，在膝处垫一个方枕。

四、术前准备

1. 患者准备

术前做膀胱镜检查，手术日早晨患者需要灌肠，清洁会阴部皮肤。

2. 物品准备

准备脾肾血管器械包、膀胱小件、双腔气囊导尿管或三腔气囊导尿管、1∶5 000 的呋喃西林液或生理盐水、1-0 和 3-0 可吸收缝线、各型号的尿道探条。

五、手术方法及手术配合

1. 手术野皮肤消毒

使用 1% 或 0.5% 的活力碘给皮肤消毒 3 次，上至脐平行线，下至大腿上 1/3，两侧至腋中线。

2. 下腹正中切口

(1)耻骨联合上 2 cm 处切开至腹直肌外缘：用有齿镊、23 号刀切开皮肤及皮下组织，用干纱布垫拭血，用电刀止血或用血管钳钳夹，用 3-0 丝线结扎出血点。

(2)提夹腹直肌前鞘，剥离锥状肌：用组织钳提夹腹直肌前鞘，手术者在示指上包裹纱垫，钝性分离。

(3)于中线钝性分开腹直肌，推开腹膜反折和脂肪组织，显露手术野：用皮肤拉钩牵开肌肉组织，用电刀切开；将湿纱布垫垫于切口两侧，用自动牵开器撑开。

3. 切开膀胱

用无齿镊、23 号刀切开膀胱前壁，用组织钳提夹边缘，用吸引器吸尽膀胱内液体。

4. 探查膀胱

用"S"形拉钩 2 个、止血垫 2 块拉开膀胱切口，检查膀胱颈及其他部位有无肿瘤、结石、憩室等。

5. 摘除前列腺

(1)剥离前列腺：用 23 号刀沿膀胱颈后唇弧形切开，用手钝性分离前列腺包膜，用吸引器吸尽切口内血液，电凝止血。

(2)剜除前列腺：手术者一只手捏住前列腺，另一只手用组织剪紧贴前列腺尖，在精阜远端辨认尿道黏膜后，用尿道剪剪断尿道黏膜，取出标本。

6. 缝合前列腺窝

用热盐水纱布垫填塞前列腺窝 5 min，用 10×20 圆针、0 号可吸收线贯穿缝扎前列腺窝。

7. 楔形切除膀胱颈下唇并缝合

用有齿长镊、10 号刀切开，用 3-0 可吸收线间断缝合膀胱颈部黏膜和前列腺包膜，收紧膀胱颈。

8. 放置气囊导尿管

由尿道插入三腔气囊导尿管，把无菌生理盐水注入气囊并稍向尿道侧牵引，以压迫前列腺窝止血。

9. 放置造瘘管，缝合膀胱

用 0 号可吸收线间断缝合膀胱。

10. 关闭切口

(1)检查手术野，充分止血：用长平镊、湿纱布垫检查，清点物品。

(2)放置引流管并固定：用 11 号刀戳口，用中弯血管钳协助置入引流管，用 10×34 角针、2-0 线缝合固定引流管。

(3)缝合肌层：用有齿镊、12×28 圆针、0 号丝线或 0 号单股可吸收缝线逐层关闭肌层。

(4)缝合皮下组织：用有齿镊、12×28 圆针、0 号丝线或 2-0 可吸收缝线缝合皮下组织。

(5)缝合皮肤:用有齿镊、10×34 三角针、3-0 丝线或 4-0 可吸收线缝合和对合皮肤。

(6)覆盖切口:用做好的 5 层干纱布覆盖切口或用伤口敷贴直接覆盖切口。

(徐丽娟)

第三十一节 腹股沟斜疝修补术的护理配合

腹股沟斜疝是指疝囊从腹壁下动脉外侧的内环凸出,向内、向下、向前斜行经过腹股沟管,穿出腹股沟管皮下环,可突入阴囊内或大阴唇前端的疝。腹股沟斜疝是最常见的腹外疝,约占腹股沟疝的 90%。男性患者占绝大多数,右侧腹股沟斜疝比左侧腹股沟斜疝多见。腹股沟斜疝有先天性和后天性两种,前者的发病原因为腹膜鞘状突未闭,后者的发病原因除了腹股沟部有先天性缺损外,腹内斜肌和腹横肌的发育不全起主要作用。

一、适应证

适应证为腹股沟斜疝。

二、麻醉方式

局部麻醉、椎管内麻醉或气管插管全身麻醉。

三、手术切口

做下腹部斜切口。

四、手术体位

采用仰卧位。

五、物品准备

(1)敷料:敷料包。

(2)器械:基础器械。

(3)特殊用物:1 号丝线、4 号丝线、3-0 圆针、可吸收缝合线、电刀,局麻手术备 2%的盐酸利多卡因注射液、盐酸肾上腺素。

六、护理评估

(1)评估患者情况。一般情况:年龄、身高、体重、皮肤完整性。评估既往史,有无高血压,糖尿病、心、肺、肝、肾功能障碍等影响手术顺利进行的因素。评估营养状况,有无肠梗阻、脱水及休克。评估外周静脉血管情况。评估术前准备及禁食水情况。焦虑、恐惧因对环境陌生,担心手术创伤、疼痛、麻醉意外、经济承受能力和手术治疗过程及预后而产生。

(2)术中体温保护:身体暴露、遮盖不严、室温影响体温。

(3)手术体位:肢体有无功能受限等影响手术体位摆放的情况。

(4)术前 1 d 备皮,包括会阴、阴囊部皮肤,剃净且防止皮肤损伤,沐浴更衣。

(5)术前排空膀胱,以免损伤膀胱。

七、手术步骤及手术配合

1. 消毒铺单

递海绵钳，夹纱球蘸2%的碘酒、75%的乙醇给皮肤消毒，用0.5%的碘伏给会阴部消毒。递一块纱球治疗巾，置于阴囊下，常规铺单。

2. 切开皮肤

递23号刀，在髂前上棘至耻骨联合上2～3 cm处切开皮肤、皮下组织及筋膜；递干纱布，拭血，电凝止血。

3. 切开腹外斜肌腱膜

递甲状腺拉钩，拉开，暴露手术野，用血管钳提起腹外斜肌腱膜；递10号刀，在腹外斜肌腱膜内环和外环连线上做一个切口，用组织剪沿腹外斜肌腱膜纤维方向剪开，内达腹内斜肌与联合肌腱，外至腹股沟韧带，显露腹股沟韧带的反折部分。

4. 分离提睾肌、显露疝囊

疝囊一般位于精索的内前方，呈灰白色，较易识别。如疝囊过小或寻找困难，可让患者咳嗽或腹部用力，这样有助于识别。递电刀，纵向切开提睾肌后即可显露精索及疝囊。递血管钳，提起疝囊，在示指上包纱布，将疝囊与输精管、精索血管及周围组织钝性分开。

5. 切开疝囊，将疝内容物回纳

递2把血管钳，提起疝囊壁；递10号刀，切开疝囊，注意勿伤及疝的内容物；递组织剪，扩大其切口，用血管钳夹住边缘。递无齿镊，将内容物还纳回腹腔。

6. 放置补片并固定

递长无齿镊，夹持补片，将其平放于腹股沟后壁，圆形口两侧围绕精索，递3-0圆针、可吸收缝合线，将其与周围组织间断缝合固定。

7. 缝合切口

递温盐水，冲洗切口，手术创面严密止血。清点用物。递3-0圆针、可吸收缝合线，逐层缝合腹外斜肌腱膜和皮下，用3-0皮针、可吸收缝合线皮内缝合切口。

8. 包扎

递敷料贴，覆盖伤口。

八、注意事项

(1)严格核查手术部位与手术标识，若患者为小儿和表达不清楚的患者，应与其家属核查。

(2)疝修补手术患者多为老年患者，术前严格控制输液速度，以免造成膀胱充盈，影响手术。

(3)巡回护士复诵术中使用的补片型号、厂家、有效期，复诵正确才能上台使用。

(4)局部麻醉疝修补手术，使用盐酸肾上腺素前，了解患者有无高血压病史。

(5)保持切口敷料干燥，若污染，及时更换。

(6)术后切口处放置小沙袋，压迫24 h。注意保暖，预防受凉引起咳嗽；咳嗽时用手按压切口，保持大小便通畅。

(7)术后取平卧屈膝位，膝下垫枕，使髋关节屈曲，阴囊抬高，减少腹壁张力；卧床休息3 d后可起床，但避免活动，7 d后可适当活动。

（刘　玲）

第三十二节 人工全髋关节置换术的护理配合

一、手术适应证

(1)股骨颈骨折、股骨头缺血性坏死。

(2)有骨性髋关节炎、类风湿关节炎及强直性脊柱炎、髋关节强直、髋关节脱位及髋关节畸形。

(3)有股骨上端肿瘤。

二、麻醉方式

全身麻醉。

三、手术体位

采用90°健侧卧位。

四、术前准备

1.患者准备

完善各项检查及影像学检查,术前控制感染,使身体处于良好状态。

2.物品准备

准备骨下肢器械、髋臼拉钩、髋关节置换器械(租借器械)、孔巾、双层大单、手术衣、高频电刀、骨蜡、1-0可吸收线、丁字鞋、电钻等。

五、手术步骤及手术配合

1.手术切口

做后外侧切口。

2.手术野皮肤消毒

用1%的活力碘给皮肤消毒3次,上至脐,下至踝关节,两侧至腋中线。

3.切除关节囊,脱位髋关节

用23号圆刀片切开皮肤,用电刀切开皮下组织、筋膜,用骨膜剥离器分离臀大肌与阔筋膜肌间隙,显露髋关节囊,用4根4.5斯氏针充分显露其前方、上方及下方,上至髋臼周边,下至大转子基底,切除关节囊及滑膜。将髋关节外旋、内收,使股骨头脱位,切除髋后方残留的关节囊和滑膜。

4.切除股骨颈

用动力电锯切除股骨头,用取头器取出股骨头,用游标卡尺测股骨头直径。

5.挫开髋臼

按由小到大的顺序用髋臼锉将髋臼加深、加大,直至能完全容纳选择的髋臼后,再适当扩大,用长弯血管钳夹显影纱布将髋臼中的血擦尽,用吸引器吸尽手术野锉开髋臼的残余部分。

6.髋臼置换

用髋臼试模确定髋臼外杯,安装后用螺丝钉在髋臼后固定,用骨锤和内衬嵌入器放入内杯。

7.扩股骨髓腔

用咬骨钳修整股骨颈，用开口骨凿打开股骨髓腔入口，由小到大地用髓腔锉锉开髓腔，将股骨假体试模置入。

8.植入股骨柄，复位

磨平股骨颈，用合适的股骨柄试模置入，复位并检查髋关节的稳定性，测量并比较双下肢的长度，检查后用试样取出器取出试模，用假体打入器植入正式的股骨柄假体，复位。手术者检查髋关节活动度、长度、稳定性，用C臂机检查植入效果。

9.手术野止血

用电凝止血，用吸引器吸尽术中锉出的骨屑，用1-0可吸收线间断缝合关节囊、筋膜和肌肉。

10.放置引流管，缝合切口

用生理盐水冲洗伤口。关节附近置入负压引流管，经切口外皮肤上另戳的一个小切口引出皮外。用9×28角针、3-0丝线固定引流管。清点器械及敷料等数目。用1-0可吸收线逐层缝合筋膜及皮下组织，用9×28角针、3-0丝线缝合或皮内缝合皮肤，加压包扎。患者平卧后患侧足穿丁字鞋。再次拍片，确定关节位置。

（刘　玲）

第三十三节　全膝关节置换术的护理配合

一、手术适应证

(1)主要适用于骨关节炎。

(2)其他手术适应证包括类风湿关节炎、青少年类风湿关节炎、骨坏死和其他类型的关节炎症。

二、麻醉方式

全身麻醉。

三、手术体位

采用仰卧位。

四、术前准备

1.患者准备

术前控制感染，完善各项检查及影像学检查，使身体处于良好状态。

2.物品准备

准备骨下肢器械、髋臼拉钩、膝关节置换器械(租借器械)、下肢消毒止血带、孔巾、双层大单、手术衣、高频电刀、骨蜡、1-0可吸收线、摆锯和电钻等。

五、手术方法及手术配合

1. 手术切口

膝关节前正中入路。

2. 手术野皮肤消毒

用1%的活力碘给皮肤消毒3次，给周围消毒，上、下超过一个关节。

3. 上下肢止血带

术前45 min使用抗生素，距离上止血带时间至少15 min。上下肢消毒止血带，手术者将患肢抬高45°，从远心端向近心端缠绕驱血带，巡回护士根据患者年龄、体质量及肢体粗细情况调节压力参数和时间参数，启动电动止血仪。

4. 切开皮下及深筋膜，暴露膝关节

用23号圆刀片自髌骨上5～8 cm处纵向切开皮肤，近端在股直肌下缘，远端达胫骨结节内缘，切开皮下及深筋膜。屈膝90°，胫骨外旋，后内侧分离，显露股骨内髁，切除内侧半月板，切断外侧半月板，用髋臼拉钩暴露膝关节。

5. 股骨截骨

在股骨见凹的中心处钻孔，钻入髓腔5～7 cm深。将装有“T”形手柄的髓内杆插入股骨髓腔，降低髓内压，避免栓塞。随后拔出上面的“T”形手柄，将股骨定位导向器固定到髓内杆上。

安放远端股骨切骨模块，先截除突出的髁部，去除残余部分，调整股骨远端的导向器以确定股骨远端的截骨量，截骨，去除导向器，将股骨前方、后方和斜面截骨导向器放置在股骨远端的正确位置并固定，完成股骨四个截骨面截骨，完后取下前方、后方、斜面截骨导向器。

将股骨截骨导向器的固定脚导入截骨器前侧的两孔软骨，使之与股骨假体的远端尺寸相等，锯出股骨远端的髁间切迹的内外侧面。

6. 胫骨截骨

膝关节极度屈曲，锉出髌骨钩，胫骨向前脱位，固定，将胫骨对线器的踝钳固定到踝关节近侧，将切骨平台升至髁平面，装上胫骨截骨导向器，用电锯截骨。

7. 测试假体大小，安装试模

去除胫骨截骨器，充分暴露胫骨平台。去除骨赘，用咬骨钳咬除髌骨周围滑膜及骨赘。用游标卡尺测量髌骨的大小、厚度，用截骨刀截骨，测量截骨后髌骨的厚度。装上股骨、胫骨、髌骨的试模，复位，伸直膝关节，检查试模是否合适及其稳定性、活动性。去除试模，冲洗关节腔。

8. 安装股骨假体

将股骨假体安装在已涂骨水泥的股骨截面上至完全吻合。

9. 安装胫骨假体

将胫骨假体插入已涂骨水泥的胫骨截面至完全进入。

10. 安装髌骨假体

将髌骨假体安放在涂有骨水泥的髌骨截面上并固定。假体安装完毕，待骨水泥凝固。

11. 伤口止血，放置引流管，缝合切口

方法与髋关节置换术相同。

（刘　玲）

第十九章　麻醉护理

第一节　局部麻醉的护理

局部麻醉(local anesthesia)是使用局部麻醉药物暂时阻断某些周围神经的冲动传导，使这些神经所支配的区域产生感觉麻痹的状态。局部麻醉具有简便易行、安全有效、患者清醒、并发症较少的优点。

一、常用局部麻醉药

依据局部麻醉药(简称局麻药)作用的时效长短可分为短效局部麻醉药(如普鲁卡因和氯普鲁卡因等)、中效局部麻醉药(如利多卡因等)、长效局部麻醉药(如丁哌卡因、丁卡因、罗哌卡因等)。

麻醉护士必须熟悉局部麻醉药的性能、浓度、剂量、用法和不良反应，按照麻醉医师的医嘱准备局部麻醉药及具备协助麻醉医师处理意外事件的能力。

二、局部麻醉药的使用原则

局部麻醉药用于临床一般较为安全，但也必须重视其不良反应的预防。因用药或操作处理不当，轻则发生一过性不良反应，重则引起猝死事件。局部麻醉药用药的主要原则如下。

(1)必须掌握“最小有效剂量”和“最低有效浓度”。浸润麻醉用药浓度宜低，可用0.25%～0.5%的普鲁卡因或0.5%的利多卡因；表面麻醉和神经阻滞的局部麻醉药浓度宜较高。

(2)注射局部麻醉药操作之前和注药过程中，必须认真执行“回抽试验”，证实无血、无气、无液(脑脊液)时才能谨慎给药。

(3)在局部麻醉药中加入1∶200 000的肾上腺素，收缩血管，延缓吸收，增强和延长局部作用时间，但必须注意以下情况不加肾上腺素：①对末梢动脉部位(如手指、足趾、阴茎、耳垂等)，局部麻醉药中不加肾上腺素，以防止局部组织坏死。②气管内表面麻醉的局部麻醉药中，不加肾上腺素，以防止肾上腺素引起气管平滑肌扩张，加速局部麻醉药的吸收。③对老年患者，甲状腺功能亢进、糖尿病、高血压以及周围血管痉挛性疾病患者不用肾上腺素。④氟烷麻醉，局部麻醉药不加肾上腺素，以防止发生严重心律失常。对不加肾上腺素的患者，可加入1∶500的麻黄素以延缓吸收作用和减少局部麻醉药的用量，以防吸收过快而致相对逾量，引起不良反应。

(4)局部麻醉药溶液主要是等渗溶液，对浓度较高的局部麻醉药在使用前要加以稀释，稀释溶液采用生理盐水，以等渗为原则。

(5)麻醉前用药可用巴比妥类或苯二氮䓬类药物，例如，口服地西泮5～7 mg。

三、局部麻醉药的不良反应

(一)全身毒性反应

局部麻醉药所用浓度及剂量过大、注药速度过快、药液误入血管或注入血管丰富部位致吸收过快,患者体质差,药物在体内转化降解减慢而蓄积,均可使单位时间内血中局部麻醉药浓度超过机体耐受力而出现一系列全身毒性反应症状。早期有口舌麻木、头晕、耳鸣、随着中毒加深,出现言语不清、精神错乱、肌颤、惊厥、发绀、心率及血压下降、心律失常、昏迷、心脏停搏等。

处理主要为对症处理,包括以下几方面:①立即停止局部麻醉药的应用。②吸氧,辅助或控制呼吸。③硫喷妥钠 50～100 mg 或地西泮 5～10 mg,静脉缓慢注射以控制惊厥,有人工呼吸条件时可应用少剂量琥珀胆碱(1 mg/kg)。④开放静脉通道,维持血流动力学稳定。⑤治疗心律失常。⑥立即给心搏骤停者复苏。⑦反应特别严重者,可考虑换血疗法。⑧加快输液速度,使用利尿剂以加快药物的代谢。

(二)高敏反应

用很小量局部麻醉药即出现毒性反应,与个体对局部麻醉药的耐受性差异有关。高敏反应较为强烈,有时甚至危及生命。处理与局部麻醉药的毒性反应的处理相同。

(三)变态反应

以前用同种局部麻醉药未发生反应,再次接触时用量不大即迅速出现极严重甚至致命的反应。临床表现有荨麻疹、气道水肿、支气管痉挛、呼吸困难、发绀、过敏性休克等。酯类局部麻醉药引起变态反应远比酰胺类多见,同类局部麻醉药因结构相似可能出现交叉性变态反应。

处理原则:①使用抗过敏和解除支气管痉挛的药物,如抗组胺药、肾上腺素(有禁忌时不用)、糖皮质激素、氨茶碱等。②加压给氧,辅助呼吸。严重声门水肿时应做气管切开。③循环支持,开放静脉通道,维持血流动力学的稳定。④若心搏骤停,立即复苏。

四、局部麻醉的方法

局部麻醉方法有表面麻醉、局部浸润麻醉、区域阻滞麻醉、静脉局部麻醉和神经传导阻滞麻醉。

(一)表面麻醉

将渗透性能强的局部麻醉药与局部黏膜接触,药物穿透黏膜作用于神经末梢而产生的局部麻醉作用称为表面麻醉。该方法常用于眼、鼻、咽喉、气管、尿道等处的表浅手术及内腔镜检查。

黏膜吸收局部麻醉药的速度与静脉注射相近。大面积表面麻醉(如气管、支气管喷雾法等)及黏膜有损伤(吸收局部麻醉药极为迅速)时,应严格控制用药量及浓度,以防局部麻醉药毒性反应。表面麻醉前需使用抗胆碱药减少黏膜分泌以保证确切的麻醉效果。临床上最常用的表面麻醉药为 0.5%～1%的丁卡因溶液,根据不同手术部位的需要,选择不同的用药浓度和方法。

1.眼部表面麻醉

患者平卧,在其结膜囊内滴入局部麻醉药 1～2 滴,之后嘱患者闭眼,每 1～2 min 一次,重复 3～5 次可得到满意的麻醉效果。

2.鼻腔表面麻醉

用喷雾器将局部麻醉药喷入或将含局部麻醉药的棉片塞入鼻腔，紧贴在需要麻醉的部位3～5 min即可。

3.咽喉、气管及支气管表面麻醉

让患者张口，将局部麻醉药喷入咽部，等2～3 min患者咽部出现麻木感，将患者舌体拉出，嘱其深吸气并向咽喉部喷雾，每次3～4下，间隔2～3 min，重复2～3次。最后用喉镜显露声门，于患者吸气时对准声门喷雾，每次3～4下，间隔3～4 min，重复2～3次即可。

气管、支气管麻醉亦可经环甲膜穿刺给药。先嘱患者穿刺注药期间须屏气，勿咳嗽、吞咽或说话，以免折针及损伤。将长3 cm的22 G针头垂直刺入环甲膜，当回抽注射器有气泡时快速注入局部麻醉药2～3 mL，迅速拔出针头，再令患者咳嗽，以使药液均匀分布。等2～5 min，即可进行气管插管或镜检。

4.尿道表面麻醉

对男性患者可用注射器将局部麻醉药推入尿道，再用龟头夹夹住阴茎头部，3～5 min即可。对女性患者将浸有局部麻醉药的细棉棒塞于尿道内3～5 min即可。

(二)局部浸润麻醉

沿着手术切口线分层注射局部麻醉药，以阻滞组织中的神经末梢，称为局部浸润麻醉。应根据手术时间选用所用药物。①短时效(普鲁卡因或氯普鲁卡因)：普鲁卡因是最常用的局部麻醉药，一般用0.5%～1%的溶液，用量大时，可用0.25%的溶液。成人最大剂量为1.0 g，加用1：200 000的肾上腺素后，作用时间为45～60 min。②中等时效：利多卡因常用浓度为0.25%～0.5%，加入1：200 000的肾上腺素后，作用维持时间为120 min，成人一次用量不超过500 mg。③长时效：丁哌卡因的常用浓度为0.2%～0.25%，加入1：200 000的肾上腺素后，作用时间可达5～7 h，成人一次最大剂量为200 mg，对普鲁卡因过敏的患者可以选择利多卡因或丁哌卡因。

(三)区域阻滞麻醉

围绕手术区四周和底部注射局部麻醉药，以阻滞进入手术区域的神经干和神经末梢，称为区域阻滞麻醉。其优点在于避免穿刺病理组织。所用药物和操作要点与局部浸润麻醉相同。

(四)静脉局部麻醉

在肢体上结扎止血带后，于肢体远端静脉内注入局部麻醉药，使止血带以下部位产生麻醉作用的麻醉方法，称为静脉局部麻醉。其主要优点为操作简便，缺点是放止血带后易出现局部麻醉药中毒反应，现已较少使用。

常用药物：上肢用100～150 mL 0.25%的普鲁卡因或60～80 mL 0.5%的普鲁卡因，或40 mL 0.5%的利多卡因，下肢用量为上肢用量的1.5～2倍。局部麻醉药内不需加肾上腺素。

五、局部麻醉的护理

(一)手术前的护理

1.患者评估

评估目前患者的病情、意识状态，有无高血压、心脏病等，了解治疗情况、局部麻醉部位的皮肤情况等。评估患者的心理状态、合作程度。

了解患者对局部麻醉药知识的认识程度，以前是否使用过局部麻醉药，有无不良反应、变态反应及反应的程度。应向患者解释局部麻醉的特点、体位以及要求合作的内容,使患者有充分的思想准备。

2.护理资源评估

用物是否齐全,是否符合无菌要求;药物是否准确无误,有无标识;环境是否符合操作要求,急救设施是否完好。

3.检查麻醉前用药情况

检查这类情况,尤其是局部麻醉药用药量较大,浓度较高的手术,巴比妥类和苯二氮䓬类镇静剂可提高机体对局部麻醉药毒性作用的耐量。

(二)进入手术室后的护理

(1)认真填写手术安全核查表,共同确认患者身份、手术部位、手术方式、知情同意等项内容。

(2)心理护理:向患者介绍手术医师、麻醉医师和巡回护士、手术室环境,解释局部麻醉的目的,缓解患者的紧张情绪,取得患者的合作。

(3)麻醉前根据医嘱开放静脉通道,连接监护仪器。

(4)需要摆放麻醉体位的要协助医师摆好体位,给穿刺范围消毒。

(5)根据医嘱准备麻醉药物,认真执行"三查七对",将局部麻醉药物和麻醉药品标示明确,以便与其他药物区别。医师抽取药物时要向其报告药品名称和浓度。

(6)麻醉成功后,协助医师测定麻醉效果。密切观察患者的病情及体温、脉搏、呼吸、血压、瞳孔等变化,并记录于麻醉单上。

(7)根据医嘱、患者情况、手术情况、所用药物和手术时间,决定是否追加局部麻醉药物。

(8)出现意外情况,立即参加抢救,并将抢救措施记录于麻醉单上。

(9)局部麻醉不良反应患者的护理:严格执行操作规程,防止不良反应的发生。一旦发生不良反应,立即停止注药,有些反应随药物代谢症状消失,对严重者给予氧气吸入。对呼吸困难者辅助人工呼吸,必要时气管内插管机械通气。

根据医嘱使用解痉药物或肌肉松弛剂,并做好辅助呼吸。密切观察患者的病情及体温、脉搏、呼吸、血压、瞳孔等变化,做好记录。

根据不良反应的程度决定是否继续采用局部麻醉和用药的间隔时间、用药的剂量与浓度。

(三)手术结束的护理

(1)根据医嘱和患者情况,确定将患者送至麻醉复苏室、重症监护病房或普通病房。

(2)护送患者过程中应备好抢救药物、抢救设备、仪器、氧气等,以防意外发生。

(3)与复苏室、重症监护病房或普通病房的值班护士交接手术患者。

(4)整理麻醉药物和麻醉用品。

(5)处置医疗废物。

(6)将本次麻醉所用药物、一次性用品等记入相应账目。

(马晓霞)

第二节　吸入麻醉的护理

挥发性麻醉药物或麻醉气体经呼吸系统吸收入血，抑制中枢神经系统而产生的全身麻醉的方法，称为吸入麻醉(inhalation anesthesia)。吸入麻醉药在体内代谢、分解少，大部分以原形从肺排到体外，因此吸入麻醉具有较高的可控性、安全性及有效性。其麻醉深浅与药物在脑组织中的分压有关，当麻醉药从体内排出或在体内代谢后，患者逐渐恢复清醒，且不留任何后遗症，是全身麻醉的主要方法。

一、麻醉前护理

吸入麻醉分为诱导、维持和苏醒三个阶段，为了患者的安全和麻醉的成功，做好麻醉前准备并做好麻醉期间的观察和护理至关重要。

(1)患者评估：在麻醉医师指导下访视患者，对患者的病情、意识状态，有无高血压、心脏病、呼吸系统疾病等以及患者的心理状态、合作程度做出麻醉前评估，进行 ASA 分级。

(2)要检查需要气管插管的患者头颈活动度、甲颏距离、张口度，有无松动牙齿，有无固定牙冠或牙桥，有无活动性牙桥或义齿(术前应摘下)；有无异常牙齿(如上门齿外突或过长、上下齿列错位、缺牙碎牙或断牙等)；应检查经鼻插管者的鼻咽情况。根据麻醉医师要求准备保证气道通畅或困难气管插管所需设备，如插管型喉罩、纤维支气管镜等。

(3)向患者解释吸入麻醉的特点、体位以及要求合作的内容，强调禁饮、禁食的重要性，使患者有充分的准备。吸烟的患者应在麻醉前 2～3 周停止吸烟。

(4)检查气源、麻醉机、挥发器、麻醉回路、呼吸机、二氧化碳吸收器和钠石灰状况；检查监护仪状况；检查气管插管用品是否齐全、是否消毒，备好吸引器、胶布或固定带。

(5)检查患者的备皮、局部麻醉药过敏试验及术前用药情况(名称、用量、方法)、备血及禁食、禁饮情况。准备好消毒药品、麻醉药品、生理盐水及胶布。

(6)心理护理：向患者介绍手术医师、麻醉医师和巡回护士、手术室环境，缓解患者的紧张情绪，取得患者的合作。

(7)认真填写手术安全核查表，共同确认患者身份、手术部位、手术方式、知情同意等项内容。

(8)安放监护仪器，密切观察患者的病情及体温、脉搏、呼吸、血压、瞳孔、麻醉深度等变化，并记录于麻醉单上。

(9)静脉穿刺前，应脱下患者的衣服，测量血压。根据医嘱进行体液治疗，注意“三查七对”。用药完毕，及时将用药情况记录在麻醉记录单上，以便核查。

(10)根据麻醉医师医嘱，抽取相应吸入麻醉药，注入相应挥发器中。备好其他麻醉和急救药品及一次性用品。抽吸麻醉药品的注射器及所有使用后的液体瓶(袋)、空安瓿，必须保留，以便与其他药物区别，待患者离室后方可处理。抽取药物后必须贴药品标签或用油笔标记，套上原空安瓿，定位放置；注药前要向麻醉医师重复药名、浓度、剂量、用法，无误后方可执行。

二、吸入麻醉的诱导

单纯的吸入麻醉诱导分为浓度递增慢诱导法和高浓度快诱导法，适用于不宜用静脉麻醉及不易保持静脉开放的小儿等；但对嗜酒者、体格强壮者不宜采用。

1.慢诱导法

慢诱导法是用左手将面罩固定于患者的口鼻部，右手轻握气囊，吸氧去氮后打开挥发罐，将挥发罐内麻醉药浓度调节至0.25%，让患者深呼吸，每3～4次增加吸入麻醉药浓度0.5%，直至1 MAC(最低肺泡有效浓度)。如果需要，可以插入口咽或鼻咽通气导管，以维持呼吸道通畅，同时检测患者对刺激的反应，如果反应消失，进入外科麻醉期，可进行手术。这种浓度递增的慢诱导方法可以使麻醉诱导较平稳，但诱导时间的延长增加了兴奋期出现意外的可能。如麻醉前无法找到合适的静脉，可采用面罩吸入诱导的方法，吸入麻醉达一定深度后，外周血管就会扩张，应尽快建立静脉通道。

2.高浓度快诱导法

高浓度快诱导法是先用面罩吸纯氧，6 L/min，去氮3 min，然后吸入高浓度麻醉药(如5%的安氟醚等)，让患者深呼吸1～2次，改吸中等浓度麻醉药(如3%或5%的安氟醚等)，直至外科麻醉期。可行气管插管，实施辅助或控制呼吸。诱导中应注意保持呼吸道通畅，否则可致胃扩张，影响呼吸，并易导致误吸。此外，还采用Mepleson E/F型或Bain回路，以减少回路内容积对输出麻醉药的稀释作用。

3.气管插管

诱导期患者去枕，使头后仰，肩部抬高。面罩给氧，口咽部行局部麻醉药喷雾，快速插管时静脉推注肌松药，插管时协助显露声门、固定导管等。导管插到位后迅速接通氧气；放置牙垫，向气管导管套囊内注入空气，在患者胸前按压1～2下，用面部感触气流或听诊双肺呼吸音，确保气管导管在气管中，避免导管插入过深进入支气管而妨碍肺通气。监测患者的各项生理指标并向医师报告，以便能准确调整麻醉深度，确定各种操作时机。如果在诱导期出现生命体征异常，就应立即减少或停止麻醉药的吸入，并给予纯氧。在此期主要根据患者的心率、血压和患者对刺激的反应来判断麻醉深浅；摆体位、消毒、导尿等操作都有助于预测即将切皮的反应。

三、吸入麻醉的维持

麻醉诱导完成后即进入麻醉的维持阶段。此期间应满足手术要求，维持患者无痛，无意识，肌肉松弛及器官功能正常，应激反应得到抑制，水、电解质及酸碱保持平衡，血液丢失后得到及时补充。平稳的麻醉要求了解手术操作步骤，掌握麻醉药物的药理学特性，能提前3～5 min预测手术刺激，以及时调整麻醉深度。可吸入65%的N_2O、35%的O_2及0.8～1.2 MAC挥发性麻醉药。目前低流量吸入麻醉是维持麻醉的主要方法。术中应根据手术特点、术前用药情况以及患者对麻醉和手术刺激的反应来调节麻醉深度。在不改变患者的静息每分钟通气量时，改变麻醉深度主要是通过调节挥发罐开启浓度和增加新鲜气流量来实现。MAC常用来判断吸入麻醉的深度，1.3 MAC相当于有效剂量水平。

尽管吸入麻醉药本身就产生肌松作用，但为了获得重大手术所需的完善肌松，常需要静脉给予肌松剂，以避免为增强肌松作用而增加麻醉深度引起的循环抑制。挥发性麻醉药可明显增强非去极化肌松药的阻滞作用，二者合用时应注意减少肌松药的用量。

麻醉护士应密切观察患者，按照医嘱用药，调整患者的麻醉深度。

四、吸入麻醉的苏醒及恢复

吸入麻醉患者的苏醒过程与诱导过程相反，可以看作吸入麻醉药的洗出(wash-out)过程。由于回路内的气体流量低，无法迅速把麻醉药排出，因此在手术结束时应比高流量麻醉更早关闭挥发罐。整个手术操作结束后，用高流量纯氧来快速冲洗患者呼吸道及回路里的残余麻醉药。当肺泡内吸入麻醉药浓度降到0.4 MAC时，约95%的患者能够按医师指令睁眼。吸入麻醉药排出得越干净，越有利于苏醒过程的平稳和患者的恢复，过多的残余不仅可能导致患者烦躁、呕吐，甚至抑制清醒状况和呼吸。在排出吸入性麻醉药时，可静脉给予一定的止痛药来增加患者对气管导管的耐受，以有利于吸入药的尽早排出，同时还可减轻拔管时的应激反应。

(1)苏醒期患者烦躁不安，麻醉护士应守护在旁，系好约束带，将患者卧位固定稳妥，防止坠床、输液管道脱出、引流管拔出等意外情况发生。

(2)气管拔管时，麻醉变浅、气管导管机械性刺激、切口疼痛、吸痰操作等，使患者交感神经过度兴奋，血管紧张素-醛固酮系统失衡致血浆肾上腺素浓度明显升高。因此，拔管过程中要注意监测血氧饱和度、血压、心率变化，给予相应的拮抗药物；吸痰动作要轻柔，减少刺激。

(3)防止恶心、呕吐及反流误吸。若患者出现呕吐先兆(频繁吞咽)，应立即将其头偏向一侧，降低床头，使呕吐物容易排出，及时吸引，防止误吸。

(4)防止舌后坠。当患者打鼾时托下颌，必要时置入口咽或鼻咽通气道。

(5)检查各类导管的情况，包括胃管、引流管、导尿管、引流瓶等。

(6)如患者未能彻底清醒，应在恢复室观察，待苏醒满意后方可送回病房。

五、吸入麻醉期间的监测与护理

吸入麻醉期间各项生理指标的观察非常重要。密切而细致地观察患者，常能及早发现一些先兆，及时予以处理，使险情消失在萌芽之中；这就要求麻醉护士在麻醉期间将每隔5～10 min测定的血压、脉搏、呼吸等数据详细记录在麻醉单上。根据患者的反应，参考患者原有的某些疾病特点，进行综合分析，在医师指导下及时调整麻醉深度和调整患者的生理状态，减少和消除伤害性刺激的发生，使患者顺利完成手术。

(一)吸入麻醉深度的监测与护理

吸入麻醉主要靠调节麻醉药物的给予量来达到对神经系统的特殊药理作用，由于患者对药物反应的个体差异，计算达到不同麻醉水平的剂量比较困难。目前对麻醉深度的判断主要靠观察患者麻醉后的体征，即临床麻醉经验。其目的是使用最少的麻醉药来达到足够施行手术的麻醉深度，减少对正常机体功能近期及远期的抑制，同时要避免“浅”麻醉下手术所造成的伤害性刺激。

1.传统的监测方法

传统的吸入麻醉深度监测是以Guedel在乙醚麻醉时根据临床体征所描述的典型四期四级分类法为依据。可以通过观察瞳孔、肌张力、眼泪、呼吸模式变化决定患者处在哪一期、哪一级，麻醉深度的判断相对容易。在现代麻醉中，由于氟类挥发性麻醉药、阿片类药及肌松药、镇静药的出现，以及复合麻醉的广泛应用，典型乙醚麻醉分期已不能满意地表达其他全身麻醉药的麻醉征象，但仍为应用临床体征监测麻醉深度和分期奠定了基础。

2.脑电活动监测麻醉深度

目前较为成熟的是频谱分析法，应用计算机技术，从周期、振幅、位相三方面对脑电活动综合分析，其主要指标为脑电双频指数(BIS)，临床研究表明BIS能较好地判断麻醉深度的变化，尤其在判断麻醉苏醒上有重要意义。BIS的数值范围是1～100，数值越大，患者越趋于清醒，数值越小，则提示患者大脑皮质的抑制愈严重。BIS＞95时患者清醒，BIS＜70时患者意识丧失，手术期麻醉，BIS为40左右，深麻醉时，BIS少于20，手术刺激强度对BIS有一定影响。应加强麻醉中观察，根据手术进程将患者的反应告知麻醉医师，及时调整麻醉深度。

(二)呼吸系统的观察和护理

吸入麻醉期间观察患者的呼吸频率、呼吸幅度、氧饱和度、呼吸道通畅度。因为呼吸道不通畅会影响呼吸频率和幅度。可听诊呼吸音的变化，识别呼吸异常情况。浅而快的呼吸是呼吸功能不全的表现，常使通气量锐减，引起低氧血症，氧饱和度下降；呼吸道梗阻时往往表现为呼吸困难，吸气时胸廓软组织凹陷，辅助呼吸肌用力，出现鼻翼扇动，甚至发绀。

潮气量降低，可能是麻醉药抑制呼吸中枢、肌松药的残余影响或椎管内麻醉平面过高所致。麻醉、手术中除了上述观察外，尚可应用 Wright 通气量计精确测量潮气量和静息每分钟通气量；对危重和大手术患者，还可进行动脉血气分析、血液酸碱度及氧和二氧化碳分压监测，这有助于判断病情。

(三)循环系统的观察和护理

通过血压、脉搏、脉压、中心静脉压以及每小时尿量的变化等衡量循环系统的状态。最简单的办法是用置于心前区的听诊器或食管内听诊器辨别心音异常的改变。经皮或切开皮肤作桡动脉穿刺插管，直接测量动脉压，对某些大手术或危重患者循环系统的监测与抢救治疗甚有帮助。此外还可根据需要不定时地采集动脉血，作血气分析，随时对患者的酸碱平衡失调进行处理或对机械通气进行调节。

(四)中枢神经系统的观察和护理

应注意患者的神志变化，注意其对各种刺激的应激反应。观察眼球和瞳孔的变化，可有助于判断麻醉深度，还可了解有无缺氧。眼球固定和瞳孔散大及对光反应迟钝甚至消失，均为脑深度抑制或缺氧的表现。

六、手术结束的护理

(1)患者尚未清醒或有麻醉并发症，将其送至麻醉后恢复室继续监测；患者已清醒但仍需监测治疗，应送重症监护病房；患者已清醒，病情稳定一般情况好，可送回普通病房。

(2)护送患者过程中应注意监测，备好抢救药物、抢救设备、仪器、氧气等，防止意外发生。

(3)要妥善固定气管导管、测压管、各种引流管、导尿管等，防止脱落。

(4)与恢复室、重症监护病房或普通病房的值班护士交接，注意监测呼吸、血压情况，防止麻醉药和肌松药的残余作用使患者复睡后下颌松弛造成的上呼吸道梗阻或腹部手术后切口疼痛、腹部膨胀、腹带过紧造成呼吸困难而致呼吸停止。

(5)整理麻醉药物和麻醉用品。

(6)处置医疗废物。

(7)将本次麻醉所用药物、一次性用品等计入相应账目。

(8)手术后回访患者，了解有无麻醉后并发症，如肺部并发症、恶心、呕吐等，并给以治疗和护理。

（马晓霞）

第三节 麻醉恢复护理

一、概述

麻醉恢复室(post anesthesia care unit,PACU)又称术后麻醉检测治疗室,是对手术麻醉后患者进行严密观察和监测,继续治疗直至患者的生命体征恢复稳定的场所。

1.目的

(1)保证手术后麻醉患者的安全:手术结束后数小时内,麻醉药、肌松药和神经阻滞药仍发挥一定作用,各种保护反射尚未恢复,常易发生气道梗阻、通气不足、呕吐、误吸、循环功能不稳定、疼痛、寒战、认知功能障碍等并发症。麻醉恢复室的工作人员主要由专职的麻醉医师和麻醉护士组成。要求其有经验,技术娴熟,了解麻醉药、肌松药和麻醉性镇痛药的药效学,掌握各种监测方法、心律失常的诊断和常见治疗,并正确使用呼吸机,可以预防并早期发现和治疗手术、麻醉后并发症,以保证苏醒患者的安全。

(2)提高手术间的使用率,加快手术周转:患者手术结束后即可带着气管导管进入麻醉恢复室,不再占用手术间进行患者清醒和拔管,以免影响下一台手术的进行,因为麻醉恢复室的工作决定了手术间使用效率的高低,而手术间效率的高低直接影响众多科室的工作效率。

(3)提高麻醉质量:麻醉恢复室的建立使手术间麻醉医师不再为气管插管全麻患者术后清醒时是否立即拔管而担忧,可以根据患者的情况大胆用药,杜绝患者术中知晓、术中疼痛的发生,减少术中浅麻醉而出现的各种不良反应。提高麻醉质量,提高患者对麻醉的满意度。

2.收治标准

(1)全身麻醉后患者未清醒,自主呼吸未完全恢复或肌肉张力差或因某些原因气管导管未拔除。

(2)非全麻患者情况未稳定,或神经功能未恢复,硬膜外麻醉平面在胸4椎体以上,术中病情不太稳定。

(3)神经阻滞发生意外情况,手术后需要继续检测治疗。

(4)术后生理功能长时间不稳定或出现严重并发症,需转入ICU继续监测。

二、麻醉恢复室的护理工作

(一)麻醉恢复室护士的工作职责

(1)在科主任、护士长领导下和麻醉恢复室麻醉医师的指导下进行工作。

(2)负责麻醉恢复室药品、物品的清点、交接工作。

(3)准备呼吸机、监护仪、药品及物品等,使其处于备用状态。

(4)遵医嘱执行各项护理操作,并协助麻醉医师工作。

(5)负责麻醉恢复室患者的监护工作,具有高度的责任感,发现问题,及时汇报,并配合患者的抢救工作。

(6)掌握麻醉恢复室工作流程,做好患者转入、记录、转出、总结、登记、收费工作。

(7)保持麻醉恢复室整洁,及时补充各种耗材,定期核查有效期,并保证物品、仪器设备的有效性。

(8)负责恢复室护理教学工作。

(9)坚守工作岗位，努力提高麻醉护理理论和技术水平。

(二)麻醉恢复室护士的工作细则

1. 患者入室前准备

(1)负责麻醉恢复室物品及药品清点工作，并保证其有效性。

(2)负责当日早晨手术间特殊患者血气的采集。

(3)打开呼吸机、监护仪、电脑(麻醉临床信息系统)，使其处于备用状态。检查仪器(氧气、吸引设备)是否处于正常状态。

(4)准备好每日所需物品及紧急插管用物、口咽通气道、各种型号的一次性氧气面罩。

(5)准备所需常规药品。

(6)手术间麻醉医师或巡回护士提前5 min通知麻醉恢复室并告知有无特殊情况，麻醉恢复室工作人员根据患者的体重和年龄，是否脱机、拔管、清醒及特殊情况做出相应准备。若患者使用呼吸机，遵医嘱调节潮气量、呼吸比、通气压力、氧浓度。为所有未清醒患者常规准备四肢约束带，防止患者擅自拔出各种管道及坠床。

2. 患者入室后监护与护理

(1)患者入麻醉恢复室后若仍需要使用呼吸机，接好呼吸机(有条件的连接好呼气末CO_2)，测氧饱和度、血压(设置5 min一次)，做心电图。整理好各种引流管，将有导尿管者的尿袋挂在床尾，便于随时观察。有效约束患者，例如，应对清醒患者做好解释工作，并取得患者的配合。

(2)与手术间巡回护士交接患者基本情况，如患者姓名、年龄、病历、手术名称、术中出入量、是否等冰冻、传染性疾病、引流管、输液管道、财产、伤口敷料、皮肤情况等，与手术间的麻醉医师交接患者的基本情况，如术中生命体征、患者特殊情况、是否有动脉留置针、心和肺等基本情况，并在连接好氧饱和度且正常的情况下，同台麻醉医师方可离开。

(3)认真查对患者、病历、腕式识别带，使用麻醉临床信息系统将患者转入PACU，做好复苏记录单的填写。挂好手术间号码牌防止差错事故发生，原则上做到病历不离开患者的手术推床。有特殊情况，如等冰冻、传染性疾病、拔除动脉留置针、测血气等，应挂相应警示牌。

(4)进行肌松监测(＋＋＋＋)，查看心电图、肺功能报告、胸片结果并阅读病例，查看有无特殊情况，告知麻醉医师是否给予肌松拮抗剂、苯二氮䓬类拮抗剂及阿片类拮抗剂等。若患者有自主呼吸，及时向麻醉医师汇报，并遵医嘱调节呼吸机模式，若患者符合拔管指征，主动协助麻醉医师拔管并记录。

(5)对小儿患者需要准备小儿拔管用物篮，其内有小儿面罩、小儿口咽通气道、小儿吸痰管、听诊器。

(6)严密观察患者血压、脉搏、心率、脉搏血氧饱和度(SpO_2)等，若发现病情变化，及时向麻醉医师汇报。对心率过慢者，可遵医嘱给予硫酸阿托品注射液；对烦躁或疼痛者，可遵医嘱使用枸橼酸芬太尼注射液；对寒战者，可遵医嘱使用盐酸曲马多注射液等。

(7)气管导管内有痰鸣音，需遵医嘱及时为患者吸痰，对已拔除气管导管的患者，必要时可嘱其咳嗽或进行拍背。

(8)观察期间遵医嘱为患者进行动脉血采集和血气分析，根据结果做好相应护理，如给低钾者遵医嘱泵钾等。

(9)随时观察患者的各项生命体征,熟悉呼吸机、监护仪等仪器设备的性能、使用方法,能进行简单的故障排除。掌握各种常用药物的名称、剂量、配置方法、使用方法、适应证、禁忌证等。

(10)严格掌握患者出麻醉恢复室的指征,正确评估患者是否符合出室标准,并请示麻醉二线医师并在麻醉二线医师下达出室医嘱后,计算出入量,填写好麻醉复苏记录单并交麻醉二线医师核查签字,拆卸监护用物,整理患者着装和病历(检查患者相关信息确认表中意识栏是否打勾,交接单上有无交接麻醉复苏记录单实际数目及患者财物的记录)。

3.患者出室后交接与整理

(1)出室时观察患者情况,如引流袋、输液是否通畅,检查皮肤、财物。再次核对患者的病历是否正确。

(2)负责将患者送至病房或护士站,与接班人员进行交班,注意交接意识、镇痛泵、输液管道、液体名称、各种引流管、皮肤情况、患者财物、麻醉方式、出入量、特殊情况及麻醉医师交代的相关建议,同时向家属交代患者意识情况及镇痛泵的使用。将患者送回病房,需病房护士按实际情况填写生命体征并签字确认,特殊患者由麻醉医师送回病房。

(3)做好患者信息的电脑采集及登记入册工作,有特殊情况及特殊处理,须在登记本备注栏中注明。

(4)感染患者使用后的监护管道,需用0.1%的含氯制剂擦拭消毒后方可给下一个患者使用。工作结束后,更换吸引瓶、吸引管,关闭呼吸机、监护仪、电脑,拔出电源、气源、吸引装置,收拾房间,补充用物,保持房间整洁。清点物品、药品、收费单、记录单及处方。

(5)给温度计消毒,关闭打印机,补充物品,整理操作台、洗手池、敷料。

(三)拔管期监护

1.麻醉苏醒

目的是恢复正常通气,判断苏醒的标准如下。

(1)麻醉深度变浅,感觉和运动功能逐步恢复。

(2)出现自主呼吸,并能逐渐自行控制。

(3)呼吸道反射恢复。

(4)意识清醒。

2.术后拔管

在麻醉苏醒过程中拔管对患者而言是相对危险的,应高度重视。

(1)清醒拔管:给患者适当应用镇痛药、局部麻醉药或心血管抑制药,减轻咳嗽反射或交感神经受刺激引起的血流动力学不稳定,在患者完全清醒、运动功能及通气功能充分恢复后进行。

(2)不清醒拔管:患者恢复运动及通气功能,但仍处于无意识状态下进行拔管,可以避免咳嗽反射或交感神经反射,维持血流动力学稳定。

3.拔管指征

安全拔管指征由麻醉护士负责观察、评估,麻醉医师核实确认后拔管,以保证患者安全。

(1)生命体征平稳。

(2)确定患者并非禁止拔管。

(3)意识清醒并可自主呼吸(呼吸次数在每分钟10~24次)。

(4)吞咽反射及咳嗽、呕吐反射恢复。

(5)通气量大于 7～10 mL/kg。

(6)没有需要紧急处理的高血压或低血压状态。

(7)确定拔管后，不会出现上呼吸道阻塞。

(8)新生儿、婴幼儿可睁眼，眼神清亮有神，四肢运动活跃。

(四)出室指征的掌握与护理

(1)意识清楚，定向能力恢复，平卧时抬头多于 5 s。能辨认时间地点，能完成指令性动作。肌肉张力恢复正常，无急性麻醉或手术并发症，如呼吸道水肿、神经损伤、恶心、呕吐等。

(2)血压、心率改变不超过术前静息值的 20％，且维持稳定 30 min 以上。心电图正常，无明显的心律失常和 ST-T 改变。

(3)呼吸道通畅，保护性吞咽、咳嗽反射恢复，不需要口咽或鼻咽通气道，通气功能正常，呼吸在每分钟 12～30 次，能自行咳嗽，排除呼吸道分泌物，$PaCO_2$ 能保持在手术前正常范围内。面罩吸氧，PaO_2 不低于 70 mmHg，SpO_2 不低于 95％。

(4)胸、肺 X 线片无特殊异常，尿量高于 25 mL/h，电解质和血细胞比容在正常范围内。

(5)凡术后在麻醉恢复室用过镇静、镇痛药的患者，用药后观察 30 min 以上方可转出麻醉恢复室。

三、麻醉恢复期常见并发症的处理及护理

(一)麻醉苏醒延迟

1.麻醉苏醒延迟的原因

(1)麻醉药物过量，包括单位时间内的过量、总量过大及患者个体差异过大、麻醉药物相对过量，如肝功能障碍时的药物代谢减慢、肾功能障碍时药物排泄延迟、个体差异造成的麻醉耐受性差等。

(2)麻醉期间缺氧是苏醒延迟的常见原因。老年人对缺氧耐受性差，多为长时间脑灌注减少引起脑损伤，尤其是有脑血管疾病者。

低血压：收缩压低于 50 mmHg 可引起意识障碍，伴有动脉硬化的高血压患者，若术中发生持续性低血压，可导致重要器官灌注不足。

低氧血症：吸入氧浓度过低、呼吸抑制、呼吸道梗阻等原因引起的缺氧。当 PaO_2 低于 60 mmHg或 SaO_2 低于 75％时，可致脑组织缺氧，并出现意识障碍。术中失血量较多、血红蛋白降至 20～50 g/L，因血液携氧能力极低，可出现意识障碍。慢性贫血者，脑耐受缺氧能力虽较强，但术后苏醒也多延迟。

糖代谢紊乱：出现低血糖休克昏迷、误用过量胰岛素、潜在胰岛细胞瘤所致的低血糖等。小儿血糖低于 2.5 mmol/L，成年人血糖低于 2.0 mmol/L，就会出现意识不清。

糖尿病酮症酸中毒：发生在重症糖尿病患者胰岛素用量不足时。血糖高于 18 mmol/L，尿糖及酮体呈阳性，血酮体浓度升高，二氧化碳结合力(CO_2CP)降低。

高渗性非酮症昏迷(HNKC)：过分利尿、脱水或大量输入高渗溶液，使脑细胞脱水，如时间太久，导致昏迷不醒，病死率可达 60％。诊断特点：苏醒慢、多尿、瞳孔散大、反应迟钝、肢体抽搐、血糖高于 20 mmol/L、高血钠症、酮体为阴性、无酮中毒。应立即纠正脱水和血液的高渗状态，静脉输入低渗盐水，同时补充钾，不宜用大量胰岛素，以免出现细胞内水肿和脑水肿。

严重电解质紊乱：血钠高于160 mmol/L或低于100 mmol/L，均可出现意识不清。血镁低于2 mmol/L，可导致意识不清，血钾低于2 mmol/L，可并发严重心律失常，引起心排血量减少、血压下降和意识障碍。

脑部疾病：颅脑手术对中枢的刺激、脑水肿、脑血管意外等。

肾上腺皮质功能减退：成年人肾上腺髓质内含有80%的肾上腺素，18%为去甲肾上腺素，2%为多巴胺。肾上腺皮质主要分泌醛固酮。高血压、低血钾、肌无力等，称为原发性醛固酮增多症。肾上腺髓质生成糖皮质激素(氢化可的松等)，糖皮质激素生成增多，则形成皮质醇增多症，表现为向心性肥胖、满月脸、水牛背、痤疮及腹部皮肤紫纹等。检查发现高血压、糖尿病、高钠、低钾、骨质疏松、肌萎缩无力，原因有病理性皮质功能减退、黏液性水肿及医源性原因等。

机体极度衰弱、恶病质、休克等。

2. 苏醒延迟的预防

(1)全面了解麻醉药物的药效、起效时间、作用时间、半衰期、代谢方式、协同作用等。

(2)合理调整麻醉停药时间：根据患者的状况、手术时间、药物作用特点和药物相互作用等选择。

(3)麻醉期间避免低氧血症和低温。

3. 处理

(1)加强监测，充分给氧，保持呼吸道通畅和血流动力学稳定。

(2)拮抗药的应用如下。①特异性拮抗药物：麻醉性镇痛药的拮抗可用纳洛酮0.4 mg，静脉滴注，呼吸恢复后半小时再肌内注射半量，小儿5～10 μg/kg，静脉滴注。烯丙吗啡5～15 mg，与吗啡剂量比为1∶(3～4)。②巴比妥类：派甲酯(利他林)30～50 mg，缓慢静脉滴注或贝美格(美解眠)50 mg，稀释后缓慢静脉滴注。③苯二氮䓬类：氟吗西尼0.2 mg，静脉滴注，以后0.1 mg/min，直到患者清醒，或总量可达1 mg。④非去极化肌松药类：新斯的明1～2 mg加阿托品0.5～1 mg，静脉滴注，溴比斯的明0.15～0.25 mg/kg加阿托品0.005～0.01 mg/kg。

(3)非特异性拮抗药：吗苯哌酮0.4 mg，缓慢静脉滴注，必要时可重复用0.2 mg，氨茶碱0.25～0.5 g，稀释成20 mL后缓慢静脉滴注。

(4)纠正代谢紊乱及电解质紊乱。

(二)术后谵妄和躁动

1. 特点

谵妄的表现为兴奋与嗜睡交替、定向障碍和不协调行为；躁动者有较大的情感波动，表现为不能控制的烦躁不安或哭泣。

2. 原因

(1)谵妄常见于老年患者、有药物依赖史者和精神疾病患者。躁动多见于儿童和年轻人、有脑部疾病或精神病病史者。

(2)有低氧血症、高碳酸血症、酸中毒、腹胀和尿潴留、疼痛、低钠血症、低血糖、颅脑损伤、脓毒症、乙醇戒断综合征。

(3)术前仅用东莨菪碱、吩噻嗪类(氯丙嗪等)或巴比妥类而没有使用镇痛药。

(4)术中用大量氯胺酮、氟哌利多、苯二氮䓬类、阿片类药物。

(5)大剂量的甲氧氯普胺和阿托品可诱发谵妄，可给予毒扁豆碱0.5～4 mg，逆转抗胆碱药引起的躁动和谵妄。

3.处理

(1)吸氧,查动脉血气,排除低氧血症、高碳酸血症和电解质紊乱。

(2)补充液体,排出继发性出血引起的休克。

(3)镇痛。

(4)抗精神病药:20～30 min 静脉滴注 1～2 mg 氟哌啶醇。

(5)排除尿潴留或胃肠胀气。

(6)严重躁动:咪达唑仑或地西泮(安定)2.5～5 mg 或劳拉西泮 1～2 mg,静脉滴注,均有抗焦虑、抗惊厥、催眠、肌松、遗忘等作用。但连续使用地西泮可能出现嗜睡、眩晕、疲劳感、共济失调等不良反应。如果产生依赖性,停药后可出现戒断症状,表现为焦虑、失眠、震颤等。剂量偏大时,可引起躁动、谵妄、兴奋等反常反应。

(马晓霞)

第二十章 基础护理

第一节 口服给药法

药物经口服，经胃肠道吸收后，可发挥局部或全身治疗的作用。

一、摆药

(一)药物准备类型

1.中心药房摆药

目前国内不少医院设有中心药站，一般设在医院内距离各病区适中的地方，负责全院各病区患者的日间用药。病区护士每日上午在医师查房后把药盘、长期医嘱单送至中心药站，药站专人处理医嘱，并进行摆药、核对。对口服药物按每日 3 次量，对注射药物按一日总量备齐。然后病区护士当面核对无误后，取回病区，按规定时间发药。发药前须经另一人核对。各病区另设一个药柜，备有少量常用药、贵重药、针剂等，作为临时应急用。所备的药物须有固定基数，用后及时补充，交接班时按数点清。

2.病区摆药

病区护士在病区负责准备自己病区患者所需的药品。

(二)用物

用物有药柜(内有各种药品)、药盘(发药车)、小药卡、药杯、量杯(10～20 mL)、滴管、药匙、纱布或小毛巾、小水壶(内盛温开水)、服药单。

(三)操作方法

1.准备

洗净双手，戴口罩，备齐用物，依床号顺序将小药卡(床号、姓名)插于药盘上，并放好药杯。

2.按服药单摆药

摆好一个患者的药后，再摆第二个患者的药，先摆固体药再摆水剂药。

(1)固体药(片、丸、胶囊)：左手持药瓶(标签在外)，右手掌心及小指夹住瓶盖，拇指、示指和中指持药匙取药，不可用手取药。

(2)水剂：先将药水摇匀，左手持量杯，拇指指在所需刻度，使之与视线处于同一水平，右手持药瓶，标签向上，然后缓缓倒出所需药液。应以药液低面的刻度为准。同时有几种水剂时，应分别倒入不同药杯内。更换药液时，应用温开水冲洗量杯。倒毕，用湿纱布或小毛巾擦净瓶口，然后放回原处。

3.其他

(1)药液不足 1 mL，须用滴管吸取，1 mL 相当于 15 滴。为使药量准确，应滴入已盛好少许冷开水的药杯内，或直接滴于面包上或饼干上让患者服用。

(2)对患者的个人专用药，应注明床号、姓名、药名、剂量、时间，以防有差错。不可将专用药借给他人用。

(3)摆完药后，应根据服药单查对一次，再由第二人核对无误后，方可发药。

(4)如需磨碎药，可用乳钵研碎。

(5)用清洁巾盖好药盘，待发药。清洗滴管、乳钵等，清理药柜。

二、发药

(一)用物

用物有温开水、服药单、发药车。

(二)操作方法

1.准备

发药前先了解患者情况，如果患者暂对不能服药，应做交班。

2.发药查对，督促服药

按规定时间，携服药单送药到患者处，核对服药单及床头牌的床号、姓名，并询问患者姓名，患者的回答与服药单一致后再发药，待患者服下后方可离开。

3.根据不同药物的特性正确给药

(1)对抗生素、磺胺类药物应准时给药，以保持药物在血液中的有效浓度。

(2)宜在饭前或饭间服用健胃、助消化药物。宜在饭后服用对胃黏膜有刺激的药。

(3)服用对呼吸道黏膜有安抚作用的保护性镇咳药后不宜立即饮水，以免稀释药液，降低药效。

(4)尿少时某些由肾排出的药物(如磺胺类等)可析出结晶，引起肾小管堵塞，故应鼓励患者多饮水。

(5)对牙齿有腐蚀作用和使牙齿染色的药物(如铁剂等)，可用饮管吸取，服用后漱口。

(6)服用强心苷类药物应先测脉率、心率及心律，若脉率低于每分钟60次或心律不齐，不可服用。

(7)有配伍禁忌的药物，不宜在短时间内先后服用，这类药物如呋喃妥因与碳酸氢钠溶液等碱性药液。

(8)应在就寝前服用催眠药。发药完毕，再次与服药单核对一遍，看有无遗漏或差错。集中处理药杯。将清洁药盘放回原处。需要时做好记录。

(三)注意事项

(1)严格遵守“三查七对”制度(操作前、中、后查，核对床号、姓名、药名、浓度、剂量、方法、时间)，防止发生差错。

(2)应协助年老、体弱、小儿及危重患者服药，对鼻饲者应先注入少量温开水，后将药物研碎、溶解后由胃管注入，再注入少量温开水冲洗胃管。更换或停止药物，应及时告诉患者。若患者提出疑问，应重新核对清楚后再给患者服下。

(3)发药后，要密切观察服药后效果及有无不良反应，若有反应，应及时与医师联系，给予必要的处理。

(李文娟)

第二节　注射给药法

注射给药是将无菌药液或生物制品用无菌注射器注入体内，达到预防、诊断、治疗目的的方法。

一、药液吸取法

(一)从安瓿内吸取药液

将药液集中到安瓿体部，用消毒液给安瓿颈部及砂轮消毒，在安瓿颈部划一条锯痕，重新给安瓿颈部消毒，拭去碎屑，掰断安瓿。将针尖斜面向下放入安瓿内的液面下，手持活塞柄抽动活塞，吸取所需药量。抽吸完毕将针头套上空安瓿或针帽备用。

(二)从密封瓶内吸取药液

除去铝盖的中央部分并给密封瓶的瓶塞消毒，待干。往瓶内注入与所需药液等量的空气以增加瓶内压力，避免瓶内负压，无法吸取。倒转密封瓶及注射器，使针尖斜面在液面下，轻拉活塞柄，吸取药液至所需量，再以示指固定针栓，拔出针头，套上针帽备用。

若密闭瓶或安瓿内系粉剂或结晶，应先注入所需量的溶剂，使药物溶化，然后吸取药液。对黏稠药液(如油剂等)可先加温(遇热变质的药物除外)，或用双手搓药瓶后再抽吸药液。对混悬液应摇匀后再抽吸。

(三)注射器内空气驱出术

一只手示指固定于针栓上，用拇指、中指扶持注射器，使针头垂直向上，另一只手抽动活塞柄，吸入少量空气，然后摆动针筒，并使气泡聚集于针头口，稍推动活塞，将气泡驱出。若针头偏于一侧，则驱气时应使针头朝上倾斜，使气泡集中于针头根部，驱出气泡。

二、皮内注射法

皮内注射法是将少量药液注入表皮与真皮之间的方法。

(一)目的

(1)做各种药物过敏试验。

(2)预防接种。

(3)局部麻醉。

(二)用物

(1)注射盘或治疗盘内盛2%的碘酊、75%的酒精、无菌镊、砂轮、无菌棉签、开瓶器、弯盘。

(2)准备1 mL注射器、4号针头、药液(按医嘱)。药物过敏试验还需备急救药盒。

(三)注射部位

(1)药物过敏试验在前臂掌侧中、下段。

(2)预防接种常选三角肌下缘。

(四)操作方法

1.评估

了解患者的病情、合作程度、对皮内注射的认识水平和心理反应，做过敏试验还需了解患者的“三史”(过敏史、用药史、家族史)；介绍皮内注射的目的、过程，取得患者的配合；评估注射部位组织状态（皮肤颜色，有无皮疹、感染及皮肤划痕阳性）。

2.准备用物

按医嘱查对后抽好药液，将其放入铺有无菌巾的治疗盘内，携物品至患者处，再次核对。

3.清洁

帮助患者取坐位或卧位，选择注射部位，以75%的酒精给皮肤消毒，待干。酒精过敏者用生理盐水清洁皮肤。

4.注射

排尽注射器内空气，左手示指和拇指绷紧注射部位皮肤，右手持注射器，使针尖斜面向上，与皮肤成5°刺入皮内，放平注射器，平行将针尖斜面全部刺入皮内，左手拇指固定针栓，右手快速推注0.1 mL药液。也可右手持注射器，左手推注药液，使局部可见半球形隆起的皮丘，皮肤变白，毛孔变大。

5.注射结束

注射完毕，快速拔出针头，核对后交代患者注意事项。

6.后续事宜

清理用物，按时观察结果并正确记录。

（五）注意事项

（1）忌用碘酊给皮肤消毒，并避免用力反复涂擦。

（2）注射后不可用力按揉，以免影响结果观察。

三、皮下注射法

皮下注射法是将少量药液注入皮下组织的方法。

（一）目的

（1）需迅速达到药效和不能或不宜口服时采用。

（2）局部用药，如局部麻醉用药。

（3）预防接种，如各种疫苗的预防接种。

（二）用物

用物有注射盘、1～2 mL注射器、5～6号针头，按医嘱准备药液。

（三）注射部位

注射部位为上臂三角肌下缘、上臂外侧、股外侧、腹部、后背、前臂内侧中段。

（四）操作方法

（1）评估患者的病情、合作程度、对皮下注射的认识水平和心理反应；介绍皮下注射的目的、过程，取得患者的配合；评估注射部位组织状态。

（2）准备用物，并按医嘱查对后抽好药液，将药液放入铺有无菌巾的治疗盘内，携物品至患者处，再次核对。

（3）帮助患者取坐位或卧位，选择注射部位，给皮肤做常规消毒（用2%的碘酊以注射点为中心，呈螺旋形向外涂擦，直径在5 cm以上，待干，然后用75%的酒精以用相同方法脱碘2次，待干）或用安尔碘消毒。

（4）持注射器排尽空气。

（5）左手示指与拇指绷紧皮肤，右手持注射器，示指固定针栓，使针尖斜面向上，与皮肤成

30°～40°，对过瘦者可捏起注射部位皮肤，快速刺入针头2/3，左手抽动活塞，观察无回血后缓缓推注药液。

(6)推完药液，将干棉签放于针刺处，快速拔出针后，轻轻按压。

(7)核对后帮助患者取舒适卧位，整理床单位，清理用物，必要时记录。

(五)注意事项

(1)持针时，右手示指固定针栓，切勿触及针梗，以免污染。

(2)针头刺入角度不宜超过45°，以免刺入肌层。

(3)对皮肤有刺激作用的药物，一般不作皮下注射。

(4)药液少于1 mL时，必须用1 mL注射器，以保证注入药量准确无误。

(5)对需经常做皮下注射者，应建立轮流交替使用注射部位的计划，以达到在有限的注射部位吸收最大药量的效果。

四、肌内注射法

肌内注射法是将少量药液注入肌肉组织的方法。

(一)目的

(1)给予需在一定时间内产生药效，而不能或不宜口服的药物。

(2)药物不宜或不能静脉注射，要求比皮下注射更迅速发生疗效。

(3)注射刺激性较强或药量较大的药物。

(二)用物

准备注射盘、2～5 mL注射器、6～7号针头，按医嘱准备药液。

(三)注射部位

一般选择肌肉较丰厚、离大神经和血管较远的部位，其中臀大肌、臀中肌、臀小肌常用，其次为股外侧肌及上臂三角肌。

1.臀大肌注射区定位法

(1)十字法：从臀裂顶点向左或向右侧画一条水平线，然后从该侧髂嵴最高点做一条垂直线，将臀部分为4个象限，选其外上象限并避开内角(内角定位：髂后上棘至大转子连线)为注射区。

(2)连线法：取髂前上棘和尾骨连线的外上1/3处为注射部位。

2.臀中肌、臀小肌注射区定位法

(1)构角法：将示指尖与中指尖分别置于髂前上棘和髂嵴下缘，髂嵴、示指、中指所构成的三角区为注射部位。

(2)三指法：髂前上棘外侧三横指处(以患者的手指宽度为标准)。

(3)股外侧肌内注射区定位法：在大腿中段外侧，膝上10 cm，髋关节下10 cm处，宽约7.5 cm。此处大血管、神经干很少通过，范围较大，适用于多次注射或给2岁以下婴幼儿注射。

(4)上臂三角肌注射区定位法：上臂外侧、肩峰下2～3横指处。此处肌肉不如臀部丰厚，只能做小剂量注射。

(四)患者体位

为使患者的注射部位肌肉松弛，应尽量使患者体位舒适。

(1)侧卧位下腿稍屈膝,上腿伸直。

(2)俯卧位足尖相对,足跟分开。

(3)仰卧位适用于病情危重、不能翻身的患者。

(4)坐位:座位稍高,便于操作。非注射侧臀部坐于座位上,注射侧腿伸直,多为门诊患者所采用。

(五)操作方法

(1)评估患者的病情、合作程度、对肌内注射的认识水平和心理反应;介绍肌内注射的目的、过程,取得患者的配合;评估注射部位组织状态。

(2)准备用物,并按医嘱查对后抽好药液,将药液放入铺有无菌巾的治疗盘内,携物品至患者处,再次核对。

(3)协助患者取合适卧位,选择注射部位,常规消毒或用安尔碘给注射部位皮肤消毒。

(4)排气,左手拇指、示指分开并绷紧皮肤,右手执笔式持注射器,用中指固定针栓,用前臂带动腕部的力量,将针头迅速垂直刺入肌内,一般刺入 2.5～3 cm,对过瘦者或小儿酌减,固定针头。

(5)松左手,抽动活塞,观察无回血后,缓慢推药液。如有回血,酌情处理,可拔出或进针少许再试抽,无回血方可推药。推药的同时注意观察患者的表情及反应。

(6)注射完毕,将干棉签放于针刺处,快速拔针并按压。

(7)核对后协助患者穿好衣裤,安置舒适卧位,整理床单位。清理用物,必要时做记录。

(六)Z 径路注射法和留置气泡技术

1. Z 径路注射法

注射前以左手示指、中指和环指使待注射部位皮肤及皮下组织朝同一方向侧移(皮肤侧移 1～2 cm),绷紧、固定局部皮肤,维持到拔针后,迅速松开左手,此时位移的皮肤和皮下组织位置复原,原先垂直的针刺通道随即变成 Z 形。该方法可将药液封闭在肌肉组织内而不易回渗,利于吸收,减少硬结的发生,尤其适用于老年人等特殊人群,以及刺激性大、难吸收药物的肌内注射。

2. 留置气泡技术

方法为用注射器抽吸适量药液后,再吸入 0.2～0.3 mL 的空气。注射时,气泡在上,当全部药液注入后,再注入空气。优点:将药物全部注入肌肉组织而不留在注射器无效腔中(每种注射器的无效腔量不一,范围为 0.07～0.3 mL),以保证药量的准确;同时可防止拔针时,药液渗入皮下组织,引起刺激,产生疼痛,并可将药液限制在注射肌肉局部而利于组织的吸收。

(七)注意事项

(1)切勿将针梗全部刺入,以防从根部衔接处折断。万一折断,应保持局部与肢体不动,迅速用止血钳夹住断端并取出。若针梗全部埋入肌肉内,即请外科医师诊治。

(2)臀部注射,要正确选择部位,偏内下方易伤及神经、血管,偏外上方易刺及髋骨,引起剧痛及断针。

(3)推药液时必须固定针栓,推速要慢,同时注意患者的表情及反应。如药液系油剂,更应持牢针栓,以防用力过大使针栓与乳头脱开,药液外溢;若药液为混悬剂,进针前要摇匀药液,进针后持牢针栓,快速推药,以免药液沉淀而造成堵塞或因用力过猛使药液外溢。

(4)对需长期注射者,应经常更换注射部位,并用细长针头,以避免或减少硬结的发生。一旦发生硬结，可采用理疗、热敷或外敷活血化瘀的中药，如蒲公英、金黄散等。

(5)2 岁以下婴幼儿不宜在臀大肌处注射，因婴幼儿尚未能很好地独立行走，其臀部肌肉一般发育不好，有可能伤及坐骨神经，应选臀中肌、臀小肌或股外侧肌内注射。

(6)同时注射两种药液又无配伍禁忌时，常采用分层注射法。当第一针药液注射完，随即拧下针筒，接上第二副注射器，并将针头拔出少许后向另一方向刺入，试抽无回血后，即可缓慢推药。

五、静脉注射法

(一)目的

(1)用于药物不宜口服、皮下或肌内注射时，需要迅速产生疗效者。

(2)做诊断性检查，由静脉注入药物，例如，做肝、肾、胆囊等检查需注射造影剂或染料等。

(二)用物

准备注射盘、注射器(根据药量准备)、7～9 号针头或头皮针头、止血带、胶布，按医嘱准备药液。

(三)注射部位

1.四肢浅静脉

选择肘部的贵要静脉、正中静脉、头静脉，腕部、手背及踝部或足背浅静脉等。

2.小儿头皮静脉

选择额静脉、颞静脉等。

3.股静脉

位于股三角区股鞘内，股神经和股动脉内侧。

(四)操作方法

1.四肢浅表静脉注射术

(1)评估患者的病情、合作程度、对静脉注射的认识水平和心理反应；介绍静脉注射的目的、过程，取得患者的配合；评估注射部位组织状态。

(2)准备用物，并按医嘱查对后抽好药液，将其放入铺有无菌巾的治疗盘内，携物品至患者处，再次核对。

(3)选静脉，在注射部位上方 6 cm 处扎止血带，止血带末端向上。皮肤常规消毒或使用安尔碘消毒，同时嘱患者握拳，使静脉显露。备胶布 2～3 条。

(4)将注射器接上头皮针头，排尽空气，在注射部位下方，绷紧静脉下端皮肤并使其固定。右手持针头使其针尖斜面向上，与皮肤成 15 °～30 °，由静脉上方或侧方刺入皮下，再沿静脉走向刺入静脉，见回血后将针头与静脉的角度调整好，顺静脉走向推进 0.5～1 cm 后固定。

(5)松止血带，嘱患者松拳，用胶布固定针头。若采血标本，则不放松止血带，直接抽取血标本所需量，也不必用胶布固定。

(6)推完药液，将干棉签放于穿刺点上方，快速拔出针头后按压片刻，至无出血。

(7)核对后安置舒适卧位，整理床单位。清理用物，必要时做记录。

2.股静脉注射术

其常用于急救时加压输液、输血或采集血标本。

(1)评估、查对、备药与四肢静脉注射相同。

(2)患者仰卧，下肢伸直，略外展(小儿应有人协助固定)，局部常规消毒或用安尔碘给皮肤消毒，同时给手术者左手示指和中指消毒。

(3)于股三角区扪股动脉搏动最明显处，予以固定。

(4)右手持注射器，排尽空气，在腹股沟韧带下一横指、股动脉搏动内侧 0.5 cm 处垂直或成 45°刺入，抽动活塞，见暗红色回血，提示已进入股静脉，固定针头，根据需要推注药液或采集血标本。

(5)注射或采血完毕，拔出针头，用无菌纱布加压止血 3～5 min，以防出血或形成血肿。

(6)核对后安置舒适卧位，整理床单位。清理用物，必要时做记录，及时将血标本送检。

(五)注意事项

(1)严格执行无菌操作原则，防止感染。

(2)穿刺时务必沉着，切勿乱刺。一旦出现血肿，应立即拔出针头，按压局部，另选它处注射。

(3)注射时应选粗直、弹性好、不易滑动而易固定的静脉，并避开关节及静脉瓣。

(4)需长期静脉给药，为保护静脉，应有计划地由小到大，由远心端到近心端选血管进行注射。

(5)对组织有强烈刺激的药物，最好用一副吸有等渗生理盐水的注射器先行试穿，证实针头确在血管内后，再换注射器推药。在推注过程中，应试抽有无回血，检查针梗是否仍在血管内，注意听取患者的主诉，观察局部体征，如局部疼痛、肿胀或无回血，表示针梗脱出静脉，应立即拔出，更换部位重新注射，以免药液外溢而致组织坏死。

(6)药液推注的速度，根据患者的年龄、病情及药物的性质而定，并随时听取患者的主诉和观察病情变化，以便调节。

(7)股静脉穿刺时，若抽出鲜红色血，提示穿入股动脉，应立即拔出针头，压迫穿刺点 5～10 min，直至无出血。一旦穿刺失败，切勿再穿刺，以免引起血肿，有出血倾向的患者，忌用此法。

(六)特殊患者静脉穿刺法

1. 肥胖患者

静脉较深，不明显，但较固定，不滑动，可摸准后再行穿刺。

2. 消瘦患者

皮下脂肪少，静脉较滑动，穿刺时须固定静脉上下端。

3. 水肿患者

可按静脉走向的解剖位置，用手指压迫局部，以暂时驱散皮下水分，显露静脉后再穿刺。

4. 脱水患者

静脉塌陷，可局部热敷、按摩，待血管扩张显露后再穿刺。

六、动脉注射法

(一)目的

(1)采集动脉血标本。

(2)施行某些特殊检查，注入造影剂。

(3)施行某些治疗，例如，注射抗癌药物做区域性化疗。

(4)抢救重度休克,经动脉加压输液,以迅速增加有效血容量。

(二)用物

(1)准备注射盘、注射器(按需准备)、7～9 号针头、无菌纱布、无菌手套,按医嘱准备药液。

(2)若采集血标本,需另备标本容器、无菌软塞,必要时还需备酒精灯和火柴。一些检查或造影根据需要准备用物和药液。

(三)注射部位

选择动脉搏动最明显处穿刺。采集血标本常用桡动脉、股动脉。区域性化疗时,应根据患者的治疗需要选择注射部位,一般治疗头面部疾病选用颈总动脉,治疗上肢疾病选用锁骨下动脉或肱动脉,治疗下肢疾病选用股动脉。

(四)操作方法

(1)评估患者的病情、合作程度、对动脉注射的认识水平和心理反应;介绍动脉注射的目的、过程,取得患者的配合;评估注射部位组织状态。

(2)准备用物,并按医嘱查对后抽好药液,将其放入铺有无菌巾的治疗盘内,携物品至患者处,再次核对。

(3)选择注射部位,协助患者取适当卧位,给局部皮肤消毒,待干。

(4)戴手套或给左手示指和中指消毒,在已消毒范围内摸到欲穿刺动脉的搏动最明显处,固定于两指之间。

(5)右手持注射器,在两指间垂直或与动脉走向成 40°刺入动脉,见有鲜红色回血,右手固定穿刺针的方向及深度,左手以最快的速度注入药液或采血。

(6)操作完毕,迅速拔出针头,局部加压止血 5～10 min。

(7)核对后将患者安置于舒适卧位,整理床单位。清理用物,必要时做记录,如有血标本,则及时送检。

(五)注意事项

(1)采血标本时,需先用 1∶500 的肝素稀释液湿润注射器管腔。

(2)采血进行血气分析时,拔出针头后立即刺入软塞以隔绝空气,并用手搓动注射器,使血液与抗凝剂混匀,避免凝血。

(李文娟)

第三节　外周静脉通路的建立与维护

一、外周留置针的置入

(1)双人核对医嘱,对患者进行评估,告知患者用药的要求,征得同意后,开始评估血管,应首选粗、直、弹性好的前臂静脉,注意避开关节。

(2)按六步法洗手、戴口罩。按静脉输液进行物品准备,包括利器盒、6 cm×7 cm 透明贴膜、无菌贴膜、清洁手套、22～24 G 留置针,要注意观察准备用物的质量和有效期。

(3)将用物推至床边,医患双方核对,协助患者取舒适体位。再次选择前臂显露好、容易固定的静脉。

(4)核对液体后，开始排气、排液，连接头皮针时，要将头皮针针尖插入留置针肝素帽前端，进行垂直排气，待肝素帽液体注满后再将头皮针全部刺入，回挂于输液架，准备无菌透明敷料。

(5)用含碘消毒剂，以穿刺点为中心进行3次螺旋式、由内向外的皮肤消毒，消毒范围应大于固定敷料尺寸。

(6)将止血带扎于穿刺点上方10 cm处。戴清洁手套。再次排气，双向核对，调松套管及针芯。

(7)穿刺时，将针头斜面向上，一只手的拇指、示指夹住两翼，在血管上方15°～30°进针，见到回血后，压低穿刺角度，再往前进0.2 cm，注意进针速度要慢，另一只手将软管全部送入，拔出针芯，要注意勿将已抽出的针芯再次插入套管内。

(8)穿刺后要及时松止血带、松拳、松调节器。

(9)以穿刺点为中心，用无张力方法粘贴透明敷料，要保证穿刺点在敷料中央。脱手套，在粘贴条上注明穿刺的时间和姓名，然后覆盖于白色隔离塞，用输液贴U形固定延长管。

(10)调节滴速，填写输液卡。核对并告知患者注意事项。

外周静脉留置针封管。

按六步法洗手，戴口罩。

准备治疗盘。无菌盘内备有3～4 mL肝素稀释液、无菌透明敷料(贴膜)、棉签、含碘消毒液、弯盘。

显露穿刺部位，关闭调节器。

分离头皮针与输液导管后，用肝素稀释液脉冲式冲管，当剩至1 mL时，快速注入，夹闭留置针，拔出针头。用输液贴U形固定延长管。

整理床单位，取下输液软袋及导管，按要求进行处理。

三、外周静脉留置针置管后再次输液

(1)双人核对医嘱后，按照六步法洗手、戴口罩。准备用物，包括浓度75%的酒精、小纱布、输液贴、头皮针、输入液体、弯盘。

(2)查对床号、姓名，对患者说明操作目的，观察穿刺局部，查对液体与治疗单，排气、排液。

(3)揭开无菌透明敷料，反垫于肝素帽下，用75%的酒精棉球(棉片)摩擦接口消毒，持续10 s(来回摩擦10遍)。

(4)再次排气、排液后，将头皮针插入肝素帽内，打开留置针及输液调节器，用无菌透明敷料固定肝素帽、头皮针导管。

(5)调节滴速，填写输液卡。整理好患者的衣被，整理用物并做好观察记录。

四、外周静脉留置针拔管

(1)按六步法洗手后，准备治疗盘，内装棉签、无菌透明敷料、含碘消毒液、弯盘。

(2)显露穿刺部位，去除固定肝素帽的无菌透明敷料，轻轻地将透明敷料边缘搓起，以零角度揭开敷料，用含碘消毒液将穿刺点消毒2遍。

(3)用干棉签按压局部，拔出留置针，无渗血后用输液贴覆盖穿刺点。

(4)整理床单位并做好拔管记录。

(王晓芬)

第四节 中心静脉通路的建立与维护

一、中心静脉穿刺置管术

中心静脉置管术是监测中心静脉压(CVP)及建立有效输液给药途径的方法,主要是经颈内静脉或锁骨下静脉穿刺,将静脉导管插到上腔静脉,用于危重患者的抢救、休克患者、大手术患者、静脉内营养、周围静脉穿刺困难、需要长期输液及需经静脉输入高渗溶液或强酸强碱类药物者。局部皮肤破损、感染,有出血倾向是其禁忌证。

(一)锁骨下静脉穿刺

锁骨下静脉是腋静脉的延续,起于第一肋骨的外侧缘,成年人锁骨下静脉长 3~4 cm。

1.选择穿刺点

选择锁骨上路、锁骨下路。后者临床常用。

2.穿刺部位

穿刺部位为锁骨下方胸壁,该处较为平坦,可进行全面的消毒准备,穿刺导管易于固定,敷料不易跨越关节,易于清洁和更换;不影响患者颈部和上肢的活动,利于置管后护理。

3.置管操作步骤

以右侧锁骨下路穿刺点为例。

(1)穿刺点为锁骨与第一肋骨相交处,即锁骨中 1/3 段与外 1/3 交界处,锁骨下缘1~2 cm处,也可在锁骨中点附近进行穿刺。

(2)体位:选平卧位,去枕,使头后仰,头转向穿刺对侧,必要时肩后垫高,调整手术台,取 15 °~30 °头低位,以提高静脉压,使静脉充盈。

(3)严格遵循无菌操作原则,局部皮肤常规消毒后铺无菌巾。

(4)局部麻醉后用注射器细针做试探性穿刺,使针头与皮肤成 30 °~45 °,向内向上穿刺,针头保持朝向胸骨上窝的方向,紧靠锁骨内下缘徐徐推进,可避免穿破胸膜及肺组织,边进针边抽动针筒,使管内形成负压,一般进针 4 cm 可抽到回血。若进针 4~5 cm 仍见不到回血,则不要再向前推进以免误伤锁骨下动脉,应慢慢向后退针,并边退边抽回血,若在撤针过程中仍无回血,可将针尖撤至皮下后改变进针方向,使针尖指向甲状软骨,以同样的方法徐徐进针。

(5)试穿确定锁骨下静脉的位置后,即可换用导针穿刺置管。导针穿刺方向与试探性穿刺相同,一旦进入锁骨下静脉位置,即可抽得大量回血,此时再轻轻推进 0.1~0.2 cm,使导针的整个斜面在静脉腔内,并保持斜面向下,以利于导管或导丝推进。

(6)嘱患者吸气后屏气,取下注射器,以一只手固定导针并以手指轻轻抵针尾插孔,以免发生气栓或失血,将导管或导丝自导针尾部插孔缓缓送入,使管腔达上腔静脉,退出导针。如用导丝,则将导管引入中心静脉后再退出导丝。

(7)抽吸与导管相连接的注射器,如回血通畅,则说明管端位于静脉内。

(8)取下输液器,将导管与输液器连接,先滴入少量等渗液体。

(9)妥善固定导管,用无菌透明敷料覆盖穿刺部位。

(10)放置导管后需常规行 X 线检查,以确定导管的位置。插管深度:左侧不宜超过 15 cm,右侧不宜超过 12 cm,以能进入上腔静脉为宜。

(二)颈内静脉穿刺

颈内静脉起源于颅底,上部位于胸锁乳突肌的前缘内侧;中部位于胸锁乳突肌锁骨头前缘的下面和颈总动脉的后外侧;下行至胸锁关节处,与锁骨下静脉汇合成无名静脉,继续下行,与对侧的无名静脉汇合成上腔静脉,进入右心房。

1. 选择穿刺点部位

颈内静脉穿刺的进针点和方向,根据颈内静脉与胸锁乳突肌的关系,分为前路、中路、后路。

2. 置管操作步骤

(1)以右侧颈内中路穿刺点为例,确定穿刺点。锁骨与胸锁乳突肌的锁骨头和胸骨头形成三角区的顶点,颈内静脉正好位于此三角区的中心位置,该点距离锁骨上缘 3~5 cm。

(2)体位:患者平卧,去枕,头后仰,头转向穿刺对侧,必要时肩后垫一个薄枕,调整手术台,取15 °~30 °头低位,使颈部充分外展。

(3)严格遵循无菌操作原则,局部皮肤常规消毒后铺无菌巾。

(4)局部麻醉后用注射器细针做试探性穿刺,使针头与皮肤成 30 °,与中线平行直接指向足端。进针深度一般为 3.5~4.5 cm,进针深度以不超过锁骨为宜。边进针边回抽,抽到静脉血即表示针尖位于颈内静脉。如穿入较深,针已对穿颈静脉,则可慢慢退出,边退针边回抽,抽到静脉血后,减小穿刺针与额平面的角度(约 30°)。

(5)确定颈内静脉的位置后,即可换用导针穿刺置管,导针穿刺方向与试探性穿刺相同。当导针针尖到达颈静脉时旋转取下注射器,从穿刺针内插入引导钢丝,插入时不能遇到阻力。有阻力时应调整穿刺位置,包括角度、斜面方向和深浅等。插入导丝后退出穿刺针,压迫穿刺点,同时擦净钢丝上的血迹。插入导管需要静脉扩张器,可插入静脉扩张器扩张皮下或静脉。将导管套在引导钢丝外面,导管尖端接近穿刺点,引导钢丝必须伸出导管尾端,用手抓住,右手将导管与钢丝一起部分插入,待导管进入颈静脉后,边退钢丝,边插导管。一般成年人从穿刺点到上腔静脉右心房开口处约 10 cm,退出钢丝。

(6)抽吸与导管相连接的注射器,回血通畅说明管端位于静脉内。

(7)用生理盐水冲洗导管后即可接上输液器或测 CVP 装置,进行输液或测压。

(8)妥善固定导管,用无菌透明敷料(贴膜)覆盖穿刺部位。

二、外周静脉置入中心静脉导管

外周静脉置入中心静脉导管,是指经外周静脉穿刺置入中心静脉导管。临床上常用于 7 d 以上的中期和长期静脉输液治疗,或需要静脉输注高渗性、有刺激性药物的患者,导管留置时间可长达 1 年。

(一)置管操作步骤

(1)操作前,要先双人核对医嘱,再对患者进行穿刺前的解释工作,得到患者的理解和配合。

(2)对患者的穿刺部位静脉和全身情况进行评估。选择血管的标准:在患者的肘关节处,取粗而直、静脉瓣少的贵要静脉、正中静脉或头静脉,要注意避开穿刺周围有皮肤红肿、硬结、皮疹和感染的情况。当选择好血管以后,要再次向患者说明穿刺时可能发生的情况,以及穿刺配合事项,患者同意后签署知情同意书。

(3)操作前,要按照六步法进行洗手,戴口罩。准备用物:治疗盘内装有75%的酒精、含碘消毒液、生理盐水100 mL、利多卡因1支,治疗盘外装有三向瓣膜PICC穿刺导管套件1个、PICC穿刺包(穿刺包内装有测量尺、无菌衣、无粉手套2副、棉球6个、镊子2~3把、止血带、大单1条、治疗巾2块、洞巾1块、20 mL空针2副、5 mL空针1副、1 mL空针1副、大纱布3块、小纱布2块、剪刀、10 cm×12 cm无菌透明敷料1张)、免洗手消毒液。

(4)查对患者床号与姓名,嘱患者将身体移向对侧床边,打开PICC穿刺包,手臂外展,与身体成90°,拉开患者的袖管,测量置管的长度与臂围。具体测量方法是从穿刺点沿静脉走行,到右胸锁关节,再向下至第3肋间,为置入导管的长度。接着,在肘横纹上10 cm处,绕上臂一圈,测出臂围值,做好测量的记录。

(5)戴无菌手套,取出无菌巾,垫于穿刺手臂下方,助手协助倒消毒液。皮肤消毒要求是先用酒精棉球,以穿刺点为中心,进行螺旋式摩擦消毒,范围为直径≥10 cm,当去除皮肤油脂后,再用碘剂以同样的方法,顺时针方向与逆时针方向分别交叉进行消毒,重复两次。建立无菌屏障。铺治疗巾,将止血带放于手臂下方,为扩大无菌区域,还应铺垫大单,铺洞巾。

(6)穿无菌衣,更换无粉手套,先抽取20 mL生理盐水2次,再用2 mL注射器抽取少量生理盐水,最后用1 mL注射器抽取利多卡因0.5 mL。打开PICC穿刺导管套件。用生理盐水预冲导管,用拇指和示指轻轻揉搓瓣膜,以确定导管的完整性。再分别预冲连接器、减压套筒、肝素帽和导管外部,最后,将导管浸入生理盐水中充分润滑导管,以减少对血管的刺激。打开穿刺针,去除活塞,将穿刺针与5 mL注射器连接。

(7)扎止血带,并嘱患者握拳,在穿刺点下方,皮下注射利多卡因,进行局部麻醉。静脉穿刺时,一只手固定皮肤,另一只手持针以进针角度15°~30°的方向进行穿刺。见到回血后,保持穿刺针与血管平行,继续向前推进1~2 mm,然后,保持针芯位置,将插管鞘单独向前推进,要注意避免推进钢针,造成血管壁的穿透。

(8)松开止血带,嘱患者松拳,以左手拇指与示指固定插管鞘,用中指压住插管鞘末端处血管,防止出血,接着,从插管鞘内撤出穿刺针。一只手固定插管鞘,另一只手将导管自插管鞘内缓慢、匀速地以每次2 cm的长度推进。当插入20 cm左右时,嘱患者头侧向穿刺处,转头并低头,以确保穿刺导管的通畅。在送管过程中,左手的中指要轻压血管鞘末端,以防出血。当导管置入预定的长度时,在插管鞘远端,用纱布加压止血并固定导管。将插管鞘从血管内撤出,连接注射器抽回血,冲洗导管。双手分离导管与导丝衔接处,一只手按压穿刺点并固定导管,另一只手将导丝以每次3~5 cm速度均匀地轻轻抽出,然后撤出插管鞘。当确认预定的置入长度后,在体外预留5~6 cm,以便于安装连接器。

(9)修剪导管,注意勿剪除毛茬,安装连接器。先将减压套筒套到导管上,将导管连接到连接器翼形部分的金属柄上,使导管完全平整地套住金属柄,再将翼形部分的倒钩和减压套筒上的沟槽对齐锁定,最后,轻轻牵拉导管以确保连接器和导管完全锁定。用生理盐水脉冲式冲管,当推至剩余1 mL液体时,迅速推入生理盐水,连接肝素帽。

(10)导管的固定,是将距离穿刺点0.5~1 cm处的导管安装在固定翼的槽沟内。在穿刺点上方,放置一块小纱布吸收渗血,使导管呈弧形,用胶带固定接头,撤出洞巾,再用无菌透明敷料固定导管,要注意无菌透明敷料下缘与胶带下缘平齐。将第二条胶带以蝶形交叉固定于贴膜上,将第三条胶带,压在第二条胶带上,将签有穿刺时间与患者姓名的胶带固定于第三条胶带上。用小纱布或输液贴包裹导管末端,固定在皮肤上。为保护导管以防渗血,用弹力管状绷带加压包扎穿刺处。

(11)向患者交代注意事项。整理用物并洗手。摄胸部X线片，以确定导管末端的位置，应在上腔静脉下1/3处。

(12)最后在病历上填写置管情况并签名。

(二)PICC置管后输液

(1)输液前，要先双人核对医嘱和治疗单，按照六步洗手法洗手，戴口罩。准备治疗盘，盘内装有酒精棉片、无菌贴膜、已经连有头皮针的含20 mL生理盐水的注射器、预输入的液体、弯盘、治疗单以及免洗手消毒液。

(2)进入病房先查对床号、姓名，并与患者说明操作的目的，观察穿刺部位，必要时测量臂围。

(3)查对液体与治疗单，常规排气、排液。揭开输液无菌透明敷料，反垫于肝素帽下。用75%的酒精棉球擦拭接口消毒约10 s。再接入头皮针，抽回血，确定导管在血管腔内后，以脉冲式方法冲洗导管，当推至所剩液体为1 mL时，快速推入。

(4)分离注射器，连接输液导管，松调节器。最后，用无菌透明敷料固定肝素帽和头皮针，固定头皮针后，整理患者的衣被，调节滴速，交代注意事项并做好记录。

(三)PICC冲洗与正压封管

为了预防导管堵塞，保持长期使用，给药前、后，使用血液制品，静脉采血后应冲管。休疗期应每周冲洗1次并正压封管。

(1)用六步洗手法洗手，戴口罩。

(2)准备治疗盘，内装贴膜、含10～20 mL生理盐水注射器1副、弯盘。

(3)经查对床号、姓名，观察穿刺部位，关闭输液调节器。

(4)揭开输液无菌透明敷料，反垫于肝素帽下，分离输液导管与头皮针，接10～20 mL生理盐水注射器，以脉冲式方法冲洗导管。推至最后1 mL时，进行正压封管。具体方法是将头皮针尖斜面退至肝素帽末端，待将生理盐水全部推入后，拔出头皮针，用无菌透明敷料固定肝素帽。

(5)整理患者的衣被，做好观察记录。

(四)PICC维护操作

为保证PICC的正常使用，应保证每天对其进行消毒和维护。

(1)要按六步洗手法洗手，戴口罩。

(2)准备用物。治疗盘内装有石油烷、免洗手消毒液、棉签、皮尺、胶布、肝素帽、头皮针(连接预冲注射器)、弯盘、PICC维护包(包内装有无菌手套2副、75%的酒精、碘伏棉棒3根、酒精棉片3块、小纱布1块、10 cm×12 cm高潮气通透贴膜1张、胶带4条)。

(3)查对床号和姓名，向患者说明维护导管的目的。观察穿刺部位情况，必要时测量臂围。

(4)揭敷料时，要注意由下往上揭，以防带出导管，同时，还要避免直接接触导管。给双手消毒，用石油烷擦除胶布痕迹。

(5)戴无菌手套。用消毒棉片给固定翼消毒10 s。用75%的酒精棉棒去除穿刺点直径约1 cm以外的胶陈，再用碘伏棉棒，以穿刺点为中心进行3次皮肤消毒，消毒范围应大于无菌透明敷料范围，包括消毒导管。预冲肝素帽，去除原有肝素帽，用75%的酒精棉片擦拭导管末端。

(6)将注满生理盐水的肝素帽连接导管,用生理盐水脉冲式冲管,当冲至剩1 mL液体时,将头皮针拔出,使针尖位于肝素帽内,快速推入,然后拔出头皮针。

(7)更换无菌手套,安装固定翼,随后,将导管呈弧形,用胶带固定接头。用透明敷料固定导管,固定时,要保证贴膜下缘与胶带下缘平齐,第二条胶带以蝶形交叉固定于无菌透明敷料上,第三条胶带压在第二条胶带上,在第四条胶带上签上姓名与时间后将其固定于第三条胶带上。用无菌小纱布包裹导管末端,用胶带固定于皮肤,做好维护记录。

三、植入式输液港的建立与维护

(一)操作前准备

1.置管部位的选择

置管部位的选择要综合比较其发生机械性并发症、导管相关性血流感染(CRBSI)的可能性。置管部位会影响发生继发导管相关性血流感染和静脉炎的危险度。置管部位皮肤菌群的密度是造成CRBSI的一个主要危险因素。经过培训的医师依不同的治疗方式和患者的体型来选输液港植入的途径,途径有大静脉植入、大动脉植入、腹腔内植入。将输液座放于皮下。输液港导管植入常用的部位为颈内静脉与锁骨下静脉。非随机实验证实了颈内静脉置管发生相关性感染的危险率高。研究分析显示,床旁超声定位的锁骨下静脉置管与其他部位相比,可以显著减少机械性并发症。对于成年患者,锁骨下静脉对控制感染来说是首选部位。当然,在选择部位时也应该把其他的一些因素考虑在内。目前临床应用较多的是锁骨下静脉,要根据患者的个体差异决定实际植入的位置。植入位置解剖结构应该能保证注射座稳定,不会受到患者活动的影响,不会产生局部压力升高或受穿衣服的影响,注射座隔膜上方的皮下组织厚度0.5～2 cm为适宜厚度。

2.经皮穿刺导管植入点的选择

自锁骨中外1/3处进入锁骨下静脉,然后进入胸腔内血管。

(二)输液港的选择

医师依不同的治疗方式和患者的体型做出选择。标准型及急救凹形输液港适用于不同体型的成年人及儿童患者。双腔输液港适用于同时输入不兼容的药物。术中可于植入连接式导管时根据需要决定静脉导管长度。

输液港种类:单腔末端开口式导管输液港或单腔三向瓣膜式导管输液港、小型单腔末端开口式导管输液港或小型单腔式三向瓣膜式导管输液港、双腔末端开口式导管输液港或双腔三向瓣膜式导管输液港。

输液港附件——无损伤针的选择:①蝶翼针输液套件适用于连续静脉输注;②直形及弯形无损伤针适用于一次性静脉输注。

(三)穿刺输液操作步骤

(1)向患者说明操作过程并做好解释工作。

(2)观察穿刺点和局部皮肤有无红、肿、热、痛等炎性反应,若有,应随时更换敷料或暂停使用。

(3)消毒剂及消毒方法:先用酒精棉球清洁脱脂,向外用螺旋的方式涂擦,其半径为10～12 cm。以输液港为圆心,再用碘伏棉球消毒3遍。

(4)穿刺输液港:触诊定位穿刺隔,一只手找到输液港注射座的位置,拇指与示指、中指呈三角形，将输液港拱起；另一只手持无损伤针自三指中心处垂直刺入穿刺隔，直达储液槽基座底部。穿刺时动作要轻柔，感觉有阻力时不可强行进针，以免针尖与注射座底部推磨，形成倒钩。

(5)穿刺成功后，应妥善固定穿刺针，不可任意摆动，防止穿刺针从穿刺隔中脱落。回抽血液，判断针头位置无误后即可开始输液。

(6)固定要点：将无菌纱布垫在无损伤针针尾下方，可根据实际情况确定纱布垫的厚度，用无菌透明敷料固定无损伤针，防止发生脱落。注明更换无菌透明敷料的日期和时间。

(7)输液过程中如果发现药物外渗，应立即停止输液，并即刻给予相应的医疗处理。

(8)退针：为防止血液反流回导管尖端而发生导管堵塞，撤针应轻柔，当注射液剩下最后 0.5 mL 时，为维持系统内的正压，以两指固定泵体，边推注边撤出无损伤针，做到正压封管。

(9)采血标本时，用 10 mL 以上注射器以无菌生理盐水冲洗，初始至少抽 5 mL 血液并弃去，儿童减半，再更换注射器抽出所需的血液量。

(10)连接输液泵设定压力超过 25 psi(磅/平方英寸)时自动关闭。

(11)在低于插针水平位置换肝素帽。

(12)封管，以加压的形式从圆形注射港的各角度边推注药液边拔针的方法拔出直角弯针针头，暂停输注，每月用肝素盐水封管 1 次即可。

(四)维护时间及注意事项

1.时间

(1)连续性输液，每 8 h 冲洗 1 次。

(2)治疗间歇期，正常情况下每 4 周维护 1 次。

(3)动脉植入、腹腔植入时，每周维护 1 次。

2.维护注意事项

(1)冲、封导管和静脉注射给药时必须使用 10 mL 以上的注射器，防止小注射器的压强过大，损伤导管、瓣膜或导管与注射座连接处。

(2)给药后必须以脉冲方式冲管，防止药液残留于注射座。

(3)必须正压封管，防止血液反流，进入注射座。

(4)植入式输液港不能用于高压注射泵推注造影剂。

（李海宝）

第二十一章　康复护理

第一节　颅脑损伤的康复护理

一、概述

(一)概念

颅脑损伤(traumatic brain injury,TBI)是指头颅部受到外来暴力作用导致脑部功能改变的损伤,临床常见意识障碍、记忆缺失、癫痫发作及神经功能障碍等。

(二)病因

颅脑损伤常见于交通事故、工伤、建筑意外、运动损伤、失足跌倒、火器伤及各种锐器伤、钝器伤等。其中最常见的原因为交通意外,约占50%。

(三)损伤类型

颅脑损伤的类型繁多,不同的致伤条件可造成不同类型的颅脑损伤。

1.按损伤方式分类

按损伤方式分类可以分为闭合性损伤和开放性损伤。前者指脑组织不与外界相通,头皮、颅骨和硬脑膜的任何--层保持完整;后者指脑组织与外界相通,同时头皮、颅骨、硬脑膜三层均有损伤。

2.按损伤部位分类

按损伤部位分类可以分为局部脑损伤和弥漫性脑损伤。当造成损伤的外力作用于局部脑组织时,可导致额叶、顶叶、颞叶、脑干等部位的损伤,损伤部位不同,表现不一。例如,额颞叶损伤时可出现对侧肢体共济失调、记忆力注意力减退、思维和综合能力下降、运动性失语、精神情感异常、行为障碍等;小脑受损会出现小脑共济失调等。当外力较强,脑组织损伤广泛时,可出现弥漫性脑组织损伤,患者表现为深度昏迷、自主功能障碍,植物状态持续数周。

3.按损伤性质分类

按损伤性质分类可以分为脑震荡、脑挫裂伤和颅内血肿。脑震荡以受伤后患者出现短暂性昏迷、逆行性健忘、头痛、头晕、无力、记忆力障碍等为特征,一般预后良好。脑挫裂伤是在不同种类与方向的外力作用下脑任何部位出现脑组织断裂的表现,临床上表现相应的具有特征性的严重神经损害。颅内血肿是颅脑损伤后常见和重要的继发性病变之一,颅内血肿按血肿来源和部位可分为硬膜外血肿、硬膜下血肿和脑内血肿,以硬膜外血肿和硬膜下血肿常见。

二、主要功能障碍及评定

(一)主要功能障碍

1.认知功能障碍

认知是认识和理解事物过程的总称,包括知觉、注意、思维、言语等心理活动。颅脑损伤后的认知功能障碍是多方面的，包括注意力分散、思想不能集中、记忆力减退、学习困难、归纳能力减弱、演绎推理能力减弱等。

2.行为功能障碍

颅脑损伤患者经受各种各样的行为和情感方面的困扰，对受伤情景的回忆、头痛引起的不适、担心生命危险等不良情绪可导致否认、抑郁、倦怠、嗜睡、易怒、有攻击性及躁动不安等行为异常。严重者会出现人格改变、类神经质的反应、行为失控等。

3.言语功能障碍

言语是人类特有的复杂的高级神经活动，言语功能障碍直接影响患者的社会生活能力和职业能力，使其社交活动受限。常见的颅脑损伤后的言语功能障碍有构音障碍、言语失用。

4.运动功能障碍

由于颅脑损伤的形式多样，运动功能障碍的差异很大，通常以肌张力异常多见，出现痉挛、姿势异常、偏瘫、截瘫或四肢瘫、共济失调、手足徐动等症状。临床表现为患侧上肢功能下降，不能穿脱衣物及洗漱，下肢活动障碍，移动差，站立平衡差，不能如厕、沐浴和上下楼梯。

5.迟发性癫痫

约半数患者在损伤后半年至1年有癫痫发作的可能。它是神经元阵发性、过度超同步放电的表现。其原因是瘢痕、粘连和慢性含铁血黄素沉积的刺激。全身发作以意识丧失5～15 min和全身抽搐为特征。局限性发作以短暂意识障碍或丧失为特征，一般持续数分钟，无全身痉挛现象。

6.日常生活自理障碍

主要由于认知能力不足及运动受限，在日常生活自理及家务、娱乐等方面受到限制。

7.就业能力障碍

中重度损伤的患者恢复伤前的工作较难，持续的注意力下降、记忆缺失、行为控制不良、判断失误等使他们不能参与竞争性的工作。

(二)康复护理评定

1.意识功能评定

常用格拉斯哥昏迷量表简单、客观、定量、评定昏迷及其深度，而且对预后也有估测意义。需特别注意的是有两种情况在采用格拉斯哥昏迷量表进行评定时不计入评分：①颅脑损伤入院后6 h内死亡；②颅脑火器伤。

2.运动功能评定

颅脑损伤后常发生广泛性损伤和多发性损伤，部分颅脑损伤患者可同时存在多种运动功能障碍。运动功能评定主要是对患者的运动模式、肌力、肌张力、平衡与协调能力等方面进行评定，对其康复计划提供科学依据。

3.言语功能评定

主要针对失语症进行评定。

4.认知功能评定

(1)Rancho Los Amigos认知功能评估表：是描述颅脑损伤后患者恢复过程中的认知和行为变化的常用量表之一，从无反应到有目的反应共八个等级。

(2)注意力评定：注意力是对事物的一种选择性反应。根据参与器官的不同可以分为听觉注意、视觉注意等。常用评定方法如下。①视跟踪：要求患者目光跟随光源做左、右、上、下移动。每1个方向记1分，正常为4分。②形态辨认：要求患者临摹垂线、圆形、正方形和A字各1个。每项记1分，正常为4分。③字母删除测试：要求患者用铅笔以最快的速度划去随机排列的一行或多行字母中的某个或某两个字母(试测字母大小应按规格)。100 s内划错多于1个为注意力有缺陷。④听认字母测试：在60 s内以每秒1个的速度念无规则排列的字母给患者听，其中有10个为指定的同一个字母，要求患者听到此字母时举手，举手10次为正常。⑤背诵数字：以每秒1个的速度念一列数字给患者听，要求患者立即背诵。从两位数开始至不能背诵为止，背诵少于5位数为不正常。⑥词辨认：向患者放送一段短文录音，其中有10个为指定的同一个词，要求患者听到此词时举手，举手10次为正常。⑦声辨认：向患者放送一段有嗡嗡声、电话铃声、钟表声和号角声的录音，要求患者听到号角声时举手。号角声出现5次，举手少于5次为不正常。

(3)记忆力评定：记忆力是人对过去经历过的事物的一种反应，是对获得的信息的感知及思考、储存和提取的过程。记忆障碍是颅脑损伤患者最常见的认知缺陷，不同程度颅脑损伤均可导致记忆障碍。临床上常用韦克斯勒记忆量表(Wechsler memory scale，WMS)进行评定。

(4)思维能力评定：可选自认知功能成套测验中的某些分测验，如韦克斯勒成人智力量表(WAIS)中的相似性测验和图片排列测验或Halstead-Reitan神经心理成套测验中的范畴测验等，还可以结合患者对具体事例的分析判断能力进行评定。

(5)失认症评定：患者因颅脑损伤而丧失了对物品、人、声音、形状或者气味的识别能力。

5. 精神心理功能评定

心理评定是运用心理学的理论和方法对康复对象的心理品质及状态做出鉴定。心理测评是用各种心理测验(包括智力测验、人格测验、神经心理测试以及精神症状评定)对患者的各种心理障碍进行测评，以评定心理障碍的性质和程度，为制订心理康复计划提供科学依据。

三、康复护理措施

(一)康复护理原则

1. 早期规范治疗

国际上一致强调颅脑损伤的康复治疗应及早介入，当患者病情稳定后即可开始早期规范康复治疗，往往能最大限度地恢复患者的各种功能。

2. 长期、全面康复

颅脑损伤所引起的功能障碍具有多样性及多变性，因此应结合患者的具体病情制订一个既能长期有效实施，又能综合应用多种康复护理措施的整体康复方案。以确保患者的康复治疗效果，促使患者早日康复。

3. 个体化方案

由于每位患者损伤的部位及病情轻重的不同，患者体质、个性有差异，因此在制订康复方案时，应因人而异，采取个体化的康复方案，并随时根据患者的病情与功能状况的变化来进行修订。同时在实施康复护理措施的过程中，应遵循难度由简单到复杂，时间由短到长的原则，使患者易于适应，保证康复护理措施的有效性。

4. 家属全程参与

大量临床数据显示，患者家属全程主动参与康复护理措施的实施过程对于稳定患者的情绪、保持患者的训练热情、提高患者的自我护理能力、改善患者的功能障碍等方面有着非常积极的促进作用。

(二)康复护理措施

1.急性期康复护理措施

颅脑损伤急性期治疗的重点是及时处理各种并发症，预防脑疝形成，防止颅脑损伤进一步加重。因此，此期的康复护理措施是尽可能排除影响意识恢复的因素，防治各种并发症，同时应加强营养，进行关节被动运动，预防关节僵硬，为下一步康复训练打好基础。

颅脑损伤患者的生命体征稳定，特别是颅内压持续 24 h 稳定在 20 mmHg 以内即可进行康复治疗与护理。

(1)加强营养，维持水电解质平衡：给昏迷患者鼻饲流食宜根据功能状况和消化能力逐步增加流食所提供的热量，以维持正氮平衡。给予富含蛋白质的高热量饮食，纠正低蛋白血症，提高机体免疫力，促进伤口愈合及神经组织修复和功能重建。

(2)定时翻身叩背，预防并发症：每 1～2 h 翻身叩背一次，防止局部受压过久而发生压疮或坠积性肺炎，必要时可使用气垫床。辅助翻身时护士应注意避免牵拉患者瘫痪的上肢，防止肩部并发症出现。

(3)保持肢体良肢位：偏瘫患者应进行床上良好肢位的正确摆放，才能防止关节挛缩和足下垂等并发症的发生，常用体位包括仰卧位、健侧卧位和患侧卧位。

(4)关节被动活动：为了保持关节活动度，促使患者偏瘫肢体主动功能早日出现，应对偏瘫侧肢体进行被动活动。活动顺序为从近端关节到远端关节，每个关节活动 3～5 次，每天 2～3 遍，活动时要注意手法轻柔、缓慢，避免产生疼痛以及出现肌肉拉伤。

(5)呼吸道的管理：是颅脑损伤全身管理中的重要环节。颅脑损伤患者的呼吸功能多因并发胸腹部损伤、出血等而受阻，需要气管插管或气管切开行人工呼吸或呼吸机辅助呼吸。要求严格进行呼吸道观察，按时吸痰、雾化、湿化，如行呼吸机辅助呼吸，严格管理呼吸机管路，保持患者呼吸道通畅，防止呼吸道感染。

2.恢复期康复护理措施

颅脑损伤患者急性期过后，生命体征持续稳定 1～2 周，即可开始恢复期康复训练。此期应重点加强认知、行为、运动、言语、日常生活活动能力以及心理等多方面的功能康复，提高患者的生活质量。

(1)认知障碍的康复：认知康复是在脑功能受损后，通过训练和重新学习，患者重新获得较有效的信息加工和行动的能力，以减少其解决问题的困难和改善其日常生活活动能力的康复措施。

认知功能训练是提高智能的训练，应贯穿在康复治疗的全过程。内容包括记忆力、注意力、理解判断能力、思维能力、失认症训练等。

(2)行为障碍的康复：对于颅脑损伤患者的行为障碍，其康复目标在于积极消除患者不正常的、不为社会所接受的行为，促进他们的亲社会行为。

躁动不安与易激惹的处理：最大限度地减少患者接触环境中的不良刺激，如导管、引流管、约束带等的应用；避免患者治疗次数过多或时间过长，尽量在患者所住房间提供治疗；给患者提供合理宣泄不安情绪的方式，如散步或其他体力性活动等；最大限度地减少患者与不熟悉的工作人员的接触；必要时可选择应用卡马西平、奥氮平等镇静类药物。

易冲动的处理：为患者提供一个布局合理、安静的房间；应用简单的奖励方法教会患者自我控制;对患者所有恰当的行为进行奖励;当患者出现不恰当行为时应用预先声明的惩罚;在患者不恰当行为发生后的短时间内拒绝奖励性刺激;在患者出现极严重的不良行为后,及时给患者所厌恶的刺激。

言语障碍的康复:颅脑损伤患者急性期已过,全身一般状况稳定,逐渐将坐位时间延长至1～2 h,即可开始进行言语训练。训练内容以听觉刺激法为中心,训练频率为每周1～6 次,每次 30 min。

运动障碍的康复:颅脑损伤患者往往伴有不同程度的运动功能障碍,其运动控制训练的目的是通过抑制异常运动模式,使脑损伤患者重新恢复其机体的平衡、协调及运动控制功能。一般应在患者生命体征稳定后,在医师或治疗师的指导下,尽早开展。

迟发性癫痫的康复:目前关于预防性应用抗癫痫药物仍存在争议,临床应结合患者的具体病情综合考虑。一般常规服用抗癫痫药物至少 2 年,完全控制后仍应再服用 2 年。对药物治疗 2～3 年仍不能控制的癫痫发作、发作频繁且严重者,可慎重考虑外科手术切除癫痫病灶。

日常生活活动能力障碍的康复:颅脑损伤患者由于精神和情绪异常、行为失控常出现拒绝进食、不能自我料理日常生活的情况,作业治疗对其功能恢复有着特殊的意义。

心理康复:颅脑损伤多为突然发生的意外所致,患者心理的变化大都经历震惊期、否认期、抑郁期、努力期及承受期,各个时期有时交错出现。由于有多方面的身体功能障碍,患者心理上面临巨大的压力和打击,常表现出消沉、抑郁、悲观和焦虑,甚至会产生轻生的念头及其他异常的行为举止。因此,医务人员工作时需认真负责,尊重患者,对患者充满同情和理解,避免使用伤害性语言,以免加重患者的猜疑和痛苦。康复护士应对患者进行行为矫正,促使患者建立健康行为,使患者能面对现实,学会放松,逐渐学会生活自理,早日融入家庭及社会生活中。

四、康复护理指导

(一)全面康复护理

全面康复指既要选择适当的运动治疗进行反复训练,又必须进行认知、心理等其他康复训练,并持之以恒。根据患者的具体情况综合运用各种康复措施,如各种运动疗法、认知康复、心理康复、言语康复、日常生活活动能力训练、康复工程和药物治疗等,只有进行综合康复才能达到良好的治疗效果。

(二)家庭康复护理

积极提高患者家属参与训练的意识与能力,通过对患者及其家属的健康教育,使其掌握基本的康复护理知识和训练技能,并懂得其意义和重要性。保证患者在家庭中也能得到长期、系统、合理、有效的训练,使其早日回归家庭和社会。

(三)康复护理的指导原则

教育患者主动参与康复训练,并持之以恒;指导患者规律生活、合理饮食、睡眠充足、适当运动、劳逸结合;保持大便通畅,鼓励患者日常生活活动自理;指导患者保持情绪稳定,避免不良情绪刺激;获得有效的社会支持,包括家庭、朋友、同事、单位等的支持。

(曹艳茹)

第二节 脑性瘫痪的康复护理

一、概述

脑性瘫痪(cerebral palsy,CP)简称脑瘫。是指自受孕开始至婴儿期非进行性脑损伤和发育缺陷所导致的综合征,主要表现为运动障碍及姿势异常。可伴有不同程度的智力障碍、言语障碍、视觉障碍、听觉障碍、知觉障碍、癫痫及心理行为异常。脑瘫的最重要致病因素是脑缺氧或脑部血液灌注量不足。

在我国引起脑瘫的主要危险因素有胎儿发育迟缓、早产儿、低出生体重儿、胎儿宫内窘迫、出生窒息和高胆红素血症。

脑性瘫痪按临床表现分为6型:痉挛型、不随意运动型、强直型、共济失调型、肌张力低下型和混合型。脑性瘫痪按瘫痪部位分为单瘫、双瘫、三肢瘫、偏瘫、四肢瘫。根据病情严重程度脑性瘫痪分为轻度、中度、重度。

康复的基本目标就是应用各种康复技术,对脑瘫患儿进行全面的、多样化的康复治疗和护理,帮助他们获得最佳的运动、智力、语言和社会适应能力。

二、主要功能障碍

1.运动功能障碍及姿势异常

脑瘫患儿的运动发育水平一般不能达到同龄正常儿童的发育水平,并具有异常的运动模式及异常姿势。

(1)痉挛型:此型在脑瘫患儿中最常见,占60%～70%。痉挛主要表现在髋关节的内收肌群、股四头肌、腘绳肌、小腿三头肌、前臂屈肌等。痉挛症状常在脑瘫患儿用力、激动时加重,安静入睡时减轻。由于下肢关节痉挛,自主运动十分困难;严重者出现肌腱痉挛、关节畸形。

(2)不随意运动型:曾被称为手足徐动型,此型占脑瘫患儿的20%～25%。其病理损害部位为基底核,表现为肢体的不随意动作。在紧张兴奋时,不自主运动增多,安静时消失。此型脑瘫患儿以不自主、无意识运动为主要症状。

(3)强直型:此型占脑瘫患儿的5%左右。病变部位比较广泛,主要表现为锥体外系损伤症状。脑瘫患儿可出现扭转痉挛或强直,肢体无随意运动。腱反射正常,睡觉时肌肉的强直症状消失,常伴有严重智能障碍。

(4)共济失调型:此型较少见,占脑瘫患儿的5%左右,主要病变在小脑。共济失调型表现为平衡失调,肌张力大多低于正常值,位置觉与平衡觉丧失,步态不稳,如有醉酒步态和辨距困难等。

(5)肌张力低下型:此型患儿肌张力显著降低,呈软瘫状。肌肉松软无力,自主动作极少。仰卧时,四肢均外展、外旋,头部偏向一侧,似仰翻的青蛙。俯卧时不能抬头,四肢不能支撑,腹部贴床。由于肌张力低下,易发生吸吮和吞咽运动困难。另外,此类脑瘫患儿呼吸运动比较浅,咳嗽无力,易发生呼吸道堵塞。

(6)混合型:上述两种或两种以上类型的症状、体征同时出现于一个脑瘫患儿身上。

2.伴随障碍

具体表现如下。

(1)语言障碍:1/3～2/3 的脑瘫患儿有不同程度的语言障碍。表现为语言发育迟缓,发音困难、构音不清,不能成句说话,不能正确表达,有的脑瘫患儿完全失语。

(2)智能障碍:部分脑瘫患儿伴有不同程度的智能障碍,其中痉挛型四肢瘫痪及强直型脑瘫患儿智能常更差。

(3)视觉障碍:主要表现为内、外斜视,视神经萎缩,动眼神经麻痹,眼球震颤等。

(4)听觉障碍:多为核黄疸引起,部分脑瘫患儿听力减退甚至全聋。

(5)其他感觉和认知功能障碍:脑瘫患儿常有触觉、位置觉、实体觉、两点辨别觉缺失。

(6)癫痫发作:脑瘫患儿中伴随癫痫发作的并不少见,痉挛性四肢瘫、偏瘫、单肢瘫和伴有智能低下者更为多见。

(7)情绪、行为障碍:脑瘫患儿表现为好哭、任性、固执、孤僻、脾气古怪、易于激动、情绪不稳定、注意力分散等。

三、康复治疗护理措施

脑瘫的康复治疗护理原则是早发现、早诊断、早治疗。婴幼儿时期脑代偿性和可塑性强,是学习的最佳时期。应对脑瘫患儿进行全面系统的综合康复治疗,减轻致残因素造成的障碍,尽最大努力改善脑瘫患儿的各种功能,以全面提高其生活质量。

(一)康复护理目标

在身体现有条件下,改善脑瘫患儿的运动功能,提高生活自理能力、交流能力和社会适应能力,使其最大限度地接近或达到正常生活。

(二)康复治疗方法

1.早期干预治疗

早期干预治疗是建立在小儿神经发育学和运动神经生理学基础上的神经生理学疗法,主要包括触觉输入、本体感觉输入、前庭感觉输入、视觉输入和听觉输入,按正常儿童生长发育规律进行训练和治疗。

2.运动疗法

除了传统的增强肌力、维持关节活动范围、步行训练等内容外,常用的运动疗法包括Bobath 法、Vota 法、Rood 法、本体感觉神经肌肉促进法、强制性诱导运动疗法、Brunnstrom法、引导式教育和运动再学习法等。目前临床上仍以 Bobath 法为主,同时借鉴其他方法的长处对脑瘫患儿进行康复治疗。

3.作业疗法

作业疗法与运动疗法协同,通过有目的地从日常生活、游戏、学习中选择一些作业进行训练,主要包括手的精细功能训练、日常生活活动能力训练、矫形器和辅助器具的制作及生活环境设施的改造等,以日常生活活动能力训练为主。

4.言语矫治

早期训练有利于刺激脑瘫患儿语言能力的发展,促进脑瘫患儿言语交流能力的产生和应用。训练时要根据语言能力评定结果,参照正常发育情况循序渐进,不可急躁。可一对一地训练,亦可集体训练。

5.物理因子疗法

可用功能性电刺激和生物反馈,来帮助训练特定的肌群。电刺激可改善脑瘫患儿肌力,用低电压、高频率的电刺激来增加血流量、改善肌肉生长和肌力。水疗法有利于脑瘫患儿全身和局部肌肉张力降低，提高运动功能，有条件的地区，可采用水疗法对脑瘫患儿进行训练。

6.康复工程器具的护理

矫形器、拐杖、坐姿矫形椅、轮椅、站立架、步行器等的作用是预防和纠正肢体挛缩变形，控制不随意运动，改善坐、站立和步行能力等，对尖足畸形、手指畸形进行矫治。行走困难的脑瘫患儿重要的辅助移动工具是轮椅，借助轮椅移动可达到代步的目的。必要时可在轮椅上配备适当的托板及靠垫以矫正其异常姿势。拐杖、步行器的应用可使脑瘫患儿身体的支撑面增大，中心摆幅减小，增加身体的稳定性，从而达到辅助站立和行走的目的。

7.教育康复管理

教育是人生的基础，脑瘫患儿接受教育越早越好。脑瘫患儿应该像其他正常儿童一样接受普通学校义务教育；由于部分脑瘫患儿在运动和智能上受限制，一般学校的环境不适合，应送至特殊学校接受教育，为其将来自立做好准备。同时要对家长进行健康教育，如在意识、知识、训练方法等方面给予指导。

8.心理康复护理

脑瘫患儿承受着身心双重痛苦，因此康复护士应给予其更多的爱心，对其运动、语言、智力等方面的功能障碍不歧视、不嘲讽，对脑瘫患儿态度和蔼、亲切，耐心、细致地照顾脑瘫患儿，让其感受到温暖和关爱。对于脑瘫患儿家长，也要给予充分的理解和支持。

9.其他康复措施

(1)药物治疗：对脑瘫患儿必要时可使用药物配合治疗，但不能替代功能康复治疗。常用的药物有脑神经营养药、肌肉松弛药、多巴胺类药等。

(2)手术治疗：主要用于痉挛型脑瘫患儿。

四、健康教育

1.做好预防工作，防止脑瘫的发生

做好妊娠期、分娩期保健；开展早期产前检查，排除难产因素，进行必要的免疫接种；避免产伤，做好新生儿保健工作，进行新生儿筛查和定期体格检查；做好优生优育的宣传，包括预防脑瘫的知识和措施的宣传。

2.早发现、早治疗

若先天性脑瘫患儿能在6～8个月时确诊并治疗，将会取得较为满意的效果。应叮嘱具有脑瘫高危因素患儿的家长定期带患儿到医院检查，一旦出现或怀疑有异常表现，须马上到正规医院的康复科进行诊治，治疗越早，效果越好。

3.脑瘫患儿家长应采取正确的态度面对现实

脑瘫患儿家长常存在以下异常心态：①不适应，情绪低落，甚至抑郁或焦虑；②不以为然，回避现实，甚至隐瞒病情；③乱投医，寄希望于奇迹发生；④甘愿自我牺牲，为照料脑瘫患儿而放弃正常的生活和工作。这些表现均不利于脑瘫患儿的康复和成长。家长应避免过分保护脑瘫患儿，要像对待正常儿童那样对待脑瘫患儿。

4.正确认识疾病，积极参与治疗

应积极对脑瘫患儿进行康复治疗，防止异常表现定型、恶化或出现继发性残疾。家长应理解治疗的目的是使脑瘫患儿尽可能正常化，不一定能达到治愈的标准。脑瘫治疗是一个长期的过程，必须将训练融入日常生活中，反复强化，确保训练量，所以家长的积极参与至关重要。选择在脑瘫患儿愉快、合作时进行训练，这样效果更好。另外家庭训练节约了费用和时间。

5.指导家长采用有针对性的训练和照顾方法

指导家长如何控制脑瘫患儿的躯干及肢体，并重视脑瘫患儿的智力、言语、心理及社会行为等方面的综合训练。训练应不断重复，反复强化。

训练目标不能过高，每次应让脑瘫患儿获得成功感。家长应为脑瘫患儿营造幸福、和谐的家庭环境，使其人格得以正常发展。

6.治疗、游戏、教育三结合

根据不同年龄脑瘫患儿的心理特点，采用多变、有趣味性的训练方法，如探索性游戏、操作性游戏等，避免训练单调、乏味。将教育与康复训练互相融合，促进脑瘫患儿自主学习和康复，使其能得到较为完整的学习与发展机会。

（李琳燕）

第三节 骨折后的康复护理

一、概述

骨折(bone fracture)是指各种原因导致骨的连续性发生完全或部分性中断。骨折的原因通常有直接暴力、间接暴力、肌肉拉伤、积累性损伤、骨病等，其中以外伤最为多见。根据骨折部位软组织损伤情况分为开放性骨折和闭合性骨折，根据骨折部位是否容易固定分为稳定性骨折和不稳定性骨折。骨折的主要临床表现为疼痛、肿胀、压痛、骨摩擦音、异常活动等，骨折移位时有畸形，骨折后一般出现局部功能障碍。但骨折的临床表现因其发生部位、损伤程度和是否合并重要器官损伤而有较大差别。骨折的愈合过程分为血肿机化期(2～3 周)、骨痂形成期(4～8 周)、骨性愈合期(8～12 周)、塑形期(2～4 年)四个阶段。骨折后患者需复位、固定和进行功能锻炼，其中功能锻炼在促进骨折愈合、减轻和消除骨折后的不良影响方面起着重要的作用。

二、功能评定

1.肢体长度和周径测量

采用无伸缩尺，以骨性标志为定点测量肢体长度，例如，下肢取髌上 10 cm，小腿取髌下 10 cm处测周径。上肢全长度是测量肩峰至中指尖端的距离。下肢全长度是测量髂前上棘到内踝的间距，并应与健侧对应位置作对比测量。

2.肌力、肌耐力的测定

主要采用徒手肌力测定法评定肌力等级及耐力状况。

3.步态分析

通过步态分析可了解有无异常步态及其性质和程度。

4.日常生活活动能力评定

应对骨关节损伤患者的日常生活活动能力作出全面评定。

5. 影像检查

X线检查是骨折的常规检查，可了解骨折的类型、移位情况、复位固定和骨折愈合情况等，X线摄片包括正、侧位和邻近关节摄片，有时还需加摄特定位置或健侧相应部位的对比X线片。

6. 其他

必要时应行肌电图、运动诱发电位等检查。

三、康复治疗与护理措施

1. 手和手指的骨折

早期合理使用矫形器，尽早进行作业治疗，以恢复手的精细功能及日常生活活动能力。

2. 前臂骨折

注意前臂的旋转功能练习，应避免因前臂的固定制动而忽略手部的活动，在进行肘关节活动功能训练时应避免暴力及不合理的牵拉而损伤肘关节或导致骨化性肌炎。

3. 肱骨骨折

固定制动期间应重视前臂及手部的运动，尽早活动肩关节，但避免对骨折处施加剪切力、扭转力等不良应力。

4. 踝关节周围骨折

固定制动期间应抬高患肢，及早在卧位下进行髋、膝关节运动，以减轻下肢水肿，保持关节活动度。

5. 膝关节骨折

已行手术内固定者，应尽早开始接受关节恢复器(CPM)治疗。应鼓励骨折不影响关节面的患者尽早扶拐下地活动，进行患肢部分负重及步行训练。

6. 股骨颈骨折

早期应指导和鼓励患者进行床上运动，练习呼吸体操。注意借助矫形支具，让患者尽早离床活动。

7. 脊柱骨折

应注意保护脊柱的稳定，避免影响脊髓。单纯性骨折，卧床无须固定，早期应在床上仰卧，使脊柱处于过伸位。没有明显疼痛即可开始四肢运动、呼吸练习、背肌练习，练习中避免脊柱前屈及旋转。在矫形器的辅助下，及时指导患者下床进行适当运动。

8. 骨盆骨折

骨折无移位者，无明显疼痛后即可在卧位进行下肢屈伸及等长收缩练习。有移位或采用了固定器具的患者，练习进展宜缓慢。若患者有外固定，则需要尽早指导患者做下肢和躯干肌肉的等长收缩；去除外固定后，则应开展下肢关节和躯干全关节活动范围的练习，并进行行走训练。

四、康复教育

(1)注意心理调节：骨关节骨折对患者的躯体和心理都会产生巨大的影响，产生抑郁或焦虑情绪，康复护士应给予充分的理解，积极进行心理疏导，使患者能面对现实，保持乐观情绪，积极配合康复治疗。

(2)教会患者正确的功能锻炼方法：骨折早期应注意固定的稳妥性，肿胀消退和疼痛减轻后再开始运动。运动要循序渐进，持之以恒。遵照康复医师制订的个体化康复治疗计划进行训练，并取得患者家属的配合，才有可能尽早把肢体的功能恢复到最大限度。

(3)保持非固定关节和肢体的全范围活动：为防止关节囊挛缩、关节液减少、关节粘连，造成关节的活动范围减少，也为了使肌肉得到运动，减少肌力的下降和肌肉萎缩，应对患肢非固定关节和非固定肢体的关节每天进行1～3次全关节各轴向全范围的活动，每次活动5～10下。以主动活动为主，如有困难，可适当加以助力。

(4)注意劳动保护和交通安全，预防骨折的发生。

(5)合理饮食，加强体育锻炼，增强体质，预防骨质疏松。

(李琳燕)

第四节　冠心病的康复护理

一、概述

冠心病是冠状动脉粥样硬化性心脏病(coronary atherosclerotic heart disease，CHD)的简称，也称为缺血性心脏病，是由于冠状动脉粥样硬化，血管腔狭窄、阻塞，引起心肌缺血、缺氧的心脏病，其基本病变是心肌供血不足。病理生理核心是心肌耗氧和供氧失去平衡。

二、功能评定

冠心病主要影响的是患者的体力而不是肢体的功能。冠心病造成的残疾往往不像瘫痪、截肢这样直观。患者自我感觉的活动无力不一定与实际体力不足相符。冠心病对患者功能的影响可以通过以下几方面的评定来衡量。

(一)心血管功能障碍评定

冠心病患者往往减少体力活动，从而降低心血管系统适应性，导致循环功能降低。主要表现在血容量减少，回心血量增加；心脏前负荷增大，心肌耗氧量相对增加；血流较缓慢，血液黏滞性相对增加。

纽约心脏病学会将心功能分为4级。

Ⅰ级，患有心脏病，体力活动不受限。

Ⅱ级，患有心脏病，体力活动稍受限。

Ⅲ级，患有心脏病，体力活动明显受限。

Ⅳ级，患有心脏病，体力活动完全丧失。严重者休息、卧位下都感到呼吸困难。

(二)呼吸功能障碍

心血管功能障碍可导致肺循环功能障碍，使肺血管和肺泡气体交换的效率降低、吸氧能力下降，诱发或加重缺氧症状。冠心病患者卧床休息，横膈活动减少，发生通气及换气功能障碍。

(三)代谢功能障碍评定

代谢功能障碍主要是脂质代谢和糖代谢障碍，表现为血胆固醇和甘油三酯浓度升高，高密度脂蛋白胆固醇浓度降低。

三、康复治疗与护理措施

根据冠心病康复治疗的特征，国际上将康复治疗分为以下三期。

(一)Ⅰ期康复

Ⅰ期康复指急性阶段住院患者的康复。急性心肌梗死 2 周以内，冠状动脉分流术和冠状动脉气囊腔内成形术后早期为Ⅰ期。

1. 康复目标

争取尽早生活自理、早期离床并尽早出院，并且从监视下的活动过渡到家中无监视和安全的活动。

2. 临床应用

(1)适应证：急性心肌梗死后 2 周以内，生命体征稳定，无明显心绞痛。

(2)禁忌证：不稳定型心绞痛，血流动力学不稳定，包括血压异常、严重心律失常、心衰或心源性休克。

(3)严重合并症：包括体温超过 38 ℃，出现急性心肌炎或心包炎、未控制的糖尿病、血栓或栓塞；手术切口异常；出现新的心电图心肌缺血改变，患者不理解或对康复治疗不合作。

3. 康复方案

主要是规定患者每日所做运动的内容(包括日常生活活动练习、大小便处理等)，并根据活动时的心率、血压反应和症状改变来调节训练进度。刚开始康复训练时，必须在康复护士的监测下执行，配合心电和血压的监护。每一步持续的时间和进展的速度因人而异：心肌梗死面积较大、年纪较长者，进行的速度较慢；心肌梗死面积较小、年纪较轻者，进行的速度较快。依据患者的体力和心理状态，决定下一阶段的治疗。

4. 注意事项

应根据不同个体的情况选择康复程序，以循序渐进地增加活动量为原则，胸痛症状一旦消失，生命体征稳定，无合并症时即可开始。如果患者在训练过程中没有不良反应，运动心率增加小于每分钟 10 次，次日训练则可以进入下一阶段。运动中心率增加在每分钟 20 次左右，则需要继续同一级别的运动。

运动中心率增加超过每分钟 20 次，或出现任何不良反应，则应该退回到前一阶段运动，甚至暂时停止运动训练。当患者在心电监护下步行，并确认能连续步行200 m无症状和无心电图异常，可以安排出院。

(二)Ⅱ期康复

出院后至病程的12 周左右一般为Ⅱ期，即恢复初期。心肌梗死瘢痕形成需要 6 周左右的时间，Ⅱ期康复在心肌瘢痕形成之前，病情仍然有恶化的可能性，因此在此期患者的体力活动要适当，逐步过渡到适宜的家庭活动，等待病情完全稳定，准备参加Ⅲ期康复锻炼。

1. 康复目标

Ⅱ期康复目标主要是保持并进一步改善出院时的心功能水平，逐步使患者生活完全自理，直至恢复正常的社会生活，提高生活质量。逐步恢复一般日常生活活动能力，包括轻度家务劳动、娱乐活动等。

运动能力达到 4～6 代谢当量(MET)，提高其生活质量。对体力活动没有更高要求的患者可停留在此期。此期康复在患者的家中完成。

2.临床应用

适应证：患者运动能力达到3 MET以上，心肌梗死的病情稳定，冠状动脉分流术后和冠状动脉腔内成形术后，劳累性心绞痛，心律失常。禁忌证：与Ⅰ期相似。

3.康复方案

康复方案包括室内外散步、做医疗体操（如降压舒心操、太极拳等）、练气功（以静功为主）、打扫卫生、厨房活动、园艺活动或在邻近区域购物、作业治疗。

4.注意事项

注意循序渐进，禁止过分用力，活动时不可有气喘和疲劳。所有上肢超过心脏平面的活动均为高强度运动，应该避免或减少。有任何不适，均应暂停运动，及时就诊。

（三）Ⅲ期康复

冠心病的康复重点放在此期，前两期的康复治疗目的在于提高患者的日常生活活动能力，为此期康复奠定基础。康复程序一般为2～3个月，自我锻炼应该持续终身。

1.康复目标

此期康复目标是巩固Ⅱ期康复成果，控制危险因素，改善或提高心血管功能和身体活动能力，最大限度地恢复其生活与工作。

2.临床应用

适应证：病情处于较长期稳定状态，包括陈旧性心肌梗死、稳定型劳力性心绞痛、隐性冠心病、冠状动脉分流术和腔内成形术后、安装起搏器后、心脏移植术后。过去被列为禁忌证的一些情况（如病情稳定的心功能减退、室壁瘤等）现正在被逐步列入适应证的范畴。

3.基本原则

基本原则有个体化、循序渐进、持之以恒、兴趣性、全面性。

4.康复方案

全面康复方案包括有氧训练、循环抗阻训练、柔韧性训练、医疗体操、作业训练、放松性训练、行为治疗、心理治疗等。

四、康复教育

（1）合理膳食：应摄入清淡、易消化、低脂、低盐饮食，多食富含不饱和脂肪酸的食品，如鱼类；多食富含维生素C和粗纤维的新鲜蔬菜和水果；严禁暴食或过饱，以少食多餐为宜。

（2）预防便秘：吃高纤维素的食物及含果胶多的水果。高纤维素蔬菜有芹菜、竹笋、金针菜、豆芽等。含果胶多的水果有梨、苹果等。

（3）通过个人或小组形式进行咨询和教育，使患者改变不正确的生活方式，建立健康行为，树立自信心，教会患者处理应激的技巧和放松方法，保持乐观、松弛的精神状态，避免紧张、焦虑、情绪激动或发怒。

（4）以讲座及问答题形式，向患者及家属介绍心脏结构、功能及相关冠心病知识，根据患者了解的程度，增加有关方面的教育。

（5）控制高血压、糖尿病、高脂血症和肥胖等冠心病危险因素。

（6）帮助患者戒烟，嘱患者少饮酒，不饮浓咖啡和浓茶，生活规律，保证充足睡眠；注意保暖，预防上呼吸道感染。

（7）冠心病患者家中应备有硝酸甘油等急救药物并随身携带，以便发病时患者能及时取到并服用，培训发病时如何拨打120自救。

(8)合理安排生活和工作，要注意劳逸结合。避免连续做过度繁忙的工作、调整脂肪代谢、防止肥胖等均有裨益。坚持锻炼，如做保健操、打太极拳、散步、打乒乓球等。

(9)定期到医院做健康检查，如有病情变化，及时采取有效的治疗。对于已患冠心病的患者，早期应注意控制病情的发展，积极参加康复治疗。

（田平平）

第五节　慢性阻塞性肺疾病的康复护理

一、概述

慢性阻塞性肺疾病(COPD)表现为气流不完全可逆性受限，并可呈进行性发展，是慢性支气管炎、慢性肺气肿致终末细支气管远端的气道弹性降低，过度膨胀、充气和肺容量增大，并伴有气道壁破坏的病理性疾病。临床症状主要为咳嗽、咳痰、气急、呼吸困难，严重时因缺氧并发呼吸衰竭、肺心病、肺性脑病等。

二、功能评定

COPD随着病程的发展，可引起不同程度的呼吸和运动功能障碍，对呼吸功能的损害表现为远端肺泡持续扩大而有回缩障碍，肺泡周围毛细血管网大量破坏，通气血流比例失调，严重时可出现呼吸衰竭和右心功能障碍或右心衰竭。

(一)呼吸功能障碍评定

在康复医学日常工作中进行的呼吸功能评定，一般沿用临床常用的评定方法，根据气流受限的严重程度对COPD进行分级，以第一秒用力呼气量(FEV_1)占预计值百分比作为气流受限程度的敏感指标，作为COPD分级的依据。COPD可分为1级(轻度)、2级(中度)、3级(重度)、4级(极重度)，标准如下。FVC表示用力肺活量。

1级(轻度)：吸入支气管扩张剂后，$FEV_1/FVC<70\%$，$FEV_1\geqslant80\%$。

2级(中度)：吸入支气管扩张剂后，$FEV_1/FVC<70\%$，$50\%\leqslant FEV_1<80\%$。

3级(重度)：吸入支气管扩张剂后，$FEV_1/FVC<70\%$，$30\%\leqslant FEV_1<50\%$。

4级(极重度)：吸入支气管扩张剂后，$FEV_1/FVC<70\%$，$FEV_1<30\%$或$FEV_1<50\%$伴呼吸衰竭。

(二)运动能力障碍评定

计时步行距离测定和定距离步行计时测定：让患者在平地尽最大努力快速步行6 min(或其他时长，视患者耐受而定)，记录其所能行走的最长距离。让患者尽最大努力快速行走100 m(或其他距离)，记录其所能行走的最少时间。对于不能进行活动平板运动试验的患者可采用此步行试验评定，以判断患者的运动能力及运动中发生低氧血症的可能性。

(三)日常生活活动能力障碍评定

评定COPD患者的日常生活活动能力，将呼吸困难分级作为病情轻重的指标，呼吸困难可分五级，标准如下。

0级：除剧烈运动后，不发生明显呼吸困难。

1级：快走与上缓坡时发生呼吸困难。

2级：由于呼吸困难，步行速度会较同龄人慢。

3级：缓慢步行100 m或数分钟会因呼吸困难停下休息。

4级：因明显呼吸困难而无法离开房间或稍微活动(如穿衣)即发生呼吸困难。

三、康复治疗与护理措施

(一)一般护理

1. 环境

保持室内合适的温度和湿度，室内定时通风换气，保持空气清新。应准备保持室内冬暖夏凉的设备，有利于患者的恢复。

2. 休息

COPD患者仅有通气障碍时可适当活动，如散步、慢跑、打太极拳等；若有缺氧和二氧化碳潴留，应卧床休息，必要时吸氧；呼吸困难时，应取半卧位，以床上活动或被动床边活动为佳。病情缓解后根据病情进行适当活动，循序渐进，避免加重心肺负荷。

3. 饮食

为保持患者良好的营养状态，应给予高热量、高蛋白、高维生素、易消化的饮食，以及充足的液体摄入量。

(二)病情观察

观察患者的生命体征，如神志、呼吸、脉搏、体温、血压、尿量等，询问咳嗽、咳痰情况，注意口唇、末指关节等是否发绀；观察患者的精神状态及二氧化碳潴留表现；观察患者的不良心理状态和情绪变化。

(三)急性加重期的康复护理

COPD患者往往由于感染或气温突变等诱因进入急性加重期。康复护理措施应不影响临床抢救，在不造成病情恶化的情况下尽可能早期介入。

1. 控制性氧疗

无严重并发症的COPD患者吸氧治疗状态下一般可达较高的氧合水平($PaO_2>60$ mmHg或$SaO_2>95\%$)。吸入氧浓度不宜过高(一般以25%～30%为宜)，以免因缺氧改善而失去对呼吸中枢的兴奋作用，发生二氧化碳潴留及呼吸性酸中毒。氧疗时注意观察患者的神志有无改变，监测血氧饱和度，必要时可复查动脉血气。

2. 排痰

控制炎症，清除分泌物，保持呼吸道通畅。

3. 适当活动

在心肺可耐受情况下，适当进行主动活动，以活动时及活动后不出现明显气急、气促为宜。

(四)稳定期的康复护理措施

COPD急性症状控制后，无明显禁忌证时应早期开始综合康复锻炼，提高自身肺功能代偿能力，减少急性发作次数，可阻止病情进一步发展，阻止肺功能下降，改善患者的活动能力，提高日常生活质量，降低病死率。主要康复护理措施包括以下几项。

1. 呼吸训练

(1)放松练习:①放松体位训练,如下肢抬高时采取仰卧位或半卧位、前倾坐位和立位等,注意在颈部、双肩、髋部、膝关节处等垫柔软枕头或棉被等,放松相关部位肌肉。②肌肉放松训练,依次使颈、肩、面部和腹部的肌肉交替完成紧张与放松,尽量延长放松时间。

(2)诱导腹式呼吸,常用方法如下。①双手加压法:患者可取卧位或坐位,双手置于上腹部,呼气时手随腹部下沉并施加压力,以增加腹压,从而使膈肌上抬;吸气时腹部对抗施压的手,缓缓隆起。反复锻炼,即可逐渐改善和增加膈肌的活动,还可纠正不正确的腹式呼吸方法。②下胸布带束胸法:患者取坐位,将一宽布带交叉束于下胸部,患者双手抓住布带两头,呼气时收紧布带以增加腹压,吸气时逐渐放松,反复进行。③抬臀呼气法:患者取仰卧位,双足置于床面,呼气时抬高臀部,吸气时还原。利用腹内脏器的重力使膈肌上抬,将膈肌推向胸腔,从而增加潮气量。

2. 促进有效排痰

(1)湿化气道:适用于痰液黏稠难以咳出者。鼓励患者多饮水,保持气道湿润;雾化吸入可促进恢复或保持支气管内黏液层纤毛的功能。

(2)咳嗽排痰:有效咳嗽可使痰液顺利排出,减轻肺部感染症状。

(3)体位引流:适用于呼吸道分泌物过多的患者,利用重力将肺叶内、各肺段的分泌物引流到较大的呼吸道,从而排出。

(4)胸部叩击和震颤:适用于排痰无力的患者。

3. 增强心功能和恢复活动能力

根据 COPD 患者的不同状态采用不同活动强度,采用与之适宜的训练方法,包括全身肌肉和呼吸肌的训练,如步行、上楼梯、上下肢训练等,以改善肌肉代谢、肌力、耐力,提高机体活动能力。

4. 长期家庭氧疗

部分患者回归家庭后可呈现出慢性低氧血症,可每日长时间低浓度吸氧。一般采用鼻导管持续低流量吸氧,每日至少 15 h。维持 PaO_2 在 60 mmHg 以上,既能改善组织缺氧,也可防止因缺氧状态解除而抑制呼吸中枢。氧疗有效的指标为患者发绀减轻、呼吸困难减轻、呼吸频率减慢、心率减慢、活动耐力增加。

5. 营养

肥胖和消瘦均可影响 COPD 患者的预后情况。应当合理膳食,适当运动,保持正常体重。

6. 提高机体免疫力

适度运动可提高患者机体抵抗力,减轻或逆转 COPD 的发展。常用方法如游泳、散步、慢跑等。

7. 心理护理

指导患者学会肌肉放松、心理减压和控制不良情绪,这有助于减轻呼吸困难症状及焦虑、抑郁程度。

四、健康教育

预防的关键是戒烟。注意保暖,避免受凉,预防感冒。改善环境卫生,做好个人职业防护,消除及避免粉尘、烟雾和刺激性气体对呼吸道的影响。

1. 氧气的安全使用

长期低流量吸氧(小于 5 L/min)可改善患者的呼吸症状,缓解病情的进一步恶化。在使用氧气过程中应注意防止火灾及爆炸,远离火源等。

2. 预防呼吸道感染

注意保暖,预防感冒,适当运动锻炼,增强体质,提高免疫力。

3. 戒烟

吸烟可使肺通气功能进行性下降,是 COPD 病因中重要的因素之一。

4. 减少有害粉尘、烟雾或气体吸入

加强宣教和监督,改善工作环境,加强劳动保护。可佩戴口罩以避免或减少吸入有害粉尘、烟雾或气体。

(田平平)

第二十二章　儿童保健护理

第一节　儿童保健评价指标

通过评价儿童保健状况获得儿童生命、健康信息，为宏观制定儿童卫生发展战略、规划和疾病防治提供依据。

一、生物学指标

生物学指标是评价儿童保健和儿童健康状况最重要的指标。

（一）生命指标

生命指标反映儿童的生存状况。生命指标如围生期死亡率、早产儿死亡率、新生儿死亡率、婴儿死亡率、1～4 岁儿童死亡率、5 岁以下儿童死亡率、5 岁以下儿童死亡下降率、死亡率/死因专率(归类死因死亡率)、伤残调整生命年(DALY)等，其中围生期死亡率、早产儿死亡率、新生儿死亡率是反映妇女保健、产科质量和儿童保健的综合指标。

因战争、自然灾害、贫困等首先影响婴儿死亡率，婴儿死亡率不受人口构成影响，也是人均期望寿命研究的重要参考数据，故它是国际社会衡量一个国家或地区经济、文化、人民健康和卫生保健事业水平重要指标。

（二）疾病指标

最常用的指标是发病率和患病率。发病率是某一时期内(年、季、月)特定儿童人群中发生某种疾病的新发生病例的频率(%)，疾病如急性传染病、急性感染、新生儿破伤风等。

患病率是横断面调查受检儿童中某疾病的现患病情况(%)。患病率可按观察时间的不同分为期间患病率和时点患病率。

时点患病率较常用。通常患病率时点在理论上是无长度的，一般不超过一个月。而期间患病率的“期间”所指的是特定的一段时间，通常超过一个月。期间患病率可用于儿童贫血、佝偻病、龋齿、弱视、伤残等调查。

（三）生长发育和营养状况指标

采用体格发育指标评价儿童生长与营养状况，用神经心理行为指标评价儿童发育水平。

二、工作指标

反映儿童保健机构服务能力的指标，如小于 3 岁儿童系统管理率、小于 7 岁儿童保健管理率、小于 5 月龄婴儿人乳喂养率、新生儿访视率、预防接种率等。

（李延红）

第二节　与儿童年龄相关分类方法

一、实际年龄

实际年龄为出生后按日历计算的年龄，即年代年龄或者时序年龄，也叫日历年龄或生后年龄。实际年龄是最常用的计算儿童年龄的方法，一般以日、周、月、年表示。与年龄相关的发育阶段有胎儿、新生婴儿的0～4周、新生期后婴儿的4周～12月龄、幼儿年龄1～2岁、学龄前儿童年龄3～6岁、学龄儿童年龄7～12岁、青少年年龄13～18岁。

(一)胎儿

虽然胎儿生长属于宫内发育阶段，但与新生婴儿有关，故仍描述有关概念。胎儿的宫内发育从受精卵形成到新生婴儿出生，共40周。母亲在末次月经第1日后2周左右排卵，约3周胚泡植入。虽然称为“怀孕3周”，实际受精1周。因此，母亲妊娠龄较受孕龄多2周。因大多数妇女知道自己末次月经日期，但不清楚排卵的时间，用末次月经第1日计算可比较准确地估计预产期，最小的误差为4 d。母亲妊娠期通常以周表示，例如，25周5 d视为25周，胎儿胎龄表示亦相同。

胎儿的宫内生长按胎龄分为胚胎期(0～12周)和胎儿期(13～40周)，相当于母亲妊娠早期和妊娠中晚期。开始细胞分裂的受精卵称植入前胚胎，大约14 d；前胚胎结束后细胞、组织分化形成胚胎，约8周，胎儿器官基本形成，已可辨别性别，是胎儿发育关键期。胎儿中期(13～28周)组织、器官迅速生长，功能趋于成熟，但肺发育不成熟，早产存活率低；胎儿后期(29～40周)脂肪、肌肉组织迅速增长致胎儿体重迅速增加。胎儿生长最快，例如，20周龄的胎儿身长是8周龄胚胎的10倍(16.4 cm∶1.6 cm)，重量则增长至原来的300倍(300 g∶1 g)；30周龄的胎儿长39.9 cm，重1 319 g；40周龄长51.2 cm，重3 462 g。胚胎对致畸物质敏感，母亲妊娠期间如果受外界不利因素(包括感染、创伤、滥用药物、放射性物质、毒品等)影响，以及营养缺乏、有严重疾病或心理创伤等，可能导致流产、畸形或宫内发育不良。

(二)婴儿

出生至1周岁(12月龄)的儿童(0岁组)，包括新生婴儿(0～4周龄)和新生期后婴儿(4周龄～12月龄)。婴儿期是儿童生后生长发育最快时期。出生后婴儿各系统器官的生长发育持续进行，但仍不成熟，例如，消化系统难以承受过多食物的消化吸收，易发生消化紊乱和营养不足。婴儿体内来自母体的抗体逐渐减少，自身的免疫功能尚未成熟，抗感染能力较弱，易发生感染和传染性疾病。

胎龄37～40周的新生婴儿为足月新生婴儿，不足37周龄出生的胎儿为早产婴儿。早产婴儿出生后矫正胎龄的计算方法为实际年龄减去提前出生的周数，例如，一个2岁的儿童是胎龄28周出生的早产婴儿，矫正后的年龄：24月－[(40周－28周)]×1月/4周＝21月。因此，早产婴儿的矫正年龄与实际年龄不是同义词。早产婴儿出生3岁后不再矫正胎龄。医学上称胎儿28周龄至出生后7 d龄为“围生期”。此期的胎儿、新生婴儿为围产儿。

(三)幼儿

幼儿属于1～3周岁儿童(1～3岁组)。幼儿阶段体格生长发育速度稍减慢，行为发育迅速，学习走、说话、解决问题和与人交往的能力；最大的特点是学习独立、好奇、违拗，喜欢说

"不",要自己做;消化系统功能仍不完善,营养的需求量仍相对较高,食物继续向成人食物转换。幼儿对危险的识别和自我保护能力不足,伤害发生率高。

(四)学龄前儿童

学龄前儿童为3～5周岁的儿童(3～5岁组)。此期儿童体格生长发育处于稳步增长状态;心理发育迅速,与同龄儿童和社会事物有了广泛的接触,求知欲强,知识面扩大,生活自理和社交能力得到锻炼。

(五)学龄儿童

6～12岁的儿童进入小学学习,为学龄儿童。此期儿童的体格生长速度相对缓慢,部分学龄儿童进入青春期。智能发育接近成人,可以接受系统的科学文化教育;学习遵守纪律与规则。

(六)青少年

13～18岁的儿童进入中学学习。青少年多已进入青春期。青春期发育持续7～10年。一般女童的青春期开始年龄和结束年龄都比男童早2年左右,女童的青春期开始年龄为9～11岁,男童的青春期开始年龄为11～13岁;此期儿童的体格生长发育再次加速,出现第二次高峰;生殖系统发育渐趋成熟。青春期发育个体差异较大。

二、生理年龄

生理年龄又称生物年龄,用儿童生理功能或解剖学的发育水平估计儿童的年龄,可用来预计儿童个体的发育状况,如骨龄、齿龄、矫正后的早产儿年龄等。实际年龄与解剖学和生理发育(PD)可不一致。儿童期长骨干骺端次级骨化中心按一定顺序和解剖部位有规律地出现,反映长骨的生长发育成熟程度。通过X线检查,了解各年龄儿童次级骨化中心出现的时间,了解其数目、形态变化及融合时间,结合人群调查统计学分析的结果制定不同年龄儿童的骨龄标准。个体儿童骨发育成熟度则是与骨龄标准比较,判断其骨骼发育情况。齿龄是按儿童牙齿发育的顺序制定标准发育年龄,根据个体的牙齿发育状况与其比较所得。牙齿的发育较稳定,较少受营养和激素影响。可以用牙齿萌出的数量和质量(钙化程度)表示发育程度,但多用于3岁前的婴幼儿;或用X线片观察第一颗牙齿钙化(出生后不久)到最后一颗钙化完成(青春发育中后期)的发育过程,该方法准确可靠,但费时、费资,仅用于科学研究。

三、心理年龄

心理年龄是心理学智力测验中的术语,反映个体儿童的感知、情感、注意(观察)、记忆思维(分析、理解、推理、判断、概括等)、想象(创造)、语言和操作技能等神经生理解剖的成熟状况。根据标准化智力测验量表获得心理学年龄,将测试的心理学年龄与实际年龄比较,可了解儿童的智力发育水平。

四、社会年龄

用儿童的适应性行为判断其社会年龄(SA),社会年龄代表儿童在社会环境中的能力,特别是与他人合作与分享的能力。儿童社会年龄常常通过父母或其他关系密切的成人的问卷获得。

(李延红)

第三节 儿童发展的关键期

在儿童成长过程中，存在各种能力发展的敏感期。所谓敏感期，就是发展的关键期，儿童心理、教育学家蒙特梭利认为“这是自然赋予幼儿的生命助力，如果敏感期的内在需求受到妨碍而无法发展时，就会丧失学习的最佳时机，日后要想再学习此项事物，不仅要付出更大的心力和时间，成果也不显著”。

儿童智力发展的速度与大脑的发育一致，3 岁以前大脑发展最快，以后逐渐减慢，美国著名教育学家、心理学家曾经做过追踪研究，如果人的智力 17 岁达到 100%，那么 4 岁会达到 50%，4～7 岁达到 80%，8～17 岁又获得另外 20%，因此 7 岁以前是儿童智力发展的关键期，3 岁以前尤为重要。对儿童早期智力开发的关键，就是抓住关键期，具体内容如下。

3～4 个月：手眼协调、翻身能力发展关键期。

5～7 个月：单手抓握两物的关键期。

6～8 个月：爬行能力的关键期。

8～10 个月：理解语言意义的关键期。

9～11 个月：婴儿放物入孔的关键期和独自行走能力的关键期。

1 岁半左右：婴儿口语发展的关键期。

1 岁 10 个月左右：婴儿掌握一个和许多量的关键期。

2～3 岁：学习口头语言的关键期，要特别注意用标准语言准确表达想要告诉孩子的意思。

4～5 岁：学习书面语言的关键期，要注意孩子语言表述的规范和文明。

2～3 岁：学习计数能力的关键期，给孩子确立数字顺序概念，教孩子按物点数。

2.5～3.5 岁：学习如何守规矩的关键期，学习简单的社会规范和生活规则，对培养以后有规律的生活方式很有帮助。

3～5 岁：学习音乐的关键期，这个时期的孩子对音色、节奏都有很强的感受。

3～8 岁：学习外语的关键期，8 岁以后学外语在语音方面可能就会受到母语影响。

4～5 岁：学习辨认图像的关键期，经常让孩子看一些彩色图片，有利于他以后像视觉的发展。

5～6 岁：学习汉语词汇的关键年龄，多给孩子讲些儿歌、童话、故事、古诗词等可以诱发孩子的感性认识，奠定向文学方面发展的基础。

通过从出生到 6 岁关键期的发展，可以看出 0～3 岁是儿童发展最为关键的时期。根据孩子的发展过程，将三岁之前的发展分为八个阶段（关键期）。

第一关键期（0～1 个月）重点发展能力：目光交流、视觉适应能力、俯卧、触觉刺激、三浴锻炼。

第二关键期（1～3 个月）重点发展能力：视听觉刺激、触觉刺激、健康操、头部运动和控制、主动伸手够取和拍抓、视觉追踪和听觉分辨。

第三关键期（4～6 个月）重点发展能力：自由翻身和坐起、准确抓握和手眼初步协调、提高视听及分辨的能力、发元音和对话交流、培养规律生活习惯。

第四关键期（7～9 个月）重点发展能力：自由游戏的能力、坐位平衡和爬行能力、双手配合和手指抓捏提高手眼协调性、提高发音表达能力、发展具体形象认知能力和客观永存观念、积极表达愿望和要求。

第五关键期(10～12 个月)重点发展能力：适应伙伴交往、提高爬行能力、练习站立和迈步行走、发展手眼协调和相对准确的操作能力、学习更多词汇和主动开口、认识具体事物、自我意识的启蒙训练。

第六关键期(13～18 个月)重点发展能力：尝试独立思考和探索、提高行走和控制平衡的能力、练习高级手眼协调能力、用语言表达思想和要求、发展自我控制能力、训练记忆能力、自己动手吃饭和穿衣配合能力、大小便自我控制能力。

第七关键期(19～24 个月)重点发展能力：提高身体动作能力、学习使用工具游戏、学习更多词汇发展语言表达能力、基本的自我服务能力、发展人际交往能力、认识和躲避危险的训练、保护和培养创造力。

第八关键期(21～36 个月)重点发展能力：参与社会生活、提高身体协调运动能力、练习复杂精确的动手操作能力、丰富词汇、准确表达、提高认知和学习能力、训练想象和创造力、发展自我服务能力、培养劳动精神、训练自我控制能力、培养合作精神。

这里还要注意两点，叙述如下。

(1)所谓关键期的划分并不是绝对的。例如，“目光交流”的能力是在第一关键期(0～1 个月)内重点发展能力，但是在 2 个月时也需要训练这项能力。

(2)所谓关键期有个体差异。以上列出的八个关键期是根据发展心理学的知识和临床经验总结出来的，代表着大部分孩子的发育水平，但不是每个孩子都一样。可能有的孩子在 11 个月时已经有很好的独立行走和控制平衡的能力了，而这一能力却是大多数孩子 13 个月的重点发展能力。一旦出现这种情况，跳过这一项能力，提前开发下一项能力就可以了。

在儿童的智力发展中，遗传是自然前提，环境和教育是决定条件，其中教育起着主导作用。抓住儿童各种能力发展的关键期，施行早期教育，为儿童创造更为优越的客观条件，儿童的智力潜力就会得到更大的发挥，会起到事半功倍的效果，并可提高儿童的智商。超常儿童虽然有比较好的先天素质，但如果不在关键期给予教育，将永远达不到他们原来应该达到的水平。所以，关键期对孩子一生智力的发展起着决定性的作用，千万不要错过。而在关键期内施行的教育可以有很多种方式，有心的父母应该根据孩子的性格和爱好，选择合适的方法，并注意不断尝试新的做法，尤其要充分利用游戏，通过做游戏教会孩子各种知识和技能。注意及时对孩子的进步进行表扬和强化，给孩子一些成功的感觉，以使孩子保持学习的兴趣。在儿童成长关键期的具体引导和保健措施分述如下。

一、关键期一

出生到 4 岁是儿童视觉发展的关键期，4 岁是儿童形象视觉发展的关键期。

(一)训练基础篇

训练时间：从出生起。

训练方法：在宝宝周围放置一些五颜六色的布制小猫、小狗等，时常移动玩具，刺激他的视觉。在墙上贴上一些画，指给他看，并且告诉他画的名称和内容。

用三棱镜将太阳光反射成七色光映到墙上，指给他看。

带宝宝观赏大自然的风光，以扩大他的视野，开阔他的眼界。

在给宝宝看某样东西时，让他用小手去摸，并用清晰、准确的语言告诉他这样东西的名称、用途等,充分刺激宝宝的感觉器官。让宝宝多看、多听、多摸、多闻,以促进各种感觉功能的发展。

(二)障碍早发现

有斜视的宝宝,如果在3岁以前矫正了斜视,立体感就能恢复,如果错过这个时机,就会成为永久性的立体盲。

二、关键期二

此关键期是听觉发展的关键期。

宝宝出生1周后,就能辨别给他喂奶的妈妈的声音,4周就具有对不同发音的辨别力。从出生到1岁是语言的准备期,是语言发生的基础。研究表明,天才人物的语言训练是从摇篮期开始的。

(一)训练基础篇

训练时间:从出生起。

训练方法:在宝宝睡醒后,精神很好时,朗读诗歌给他听。

妈妈经常唱歌或放音乐给宝宝听。

妈妈经常对宝宝说话,教他人物或物品的名称等。

经常带宝宝到户外聆听周围环境中的各种声音,如狗叫声、喇叭声、自行车、铃铛声、门铃声等,并向宝宝一一解释。模仿动物的叫声,鼓励宝宝模仿。

利用游戏的机会,让宝宝辨别从不同方向传来的声音。

多与周围的人接触,让宝宝感受不同的声音特点和模式。

(二)训练-提高篇

在能发出七个音的琴键上,分别拴上红、橙、黄、绿、青、蓝、紫色的带子,起名红色键、橙色键等。敲这些键给宝宝听,并告诉他键的名字,这样可以同时训练宝宝声音和颜色概念。放莫扎特或贝多芬等名家的音乐给宝宝听,既训练宝宝的听觉,又对宝宝的性格以及智力发展有益。

(三)障碍早发现

耳聋宝宝如果在1岁前发现,并使用助听器,就能正常地学会语言发音。

三、关键期三

2岁之前是动作发展的关键期。2岁的孩子已经会走路,是活泼好动时期,父母应充分让孩子运动,使其肢体动作正确、熟练,并帮助左脑、右脑均衡发展。除了大肌肉训练外,要重视小肌肉的练习,即手、眼协调的细微动作教育,这不仅能养成良好的动作习惯,也能帮助智力的发展。2～3岁,儿童神经传导功能迅速而准确,动作开始表现得比较成熟。这一时期,家长首先因势利导,鼓励孩子自己穿衣、吃饭、洗手帕、帮家长递东西;其次,教育和引导孩子翻筋斗、游泳,可以带孩子去观看体育比赛和舞蹈表演。

(一)训练-基础篇

训练时间:从出生起。

训练方法:抓住动作成熟的关键期,提供合适的条件和合理的外界刺激,促进动作的发展。例如,满月起,用手推着宝宝的脚丫,训练他爬行。4个月左右的宝宝喜欢用手玩弄胸前的玩具,可在宝宝3个月时,在他小床的上空悬挂一些玩具,使他的双手能够抓到,锻炼他的手眼协调功能。8个月、9个月的宝宝俯卧时能用双膝支撑着向前爬,可在宝宝6、7个月就开始设法创造爬的机会,例如,让宝宝俯卧着,放一两件玩具在他的前方,吸引他向前爬,尝试着去抓取玩具。

(二)训练-提高篇

让宝宝跟着音乐的节奏运动,如拍手、摇晃身体、打拍子、做操、跳舞等,感受音乐的节拍和运动的快乐。在宝宝蹒跚学步时,选择阶梯不高、坡度较小的楼梯让他进行上下楼梯练习,宝宝的兴趣会很浓的。通过精心设计的游戏,如把小球放入小瓶中、把圆圈套在木棍上、抛接球、折纸、画线、搭积木、穿绳、涂色等,促进宝宝手眼的协调性。

重点提示:多创造机会让宝宝运动,但不是强迫。如果宝宝抵触,不要强制施行,但也不等于放弃,等时机成熟时再开始。

四、关键期四

3岁前是儿童语言发展的关键期。

孩子从呱呱落地到3岁,是掌握口语的最佳时期。婴儿开始注视大人说话的嘴形,并发出牙牙学语声时,就开始了他的语言敏感期。学习语言对成人来说是困难的工程,但幼儿能容易地学习母语,正因为幼儿具有自然所赋予的语言敏感力。所以,若孩子在两岁左右迟迟不开口说话,应带孩子到医院检查是否有先天障碍。语言能力影响孩子的表达,因此,父母应经常和孩子说话,讲故事,或多用“反问”的方式,加强孩子的表达能力,为日后的人际关系奠定良好的基础。

尤其是2岁左右,孩子学说话的积极性最高,常“叽叽咕咕,滔滔不绝”。家长要为孩子语言的发展创造良好条件。孩子0～1岁时,父母可用各种言语和声音来刺激孩子,给他穿衣、洗澡、喂食时,用简单的语言同孩子说话,这样,孩子便能理解词与动作、实物的关系;让孩子听各种物体发出的声音,如小铃、玩具以及各种物体的敲打、撞击声,以帮助孩子发展听力。1岁以后,父母可利用各种途径帮助孩子掌握新的词汇,和孩子一起谈论看到的、听到的及正在做的事物都有益于孩子对语言的掌握。最重要的是,要尽可能多和孩子交谈,不要以为孩子听不懂你的话而放弃交流的机会。

(一)训练-基础篇

在训练孩子发音及说话时,引导孩子把语音与具体事物、具体的人联系起来,经过多次反复训练,孩子就能初步了解语言的含义。例如,孩子在说“爸爸”“妈妈”时,就会自然地把头转向爸爸、妈妈;再经过一段时间的训练,有了初步的记忆,看到爸爸、妈妈时就能说出“爸爸”“妈妈”。利用生活中遇到的各种事物向孩子提问,例如,散步时问树叶是什么颜色等,并要求孩子回答,提高他的语言表达能力。利用日常生活中和孩子说话的机会,鼓励孩子多说话,注意让孩子用准确的语言表达自己的想法和要求。耐心纠正孩子表达不完整或不准确的地方。

(二)训练-提高篇

父母日常生活中的口语,对孩子有深刻的影响。因此,父母在平时说话时,要努力做到用词准确、吐字清晰、语法规范,让孩子多接触正确的语言。为孩子多提供当众演讲的机会,训练孩子的思维能力和口头表达能力。

五、关键期五

4～5 岁是儿童学习书面语言的关键期。5～6 岁是儿童掌握词汇能力的关键期。

(一)训练-基础篇

可以通过游戏、实物、儿歌、识字卡等教孩子说话，通过背诵简单的儿歌及复述简单的故事，培养孩子的辨音能力，丰富孩子的词汇。设计很多有趣的游戏，如填字比赛、汉字接龙、制作字卡、踩字过河等，让孩子在游戏中学习汉字。向孩子解释汉字的字形和结构，引导孩子精确地感知和辨认每一个字。通过各种练习，让孩子加深对汉字音、形、意之间联系的了解，让孩子牢固地掌握汉字。

(二)训练-提高篇

增加孩子使用汉字的机会，如教孩子读报、写信、写留言、做电话记录等，扩大孩子的词汇量。鼓励孩子多读书、读好书，培养广泛的阅读兴趣。

六、关键期六

3 岁是计数能力发展的关键年龄，掌握数字概念的最佳年龄是 5 岁～5.5 岁。3 岁时，孩子数数一般不过 5，但到了 4 岁，孩子就常为自己数到 100 而自豪。这时，孩子对带有明显数的特征的事物表现出浓厚兴趣，他们已经能领会数字与物体概念的关系，已从只能口头数数发展到能按物点数，点数后能说出物体总数，能分辨物体的大小、多少、前后顺序，按数目取出相应的物体，用实物进行数的组成和分解。4 岁，是孩子学习数的概念的关键期。

(一)训练-基础篇

训练时间：从 3 岁起(某些数或说给孩子听的项目可以更早开始)。

训练方法：利用日常生活的各种机会，经常数数给孩子听，如给孩子糖果时、上下楼梯时。借助不同的物品(如手指、积木等)，和孩子一起数数，增加孩子对数字的感性认识。利用生动的实物形象，教孩子认识数字符号，如 1 像筷子，2 像鸭子，3 像耳朵等。设计一些有趣的游戏让孩子做，例如，让孩子从数字卡片中找数字。运用具体实例，教孩子加减法，如用苹果、积木等演示。提供足够的实物材料，让孩子自己动手，寻找数字间的联系。

(二)训练-提高篇

调动多种感官学习数学知识。例如，利用实际的物品产生触觉感受，听声响的次数产生听觉上的印象，利用身体的跳跃次数或拍球的次数形成动作上的感受。教孩子掌握时间概念，例如，与孩子讨论一周中的 7 d 以及每天的时间，了解今天、明天和昨天，了解月份和季节。

重点提示：当孩子说对时进行表扬。所数物品的数量从少到多，富有变化地重复，把抽象的数学知识用具体、生动、形象的形式呈现出来，循序渐进，不让孩子感到枯燥而失去兴趣。

七、关键期七

3～5 岁是音乐能力发展的关键年龄。

2～3 周的婴儿已有明显的听觉，能对声音作出各种不同的反应。2～3 个月时，婴儿能够安静地倾听周围的音乐声和成人的说话声。3～4 个月时，婴儿听到声音就会把头转向发声的一侧，视觉和听觉开始建立联系。2 个月的婴儿已能分辨出性质不同的声音，如风琴声和摇铃声。5 个月时婴儿就能辨别母亲的声音。1 岁后孩子对声音很着迷，很爱听音乐，3 岁左右能分辨出他熟悉的歌是否唱走了调,以及不同乐器演奏的声音。5 岁左右是孩子音乐智能发展的关键期,父母应该让孩子多参加以音乐为中心的活动。

(一)训练基础篇

训练时间:从 3 岁起(欣赏的部分从出生时就可以开始)。

训练方法:选择适合孩子的歌曲、世界名曲、童话故事音乐等,与孩子一起欣赏,同时进行讲解,或向孩子提出问题,激发孩子的想象。选择适合孩子年龄特点的歌曲,教孩子唱。

(二)训练-提高篇

根据孩子的兴趣、特长和其他条件选择合适的乐器,如钢琴等。选择好乐器后,每天引导孩子坚持练习。

重点提示:对孩子进行早期音乐能力的培养,要从孩子的兴趣和爱好出发。音乐能力的早期培养不仅限于开发孩子的音乐天赋,它对于孩子身心的健康发展也具有不容忽视的作用。

八、关键期八

想象智能发展在 3 岁左右,幼儿的想象是很活跃的,他们的脑袋里经常装着许多神奇、美妙的东西。首先,家长要创造机会多让幼儿想象,发展幼儿的有意想象。例如,给幼儿讲故事时,讲到关键的地方停下来,以下的情节让幼儿自己去想象,然后家长再讲;让幼儿看着无文图画讲故事。如果幼儿的想象富于创造性,别出心裁,那就应该受到称赞。其次,让幼儿自由地去想象,不要干涉,要引导。再次,要扩大幼儿的知识面,幼儿有了丰富的感性知识,想象力才能展开翅膀。因此,家长除了让幼儿多观察、多参观、多看电影和儿童电视片外,还应该让幼儿多看、多听一些适合幼儿的童话和科学幻想故事。此外,让幼儿多做游戏,多画画,这也是培养幼儿想象力的一种好形式。

九、关键期九

这一关键期是人际智能发展期。促进人际智能的发展,首先要帮助幼儿认识五官,懂得它们的功能。例如,用眼睛判断物体的大小,用耳朵辨别物体的声音,用舌品尝食物的味道,用手感觉物体的冷暖、厚薄等;其次,应给孩子提供机会,让他用多种感官参与认识活动。例如,使孩子善于发现别人的特征,帮助他快速识别出电影或电视里的人物是不是反面角色。鼓励他演短剧和小品。看过一场电视剧,同他谈谈戏中的角色,尽量要求他将戏中主要人物的特征叙述一遍。最后,还应帮助孩子掌握观察方法,按正确的顺序,从多种角度观察事物。

十、关键期十

3～8 岁是学习外语的关键期。

(一)训练-基础篇

训练时间:3 岁起。

训练方法:经常让孩子听一些浅显的、有趣的外语故事。选择一些浅显的、优秀的外语读物,让他通过查字典自己阅读。

(二)训练-提高篇

用不同的语言讲同一个故事。利用不同语言做各种游戏,如组词造句、猜谜、编故事等。与外国孩子通信。

重点提示：有条件的父母可以用自己掌握的外语来教孩子，没有条件的可以送孩子上相应的兴趣班或者请个老师。注意学习一定要吸引孩子的兴趣，充分调动他学习的热情和积极性。

（李延红）

第四节　社区儿童保健

一、社区儿童保健概论

（一）社区儿童保健相关定义

1.儿童保健学

儿童保健学是研究从胎儿到青少年期的生长发育、营养保障、疾病防治、健康管理和生命统计等多方面内容的综合性学科，兼具临床和预防医学特色。目的是减少小儿发病率、降低小儿死亡率和促进小儿身心健康成长。

2.社区儿童保健

社区卫生服务工作人员根据儿童不同时期的生长发育特点，满足其健康需求，解决社区内儿童健康问题，为他们提供系统的保健与护理服务。在我国主要针对 0～6 岁儿童的生存、保健和发展的需要而开展。

（二）社区儿童保健组织管理

我国妇幼保健机构按照区域卫生规划分为省、市（地）、县三级设置。在城市，儿童保健以市、区儿童保健机构为中心，联合所辖范围内的医疗机构，以街道为单位，实行地段保健负责制，由街道社区卫生服务中心（站）承担辖区内儿童保健服务工作；农村家庭居住更为分散，采取县、乡、村分级管理，多以乡和行政村为单位划分责任地段，由乡卫生院和村医务室的医师相互配合，共同承担儿童保健工作。社区卫生服务中心有儿童保健专职人员开展儿童保健工作，开设儿童保健和计划免疫专科门诊。

（三）社区儿童保健的工作内容

社区儿童保健服务的核心内容是解决儿童的健康问题，工作内容不仅包含了对个体的健康咨询、指导、体检和预防接种等常规活动，还要在了解儿童生长发育和心理发育的规律基础上，通过儿童各项疾病筛查项目的检查，及时识别危及生长发育与健康的危险因素，指导家长提高儿童营养水平和发育水平，促进儿童早期发展（early childhood development，ECD），促进儿童身心健康。

（四）社区儿童保健服务内容

1.基本项目

（1）建立健康档案：填写儿童迁入、迁出、转诊记录，掌握辖区儿童变动情况，明确社区儿童的主要健康问题。

（2）儿童保健系统管理工作：负责儿童保健系统管理首诊建卡与结案，定期分析辖区儿童保健系统管理率。

（3）实施新生儿家庭访视：新生儿出院后一周内，医务人员到其家中进行访视，对高危新生儿可酌情增加访视次数。

(4)实施儿童健康检查和发育评价:发现儿童的健康问题,重点关注包括早产、低出生体重、生长迟缓、肥胖、发育迟缓、中重度贫血、活动期佝偻病等健康问题,及时矫治或转诊。

(5)保健指导:鼓励母乳喂养、告知及时合理地添加辅食;指导小儿体格锻炼;指导培养良好的睡眠、饮食及户外活动等生活习惯;指导意外伤害问题的预防。

(6)双向转诊:开展儿童常见病和多发病的诊断,对于疑难病症应及时转诊到上级医院;将上级医院转回的儿童重新纳入管理,做好转入、转出的记录。

(7)预防接种:按照国家免疫规划疫苗的免疫程序实施儿童预防接种工作。

2.扩展项目

根据居民的需求和政府购买公共卫生的财政投入情况,可开展儿童保健公共卫生服务的项目。

(1)负责新生儿疾病筛查及听力筛查的跟踪管理:登记检查情况、筛查结果、追踪治疗情况及转归。

(2)负责体弱儿及高危儿跟踪管理:建立管理专案,掌握跟踪管理例数,登记患儿一般情况、是否到上一级医院建档、治疗及治愈情况或定期复诊。

(3)开展早期儿童心理行为发育的教育咨询工作。

(4)协助妇幼保健机构开展托幼机构儿童保健:对辖区内托幼(育)机构卫生保健工作提供技术培训支持和指导。

(五)社区儿童保健门诊的设置

1.儿童保健门诊专业人员的职责

各级儿童保健门诊专业人员,应具有丰富的儿科临床知识,熟练掌握儿童生长发育、小儿营养、常见病防治、小儿神经心理等知识。儿童保健门诊专业人员要通过儿童保健专业技术培训和考核,并定期接受相关继续医学教育培训,同时具备指导家长掌握科学育儿的技能。

2.社区儿童保健门诊的设置

门诊应相对独立分区,必须分隔保健门诊与疾病门诊,预防交叉感染。室内空气要流通,光线充足,测量室和诊室有取暖设备。有条件的地区应按不同种类门诊设置专门房间,如儿童生长发育门诊、营养门诊、心理卫生门诊、健康教育室等。

3.儿童保健门诊的设施

国家卫生部门制定了全国儿童保健工作规范,规范要求根据开展儿童保健服务的内容,儿童保健门诊要配备必需的基本设备和设施。例如,儿童生长发育门诊需配备体重计、卧式测量床、儿童诊查床、标准对数视力表、耳声发射仪、儿童血压计,软尺等,儿童心理卫生门诊需配备心理行为测查量表和工具等。

二、各年龄期儿童保健要点

服务对象是从胎儿至 18 周岁的儿童,重点是 7 岁以下儿童。本节重点描述 7 岁以下阶段。

(一)儿童各个分期的定义

根据儿童各个时期不同的特点,可以分为以下 7 个阶段。①胎儿期:从生殖细胞结合(受孕)开始至胎儿娩出;②新生儿期:胎儿娩出,从脐带结扎开始至满 28 d,是婴儿期的一个重要阶段;③婴儿期:自出生至满 1 周岁,此期是生长发育最快的时期;④幼儿期:从 1 周岁至不满 3 周岁;⑤学龄前期:3 周岁至 6~7 周岁入小学,这一时期体格生长较以前缓慢;⑥学龄期:从小学开始(6~7 周岁)至青春期;⑦青春期:女孩较男孩早 2 年,一般女孩从 9~12 岁开始至 17~18 岁,男孩从 11~13 岁开始至 18~21 岁,因存在个体差异,故女孩和男孩的起始年龄与学龄期有交叉。

(二)各年龄期小儿的保健要点

1.胎儿期的保健要点

胎儿生长发育过程与孕母密切相关。胎儿早期(16 周以前)是器官形成的阶段,其中 3~8 周是胚胎细胞高度分化的时期,这一时期易受环境干扰,例如,如滥用药物或接受放射线导致缺陷与畸形。中晚期是器官迅速生长发育的时期,此阶段易受孕母身体疾病、长期营养素和热量摄入不足等因素影响,发生宫内发育迟缓,损害重要组织器官而导致功能障碍。因此,应做好孕期保健,必要时做产前诊断,并采取相应的干预措施。儿童保健工作人员必须了解胎儿各周龄的生长发育状况,与妇女保健工作人员密切配合,以保障胎儿的正常生长发育。

2.新生儿期的保健要点

新生儿各系统器官发育未完善,身体要尽快适应宫外的新环境,新生儿期是生命最脆弱的时期,此期的发病率和死亡率均高于其他年龄阶段。所以新生儿出院后,社区保健人员要及时进行家庭访视。

(1)喂养及营养补充:应鼓励纯母乳喂养到出生后 6 个月以上。指导母亲昼夜按需哺乳(高于每 24 h 8 次)。如发生母乳喂养困难、疼痛等情况,应观察后了解原因,帮助乳房含接、增加哺乳次数促进泌乳及使乳腺管通畅,如患有乳腺炎,建议治疗。纯母乳喂养的新生儿出生后数天应补充维生素 D 400 IU/L。

(2)保暖和护理:新生儿居室温度应随气候温度变化调节。冬季室内温度保持在 22 ℃~24 ℃,湿度以 55%~60%为宜;夏季应避免室内温度过高。鼓励采用袋鼠式护理,尤其是对早产儿和低出生体重儿。如新生儿有不明原因的哭闹不安,应排除温度过高、衣服过多或空气不流通带来的不适。注意保持脐带残端清洁和干燥,用干净衣服松松地覆盖在脐部,将尿布折叠于脐部下方,如发现脐轮红、脓性分泌物或硬结,应及时就诊。

(3)疾病和伤害预防:保持居室清洁,严禁吸烟,减少探视,家人患呼吸道感染,接触新生儿需提前佩戴口罩,避免交叉感染。注意喂哺姿势和体位,预防乳汁吸入和窒息。保暖时注意避免烫伤,预防意外伤害。

(4)促进感知觉发育:母亲及家人应多与新生儿说话、微笑和皮肤接触,吸引婴儿目光追随。

3.婴儿期的保健特点

该阶段是体重、身长增长最快的时期,系第一个生长高峰,神经快速发育,促进儿童体格、运动、认知和社会情绪全面发展是该阶段保健的重点。通过检查了解婴儿生长发育与健康状况,早期发现发育偏离或疾病,从而早期诊断、干预和治疗。

(1)合理喂养:提倡母乳喂养和合理添加辅食。①提倡母乳喂养:提前识别乳量不足的表现,如体重增长不足、生长曲线下降、新生儿期体重增长低于 600 g、每天排尿次数少于 6 次或吸吮时不能闻及吞咽声等。婴儿出现湿疹时应尽可能坚持母乳喂养,哺乳期母亲少食易致敏食物,避免日光直射、搔抓、食物过热及环境温度过高等情况。②合理添加辅食:辅助食品的添加形式应由泥糊状食物到固体食物。给满 6 个月的婴儿添加第一种泥糊状食物,一般是能满足其生长需要、易于吸收、不易产生过敏的谷类食物,如婴儿米粉,其次是根茎类蔬菜与水果。应适度增加食物的硬度或大小,适应婴儿咀嚼吞咽功能的发育,如末状、丁块状或指状等软食。因特殊情况需要在满 6 个月前添加辅食的,应咨询专业人员后做出决定。

(2)疾病和伤害预防:营养性缺乏性疾病和感染性疾病是婴儿期的常见疾病,影响其生长发育,指导家长合理喂养及营养剂的补充,保持居室通风,不带婴儿去人多嘈杂的环境。提醒父母注意避免给婴儿吃坚果类食物,以免发生误吸入气道,要将小物件放在婴儿够不到的地方。

(3)早期发展促进:按月龄结合实际年龄指导父母与婴儿玩耍交流,促进运动、感知觉、语言和社会交往能力发展。给婴儿提供安全、可以自由探索和尝试的环境和机会,对婴儿进行鼓励和支持,并保持一致性的指导原则。儿童保健工作者可利用多种方式和渠道向父母宣传有循证依据的育儿知识。

4.幼儿期的保健特点

此期生长速度较婴儿期缓慢,不合理安排膳食仍然容易发生体重增长缓慢,甚至营养不良。语言、情绪行为发育迅速,培养良好的行为习惯非常重要。

(1)培养良好的膳食行为:养成定时、定点、定量、安静、专注的进食习惯,尽可能给幼儿提供固定的就餐座位,定时定量进餐;避免追喂和劝喂、边吃边玩、边吃边看电子产品等行为;吃饭细嚼慢咽,每次进餐时间在 20～30 min;让幼儿逐渐学会自己使用筷、匙进食,养成自主进餐的习惯。对于幼儿不喜欢吃的食物,可变换烹调方法、重复小份量供应、鼓励尝试并及时给予表扬,决不可强迫喂食。家长应与幼儿一起进食,起到榜样作用。家长还应避免以食物作为奖励或惩罚的方式。

(2)疾病和伤害预防:幼儿活动范围扩大,而免疫功能未发育完善,所以急性传染病在幼儿期疾病中占重要位置,若发现幼儿患病,要早期报告,防止传染病蔓延。幼儿缺乏对危险事物的识别能力,建议家长不要让幼儿脱离成人的视线单独行动,应该将危险品放在幼儿不能拿到的安全地方。在农村,指导父母加强农药的保管,加强防范意外中毒,夏季要注意预防溺水。

(3)早期发展促进:为发展幼儿跑、跳、攀登等动作的协调性,建议养育人在保证安全的前提下,经常带幼儿到户外自主活动,积极鼓励幼儿尝试各种动作,掌握各种运动技能。

出生后第二年是口语快速进展期,指导养育人多结合日常生活中接触的事物,以正确的语法、缓慢的语速和清晰的发音与幼儿说话,以鼓励的态度耐心等待倾听幼儿说话。早期电子屏幕暴露时间过长与语言发育迟缓呈现相关性,因此建议 2 岁内幼儿避免电子屏幕暴露。如怀疑有语言发育迟缓,应接受发育筛查和听力测试,早期发现和早期干预。

5.学龄前期的保健特点

此期体格仍持续生长,速度稳定,平均每年体重增加 2 kg,身高增长 6～7 cm,眼发育过程基本完成,眼保健是此期保健重点。此期神经发育迅速。此期是性格形成的关键时期,应培养学龄前儿童良好的兴趣和习惯,为日后学习打下良好基础。

(1)合理膳食:此期儿童的饮食接近成人的饮食,应清淡少盐,选择健康的零食,少喝含糖量高的饮料,避免大量进水果或果汁而影响食欲。每日 4～5 餐(3 餐主食、1～2 餐点心),每日摄入的优质蛋白质占总蛋白的一半以上。

(2)疾病和伤害预防:建立合理的生活制度,培养良好的卫生习惯,结合日常生活对学龄前儿童进行安全教育,如遵守交通规则,不要在马路上玩耍,不玩弄电器和开关,避免到河边玩耍等。

(3)合理安排活动:鼓励儿童经常参加户外游戏与活动,通过增加身体活动量,使其肌肉得到充分锻炼,增加能量消耗,增进食欲。每天至少进行60 min的体育活动,增加户外活动的时间,可有效减少儿童近视的发生;除睡觉外尽量避免让儿童有连续超过1 h的静止状态,减少静态活动(看电视,玩手机、电脑或电子游戏),2～6岁儿童每天电子屏幕暴露时间不超过1 h。坐在桌前学习时眼睛离桌面上的纸30～35 cm,坐姿端正。

三、社区儿童保健的基本内容与技术

(一)0～6岁儿童健康管理服务规范

根据《国家基本公共卫生服务规范(第三版)》的要求,0～6岁儿童健康管理包括新生儿家庭访视、新生儿满月健康管理、婴幼儿健康管理以及学龄前儿童健康管理等内容。

1.新生儿家庭访视

访视内容包含全面健康检查、母乳喂养和育儿指导,如发现以下异常情况,建议及时处理或转诊。转诊指征:①呕吐频繁或腹泻;②呼吸频率低于每分钟20次或高于每分钟30次;③呼吸困难;④呼吸暂停伴发绀;⑤有累及四肢的黄疸,或黄疸退而复现;⑥皮肤苍白、发绀和厥冷,出现出血点和瘀斑;⑦皮肤硬肿等;⑧角膜浑浊,瞳孔发白。新生儿未接种卡介苗和第一剂乙型肝炎疫苗,提醒其家长及时补种;填写《新生儿家访记录表》。

2.新生儿满月健康管理

新生儿满28 d后,结合接种乙型肝炎疫苗第二针,在社区卫生服务中心进行随访。重点询问喂养、睡眠、大小便、黄疸等情况。进行体检,并按照生长发育监测图进行生长发育评估。建议家长将婴儿竖抱或在俯卧位进行抬头练习,锻炼婴儿头颈部的运动能力和控制能力。提供喂养、护理和疾病防治等健康指导。

3.婴幼儿健康管理

对婴儿至少进行4次体检,建议分别在3、6、8和12月龄。3岁及以下儿童每年至少2次,每次间隔6个月,时间分别在1.5、2、2.5和3岁;3岁以上儿童每年至少进行1次体检。可结合预防接种时间或实际情况适当调整检查时间和频次。应先体检、后预防接种,每次体检时间5～10 min。询问上次随访时间到本次随访期间的喂养和患病等情况。若发现发育落后,要分析原因,进行指导,适时转诊。在婴幼儿6～8、18、30月龄时,分别进行1次血常规检测。在6、12、24、36月龄时,使用听觉行为观察法分别进行1次听力筛查。进行母乳喂养、辅食添加、心理行为发育、常见疾病防治等健康指导。

4.学龄前儿童健康管理

每年提供1次体检。散居儿童的体检应在乡镇卫生院、社区卫生服务中心进行,集体儿童的体检可在托幼机构进行。询问上次随访到本次随访期间的饮食和患病等情况。进行体格检查、生长发育和心理行为发育评估、血常规检测和视力筛查。建议家长建立均衡饮食的概念,防止孩子发生营养不良;指导体格锻炼方法;注意用眼、口腔卫生,预防意外伤害。

(二)健康检查内容和方法

1.问诊

(1)喂养史:喂养方式,食物转换(辅食添加)情况,食物品种、餐次和量,饮食行为及环境,营养素补充剂的添加等情况。

(2)生长发育史:既往体格生长、心理行为发育情况。

(3)生活习惯:睡眠、排泄、卫生习惯等情况。

(4)过敏史:药物、食物等过敏情况。

(5)患病情况:两次健康检查之间的患病情况。

2.体格检查

(1)一般情况:儿童的精神状态、面部表情和步态。

(2)皮肤:有无黄染、苍白、发绀、皮疹、出血点、瘀斑、血管瘤,皮肤皱褶处有无潮红或糜烂。

(3)淋巴结:浅表淋巴结有无异常增大。

(4)头颈部:有无方颅、颅骨软化,前囟大小及张力,有无特殊面容、颈部活动受限或包块。

(5)眼:眼睑有无水肿、缺损,两眼大小是否对称;结膜有无充血,有无分泌物;眼球有无震颤。

(6)耳:有无外耳畸形、外耳道异常分泌物等。

(7)鼻:外观有无异常,有无异常分泌物。

(8)口腔:有无唇腭裂,有无异常;扁桃体是否肿大,乳牙数,有无龋齿及龋齿数。

(9)胸部:胸廓外形是否对称,有无漏斗胸、鸡胸等,心脏听诊有无心律不齐及心脏杂音,肺部呼吸音有无异常。

(10)腹部:有无腹胀、异常包块,肝、脾是否增大。

(11)外生殖器:有无畸形,男婴有无包茎、隐睾或鞘膜积液,女婴有无外阴粘连等。

3.常用体格测量指标

常用的指标有体重、身长(身高)、头围和胸围等。体格生长的常用指标为连续变量,通常呈正态或偏正态分布。

(1)体重:是身体各组织、器官、体液的综合重量。正常情况下,婴儿期前3个月体重增长速度最快,与后9个月的增加值几乎相等,1岁末已增至出生时的3倍左右。

婴儿期为生后第一个生长高峰;出生后第二年体重增加2.5～3.5 kg;2岁至青春前期体重增长比较稳定,年增长值为2 kg;进入青春期后,体重的增长又呈现第二个高峰。近年来电子秤得到普通应用,尤其是对于新生儿及婴儿早期的测量较准确。体重测量应在儿童排空大小便、裸体或仅穿内衣的情况下进行,或设法减去衣服重量。给婴儿称体重时可取卧位;对婴幼儿可采用坐位测量;年长儿童立位测量时两手自然下垂,避免摇动或接触其他物体,以免影响准确性。体重记录以千克(kg)为单位,一般有效数字取至小数点后2位。

(2)身长(身高):为头、脊柱、下肢的总长度。出生后第一年内身长(身高)增长最快,约增加25 cm,前3个月增长11～12 cm,大约等于后9个月的总增长值;以后逐渐减慢,第二年约增长10 cm,2岁末身长约为85 cm;2岁后身长(身高)的增长较稳定,平均每年增长5～7 cm。仰卧位测量的为身长,3岁及以下的儿童测身长;立位测量的为身高,超过3岁儿童测身高。同一儿童身长测量值大于身高测量值,相差0.7～1 cm。测量身长时用标准的测量床,需两位测量者。给婴儿脱鞋、袜、帽,使其仰卧于测量床底板中线,助手将婴儿的头扶正,使其目光向上,头顶接触头板;主测量者位于婴儿右侧,用左手固定婴儿双膝,使下肢伸直,右手移动足板,使其贴紧两足跟部;测量床两侧刻度的读数一致时读刻度,精确到0.1 cm。测量身高时采用身高计或固定于墙壁上的立尺或软尺。宜在清晨进行测量。被测儿童仅穿背心和短裤,取立正姿势站于平台上，头部保持正中位置，平视前方，挺胸收腹，两臂自然下垂，足跟靠拢，脚尖分开约 60°；头、足跟、臀部和两肩胛间同时接触立柱后，测量者手扶测量板向下滑动，使测量板与头部顶点接触，读测量板与立柱刻度交叉数值，精确到 0.1 cm。

(3)头围：头的最大围径为头围，反映 2 岁内儿童脑发育和颅骨生长的程度。头围是筛查婴幼儿潜在脑发育或神经系统功能异常的常用指标，2 岁以内测量最有价值。新生儿的头围平均为 34 cm，1 岁时平均为 46 cm，2 岁时平均为 48 cm，5 岁时平均为 50 cm。

采用无伸缩性的软尺测量。被测儿童取坐位，测量者位于儿童右侧或前方，左手拇指将软尺零点固定于儿童头部右侧眉弓上缘处，软尺紧贴头部皮肤(头发)，经右侧耳上、枕骨粗隆及左侧眉弓上缘回至零点，读与零点交叉的刻度，获得最大头周径，精确到 0.1 cm。

(4)胸围：为平乳头下缘经肩胛骨下角绕胸一周的长度，反映胸廓、胸背部肌肉、皮下脂肪和肺的生长。胸廓在婴儿期呈圆筒形，前后径与左右径相等；2 岁以后其左右径逐渐增大。胸围在婴儿期增长最快，1 岁末胸围与头围相等，大约为 46 cm；第二年约增加 3 cm。卧位或立位测量。被测儿童两手宜自然下垂，平视前方。

测量者位于儿童前方或右侧，左手拇指将软尺零点固定于儿童右侧乳头下缘，右手持软尺贴儿童胸壁，经右侧腋下、肩胛下角下缘、左侧腋下、左侧乳头回至零点，观察与零点交叉的刻度，取平静呼、吸气的中间读数，精确至 0.1 cm。

4. 体格生长评价

临床上常用反映体格生长的指标，主要包括体重、身长(身高)和头围；特殊情况下可测量皮褶厚度、上臂围。对于 5 岁以下儿童体格生长参照值，建议采用 2006 年 WHO 公布的《国际儿童生长发育指标标准》，对于 5 岁以上儿童，可根据情况选择 2005 年调查的中国 9 市儿童的体格发育数据或 2006 年 WHO 公布的《国际儿童生长发育指标标准》。以年龄别体重、年龄别身高、身高别体重来衡量儿童的生长发育状况和营养水平。

生长曲线是将不同年龄的体格生长参照值按百分位数法或 Z 值绘成曲线图，能通过连续追踪获得儿童的生长“轨道”，以及时发现生长偏离现象，分析原因并采取措施。当儿童稳定地沿着自己的“轨道”生长，即使是低于参照人群的生长水平，亦无须太过担心。

5. 心理行为发育筛查

在健康检查时，根据社区卫生服务中心和乡镇卫生院的条件，结合家长的需要，至少选择以下方法之一进行心理行为发育监测。

(1)儿童生长发育监测图：监测 8 项儿童行为发育指标，包括抬头、翻身、独坐、爬行、独站、独走、扶栏上楼梯、双脚跳。了解儿童在监测图中相应月龄的运动发育情况(某项指标至箭头右侧月龄仍未通过，提示发育偏异的可能)。

(2)预警征象：由国家卫生部门于 2013 年组织国内儿童心理资深专家制定，包括 0～6 岁 12 个时间点，每个时间点具有 4 个条目，代表儿童心理行为发育问题关键异常信号，任何一个时点出现任何一条预警征象，均提示有发育偏异的可能，应及时登记并转诊。

(3)标准化量表：使用全国标准化的儿童发育筛查量表，如小儿智能发育筛查(丹佛)量表(Denver developmental screening test，DDST)，0～6 岁儿童发育筛查量表(developmental screening test，DST)等，进行儿童心理行为发育问题的筛查评估。DDST 帮助保健工作者早期发现小儿发育方面潜在的问题。一般可在儿童 1～3 周岁时开展，筛查分为四个能区：个人社交、精细动作、语言和大运动；测试结果分为三种：正常、可疑和异常。如结果为异常，建议转诊，做诊断性评价。

6. 听力筛查

开展小儿听力筛查工作，早期发现听力障碍儿童，早期诊断，早期治疗，对有言语障碍的儿童早期进行听觉言语训练。

新生儿听力筛查在出生或满月访视时进行。主要采取耳声发射测试，出生后 3 d 左右初筛，未通过者在出生后 42 d 内复筛，仍未通过者出生后 3 个月到听力诊断中心就诊以明确诊断。但是耳声发射测试主要是针对耳蜗功能的客观检查法，不能用来诊断听神经或中枢听觉通路原因导致的听力缺陷。在 6、12、24、36 月龄时，建议在社区卫生服务中心使用行为测听法分别进行 1 次听力筛查。行为测听筛查仪(PA2/PA5)是对学龄前期儿童进行行为测听的一种工具。

7. 新生儿先天性心脏病筛查

采用心脏杂音听诊结合经皮血氧饱和度测定的方法，在新生儿出生后 6～72 h 于安静的环境中进行筛查，建议将筛查阳性新生儿在出生后 1 周内转诊至市级心脏诊治中心完成心超检查。若在访视或常规体检时发现未接受筛查或初筛阴性者异常，应由发现异常的医疗机构(包括社区卫生服务中心等)补充报送数据至信息系统或所在区妇幼保健机构。

8. 视力筛查和其他眼部检查

视觉发育关键期在 3 岁之前，敏感期在 3～10 岁。在儿童健康检查时应当对 0～6 岁儿童进行眼外观检查，对 4 岁及以上儿童增加视力检查。

出现以下情况之一者，应当被及时转诊至上级医疗机构的相关专科门诊进一步诊治：①新生儿具有眼病高危因素，早产儿出生体重＜2 kg，儿童为低出生体重儿；②眼睑、结膜、角膜和瞳孔等检查发现可疑结构异常；③配合检查的婴儿经反复检测均不能引出光照反应及瞬目反射；④注视和跟随试验检查异常；⑤具有任何一种视物行为异常的表现；⑥眼位检查和眼球运动检查发现眼位偏斜或运动不协调；⑦复查后，4 岁儿童视力≤0.6；5 岁及以上儿童视力≤0.8，或两眼视力对应的视力表中的行相差两行及以上。

9. 血红蛋白或血常规检查

6～9 月龄儿童检查 1 次，1～6 岁儿童每年检查 1 次。评估指标：①血红蛋白(hemoglobin，Hb)浓度降低：6 月龄～6 岁 Hb 浓度＜110 g/L。由于海拔高度对 Hb 的影响，海拔每升高1 000 m，Hb 浓度上升约 4%。外周血红细胞呈小细胞低色素性改变：平均红细胞体积(mean corpuscular volume，MCV)＜80 fL，平均红细胞血红蛋白含量(mean corpuscular hemoglobin，MCH)＜27 pg，平均红细胞血红蛋白浓度(mean corpuscular hemoglobin concentration，MCHC)＜310 g/L。Hb 90～109 g/L 为轻度贫血，60～89 g/L 为中度贫血，低于 60 g/L 为重度贫血。

10. 髋关节发育不良脱位筛查

髋关节发育不良(developmental dysplasia of the hip，DDH)脱位筛查在新生儿初访及 1 月龄～3 岁儿童的定期体格检查中进行。首先了解患儿有无患病的高危因素，如有家族史、臀位产、羊水过少、是女婴或产后采用襁褓包等。其次需观察大腿、腹股沟和臀部的皮纹有无不对称现象，臀部一侧是否增宽，双下肢是否等长等情况。婴儿取仰卧位，检查者扶持婴儿两侧膝部，将双侧髋、膝关节均屈曲 90°，再做双髋外展外旋动作，呈蛙式位，如一侧或双侧大腿不能平落于床面即为阳性，说明髋关节外展受限，建议转诊。对于学步期的儿童，若发现步态、站姿异常，建议转诊。

(三)儿童预防接种

1.社区卫生服务中心职责

国家对儿童实行预防接种证制度，基层医疗卫生机构要及时收集适龄儿童信息，负责辖区预防接种证、卡(簿或电子档案)管理，承担疑似预防接种异常反应的报告，协助上级疾控机构开展疑似预防接种异常反应病例的调查和处理。

2.预防接种的注意事项

预防接种的一般反应是指在预防接种后发生的，由疫苗本身的固有特性引起的，一般情况下只造成一过性机体生理功能障碍的反应。

(1)局部反应：大部分是注射部位的红肿、疼痛、硬结等。在注射皮下接种的疫苗(如麻腮风疫苗、流行性脑脊髓膜炎疫苗、甲型肝炎疫苗等)后数小时至 24 h，少数受种者会出现局部红肿、伴疼痛现象，红肿范围一般不大，在 24～48 h 逐步消退。接种含吸附剂的疫苗(如无细胞百白破疫苗等)，部分受种者会出现因注射部位吸附剂不易吸收，刺激结缔组织增生形成硬结。红肿直径和硬结＜15 mm 的局部反应一般不需要任何处理；若为 15～30 mm，可指导家长用干净的毛巾局部热敷，每日数次，每次 15 min 左右；若大于 30 mm，应及时就诊，局部用药消肿。接种卡介苗出现的局部红肿不能热敷，一般在 8～12 周结痂形成瘢痕。

(2)全身反应：主要有发热、头痛、头晕、乏力、全身不适等。接种灭活疫苗，如流行性乙型脑炎疫苗、甲型肝炎疫苗等，少数受种者 24 h 内可能出现发热，一般持续 1～2 d；接种减毒活疫苗后，出现发热的时间比接种灭活疫苗稍晚，例如，注射麻疹疫苗后 6～10 d 可能会出现发热。发热按腋窝温度分为轻度(37.1 ℃～37.5 ℃)、中度(37.6 ℃～38.5 ℃)和重度(高于 38.5 ℃)。轻度者应注意观察，适当休息，多饮水；如为中度以上，或伴有其他全身症状、异常哭闹等情况，应及时就医，进一步诊治，防止继发其他疾病。

(四)高危儿和体弱儿管理

1.高危儿管理

高危儿广义上指在出生前、产时及出生后存在影响儿童生长发育的各种危险因素(生物、社会及环境危险因素)，或在儿童保健检查时发现存在体格发育或心理行为发育偏离正常轨迹的儿童。

对高危儿进行筛查和分类，建立高危儿随访记录和专案登记，并进行体格生长评估，与疾病相关的健康问题(如神经系统、呼吸系统、视觉和听力等)的评估，运动、语言、心理行为发育的评估。对于社区门诊不能治疗或治疗效果不佳的高危儿，应及时转诊至上级医疗机构进行干预与治疗，并做好随访工作。

2.体弱儿管理

体弱儿包括以下情况，如发育迟缓、低体重、消瘦，满月体重增长不足 600 g，或生长监测中连续两次体重不增或下降；患维生素 D 缺乏性佝偻病、营养性缺铁性贫血、单纯性肥胖、反复上呼吸道感染、先天畸形等。

纳入管理的儿童，由保健人员为其建立特殊儿童管理卡，归类登记，进行专案管理，定期追踪观察，每月随访 1 次，待病情稳定后 2～3 个月随访 1 次，将病情特殊或严重者转到上级医疗机构诊治。

四、常见儿童营养性疾病指导

(一)蛋白质-能量营养不良

其为能量和(或)蛋白质缺乏所致的一种营养缺乏症,多见于3岁以下的婴幼儿。

1. 筛查指标和结果评价

儿童营养性疾病的筛查指标有年龄别体重、年龄别身长(身高)、身长(身高)别体重。对5岁以下儿童应用WHO公布《国际儿童生长发育指标标准》。

2. 查找病因

(1)早产,为低出生体重儿或小于胎龄儿。

(2)喂养不当,如乳类摄入量不足、未适时或适当地进行食物转换、偏食和挑食等。

(3)反复呼吸道感染和腹泻,有影响生长发育的其他慢性病等。

3. 照顾指导

(1)调整饮食如下所示。

中、重度营养不良者,首先以补充热量为主,保证主食,在食欲调整不理想情况下,可适当增加一定植物油或能量密度高的食物,1岁以上儿童脂肪提供的热量占总热量的30%;热能的提供由少到多,可参考原来饮食情况,逐渐少量增加,在体重正常后热量可达到占推荐摄入量的90%～100%。同时注意补充优质蛋白质,由少到多,体重正常后蛋白质仍应达到推荐摄入量的90%以上。

选择高蛋白、高热量的食物,以营养丰富且容易消化的牛奶、蛋类、瘦肉、鱼、豆制品、植物油及糖类等为主,摄入新鲜水果和蔬菜。为保证进食量,注意食品搭配多样化,色、香、味、形俱佳。

(2)中西医治疗:①用西药,例如,补充消化酶,促进消化;补充锌、钙、铁及多种维生素,促进康复。②中医,健脾益气、消食化积;给予针灸、推拿、抚触及捏脊,调整机体肠胃功能,促进消化,改善食欲。

(3)适当户外活动,保证充足睡眠,注意日常生活中的护理。

(4)饮食行为指导:进食环境安静,儿童情绪愉快,照顾者态度温和,循循善诱,家人或同伴有良好饮食行为等,都对儿童起到正面的影响,促进食欲。

4. 随访和转诊要求

每月随访1次,每次随访必须测量体重、身长(身高),采用生长曲线图进行监测,建议进行膳食调查和营养分析、血常规检查和发育评估等。注意食欲的改善,良好饮食行为的培养,保证主食的基础上适当添加含蛋白质丰富的食物,如牛奶、鱼和瘦肉等。营养不良儿童连续2次治疗后体重增长不良,或营养改善后3～6个月身长或身高仍增长不良,需及时转上级妇幼保健机构或专科门诊进行会诊或治疗。

5. 预防指导

(1)重点对象:18月龄及以下的低出生体重婴幼儿;生长速度不正常的婴儿,主要为0～3月龄每月体重增长≤50 g,或3～6月龄每月体重增长≤250 g,或7月龄以上体重增长停滞者。

(2)指导方式:在儿童保健门诊中由儿童保健医师对家长进行健康宣教,必要时加以辅助性用药;在托幼机构中由儿童保健医师指导保健老师进行合理的膳食安排及儿童良好饮食行为的培养。

(二)儿童超重和肥胖

1. 筛查指标和结果评价

儿童超重和肥胖的筛查指标是身长(身高)别体重(5 岁以下)或年龄别 BMI(5 岁及以上)。

(1) 超重：M＋1 SD≤身长(身高)别体重＜M＋2 SD，或 M＋1 SD≤年龄别BMI＜M＋2 SD。

(2)肥胖：①轻度肥胖，M＋2 SD≤身长(身高)别体重＜M＋3 SD，或 M＋2 SD≤年龄别BMI＜M＋3 SD；②中重度肥胖，身长(身高)别体重≥M＋3 SD，或年龄别 BMI≥M＋3 SD。

2. 查找原因

(1)过度喂养和进食，膳食结构不合理。

(2)运动量不足及行为偏差。

3. 干预原则

(1)体重和身高管理：在精神状态良好、活动正常情况下，保证身高增长，控制体重增加，不主张负增加。2 岁及以上儿童，身高每增加 5 cm，在原有体重基础上体重增长要小于 2 kg。

(2)饮食管理：控制高热量食物摄入，0～2 岁儿童生长速度快，提倡适量脂肪，适量糖类，尽量避免饮用含糖饮料，同时保证摄入优质蛋白质。鼓励肥胖儿童多吃体积大而热能低的蔬菜类食品，通过增加膳食纤维等，以产生饱腹感，也可减少糖类的吸收。婴儿期肥胖，按照膳食推荐摄入谷类，不过度喂养。根据各年龄食物摄入种类和要求选择健康食品，使肥胖儿童及其家长科学地选择食物。

(3)行为指导：首先，推荐用咀嚼疗法使儿童放慢进食速度，选择高纤维蔬菜，吃带骨、带壳的食物，也有助于咀嚼及减慢进食速度。其次，指导家长准备一台健康秤，每月监测 1 次体重，记录在体重日记表中，使儿童了解体重的变化，有助于自我监督。培养良好的饮食习惯，例如，避免晚餐过饱，不吃夜宵，少吃零食，减少外出就餐次数及吃外卖食物次数，每天按时吃早餐等。

(4)运动指导：推荐快走、慢跑、骑脚踏车、跳绳、游泳等能坚持、有趣味性的项目。运动要循序渐进，不要操之过急，活动量以运动后轻松愉快、不感到疲劳为原则，心率低于每分钟 160 次。运动后疲惫不堪、心慌气促及食欲增大均提示活动过度。在日常运动的基础上，每天至少增加 30 min 的运动时间。

(5)心理指导：不可以过分严格地限制某些食物，例如，小儿特别喜爱糖果、冰激凌等，可在控制总热量的基础上，减少其他食物摄入后适当给予一些。全家共同改变饮食、生活方式和运动习惯，而不仅仅针对肥胖儿童一个人。要切合实际，持之以恒，培养良好的行为习惯。

4. 随访要求

每 3 个月随访 1 次，每次随访必须测量体重、身高，画好生长曲线图。建议进行膳食调查、定期检查血压。重点指导饮食、运动与生活行为的改善。控制体重增长不能急于求成。减少肥胖引起心血管等疾病，养成良好的饮食、运动等行为习惯是最终目标。如中重度肥胖儿童连续两次复诊结果无好转，在第二次复诊时(与初诊间隔约 6 个月)开出转诊单转诊。

5. 预防指导

(1)重点对象：婴儿出生体重≥4 kg，为足月小样儿或 3 月龄前每月体重增重＞1 kg 的婴儿;学龄前期儿童食欲旺盛,有过食、快食或夜食等不良饮食习惯,而运动较少;体重增长过速,BMI快速增加(BMI在过去1年中增加不少于1.0 kg/m²);父母肥胖或者患有高血压、糖尿病。

(2)指导方式:在儿童保健门诊由儿童保健医师进行系统监测和健康宣教;在托幼机构,由儿童保健医师指导保健老师进行饮食、运动和行为管理。

五、特殊群体儿童保健护理

(一)散居儿童

散居儿童是指不进托儿所、幼儿园等集体儿童保教机构而散居在家庭抚养的儿童。社区内3岁以下散居儿童是社区护士保健管理的重点。

1.定期健康检查

社区护士应定期对6岁以下的儿童做健康检查。1岁以内每季度进行一次较全面的健康检查,2～3岁每半年一次,以后每年检查一次至7岁。

2.家庭保健护理指导

散居儿童的家庭保健护理指导的重点对象为儿童的父母。指导内容如下:①预防接种指导;②儿童心理卫生指导;③口腔、视力、听力保健指导;④不同年龄期儿童喂养指导;⑤常见病、多发病的预防指导;⑥儿童意外事故预防指导;⑦培养良好的生活、卫生习惯指导等。

(二)托幼机构儿童

社区护士有责任对托幼机构内的儿童群体提供保健护理及管理。托幼机构卫生及保健重点包括各种制度的建立,如生活制度、膳食管理制度、安全制度、健康检查制度、疾病预防制度等。

1.健康检查

(1)入园前检查:儿童入园前到指定医疗保健机构进行全面体格检查。

(2)晨间检查:儿童每天入园时由保健人员进行简单的身体检查,如口腔、扁桃体的检查等。

(3)定期检查:1岁以内婴儿每年体检4次(出生后3个月、6个月、9个月、12个月);第2年2次(出生后18个月、24个月);第3年1次(生后30个月);以后每年检查一次直到7岁。检查内容包括体格检查、生长发育和心理行为发育评估、血常规监测及视力筛查。

2.常见疾病的预防

托幼机构中的儿童多见上呼吸道感染、消化不良、肠道寄生虫病和营养不良。托幼机构在加强晨间检查和定期检查的基础上,应建立常见病、多发病登记制度;对患病儿童加强生活护理,加强营养管理。

(李延红)

第二十三章　门诊护理与护理管理

第一节　门诊换药室护理常规

一、换药前准备

(1)换药室应提前做好室内各种清洁工作,换药前半小时室内不做打扫。

(2)换药前必须初步了解伤口部位、大小、深度和创面情况,伤口是否无菌或化脓,有无引流物,以便准备适当的敷料和用具,避免造成浪费或临时忙乱。给无菌伤口换药到无菌室内进行,给感染伤口换药在普通换药室内进行。

(3)严格执行无菌操作。换药者应戴好帽子、口罩,操作前洗手,对化脓伤口换药后须重新洗手,再继续换药。

(4)应让患者选择适当体位,避免患者直接观察伤口的操作,必要时选平卧位。要充分暴露伤口,换药时应有足够的照明光线,注意保暖,避免受凉。宜用屏风遮挡会阴部及大面积伤口或单独在室内换药。

(5)用物准备:无菌换药弯盘 2 个,1 个盛无菌敷料,1 个盛酒精棉球、盐水棉球、引流物。镊子 2 把,1 把作为清洁伤口周围皮肤用,另一把作为创口内换药用。按伤口需要加用油纱布、纱布条、引流物、外用药、纱布等。

二、换药的操作原则

(1)换药所用敷料、器械及药品均应无菌。

(2)严格执行无菌操作,避免交叉感染。对无菌伤口与感染伤口应分室换药。

(3)对缝合的清洁伤口,一般在术后 2 d 观察伤口情况。有发热、疼痛、渗湿时,要更换敷料;有引流的伤口或渗湿的伤口需要每天换药。

(4)换药时动作轻巧、准确,尽量减轻患者的痛苦。

(5)换药前做好解释工作,消除患者不必要的顾虑,取得患者的信任和配合。严重损伤或大面积烧伤,换药时可引起剧痛,须先应用镇静、止痛药。

三、换药步骤

(1)严格执行无菌操作原则:戴口罩、帽子,用洗手液及流水洗净双手。

(2)物品的准备:区分所需换药伤口的种类,准备所用物品。无菌换药弯盘内准备适量碘酊棉球、乙醇棉球、盐水棉球、纱布、油纱布等。必要时备探针、刮匙和剪刀等。对特殊伤口需备所需溶液及药品,如 3%的过氧化氢、0.5%的碘伏等。

(3)换药前的护理:向患者解释换药的目的、程序及需要患者配合之处,理解患者的感受,给予支持、安慰。帮助患者取舒适体位,充分暴露创面,便于操作。例如,腹部有伤口,取平卧位,伤口下垫治疗巾以防污染床单。

(4)去除伤口原有的敷料:基本原则是揭除胶布时由外向内、顺着毛发生长的方向,动作轻柔,切勿强硬撕扯,防止损伤皮肤及引起疼痛。对胶布痕迹可用松节油或液状石蜡浸湿后除去。用手揭去外层敷料,用无菌镊子除去内层敷料,最内层敷料干燥,与创面粘贴紧密时,可用生理盐水浸湿软化,使敷料与创面分离,轻轻揭起敷料的一边,另持镊子夹取盐水棉球轻压敷料黏着的创面,顺伤口的长轴方向慢慢取下敷料,防止用力揭开,引起疼痛、渗血及新生肉芽组织损伤。

(5)两把镊子的使用:接触无菌敷料的镊子与接触伤口的镊子必须分开。用左手持的无菌镊子将药碗内的酒精棉球传递给右手的镊子,进行伤口周围皮肤的擦洗。清洁伤口由创缘向外擦洗,勿使酒精流入伤口而引起疼痛和损伤组织,由外向创缘擦洗化脓伤口。

(6)交换左右手镊子:用右手持的无菌镊子处理伤口内部。直接用右手的无菌镊子取药碗内的生理盐水棉球,轻轻擦洗伤口,禁用干棉球擦洗,以防损伤肉芽组织。

(7)伤口的处理:去除过度生长的肉芽组织、腐败组织或异物等。观察伤口的深部及有无引流不畅等情况,再用70%的酒精棉球清除沾染皮肤上的分泌物。

(8)包扎与固定:用无菌敷料覆盖伤口,用胶布或绷带固定。覆盖的大小以不暴露伤口并达伤口外3 cm左右为宜,数量视渗出情况而定。无渗出时8~12层为宜,分泌物多时,相应增加敷料。固定胶布时,粘贴方向应与皮纹方向平行,粘贴前擦净皮肤上的汗液、油腻,干燥后再粘贴。

(9)换药后的护理:换药完毕,了解患者的感受,向患者交代下次换药时间、饮食要求、换药后的注意事项,给予安慰和鼓励。

(10)污物处理:将更换下来的各种敷料集中于弯盘,倾倒于感染性垃圾桶内;将所用器械浸泡在消毒液中无害化处理后,刷洗、擦干、打包,待高压灭菌。

四、换药的注意事项

(1)严格遵守无菌操作原则。换药动作轻柔,尤其应保护新鲜肉芽创面,减少患者的痛苦和创面损伤。

(2)若有几个患者需要换药,先处理清洁的和轻度感染的伤口,再处理感染较重者;先处理分泌物少、创面小的伤口,后处理创面大、分泌物多的创口;先处理一般细菌感染创面,后处理特异性感染的创面;换药时分清伤口和周围皮肤的沾染程度,既不使伤口的感染扩散到周围,也不使周围皮肤上的细菌进入伤口。

(3)严重污染伤口或特异性感染伤口的换药,应在执行其他无菌操作(如静脉输液、注射等)之后进行,以免交叉感染。

(4)换药所用两把镊子,一把用来夹持无菌棉球、纱布等,另一把夹持接触伤口的敷料,必须分开,不可混用。

(5)注意观察伤口组织的变化,如肉芽组织生长情况等,了解患者的全身状况,估计伤口的进一步演变,采取相应措施。肉芽组织新鲜红润时,可用蝶形胶布对合伤口边缘,必要时重新缝合,合拢创缘。

(6)采取引流、灌洗、吸引等方法充分引流脓液,防止伤口内积存渗液、脓液、坏死组织、异物而影响愈合。注意引流物周围有无渗漏,引流物有无脱出移位,及时更换引流口敷料。

(7)依伤口情况和分泌物多少而定换药时间。清洁伤口可在缝合后2~3 d换药1次,至伤口愈合或拆线。放置引流的伤口，渗出较多时应及时更换。感染化脓伤口，脓液较多时，每日换药1～2次，保持外层敷料不被分泌物浸湿。分泌液不多、肉芽生长较好的伤口，可2～3 d换药1次。

(8)对伤口小而深的窦道处理，除外科换药的基本原则外，应注意是否与体内的腔道相通，必要时请专科会诊。

(9)对长期换药不愈合的伤口，注意创口内是否有异物；换药半年以上未愈者，应注意是否有癌变，必要时取病理样本，同时注意是否有全身疾病影响伤口愈合。

五、伤口内用药

(1)清洁伤口或肉芽组织生长健康的伤口，用无刺激的油膏或凡士林纱布覆盖。

(2)伤口分泌物多，肉芽水肿的伤口用2%～3%的盐水湿敷，有脓液的伤口用0.5%的碘伏液和中药红黄液交替湿敷，脓液较多或有臭味时用3%的过氧化氢冲洗后用上述方法湿敷。

(3)轻度感染的伤口用中药红黄纱条湿敷。

(4)肉芽组织不健康，用刮匙清除后湿敷，肉芽组织过高时，用剪刀修平。

(5)绿脓杆菌感染可用0.5%的碘伏湿敷，或可试用暴露疗法。必要时将橡皮管或导尿管插入伤口内，以大量生理盐水冲洗，或0.5%的碘伏液创口内冲洗，再用0.5%的碘伏纱条和中药红黄液纱条交替湿敷。

六、伤口引流

(1)常用引流物有橡皮条、纱布条、卷烟引流条和橡皮管等。将引流条放置在较深的伤口内时，每天换药时需转动或松动引流管，防止与组织发生粘连，同时还需要注意引流物是否起作用。如果分泌物逐渐减少，就可每次适当拔出，剪短少许或调换另一种引流物。如调换橡皮条或纱布条引流，引流物都需用安全别针固定，以免滑脱，浅在伤口的预防性引流，一般不作固定。

(2)引流物的拔除：根据手术情况和伤口分泌物多少来决定。预防积血、积液引流，一般在术后24～48 h拔除橡皮条，在术后4～7 d拔除橡皮管，分泌物显著减少后，逐步剪短拔除，但对一些特殊治疗意义的引流物，应视病情而定。

七、特殊伤口换药

1.绿脓杆菌感染

除全身选用有效抗生素治疗外，局部治疗也相当重要。除清除伤口坏死组织外，对创面可用连续湿敷的方法，常用0.5%的碘伏湿敷或可试用暴露疗法。换药后重新洗手，并用0.2%的过氧乙酸消毒液浸泡双手，以免交叉感染，要将污染敷料焚烧处理。

2.结核性溃疡及窦道

除全身抗结核治疗外还要注意下列几点。

(1)局部已形成寒性脓肿尚未穿破，可行潜行性穿刺抽脓，并尽量抽尽脓液。穿刺进针应选在脓肿周围的正常皮肤，各组织层次应不在一个平面，以免形成窦道。然后向脓腔内注入5%的异烟肼溶液或10%的链霉素溶液作冲洗，脓腔内保持适量冲洗液，每周2次。

(2)寒性脓肿破溃形成溃疡或窦道，如继发感染不明显，一般采用刮除术。结核性窦道常不能自愈，必要时可考虑手术。

八、疖与痈的换药处置

(1)对疖早期的炎症结节可用热敷,亦可外敷鱼石脂软膏,可使感染局限化。已有脓头时,可在其顶部点涂石炭酸,有波动时,应及早切开引流。对未成熟的疖,不应任意挤压,尤其头面部疖肿,挤压感染后易沿眼内眦静脉进入颅内的海绵状静脉窦,引起化脓性海绵状静脉窦炎。应剃除疖周围毛发,并用70%的酒精涂擦,以免感染扩散到附近毛囊。

(2)痈是多个相邻毛囊和皮脂腺的化脓性炎症。早期局部治疗和疖的局部治疗相同。已有溃破者,可用红黄液外敷,如病变范围广,有大块坏死组织,感染不易控制,应做扩创引流术,一般用"+、++、+++"形切口,切口长度要超出炎症范围少许,深度应达筋膜,剪去坏死组织,用红黄液纱条填塞止血。以后每日用红黄液纱条引流换药,如创面大,伤口难以愈合,可等肉芽组织生长后植皮。

九、换药间隔日期

(1)若患者无反应,对一期愈合的无菌伤口,可直到拆线时再换药,但如患者发热,伤口疼痛,肿胀或有渗出,应检查伤口并换药。

(2)普通感染的伤口,分泌物不多,肉芽上皮生长较好者,间隔1～2 d更换敷料1次。

(3)对分泌物多的创面,应每天或隔天换药。

(4)对脓液或渗液甚多的创面,应每天换药1～2次。

(5)对较大较深的伤口,必须每天更换1～2次填塞的湿纱条,必要时更换湿透的外层敷料,不必每天做伤口内换药。

(杨　培)

第二节　结节与结石

结节是一种客观的描述,皮肤会有结节,肺也会有结节。另外,良性或恶性肿瘤、肉芽肿、感染性包块都可以结节的形式表现出来。临床上,结节是指肿块或影像学上实体阴影直径小于3 cm的病变,多见于甲状腺、肺、乳腺、肝脏、胰腺、肾脏等实质性器官的内部或表面。体检查出结节,最重要的是明确结节的性质。比较表浅的结节可以通过切除活检或穿刺活检予以明确;部分结节还可以通过内镜或穿刺进行活检。如果为良性,没有恶变倾向,对周围组织器官也没有压迫,可以继续观察;如果结节高度怀疑为恶性,并且引起了压迫症状,有必要进行手术干预。

结石常见于体内器官空腔或导管腔中,临床上肾结石、胆结石、膀胱结石、输尿管结石等多见,常表现为腹部绞痛、恶心、呕吐,因其所在位置的不同而出现不同的伴随症状。结石的治疗主要包括内科药物治疗、手术治疗两个方面。在病情非紧急的情况下可选择保守治疗,情况紧急或出现并发症时需要手术治疗。总体来说,目前医患对结节太过重视,良性结节的手术率比较高。

一、甲状腺结节

甲状腺结节很常见,5%～7%可通过触诊检出;B超是主要的检查手段,检出率为20%～76%。结节类型有良性和恶性之分,良性占大多数,也不会引起任何症状,但大者可影响外观或挤压周围组织(如气管、血管等)而引起压迫症状。在临床上,甲状腺结节进展为甲状腺癌的情况较少见。甲状腺结节可以是一个,也可以是多个,结节的质地可能是实性的(结节内部为固体组织),也可能是囊性的(结节内部充盈着液体),通过B超、CT、MRI和正电子发射计算机断层显像(PET-CT)可以判断其大小和类型。根据结节对放射性核素摄取能力的不同,分为"热结节"和"冷结节"。"热结节"是具有内分泌功能的自主性甲状腺结节,多为良性;"冷结节"则无内分泌功能,有癌变的可能。

甲状腺结节在各个年龄的人群中均可见到。女性患者多于男性患者,男、女患者之比1∶4。依个体情况确定治疗方案,大部分患者仅需随访。目前最常用且最可靠的方法是在超声图像引导下的甲状腺细针穿刺活检。如果结节是恶性的,大多数情况下需要手术切除;如果结节是良性的,一般小于4 cm者都可以先观察,如影响呼吸、吞咽功能,才建议手术治疗。即使是恶性结节,如果未侵袭淋巴结、造成转移,早期切除且遵医嘱长期服药,一般不会出现生命危险,95%的患者通常可以存活数十年甚至终老。同时,嘱患者保持情绪平稳,遵照医师的建议进行日常起居,不要过分焦虑紧张;饮食上要合理地摄入碘;劳逸结合,不要熬夜、抽烟,不要长时间用手机;避免暴露在放射源和辐射源下,在家中尽量少用电磁炉和微波炉;监测心跳和脉搏的变化,密切关注基础代谢的变化,并定期检测甲状腺激素水平。

二、肺结节

肺部小结节或微小结节常无明显临床症状,多由体检发现。病因复杂,有良性和恶性之分,良性的居多。良性病变包括肺结核球、肺曲菌病、细菌性肺脓肿、肺炎性假瘤、纤维瘤、肺错构瘤、肺良性畸胎瘤等;恶性病变包括肺癌、转移性恶性肿瘤(常来自乳腺癌、肝癌、结肠癌)等。按数量可分为孤立性和多发性肺结节。按病灶大小分类:微小结节直径＜5 mm,小结节直径为5～10 mm,肺结节直径≤30 mm。如果是恶性结节,多具有侵袭性,可出现咯血、刺激性咳嗽和胸痛等症状,也可继发呼吸道感染,晚期还可出现体重减轻,甚至营养不良导致恶病质等。

对于高危人群,CT检查非常重要,明确结节的性质则多依靠病理活检。良性者应定期复查,恶性者须尽快手术。同时,嘱吸烟者戒烟,非吸烟者避免被动吸烟;尽量避免接触粉尘,远离雾霾;中重度污染时,出门须戴口罩,室内可使用净化器;适度锻炼身体,提高免疫力;少吃甜食,避免吃已经发霉的食物(如发霉的花生、玉米等)以及肥肉、油煎食品;多吃新鲜水果、蔬菜等富含维生素的食物,补充蛋白质(如牛奶、鸡蛋、瘦肉等),以提高自身的免疫力。

三、乳腺结节

乳腺结节多为良性病变,少数为恶性病变。乳腺结节也有可能是正常腺体,不是所有人的乳腺结节都可触及。年轻女性中最常见的乳腺结节为纤维腺瘤,纤维腺瘤患者占乳腺门诊患者的7%～13%。

乳腺影像报告和数据系统(简称BI-RADS)对乳腺病变良恶性程度与风险进行评估,分为0～6类。

0类:单一的影像学检查不能评价其性质或有无病变,需要结合其他影像学检查。

1 类：检查结果呈阴性，未发现异常病变。

2 类：基本上可以排除恶性病变，可 6～12 个月随诊。

3 类：良性病变可能性大，恶性可能性小于 2%，可 3～6 个月复查。

4 类：恶性可能性为 2%～95%，需穿刺或切除活检。此类可进一步分为三级：4 A，恶性可能性为 2%～10%；4 B，恶性可能性为 10%～50%；4 C，恶性可能性为 50%～94%。

5 类：具备典型的恶性征象，高度可能为恶性，可能性不低于 95%。

6 类：活检病理已证实为恶性，再做影像检查即为此类。

部分结节伴有周期性胀痛或触痛，于月经前期发生或加重，月经来潮后减轻或消失。恶性病变常为单侧单发性结节，边界不清，质硬，活动度差，常与皮肤粘连，生长较快，无明显痛感，部分结节伴有乳头溢液、乳头凹陷等。一般对于大于 2 cm 的结节，医师触诊可以初步给出良性或恶性的诊断。常用的检查是乳腺超声、乳腺 X 线检查、MRI 等。若为 BI-RADS 1～3 类，多考虑良性病变，考虑予以定期随诊观察；对于 BI-RADS 4 类乳腺结节，为排除恶性病变，可行空心针穿刺活检或切除活检进行组织学诊断，以确定结节性质。而对于不可触及的结节，可在影像引导下定位进行诊断。

若良性结节没有迅速生长和恶变倾向，不需要手术。恶性结节则需要进行包括手术在内的多学科治疗。目前提倡尽量保乳手术，早期诊断对治疗及预后十分重要。同时，嘱患者尽量使体重控制在正常范围(即体重指数为 18.5～23.9 kg/m^2)，对于已经超重和肥胖的乳腺癌患者，推荐降低膳食能量摄入，并接受个体化的运动减重指导；多吃蔬菜、水果、全谷物，少吃精制谷物、红肉和加工肉、甜点、高脂牛奶和油炸食品；慎用含大量雌激素的保健品；母乳喂养对孩子和母亲均有益，哺乳 12 个月以上可以明显降低乳腺癌的发病风险；戒烟、禁酒，防止吸入二手烟；定期进行乳房自我检查，实时了解乳房的动态变化，如果乳房出现异常迹象，应及时就诊；对于有乳腺癌家族史或乳腺癌基因突变的高危女性，可进行预防性药物治疗(雌激素受体调节剂、芳香化酶抑制剂等)或手术治疗(预防性乳房切除术、预防性卵巢切除术等)。

四、肝脏结节

肝脏结节为各种因素导致的肝脏纤维组织增生，常由乙型病毒性肝炎和肝硬化所致。患者肝脏一旦出现了结节，就说明肝脏已经开始纤维化了。肝脏结节分为肝结节状再生性增生、肝局灶性结节状增生、肝部分结节样变、肝硬化、肝腺瘤。本病一般无恶变倾向，密切观察其变化即可；病灶较大者可有破裂出血的危险。如不能鉴别病灶增大或与肝细胞癌，可行手术切除。若有手术禁忌证或无法切除，可行动脉栓塞治疗。

五、胰腺结节

胰腺结节分为多种类型，不同类型胰腺结节的治疗策略不同。囊性结节包括浆液性囊腺瘤和黏液性囊腺瘤，需要通过 B 超、CT、MRI 等检查评估结节的位置和大小。若囊性结节较大(直径>5 cm)，且囊内有小的乳头分级或囊内局部囊壁增厚，伴有肿瘤标志物水平升高，通常需进行外科手术治疗。若影像学报告提示是黏液性囊腺瘤，需要更加重视，因为黏液性囊腺瘤具有潜在恶变的风险。囊实性结节多见于神经内分泌的肿瘤和实性假乳头状肿瘤，都具有潜在的低度恶性风险，需立即就医，必要时进行手术治疗。

六、前列腺结节

前列腺结节是指前列腺内部的结节性病变，通常质地较硬，可以通过前列腺 B 超协助诊断。前列腺增生多见于40岁以上的中年男性，可出现排尿困难、尿频、尿急等症状。在前列腺炎慢慢消退的过程中，可能出现前列腺内部结节，炎症消退后结节多不消失。前列腺癌早期多无症状，随着病情进展，可能出现周围转移，出现局部疼痛、血尿等，需要完善前列腺表面抗原、MRI等检查，及时进行治疗。前列腺囊肿、前列腺脓肿等也会表现为前列腺结节，需要仔细检查以明确诊断。直肠指诊是一种简易而又有很高实用价值的检查方法，可触摸到肥大的前列腺和直肠腔内的占位性病变。有前列腺良性结节，可以考虑定期复查，半年到一年检查一次；有恶性结节，须及早手术，术后根据情况进行必要的辅助治疗。

七、胆囊结石

胆囊结石主要见于成人，女性患者多于男性患者，40岁后发病率随年龄增长而升高。习惯久坐而缺乏运动、肥胖、妊娠、高脂饮食、糖尿病、高脂血症、肝硬化、营养缺乏等因素都可引起胆囊结石。我国西北地区的胆囊结石发病率相对较高，可能与饮食习惯有关。大多数患者无症状，仅在体检时发现，称为静止性胆囊结石。部分胆囊结石患者的典型症状为胆绞痛，表现为急性或慢性胆囊炎。首次胆绞痛出现后，约70%的患者一年内会复发。首选B超检查，另有10%～15%的胆囊结石含有钙，腹部X线能确诊。另外，CT、MRI也可显示胆囊结石，但不作为常规检查。下列情况应考虑行单孔腹腔镜胆囊切除。

(1)数量多且结石直径≥2 cm。

(2)合并需要开腹的手术。

(3)伴有超过1 cm的胆囊息肉。

(4)胆囊壁增厚(超过3 mm)。

(5)胆囊壁钙化或瓷性胆囊。

(6)患者居住于边远或交通不发达地区或为野外工作人员。

(7)发现胆囊结石10年以上。

(8)有胆囊癌。

嘱患者按时吃早餐，避免过饱饮食；低脂肪、低胆固醇饮食；避免饮酒和吃刺激性食物；多吃富含维生素A的食物，如菠菜、竹笋、南瓜、莲藕、番茄、胡萝卜等；如需减肥，应量力而行、循序渐进，不可不吃不喝，以每周减重0.5～1 kg为宜。

八、胆管结石

胆管结石是我国常见的胆道疾病，肝内、外胆管结石约占所有胆石症的38%。常为急性发作，有时比较凶险，有引发肝功能损害、胆源性胰腺炎、胆源性肝脓肿、胆汁性肝硬化、全身感染的风险。胆管结石的症状取决于有无胆道感染，病情轻者可无任何不适；最常见的症状是上腹部疼痛或上腹部隐痛；病情严重者，还可出现寒战、高热、黄疸等症状。除B超、CT和MRI检查外，经内镜逆行胰胆管造影(ERCP)、经皮穿刺肝胆道成像(PTC)均为有创性检查，对肝胆管结石的诊断和治疗具有重要价值，可以清楚地显示结石部位、胆管狭窄及扩张情况。肝内胆管结石以手术治疗为主，经积极治疗后，存在一定的复发率，但大多数预后较好。嘱患者注意饮食习惯，避免不洁饮食，避免暴饮暴食及过度节食；避免高脂、高胆固醇饮食；多吃水果、蔬菜等纤维素含量高的食物。

(李红娜)

第三节　护理行政管理

一、护理组织架构

(一)目的

加强医院护理管理,强化内涵建设,提高管理水平,科学地开发和利用护理人力资源,客观地评价护理质量,持续改进护理质量,保障护理安全。因此基于原卫生部印发的《医院管理评价指南》,理顺护理管理体制,加强护理行政组织管理。

(二)护理管理组织

国内综合性三级医院进行护理质量管理时实施由分管院长领导下的护理部主任—总护士长/科护士长—护士长三级管理模式。

(三)护理专业组织

为了达到护理专业化管理,可成立若干委员会,如护理质量管理委员会、护理安全管理委员会、护理教学委员会等。每个委员会可下设若干个专业小组,如血栓监控小组、伤口护理小组、高危管理组等。

二、护理工作制度

(一)意义

护理工作制度是护理管理的重要组成部分之一,护理工作制度贯穿于护理工作的每一个环节,规定了一定的行为模式,传播了一定的信息和价值观,使目标人群明确应该做什么、不应该做什么,制定并严格落实制度是保证各项护理工作顺利、有序地开展,确保护理质量与护理安全的基础。

护理工作涉及的面广,内容多,知识的整体性强,因此护理工作制度应该覆盖从个人行为到医院的基本制度,从技术要求到业务规程,包括全院所有层面和所有环节。

(二)内容

这包括护理行政管理制度、护理质量管理制度、护理教学与科研管理制度、病区护理管理制度等。

1. 护理行政管理制度

这包括会议制度、护理人员行为规范、护理人员服务规范、护理人员准入制度、护理人员教育培训制度、护理人员考核制度、护理人力资源调配制度、奖惩制度、值班制度等。

2. 护理质量管理制度

这包括护理质量监控制度、护理质量与安全管理委员会运行制度、护理安全管理制度、抢救工作管理制度、护理文件书写制度、护理病例讨论与会诊制度、护理查房制度、药品/物品/器械管理制度、消毒隔离制度、护理缺陷管理制度、护理投诉管理制度等。

3. 护理教学与科研管理制度

这包括护理职后教育管理制度、临床教学管理制度、进修护士管理制度、实习护士管理制度、护理科研管理制度、护理论文管理制度、新技术新业务管理制度、护理科研基金管理制度、护理人员外出学习管理制度、继续教育学习班管理制度等。

4.病区护理管理制度

这包括病区安全管理制度、患者入院管理制度、患者住院管理制度、患者出院管理制度、分级护理管理制度、患者饮食管理制度、患者告知制度、探视陪护管理制度、健康教育制度、护理工作查对制度、医疗文件管理制度、输血管理制度、特殊药物(青霉素、化疗药物等)管理制度、危重患者管理制度、交接班制度、护理缺陷报告制度、不良事件(压疮、跌倒、走失等)报告制度、业务学习管理制度等。特殊科室(如产房、血液透析室、门诊、急诊室、手术室、消毒供应中心等)应结合专科特点适当增补或调整病区护理管理制度。

(三)原则

(1)制定护理工作制度要与医院的管理目标、管理质量方针有机结合,要与国家法律法规、社会道德规范相一致,要与相关领域卫生政策文件的要求相同步。

(2)护理工作制度具有时效性,主管部门要有修订制度的规定与程序。修订后的文件,有试行—修改—批准—培训—执行程序,并有修订标识。相关护理管理人员应知晓修订规定与程序,知晓修订后的相关制度。对修订后制度的执行情况有追踪与评价,持续改进有成效。

(3)制定制度要全面、系统、配套。护理工作涉及面广,工作环节多,一个患者的诊疗需要多个科室、岗位、班次共同完成,因此制定制度要全面、系统,各项条例、规程形成一个内在统一、相互配套的体系,尽量避免疏漏和缺项。

(4)护理工作制度的建设既包括制度的制定、修改和创新过程,又包括制度的贯彻、执行、评价过程。一个制度的建立,应该先从基层入手,听取大家的意见,确立一个适用可行的指导方向,由上到下地贯彻执行,由最高的领导首先执行。

(四)执行

(1)有护理管理制度培训计划并落实。护理工作制度发布后,主管部门要组织相关执行人学习与培训,要求护理人员知晓制度内容并规范执行。

(2)制度制定负责人对制度相关疑问进行解答,跟踪制度内容落实情况,分析不落实的原因,不断完善制度。

(3)护理部要组织相关人员对各项制度的落实情况进行督查,尤其是核心制度的执行情况,对制度执行欠缺的条款和内容进行追踪与评价,持续改进。

三、护理管理的特点

护理管理涉及范围广,内容丰富,实践性强。在具备管理一般特征的基础上,护理管理作为一门专业性的学科,具有其自身显著的特点。护理管理的特点是与护理学科的特点相对应的,护理学是诊断和治疗人们现存的和潜在的健康问题的学科,具有不同于医疗实践的独特领域。这就要求护理管理只有适应护理学科的特点,才能有效发挥作用,成为推动护理学科发展的动力。

(一)广泛性

表现在护理管理范围和参与管理的护理人员广泛。护理管理对护理工作所涉及的范围及所需要的资源都要进行管理,包括组织管理、人员管理、业务管理、质量管理、病区管理、物资管理、经济管理、教学和科研管理等,尤其是近几年发展起来的社区医疗护理服务等,充分体现了护理管理范围的广泛性。参与护理管理的人员除了不同层次的护理管理者,还包括其他护理人员。例如,护理副院长或护理部主任主要制定全院的护理工作目标、任务和标准,组织和指导全院性护理工作，控制护理质量等；对于基层护士来说，主要对患者、病房及物资等进行管理。也就是说，不同层次的护理人员承担相应的管理责任。因此，护理管理的广泛性要求每位护理人员都应掌握管理理论及知识。

（二）独立性

目前，护理学已经形成了自己的理论体系和知识体系，有属于该学科特有的中心概念，即人、环境、健康和护理；有隶属于该学科的独特的表达方式，如护理诊断等，并且初步形成了相对完整的学科体系；有独立的研究内容，即从人的整体性出发，促进和保持人类的健康；在探求学科知识方面，有成熟的量性研究和正趋于成熟的质性研究方法。因此，护理管理必须适应护理学科的发展，在护理管理活动中体现护理专业的独立性。

（三）人本性

护理服务的对象是人，护理管理者必须树立以人为本的管理理念。一是护理工作一切为了患者。要教育护理人员一切以患者为中心，自觉尊重和关心患者，满足患者的需求，在管理标准和方式上也强调了人本思想，近年来提出的优质护理服务，就是要找出就医患者认为有价值的服务，然后提供相匹配的或超越他们期望值的服务。护理质量评价方法不仅包括要素质量、流程优化评价还有以患者满意为导向的评价。二是对护理人员的管理也要强调人本性。随着护理管理水平的提高和发展，管理的要素越来越多，但人永远是管理的首位，护理管理者要充分理解护士、尊重护士，注重护士的不同需求，调动每个人的积极性，充分挖掘和发挥护理人力资源的潜力。

（四）综合性和实践性

护理管理学是以管理学为基础，综合了多学科的知识及研究成果，结合护理专业特点的一门综合性应用学科，在护理管理中要全面应用有关的知识及理论，并运用到护理实践中。护士必须接受相当程度的教育和系统培训，将医学、护理学、管理学、社会学及心理学等知识广泛运用到护理实践中，以达到最佳的社会效益和经济效益，并在实践中不断验证与完善护理理论。

四、护理目标管理

（一）目的

以目标为导向，以人为中心，以成果为标准，以科学管理和行为科学管理为基础形成一种激励式、参与式的管理制度与方法，达成计划管理中目标的分解、落实、执行、调整和检查。

（二）实施步骤

1.分析形势，确定目标与任务

（1）依据医院总体规划、护理学科发展方向、相关卫生政策文件的要求，分析护理工作现况，针对所关注的问题，归纳形成若干目标（即努力方向）。可根据医院实际情况分为长期目标（3～5 年）、中期目标（2 年）、短期目标（1 年内）。

（2）将改善的目标具体到可测量的指标，并赋予标值（即目标可以测量，改善有比较）。

2.任务分解，制定策略和行动方案

为了解决问题和达成目标要制定具体策略，列出计划开展的具体工作，主要介绍具体的工作内容、参与者、最后完成时间，并说明这项工作与目标的关系或对应的指标。

3.制定时间进度表

建议使用甘特图形式，明确每个月需要完成的任务或要达到的目标。

4.监测与反馈

事先规定各个目标完成期限，以事先确定的各阶段的任务目标作为评价依据，进行阶段性检查。

5.定期总结与分析

护理部定期总结各项任务目标完成情况，一般周期为一季度、半年、一年、三年、五年，将总结报告递交院部，并召开相关会议，向护理团队表述工作完成情况，并下达下一阶段任务与目标。

（刘秀萍）

第四节　护理质量管理

一、护理质量控制体系

（一）护理质量与安全管理委员会组织架构

在医疗质量与安全管理委员会下设护理质量与安全管理委员会，人员构成合理，职责明确。由护理部主任/副主任牵头组建，各医院根据具体情况，可由病房管理、重症护理、信息化推进、优质护理等不同管理委员会组成，每个委员会由组长、秘书、若干成员组成。各科室在病区护士长领导下，组建与护理部各质量与安全管理委员会相对应的管理小组，由各病区护士长和护理骨干组成，对全院护理工作实行全方位的三级监控。

（二）具体职责

(1)根据医院总目标制定年度护理质量与安全工作目标、年度/月工作计划与实施方案，并落实到位。各病区护士长根据护理部工作目标和工作计划，制订科室护理月工作计划，并落实到位。

(2)护理质量与安全管理委员会定期召开会议，要有记录。

(3)协助科室解决质量管理中的重大难题，为质量持续改进献计献策。

(4)适时对全院护理质量管理制度、质量标准、监控方法进行补充、完善，提高管理效益。

(5)对各科室质量与安全措施落实的成效进行评价，提出再改进的具体措施。

二、护理质量监控

（一）控制原则

质量控制是质量管理工作的重要组成内容，是通过一系列技术和管理活动，控制服务产生、形成或实现过程中的各个环节，使其达到规定的质量要求，把缺陷控制在其形成的早期并加以消除。护理质量控制必须针对具体目标，由控制者与控制对象共同参与，按实际情况设计护理控制系统，建立控制系统主要遵循以下基本原则：组织机构健全原则、与计划相一致原则、控制关键问题原则、直接控制原则、标准合理性原则、追求卓越原则。

（二）控制方法

控制方法按时间顺序有前馈控制、同期控制和反馈控制，这是护理质量控制的基本方法。

1. 前馈控制

前馈控制又称预先控制，是一种积极的、主动的控制，指在活动之前就对结果进行认真的分析、研究、预测，并采取必要的防范措施，使可能出现的偏差在事先得以控制。

2. 同期控制

同期控制又称过程控制或环节质量控制，是管理人员对正在进行的各种具体工作方法和过程进行恰当的指导、监督和纠正。

同期控制是在执行计划过程中对环节质量的控制，其有效性很大程度上取决于管理者的素质与能力，以及护士对管理者的理解程度。

3. 反馈控制

反馈控制又称事后控制或结果质量控制，主要是分析工作的执行结果，并与控制标准相比较，发现已经产生或即将出现的偏差，分析其原因和对未来的可能影响，及时拟定纠正措施并实施，防止偏差继续发展或再度发生。

反馈控制是一个不断进行的过程，因此，质量信息的反馈应当做到灵敏、准确、及时，使反馈控制为管理者提供关于质量管理效果的真实信息。

（三）控制过程

对护理质量需要全方位、立体式、多元化地控制。护理质量控制过程涉及美国医疗质量管理之父多那比第安提出的医疗质量评价的三维内涵，即结构质量、过程质量和结果质量。

1. 结构质量

结构质量指医疗机构中各类护理资源的静态配置关系与效率，是护理质量的基础，是过程质量和结果质量的保证条件，属于前馈控制。①组织和人员：需具有与各级医疗机构功能、任务和规模相对应的健全的护理管理体系；护理人员配置数量和素质符合行业标准，指标包括医护比、床护比、护患比、学历结构、职称结构、注册护士构成比等。②物资和设备：反映医疗机构硬件设施、医疗护理活动空间、物资设备等的达标程度。③知识和技术：反映医疗机构护理业务能力与水平、履行护理技术常规的达标程度，如护理人员在职培训的达标率、特殊岗位护理人员的培训率等。④管理与监控：包括各类护理工作制度、疾病护理常规、护理技术操作规程以及护理质量监控活动等。

2. 过程质量

过程质量指医疗机构中护理工作动态运行的质量与效率，过程质量聚焦护理工作过程中的质量控制，属于前馈控制。①患者管理的环节指标：如基础护理的合格率、特一级护理的合格率、专科护理的合格率、健康教育的覆盖率等。②护理环境和人员管理的环节指标：如病房管理的合格率、院内感染预控的合格率、急救物品准备的合格率、护理文件书写的合格率、护理技术操作的合格率等。

3. 结果质量

结果质量指对医疗机构中护理结构与运行最终质量的评价，是对患者最终护理结果的评价，即护理服务的结局指标，属于反馈控制。主要包括出院患者对护理服务的满意度、导尿管相关性感染的发生率、中心静脉置管相关性感染的发生率、住院患者跌倒发生率、给药差错发生率、压疮发生率、抢救成功率等。从广义上讲，护理结果质量还包含护理工作效率、护理成本效益等效率效益指标。

三、护理质量评价

(一)目的

护理质量评价是护理管理中的控制工作,评价一般指衡量所订标准或目标是否实现或实现的程度如何。护理质量评价的意义在于说明护理工作的价值,衡量工作计划是否完成或所达到的程度,根据护理服务的数量与质量来评价患者需求满足的程度、未满足的原因及其影响因素。指标及指标体系是进行质量管理最基本、最重要的手段。护理质量标准对医院护理工作起着关键的导向作用。

(二)护理质量指标

1.概念

指标是说明总体数量特征的概念,一般由指标名称和指标数值两部分组成。护理质量指标是说明医院护理工作中某些现象数量特征的科学概念和具体数值表现的统一体,是用于反映和评价护理质量高低的具体指征。一项护理质量指标只能反映医院护理工作的某个或某些侧面,只有当不同来源和用途的各个方面护理质量指标有序地集合在一起,形成护理质量指标体系,才能对医院护理质量水平作出科学、合理的评价。按照文件要求,护理部要制定定期监测医院内跌倒、坠床、压疮、择期手术并发症(肺栓塞、深静脉血栓、肺部感染、人工气道意外拔出)的质量监控指标;对监控指标数据有分析,制定改进措施并落实;对改进后的监控指标数据有评价,改进有成效。

2.指标筛选原则

(1)重要性:准入指标为公认重要的,有代表性的指标。

(2)可操作性:实际评价工作中,该指标易获取、可信程度很好,不需要大量人财物力。

(3)敏感性:实际评价中,指标对纵向和横向变化具有较好的区别能力。

(4)代表性:能在一定程度上反映其他指标的信息,包含信息量大。

(5)特异性:有特点,能从一定角度反映某一方面的信息,不能被其他指标取代。

3.指标制定步骤

(1)成立研究小组。一般由护理部主任担任组长,成员包括护理质量管理专家、临床护理专家、临床护士长、护理骨干、护理专业及统计学专业研究生,必要时可邀请医疗专家参与,有条件者应请医务处、院内感染办公室、病案室、信息科等工作人员参加,全方位保证指标的科学性、全面性、采集的便捷性和可操作性。

(2)初选指标。在 Donabedian 医疗质量指标三维理论的指导下初选指标,方法如下:基于文献研究收集已有的护理质量指标;召开专家会议,头脑风暴,提出指标;利用二手资料分析探索护理质量的影响因素,提取影响因素的表达指标。

(3)筛选指标。基于指标制定的原则,可从主、客观方面对指标进行筛选,如采用数理统计学法、Delphi 专家咨询法等。

(4)实证评价。运用已选出的指标对不同医院或同一医院中的不同护理单元实施护理质量督查,评估指标的信度、效度、代表性、适应性和局限性,为下一步修改指标提供依据。

4.指标表述形式

指标表述形式包括护理质量指标名称、计算公式(分子、分母、指标单位%或‰等)、收集方法、上报周期、责任部门、责任人等。

(三)护理质量标准

1.概念

标准是衡量事物的客观准则,是技术管理与工作质量管理的依据。护理质量标准是载有医院护理质量管理方针、目标、职责分工、管理程序、运作方法、运作过程等的综合媒体,是判断护理工作质量的准则,是护理质量管理的基石,分为国际通用标准、国家法定、国家卫健委行业标准(如《护理分级标准》与《静脉治疗护理技术操作规范》等)、地区卫健委行业标准、院级标准等。护理质量标准化是通过制定、修订、发布和实施护理实践标准,并不断进行标准化建设,以追求高质量、高效益。护理专业标准是规范职业发展的必要条件,也是提高护理质量的基础。

2.标准的制定步骤

制定护理质量标准的主要步骤如下。

(1)明确目标,计划立项。目标是一个计划或方案要实现的具体的、可测量的最终结果。在制定标准之前先确定标准项目、制订计划,明确标准的内容、范围、方法、要求和阶段性重点。

(2)组建团队,全民参与。根据制定标准的工作量的大小和难易程度成立标准制定小组。小组成员应当熟悉护理质量的要求,具有丰富的临床经验,掌握专科技术和标准化技术。

(3)充分调研。标准的科学性、适用性和可操作性都是以前期充分的调研作为理论和实践基础的。因此,在前期调研可以围绕以下几个问题展开:①目前已经有了哪些标准和流程?②这些标准或流程的设计是否合理?③您的设计和改进想解决什么问题?④是否具备实行该标准的条件(人、物、环境等)

(4)起草标准。依据国家、部门或行业标准,根据各医院的实际情况确定质量标准项目。

制定标准时要注意:标准是一种权威性的决定,一旦确定就必须严格执行。单位、地区标准要服从于国家和行业标准,可以高于但不能低于国家标准和行业标准,但必须是能够做到的。

(5)修订与完善标准。通过专家咨询、实践调研、部分科室试行等,对相关意见进行分类整理、逐一分析研究,采纳合理意见,不断修订与完善,最终确定护理质量标准方案。

(6)报批、发布标准。确定护理质量标准后,报至护理部、医院质量管理委员会等相关部门审批、备案、实施。应当尽快发布至各个执行科室,以便其在规定的实施日期之前做好实施的各项准备工作。

3.标准的表述形式

标准内容包括封面、前言、名称、范围、术语和定义、符号和缩略语、要求、附录性文件、参考文献等,其中封面、前言、名称、范围是必备要素。

(四)护理质量评价过程

(1)确立护理工作标准或护理质量评价指标。

(2)根据标准或指标评估护理质量。以“抓重点、广覆盖、达自律”为监控形式,根据上级卫生部门近期强调的医院管理内容、护理质控的年度工作重点、护理质量问题聚焦点确定重点检查项目,质量检查尽量覆盖医院所有科室。

关注重点科室(如重症监护室、急诊、新生儿室、血透室等)、重点环节、高危药物、频发时段等。质量监控形式多样化,包括明察(“内容、时间、结果”三公开)、暗查(突击督查、不告知、不直接反馈)、护理工作调研(现场调研、第三方调研、书面问卷、会议调研等)等。

(3)分析评估结果并进行信息反馈。将检查结果与护理标准或指标进行比较,明确计划执行的进度、出现的偏差，并及时反馈信息至相关科室，进行的有效整改。反馈形式多样化，包括现场反馈、书面反馈、会议反馈等。

(4)运用质量管理工具进行护理质量持续改进。聚焦问题关键点、薄弱环节、问题突破点，运用根本原因分析(RCA)等科学工具进行护理质量的持续改进，其中尤其要关注对改善措施的效果进行的有效评价。

四、护理质量改进

(一)概念

质量改进是在质量控制的基础上，通过采取各种有效措施，提高产品、过程或体系满足质量要求的能力，使质量达到一个新的水平和新的高度的过程。

持续质量改进(CQI)是质量管理的重要原则之一。护理质量持续改进的新模式更加关注质量督导的全过程，探索更加科学、有效的措施，强调在原有的质量基础上不断地制定更高的标准，使护理质量改进始终处在一个良性的循环轨道中。

(二)护理质量改进项目

护理质量改进项目可以是定期检查存在的问题、护理专项检查结果、上报不良事件等。将高风险、高频率、高影响面的问题作为优先护理质量改进项目。例如，降低住院患者非计划性拔管发生率、预防老年住院患者跌倒发生、加强高危药物管理、降低不良事件发生率等。

(三)护理质量改进方法

护理质量持续改进的方法有很多，目前已有很多管理工具运用于护理质量持续改进过程中，包括 FOCUS-PDCA 循环、ISO 9000 质量标准、根本原因分析(RCA)、潜在失效模式与效果分析(FMEA)、屏障分析技术等。

(四)潜在失效模式与效果分析(FMEA)

1.定义

FMEA 是一种基于团队的、系统的及前瞻的分析方法，是一种事前的行为，而不是事后的行为。FMEA 对各种可能的风险进行评价、分析，以便在现有技术的基础上消除这些风险或将这些风险减小到可接受的水平。

2.实施步骤

以某医院运用 FMEA 降低静脉置管感染发生率为例说明。

(1)选择程序。找出静脉置管各个流程中可能存在的感染因素，降低感染风险。

(2)组建团队。组建了由护理部主任、护士长、护理骨干等共 11 人组成的项目团队。

(3)绘制程序流程图。通过头脑风暴法对目前静脉置管的各个流程、步骤进行分析，绘制 5 个核心步骤及 40 个流程的静脉置管感染因素的 KJ 分析图。

(4)危害分析。列出潜在失效模式，计算风险优先数(RPN)，即对每一失效模式的严重性(Severity，S，障碍发生后造成的后果)，发生率(Occurrence，O，障碍发生的可能性)和可检测性(Detectability，D，障碍发生前被检测出来的机会)进行评估。风险优先数(RPN)＝严重性 S×发生率 O×可检测性 D。对于 S、O、D 的等级评量，FMEA 团队可根据具体情况选择，然后通过 FMEA 团队共识来给每一等级赋值(即每一个分值代表什么)。本案例 S、O、D 的等级为1～10 分，等级分的赋值均由项目组成员充分讨论而定。列出先后次序，结果显示风险数(PRN)最大值前几位为导管固定、操作方法、接口消毒、导管固定材料、消毒范围、手消毒，即这些为引起静脉置管感染的主要原因。

(5)制定并执行措施。根据静脉置管感染的五大主要原因对现有静脉置管操作流程和置管后护理方法进行改进,包括选择透气性好、黏性强的贴膜,置管前后操作者注意手的消毒,固定导管及更换贴膜时皮肤消毒范围应大于贴膜范围等。

(6)评价结果。经统计学分析,改进前后静脉置管感染发生率存在差异性,说明改善措施有效。修改现行静脉置管操作规范,并进行相关人员的培训与考核,监督落实,持续改进。

(刘秀萍)

第五节　护理人员管理

一、护理岗位设置

(一)岗位设置

1.工作原则

(1)以改革护理服务模式为基础。医院要实行以患者为中心的责任制整体护理工作模式,在责任护士全面履行专业照顾、病情观察、治疗处置、心理护理、健康教育和康复指导等职责的基础上,开展岗位管理的相关工作。

(2)以建立岗位管理制度为核心。医院根据功能任务、医院规模和服务量,将护士从按身份管理逐步转变为按岗位管理,科学设置护理岗位,实行按需设岗、按岗聘用、竞聘上岗,逐步建立激励性的用人机制。通过实施岗位管理,实现同工同酬、多劳多得、优绩优酬。

(3)以促进护士队伍健康发展为目标。遵循公平、公正、公开的原则,建立和完善护理岗位管理制度,稳定临床一线护士队伍,使医院护士得到充分的待遇保障、晋升空间、培训支持和职业发展,促进护士队伍健康发展。

2.岗位分类

医院护理岗位设置分为护理管理岗位、临床护理岗位和其他护理岗位。护理管理岗位和临床护理岗位的护士应当占全院护士总数的95%以上。

(1)护理管理岗位是从事医院护理管理工作的岗位。

(2)临床护理岗位是护士为患者提供直接护理服务的岗位,又分为特殊临床科室护理岗位、普通临床科室护理岗位和其他临床科室护理岗位。其中特殊临床科室护理岗位包括急诊科、产科、手术室、重症监护病房、血液净化室等特殊专科护理岗位。普通临床科室护理岗位包括内科、外科、妇科、儿科等病区护理岗位。

(3)其他护理岗位是护士为患者提供非直接护理服务的岗位,包括静脉输液配置中心、消毒供应中心、医院感染管理部门等间接服务于患者的岗位。

3.科学设岗

(1)按照科学管理、按需设岗、保障患者安全和临床护理质量的原则合理设置护理岗位。

(2)根据岗位职责,结合工作性质、工作任务、责任轻重和技术难度等要素,明确岗位所需护士的任职条件。护士的经验能力、技术水平、学历、专业技术职称应当与岗位的任职条件相匹配。

(3)相关人员知晓本部门、本岗位的职责和任职条件。

(4)对护士岗位管理工作有追踪和评价,持续改进有成效。

(二)护士岗位目录

1.概念

岗位目录是对医院或部门对所属岗位的列举。岗位目录囊括了所有的岗位,每个护士所处的岗位均可出现在岗位目录里。不同科室的相同岗位应该具有相同的岗位名称,以保证岗位目录的统一、有序。

2.岗位编号

根据医院编号规则,统一填写岗位编号,以便于管理。通过岗位编号,应该能够得知岗位所在部门等信息。

(三)护士岗位说明书

1.概念

岗位说明书又称职位说明书、职务说明书等,是工作分析的最终结果,是通过工作分析过程,用规范的文件形式对护理各岗位的岗位名称、职种职级、工作性质、任务、责任、权限、工作内容和方法、工作条件以及该岗位任职人员的资格条件、考核项目等作出统一的规定。

2.内容

护士岗位说明书包括工作描述与工作规范两部分。工作描述是对各个护理岗位的工作性质、工作职责、工作任务与工作环境等所做的规定,用来说明任职者应该做什么、怎么做以及在什么条件下去做,包括护理岗位基本信息及工作说明,其中工作说明包括职位概述、岗位职责和权限、工作绩效标准、工作条件和环境等。工作规范是护士在教育水平、工作经验等方面应具备的资格和条件,内容包括知识要求、工作经验、能力要求、身体状况、个性特质要求等。

二、护理人员配置

(一)人力配置

1.配置原理

(1)要素有用原理:在护理人力配置方面,一是护士根据自己的优势和岗位要求,选择最有利于自己发挥优势的岗位,二是护理管理者要为护士的发展创造有利条件,将其安置到最有利于发挥优势的岗位上。

(2)能级对应原理:合理配置并使用护理人力资源,提高人力资源投入产出率,使人力资源的整体功能强化。

(3)互补增值原理:在认识护士个体多样性和差别性的基础上,在人员配置方面注意护士的互补性,扬长避短,使团队的人力资源系统功能最优。

(4)动态适应原理:当人员或岗位要求发生变化时,要实时地对人员配置进行调整,以保证使适合的人工作在适合的岗位上。

(5)弹性冗余原理:护理劳动强度、劳动时间、劳动定额等都有一个限度,超过限度就会使人身心疲惫,精神不佳。

护理人力资源开发既要达到最大限度工作的满负荷,又要符合护士的生理承受力;既要给护士一定的压力和紧迫感,又要保障护士的身心健康。

2.配置原则

(1)按照护理岗位的职责要求合理配置护士。不同岗位的护士数量和能力素质应当满足工作需要,特别是临床护理岗位要结合岗位的工作量、技术难度、专业要求和工作风险等,合理配置、动态调整,以保障护理质量和患者的安全。

(2)病房护士的配备应当遵循责任制整体护理工作模式的要求。普通病房实际护床比不低于0.4∶1,每名护士平均负责的患者不超过8个,重症监护病房护患比为(2.5～3)∶1,新生儿监护病房护患比为(1.5～1.8)∶1。门(急)诊、手术室等部门应当根据门(急)诊量、治疗量、手术量等综合因素合理配置护士。

(3)根据不同专科特点、护理工作量实行科学的排班制度。需要24 h持续性工作的临床护理岗位应当科学安排人员班次;护理工作量较大、危重患者较多时,应当增加护士的数量;护士排班兼顾临床需要和护士的意愿,体现对患者的连续、全程、人性化护理。

(4)医院应当制定护士人力紧急调配预案。建立机动护士人力资源库,及时补充临床护理岗位护士的缺失,确保突发事件以及特殊情况下临床护理人力的应急调配。

3.配置方法

(1)科室分级梯度测算。目前护理人力配置方法主要是基于护理工作量。

护理工作量不以绝对护理工作强度作为科室护理分级依据,主要参考基础工作量和额外工作量。其中,基础工作量以病区绝对护理工作量作为评价和测算指标;额外工作量则综合考虑绝对工作量、护理技术含量、风险含量等因素,以危重患者抢救数、出院患者数及床位使用率等作为评价和测定指标。基于此,进行临床科室护理分级,根据实际情况可分为不同等级。

(2)护理人力编制测算。依目前临床护士编制1∶0.4的基本比例测算,临床科室护理人力配置以前一年年均工作量为参考标准,增减临床护理人员。

增加科室绝对工作量差异和技术含量、风险含量的差异造成的编制配置变动,即增编数。增编数是编制变动的核心,既可以是正增编,亦可以是负增编。

(二)弹性排班

1.概念

弹性排班是介于传统及循环式排班间的一种排班方式。在医院硬件设施不变的情况下,改变固定不变的排班方式,合理利用人力资源,以工作时间和工作量为客观依据分配护士。

2.排班原则

(1)有实行护理人力资源弹性调配的人员储备。

(2)有以患者为中心保障实施人力资源弹性调配的方案。

(3)根据收住患者的特点、护理等级的比例、床位使用率,在部分科室或部分专业实施人力资源弹性调配。

(4)科室排班能结合任务工作量、患者病情需要等,并兼顾护士的需求。

(三)紧急调配

调配原则如下。

(1)各级护理管理部门有紧急护理人力资源调配的规定与执行方案。相关护理管理人员知晓紧急护理人力资源调配规定的主要内容与流程。做好护士储备工作,以供紧急状态或特殊情况下调配使用,对这些储备人员要有培训与考核。有紧急情况下人力资源调配演练,并持续改进。

(2)遇以下条件之一,应及时启动护理人力紧急调配预案。医院承担突发公共卫生事件的救治任务;护理单元收治成批伤病员(同一时间集中收治同种伤病员≥3 人);护理单元承担特(重)大抢救任务且超工作量负荷;一定时期内(不少于3 d),护理单元床位使用率、危重患者数骤增,且经科内抽调人力资源无法缓解压力等。

(3)所调应急护士应具备一定的资质,并完成替代科室的各项工作任务,保证护理质量。在夜间或节假日值班时,值班人员因特殊原因不能继续工作,或有疑难操作,不能完成时,要立即向值班护士长或主管部门汇报,及时完成工作任务。

(四)护理人力资源库

护理人力资源库是指在医院护理队伍中由护理部统一调配管理,具有一定灵活性、应急性强、素质较高的年轻护理人员。

(1)医院组建机动护士人力资源库。培养素质较高的全科护士,储备一定量的护理人员,根据收住患者的特点、护理等级的比例、床位使用率,在部分科室或部分专业实行弹性人力资源调配。

(2)人员由护理部统一管理及调配。完成护理部组织的培训课程(包括理论、操作),按计划安排进行相应科室的轮转(有特殊情况随时调配),着重完成重症监护的轮岗培训;妥善保管自己的轮转培训手册,及时做好自我鉴定及相关登记等。

(3)机动护士必须遵守医院及科室规章制度,服从护理部及科室工作安排。严格遵守护理人员岗位职责,遵守护理技术操作规范,为患者提供安全、优质、有效的护理。

三、护士绩效考核

(一)考核原则

1.公平、公正原则

注重考核过程的公开性、考核要求的公正性、考核标准的客观性,对护士和护理单元的任何评价都要有事实、数据,避免主观臆断和带有感情色彩。

2.科学规范原则

考核标准必须科学、规范,考核必须定期、定时地开展和进行,考核前的准备、考核中的方法和注意事项以及考核后的结果处理等必须形成一定的规范和制度。

3.分级、分层原则

分级、分层对不同岗位、不同职称的人员制定相应的考核标准和考核办法,合理地评价、选拔和使用各类人才。

4.整合性原则

从医、药、护、技、管多方面入手,整体协调统筹,为护士绩效考核营造良好的环境和条件,提供合理的政策和制度支持。

5.可行性原则

考核内容和考核办法要易于操作、易于评价、方便管理、切实可行。

(二)考核内容

绩效考核的内容是考核工作的关键,而考核内容是否科学、合理则直接关系到考核的质量。医院应当建立并实施护士定期考核制度,以岗位职责为基础,以日常工作和表现为重点,包括护士的工作业绩考核、职业道德评定和业务水平测试。

1. 工作业绩考核

其主要包括护士完成岗位工作的质量、数量、难度、风险度、技术要求及患者满意度等情况。

2. 职业道德考核

其主要包括护士尊重、关心、爱护患者，保护患者的隐私，注重沟通，体现人文关怀，维护患者权益的情况，其中护理管理岗位的职业道德考核还应当包括掌握相关政策理论、管理能力、德才兼备的情况。

3. 业务水平测试

其主要包括护士规范执业，正确执行临床护理实践指南和护理技术规范，为患者提供整体护理服务和解决实际问题的能力。

四、护理人才培养

(一)目的

护理学科发展源于护理人才高峰的构筑，需要有计划、有目标地培养一批临床护理技术扎实的专业人才和具有现代管理知识的护理管理人才，以科学地解决护理实践中的难题和研发系列护理先进技术。

(二)培养方法

1. 护理管理人才

定期选择有发展潜力的护理骨干，让其系统地学习管理知识，在重要管理岗位轮转，为护理管理队伍储备力量。

2. 护理专业人才

有目的、有计划地选择临床护士，让其进行专业学习，参与省级、全国、国际专科知识与专科技术学习，成为某一专业领域的护理专家。

（刘秀萍）

第六节　护理教育管理

护理教育包括护士在职教育和临床护理教育。护士在职教育包括新护士岗前培训、规范化培训、继续教育、进修生培训等。临床护理教育包括临床教学和临床实习。护理教育管理包括护理教育组织管理体系的建设、临床教育工作管理制度的制定、教学质量评价体系的制定及落实、教学师资的选拔及培养、分层次培训管理等。

一、临床教学管理

1. 临床护理教学组织管理

构建护理部—科—病区三级教学质量管理体系，形成护理部主任—护理部教学助理—大科教学干事—病区教育护士—病区带教老师分级管理网络，明确各级教学人员的工作职责。各级教学人员各司其职，完成医院临床护理教学任务。

2.临床护理教学管理制度

为进一步加强护理教育管理，促进教学管理工作规范化、科学化、制度化和现代化，不断提高护理教学管理水平与教学质量，应建立健全护理教学管理制度。护理教学管理制度如临床护理教师资格认证与管理制度、临床护理教学质量考评管理办法、教学档案管理、带教老师管理制度、护生管理制度等。

3.临床护理师资队伍管理

在临床教学工作中，教师队伍的水平(如思想素质、知识结构、业务素质的高低等)直接影响教学质量。因此对临床护理教学人员应实行资格认证和聘任制，严格甄选，选择具有良好的职业素质和专业技能、责任心强、乐于施教的护士。同时加强临床护理师资队伍的培养，采用集中培训、外院进修、参加学术交流等，提高教学水平，并定期考核。

4.临床教学计划管理

护理部应根据各院校护理教学计划，结合医院实际，以临床应用能力为主线设计培养方案。临床带教老师应根据护理部教学计划，结合专科特点和学生所在院校的教学计划制订个性化的教学方案，各级教学管理组织定期对计划实施情况进行检查。

5.教学过程管理

教学过程中应开展多种形式的教学活动，如岗前培训、全院教学公开课、全院操作示教、多种形式的护理教学查房、护理病历讨论、针对专科疾病知识及护理的临床辅导小课、专科健康教育等。广泛听取意见，持续改进。

6.临床教学质量评价

采用多维评价方法全面评价教学质量，评价内容包括教学计划、带教态度、方法、内容、质量及效果等。评价方法包括护理部—科—病区逐级评价，以及学生对带教质量、对带教老师满意度的测评等。同时将护理教学质量考核纳入教育护士的岗位质量考核和个人绩效考核中。

7.教学档案的管理

建立临床护理教学档案，专人负责、专人管理，保证资料的完整性和系统性。各级护理教学管理组织对各自的教学资料进行统一管理、收集汇总，对相关数据进行分析总结，使护理教学质量达到持续改进。

二、护士岗位培训

(一)培训目的

根据本医院护士的实际业务水平、岗位工作需要以及职业生涯发展，制订并落实本医院各级护士在职培训计划，加强护士的继续教育，注重新知识、新技术的培训和应用。护士培训要以岗位需求为导向，以岗位胜任力为核心，突出专业内涵，注重实践能力，提高人文素养，适应临床护理发展的需要。

(二)培训内容

1.新护士岗前培训

实行岗前培训和岗位规范化培训制度。岗前培训包括相关法律法规、医院规章制度、服务理念、医德医风以及医患沟通等内容。岗位规范化培训包括岗位职责与素质要求、诊疗护理规范和标准、责任制整体护理的要求及临床护理技术等，以临床科室带教式为主，在医院内科、外科等大科系进行轮转培训，提高护士为患者提供整体护理服务的意识和能力。

2. 专科护理培训

根据临床专科护理发展和专科护理岗位的需要，按照国家卫生健康委员会和省级卫生行政部门要求，开展对护士的专科护理培训，重点加强重症监护、急诊急救、血液净化、肿瘤等专业领域的骨干培养，提高专业技术水平。

3. 护理管理培训

从事护理管理岗位的人员，应当按照要求参加管理培训，包括现代管理理论在护理工作中的应用、护士人力资源管理、人员绩效考核、护理质量控制与持续改进、护理业务技术管理等，提高护理管理者的理论水平、业务能力和管理素质。

4. 各个能级分层培训

培训内容依护士能级不同而异，一般采用阶段式、阶梯式培养模式。按各层级能力要求、职责及晋级条件将护理人员分为四到五级，定期评估。各级护士培训内容的设置遵循弹性原则和反馈原则，根据实际情况不断调整和修改培训计划和内容，及时加入先进知识及技术。分层次培训可以遵循共性、个性相结合原则，例如，N0～N4 的共享课程和 N1～N5 的个性化课程中，N1、N2 主要围绕扎实强化，打好基础，N3～N5 主要围绕提升扩展，帮助发展。在内容的选择方面，共享课程主要涵盖人文修养、新的政策规范标准、相关的法律法规以及护士专业发展和执业中存在的问题等；个性课程则按不同能级护士的岗位职责、任职条件、核心能力要求、工作标准拟定授课内容。

（三）培训方法

1. 护理部层面

（1）专题短训班：定期举办专题短训班（建议 1 个月一次），内容包括护理教学、护理管理、优质护理、急诊危重病、循证护理、国外动态等。从外院聘请或医院内部副高职称以上的护理专家、国内外进修学习者、研究生等担任讲师，护士根据自己的能级和需求进行学习。

（2）业务讲座：护理部定期组织业务讲座（建议 2 个月一次），包括护理前沿、新技术、新知识、护理文化政策等，讲座结束，组织考试，可按规定授予 2 学分。

2. 病区层面

（1）各病区应根据专科特点定期组织专业知识、技能学习与演练，努力提高各级护理人员的专业护理水平，提高服务质量。

（2）各病区护士长可利用每日晨会时间对当日病区重症患者、术后患者等护理情况，进行相关护理问题应知应会提问，将成绩记入个人技术档案。

（3）护士长根据病区现有的疑难护理问题或新技术、新业务开展情况，组织专业知识学习，保证业务学习的质量。

（4）各病区护士长定期组织本专科护理常规和专科护理技术操作的学习和示教，提高专科护理常规和技术操作规范的知晓率和执行率。

（5）病区各项业务活动要理论联系实际，解决临床护理中存在的或潜在的问题，保证人人落实到位，各项活动安排要有完善的记录。

（6）病区护士长对病区护师以下的护理人员定期进行“三基”考核，提高低年资护士的护理技能。

（四）培训师资力量

护理部可以组建护理职后规范化培训小组，由护理部副主任、经过培训后具有一定资质的临床护理人员等组成。护理部副主任负责培训计划、考核标准的制订，具体培训指导工作由小组成员共同承担。各个病区成立相应的培训小组，由护士长、相关护理骨干负责，实施对本病区各能级护理人员的培训与考核，护士长还应全面指导及督导各层级护理人员培训计划的实施。

（五）培训质量监控

护理部职后规范化培训小组定期对各病区各级护士"三基"培训情况进行检查与追踪，查阅科室不同级护士的培训内容、培训时间、培训效果等资料，访谈护士对培训项目的认知情况，发现问题，提出整改措施，以持续改进。

（六）培训效果评估

为了保证培训效果，护理部不断强化考核评价。考核可分理论考试和技能考核，技能考核由护理部拟定模拟场景和患者紧急意外情况类别。根据各级护士掌握知识与理论程度的评价表进行考核。考核成绩计入个人护理质量，与绩效考核挂钩，不合格者要进行补考，最终达到人人过关。

（刘秀萍）

参考文献

[1]王爱平.现代临床护理学[M].北京:人民卫生出版社,2015.

[2]黄茜,李红波,朱虹逸.实用血液净化护理[M].武汉:华中科技大学出版社.2015.

[3]程红缨,杨燕妮.基础护理技术操作教程[M].2版.北京:人民军医出版社.2015.

[4]陈顺萍,谭严.妇科护理学[M].北京:中国医药科技出版社,2015.

[5]徐庆锋,杨桂芳,侯淑华,等.现代肿瘤诊疗与护理[M].昆明:云南科技出版社.2015.

[6]黄艺仪,李欣,张美芬.临床急诊急救护理学[M].北京:人民军医出版社,2015.

[7]古海荣,吴世芬.基础护理技术[M].2版.北京:人民卫生出版社,2017.

[8]周春美,陈焕芬.基础护理技术[M].2版.北京:人民卫生出版社,2019.

[9]姜安丽,钱晓路.新编护理学基础[M].3版.北京:人民卫生出版社,2018.

[10]李小寒,尚少梅.基础护理学[M].6版.北京:人民卫生出版社.2017.

[11]黄金,李乐之.常用临床护理技术操作并发症的预防及处理[M]北京:人民卫生出版社,2013.

[12]吴惠平,罗伟香.护理技术操作并发症及处理[M].北京:中国医药科技出版社,2018.

[13]曹梅娟,王克芳.新编护理学基础[M].4版.北京:人民卫生出版社,2022.

[14]杨慧兰.护理技术[M].北京:北京师范大学出版社,2015.

[15]丁炎明.伤口护理学[M].北京:人民卫生出版社.2017.

[16]丁炎明.造口护理学[M].北京:人民卫生出版社.2017.

[17]胡爱玲,郑美春,李伟娟.现代伤口与肠造口临床护理实践[M].北京:中国协和医科大学出版社.2018.